糖尿病自我调治全典

本书提供的治疗方法简单易行，实用有效，不同类型的糖尿病患者均能从中找到适合自己的治疗方案。

主编 《中医堂》编委会

黑龙江科学技术出版社

国医经典

这是一本写给大众读者的关于糖尿病防治的普及读本，通过通俗易懂的讲解与分析，帮助广大糖尿病患者早发现、早治疗，趋利避害，减少并发症的发生，摆脱终生服药的痛苦。同时可使普通大众全面、正确地认识糖尿病，提早改变不健康的生活方式，远离糖尿病。

为了使糖尿病患者能够了解糖尿病，正确地进行治疗与保养，以减少并发症的发生；为了使糖尿病的高危人群提高警惕，及早就诊，以便早期发现、早期治疗；同时为了使糖尿病患者家属对糖尿病的急症有所了解，以利于家庭急救与护理，降低患者的死亡率，倾心编写本书。

图书在版编目（CIP）数据

糖尿病自我调治全典/《中医堂》编委会主编.
—哈尔滨：黑龙江科学技术出版社，2015.1
ISBN 978-7-5388-8156-1

Ⅰ.①糖…　Ⅱ.①中…　Ⅲ.①糖尿病－防治
Ⅳ.①R587.1

中国版本图书馆CIP数据核字(2015)第016423号

糖尿病自我调治全典

TANGNIAOBING ZIWO TIAOZHI QUANDIAN

主　　编　《中医堂》编委会
责任编辑　刘　杨
封面设计　赵雪莹　叶　子
出　　版　黑龙江科学技术出版社
　　　　　地址：哈尔滨市南岗区建设街41号　邮编：150001
　　　　　电话：(0451)53642106　　传真：(0451)53642143
　　　　　网址：www.lkcbs.cn　　　www.lkpub.cn
发　　行　全国新华书店
印　　刷　深圳市雅佳图印刷有限公司
开　　本　889mm×1194mm　　1/16
印　　张　27.50
字　　数　500千字
版　　次　2015年4月第1版　2015年4月第1次印刷
书　　号　ISBN 978-7-5388-8156-1/R·2439
定　　价　109.80元

前　言

　　近年来，全世界糖尿病的发病率日益上升，已成为继癌症、心脑血管疾病之后危害人类健康的第三大杀手。据国际糖尿病联合会公布的最新数据显示，目前全球有超过2.8亿人患有糖尿病，我国则是糖尿病的"重灾区"，仅成年人的患病人数就达9200多万，成为糖尿病第一大国。毫不夸张地说，糖尿病这个"杀手"，有可能威胁到每一个人。

　　糖尿病是由于胰岛素不足引起的糖、脂肪、蛋白质的代谢紊乱，主要特点是高血糖。糖尿病对人体的危害是多方面的，在血糖长时间得不到控制的情况下，可进一步对全身各个器官及其功能造成严重的损害，引发一系列的急、慢性并发症如卒死、高血压、脑梗死、失明、肾衰竭、神经损伤等，重者导致残废或死亡，甚至是猝死，因此糖尿病又被人们形象地称为"甜蜜的杀手"。尽管这个杀手威力巨大，但大多数人对它的了解还停留在望文生义的水平，或者认为这种所谓的"富贵病"离自己很遥远。而事实却是，随着人们生活水平的提高，糖尿病已离我们越来越近，稍不注意，就有可能陷入糖尿病的雷区。

　　为什么糖尿病的患病率越来越高？糖尿病到底是怎样发生的？是哪些因素诱发了糖尿病？什么人容易患病？这些问题，不仅是普通读者，甚至一些患者也不明所以。正因为如此，很多人在不经意间患病，自己却浑然不觉，并且贻误最佳治疗时机。糖尿病的发生与遗传、生活方式、肥胖、妊娠、感染、精神等因素关系密切，其中不良生活方式和肥胖已成为公认的糖尿病高发的主要诱因。由于生活水平的普遍提高，人们逐渐趋向于享受型的生活方式：大量高脂肪、高蛋白、高热量的食物被摆上餐桌，三餐外还有各种各样的零食，出门开车或坐车取代了步行和骑车。人们吃得好了，吃得多了，运动却少了，身体越来越重，由此加重了胰岛的负担，导致胰岛素分泌不足，进而促使糖尿病高发或一些带有糖尿病基因的人提早发病。而心理压力过大、不良情绪也会扰乱机体内分泌系统而诱发糖尿病。可以说，多数糖尿病都是"吃"出来、"闲"出来和"烦"出来的。

　　糖尿病是一种终身疾病，但并非不治之症，而是一种可防、可治、可控制的疾病。只要积极主动地改变生活方式，在平时通过"五驾马车"即饮食、运动、医药、教育、检测全面治疗，减少糖尿病诱发因素，严格控制血糖水平，完全可摆脱终身服药的痛苦。

　　《糖尿病自我调治全典》是一本写给大众读者的关于糖尿病防治的普及读本，旨在帮助广大读者和糖尿病患者认识糖尿病，有效防控，减少糖尿病及其并发症的发生。本书结合中西医对糖尿病的研究和临床治疗经验，全面系统地阐述了糖尿病的发病原因和特点，主要危害，诊断依据，临床分型，各类并发症的预防及治疗，饮食、运动、药物、教育、心理等各种治疗和保养手段等，这些方法简单易行，精心收集的降糖验方、秘方实用有效，不同类型的糖尿病患者均能找到适合自己的治疗方法，且一学就会，一用就灵。

全书分为六个部分，第一部分详细介绍了糖尿病的发病机理、分型、易患人群、早期征兆、检查、诊断标准等基本知识和糖尿病的认识误区；第二部分分析了西医针对糖尿病的防治原则和措施，如降糖药治疗、胰岛素治疗和移植手术等，同时就糖尿病患者如何科学就医、漏服药物的补救方法、药物的保存等问题给出了合理的建议；第三部分是中医对糖尿病的研究，包括糖尿病病因、分类、治疗措施和各类中药方剂的使用；第四部分阐释了糖尿病各类并发症的发生原因和中西医治疗措施，包括酮症酸中毒、糖尿病足等；第五部分介绍糖尿病的自然疗法，包括营养素疗法、饮食疗法、中草药疗法、药膳疗法、运动疗法、心理疗法等，读者可从中找到适合自己的营养素、蔬菜、水果、菜肴、常用降糖中草药以及中医治疗糖尿病的古方、验方、秘方等；第六部分介绍患者在日常生活中应注意的方面和保健方法。

本书通过通俗易懂的讲解与分析，帮助糖尿病患者早发现、早治疗，正确管理自己，趋利避害，减少并发症的发生；为患者家属提供更多关于糖尿病急症的处置措施，同时给予患病亲人更多的理解和有效的科学帮助；即使是健康的人也可以对这一疾病有一个全面了解，提早改变不健康的生活方式，避免引"糖"上身。

目 录

第三章 走出糖尿病认识误区

第二部分 糖尿病的西医防治

第一章 糖尿病的预防

第二章　糖尿病治疗总则

第三章　口服降糖药治疗

第四章　胰岛素和胰岛素治疗

第五章　糖尿病移植手术治疗

第三部分　糖尿病的中医防治

第一章　中医对糖尿病病因的认识

第二章　中医对糖尿病病机的认识

第三章　中医预防糖尿病

第四章　中医对糖尿病的分型、诊断与治疗

第四部分 糖尿病并发症的防治

第一章 何谓糖尿病并发症

第二章 糖尿病急性并发症

第三章　糖尿病性心脏病

第四章　糖尿病性高血压

第五章　糖尿病性高脂血症

第六章　糖尿病性脑血管病变

第七章　糖尿病性视网膜病变

第八章　糖尿病性肾病

第九章　糖尿病性神经病变

第十章　糖尿病并发泌尿系统感染

第十一章　糖尿病并发前列腺炎

第十二章　糖尿病足

第十三章　糖尿病性肠病

第五部分　糖尿病的自然疗法

第一章　自然医学和糖尿病

第二章　糖尿病的营养素疗法

第三章　糖尿病的饮食疗法

第四章　糖尿病的中草药疗法

第五章　糖尿病的食疗

第六章　糖尿病的运动疗法

第七章　糖尿病的心理疗法

第八章　糖尿病的针灸疗法

第九章　"三一二"经络锻炼法

第十章　经穴叩击法

第十一章　糖尿病的经络俞穴外治法

第十二章　糖尿病的气功疗法

第十三章　糖尿病的推拿疗法

第十四章　糖尿病的艾灸疗法

第十五章　糖尿病的其他疗法

第六部分　糖尿病的保健与护理

第一章　糖尿病患者的保健原则

第二章　糖尿病患者的日常生活

第三章　女性糖尿病患者的日常保健

第四章 自我检测病情

第五章 对患者和照顾者的特别说明

第一部分

认识糖尿病

第一章
糖尿病的基础知识

糖尿病的概念

糖尿病的名字名副其实，精炼科学，准确地概括出糖尿病的具体特征，那就是尿中有糖。也就是说，只要患有糖尿病的病人，尿中一定含有糖分。

关于糖尿病的记载出现很早，古代埃及、古希腊、古印度和中国，都留下过有关糖尿病的记录。经过漫长的探索和研究，直到20世纪，医学家才彻底揭开了糖尿病的神秘面纱。

现代医学认为，糖尿病是一种以糖代谢失常为主要特征的常见的慢性内分泌代谢疾病，其表现特征为体内胰岛素分泌或作用异常，致使体内代谢发生紊乱，血糖水平不断升高。当人体内的血糖水平超过一定的阈值，尿中就会出现糖分。这样，糖尿病就发生了。糖尿病患者，除了糖代谢失常，体内的蛋白质还有脂肪，都会出现代谢失常。

糖尿病是一种严重的代谢性疾病，如果长时间得不到治疗或控制，就会导致肾、眼、神经、心脏和血管等组织、器官病变，进一步发展，便会发生失明、肾衰竭、下肢坏疽、中风或心肌梗死，最终危及生命。糖尿病患者的死亡率很高，它与心脑血管疾病和癌症并称为危害人类健康的三大杀手。

国际糖尿病联盟（IDF）2007年在全球性的"争取联合国通过糖尿病决议"运动中公布出的惊人数字——在地球上，每10秒钟就有1位糖尿病患者因糖尿病的并发症而死亡，在同一个10秒钟内，就有两例新的糖尿病病例发生。据此推算，在一年内，全球就有300万人死于糖尿病，600万新的糖尿病患者加入到日益壮大的"糖尿病大军"。流行病学调查显示，在全球范围内，每年死于糖尿病的人数已经和死于艾滋病的人数相当。

2009年10月底，第20届世界糖尿病大会在加拿大蒙特利尔举行。会上，国际糖尿病联盟发布了最新数据，当前，全世界糖尿病患者已达到2.85亿。多么惊人！要知道，1985年的时候，全世界糖尿病患者只有3000万，2000年时，人数增加到1.5亿。新世纪不到10年，糖尿病患者竟然接近3亿。如果照此发展，到2030年，世界糖尿病患者将达到4.35亿。与此同时，糖尿病的发展还出现新的特点，那就是，低收入水平国家的糖尿病患者急剧增加；中青年患者所占的比例快速增高。

基于此，国际糖尿病协会发出警告，声称若不加以关注，糖尿病的发展将面临失控的危险。国际糖尿病协会的姆班亚教授说："最新的糖尿病地图的数据表明，糖尿病蔓延已经失控。在与糖尿病的战斗中，我们正在节节败退。没有国家会幸免，而且没有国家有能力打败这一共同的敌人。"

世界上糖尿病患者最多的10个国家（2009年10月）	
印度	5080万
中国	4320万
美国	2680万
俄罗斯	960万
巴西	760万
德国	750万
巴基斯坦	710万
日本	710万
印度尼西亚	700万
墨西哥	680万

20世纪80年代以前，中国的糖尿病患者和发病率一直保持在较低水平。但是，随着中

国经济的迅猛发展和社会生活水平的提高，糖尿病患者的人数急剧增加，发病率也快速增长。据2009年底中华医学会糖尿病分会发布的数据，中国的糖尿病患者已经高达4320万人，仅次于印度位列世界第二。糖尿病发病率也从1980年的0.67%上升到目前的5%，而城市的发病率则逼近10%。也就是说，中国的糖尿病发病率正在迅速上升，患病人数也正以令人担忧的速度增长。医学研究表明，中国糖尿病的快速发展，主要与国人错误的饮食观以及不良的生活习惯有关。

虽然糖尿病病因至今仍然不是十分清楚，也无法根治，但是，医学界一致认为，糖尿病是可以防治的，并且，饮食治疗是最主要、最基础的方法。如果再加上适当的体育锻炼、合理的用药、及时的自我检测和一定的心理治疗，我们在对付糖尿病方面，完全可以取得满意的效果。

血糖与胰岛素的关系

血糖是什么

血糖，顾名思义是血液中的糖。糖是我们身体不可缺少的营养物质之一，人摄入食物以后，经过消化系统转化为单糖（如葡萄糖）进入血液。血糖其实就是指血液中的葡萄糖。血糖通过血液被运送到全身的各个组织细胞，分解燃烧产生人体所需能量。

血糖随血液流经全身，与全身的组织细胞代谢有密切关系，因此，血糖的稳定与否影响到身体的正常生理活动功能。正常情况下，血糖处于一种动态平衡状态，消耗和补充同时进行。而糖尿病患者的血糖则是失衡的。

在人体中，主要由肝脏、激素和神经系统负责调节血糖。

·肝脏。在血糖升高时，多余的葡萄糖进入肝细胞，肝细胞将这部分葡萄糖合成糖原，储存起来。饥饿时，血糖会下降，这时体内的血糖来源主要依靠肝糖原的分解，从而达到血糖的平衡。患有严重肝病的人，由于肝功能不佳，肝糖原储备不足，很容易产生低血糖。

·激素。人体内有多种激素，它们共同组成一个糖代谢调节系统，维持着血糖的动态平衡。这些激素有胰岛素、胰高血糖素、肾上腺素、糖皮质激素、生长激素和甲状腺素。其中胰岛素是体内唯一可以降低血糖的激素，它主导着葡萄糖在体内的合成和转化，是调节血糖的最重要激素。其余五种激素的作用主要是升高血糖。正常情况下，升高血糖激素与胰岛素处在一个平衡状态，从而使得血糖保持平衡。

·神经系统。中枢神经系统通过交感神经系统控制各种激素的分泌，进而维持血糖的平衡。

在肝脏、激素以及神经系统的调节下，空腹血糖正常值应为3.9~6.1毫摩尔/升，餐后2小时血糖不超过7.8毫摩尔/升。

胰岛素是什么

谈到糖尿病，就不得不提到胰岛素，而胰岛素的来源是胰腺。糖尿病的核心问题就是因为某种原因使胰腺分泌胰岛素的功能出现了异常。那胰腺究竟是个什么样的器官呢？

胰腺位于肝脏和胃的下部，长约15厘米，重70~100克，外形像是一把勺子，顶端部分与十二指肠相连。胰腺具有外分泌和内分泌两种功能，外分泌功能是指分泌胰液至消化道，帮助人体消化吸收的功能；内分泌功能就是指分泌胰岛素等人体激素的功能。发生了糖尿病，常常是因为胰腺的内分泌功能出现异常所致。

胰腺中有一个像小岛一样分布的细胞团，因而人们称其为"胰岛"。胰岛内的β细胞能生产出一种蛋白质，这就是所谓的胰岛素了。胰岛素是人体内唯一能帮助降低血糖的激素，因而它的分泌量直接关系到血液中血糖的水平。胰岛每天生产大约50单位（相当于2毫克）的胰岛素，约占人体中胰岛素总量的1/5。

两者之间的关系

血糖进入人体后，其中大部分通过血液被送往全身各处组织细胞，以维持正常的生理功能。但血液中的葡萄糖并不是可以随意进入细胞的，因为在每个细胞的细胞膜上存在着葡萄糖进入的"特别通行证"，这个结构叫作"胰岛素受体"。胰岛素在这里起着关键的作用，只有当胰岛素和胰岛素受体结合时，才能打开通道，葡萄糖才可以进入细胞被利用。所以，胰岛素是葡萄糖进入人体细胞的钥匙。胰岛素既可以促进血糖进入肌肉、脂肪组织细胞，促进血糖转化为能量等，也可以抑制肝脏葡萄糖的异生，降低血糖的浓度。

血糖对胰岛素的分泌也有制约作用，当血糖升高时，胰岛就会接受"命令"——多制造胰岛素，降低血糖；而血糖过低时，胰岛也会减少或停止制造胰岛素，血糖就不再下降了。所以健康的人不论进食与否，一般血糖含量都比较稳定。

而糖尿病患者因为胰岛发生病变，不但不能生产足够的胰岛素降低血糖，而在高血糖的刺激下又需不断地分泌胰岛素。这样一来糖尿病患者的胰岛就长期处于疲劳的状态，胰岛的分泌功能会变得很差，而血糖也无法通过胰岛素的作用进入细胞，细胞因为缺乏营养而逐渐衰弱，最终导致人体受到严重损坏。

糖尿病的发病原因

虽然糖尿病患者有着类似的症状，但很多患者的发病原因却不尽相同。据医学界研究，现在有一部分可以找到确切的原因，但是大部分患者的发病原因目前并不清楚。根据临床研究证明，糖尿病的发生主要与以下因素有着密切的关系。

·遗传因素。早在20世纪30年代，糖尿病研究的学者们就发现糖尿病具有明显的遗传倾向。如果一个家族有糖尿病患病史，则家族的血统亲属患病率高达34.3%，是普通人的26倍。此外，如果一对双胞胎其中一个是糖尿病患者，那另外一个也有50%的发病概率。所以现在很多专家认为部分糖尿病患者是基因遗传。糖尿病的发生与否不是由个别基因决定的，而是其基因量达到或超过其阈值时才有发病的可能。

·肥胖。诱发糖尿病的一个重要原因就是肥胖。肥胖者体内的血糖含量比较高，胰岛长期"超负荷"工作，功能就会出现损害，陷入一种恶性循环，如果不采取措施，就会发生糖尿病。据统计，60%~80%的成年糖尿病患者在发病前都是肥胖者，而且糖尿病的发生与肥胖的程度也有很大关系。

·饮食习惯。糖尿病是个"富贵病"，据调查，越是富裕的地方，得糖尿病的人就越多，像我国的发达地区，如广州及珠三角地带是糖尿病发病率最高的地方，约为6%，是全国平均水平的1.5倍。现代社会不合理的饮食结构，特别是甜食或高脂肪、高蛋白、高热量食物的过多食用，进食没有节制，加上运动又少，容易发胖，种种因素致使胰岛β细胞的负担过重，诱发糖尿病。而且现在的糖尿病已经开始从老年糖尿病向中青年甚至儿童转移，应该引起大家的重视。

·妊娠。妊娠过程中，孕妇妊娠后期由于生理原因对血糖浓度的调节能力下降，少数人就会发生妊娠糖尿病。

·感染。许多糖尿病发生于病毒感染后，例如风疹病毒、流行性腮腺炎病毒、柯萨奇病毒、腺病毒等，但病毒感染是否是糖尿病发病的原因，目前没有明确的结论。

糖尿病的发病机理

我们的身体要想正常运作，就必须通过食物获取各类营养物质，而糖分（碳水化合物）则是最重要的三大营养素之一，是人体主要的能量来源。

糖分主要是以谷物类、薯类、砂糖和水果等食物形式进入人体的，经人体消化吸收后转化为糖原，储存在肝脏和肌肉中，或是转化为葡萄糖进入血液，然后被运送到全身各处的细胞，以备肌肉运动所用。

人们常说的"血糖"，其实就是血液中葡萄糖的含量的简称。在正常情况下，人体血液中血糖的水平是经常变化的，一般在饭后，血糖的含量会明显上升。健康人在饭后血糖上升时，胰岛素的分泌量就会自动增加，促进葡萄糖的吸收，使其作为热量被消耗。因此，大约在饭后一小时，经过人体紧张的工作，血糖的水平就开始下降，饭后约两小时，血糖的水平就能基本恢复正常。当然，这都是针对一切正常（包括器官的功能和我们的饮食量、饮食结构）的情况下来说的。

然而，如果我们摄入体内的糖分过多，无法被身体及时消耗的葡萄糖就会存留在血液中。这样，过多的葡萄糖就需要大量的胰岛素促进吸收，短期内对胰腺功能的影响可能不是很明显，但若长期如此，胰腺就会逐渐疲劳以致功能衰退，逐渐变得无法顺利分泌胰岛素、无法自动调节胰岛素的分泌量或者所分泌的胰岛素质量欠佳，不能有效促进葡萄糖的吸收。

于是，血液中的葡萄糖含量就会上升，在空腹的时候或者吃饭两小时之后仍然居高不下，并且一直持续，形成比较"稳定"的高血糖状态。

在血糖上升的初期，如果得不到及时的发现（目前，大多数人都不能及时发现，因为他们在健康的时候很少去进行全面的身体检查），饮食结构和生活方式等方面也未加以纠正与改善，任由这种状况持续下去，那么高血糖就会发展成为糖尿病——血糖水平正常时，血液中的葡萄糖会被肾脏的肾小管再吸收，而不会进入到尿液中。但是，当到达肾脏的葡萄糖太多的时候，肾小管就无法将它们完全吸收，未被吸收的葡萄糖就会进入尿液，形成"糖尿"而排出，被人们发现。前面已经谈到，糖尿病是因为血液中多余的葡萄糖通过尿液排出体外而得名。

糖尿病的分类与分型

1965 年，根据糖尿病的不同病因及临床表现，世界卫生组织（WHO）糖尿病专家委员会建议将糖尿病分为原发性和继发性两大类。原发性糖尿病占发病的大多数，其病因尚未完全明了；继发性糖尿病占发病的极少数，发病原因较明确，大都继发于胰岛细胞的广泛损害，如胰腺炎、胰切除术后等，或继发于分泌拮抗胰岛素作用的激素（如生长激素、糖皮质激素）过多的疾病，如肢端肥大症、皮质醇增多症等。

随着对糖尿病认识的加深，1980年世界卫生组织糖尿病专家委员会，在第二次会议报告中又发表了关于糖尿病分类的新建议，1985 年还做了某些修改。

下表就是1985年进行修改后的糖尿病及其他类型糖耐量异常的分类。

1996 年，美国糖尿病学会（ADA）专家委员会认为下表的分类尚不够全面，遂对其进行了修改，取消了基于治疗的胰岛素依赖型糖尿病（IDDM）和非胰岛素依赖型糖尿病（NIDDM）的医学术语，保留了1型和2型糖尿病的名称，用阿拉伯数字，不用罗马数字；不将糖耐量低减作为一种分型，而是糖尿病发展过程中的一个阶段；取消营养不良相关性糖尿病。

1997 年，美国糖尿病学会专家委员会又提出了糖尿病的新的病因分型方案，将糖尿病分

糖尿病及其他类型糖耐量异常的分类			
临床类型	糖尿病	胰岛素依赖型糖尿病（IDM，I型）	
		非胰岛素依赖型糖尿病（IDM，II型）	非肥胖 肥胖
		营养不良相关性糖尿病（MRDM）	胰腺纤维钙化性糖尿病（FCPD） 蛋白质缺乏胰腺性糖尿病（PDPD）
		其他类型（包括伴有其他情况或综合征的糖尿病，即继发性糖尿病）	胰腺疾病 内分泌疾病 药源性或化学制剂引起者 胰岛素或其受体异常 某些遗传综合征 其他
	葡萄糖耐量异常（IGT）	非肥胖 肥胖 伴有其他情况或综合征，同上述类型	
	妊娠期糖尿病（GDM）		
统计学危险性类型（糖耐量正常）	曾有糖耐量异常（Prev AGT） 潜在性糖耐量异常（Pot AGT）		

为1型糖尿病、2型糖尿病、特异型糖尿病和妊娠糖尿病。下面仅就较常见的1型糖尿病、2型糖尿病及妊娠糖尿病进行介绍。

1型糖尿病

1型糖尿病又称为胰岛素依赖型糖尿病（IDDM）。它的基本病理是胰岛β细胞大量破坏，胰岛素分泌严重缺乏，导致高血糖、高酮血症和酸中毒及由此引发的各种临床表现。这类糖尿病可发生在任何年龄，尤其以儿童多见，也有少部分成人患病。

1型糖尿病主要是由于遗传以及环境因素所致。研究发现遗传因素赋予个体的仅是1型糖尿病的易患性，它还受环境因素的影响，只有二者共同作用，个体才能发生糖尿病。环境因素涉及面较广，有物理性因素、化学性因素，其中主要有病毒感染、营养食品和化学食品等。这些因素可以直接或间接破坏胰岛β细胞，使胰岛素分泌缺乏。

1型糖尿病发病快，来势凶猛，大多数患者在很短的时间内体内的胰岛β细胞就被彻底破坏掉了。部分患者会有一个缓冲期——几个月后，胰岛β细胞才会被彻底破坏掉。

因为自身不能产生胰岛素，所以1型糖尿病只能通过体外补充来获得胰岛素。自发性酮症酸中毒是1型糖尿病的主要特征，为防止其发生，糖尿病患者必须每天注射胰岛素才能生存。

1型糖尿病在整个糖尿病发病人群中只占很小一部分，其中儿童患者所占比例较大，在3~4岁和11~12岁两个年龄阶段，糖尿病的发病率最高。

1型糖尿病发病后会在短时间内急剧恶化，甚至会出现糖尿病性昏迷的危险，必须引起足够的重视。

2型糖尿病

2型糖尿病即非胰岛素依赖型糖尿病（NIDDM），它包括胰岛素抵抗和胰岛功能损伤两个方面。

所谓的"胰岛素抵抗"，就是人体的肝脏、肌肉、脂肪等组织细胞抵抗胰岛素的作用，使胰岛素不能正常发挥它的作用，使其转送血糖的能力降低，不能顺利地打开葡萄糖通道，血糖不能进入到细胞中。另外，胰岛素对肝脏葡萄糖的输出具有调控作用，当存在胰岛素抵抗时，胰岛素就不能有效地抑制肝脏葡萄糖的输出。胰岛素抵抗的特点就是人体对胰岛素的需要异常升高。如果长期存在胰岛素抵抗，胰岛储备功能就会全部耗竭，由胰岛β细胞所分泌的胰岛素也就不能满足人体对胰岛素的无限需求，出现"胰岛素相对缺乏"，血糖也随之升高。

胰岛功能损伤是一个逐渐加重的过程，也就是说，胰岛β细胞分泌胰岛素的能力是逐渐下降的，所以，2型糖尿病患者发病比较缓慢。随着病情的加重，胰腺的β细胞进一步严重受损，所分泌的胰岛素不能满足人体各种状态下的需要，人体所需的胰岛素就会严重缺乏。这个时候，如若得不到及时的补充，就会危及生命。

2型糖尿病属于生活方式病，它与过量饮食、缺乏运动及过量饮酒等不良的生活方式密切相关。所以，如被诊断为2型糖尿病，首先应该检查一下自己的生活方式。2型糖尿病患者占糖尿病患者总人数的90%以上。

妊娠糖尿病

所谓妊娠糖尿病就是指妊娠前没有糖尿病，妊娠以后出现了糖尿病。

妊娠糖尿病常在妊娠的第24周左右出现，因为这一阶段的胎盘会分泌出一种减弱胰岛素作用的激素。不过，大部分妊娠糖尿病患者随着妊娠分娩的完成，血糖水平会很快回到正常水平。也有一部分患者血糖会持续较高水平，成为真正的糖尿病患者。那些血糖回到正常水平的妇女，在5年内发生糖尿病的危险会比常人高很多，因此，要经常做体检，做到早发现早治疗。

遗传因素和肥胖症是发生妊娠糖尿病的重要因素，有家族糖尿病史的或肥胖的孕妇，在妊娠期间就应该注意糖尿病的检查。从这点看，怀孕后吃得越多对孩子越好这样的观点其实是不科学的。

糖尿病的临床症状

糖尿病患者由于体内胰岛素不足，不能把摄入人体内的葡萄糖有效地组织氧化利用，从而导致血糖升高，尿糖呈阳性，随之出现代谢紊乱。为了能及早做好预防工作，我们有必要了解一些糖尿病典型的临床症状。

·多食。多食是由于糖尿病患者体内胰岛素绝对或相对不足，食物在肠胃消化后转为葡萄糖，而葡萄糖还没能被充分利用，就从尿中流失了。机体没有足够的能量来维持正常的生命活动，短缺的部分需要从体外补充，患者的饥饿反应加强，故出现多食，多食是为了补充尿中失去的糖分，而多食又导致血糖升高，高血糖又致多尿，尿糖又会增加，饥饿感加强，如此形成恶性循环。所以，糖尿病患者即使多食易饥，也应该控制自己的饮食遏制这种恶性循环，减轻胰腺的负担，有利于疾病的治疗。

·多尿。多尿即尿的频次和尿量增多。由于糖尿病患者的血糖过高，大量的葡萄糖从肾脏中排出，肾小球滤液中的葡萄糖又不能完全被肾小管再吸收，以致形成渗透性利尿，故出现多尿症状。一般尿量与尿糖成正比，尿糖越高尿量越大。糖尿病患者每日的尿量可以达到3000~5000毫升，甚至8000~10000毫升。随着尿糖增加，尿量增大，肾囊膨胀，患者可出现腰酸背痛等症状。

·多饮。多饮是由于多尿引起。多尿使体内流失大量水分，引起口干舌燥，皮肤脱水而失去弹性。患者每日饮水量几乎与尿量相同，且饮不解渴。

·体重减轻。体重减轻是糖尿病患者最常见的临床表现。由于糖尿病患者体内胰岛素不足，不能充分吸收利用葡萄糖，而身体就会用自身的蛋白质和脂肪来补充能量，加速了蛋白质和脂肪的分解速度，再加上水分丢失，患者体重急剧下降，形体消瘦。

以上就是糖尿病患者最常见的"三多一少"典型临床表现，但并不是所有糖尿病患者都会出现这些症状，尤其成年非肥胖型糖尿病患者或者老年糖尿病患者，这些患者的典型症状就不明显。一些2型糖尿病患者和老年得病的糖尿病患者，平时没有明显的临床症状，在体检时或因为牙周炎、皮肤溃疡、水肿、视力减退等，到医院检查时才发现血糖明显高于正常水平，从而得知自己患上糖尿病。尽管此时他们的血糖已经很高，但他们并没有尿糖，因而"三多一少"的典型症状在他们身上体现得并不明显。

这就要求我们在日常生活中多关注自己的身体信号，以便及早发现糖尿病，及时就医治疗。

糖尿病的病症信号

糖尿病是一种慢性病，国内外医学界目前尚无根治的方法。一旦患上，必须终生治疗。因而为了避免它对我们健康的侵袭，对其进行积极预防是非常有必要的。一般来说，在糖尿病形成的过程中，每个人身体都会出现一些异常情况，如果能及时发现异常情况，并及时采取相应的措施，就会大大降低患上糖尿病的可能。

通常情况下，如果在平常的自我监测中发现身体出现下列异常症状，就要警惕糖尿病的发生了。

·口渴。每天总是感觉很口渴，虽然已喝了不少水，但仍不能解渴。

·饥饿。尽管每餐吃得不少，但总有饥饿感，体重不仅没有增加，反而开始逐渐减轻。

·小便次数大大增加。小便排出量比平常多了2倍左右，而且一旦喝了水，大约一刻钟后就想立即上厕所。

·身体疲乏、耐力下降。这是由于血液中的葡萄糖虽然增多，但仍然不够供应机体的需要。

·消瘦、虚弱：没来由地人就变得消瘦、体重下降，或胖人变瘦，易感疲乏、虚弱无力等，这些都是糖尿病的特异表现。

·餐前或餐后数小时出现饥饿、心慌、乏力且四肢颤抖的现象。

·出现肌肉痉挛，小腿肚抽筋等现象。

·上楼梯时突然一侧腿膝关节乏力有欲跪倒现象。

·无其他原因出现视物模糊、视力下降的现象。

·无明显原因地出现性功能障碍现象，如女性月经紊乱，男子性欲减退或阳痿。

·老年人出现性欲亢进现象。

·齿槽溢脓，这是糖尿病的常见表现和重要征兆。

·手足时常出现麻木，甚至有剧烈疼痛感、热感、虫爬感。

·反复发作低血糖，也是糖尿病的一个征兆。

·舌面上出现没有舌苔覆盖的菱形缺损区（菱形舌炎）。

·出现排尿困难现象，可能是膀胱括约肌功能障碍所致，应引起注意。

·皮肤上经常反复出现毛囊炎、疖、痈、癣等。

·出现发展迅速的白内障。

·每日大便2~3次至5~6次不等，呈稀糊状，这是功能性腹泻，可能与糖尿病有关。

·手足发凉，全身发抖，有时还出冷汗。

·受到创伤的地方，伤口的愈合速度大大低于从前。

·血压和血脂突然出现不明原因的增高。

·感觉神经出现一些异常情况，如不明原因的疼痛、麻痹等症状。

·耳道经常发炎，或是耳垢突然增加。

·尿液检查中，曾查出尿中含有糖分。

·血糖检查中，曾查出血糖水平稍微偏高。

·偶尔出现不明原因的恶心、呕吐，乃至昏迷症状。

·尿道、胆道、肺部、皮肤等部经常出现反复感染症状。

糖尿病发病前的症状是多种多样的。它可能有典型的症状，也可能毫无征兆，或者因糖尿病并发症而出现的症状。有相当一部分患者是在体检时或者发生并发症时才被发现。大家可以参考上面的表现及时去医院进行全面诊治。

另外，受女性特有的生理特点影响，女性糖尿病患者会在早期出现一些有别于男性的症状：

·阴部瘙痒。这是尿糖刺激局部所致。

·出现白色念珠菌等真菌性阴道炎，并伴有以白带分泌。

·性功能障碍。

·腰臀比例过大（正常的腰围与臀围比值为0.7~0.85）。

·孕妇产下巨大婴儿。糖尿病孕妇有15%~25%的人分娩出巨大胎儿（体重超过4000克）。

再有，小儿糖尿病不同于成人。小儿糖尿病一般起病比较急，发病比较快，若不及时治疗，很容易发展为糖尿病酮症酸中毒，出现呕吐、腹痛、脱水、呼吸困难、昏迷等，严重者可能引起死亡。下面是小儿糖尿病的几个表现：

·多食、多尿、多饮，体重明显下降，精神委靡，经常性的遗尿。

·起病急，发病前常伴有呼吸道感染、尿路感染，皮肤反复起疖肿或湿疹，而且不易痊愈。

·腹痛、腹泻，这类患儿常被误诊为肠炎、急性阑尾炎。

·频繁呕吐，这是糖尿病酮症酸中毒的典型症状。

·排尿困难，患儿体内糖代谢障碍，能量来源不足，导致神经、肌肉等功能障碍，出现排尿困难、排尿不尽。

因此，家长一旦发现孩子有以上症状，应立即到医院进行全面体检和血糖检测，以免延误病情造成误诊。

糖尿病的严重危害

当糖尿病发展到一定程度之后，首先出现的症状就是排尿量增加，上厕所的次数更加频繁，口渴的感觉很明显，于是便大量饮水。因为当血糖上升时，血液的渗透压会随之增大，身体细胞里所含的水分就开始向血管转移，尿的正常代谢过程受到影响，产生大量尿液，进而出现脱水症状。

与此同时，由于胰岛素的分泌量下降，葡萄糖无法被身体吸收，从而为身体提供能量，所以会觉得全身乏力，肚子的饥饿感增强，于是食量逐渐增加。然而，虽然吃得更多，但结果却只见血糖值上升，身体并未发胖，相反体重却不断减轻（其原理前文已经提到）。

随着病情的进一步发展恶化，就会引发一系列的症状，波及到身体各处。相继出现的症状有手脚麻痹、疼痛、冰凉（以上三种情况常常左右对称发生，夜里感觉尤为明显）、小腿抽筋、站立时抽筋等神经功能异常的症状。如果未能得到及时的治疗和控制，就会出现更加严重的病症，如糖尿病性视网膜病变、白内障、牙周疾病、肺炎等感染性疾病、高血压、脑梗死、体位性眩晕、心绞痛、心肌梗死、糖尿病性肾病、肾盂肾炎、胆囊炎、畏寒症、膀胱炎、便秘、腹泻、性欲减退、勃起功能障碍、全身肌力减退、闭塞性动脉硬化症、全身性皮炎、足部坏疽（严重时甚至需要截肢）等。这就是糖尿病的巨大危害，就是由于血糖上升所造成的严重后果。

在糖尿病的这些并发症中，发病率最高的是糖尿病性神经病变、糖尿病性视网膜病变和糖尿病性肾病，它们被称为糖尿病的三大并发症。更要命的是，糖尿病有时会和高血压、高血脂合并出现，造成难以控制的后果。

其中，糖尿病性神经病变是由于持续的高血糖造成的神经纤维传递能力下降引起的。这样，末梢神经、植物神经等的功能发生障碍，就会表现出种种症状。而糖尿病性视网膜病变是由于眼部的毛细血管受到高血糖的损伤所引起的，将会导致视力下降，严重者甚至可能失明。同样，糖尿病引起肾病也是因为肾脏的毛细血管受到高血糖的损伤造成的。由于肾脏的功能减弱，处理废物的能力下降，体内的有害物质就会在血液中积存，进而损害到全身各处，甚至引发尿毒症而导致死亡。糖尿病的这些并发症有的会突然发病，有的则是经过很长时间逐渐积累而成的。临床上，多种并发症同时出现的病例也很常见，它们共同作用会造成身体的严重病变，导致器官和身体衰竭，最终危及生命。而这一切都是由高血糖造成的。

在胰岛素应用之前，急性酮症酸中毒是糖尿病的主要死亡原因——由于胰岛素严重不足，患者血糖异常升高，脱水，迅速进入昏迷、休克、呼吸衰竭。酮症酸中毒的死亡率为10%。自1921年胰岛素应用于临床后，其死亡率大大降低，糖尿病性昏迷及感染所致的死亡急剧减少，仅占糖尿病患者死亡率的1%。

目前，在糖尿病性动脉硬化及微血管病变基础上产生的慢性并发症，已成为左右糖尿病预后的主要因素，因此糖尿病慢性并发症致残致死的患者逐渐增加。冠心病、脑血管病、肾病是糖尿病的主要死亡原因。其中冠心病占糖尿病患者死亡的60%~80%；脑血管疾病引起大约10%的死亡；糖尿病肾病一般占死亡总数的10%~30%，患者的年龄越小，糖尿病肾病导致的死亡比例就越高。

糖尿病易患人群

有糖尿病家族史者

糖尿病是具有遗传性的，但它所遗传的并不是糖尿病本身，而是它的易感性，当然这并不意味着父母有糖尿病，子女就一定会患糖尿病。糖尿病的遗传涉及多个基因，这些基因变异后使人更容易患上糖尿病。因此，有糖尿病家族史的人要努力做到饮食均衡，合理运动，保持乐观的精神状态。积极的预防对于那些易患糖尿病的人来说是非常有意义的。同时，有家族病史的应及早做定期检查，防患于未然。

肥胖者

首先，肥胖者往往同时伴有高血脂和高血压，而且胖人多不爱活动，使糖代谢减慢，造成体重进一步增加，形成恶性循环。其次，肥胖的人摄食量过高，脂肪细胞变得肥大，对胰岛素需求增多，胰岛细胞负荷过重，刺激胰岛β细胞过度分泌，导致胰岛功能衰竭而发生糖尿病。所以，为了预防糖尿病的发生首先应该预防肥胖，建立有规律的生活制度，合理饮食，积极参加体育锻炼和文娱活动。

从上表我们可以看出肥胖会给我们的健康带来巨大的威胁，严重损害我们的身体健康，而且它也可以直接导致糖尿病的发生，是糖尿病发病的一个重要原因。因此我们更应该合理饮食，杜绝肥胖。

长期精神紧张、心理压力大者

精神紧张会使对抗胰岛素的肾上腺素、甲状腺素等激素的分泌增多，使血糖升高。临床中还发现，易怒、脾气暴躁、爱生闷气、肝火旺盛的人，血糖容易升高。同时，精神紧张使中枢神经系统发生紊乱，也会引起内分泌失调。最近，医学家还发现大脑皮层紧张时可分泌一种物质，促使血糖升高，这可能是2型糖尿病的诱因之一。因此，无论是健康的人还是糖尿病患者都应该保持健康乐观的心态，注意调节放松自己的情绪。

妊娠期妇女

在妊娠期，胎盘会分泌出一种减弱胰岛素作用的激素，这种激素有可能会引发糖尿病。在大多数情况下，这种糖尿病只是暂时性的，生产之后会自然恢复，不过也存在康复数年之后再患糖尿病的可能性。

此外，有食欲正常而体重明显下降，却找不到原因，妇女分娩巨大婴儿，年龄超过50

岁，肢体溃疡经久不愈等情形者，也应及时到医院进行检查，以确定自己是否患有糖尿病。

爱喝酒的瘦弱男性

我们都知道胖人容易得糖尿病，可是，日本厚生劳动省的研究小组与日本国力癌症中心预防研究部，在英国的糖尿病专业杂志上发表文章称瘦人同样面临着糖尿病的威胁。通过调查研究他们发现比较瘦的男性如果饮酒量增多的话，患糖尿病的概率也会随之增高。参与此项研究的日本虎之门医院内分泌代谢科主任野田光彦分析说："这里面其实有一个双重作用。首先，胰岛素可以抑制人体血糖值的增高，而在身体瘦弱的人当中，多数人分泌胰岛素的功能都比较弱；其次，现有的科学研究已经证明，长期饮酒也会导致体内分泌胰岛素的能力减弱。所以，体质瘦弱的人再饮酒的话，分泌胰岛素的功能就会变得更差。"

野田主任因此建议，身体较瘦的男性一定要注意保持良好的生活习惯，并控制饮酒量——每天最好不要超过180毫升（酒精含量不超过20克），这样才能减少罹患糖尿病的风险。

每天睡眠不够者

美国波士顿大学医学院副教授丹尼尔·戈特列布，在美国《内科学档案》周刊上发表了他的一项研究成果：与每天睡7~8小时的人相比，那些睡眠时间不足5小时的人患糖尿病的比例要高出2.5倍，也就是说，经常熬夜、睡眠不足可以导致糖尿病。

这项研究成果是在对1486名年龄在53~93岁之间的成年人进行调查时得出的。由于研究已经排除了性别、年龄、种族等因素对于实验者的影响，因此戈特列布教授认为睡眠时间长短与糖尿病之间有直接因果关系，但是什么因素使睡眠时间过短与糖尿病产生联系尚不清楚。戈特列布教授进而强调，无论是什么原因，这项研究都再次表明了充足睡眠的重要性。

第二章
糖尿病的实验室检查与诊断

确诊糖尿病需做哪些检查

糖尿病初期没有明显症状，大多数患者是通过体检才发现自己患有糖尿病的。糖尿病最明显的标志就是血糖升高，如果血液中的血糖含量出现了异常，我们就应该马上去医院做详细的检查。

确诊糖尿病需做的检查包括：尿糖检查、血糖检查和葡萄糖耐量测试等。通过检查确认患有糖尿病后，还应该做更详细的检查来确认糖尿病的类型以及是否出现了并发症，如血糖日差变动、糖化血红蛋白、血清胰岛素、尿微量白蛋白等。

血糖检查

血糖检查包括空腹血糖检查、餐后两小时血糖值检查和葡萄糖耐量试验等3项检查。

· 空腹血糖值。空腹血糖值是指早上起床后到早饭前空腹状态时的血液血糖值。检查前一天晚饭后不能再进食。血糖值在6.1~7.0毫摩尔/升之间为空腹血糖异常，大于7.0毫摩尔/升便可以诊断为糖尿病。

· 餐后两小时血糖值检查。餐后血糖检查与空腹血糖检查是相对应的。空腹血糖值正常范围是3.9~6.1毫摩尔/升，健康人在进餐后，身体会自动将血糖值控制在10毫摩尔/升以下。糖尿病患者的空腹血糖值会超过7.0毫摩尔/升，餐后两小时血糖值会达到11.1毫摩尔/升以上。

· 葡萄糖耐量测验。清晨空腹口服75克无水葡萄糖，并于服用前和服用后30分钟、60分钟、120分钟、180分钟抽取血液进行血糖测定。在葡萄糖耐量测验中，如果口服葡萄糖两小时内，血糖值超过11.1毫摩尔/升，通常可以确诊为糖尿病。

这三项检查中如果有一项检查结果超过了标准值，就可以确诊为糖尿病。

但有一点需要注意，血糖检查前一天应避免饮酒，注意饮食，尽量保持平常的状态去接受血糖检查。同时，为了检查结果更加准确，要做两次以上的检查。

如果血糖检查结果是糖尿病，还需要做进一步的检查。

糖化血红蛋白和糖化血清蛋白

⊙ 糖化血红蛋白

糖化血红蛋白是血中葡萄糖与红细胞相结合的产物，即红细胞的血红蛋白中糖基化部分。当血糖值升高后，葡萄糖很容易就会跟血红蛋白相结合，这样糖化血红蛋白就会增多，糖尿病也会随之加重。

糖化血红蛋白在糖尿病监测中有很大的意义，它能够反映过去2~3个月血糖控制的平均水平，它不受偶尔一次血糖升高或降低的影响，与采血时是否空腹也没有关系，因为血红蛋白一旦与葡萄糖结合就不会再分开，直到血红蛋白死去（一般血红蛋白的寿命为3~4个月）。

糖化血红蛋白值不同于血糖值，血糖值在进餐前后有很大的变动，而糖化血红蛋白值在进餐前后变化并不明显。因此对糖化血红蛋白进行测定，可以比较全面地了解过去一段时间的血糖控制水平，是目前评价糖尿病患者血糖控制状况的最佳指标。国际糖尿病联盟推出的新版亚太糖尿病防治指南明确规定，糖化血红蛋白在总血红蛋白中所占比例是国际公认的糖尿病监控"金标准"。

世界权威机构对于糖化血红蛋白有着明确的控制指标，美国糖尿病学会建议糖化血红蛋白控制在小于7%，国际糖尿病联盟建议糖化血红蛋白控制标准为小于6.5%，目前，我国将糖尿病患者糖化血红蛋白的控制标准定为6.5%以下。

血糖控制的目标值印度	
控制情况	糖化血红蛋白
优	<5.8%
良	5.8%~6.4%
中	6.5%~7.9%
差	8.0%以上

糖化血红蛋白的多少与血中葡萄糖的含量高低成正比关系，临床采用糖化血红蛋白占总蛋白的百分比来反映糖化血红蛋白的高低，其正常值为4%~6%。糖化血红蛋白越高表示血糖与血红蛋白结合越多，而糖化血红蛋白的增高对糖尿病患者有很大的危害，它会加速心脑血管并发症的发生，是心脑血管病的一个高危因素；还会使眼睛内的晶状体被糖化，可引发白内障；它还可引起肾小球基底膜增厚，诱发糖尿病肾病等。

测定糖化血红蛋白的临床意义有以下几点：

·糖化血红蛋白可作为糖尿病患者长期血糖控制的指标。糖化血红蛋白的测定目的在于消除波动的血糖对病情控制观察的影响，因而对血糖波动较大的1型糖尿病患者是一个很有价值的血糖控制指标。对于2型糖尿病患者也可作为长期的血糖控制指标。若糖化血红蛋白值小于6%，表示血糖控制理想，若大于10%，说明患者存在着持续性高血糖。

·糖化血红蛋白可用于糖尿病的诊断。有研究证明，大多数空腹血糖高于正常的糖尿病患者及糖耐量减低的患者糖化血红蛋白也增高，因此，糖化血红蛋白也可作为糖尿病筛选时应用，但也有人认为糖化血红蛋白对诊断糖尿病不是一个敏感指标，不能取代现行的糖耐量试验和血糖测定。

·糖化血红蛋白有助于对糖尿病慢性并发症的认识。糖化血红蛋白越高，发生并发症的危险性就越大。

·糖化血红蛋白有助于制定降糖治疗策略。有研究表明，当糖化血红蛋白小于7.3%时，餐后血糖在总体血糖中所占比重较大，治疗时应着重控制餐后血糖；当糖化血红蛋白大于8.4%时，则空腹血糖在总体血糖中所占比重较大，治疗时应着重控制空腹血糖；当糖化血红蛋白在7.3%~8.4%之间时，在控制血糖时应两方面并重。

⊙ 糖化血清蛋白

糖化血清蛋白是血清葡萄糖与白蛋白及其他血清蛋白分子N末端的氨基发生非酶促糖化反应形成的高分子酮胺结构。由于血清白蛋白的半衰期为21天，因此它可以反映糖尿病治疗近期的效果，同时也可以反映患者过去1~2周的平均血糖水平。它和糖化血红蛋白一样，不受当时血糖浓度的影响，可用作监测糖尿病病人过去一段时间内血糖控制情况的指标。对于急性代谢失常的糖尿病患者，如酮症酸中毒、非酮症高渗综合征，以及糖尿病合并妊娠、胰岛素强化治疗等尤为适用。糖化血清蛋白不能作为筛查糖尿病患者的依据，但它对于追踪病情、观察疗效有一定的参考价值。

糖化血清蛋白的正常值为1.9（±0.25）毫摩尔/升。

尿液分析

糖尿病人的尿液含糖量要比一般人高出很多，每天尿中排出的糖超过150毫克称为糖尿。不过尿糖值的个体差异性较大，即使是同一个人，他的尿糖值也会因为前后两天所吃食物不同而有所不同。因此，只通过一次的尿液分析是诊断不出是否患有糖尿病的。

正常情况下，一天内通过尿排出的糖应为30~130毫克。如果血糖值超过8.9毫摩尔/升，尿糖值就会随之升高。

在进行尿液检查时，需要按照一定的方法进行取尿，否则可能会导致化验结果不准确，影响糖尿病的确诊。

血脂质分析

血液里的脂肪叫作血脂，它来源于食物经肠胃消化吸收的脂肪，一般包括三酰甘油、胆固醇、高密度脂蛋白和低密度脂蛋白等。脂肪组织是机体的能量仓库，脂肪被消化吸收后，将多余的"燃料"储存起来，等到饥饿时则动员脂库分解，用来满足身体所需的能量。

脂质代谢紊乱在糖尿病的病理过程中有着

极为重要的作用，因此测定血脂含量对了解病情、分析和判断药物治疗情况有很大的意义。

糖尿病患者由于体内胰岛素不足，机体内脂肪合成减少，分解加速，引起脂质代谢紊乱，使血液中的胆固醇、三酰甘油和载脂蛋白的浓度超出正常范围，我们称之为糖尿病性高脂血症。糖尿病性高脂血症是一种综合征，它的特点是乳糜微粒、极低密度的脂蛋白在血浆中大量堆积，血浆三酰甘油常在22毫摩尔/升以上。

血脂异常与胰岛素抵抗、高胰岛素血症有着密切关系。糖尿病患者不仅有血脂、脂蛋白和载脂蛋白异常，而且脂蛋白成分也可能发生改变。还有糖耐量减低者和2型糖尿病患者在餐后血脂代谢也会发生异常，乳糜微粒和乳糜微粒残骸增加，大而漂浮的低密度脂蛋白颗粒经肝三酰甘油脂酶处理而转变为小而致密的低密度脂蛋白，促进动脉粥样硬化的发生和发展。

查血脂应注意的事项：

·禁食12~24小时后抽取静脉血化验。

·抽血前数天最好停用血脂调节药物、降压药、激素等影响血脂的药物，如服用则记录用药情况。

·抽血前至少两周保持平时的饮食习惯，禁止抽血前大吃大喝。抽血前最后一餐忌用高脂食物，不饮酒，以免导致化验结果出现误差。

·抽血前避免剧烈运动。

·保持近期体重稳定，无急性病、外伤和手术等情况。

胰岛β细胞功能测定

⊙胰岛素释放试验

胰岛β细胞的功能变化与各型糖尿病的发生、发展、病理改变及病情转归均密切相关，故β细胞功能检查对于糖尿病的诊断、鉴别诊断、判断病情和指导治疗具有重要意义。

应用以猪胰岛素为抗原取得特异抗清组成放射免疫试剂，可以有效地测定人血清中胰岛素的含量。根据胰岛素释放的曲线，对糖尿病的分型、鉴别诊断、判断胰岛β细胞的功能、药物对糖代谢的影响等均有重要的意义。

正常人在饮葡萄糖后30~60分钟出现胰岛素释放高峰，以后逐渐下降，血中胰岛素和血糖浓度呈平行关系。

糖尿病患者胰岛素释放包括以下3种类型：

胰岛素释放障碍型：较正常人胰岛素水平略低，且饮葡萄糖后胰岛素分泌值呈低水平状态，峰值低于正常值。表明胰岛素障碍导致迟缓反应。多见于2型糖尿病患者。

胰岛素分泌不足型：较正常人胰岛素水平略低，口服葡萄糖后没有明显反应，部分患者高峰值出现在60~120分钟后，表明胰岛素分泌迟缓，称为胰岛素分泌不足型，多见于1型糖尿病患者。

胰岛素分泌增多型：空腹胰岛素水平高于正常，口服葡萄糖后，胰岛素峰值明显高于正常，表明胰岛素分泌功能偏高。多见于2型糖尿病患者，尤其是肥胖者。

⊙C肽释放测定

C肽是胰岛素分泌过程中产生的一种物质，β细胞分泌C肽与胰岛素的分泌有密切的联系。一般情况下，如果C肽分泌量较多，那么胰岛所分泌的胰岛素也较多，反之，C肽分泌较少胰岛素的分泌也会较少。

因糖尿病患者C肽水平与临床分型及病情的严重程度是一致的，所以通过测定糖尿病患者C肽的分泌水平可以准确反映出胰岛β细胞的分泌功能，进而判定糖尿病的类型以及其严重程度。

应用放射免疫法，分别测定空腹及葡萄糖耐量后1、2、3小时血清C肽的含量。C肽清

尿液的检查方法

即时尿液：取任意一次排尿尿液。只取中段和后段尿，因为前段尿液可能含有沉淀物和尿道细菌等。

晨尿：晚上睡觉前把尿排尽，第二天早晨取尿的中段和后段，晨尿属于浓缩尿液，如检查有异，则视为有病。

分杯尿液：将尿液的前2/3收集到一个杯子里，剩下的收集到第二个杯子里。通过检测哪一个杯子中出现血尿，可判断出血部位。收集一定时间内的尿液。

24小时尿液：这种方法可测定肾功能、一天内尿的蛋白量和糖分的摄入量，以及排泄状况。

除率为5.1（±0.6）毫升/分钟，较胰岛素1.1（±0.2）毫升/分钟为高，C肽每日含量相当于胰岛素的5%，占胰岛素分泌总量的0.1%。

胰岛素抗体和血清胰岛细胞抗体测定

糖尿病患者在胰岛素治疗过程中，随着治疗时间的加长，用药剂量的增加，加之外源性胰岛素不纯，部分患者会产生胰岛素抗体。还有一种出现于从未接受过胰岛素治疗的病人，称为胰岛素自身抗体。

如果糖尿病患者胰岛素用量不断增加而病情却日益加重难以得到很好的控制，就应该检测胰岛素抗体。检查结果若呈现阳性，表明已经产生了胰岛素抗体。

1型糖尿病患者在发病过程中与免疫关系密切，在血清中可测出胰岛素细胞抗体。

胰岛素细胞抗体在1型糖尿病患者中阳性率高达65%~85%，随着病情的延长而降低。2型糖尿病患者中胰岛素细胞抗体阳性率为10%，但这些患者最终会发展成1型糖尿病。胰岛素细胞抗体阳性的非糖尿病患者60%~70%会发展成1型糖尿病。

应用完整的胰腺组织或分离的胰岛细胞作为抗原，可以测定胰岛素细胞抗体，具体方法有免疫组化法、荧光免疫法、酶免法3种。

糖尿病的诊断标准

糖尿病是一种常见病，严重影响着人们的身体健康。近年来，随着科学技术的进步，对糖尿病的研究有了进一步的发展，对它的诊断、分型有了进一步的认识，产生了许多实验室标准。

1997年世界卫生组织（WHO）推荐的糖尿病诊断标准如下：

1997年，世界卫生组织"糖尿病专家委员会"提出了糖尿病诊断新标准，我国医学界大多也引用此标准，其具体内容如下：

（1）有糖尿病典型症状（口渴、多饮、多尿、体重减轻等），任何时候血糖≥11.1毫摩尔/升（200毫克/分升）或空腹血糖≥7.0毫摩尔/升（126毫克/分升），不需做糖耐量试验即可诊断为糖尿病。

（2）有糖尿病症状，但血糖值未达到上述指标者，应进行OGTT（成人口服75克葡萄糖，儿童每千克体重用1.75克、总量不超过75克），2小时血糖≥11.1毫摩尔/升（200毫克/分升）可诊断为糖尿病。

（3）无糖尿病症状者要求OGTT，2小时及1小时血糖均≥11.1毫摩尔/升（200毫克/分升），或另一次OGTT 2小时血糖≥11.1毫摩尔/升（200毫克/分升），或另一次空腹血糖≥7.0毫摩尔/升（126毫克/分升），方可诊断为糖尿病。

凡符合上述标准之一者均可诊断为糖尿病。

1999年WHO推荐标准如下：

（1）随机血糖≥11.1毫摩尔/升，有口渴、尿液增加、体重减轻或反复感染等症状，如空腹血糖≥7.0毫摩尔/升（126毫克/分升）或2小时血糖≥11.1毫摩尔/升（200毫克/分升）时。

（2）空腹血糖<6.1毫摩尔/升（110毫克/分升）。

（3）IGT，空腹血糖<7.0毫摩尔/升（126毫克/分升）和2小时血糖≥7.8毫摩尔/升（140毫克/分升）且<11.1毫摩尔/升（200毫克/分升）。

（4）IFG，空腹血糖≥6.1毫摩尔/升（110毫克/分升）且<7.0毫摩尔/升（126毫克/分升）。所有人均应做OGTT以排除糖尿病。

（5）OGTT要求：过夜空腹（10小时）后进行；早晨采空腹血标本；喝75克葡萄糖溶于250毫升水中；采葡萄糖负荷后2小时血标本（只需一次标本）。

2004年美国糖尿病医学会糖尿病诊断基准如下：

（1）有糖尿病的症状，加上任意时间测得血糖值大于或等于200毫克/分升（11.1毫摩尔/升）。

（2）空腹血糖值大于或等于126毫克/分升（7毫摩尔/升）（空腹的定义为至少8个小时未进食含有热量的食物）。

（3）在葡萄糖耐受试验（OGTT，受试者必须口服75克葡萄糖）中，2小时血糖值大于或等于200毫克/分升（11.1毫摩尔/升）。

符合前三项任意一项即可诊断为糖尿病。

诊断注意事项

要准确无误地诊断糖尿病，患者必须详细

告诉医生现病史、家族史、既往史，并进行详尽的身体检查和化验室检查，才能确诊，而不至于漏诊、误诊。

·在诊断糖尿病时患者应详细陈述有无家族病史，因为糖尿病具有遗传因素。

·是否有既往病史，如冠心病、肢体动脉粥样硬化、末梢神经炎等。

·有无糖尿病常见的"三多一少"症状，即有无多食、多饮、多尿，体重下降，形体消瘦等这些症状。但这些症状并不是所有患者都会有，也许有但未引起足够的重视和警觉，比如食量增加，好多人会认为是好事而被忽略了。

·妇女患者要注意有无异常分娩（流产、早产），生产巨大婴儿，外阴瘙痒等症状。

·是否有内分泌疾病，如巨人症、肢体肥大症等。

·尿酮阳性不一定是酮症酸中毒。一般情况下，健康人和糖尿病患者在极度饥饿、呕吐频繁时也会出现酮尿，此时酮尿程度相对较轻，且血糖不高或降低。

另外，患者在做糖尿病检查之前也应该注意以下几点：

·检查前正常饮食和体力活动至少3天；

·检查当天早晨勿进食、饮水、服降糖药及注射胰岛素；

·检查前停用激素、利尿剂、避孕药3~7天；

·近期无急性感染、创伤、酮症酸中毒及情绪的剧烈波动；

·早8：30前携带当天零点后第一次小便10~20毫升到医院进行检查，抽4次血，中午12：00之前做完检查。

第三章
走出糖尿病认识误区

糖尿病是由于胰岛功能减退而引起的吗

多年来，人们一直认为糖尿病和胰岛功能密切相关，胰岛β细胞分泌胰岛素的功能缺失或者减退是引起糖尿病的根本原因，注射胰岛素是治疗糖尿病最后的杀手锏。但是随着研究的深入，越来越多的证据表明，绝大多数2型糖尿病患者的胰岛功能并没有大的损害，胰岛功能都在正常的范围内。

病理学研究发现，1型糖尿病病人的胰岛β细胞会显著减少，在1年内死亡的病例，β细胞的数量仅为正常的10%左右。而2型糖尿病90%的病人的胰岛改变为胰岛淀粉样变性，胰岛在电子显微镜下可以看见淀粉样物质沉积于毛细血管和内分泌细胞之间，胰岛β细胞数量仅中度或无减少。那些淀粉样的物质称为胰淀素，是胰岛β细胞分泌的一种激素，2型糖尿病患者的胰岛内存在大量的这种胰淀素，它们并没有按照正常情况释放到血液中，而是堆积在胰岛内，从而造成了胰岛的损伤。这是一个随病情发展而逐渐发生的过程，所以说，不是胰岛的损伤造成了2型糖尿病，而是2型糖尿病的发展造成了胰岛的损伤。从这里也可以看出，糖尿病并不都是由于胰岛的功能减退而引起的。

糖耐量减低者离糖尿病很远吗

以往糖耐量减低被称为无症状糖尿病，或化学性糖尿病、隐性糖尿病。糖耐量异常患者大多数没有自觉症状，常常是在体检时被告知血糖浓度异常——这些患者的血糖值高于正常的血糖值，但还没有达到可确诊为糖尿病的水平，因此，有相当一部分人听说这种情况就放松警惕，不做进一步的检查了。其实这种做法是极不可取的。

我们知道，糖耐量异常是糖尿病的危险信号，这些患者将来极有可能患糖尿病，而且糖耐量异常患者患动脉硬化的可能性也比血糖值正常的人要大。因此，一旦被确诊为糖耐量异常，就要改变以前的不良生活方式，控制饮食、适当运动并及早采取有效方法进行干预治疗，只有这样才有可能避免糖尿病和动脉硬化的发生。

在我国，年龄超过45岁、有糖尿病家族

糖耐量异常患者对照检查表
（1）家族中有糖尿病患者。　是（　）否（　）
（2）现在的体重比25岁前增加了10%以上。　是（　）否（　）
（3）喜欢吃米饭、面包、面食等碳水化合物类食物。　是（　）否（　）
（4）喜欢吃甜食。　是（　）否（　）
（5）很少运动。　是（　）否（　）
（6）喜欢吃油炸食品和奶油。　是（　）否（　）
（7）压力较大。　是（　）否（　）
（8）腹部肥胖，腰围大于臀围。　是（　）否（　）
（9）常在外就餐，还吸烟、喝酒。　是（　）否（　）
（10）吃饭时间不规律，吃饭过快。　是（　）否（　）

史、高脂血症、高血压、超重、肥胖、有巨大儿生育史的妇女等人群更应及早检测血糖。这些高危人群不仅要测空腹血糖，还要测餐后血糖，因为餐后血糖不正常的人多半是糖耐量代谢异常人群，他们虽然还不是糖尿病患者，却是糖尿病患者的后备军，其中有30%会变成糖尿病患者。

参照上页"糖耐量异常患者对照检查表"，检查一下自己是否出现了表中所列举的情况。如果你的生活方式与表中所列的对应项比较多，那么从现在开始就有必要改变自己的生活方式了。

没有糖尿病家族史就不会患糖尿病吗

糖尿病的可遗传性已经得到广泛的认可。我们经常可以看到一个家族中有多人患糖尿病的现象，说明遗传因素在糖尿病的发病中起着重要的作用。但同时我们也注意到在有糖尿病家族史的同一家庭中并不是所有的人都会患糖尿病。这就说明，不是带有糖尿病遗传基因的人就一定会患糖尿病。与遗传因素相比，饮食过量、缺乏运动等不良的生活方式对糖尿病的影响更大。

对于遗传因素在糖尿病发病过程中的作用我们一定要有清醒的认识。糖尿病是具有遗传性的，但它所遗传的并不是糖尿病本身，而是它的易感性。没有糖尿病家族史不能说从此就不会患上糖尿病，引发糖尿病的除遗传因素外，环境因素也很重要，其中包括：病毒感染、肥胖、体力活动减少及精神过度紧张等等。

糖尿病遗传无法预防吗

糖尿病是一种可以遗传的疾病，尤其是2型糖尿病，有20%~40%的子女会从母亲那儿遗传患上此病。但研究表明糖尿病的遗传不是单一基因遗传，而是多基因突变。且糖尿病的遗传不是疾病本身，而是对糖尿病的易感性，必须有某些环境因素的作用，才能发生糖尿病，所以糖尿病遗传是可以预防的。

首先，为了预防下一代遗传病的发生，必须在这一代做好择偶与婚配的工作。以2型糖尿病患者为例，如果父母中有一方患有2型糖尿病，遗传概率在1/7~1/3之间；但如果父母双方都是2型糖尿病，遗传概率就提高到1/2。因此，糖尿病患者之间不建议相互婚配。

其次，合理、科学地调控饮食，忌辛辣甜腻食物及烟酒，控制体重；坚持劳逸结合，参加适当的文娱活动、体育运动和体力劳动，可促进糖的利用，有助于预防和治疗此病；妇女妊娠时应合理饮食，尽量使胎儿体重在理想范围，因为新生儿过瘦、过胖，将来都容易患糖尿病；保持乐观的情绪，避免情绪过激和精神紧张。

再次，做到早发现早治疗。糖尿病遗传病并非都是在出生时就能表现出来的，有的在儿童时期，有的甚至成年后才逐渐显出症状和体征。如能在症状出现前定期做尿检查和口服葡萄糖耐量试验，一旦出现异常或糖耐量减低，立即进行干预治疗，便可以控制一些糖尿病遗传病的发生。

糖尿病是富人病吗

糖尿病在中国已经成为一种常见的慢性疾病，与发达国家不同，中国罹患该病者多为富人。

发达国家很少有富人罹患糖尿病，因为那里的富人很注重锻炼身体和合理饮食，而低收入人群却因为经常食用汉堡包等肉类食品，而较易患上该病。中国的情况恰恰相反，生活富裕导致饮食习惯的改变，使得糖尿病患者多为有钱人。

在中国糖尿病患者疾病教育水平普遍偏低，不管穷人还是富人对糖尿病的了解都很少。由于缺乏对疾病的认识和管理，许多患者平时不注意饮食，缺少锻炼，养成许多不好的生活习惯，从而导致大量的糖尿病患者产生。尤其是富人，经济比较宽裕，日常生活中应酬多，饮食不规律，经常性摄入大量高脂肪食物，吸烟酗酒，这些都增加了他们罹患糖尿病的可能性，给自身的健康埋下隐患。

糖尿病的发生是不会以个人财富来作为标准的，如果你的生活饮食不规律，平时又缺少锻炼，那么不论你是富人还是穷人，糖尿病都会自己找上门来。因此，我们应该加强糖尿病的教育，提高公众对该病的认知，从而控制这一疾病的进展。

吃糖易得糖尿病吗

很多人一听到糖尿病这个名字，就会联想到糖，进而认为糖尿病是由吃糖引起的。这种认识其实没有一点科学道理，是望文生义造成的误区。

糖尿病分为1型和2型，两者都与遗传因素和感染、肥胖等多种环境因素有关，但最主要的致病机理就是胰岛受损，胰岛素活性不足。正常人的血糖之所以保持在正常范围，是因为有充足的胰岛素进行调节。如果胰岛素分泌失调，活性不足或相对不足，就会引起血液中血糖水平升高，从而影响了对糖的调节。当每100毫升血液中的血糖升至160~180毫克时，即超过肾小管吸收糖分的能力时，尿液中的糖分增加，就出现了血糖增高现象，发生糖尿病。

由此可见，糖尿病与多种因素有关，却跟吃糖与否没有直接关系。但是，吃糖可以导致肥胖，而肥胖又可能诱发糖尿病，这种间接关系还是有的，所以，吃糖也不应过量。

只有老年人才会得糖尿病吗

来自世界卫生组织的资料表明，老年人（65岁以上）患糖尿病的危险性是20~40岁人群的10倍。老年人是糖尿病的最高发病人群。但这些并不能说明只有老年人才会得糖尿病，只是相比较而言老年人患糖尿病的可能性更大一点。

为什么老年人易患糖尿病呢？主要有以下几个原因：

·机体组织老化，基础代谢率下降，胰腺随年龄增高而逐渐老化，胰腺的β细胞功能降低，胰岛素的分泌量减少，全身各器官衰老不协调。

·生活质量提高，营养成分改善，老年肥胖者尤其腹部肥胖逐渐增多，肥大的脂肪细胞膜上单位面积的胰岛素受体相对减少，其与胰岛素结合的亲和力降低，导致机体对胰岛素的敏感性大大降低，出现胰岛素抵抗。

·体力活动减少，机体利用和消耗葡萄糖量减少，导致机体对胰岛素的敏感性降低，糖耐量减弱。

·老年人肌肉逐渐减少，由占人体的47%减少到36%，而脂肪组织则从20%增至36%，此消彼长，导致葡萄糖消耗减少，胰岛素敏感性降低。

多数老年糖尿病患者起病后不易被发现，症状也不明显，较难及时诊断，因此若有以下情况应首先考虑是否有糖尿病的存在：

·食欲大增而体重却日益下降。

·常发生皮肤、口腔感染且伤口日久不愈。

·四肢麻木，肌肉酸痛。

·老年白内障或视网膜病变。

·老年皮肤瘙痒，尤其是妇女外阴瘙痒。

另外，老年糖尿病有以下临床特点：

·患病率高。50岁以上者随着年龄的增长而增高，老年糖尿病患者占糖尿病病人总数的40%以上，60~69岁为患病峰龄。调查显示，北方城区中老年人群中，有14.5%体重超重，69%达到肥胖程度，糖尿病患病率为7.8%。

·表现不典型，较难及时诊断。老年糖尿病人多起病隐匿，临床症状不明显，病情较轻，难以及时诊断，容易漏诊。许多患者是在进行身体检查或者因其他疾病做常规血糖检查时才发现。

·老年糖尿病以2型糖尿病为主。老年糖尿病绝大多数（95%以上）为2型糖尿病，属于多基因、多因素遗传病。

·非酮症高渗性并发症。非酮症高渗性糖尿病是老年2型糖尿病的常见并发症之一。其中2/3的病人大病前无糖尿病病史或不知道自己已经患有糖尿病，一旦发生，如不及时诊治，则预后严重，会导致脑细胞坏死，死亡率可达到40%~60%。

·心脑血管病为主要死亡原因。有人统计，有70%~80%的老年糖尿病患者死于心脑血管并发症。其患病率随着年龄的增加和病程的延长而增加，常见的心脑血管疾病有动脉粥样硬化、脑梗死、高血压、冠心病、心肌梗死等。

·易感染。老年糖尿病患者本身免疫能力下降，细胞介导免疫功能受损，防御感染的能力也随之下降。大多数老年糖尿病患者同时患有多种慢性疾病，对感染的应激能力下降，因此，老年糖尿病患者易发感染，感染又会加重糖尿病。感染以肺部多见，其次为泌尿道、胆道肺结核及真菌。

孩子小就不会得糖尿病吗

提起糖尿病，大家就会想到这是大人才得的病，糖尿病基本上是成人的专利。但据调查显示，目前全球学龄前儿童糖尿病患者以每年5%的速度递增，全球15岁以下人群中平均每天增加200名糖尿病患者。

造成孩子患糖尿病的一个重要因素就是肥胖。现如今，生活水平提高了，孩子在家长的宠爱下得到了过分的满足，经常吃甜腻、油炸等高热量、高油脂的食物，但平时又缺少运动，消耗少，体重上升得特别快，结果导致孩子血糖过高，引发糖尿病。另外，遗传导致患糖尿病的儿童和青少年患者也在不断增多。这些因素成为近年来儿童和青少年糖尿病的主要发病趋势。

儿童糖尿病是可起始于任何年龄的，但有两个发病高峰期：一为5~6岁（或7~9岁），另一为青春期初期（11~13岁），发病率明显低于成年人。儿童糖尿病多数起病急，病情严重，其中半数以酮症酸中毒综合征起病，多见于1型糖尿病。

儿童糖尿病会有非常明显的症状，多食、多尿、多饮，且形体瘦弱，血糖与尿糖显著升高，尿酮体呈阳性。大部分儿童患者可以通过血糖测定确诊糖尿病。

以下是儿童糖尿病的几个主要特点。

· 儿童糖尿病患病率明显低于成年人。

· 儿童糖尿病大多数为1型糖尿病，其发病机理及病因与2型糖尿病明显不同，二者均有家族史，但1型有某些病毒感染史。

· 儿童糖尿病多急骤，且年龄越小酮症酸中毒发生率越高。慢性并发症以肾脏病变、视网膜病变多见，约有40%死于肾功能衰竭。

· 儿童糖尿病血浆胰岛素与C肽水平绝对降低，需终身以胰岛素替代补充治疗。

作为家长应该了解、学习有关儿童、青少年糖尿病的常识，规范自己的各种行为，如良好的饮食习惯、规律的作息、经常锻炼身体等等，做孩子的生活榜样，而不是宠着孩子。如果能做到这些，则对于预防糖尿病会有非常大的帮助。

此外，对于有家族病史尤其是肥胖的青少年应该定期到医院检查血糖，做到早防早治。

家长一旦发现青少年出现不明原因的口渴、消瘦、胃口不适等症状，最好及时带他们去医院检查，排除糖尿病隐患。

消瘦者不会患糖尿病吗

日本的研究人员在1993~2004年收集了4万名男性和9万名女性的健康状况资料，在研究开始时所有参与者都没有糖尿病。研究期间，在60~79岁的参与者中，跟传统观念一致，体重指数（BMI）较高的参与者糖尿病的发病率较高，但令人惊讶的是，体重指数低于18.5（BMI较低）的人糖尿病的发病率也较高，比BMI为18.5~24.9（BMI正常）的人高出30%。

从这个调查中我们可以看出，并不是消瘦的身体就不会患糖尿病，相反，身体过于消瘦的人患糖尿病的概率会比正常人高很多。

消瘦分两种情况，一种是本身体型就瘦，还有一种是由于已经患有糖尿病，因糖尿病而导致身体消瘦。本身体型就瘦的人，如果有不良的生活习惯，经常吸烟、酗酒，身体营养水平差，这都会影响或减少胰岛素分泌，最终引发糖尿病。另外一种由于糖尿病而导致的身体消瘦，由于人体所需的葡萄糖不被吸收，大量排出体外，只能消耗机体的脂肪能量来维持正常的生理需求，这样长期下来就会造成体重下降，身体消瘦。

因此，消瘦者不会患糖尿病的说法是错误的。要想远离糖尿病，任何人都要养成良好的生活习惯，不吸烟少喝酒，积极参加文体活动，保持乐观心态。在出现不明原因的体重下降时，应及时到医院进行检查，确保身体健康。

能吃能喝，不会得糖尿病吗

在人们传统的观念里一直认为，能吃能喝，就代表身体健康，不会生病，更不会得糖尿病。这是由于人们在医学方面的知识比较匮乏，对日常生活中所表现出来的一些疾病症状不能准确地辨别，而产生的认识误区，殊不知能喝水和能吃饭就是糖尿病的典型症状，而这些症状都被"习惯性"地忽略了。

三多一少（吃多、喝多、尿多和体重减少）是糖尿病患者的典型临床表现。由于血糖异常升高超过一定浓度时就要通过肾脏从尿中排出，排出时会带走大量水分，这就表现为尿多。尿多了人体就会缺水，因而要大量喝水补充水分，这就是喝多。由于葡萄糖的吸收出了问题，能量不足，就会感到饥饿，因而要多吃，这就是吃多。当胰岛素缺乏或不能发挥正常作用时，脂肪的合成就出现问题，因而会消瘦，这就是体重减少。虽然说"三多一少"是糖尿病患者的典型临床表现，但它不是判断糖尿病的绝对标准。为了避免糖尿病的发生，如果出现这种症状一定要去医院做血糖检查，以便进一步确诊。

吸脂术有助于治疗糖尿病吗

目前认为超重和肥胖是中国人心血管疾病的危险因素，而且可以加重糖尿病、高血压、脑卒中等疾病的症状。无论男女，脂肪沉积于躯体上部者，其心血管疾病的危险率都会增高。目前通过外科手术的方法对肥胖者施行吸脂手术只能减去肥胖者体内有限的脂肪，对肥胖症或许有一定疗效。但由于手术吸除的脂肪主要都是病人皮下组织中的，而与糖尿病相关的脂肪则基本上位于人体腹腔内，因此吸脂手术对糖尿病治疗并无帮助。

德国雷根斯堡大学的糖尿病专家贝蒂娜·齐茨也曾指出，尽管目前日渐兴起的外科吸脂手术能在一定程度上减轻肥胖病症，但对与肥胖有着紧密联系的糖尿病并无积极疗效。

1型糖尿病"蜜月期"就是治愈吗

糖尿病"蜜月期"一般是指1型糖尿病（2型糖尿病的相对少）在发病初期，经胰岛素治疗1~2个月以后，有少数病人进入了典型的缓解期，在这段时间，病人胰岛β细胞功能不同程度得到改善，胰岛素用量明显减少，甚至个别病人可以停止使用胰岛素，这种现象医学上称为糖尿病"蜜月期"。许多进入"蜜月期"的患者以为自己的糖尿病已经治愈，便停止用药。可惜好景不长，经过几个月时间，患者的胰岛又因为自身免疫性的第二次破坏，再次遭到重创，这次损害可能就是永久性的了，患者不得不终身使用胰岛素进行治疗。

"蜜月期"只是糖尿病的暂时缓解阶段，每位患者的"蜜月期"长短是不同的。因此，进入"蜜月期"的患者不要盲目乐观，更不能

放松对血糖的监控，应继续使用小剂量的胰岛素治疗，以增强患者的抵抗力和免疫力，使患者的胰岛免遭细菌、病毒等有害物质的侵害。

糖尿病只能控制不能根治吗

糖尿病确切病因还不十分明确，在全世界范围内，糖尿病的达标治疗都还是一个难题，根治与攻克更无从谈起。糖尿病的主要危害在于它的并发症，血糖长期升高会严重损害微血管和大血管，可导致视网膜病变、冠心病、脑卒中和肾病等一系列并发症，给患者健康造成极大的危害，甚至死亡。当前，糖尿病治疗的目的是严格控制血糖，使其长期达标，避免或延缓并发症的发生，最终达到延长患者寿命、提高患者生存质量的目标。

虽然目前糖尿病还不能根治，但通过早期的药物和胰岛素规范化治疗，使血糖长期稳定达标，患者完全可以和正常人一样，不会出现并发症，不会影响寿命。

糖尿病的治疗是一个漫长的过程，任何打着"彻底治愈"或"特效药"幌子的广告宣传都是不科学的，患者一定要有打持久战的心理准备，每天坚持用药，配合医生的治疗及定期复查，养成健康的生活方式，切不可急于求成。

糖尿病慢性并发症是不可避免的吗

糖尿病慢性并发症对人体健康的危害十分严重，是糖尿病防治的重点和难点。糖尿病慢性并发症发病较为隐蔽，可以在不知不觉中发生，早期尚可逆转，晚期则必受其害。然而，糖尿病慢性并发症却是可以预防的。

糖尿病的慢性并发症可遍及全身各重要器官，并与遗传易感性有关。无论是1型糖尿病还是2型糖尿病，常伴有动脉粥样硬化性心脑血管疾患、糖尿病性肾病、眼部病变、神经病变等，其发生、发展与糖尿病发病年龄、病程长短、代谢紊乱程度和病情控制程度相关。还有研究表明，糖尿病的每种慢性并发症均与糖尿病患者蛋白质糖基化密切相关。因此，采取各种措施，控制调节糖基化过程，可有效预防和减少糖尿病的慢性并发症。

对已诊断的糖尿病患者，预防糖尿病慢性并发症的关键是尽早和尽可能地控制好患者的

血糖、血压，避免引发血脂紊乱和肥胖的危险因素。对2型糖尿病病人定期进行糖尿病并发症以及相关疾病的筛查，了解病人有无糖尿病的并发症以及有关的疾病或代谢紊乱，如高血压、血脂紊乱或心血管疾病等，以加强相关的治疗，全面达到治疗的目标。原则上，2型糖尿病患者并发症每年要筛查一次。1型糖尿病患者如首次筛查正常，3~5年后应每年筛查一次。

通过有效的治疗，糖尿病慢性并发症的发展在早期是可能终止或逆转的。

糖尿病患者不能结婚吗

无论是哪种类型的糖尿病，只要通过合理的治疗，病情得到满意控制后，糖尿病患者都是可以结婚、生育后代的。

糖尿病的发生确实与遗传有关，但却不是传统意义上的遗传病，因为最终是否发病不完全由遗传因素决定。个人不良的生活方式、营养过剩、缺少运动、饮酒、吸烟等环境因素与糖尿病的发生有很大关系。大家应该明白，糖尿病患者遗传给后代的并非疾病本身，而是易发生糖尿病的体质，即糖尿病的易感性。这种易感性再加上环境因素二者共同作用，才会发生糖尿病。

一般来说，2型糖尿病的遗传性比1型糖尿病更强。英国有研究者观察同卵双胞胎糖尿病达20余年，1982年他总结了200对同卵双胞胎糖尿病的调查分析。其糖尿病的一致性（即两个人在出生后的不同时间里都患糖尿病），2型糖尿病为90.6%，1型糖尿病为54.4%，说明2型糖尿病的遗传倾向较1型糖尿病更为显著。上海对1000多个2型糖尿病家庭的调查显示：其亲属中糖尿病发生率要比非糖尿病患者亲属高3~4倍。如果双亲均为糖尿病患者，其子女的发病率就会比较高；如果双亲中只有一人患有糖尿病，那么子女患糖尿病的概率就相对低一些。而且研究还发现，母亲遗传糖尿病明显多于父亲。

由于糖尿病存在遗传倾向，因此建议青年人在择偶时尽量避免双方家族中均有糖尿病人的情况，这样可以减少下一代患糖尿病的危险性。结婚后作为糖尿病患者的妻子或丈夫要正确认识糖尿病并掌握一些有关糖尿病的知识，帮助对方建立有规律的饮食生活，积极参与治疗，树立起战胜疾病的信心。还应注意让子女

养成良好的生活习惯，平衡膳食，增加运动，定期检测空腹血糖及餐后血糖，以预防糖尿病的发生。这样糖尿病的家庭生活也会是美满幸福的。

糖尿病无法手术吗

糖尿病手术治疗也许会成为治疗糖尿病的一种途径，但就现在来说，技术尚不成熟。

当糖尿病病人并发外科疾病而需要手术治疗时，冒的风险比一般人要大。糖尿病患者的伤口不好愈合是众所周知的，因外科疾病，加上病人精神紧张、麻醉、手术等因素使肾上腺素、糖皮质激素等抗胰岛素的激素分泌增多，使血糖增高，少数病人可诱发酮症及酮症酸中毒。因此，糖尿病患者术前应做好充分的准备，以降低术后"并发"症和死亡率。

如果一定要做手术则应该做好如下工作：

（1）糖尿病患者需在术前至少3天入院，征求糖尿病专科医生的意见，让医生评价一下自己目前的糖尿病控制状态是否适合手术，检测血糖、尿糖、尿酮体、电解质、肾功能、血脂和心电图等，并保持稳定。

（2）入院后应将自己的治疗情况向接诊医生做详细汇报，并要求医院依据糖尿病专科医生给制订的饮食方案提供日常饮食。

（3）入院前口服降糖药的患者，入院后要改用胰岛素治疗，已用胰岛素治疗的患者，术前和术后胰岛素用量要增加。这是因为患者此时处于应激状态，会导致血糖上升，口服降糖药物不足以控制血糖，且胰岛素剂量要加大。不过，这只是暂时的。

（4）手术中及手术后应严密观察血糖、尿糖、尿酮体、电解质及肾功能的变化，需输注葡萄糖时应加用胰岛素。

保健品和降糖药哪个更好

目前治疗糖尿病的方法主要有口服降糖药物和注射胰岛素两种，有许多患者认为经常性服用会带来不良反应，因此，自作主张对医生开的药减量服用或是不吃，私自去购买一些号称"中药成分，具有明显降糖作用"的保健品来代替药品治疗。但是到目前为止，中药还没有降糖特效药，如果降糖效果明显，一定是添加了西药。降糖根本不是中药的优势，中药的

优势在于预防并发症。如果听信一些保健食品的夸大宣传，买来服用后可能会引起低血糖、酮症酸中毒等不良反应。

保健品不同于降糖药，千万不可把保健品当成降糖药来吃，它不能起调节血糖的作用，只能在一定程度上改善高血糖患者的口味，提高患者的生活质量。某些保健品所夸大宣传的有多种疗效或能"根治""治愈""完全替代药物和胰岛素"，是不能轻信的。

糖尿病患者一定要坚信在治疗糖尿病过程中降糖药的作用是不可被取代的，任何品牌与功能的保健品都不可能充当降糖药物来控制糖尿病，糖尿病患者根据病情的发展，及时进行药物治疗是非常有必要的。

依赖药物，忽视调节对吗

药物在糖尿病治疗过程中的作用是毋庸置疑的，但一味地依赖药物并不见得会有很好的效果。

糖尿病本身就是一种生活方式带来的疾病，它与人的日常生活息息相关，生活中的调节在整个治疗过程中占有十分重要的地位。长期饮食过多，肥胖，活动减少，烟酒嗜好等因素与糖尿病的发病有很大关系，去除上述不良因素，血糖往往会有很大幅度的下降，这就说明，改正一些日常生活中的不良习惯对糖尿病的控制是很有帮助的。还有研究表明：对用药物治疗的糖尿病病人进行正确的生活调节，较不进行生活调节的人，一般来说服药量少，血糖的控制也较满意，并有相当一部分患者康复后长期停用药物。所以合理进行生活调节，控制饮食、消除肥胖、坚持锻炼、劳逸结合、戒烟限酒、保持心理平衡等非药物疗法，对糖尿病及其并发症有着极为重要的防治作用。

第二部分

糖尿病的西医防治

第一章
糖尿病的预防

预防比治疗好

糖尿病是一种严重危害人类生存和健康的常见慢性疾病。目前全球的糖尿病患者2.85亿。近年来，随着人民生活水平的改善、生活方式的改变、老龄化日益严重，我国糖尿病的患病率逐年增加，发病率越来越高，而且越来越年轻化。

糖尿病是一种终生性疾病，一旦患病就难以治愈，需要终身治疗。糖尿病对人类的危害很大，可引起许多急、慢性并发症，严重影响着人们的生活质量。糖尿病患者承受精神和肉体双重折磨的同时，也给家庭带来了沉重的经济负担。假如病情控制不好，出现各种并发症，则很可能致残或死亡。

2002年，我国曾对11个城市的2型糖尿病医疗费用做出了调查。结果显示，糖尿病患者用于直接治疗的费用为188亿元，占医疗总支出的3.95%。其中的81%用于糖尿病并发症的治疗。若再加上患者和家属误工等费用，糖尿病治疗的直接费用和间接费用是一个庞大的数字。

糖尿病给家庭和社会都带来了负担，那么这一问题要如何解决呢？虽然近年糖尿病治疗在研究上有很大的进展，但对待糖尿病，预防仍比治疗要好得多。这里说的预防不仅是发病之前的预防，还有发病之后对糖尿病并发症的预防。预防一共分为3个级别，分别是一级预防、二级预防、三级预防，我们在后面会给出详细的介绍。

对于那些有糖尿病家族史、肥胖、运动较少、血压较高的糖尿病高危人群来说，预防糖尿病要特别讲究饮食。不能摄入太多的热量，少吃油脂类食物和快餐；多吃粗粮、蔬菜、水果、海鲜，少吃猪肉、羊肉，且不能吃得太饱；晚上8点以后尽量不要再摄入食物；不要喝含糖饮料。此外，高危人群还要抽出时间多做运动，即使现在出行的条件好了，每天也要坚持步行或散步，条件允许的情况下，还可适当进行体育运动。如果男性腰围小于90厘米，女性腰围小于80厘米，血糖、血压、血脂都比较正常，2型糖尿病发生的机会就很小了。

积极开展糖尿病预防知识的传播活动，可以让公众了解糖尿病发病的诱因，提高自觉预防意识，降低糖尿病的发病率，特别是2型糖尿病；有助于早期诊断和早期治疗，减少糖尿病的致残率和死亡率；还能够减轻国家和个人的经济负担。虽然糖尿病预防也需要投入一定的人力、物力，但是相对于糖尿病的治疗费用，可以说小巫见大巫，而且糖尿病的早期预防可以起到事半功倍的效果，对个人、家庭、社会、国家都有利。

预防糖尿病的方针

糖尿病对个人、家庭、社会造成的危害和损失都提醒我们要重视其预防工作。具体应怎样预防呢？概括起来包括如下3个方针：

第一方针：多懂

近年来，我国正逐渐成为糖尿病大国，糖尿病的防治任务十分沉重。但总体来说，我国人民对糖尿病的认识还有太多不足。有的人不知道糖尿病的发病原因，有的人不清楚糖尿病并发症的危险性，甚至有的人还不知道什么是糖尿病，就更不用说糖尿病的预防和治疗了。

为此，政府、学校、协会等公共机构应该首先做好糖尿病的宣传和教育工作，让人们知道什么是糖尿病，糖尿病是如何发生的，哪些人容易患糖尿病，预防糖尿病的基本措施有哪些。人们对糖尿病有了初步的了解，才有可能在思想上重视其预防。对个人来说，了解糖尿病后，要从思想上重视，不能抱侥幸心理或无所谓的态度。那些糖尿病发病的高危人群更要尽快行动起来，避免或延缓糖尿病的发生和发展。

第二方针：少吃

我国对"吃"特别讲究，尤其是在不愁吃穿的今天，但"讲究"与"科学"和"健康"是不能画等号的，病仍然有可能从口而入。预防糖尿病需要一个合理健康的饮食计划。

"少吃"是预防糖尿病的关键。少吃了，人才不会容易发胖，身体的各项功能才不会变得不协调。但是"少吃"不等于"节食"，"少吃"是建立在满足人体正常生理需要的基础上的，就是说一个人吃八分饱可以，但是吃四分饱就有损健康了。预防糖尿病要"少吃"的食物包括高盐、高脂、高糖等食物，同时要戒烟限酒。

第三方针：勤动

现代人拥有舒适的工作和生活环境，体力活动越来越少。上下楼有电梯，出门有公交车、私家车，洗衣服有洗衣机，几乎所有耗费体力的工作都由机器替代了。许多人在电脑前边一坐就是一整天，还有的人认为挤公交车都是不方便的。人吃得好、吃得多，但运动少了，能量盈余堆积起来，就会发胖，一旦胖起来，与之相关的疾病也会紧随而来。

预防糖尿病，运动也是不可缺少的方式之一。适当的运动可以增加肌肉及其他组织对血糖的吸收和利用，降低血糖，还能增强人的免疫力。血糖低了，免疫力强了，糖尿病自然对你敬而远之。

这三个方针虽然看起来简单，但要实际执行起来需要极大的耐心和毅力。只有坚持下来了，才会起到预防糖尿病的效果，半途而废不会起到任何效果。

糖尿病的一级预防

糖尿病一级预防就是预防糖尿病的发病，通过有针对性地采取某些措施，最大限度地降低糖尿病的发生。一级预防的对象包括糖尿病易发人群和糖尿病潜在人群，主要对象是有2型糖尿病家族史的非糖尿病者，肥胖、体力运动较少者，饮酒过多者，高血压病患者，以及年龄在40岁以上的人群。

糖尿病是一种非传染性疾病，虽然遗传因素会起到一些作用，但决定因素还是后天的生活方式及环境。一级预防采取的措施主要是行为干预和药物干预。

行为干预的措施一般包括养成合理的饮食习惯、适当增加体力活动等。当出现摄入热量过多、营养过剩、身体肥胖、缺少运动等情况时，就给糖尿病提供了可乘之机。因此，糖尿病的高危人群、潜在人群最好多吃一些低热量、低盐、低糖、低脂、高纤维、维生素含量高的食物。

运动及体力活动可以减少体内的脂肪含量，增加肌肉组织的含量，促进有氧代谢，改善胰岛素抵抗，防止胰岛功能衰竭。所以，日常生活中注意饮食与运动的合理结合，尽可能让身体处于健康状态，尤其是糖尿病高危人群——有糖尿病家族史，本身又肥胖多食、血糖偏高的人群。

药物干预的重点在药物的选择上。预防糖尿病的理想药物既可以改善糖耐量，又不会引起低血糖；既能降低血浆胰岛素的水平，又不会增加胰岛的负担；还不会出现血脂紊乱、体重增加等不良反应。

常用的预防药物主要有二甲双胍和α－葡萄糖苷酶抑制剂。二甲双胍能抑制肝糖原合成，减少消化道对葡萄糖的吸收，促进外周组织对葡萄糖的摄取和利用，在降低血糖的同时不但不会增加胰岛素的分泌，还会增强胰岛素的敏感性。二甲双胍可直接改善糖尿病患者的胰岛素抵抗，有效地防止糖耐量异常（IGT）者血糖高的现象，这说明二甲双胍适合2型糖尿病的一级预防，但需要注意的是，肾功能不全的人不能服用二甲双胍，否则会加重病情，甚至会发生乳酸性酸中毒。

α－葡萄糖苷酶抑制剂可以减轻胰岛β细胞负担，保护胰岛分泌功能，同时也是一种胰岛素增敏剂，改善周围靶组织对胰岛素的敏感性。长期服用α－葡萄糖苷酶抑制剂不会出现不良反应，是药物预防糖尿病的较好选择。

一级预防是一种积极的预防措施，不仅可

以最大程度上降低糖尿病的发病率，减轻糖尿病对人类健康的危害，减少糖尿病对家庭及社会造成的负担，而且还可以从根本上延缓和防止糖尿病并发症的发生。

糖尿病的二级预防

糖尿病二级预防就是对已经发生糖尿病的患者做到早发现、早治疗，发现糖耐量减低（无症状糖尿病）者，并对其进行早期的干预治疗，以降低糖尿病的发病率并减少糖尿病并发症的危险。

糖耐量通俗地说就是人体对葡萄糖的耐受能力。糖耐量能力减低就是说身体对糖的吸收和利用比正常人差。糖耐量减低的患者一般没有明显的不适感，但一定不可掉以轻心。

糖耐量减低是糖耐量异常者的糖代谢介于正常与糖尿病之间的状态。处于这种状态的人有极大的可能会发展成2型糖尿病患者。据统计，几乎所有的2型糖尿病患者都会经过糖耐量减低这个阶段。糖耐量减低患者空腹时的血糖低于7.8毫摩尔/升，口服75克葡萄糖后2小时的血糖高于7.8毫摩尔/升但却达不到11.1毫摩尔/升，口服75克葡萄糖后半小时、1小时、1.5小时3个时间段中至少有一个时间段的血糖高于11.1毫摩尔/升。糖耐量减低的患者，如果治疗得当，病情会不再发展，甚至还会恢复正常；如果治疗不得当，就会发展成为糖尿病。对二级预防来说，糖耐量减低的治疗是一个重点。

二级预防的一个重要措施就要定期测血糖，以便能尽早发现身体的不适。对中老年人来说，血糖检测应列入中老年的常规体检项目。有些人测得血糖一次正常后，便不再检测，这无法显示身体的真实状况，因此一定要做到定期检测。而出现皮肤感觉异常、性功能减退、视力不佳、多尿、白内障等病症的人，更要做到及时检测和治疗，争取早期治疗的宝贵时间。治疗时要综合调动饮食、运动、药物等手段，将血糖长期控制在正常和接近正常的水平上，切忌半途而废。此外，确诊的糖尿病患者，平时还要定期测量血脂、血压、心电图这些血糖的间接指标。

通过对血糖等指标的测量，如果发现自己已有糖尿病的前期症状，或者已经是糖尿病患者，就要及时采取措施。不但要改变饮食上的不良习惯，减少热量、盐分、脂肪等摄入，还要配合运动和体力活动。当然，药物治疗也是必不可少的。目前，1型糖尿病二级预防实施的药物治疗主要有烟酰胺、免疫抑制剂、胰岛素、单克隆抗体以及光照射治疗等。

烟酰胺能增加胰岛素合成，降低高血糖。高浓度的烟酰胺可减少胰岛自身免疫产生的自由基对胰岛β细胞的破坏作用。临床上使用的免疫抑制剂主要有环孢菌素，可以增强体内细胞的免疫能力，减少因免疫紊乱而破坏胰岛β细胞。糖尿病前期使用胰岛素可修复和保护胰岛β细胞，延缓病情的自然病程，有预防作用。单克隆抗体可减少β细胞的破坏，有治疗早期1型糖尿病的潜在可能。光照射治疗是将患者的淋巴细胞，在体外用甲氧补骨脂素发出的紫外光照射4~5小时后，再输入体内的过程，与氧自由基清除剂合用于糖尿病前期的防治，效果比较理想。

糖尿病的三级预防

糖尿病的三级预防就是在糖尿病发生之后，预防糖尿病各种急性并发症，以及预防和延缓慢性并发症的发生和发展，减少患者的伤残和死亡率，尽可能地提高患者的生活质量。

糖尿病一旦发生，很容易就会产生一些并发症，有数据显示，有相当大一部分的患者并非死于糖尿病本身，而是死于糖尿病的并发症。糖尿病的并发症比较容易发生，对生命的危害性大，我们要做到加强监测、尽早发现。

糖尿病急性并发症包括糖尿病酮症酸中毒、非酮症性高渗性糖尿病昏迷、低血糖等。其常见的诱发原因有：各种感染，如呼吸道、消化道、尿道和皮肤感染；胰岛素用量不当，如用量过多、不足或突然中断等；饮食失调；精神受到刺激。糖尿病慢性并发症包括糖尿病脑动脉硬化、糖尿病高血脂症、糖尿病足等大血管或微血管病变，有时还会伴有感染等伴发病。慢性病出现的因素主要有血压增高、血脂异常、血黏度增高、高血糖、肥胖、吸烟、饮食控制不当和缺乏体育锻炼等。

身体某些部位或器官不健康的糖尿病患者，在治疗过程中要特别关注这些部位，不能服用一些对其有不良反应的降糖药。如肝功能不全者，就要慎服磺脲类药物和α-葡萄糖苷酶抑制剂；有缺铁性贫血的患者要慎服α-葡萄糖苷酶抑制剂，否则很有可能会引发各种急慢性并发症，若处理得不及时，很可能会导致残疾或死亡。另外，处于高热、手术、外伤等应激状态的糖尿病患者，不能轻易服用降糖药，要视情况给予胰岛素治疗，以防血糖波动较大引发并发症。

其实，一旦患上糖尿病，它就会终生伴随患者。虽然糖尿病不能根治，但是能得到控制，在服用药物的同时，注意与饮食、运动和精神的结合，不仅可以获得较好的生活质量，有的还可以活到耄耋之年。

三级预防的主要措施是让患者以积极、乐观、自信的态度治疗糖尿病，将血糖控制在正常或接近正常的水平，严格控制糖尿病的继续发展，以及采用胰岛素强化治疗。

糖尿病治疗过程中，往往会因为药物的不良反应而引发并发症，所以患者除了不使用对自己身体薄弱环节有不良反应的药物外，还可以选择能"中和"药物不良反应的另一种药物联合使用，如二甲双胍能将噻唑烷二酮类药物使体重增加和低密度蛋白升高的不良反应抵消。这样一来，不仅增加了药效，还减少了糖尿病并发症发生的概率。

老年人怎样预防糖尿病

健康人30岁以后，随着年龄的增长糖耐量会逐步减弱，胰岛素抵抗也会逐渐增加，血糖逐步上升。据统计，在60岁的老年人中，糖尿病和糖耐量减低者的发病率分别是11.4%和11.62%，远远高于30岁左右的年轻人，这与胰岛素作用系统的变化（主要是胰岛素抵抗的变化）有关。而胰岛素作用系统变化与肌肉组织的减少和内脏脂肪的增加密切相关。老年人运动量的减少，饮食习惯的变化都会导致肌肉组织的减少和内脏脂肪增加。可以说老年人的生理特点决定了糖尿病的高发病率。

因此，老年人在预防糖尿病方面要紧紧围绕生活方式（饮食和运动）展开。

从饮食上预防

老年人要想血糖（特别是餐后血糖）、血脂、血黏度、血压、体重、胰岛素敏感性等都达到良好的标准，要谨记饮食上的"六不"：

不甜、不咸、不腻、不辣、不烟、不酒。

老年人最好不要吃纯糖类食品（如白糖、红糖、冰糖、麦芽糖、蜂蜜、葡萄糖等）或含糖量较高的甜食。土豆、芋头、山芋、藕等块根类食物虽吃起来不甜，但容易引起餐后高血糖。

老年人的饭菜要保持低盐、低脂。一般1天摄入的盐不超过6克，不要吃腌制的菜食。吃得太咸会导致血压升高，促进糖的吸收，导致餐后血糖上升。高脂类食品中含有大量饱和脂肪酸，能使血脂、血黏度升高，引起肥胖，加重胰岛素抵抗。

辣椒、胡椒、芥末、花椒等刺激性食物，可加重"三多一少"的症状，加速糖尿病的发生，老年人要禁食。烟和酒有加重血管和肝脏的负担、降低和破坏免疫力的不良反应。戒烟是绝对的，戒酒是相对的。老年人可少量饮酒，每周要少于两次，且酒的热量要在碳水化合物的热量中扣除，饮酒后要相应地减少主食。

从运动上预防

老年人适当地进行有氧运动，可以减肥、调脂、降糖、增加胰岛素敏感性、增加血管弹性、增强抗病力。应在餐后30~60分钟开始运动，运动形式以全身运动为宜，如散步、做保健操、慢跑、游泳、打太极拳、跳绳、爬楼梯、打羽毛球、打乒乓球等。运动时间要适宜，若每周运动3次，每次应运动30分钟；若每周运动4~5次，每次可20分钟。但运动时需要注意的是，不能空腹运动，不能在酷暑或寒风中运动，感到双腿疲劳、运动不协调、头晕目眩时，应停止运动。

饮食和运动是预防老年人糖尿病最基本，也是最重要的方式。老年人若能坚持合理的饮食和运动，可有效地预防糖尿病的发生和发展，提高生活质量。

中年人怎样预防糖尿病

中年时期是个人事业的高峰期，也是人生收获的黄金时期。然而，中年人却不能抗拒衰老的自然因素，身体各个器官的功能逐渐衰退，健康水平逐步下降。中年人肥胖的比例较大，而肥胖会增加身体对胰岛素的需求量。如果体内的胰岛素分泌不足，就会引起糖代谢紊乱，发生糖尿病。

中年人在遇到以下情况时，要高度重视，因为这很有可能就是糖尿病前期给人体发出的警告。

·阳痿：男性糖尿病患者并发阳痿的概率在50%左右，尤其是中年肥胖男性；

·排尿困难：若不是前列腺肥大，中年人出现排尿困难（糖尿病患者出现排尿困难的概率是42.3%），应考虑是否患糖尿病；

·周围神经炎：中年人出现手足麻木、身体有灼热或蚁行感时，要考虑糖尿病的发生；

·反复发作的低血糖：局部出汗特别多，同时常见饥饿、头晕、心慌等现象；

·皮肤发痒：全身皮肤发痒，女性阴部发痒比较明显；

·视力改变：视力减退或过早出现白内障，且发展速度很快；

·间歇性跛行：走路多了，下肢疼痛难忍，无法正常行走或手掌挛缩；

·疲倦感：即使什么都不做，也感觉很疲劳。

此外，若经常有饥饿感，且喜食甜食，也要引起足够的重视。当怀疑自己患有糖尿病时，要尽早去医院检查，以做到早发现、早治疗。往往就是因为不认识和不重视身体上的某些变化，才导致了糖尿病的快速发生和发展。

中年人预防糖尿病的措施主要有以下几点：

·防止和控制肥胖。控制肥胖是中年人预防糖尿病的关键。中年人再忙也要抽出时间来进行适量的体力活动或体育锻炼，以达到减肥的目的，特别要关注腹部的脂肪，因为腹部减肥能大大提高人体的糖耐量。为防止肥胖，中年人要避免高脂肪饮食，从源头杜绝肥胖的产生。另外，还要避免服用抗精神病药物、他汀类药物等对糖代谢不利的药物。

·饮食要合理。日常饮食中，碳水化合物应占食物总热量的50%~65%，以非精制、富含可溶性维生素为好，脂肪应占食物总热量的15%~20%，蛋白质应占10%~15%。要多吃蔬菜和水果补充身体所需的各种元素。

·积极发现和治疗高血压、高血脂和冠心病。血压、血脂的异常都可能引发糖尿病。血压、血脂偏高的中年人要注意对血糖的定期监测，尤其是肥胖的中年人。若发现异常，要及时治疗，以降低糖尿病发生的概率。

·戒烟戒酒。中年期正是发展事业的时期，不免有许多应酬，烟酒通常是少不了的。但健康是事业的基础，没有了健康就等于没有了事业，中年人可尽量减少不必要的应酬，倘若不能减少应酬，就更换应酬的方式，减少烟酒的摄入量，做到点到为止。

·定期体检。人的身体从30岁开始走下坡路，身体的各项功能逐渐减退，因此最好每年全面体检一次，清楚自己的身体状态，重点加强比较薄弱的方面，让身体处于健康的状态。

儿童怎样预防糖尿病

2007年的统计数据显示，全球儿童和青少年1型糖尿病患者每年约增长3%，估计每年有7万名15岁以下的儿童发生糖尿病。而更值得关注的是，随着生活水平的日益提高，"小胖墩"逐渐增加，目前曾被认为是成人疾病的2型糖尿病，在儿童和青少年中的发病率也在升高。2007年，美国各区新发2型糖尿病患者中，儿童占到了8%~45%，日本儿童2型糖尿病患者比20年前增加了10倍。近年来，我国儿童2型糖尿病的增加趋势也非常明显。

儿童肥胖，将会使糖尿病的发生概率提高3~4倍。研究显示，男童腰围超过90厘米，女童腰围超过80厘米时，就要特别注重血糖情况了。肥胖儿童在体重超标的初期就存在高胰岛素血症及胰岛素抵抗现象，其中的一部分肥胖儿童还开始出现糖耐量受损，因为如果体重继续超标，胰岛β细胞就会逐渐衰弱，体内的胰岛素不能控制血糖水平时，就会出现糖耐量受损，最终发展成为2型糖尿病。如果是腹型肥胖，演变为2型糖尿病的概率就会更大。

儿童发生糖尿病的主要因素是遗传和饮食。糖尿病是一种遗传性疾病，但遗传的是易发糖尿病的体质，而不是糖尿病这一疾病。如果父母有糖尿病，子女发生糖尿病的概率会非常大，但如果积极预防，还是会比较健康的。

儿童相对于成年人来说，自制和自理能力都较差，预防糖尿病需要学校、家长、医生的共同参与。

·控制饮食。不论是1型糖尿病还是2型

糖尿病，饮食控制都是预防疾病的关键。控制饮食需要家长的积极参与，不能给孩子食用过甜、过咸、过油腻的食物，同时也要适当制止孩子食用这样的食物。目前，大多数家庭只有一个孩子，家长们将他们视为"小王子"或"小公主"，百般宠爱，要吃什么都给，结果让孩子变成了"小胖墩"，这样实际上是害了孩子。

·家长们应该理智地让孩子保持合理而健康的饮食，少吃高糖、高热的快餐、油炸、含咖啡因的食物，多吃绿叶蔬菜、豆类、粗谷物、含糖量低的水果等。这样不仅会给身体提供生长发育的膳食纤维和维生素，也有利于血糖的控制。有糖尿病家族史的孩子，更要注意饮食上的禁忌。

·运动也是很有必要的。儿童一天中有较长的时间是待在学校的，学校老师要给学生们安排合理的时间进行体育锻炼，这样既能振奋学习时的精神，也能强健身体。

·学校要积极开展糖尿病的宣传和教育。糖尿病的预防要从娃娃抓起，从小就让孩子了解糖尿病，可以提高他们自身防御的意识。学校可以从医院中请来医生，在课堂上做宣传讲座。

·定期体检。儿童处于生长发育期，家长要定期带他们做体检，以了解孩子的身体状况，尤其是那些身体肥胖的儿童或青少年。

第二章
糖尿病治疗总则

糖尿病治疗的目标

糖尿病治疗的唯一目的

治疗糖尿病的唯一目的，就是要全面控制糖尿病的病情，减少并发症，降低死亡率，并对加重病情、产生并发症的危险因素进行全面干预。为达到这一目的糖尿病患者需要从以下几个方面着手：

⊙ **控制血糖**

控制血糖是糖尿病患者迎战各种病症的手段之一。从某种角度上说，血糖水平反映了糖尿病患者的病情。如果糖尿病患者没有控制好血糖，处于高血糖的状态，轻则出现头晕、恶心、心慌等症状，重则引发糖尿病肾病、糖尿病足等并发症，危及到患者的生命。只有血糖正常了，糖尿病患者的身体情况才会较为"安全"。

当然，低血糖对糖尿病患者来说也很危险，在治疗糖尿病的过程中，要尽量避免出现低血糖。有冠心病的患者，低血糖比高血糖更危险，因为低血糖会加重心肌缺血、诱发心肌梗死，因此，合并冠心病的糖尿病患者要尽量避免使用降糖作用强、持续时间长的药物。

⊙ **调节异常血脂**

血脂是血中所含脂质的总称，主要包括胆固醇和三酰甘油。正常范围内的血脂不仅无害，而且还是维持人体生理活动的基本物质。

如果糖尿病患者的血脂异常，不仅会影响到血糖的控制，还会使发生糖尿病血管病变的概率增大。因此，糖尿病患者在及时检测血糖的同时，也不能忽视体内血脂的水平。一旦血脂出现异常，就要及时采取措施，如控制饮食、服用药物等。40岁以上的糖尿病患者，必须要服用降脂药物。但降脂药会造成肝损害和肌损害，在服药期间应每月复查肝功能、肌酸激酶，如果肌酸激酶比正常值增高10倍以上，转氨酶比正常值增高3倍以上，就应停用降脂药。

⊙ **降压**

糖尿病与高血压的共同发病因素是糖代谢的异常，糖尿病患者发生高血压的概率是非糖尿病患者的2倍，且发病高峰比正常人提前10年。伴有高血压的糖尿病患者，容易并发心肌梗死、脑血管意外及末梢大血管病。高血压还会加速视网膜病变及肾脏病变的发生和发展。若糖尿病患者本身肥胖、血脂异常、缺乏运动，都必须要注意测量血压，发现高血压后应高度重视，且要进行有效治疗。

⊙ **戒烟戒酒**

烟草中的烟碱会导致心跳加快，血压升高（若过度吸烟，则会使血压下降），血管痉挛，血液流动异常等不良反应。每一种不良反应都会加重糖尿病患者的病情。

科学实验证明，乙醇对心脏具有毒害作用，过多摄入乙醇会降低心肌的收缩能力，加重心脏的负担，严重时会导致心律失常，并影响脂肪代谢，加速动脉硬化的形成。这也会加重糖尿病患者的病情，甚至会引发严重的糖尿病并发症。

⊙ **降低血液高凝状态**

糖尿病患者的血管内皮细胞受到损伤，血小板功能异常，血液、血细胞的流动性发生改变。血液高凝时，处于低流动的状态，这些情况会变得更加严重。糖尿病的多种严重并发症，如心肌梗死、脑梗死、视网膜病变失明、下肢血管病变足坏疽、肾病、肾衰竭等，都与患者体内的高凝状态关系密切。

糖尿病的治疗是一项长期而又艰巨的任务，需要结合患者的病情、日常生活环境等因素，制定出全方面、切实可行的治疗方案，也只有这样才能达到治疗糖尿病的目的。

糖尿病治疗的3大目标

⊙ 短期目标——控制血糖，降糖达标

血糖就是血液中的糖，绝大多数情况下是葡萄糖。体内各组织细胞活动所需的能量多来源于葡萄糖，所以血糖必须要保持在一定水平才能维持体内各器官和组织的需要。正常的人早晨空腹血糖在4.44~6.66毫摩尔/升之间，若超过7.22毫摩尔/升就称为高血糖。

人体长期处于高血糖状态，会使胰岛β细胞功能衰竭，尿糖增加，出现血管、神经等并发症。糖尿病发病的病因虽然复杂，但归根到底是因为胰岛素出现相对或绝对缺乏，或产生胰岛素抵抗。而胰岛β细胞功能衰竭，就会导致无法产生胰岛素，进而引起糖尿病。所以，治疗糖尿病的首要目标就是要控制血糖。但相对于漫长的糖尿病治疗过程来说，控制血糖只能算是短期目标，因为只有血糖正常了，糖尿病患者出现其他病症的概率才会降到最低。

控制血糖的过程中，如果药物治疗或饮食、运动治疗运用不得当，就会使身体进入低血糖。像高血糖一样，低血糖对糖尿病患者也会产生不同程度的不良影响。因此糖尿病患者的血糖应该尽量"达标"，维持在正常水平内。血糖"达标"是糖尿病治疗的基础。

⊙ 长期目标——保护心血管，预防并发症

糖尿病治疗的长期目标是通过良好的代谢控制，预防各种急慢性并发症，延缓病情的发展，提高糖尿病患者的生活质量。

糖尿病常见并发症中，尤其要受到重视的是心血管并发症。有数据显示，糖尿病患者心血管疾病的发生率高达25.3%，在所有与糖尿病相关的死亡病例中，与心血管疾病有关的高达80%，心血管疾病已成为糖尿病患者的"头号杀手"。

二甲双胍对降低血糖和保护心血管有较好的作用。2型糖尿病患者在治疗过程中，可优先考虑这种药物。但对糖尿病患者来说，个体化用药（根据自身的病情确定使用药物的种类）的效果更为明显。通过个体化的药物、饮食、运动等支流，糖尿病患者的血糖、血脂、血压、体重等指标会逐步恢复正常，以实现对心血管等身体各要素的保护，延缓糖尿病各种急慢性并发症的发生和发展。

在重视预防心血管疾病的同时，也要做一些预防其他并发症的措施，如通过改善血脂异常、降低高血压等措施预防糖尿病肾病、糖尿病脑血栓等病症。

糖尿病患者如果做到了"达标"和"护心"这两个目标，就会让病情得到长期良好的控制。

⊙ 生活目标——养成健康的生活习惯，提高生活质量

糖尿病患者患病以后，需要得到长期有效的健康管理和教育指导。在治疗的过程中，既不能保留生活中原有的不良习惯，那样会导致治疗效果不佳；也不能在思想上惧怕糖尿病，不积极配合治疗，任由病情发展；更不能因自觉症状不明显，而轻视糖尿病的治疗。糖尿病患者应经常参加一些有关糖尿病的健康讲座，让自己对糖尿病有一个正确的认识，并了解哪些生活习惯会对糖尿病产生不良影响，以便养成健康的生活方式，提高生活质量，尤其是饮食和运动方面。

糖尿病治疗的关键

⊙ 控制饮食

糖尿病患者体内的胰岛素相对或绝对不足，假如像正常人那样无所顾忌地进食，餐后血糖就会明显升高，这会对胰岛组织产生不良影响，进而加重病情，影响糖尿病的治疗和预后。所以，任何糖尿病患者，不论病情的轻重，或正采取何种治疗方式（口服降糖药、胰岛素治疗等），都要科学合理地控制饮食。一些病情较轻的糖尿病患者，只需要控制饮食就可使病症得到控制，甚至是消失，血糖、尿糖也会恢复正常水平。病情较重的患者在接受治疗时，若饮食控制良好，治疗效果也会大大增加。

1型糖尿病患者在饮食上要注意定时、定量，同时要注意饮食搭配，掌握好胰岛素、饮食与活动量三者之间的平衡关系。其中任何一项出现变化时，都要对其他几项做出相应的调整。2型糖尿病的肥胖患者，一定要控制热量的摄入，减轻体重，以更好地改善症状。

在采取饮食控制时，糖尿病患者经常会出现饥饿感，有许多患者因此而放弃饮食治疗。为解决这一问题，患者可多吃一些低热量、高容积的食品；可少食多餐；可用粗杂粮代替精细粮；可先吃副食后吃主食。

⊙ **勤做运动**

适当而有规律的运动，能够促进肌肉和组织对糖的利用，改善胰岛素的敏感性，减少胰岛素抵抗，增强胰岛素的利用，还能起到减轻体重、降低血脂水平的作用。此外，运动对血管、神经功能、关节灵活性也有良好的作用，能预防慢性并发症的发生和发展。

1型糖尿病患者的运动适宜在餐后进行，运动量不能过大，持续的时间也不宜过长，因为过多的运动会增加胰岛素的吸收速度，容易出现低血糖反应。2型糖尿病患者进行适当的运动，可减轻体重，增加胰岛素的敏感性，改善血糖和脂代谢紊乱。

糖尿病患者采用的运动法主要有散步健身法、慢跑健身法、糖尿病健身操等。

⊙ **多了解有关糖尿病的知识**

糖尿病患者应多了解一些有关糖尿病的知识，包括糖尿病的发病原因、对人体造成的损害、应采取的防治措施和治疗方法等。对糖尿病的了解越深刻，患者对自己病情的掌握相应地也会越准确，在治疗时，也就越能充分发挥主观能动性。

那些惧怕和轻视治疗的患者，往往就是对糖尿病了解不深刻的人。了解糖尿病可增强应对糖尿病的信心。

⊙ **放松心情**

放松心情主要是指糖尿病患者平时的心理调节问题。糖尿病患者应该保持良好的心态，这有利于糖尿病的防治。心理上的紧张或不平衡，则会加重胰岛素抵抗，促使糖尿病的发生。实践证明，许多糖尿病前期的患者本来再过几年才会发展成为糖尿病，但受过一次重大的精神刺激后，很快就得了糖尿病。也有一些糖尿病患者在治疗过程中，因紧张、惧怕而导致病情加重。

治疗糖尿病的"四大转变"

⊙ **从"重治轻防"到"防治并重"的转变**

对糖尿病前期的患者从"重治轻防"向"防治并重"转变。糖尿病前期是血糖介于正常人和糖尿病患者之间的过渡阶段，处于这一阶段的人有3种情况：糖耐量损害、空腹血糖异常、糖耐量损害+空腹血糖异常。不管是哪种情况，以后发展为糖尿病的风险都很高。另外，如果这类人伴有高血压、脂代谢紊乱等症状，很可能会发生血管病变。

这类糖尿病高发人群要尽早进行早期干预（一级预防），包括生活行为干预和药物干预。通过干预不仅可以减少糖尿病的发生率，还能降低心血管疾病的发生率。有医学实验证实，生活方式干预比药物干预更为有效、经济，应该大力提倡。

⊙ **从单纯降糖到控制多重心血管危险因素的转变**

糖尿病往往聚集了众多心血管并发症的因素，如高血糖、高血压、血脂异常、高血凝、慢性炎症以及腹型肥胖等，这些因素会促进动脉粥样硬化的形成。英国前瞻性糖尿病研究表明，严格控制血糖，能减小糖尿病微血管并发症的发生概率，但预防大血管并发症的作用并不明显。因此，对2型糖尿病的治疗仅控制血糖是远远不够的，应该对各种心血管危险因素实施全面控制，以达到降低大血管并发症和其他慢性并发症发生的概率。

⊙ **从"逐级渐进治疗"到"积极理性化治疗"的转变**

逐级渐进治疗是2型糖尿病的传统治疗模式，即从饮食治疗和运动治疗开始，每一步骤无法较好满意控制血糖时，逐渐升级，依次进行单一口服降糖药治疗、联合治疗、采用胰岛素治疗。这种治疗模式比较保守，不能迅速控制血糖。患者处在高血糖状态下的时间越长，糖尿病并发症发生的概率就越大。而且，如果使用胰岛素的时间太迟，就有可能错过修复胰岛功能的最佳时间，到时胰岛 β 细胞下降或消失的趋势将无法逆转。

积极理性化治疗是根据2型糖尿病自然进程中不同阶段的病理和生理特点，提出的最新治疗理念。这种疗法遵循糖尿病发生发展的内在规律，根据不同阶段的病理特征采取有针对性的治疗方案，尽早给予药物联合治疗，尽快控制患者的血糖，并使之达标。

积极理性化治疗主张疾病治疗的全过程都要使用噻唑烷二酮类药物（胰岛素增敏剂），

并且根据不同胰岛功能不同阶段的衰减程度，适时加用胰岛素或胰岛素促泌剂。

⊙从"常规治疗"到"强化治疗"的转变

强化治疗能较为有效地保护正常的胰岛 β 细胞，修复受损的 β 细胞，进而恢复和提高患者自身胰岛素分泌功能，同时还能有效地保护血管，减轻或延缓各种并发症的发生。经过强化治疗的早期糖尿病患者，有10%能恢复到停用口服药物的程度，这是常规治疗所无法取得的效果。

强化治疗适用于早期糖尿病、血糖严重超标的糖尿病、口服药物疗效欠佳的三种糖尿病患者。

糖尿病治疗的准则

重视糖尿病的前期干预

对糖尿病的防治，要特别重视糖尿病的前期干预，也就是要采取积极措施，使糖尿病前期的患者延缓或控制病情的发展。

一般来说，健康人的空腹血糖应该低于6.1毫摩尔/升，餐后或口服一定量的葡萄糖后2小时的血糖应低于7.8毫摩尔/升。假如有人的空腹血糖高于7.0毫摩尔/升，餐后2小时的血糖高于11.1毫摩尔/升，就说明他得了糖尿病。

糖尿病前期指的是空腹血糖或餐后两小时血糖介于正常值和糖尿病数值之间。有研究指出，糖尿病前期的患者在5~10年内，有1/3发展成为糖尿病患者，有1/3仍保持这种状态不变，剩下的1/3血糖恢复正常。也就是说处于糖尿病前期的人，有较大的可能发展成为糖尿病患者。也有大量的临床事实表明，如果不对这类人群进行积极干预，糖尿病前期的患者发展成为糖尿病患者的可能性将会更大。

那么，该如何对糖尿病进行前期干预呢？主要方式有两种：生活行为干预和药物干预。

生活行为干预主要包括饮食和运动两方面。饮食上，糖尿病前期的患者要减少摄入高热量的食物，尤其是油脂类食物，每天摄入的动物脂肪应该少于每天摄入食物总量的1/10。多吃一些富含纤维素的食物，如蔬菜、水果、粗粮、豆类等，每天摄入的纤维素至少为20克。运动上，糖尿病前期患者要经常参加各项体力活动，积极进行一些体育锻炼，如慢跑、

平地骑车、游泳、跳舞等，患者可选择适合自己的一项或几项运动，每周的锻炼时间不能少于3小时。对于肥胖者来说，不管是饮食还是运动都要将控制体重作为一项目标。

药物干预在必要时才能进行，应该由医生决定。能对糖尿病前期患者实施干预的药物要符合以下条件：能改善糖耐量，不引起低血糖；不刺激胰岛 β 细胞；可改善血脂异常；不增加体重；最好能减低血浆胰岛素水平；安全性高，无严重不良反应。目前，已通过测试并大量用于糖尿病前期药物干预的药物有以下几种：

（1）属 α－葡萄糖苷酶抑制剂的阿卡波糖（优降糖）：可以延缓碳水化合物的吸收，减轻餐后高血糖，降低餐后高胰岛素血症，还能动员肠道类胰高糖素肽－1，以修复胰岛 β 细胞分泌胰岛素的轻微缺陷。

（2）二甲双胍：可减少肠道糖的吸收，降低血糖，提高胰岛素的敏感性，同时对降低高血脂也有一定的作用。

（3）属噻唑烷二酮类的罗格列酮（文迪雅）：可改善胰岛素抵抗，降低血胰岛素和三酰甘油，而且不增加体重。

有些处于糖尿病前期的患者，因临床反应小或无症状，并不清楚自己的身体情况，以至于不对其采取任何干预措施，加重了病情，甚至发展成为糖尿病。因此，即使无糖尿病自觉症状，也要经常检查血糖水平，尤其是那些不明原因的体重减轻（食欲正常）、有过妊娠并发症、年龄超过50岁、肢体溃疡久治不愈、肥胖或超重、有糖尿病家族史的人群。

治疗糖尿病要发挥主观能动性

一旦患上糖尿病，患者除要进行必要的药物、饮食、运动治疗外，还需发挥自身的主观能动性，调整好自己的心态，与糖尿病做斗争。很多时候患者的主观思想在治疗中会起决定性的作用。

⊙第一，要有信心

有的人一旦被查出患有糖尿病，就开始怨天尤人、委靡不振，甚至失去活着的勇气和信心，用"破罐子破摔"的心态去对待生活。对治疗不抱信心，不仅不会让各种治疗发挥最佳功效，反而受心情的影响，人的机体免疫功能

也会急剧下降，导致抗病能力降低，而这又严重干扰了正常的心理和生理，以致形成恶性循环，最终导致患者的心理和身体完全崩溃。糖尿病患者在治疗过程中，要对自己有信心，也要对医院、医生有信心，更要对自己的治疗方案有信心。有了信心的支持，应对疾病才更加游刃有余。

⊙ 第二，要有决心

再困难的事情，一旦下定决心去做，往往就会变得简单起来，糖尿病的治疗也不例外。糖尿病患者要下定决心对抗糖尿病这凶恶的敌人。那些生活质量提高的糖尿病患者，都是决心与糖尿病一搏，意志坚韧的人。下定了决心，患者才能勇敢地面对疾病，而疾病也会被你顽强拼搏的精神所吓退。可以说决心是战胜糖尿病最锋利的"武器"。

⊙ 第三，要有打长期战的恒心

治疗糖尿病需要打长期战，需要脚踏实地、坚持不懈地治疗。有的糖尿病患者在治疗后取得了较好的效果，血糖得到了满意的控制，血压、血脂等指标也比较正常，就认为可以放松了，不再坚持每天治疗，漏服药物，饮食上也不再重视，结果导致病情恶化，需要付出更多的金钱和精力再次做出强化治疗。也有的患者在和糖尿病进行了长期的斗争后，病情只得到了较小的缓和，便认为再继续治疗下去也不会有好的效果，于是就放弃了。殊不知，人体内部的调节需要较长的时间，而且糖尿病的治疗本身就是一个长期的过程。糖尿病患者只有具备了长期应对疾病的恒心，病情才有可能会处于平稳的状态。

⊙ 第四，患者家属对患者要有足够的爱心

糖尿病患者因受病魔的折磨，心理普遍比较脆弱，希望得到更多人的关怀。而另一方面，糖尿病患者如果将自己的爱心奉献给别人，给身边的人带去快乐和关怀，也会使自我心理得到调节。当糖尿病患者的爱心获得回报时，相信他们比得到别人的关怀会更加快乐。因此，爱心在带给别人快乐和感动的同时，也会让患者们收获良多。

较为重要的是，给予别人爱心，可以使糖尿病患者感受到正常人的生活，而不是总让自己处于"特殊"的位置。爱心可以改变糖尿病患者的生活质量。

⊙ 第五，要能正确看待糖尿病

对待糖尿病要有一颗平常心，既不能把糖尿病看成是可怕的恶魔，将自己的病情夸大，也不能将其看成是平常的一般小病，对其不重视。平常心不会让糖尿病患者觉得自己"特殊"，有助于调节自己的心理。

患有糖尿病的人，在官场、商场、工作上会受病情的影响，减慢甚至是阻碍事业上前进的步伐。对待这些，糖尿病患者也要以一颗平常心，将名利看淡。即使有再高的官位或再多的钱，但没有了健康，这些都不会长久。

掌握正确的治疗方法

木桶原理说的是，构成木桶的任何一块木板如果被截短，都会影响到木桶的容积，其他未被截短的木板也就相应地失去了作用。糖尿病需要综合治疗，饮食、运动、药物、心理、自我检测病情等方面缺一不可，其中任何一方面出现问题，就会像木桶原理那样，大大影响疗效。对患者来说，就是病情因此而受到严重影响。因此，治疗糖尿病的过程中，患者一定要掌握正确方法。

⊙ 饮食治疗是糖尿病治疗的基础

需要注意的问题是，糖尿病患者要控制摄入体内的总热量，合理搭配饮食，吃一些低脂、低糖、低盐、高碳水化合物、高纤维素的食物。有关饮食治疗的顺口溜这样说：饭前喝汤苗条健康，饭后喝汤越喝越胖；先吃饭后吃菜，血糖翻番；先吃菜后吃饭，血糖减半。基础关做好了，其他治疗才有保障。

⊙ 运动治疗是糖尿病治疗的手段

糖尿病患者进行适当的运动或体力活动，可以促进外周组织对葡萄糖的吸收和利用，能较好地降低血糖和控制糖尿病的发展。那么，糖尿病患者运动治疗的原则有哪些呢？

运动强度：要以运动时心跳加快、有微汗为度，安全心律为（170－年龄）次/分。只有当运动强度达到某一程度时，才能改善代谢和心血管功能。

运动时间：最初可定为10分钟，以后可逐渐增加至30~40分钟。

运动频率：每周锻炼4~5次最适宜。

运动方式：可根据个人兴趣、生活环境决定采取何种方式，可采取步行、慢跑、打太极

拳、练功十八法、爬楼梯等方式。

⊙ 药物治疗是糖尿病治疗的关键

药物治疗的目的是保护和修复胰岛β细胞的功能，增加胰岛素的敏感性。1型糖尿病患者主要是通过注射胰岛素进行治疗。2型糖尿病患者则需要综合治疗，在饮食和运动无法控制血糖时，要服用降糖药。但糖尿病目前还没有根治的方法，不能轻信某种药物可以根治糖尿病。大多数患者通过口服降糖药都能比较满意地控制血糖。

⊙ 心理治疗是糖尿病治疗的统帅

已有实例说明，人在紧张和遭受重大刺激时，能引发糖尿病。焦虑、抑郁、紧张等心情能通过神经系统的反应使人体的血糖升高。而愉快的心情可使糖尿病的病情得到缓和。因此，糖尿病患者要保持好的心情。因治病而达到养性的目的，对糖尿病患者来说也是"因祸得福"。

⊙ 自我监测病情是糖尿病治疗的必需环节

自我监测的内容包括血糖、尿糖、糖化血红蛋白等指标，尤其是血糖的监测，处于强化治疗期的患者，每天要进行多次血糖监测，以及时控制血糖水平，避免出现高血糖或低血糖的反应。要做好自我监测的工作，需要糖尿病患者多了解一些糖尿病的知识。

糖尿病治疗不容忽视的指标

肥胖、血糖、血压、血脂、血黏度、有无胰岛素抵抗是影响糖尿病的六大指标。

⊙ 肥胖

肥胖与糖尿病是一对"难兄难弟"，两者关系密切。肥胖是导致糖尿病发病的主要原因之一，所以不管是糖尿病患者还是非糖尿病患者，如果存在肥胖病，就应该及时采取措施。保守点的措施是控制饮食，多进行运动。若有必要，可采取药物治疗。最好将体重指数（体重千克数除以身高米数的平方得出的数字）控制在23~26之间。

⊙ 高血糖

糖尿病，换句话来说就是体内的血糖水平较高。高血糖会加重糖尿病的病情，引发眼病、肾病等微血管并发症，对自主神经和大血管的负面影响也较大。

近年的研究表明，高血糖会对胰岛产生糖毒性，持续的高血糖能毒害胰岛，导致胰岛素分泌功能日趋下降，甚至是衰竭，加重糖尿病的病情。将血糖降到正常水平，是糖尿病追求的目标。糖尿病患者应及时监测空腹血糖水平、餐后2小时血糖以及糖化血红蛋白。

⊙ 高血压

糖尿病患者若伴有高血压，将有极大的可能并发各种心脑血管疾病。降低血压和控制血糖，对减小糖尿病性心脑血管病的发生率有同样重要的作用和意义。糖尿病患者在治疗的过程中，不能只重视对血糖的控制，还应经常监测血压，尤其是那些本身肥胖、血脂异常、缺乏运动的患者，一旦发现高血压的现象，应当给予及时的治疗。糖尿病患者的血压至少要小于18.7/12千帕，最理想的情况应该是低于16.7/11千帕毫米汞柱。

⊙ 高血脂

血脂异常是心脑血管疾病的导火线，与糖尿病的发生和发展有密切关系。糖尿病与血脂异常通常会同时出现，因此调节血脂，可以在一定程度上控制糖尿病的病情。

⊙ 高血黏度

血黏度高会造成血液流动性减弱，导致供血不足、血管损伤、局部缺氧缺糖、酸中毒，甚至是形成血栓。这些负面影响都会加速糖尿病并发症的发生和发展，从而影响到糖尿病的治疗。因此，血黏度一定要保持在相对正常的范围内。

⊙ 胰岛素抵抗

胰岛素抵抗是指胰岛素对身体不能发挥其相应的作用。胰岛素抵抗的危害较大，不仅是2型糖尿病发生的主要原因，也是糖尿病慢性并发症发生的重要原因，还会较为严重地影响到糖尿病的治疗效果。2型糖尿病患者与胰岛素抵抗的斗争贯穿于整个治疗过程之中。肥胖的糖尿病患者因胰岛素抵抗，吃药和打针的效果都不好。

治疗糖尿病的"六个不等式"

⊙ 血糖恢复正常 ≠ 糖尿病痊愈

糖尿病发现的初期，许多患者的病情较轻，通过一段时间的坚持治疗，血糖恢复到正常水平，但这只是说明病情得到了控制，并不等于糖尿病痊愈了。有的患者在血糖恢复正常后就放弃治疗的做法是错误的，很容易使血糖迅速升高，加重病情。到目前为止，糖尿病还没有根治的方法，一旦得上糖尿病就要做好打持久战的思想准备，不能轻易中止治疗。

⊙ 糖尿病治疗 ≠ 单纯服药

很多糖尿病患者认为，治疗糖尿病只要按时服降糖药就可以了。而实际上，糖尿病需要综合治疗，如饮食治疗、运动治疗、心理治疗等等，单凭服药无法理想地将血糖控制在正常水平。

⊙ 血糖降得快 ≠ 病好得快

糖尿病的高血糖不是一下子升上来的，而是一点一点慢慢上升的，只是因为人体自身有一定的耐受能力，等感到不适时，血糖已经很高了。因此，降血糖也要一点一点地进行，否则人体就无法适应。血糖降得快对糖尿病患者来说不一定是好事。在治疗过程中，糖尿病患者不要自行加药。

⊙ 治疗糖尿病 ≠ 单纯降血糖

糖尿病的主要症状是高血糖，但在它的治疗上，并不是只降糖就可以的。糖尿病本身并不可怕，可怕的是糖尿病的并发症。为防止糖尿病并发症的发生和发展，除控制血糖外，还要综合控制体重、血脂、血压、血黏度等一系列指标。

⊙ 空腹、餐后血糖正常 ≠ 血糖控制理想

空腹、餐后血糖数值，仅反映最近一段时间内血糖的水平，是进行治疗的主要参考数值。但它们容易受进食和糖代谢等因素的影响，并不是一个稳定的数值。

国际上公认的糖尿病监控的金标准是糖化血红蛋白（人体血液中红细胞内的血红蛋白与血糖结合的产物）。糖尿病患者应该每3~6个月监测一次。

⊙ 尿糖正常 ≠ 血糖正常

不少患者，尤其是老年糖尿病患者和糖尿病肾病患者，尿糖正常，这是因为他们的肾糖阈（尿中开始出现葡萄糖时最低血糖浓度）值升高而导致的。由此看来监测尿糖不如血糖准确，尿糖正常不一定血糖正常。

糖尿病患者要控制好血糖

血糖是监测糖尿病病情的重要指标，常见的血糖异常情况主要有高血糖和低血糖。

⊙ 高血糖

短时间或一次性的高血糖对人体无严重损害。处于应激状态，或情绪波动、紧张时，容易出现短暂高血糖。之后，血糖会逐渐恢复正常。而糖尿病患者如果不控制血糖就会使人体长期处于高血糖的状态。

血糖越高，尿糖就越多，导致人体绝大多数的营养成分从尿液中排出。体内的营养不足，导致进食增加，血糖升高。这样下来就形成了恶性循环，使糖尿病的病情加重。长期高血糖，有较强的利尿作用，排尿的次数和量增加，会使体内水和电解质大量流失，出现脱水和电解质紊乱的问题，严重时还会引起昏迷、休克，危及生命。

高血糖会刺激胰岛 β 细胞分泌胰岛素，增加胰岛细胞的负担。长期高血糖会导致胰岛 β 细胞的功能衰竭，导致病情加重。长期高血糖还会加重糖代谢紊乱，使全身各个组织器官发生病变，导致急慢性并发症的发生，如胰腺功能衰竭、肾功能受损、神经病变、眼底病变等。

⊙ 低血糖

糖尿病患者在进行药物治疗时，如果过多地服用了降糖药物，很可能就会造成血糖过度下降，出现低血糖，尤其是1型糖尿病患者和病情较为严重的2型糖尿病患者。因为胰岛素分泌能力下降的同时，胰岛素拮抗激素的分泌往往也会相应地下降。

当血糖低于2.78毫摩尔/升时，就会出现颤抖、心悸、乏力、出汗、恶心、视物模糊等症状。如果血糖的浓度继续下降，通常就会出现注意力不集中、浑身无力、思维混乱、语言不清、复视等更为严重的症状。若仍不采取措施，很有可能会神志不清，出现低血糖昏迷，甚至会导致死亡。

如果重度低血糖持续1~2个月，那么就很可能在无征兆的情况下，突然出现神志不清或低血糖昏迷等症状。这种情况通常见于病史较长或长期接受胰岛素治疗，以及伴有糖尿病神经病变的三种患者身上。

综上所述，无论是高血糖还是低血糖，都会加重糖尿病患者的病情，对人体造成一定的伤害，甚至会导致死亡。所以，糖尿病患者一定要控制血糖，尽量让血糖保持在比较满意的

程度。只有这样，才能有效地控制糖尿病，延缓糖尿病并发症的发生和发展。

糖尿病患者如何科学就医

· 明确就医目的。在去医院之前，糖尿病患者应根据最近的病症，找出那些要重点诊疗的项目。比如是要咨询饮食、运动或用药方面的细节，还是要了解最近血糖的控制情况。必要时将需要咨询的问题记录下来，以免有遗漏。

· 做好就诊准备。医生诊治是对病情的综合分析，需要患者的病例、化验检查结果、血糖监测记录、用药情况记录等资料。患者在就诊前应把以上资料都备齐，让医生对病情有充分的了解，以便能快速准确地做出诊断和给出治疗建议。

· 选择上佳的就诊时间。通常上午去医院就诊的人较多，医生留给每位患者的时间就会相对较少，因此糖尿病患者可考虑下午去医院就诊，这样会有更多的时间与医生交流，也不会因为时间仓促而有所遗漏。

· 简明而有重点地介绍病情。患者需要让医生知道的方面主要有病症、目前使用的药物、治疗效果。如果怕"跑题"，患者可事先将这几方面写在纸上，以做提醒。如果近期的生活规律有变，如旅游、探亲等，一定要向医生说明，并请教要注意的问题。

· 该做的检查要做。有的患者认为检查不治病，只有药方才能治病，殊不知，药方是在检查的基础上完成的，要想清楚自己的病情，就一定要配合各项检查。否则盲目吃药，害的只有自己。

· 合理安排复诊。这要求患者要充分了解自己的病情控制情况，如血糖、血压、血脂等各项指标是否达标；有无出现并发症；近期的病情有无加重等。如果各方面控制得较好，则可以适当地延长复诊时间。若控制得不好，则一定要及时复诊，以免延误诊治的时间。

· 常规开药时列好清单。病情平稳的患者每月常规开药时，最好将之前用药的药物名称、剂量等列一份清单，以防不了解自己病情的医生漏开或错开药物，影响后面的治疗。

· 不必每次都去专家门诊。在以下情况时可选择专家门诊：首次就诊或病情出现恶化时；糖尿病治疗方案需要做出调整；怀疑自己已患有某些急慢性并发症等特殊情况。如果是常规性地复诊开药，糖尿病患者只需要选择一位普通的专科医生，这样可以节省部分开支。

综上所述，糖尿病患者若想做到科学就医，一定要做到有备而来，让自己既得到有效的治疗，也能节省就诊的时间。

糖尿病患者如何评估病情轻重

任何一位患有疾病的人都想准确地评估自己病情的轻重。有的糖尿病患者及其家人会片面地将血糖高低作为评价病情轻重的唯一标准，忽视了其他许多并存的危险因素，以至于对自己的病情过于乐观，错过了治疗的最佳时机。为避免出现这样的恶果，糖尿病患者及家人要学会从以下几个方面评估病情的轻重。

（1）从糖尿病的类型看，1型糖尿病一般比2型糖尿病的病情重。1型糖尿病患者的胰岛β细胞严重受损，其分泌功能几乎丧失，必须终身进行胰岛素代替治疗，否则就可能会发生危及生命的急性并发症，如糖尿病酮症酸中毒等。而2型糖尿病患者除非到了晚期，胰岛β细胞的功能才会出现衰竭。大多数的2型糖尿病患者，也不需要使用胰岛素进行代替治疗。

（2）从血糖看，血糖波动频繁或居高不下的糖尿病患者病情比较严重。血糖波动频繁说明患者的病情没有得到满意的控制，而这会加重病情。长期的高血糖对血管的毒性作用较大，还会增加血液的黏度，加重动脉粥样硬化，导致大血管或微细血管出现慢性并发症。这两种情况的患者在感染、外伤、情绪波动等应激状态下，还会引发急性并发症。

血糖长期保持稳定，没有低血糖反应的患者，糖尿病病情较轻。

（3）从并发症看，有并发症的糖尿病患者病情严重。

· 慢性并发症。糖尿病是一种全身性的疾病，如果病情控制不好，很可能会损害到心、脑、肾、眼、神经、肢体等部位，出现各种慢性并发症。实例证明，各种慢性并发症是糖尿病致残或死亡的主要原因。

· 反复发生急性并发症或合并重症感染。酮症酸中毒和感染是糖尿病最常见的急性并发症。酮症酸中毒如果抢救不及时可能会导致死亡。而感染也会严重影响糖尿病患者的生活。糖尿病患者的身体抵抗力较弱，容易引发感染，发生感染会加重糖尿病患者的病情。而如果糖尿病患者的血糖突然升高，病情恶化，应该首先从感染方面找寻原因。

若糖尿病患者无任何急慢性并发症，说明病情较轻。

（4）从胰岛功能看，随着胰岛功能的逐渐衰竭，糖尿病患者的病情会加重。胰岛功能严重衰竭的糖尿病患者，通常血糖会波动较大，而且有明显的酮症倾向，口服降糖药往往无效，必须要采用胰岛素治疗。

虽然上述指标可以判断出糖尿病患者病情的轻重，但每位糖尿病患者都应该知道，病情的轻重是相对而言的，两者是可以相互转化的。病情较轻的患者若不及时治疗，将各项指标控制在正常范围内，就会由轻变重。同样，病情较重的患者通过一系列正规的治疗，病情也可能会由重变轻。

糖尿病患者何时需要住院治疗

病情较轻的糖尿病患者可以在门诊检查，院外治疗；但病情较重、伴有并发症的患者就需要住院观察和治疗。那么具体哪些情况要住院治疗呢？

·首次接受胰岛素治疗的患者。所有1型糖尿病患者和部分病情比较严重的2型糖尿病患者，都需要进行胰岛素治疗。首次接受胰岛素治疗的患者住院治疗可以方便医生进行全天候血糖监测，便于制订出个体化的治疗方案。此外，通过住院治疗，患者还可以学会自我监测血糖，掌握注射胰岛素的技术，学会根据血糖的变化自行调整胰岛素的剂量，能较快地提高自我管理能力。首次进行胰岛素泵强化治疗的患者，必须要住院治疗。

·血糖波动频繁或居高不下的患者。这类患者通过住院治疗，能得到全面检查和严密监测，可较快地找出血糖异常的原因，以便调整治疗方案，对症下药。治疗期间，医生会安排患者进行合理的饮食、运动及生活起居，可以帮助患者消除引发血糖异常的各种诱因，让血糖维持在正常水平内。

·糖尿病急性并发症的患者。糖尿病急性并发症主要有糖尿病酮症酸中毒、非酮症高渗性昏迷、乳酸性酸中毒以及严重的低血糖昏迷。这些急性并发症发病急、进展快、死亡率高，一旦发现要以最快的速度送入医院治疗，否则会危及到糖尿病患者的生命。

·伴有严重糖尿病慢性并发症的患者。比较严重的糖尿病慢性并发症有糖尿病肾病、眼底出血、痛性神经病、顽固性腹泻、足部坏疽以及心脑血管病变等。出现严重慢性糖尿病并发症的患者要住院治疗，以便全面检查和了解病情，拟定治疗方案，提高治疗效果。

·处于应激状态的患者。糖尿病患者处于高热、各种感染、外伤、肺结核、急性胆囊炎、急性心肌梗死、脑卒中等应激状态下，都应该住院治疗，否则会引发料想不到的严重后果。糖尿病患者在妊娠期间或妊娠糖尿病患者，如果血糖控制得不好，也要住院治疗。糖尿病患者在手术前后也要住院治疗，无关痛痒的小手术也要住院治疗，因为这样更有利于糖尿病的病情和手术后的恢复。

·新确诊为1型糖尿病的患者。新确诊的1型糖尿病发病急、血糖高，年龄多在30岁以下。通过住院治疗，可以控制高血糖，使患者掌握糖尿病的基础知识，学会自我观察病情。更重要的是，患者可向医生学习胰岛素的注射技巧，对以后病情的控制有较好的作用。

存在以上几种情况的糖尿病患者一定要及时住院，进行系统的观察和治疗，不能延误，以免加重病情。

第三章
口服降糖药治疗

药物治疗基本常识

糖尿病患者必须使用降糖药吗

并不是所有的糖尿病患者都要服用降糖药。糖尿病早期的患者，血糖或尿糖升高，在还没有了解血糖真实水平的情况下，如果盲目地使用降糖药，常常不能收到应有的疗效。大多数糖尿病患者在发现病情之前，并没有意识到自己有糖尿病，没有控制饮食，有时甚至还会暴饮暴食。也有的患者是受感染、创伤、手术、精神刺激等应激因素的影响而诱发糖尿病。因此糖尿病发病初期的血糖，并不是患者真实的血糖水平，也不能正确地反映病情的轻重，只有在通过一段时间的饮食治疗之后才能看到真实的病情。

而不同的患者对降糖药的敏感性不同，有些患者在发病初期如果使用大量的降糖药，可能会造成血糖的迅速下降，经常会出现低血糖，甚至是低血糖后反复性地出现高血糖，这很容易混淆病情，不利于治疗。一部分身体较为肥胖的糖尿病患者，能通过饮食治疗和体育锻炼减轻体重，改善体内环境，使胰岛素受体的数目增加，提高胰岛素的敏感性。每天减少热量的摄入，会减轻胰岛 β 细胞的负担，较好地控制血糖，从而达到不使用降糖药降血糖的目的。

初次确诊为糖尿病的患者，无论血糖有多高，只要不伴有酮症、酮症酸中毒等急性并发症，没有感染、创伤、强烈精神刺激等，多数情况是2型糖尿病患者，可首先控制饮食，经过2~4周的治疗后，再按照血糖水平，进行下一步的治疗。

饮食控制2~4周后，空腹血糖低于8.33毫摩

尔/升的患者，要继续进行饮食治疗，不建议使用降糖药，但要定期检测空腹血糖及餐后2小时血糖。空腹血糖在8.33~9.99毫摩尔/升的患者，在饮食治疗的基础上，适当配合服用中药降糖制剂。空腹血糖在9.99~13.88毫摩尔/升的患者，就应开始服用小剂量的口服降糖药。

若糖尿病早期患者伴有急性并发症，如糖尿病酮症、酮症酸中毒、高渗性非酮症性昏迷等应激情况，应当在给予胰岛素治疗的同时补充液体。

一些确诊为初次糖尿病的患者，血糖只有轻度增高，没有临床症状，这时可单纯采取饮食疗法和运动疗法，观察1~3个月后，根据血糖的变化决定是否适宜降糖药及何种种类的降糖药。特别是2型糖尿病患者，确诊后首先要进行单纯的饮食疗法和运动疗法。对于1型糖尿病的治疗，要同时进行饮食治疗、运动治疗、胰岛素治疗。这两种类型的患者在饮食治疗和运动治疗后，如果仍然没有控制好血糖，要考虑口服降糖药治疗。当然，对那些症状明显、血糖很高的患者，应该及早使用口服降糖药。

需要注意的是，饮食治疗一定要持之以恒，不能间断性地无节制饮食，也不能采用饥饿疗法，而应根据患者自身的体型、活动强度来确定热量的摄入。

药物治疗糖尿病须知

对糖尿病患者来说，药物治疗仍是主要治疗方法，因此药物治疗时，一定要了解一些用药的注意事项。

·关于降糖药的应用。常规的选用方法是肥胖型的糖尿病患者使用双胍类药，消瘦型糖尿病患者使用磺脲类药。空腹血糖低于10毫摩尔/升时，用双胍类药，高于10毫摩尔/升

时，用磺脲类药。近年的研究表明，磺脲类药受体除存在于胰岛细胞外，也存在于心脑血管细胞中。优降糖能与心脑血管的磺脲类药受体结合，促使血管收缩，导致缺血加重。而格列齐特（达美康）则只和胰岛细胞的磺脲类药受体结合，刺激胰岛素的分泌。因此，糖尿病合并心脑血管病患者，要使用达美康而不是优降糖。

· 关于胰岛素的使用。存在以下任何症状的2型糖尿病患者要尽早使用胰岛素治疗：空腹胰岛素小于0.2毫摩尔/升；胰岛素分泌指数小于20；空腹C肽小于1.4纳摩尔/升；病史超过10年，空腹血糖长期高于10毫摩尔/升；反复出现酮症；有心、肝、肾、眼方面的并发症。成年晚发型或肥胖型糖尿病患者尤其要尽早使用胰岛素。

· 如何做到对症用药。都知道血糖高时要服用降糖药，但服用的药物是否对症却常常被忽视，从而造成治疗过错。如磺脲类药物可刺激胰腺细胞分泌更多的胰岛素，而本来体内的胰岛素就多，如果继续服用分泌胰岛素的药物，就会加重胰岛的负担，长期下去就会导致胰腺功能衰竭。假如胰岛细胞分泌胰岛素的功能已经丧失，使用磺脲类药已毫无作用。因此在决定使用或已经使用磺脲类药时，要检测空腹胰岛素水平。若检测的结果显示，糖尿病患者有胰岛素抵抗、高胰岛素血症时，就要选用胰岛素增敏剂。

· 如何减少不良反应。为了减少不良反应，避免中毒，多数药物标明的都是服用最大剂量。患者每天的服用量，如果没有医生的特别叮嘱，不能超过药物标明的剂量。有些患者自行增加每日服用剂量，以至于超过最大剂量，这只会增加药物对身体的不良反应，而不会增加疗效。因此，糖尿病患者尤其要注意所服药物的剂量。

· 关于联合用药。联合用药是同时服用几种单药，可使每种单药的服用剂量减少，不良反应也相对减少，同时有些单药之间有互补性，能更好地适应患者复杂的病情。通常说的联合用药是"一种药加倍，不如两种药搭配"，但两种药不宜选择同类降糖药，否则增加的就不是疗效，而是不良反应了。通常采用的联合疗法主要有：磺脲类联合双胍类或α—

葡萄糖苷酶抑制剂；双胍类联合α—葡萄糖苷酶抑制剂或胰岛素增敏剂。

· 关于用药时间。糖尿病是一种慢性疾病，需要终身治疗，长期服药。漏服或忘服都会导致血糖水平的不稳定，影响病情。容易遗忘或事务繁忙的2型糖尿病患者，可服用新一代磺脲类口服降糖药瑞易宁，只需每日服用一次就可控制全天的血糖，比较方便，利于长期治疗。

使用口服降糖药的糖尿病患者，需要定期检查血糖。控制血糖较好的糖尿病患者，也要至少3个月做一次比较全面的检查。口服降糖药最常见的不良反应就是低血糖。一旦出现这种现象，应该及时处理，需找原因，确定是不是要调整药物的剂量。

如何选择口服降糖药

糖尿病患者从确诊的那一天起，就开始和各种降糖药相伴，为较好地控制病情，如何选择口服降糖药就显得尤为重要。选择口服降糖药之前首先要全面了解自己的病情，然后了解各类降糖药的特点，还要结合每位患者的具体情况，如血糖特点、肝肾功能、服药依从性、体型、年龄、经济条件等。可参考以下几点：

· 根据糖尿病类型选药。一般来说，1型糖尿病患者要终身使用胰岛素治疗，但如果血糖控制不理想，则可在此基础上加用α—葡萄糖苷酶抑制剂或双胍类药物。2型糖尿病患者通常采用药物治疗，但当患者药物治疗效果不佳，出现急慢性并发症，处于手术、严重感染等应激状态以及妊娠期时，须使用胰岛素治疗。另外，2型糖尿病在病情的不同阶段，所使用的药物也有所不同，早期要适应改善胰岛素抵抗或延缓葡萄糖吸收的药物，胰岛素分泌功能开始减退时，须选用胰岛素促泌剂，病情晚期，胰岛功能趋于衰竭，就要采用胰岛素联合治疗。

· 根据患者的体型选药。男性的标准体重=［身高（厘米）—80］×70%，女性的标准体重=［身高（厘米）—70］×60%。如果糖尿病患者的体重超过标准体重的10%就视为偏胖，应该选用双胍类药物或α—葡萄糖苷酶抑制剂，这些药物有减轻患者体重的不良反应，而对肥胖患者来说则正好是变害为利。如果患者的体重小于标准体重的10%，那么就视为偏瘦，应优先使用格列奈类药物或磺脲类药物，因为这些药物不会使患者的体重继续下降。

· 根据高血糖类型选药。如果患者空腹和餐前的血糖不高，以餐后高血糖为主，要首选α－葡萄糖苷酶抑制剂。如果空腹和餐前的血糖较高，不管餐后的血糖有没有增高，都要考虑使用磺脲类、双胍类或噻唑烷二酮类药物，治疗初期可联合使用两种作用机理不同的口服药物，如磺脲类和双胍类药物联合使用。此外，对于空腹血糖高于13.9毫摩尔/升，随机血糖高于16.7毫摩尔/升的患者，可使用短期胰岛素强化治疗。

· 根据患者有无其他疾病或并发症选药。伴有高血压、高血脂、冠心病等疾病的糖尿病患者，首先考虑使用双胍类、噻唑烷二酮类和α－葡萄糖苷酶抑制剂。伴有胃肠道疾病的患者，尽量不要使用α－葡萄糖苷酶抑制剂和双胍类药物。伴有慢性支气管炎、肺气肿、心力衰竭等缺氧性疾病的患者，要使用双胍类药物。伴有肝病的患者，要慎用噻唑烷二酮类。如果患者有严重的心、肝、肾等疾病或糖尿病并发症，要及时使用胰岛素。

· 根据年龄选药。老年糖尿病患者，因对低血糖的耐受能力差，不宜选用长效、强力降糖药，要选择服用方便、降糖效果温和、作用时间短的药物。但考虑到老年人的记忆力，其家人要经常提醒。儿童2型糖尿病患者能使用的药物仅有二甲双胍。

· 根据患者的生活特点选药。如果患者的生活不规律，进餐次数不确定，可以选用速效胰岛素促分泌剂，如诺和龙、唐力等。

总之，糖尿病患者选择药物时，要考虑到药物的特性和患者自身的病情，进行个体化用药，根据各种因素调整用药种类和剂量。

口服降糖药的服法

服用降糖药的效果主要受两个方面因素的影响：一是药效是否得到了最大程度的发挥；二是药物的不良影响是否降到了最低。而如果想把这两方面做到最好，就要重视口服降糖药的服用方法。也就是说，糖尿病患者除了要选对药之外，还要懂得如何服用，方法对了，才能事半功倍。

口服降糖药的服用方法要根据药物的起效时间、药效高峰时间、半衰期长短等特点，以及剂型等确定。从降糖效力来看，如果药物没有明显的胃肠道刺激作用，绝大多数口服降糖药在餐前服用的效果比较好。因为这样可以给药物留下发挥药效的时间，使患者血药浓度高峰与进餐后的血糖高峰达到同步，对餐后血糖的控制效果更好。那么，不同种类的口服降糖药要掌握怎样的服用方法呢？

· 磺脲类药物。以餐前半小时服用为宜。患者如果服用像格列本脲（优降糖）这样的长效磺脲类药物，服药剂量每天在5毫克以下的，可以在早餐前1次服用，服药剂量每天7.5~15毫克的，可在早晚餐前分别服用。格列喹酮（糖适平）、格列吡嗪（美吡哒）等短效的磺脲类药物，服用剂量逐渐增多后，则需要一日3次餐前口服。格列齐特（达美康）等中效药物也可早晚餐前分2次服用。

· 格列奈类药物。也叫促胰岛素分泌剂，这类药物包括瑞格列奈（诺和龙）、那格列奈（唐力），具有起效快、半衰期短的特点，被称为"餐时血糖调节剂"，属于快速胰岛素促泌剂，应该3餐前口服，不需要提前服用，但也最好不要在餐后服用，坚持不进餐不服用的原则。不论每天进餐几次，只要在餐前服用即可，每次服用的最大剂量为4毫克，但全天的最大用量不宜超过16毫克。

· α－葡萄糖苷酶抑制剂药物。这类药物主要包括阿卡波糖（拜糖平）、伏格列波糖（倍欣）、米格列醇（奥恬平）等。它们通过抑制肠道内分解淀粉的消化酶、延缓碳水化合物的吸收，达到降血糖的目的。如果提前（如餐前半小时）服用，因肠道中没有作用底物（食物中的碳水化合物），作用得不到发挥。如果餐后服用，则葡萄糖已被吸收，用药也失去了意义。所以，这类药物的服法是要与第一口饭一起咀嚼服用。

· 双胍类药物。这类药物服用后会直接刺激胃肠道，出现胃部不适、口中有金属味道、恶心、呕吐、腹痛、腹泻等不良反应。因此，为减轻不良反应，双胍类药物最好在餐中或餐后服用，但药效没有餐前服用好。但二甲双胍肠溶片（如君力达）对胃肠道刺激相对较小，可于餐前服用。

· 噻唑烷二酮类药物。也叫胰岛素增敏

剂，这类药物包括罗格列酮（文迪雅）、吡格列酮（瑞通）等，起效时间较慢，一般服用4周以上才有明显的疗效。因此，无论是餐前还是餐后服用，都不会对药效造成影响。

另外，需要注意的是，做成控释、缓释或肠衣等特殊剂型的降糖药不要掰开服用。

降糖药物漏服的补救方法

糖尿病患者若想较好地控制血糖，就要定时、定量，且规律用药。漏服药物的后果比较严重，即使是偶尔漏服一次，也可能会导致血糖出现显著波动或短期内居高不下。如果经常忘记服药，那么后果就更严重了。

然而，在糖尿病的治疗过程中，几乎所有的患者都有忘记服药的经历。为保证身体的健康，漏服药物后要及时采取补救措施，以减轻漏服对血糖造成的负面影响。

如果患者只是偶尔忘记服药，且漏服药物的时间不长，可在检查血糖后决定补服的剂量。如果患者已经漏服几次，甚至是多日，那么就要及时就医，寻求医生的补救建议，最好不要自行决定办法。

但不同的药物有不同的补救方法，服药的种类是做出不同处理办法的基础，以下就不同的药物类别做出分析。

·磺脲类药物。这类药物的种类较多，使用不当极易出现低血糖，所以漏服的补救措施比较复杂。磺脲类药物按作用时间可分为短效和中长效两大类。

短效药物要在餐前半小时服用，若漏服可将吃饭的时间后延半小时。若吃饭时间不能改，可偶尔直接服药，但要适当减少药量。若在两餐之间才想起漏服，要立即检查血糖，若血糖微高，可增加运动量，不用补服；若血糖明显升高，可即时减量补服。如果在下一餐前才意识到漏服，也要即刻测量血糖，若血糖微高，可按原剂量服药，若血糖明显升高，可适当减少用餐量，尽快让血糖恢复正常。

中长效磺脲类药物一般一日只在早餐前服用一次，若在午餐前想起漏服，可根据血糖情况按原剂量补服；若午餐后才想起，可视情况半量补服。但是年龄较大或血糖控制较好的患者，可漏服一日，无需补服，以免引起夜间低血糖。

·格列奈类药物。处理此类药物漏服的方法可参考短效磺脲类药物。两餐之间想起漏服了药物，可根据血糖情况决定补服量；快到下一餐想起，无需补服，但要测量血糖，视情况而定是否要减少用餐量，以减少漏服的影响。

·α-葡萄糖苷酶抑制剂。这类药物的作用底物是肠道中的碳水化合物，因此若在用餐时想起漏服，完全可以补上，若是吃晚饭再补，疗效就会减少许多。

·双胍类药物。临床应用的这类药物主要是二甲双胍。若患者服用二甲双胍的量较小，可适当增加运动量，无需补服。与二甲双胍联合用药的患者也最好采取以上措施，血糖有明显升高时再补服，以减少因用药时间发生变化，导致多种药物相互作用而出现低血糖反应。若已到下一次服用二甲双胍的时间，上一次无需补服。

·噻唑烷二酮类药物。这类药物只需一日一次服用，起效较慢，单独使用一般不会引起低血糖，漏服后可当天补上。联合用药者只要血糖不低也可当日补上。若到了次日，则无需补服。

·胰岛素。一般是在餐前注射，若餐后想起，使用超短效胰岛素（如诺和锐）的患者，可于餐后即刻注射。使用早晚餐前注射的预混胰岛素（如诺和灵30R）的患者，若早餐前忘记，可在餐后即刻补上，但要注意监测血糖，必要时加餐；若在接近中午时才想起，而血糖又超过10毫摩尔/升，可在午餐前临时注射一次短效胰岛素。一定不能将两次预混胰岛素一起在晚餐前注射。

如何选择保健品

近年来，糖尿病的发病率逐年升高，糖尿病已成为一种世界性的流行病。随着糖尿病患者的增多，降糖保健品市场逐渐升温。走进各大商场、超市，降糖类保健品种类繁多，让人目不暇接。那么面对如此多的保健品，糖尿病患者该如何选择呢？

糖尿病患者首先需要明白的一点是，保健品是经过科学验证，适合特定人群食用的具有调节机体功能的无毒、无害的食品，与药品有着本质的区别，不能以治疗疾病为目的，所以糖尿病患者决不能用保健品代替药物的治疗。

不论是何种保健品，只要经过了国家卫生部的统一审批，产品的外包装上就会标有"保健食品"的绿色标识。但这只说明这些保健食品只在调节血糖上有一定的作用，功效上不能降糖。目前，市场上常见的糖尿病保健食品有三大类，分别是营养素类、天然食品类和药用食物类。

营养素类主要是指含有膳食纤维、维生素和微量元素的食品。果胶、藻胶等可溶性膳食纤维可以抑制餐后血糖和胰岛素反应，改善胰岛素敏感性，从而起到调节血糖水平的作用。维生素和微量元素主要包括锌、镁、锰等与糖尿病有密切关系的元素。糖尿病患者可每日补充锌50~80毫克、镁750毫克、锰5~10毫克，但要与钙剂分开服用。复合维生素在改善糖代谢、加强血液循环、防治动脉粥样硬化上有一定作用，糖尿病患者可每天服用3次，每次50毫克。

天然食品主要有苦瓜、南瓜、苦荞麦、大蒜、蜂胶等。其中苦瓜有类胰岛素作用，降糖效果明显，无毒不良反应。南瓜能延缓肠道对单糖的消化和吸收，修复胰岛细胞，调节血糖。但老南瓜含有大量的碳水化合物，要减少摄入量。苦荞麦含有大量的膳食纤维，餐后血糖影响小，且含有钙、钾、锌等多种微量元素，是糖尿病患者的理想主食。

药用食物中，灵芝可以提高机体免疫力，消除自由基，调节血糖，镇静催眠。玉米须煎剂服用，可明显降低血糖，对葡萄糖引起的高血糖益处良多，还可预防糖尿病心血管并发症。绞股蓝提取物降糖作用也比较明显，适宜高血压、冠心病、高血脂及肥胖症的糖尿病患者。桑叶能通过刺激胰岛β细胞分泌胰岛素来调节血糖。

以上介绍的是保健品中可以吃的，糖尿病患者可以根据食用说明书，每天定量摄取。糖尿病患者最好选用经国家批准的正规保健食品，其调节血脂、调节血糖等作用，比普通的保健品要好。需注意的是，许多保健品外包装上标示的"无糖"，只说明产品中没有蔗糖，其他的甜味剂食品也会含有一些热量，切忌过多食用。

还有一类保健品本质上多以中医理论为基础，以阴阳平衡、中医穴位、经络的理论制作

而成，但这类保健品还需要更多正规的临床试验研究，糖尿病患者不可对其抱有治愈疾病的幻想，要以平常心对待。

保健品虽不是药品，但也需要慎重选择，并在专业人员的指导下使用，定期监测血糖，不能轻信虚假广告，也不能随意停服降糖药物。患者在购买时，还要认清保健品的批准文号和规定标志。

克服错误用药倾向

糖尿病患者需要克服的错误用药倾向主要有以下几个：

倾向1：忽视非药物治疗，只单纯依赖药物。糖尿病需要综合治疗，只是靠药物无法获得最佳疗效。在药物治疗的同时，还要进行饮食、运动等多种治疗。临床实践证明，药物治疗配合饮食和运动治疗才能取得良好的降糖效果。

倾向2：同类口服降糖药物联合应用。目前，市场上的口服降糖药主要有5大类，而每类中又有小分类。同类药物作用机制没有太多区别，不适宜联合应用。因为同类降糖药的联合使用，不仅不会增加药物的疗效，反而会加重不良反应。消渴丸和优降糖、美吡达和糖适平、二甲双胍和苯乙双胍等同类口服降糖药不可合用。

倾向3：用药时断时续。一些糖尿病患者完全凭自觉症状来决定是否用药，而不是根据血糖监测结果决定用药，在自觉症状减小时，就会擅自停药，这样做是非常危险的。调理身体需要长期坚持，何况糖尿病是一种无法根治的病，一旦得上，就会终身相随，用药时断时续极不利于血糖的控制，容易使血糖忽高忽低，不利于患者的健康。即使血糖水平达到了正常水平，也不能擅自停药，要遵医嘱。

倾向4：大量服药急速降糖。有的糖尿病患者过度担心自己的病情，往往进入急于求成的误区，擅自加大药量，或多药联合，导致出现低血糖，甚至是低血糖昏迷，非常危险。人体无法适应血糖骤降，应当稳定降糖。大量服药还可能会增加药物的不良反应，因此应该根据血糖的高低循序渐进地调整用药剂量。

倾向5：光吃药，不复查。进行药物治疗的糖尿病患者一定要经常检查血糖，了解治疗效果，并将此作为调整药量或更换药物的重要

依据。有的患者不注意定期复查，认为只要不间断服药，就不会出现问题，但如果药物出现继发性失效（即疗效随着时间的推移而逐渐下降），就相当于未做任何治疗，很容易引发并发症。

倾向6：频繁换药。通常来说，一种药物充分发挥药效需要一段时间，如胰岛素增敏剂（噻唑烷二酮类降糖药）服用一个月以上才会达到最佳降糖效果。不懂得这一点的患者，服药后的几天，血糖水平不满意，就认为药物没有效果，而转为服用其他药物，这样做对病情非常不利。应根据血糖逐渐调整服药的剂量，若发现血糖控制仍不理想，再更换药物或与其他药联合使用。

倾向7：使用胰岛素会"上瘾"。很多患者认为使用胰岛素之后，就会对其产生依赖。这种观点是错误的，胰岛素是人体自身产生的、调节新陈代谢所必须的生理激素，每个人都离不开它。糖尿病患者是否需要补充外源性胰岛素，完全取决于患者自身的胰岛功能状况。当一个人的胰岛β细胞功能完全衰竭时，就必需终生补充外源性胰岛素。而胰岛β细胞功能尚存一部分的患者，即使用了胰岛素，等自身胰岛细胞功能得到恢复后，仍可停掉胰岛素，改为口服降糖药。

糖尿病药物的保存

治疗糖尿病的药物应得到良好的保存，药物处在合适的环境下，可以较好地保持其药性，若因储存不当而造成药物失效，那么既会对患者的身体造成损害，也会造成经济上的损失。

口服降糖药应放在避免阳光直射且不要太杂乱的固定处。另外，所放之处应该是儿童不易取得的位置，以免儿童误食。通常来说，在铝箔或胶囊内未拆封的药可以存放一年，如果想存放更长时间，可放置于冰箱的保鲜层。拆开包装的药剂，可在药盒中保存一个月。假如发现片剂潮解或胶囊软化，应及时丢弃，不可再服用。

有时因某些原因，如鼻管吸食的病人，家人或药剂师应事先将药磨成粉状。这种情况下，药剂会更容易潮解变质，应在两个星期内服完。

药物的不良反应

服用对症的药物，人体的病症会得到一定程度的缓解，但同时也会有一定的不良反应，治疗糖尿病的药物也不例外。但药物所产生的效果与不良反应因人而异，如果出现了比较严重的不良反应，一定要及时就医诊治，避免出现更为严重的后果。

过度口服降糖药或使用胰岛素都可能会引发低血糖的出现。一旦出现低血糖，要及时采用应对措施，如吃一些含糖量较高的食物，如绵白糖、砂糖等。如果通过饮食的方法无法解决低血糖的问题，就要及时寻求医生的帮助。在此我们介绍一下口服降糖药和注射胰岛素带来的其他不良反应。

⊙ **口服降糖药的不良反应**

磺脲类药物可刺激胰岛素的分泌，在服用时，患者如果不结合饮食和运动治疗，就可能会出现体重增加、动脉硬化等不良反应。在正常的剂量下，如果血糖仍得不到控制，患者不能自行加量，要询问医生的建议。另外，两种磺脲类药不要联合使用，这样会增加药物的不良反应。

α－葡萄糖苷酶抑制剂通过延迟消化道对糖分的吸收来控制饭后的血糖，因自身不吸收，这类药物的不良反应相对较少，但仍会引起腹胀、排气增多，甚至会导致长期的便秘或腹泻。有极少数患者还会出现肝功能受损、体重增加、水肿等不良反应（临床上不多见）。如果糖尿病患者心脏功能低下，则服用这类药物可能会引起心力衰竭。患有胃肠道疾病者、肾功能不全者，处于妊娠期、哺乳期者应该禁用这种药物。

双胍类药会引起呕吐、浑身乏力、腹痛等，此外还可能会引起乳酸性酸中毒，进而出现昏迷。双胍类药物应在饭前或饭中服用，以降低消化道反应，严重贫血和肝肾功能不全的人不能服用这类药物。

建议糖尿病患者口服药物时要仔细阅读药物本身的说明，以及听取医生的建议，充分了解药物的疗效和不良反应后再行使用。服用过程中，要懂得自己观察身体的变化，以及时应对较严重的不良反应。

⊙ **胰岛素的不良反应**

除低血糖反应外，体重增加是使用胰岛素

最常见的不良反应。糖尿病患者采取胰岛素治疗后要控制饮食和摄入体内的热量，以免造成肥胖。而肥胖的人需要更多的胰岛素，必定要增加胰岛素的用量，这样就形成了恶性循环。

血糖水平较高的糖尿病患者在胰岛素使用初期会出现屈光不正的不良反应，但只是暂时性的，随着胰岛素使用时间的延长，血糖稳定后，这种不良反应就会逐渐消失。

胰岛素有造成体内轻微水钠潴留的不良反应，因此一部分患者在注射胰岛素后，会出现轻度颜面和肢体的水肿。

使用动物胰岛素的糖尿病患者，可能会出现过敏反应，有的仅在注射部位及周围出现斑丘疹瘙痒，有的则会引起荨麻疹这类全身过敏，严重时还会出现过敏性休克。长期在某一相同的部位注射动物胰岛素，注射部位可能会出现皮下脂肪萎缩。使用动物胰岛素的患者，还可能会出现胰岛素抗药性，出现这种情况时，可将动物胰岛素换成人胰岛素。

常用口服降糖药

关于口服药物

在饮食治疗和运动治疗无明显效果的情况下，2型糖尿病患者通常会采用药物治疗，而不是马上进行胰岛素治疗。因为在血糖不太高的情况下，只需要口服药物的治疗就可以达到预期效果，与胰岛素相比，口服降糖药给患者的心理压力要小得多。口服药物大致上可分为促胰岛素分泌剂、改善胰岛素抵抗的药物、抑制葡萄糖吸收的药物，细致来分主要有磺脲类、双胍类、α—葡萄糖苷酶抑制剂、噻唑烷二酮类。口服降糖药主要用于2型糖尿病治疗，个别的1型糖尿病患者在使用胰岛素的同时，还需要加用口服降糖药。药物的选择原则是根据每个患者的不同病情采取的不同治疗方案，进行个体化治疗原则。

在各类药物中噻唑烷二酮类药物（胰岛素增敏剂）是口服降糖药的革命性产品。这类药物可增加多种蛋白质的合成，控制血糖的生成、转运和利用，可以长期稳定血糖，保护胰岛β细胞，这类药物还能降低大血管并发症，减小死亡率，降低糖尿病的治疗费用。

治疗糖尿病的口服降糖药多种多样，大多数的糖尿病患者都有被五花八门的药名弄得一头雾水的时候，名字不同的药怎么成了一种药？这药名是第一次见，以前怎么可能吃过？有的糖尿病患者将商品名不同的同一种药当成是两类药联合使用，导致恶果。也有的患者将换了名字的药当成是新药，而实际上还是老药。需要注意的是，口服降糖药的同一种药物的商品名可以有很多个，但是化学名（通用名）却只有一个。所以只要记住了药物的化学名，药物无论再怎么换名字都不会发生错误。

磺脲类降糖药

磺脲类药物自1955年应用于临床，是发现最早、应用最广泛的一类口服降糖药。至今已研制出三代磺脲类药物，第一代主要包括甲磺丁脲、氯磺丙脲，第二代主要包括优降糖、达美康、美吡哒；第三代的代表药物是格列美脲。目前，第一代已经被第二代和第三代所取代。

作用机制

磺脲类降糖药能与胰岛β细胞表面的磺脲类受体结合，刺激胰岛β细胞分泌胰岛素来发挥降糖作用。这类药物能增加外周组织胰岛素受体数目及与胰岛素的亲和力，增强胰岛素的敏感性，并且还具有受体后作用，从而增强胰岛素的生物效应。磺脲类药物通过抑制胰岛素酶的活性和增强胰岛素酪氨酸激酶的活性，降低胰岛素在肝脏的分解，强化胰岛素的作用，抑制糖异生作用，加速糖酵解。磺脲类药物也可增强靶细胞对胰岛素的敏感性，减轻胰岛素抵抗，增加脂肪细胞中葡萄糖的转运与脂肪合成。近年的研究发现，磺脲类药物可促进胰岛β细胞增生和新胰岛的形成，还能起到延缓动脉粥样硬化发生的作用。达美康、美吡哒、克糖利、亚莫利等药物还可预防血管并发症，尤其是微血管的并发症。

适应证

（1）初诊为非肥胖型2型糖尿病患者，经饮食和运动治疗后，仍不能有效控制血糖。

（2）肥胖型2型糖尿病患者在接受二甲双胍的治疗后，仍不能较好控制血糖者。

（3）病程较长的2型糖尿病和缓慢发病的1型糖尿病患者，经胰岛素治疗后，恢复部分胰岛分泌功能者。

（4）糖尿病病程较短，体重正常或轻度肥胖，每天胰岛素的用量高于40个单位（IU）者。

（5）使用磺脲类药物的患者一定要有胰岛素分泌功能。磺脲类药物对无胰岛素分泌能力的糖尿病患者不起作用。

禁忌证

（1）1型糖尿病患者，或胰岛β细胞功能几乎完全损害、病程较长的2型糖尿病患者。

（2）伴有酮症酸中毒、高渗性昏迷、乳酸性酸中毒急性并发症的糖尿病患者。

（3）处于高热、严重感染、外伤、手术等应激状态或妊娠期的2型糖尿病患者，及伴有心、肝、肾、脑等急慢性并发症者。

（4）对磺脲类或磺胺类药物有过敏反应者。

（5）2型糖尿病病情严重，空腹血糖高于16.7毫摩尔/升者。

不良反应

应用磺脲类药物的实践证明，这类药物的降糖效果明显，就常见的几种药物来说，降糖强度最大的是优降糖，其次是美吡哒，接着是克糖利、糖适平、达美康等。各种磺脲类药物的毒不良反应各有差异，但相对来说，不良反应都比较小，常见的不良反应有：

（1）低血糖反应：冠心病的患者可诱发心绞痛和心肌梗死，或脑血管意外，严重的可引起昏迷，甚至是死亡。

（2）消化系统反应：一些患者会出现上腹不适、恶心、腹泻、肝功能损害，偶见中毒性肝炎。药量减退后，不适症状就可消失。

（3）皮肤反应：有少数服用者会出现皮疹、荨麻疹、皮肤瘙痒、面部潮红等皮肤症状，这类患者应立刻停服此类药物。

（4）各单药不良反应：优降糖和氯丙磺脲用量较大时，少数使用者会出现头痛、头晕、嗜睡、视力模糊、四肢震颤等症状，减量或停药后消失。服用优降糖还可偶见夜尿多。

其他药剂的影响

对抗磺脲类药物降血糖的药物有糖皮质激素、口服避孕药、噻嗪类利尿剂、苯妥英钠、甲状腺素、肾上腺素、烟酸等。

加强磺脲类药物降血糖的药物主要有氯霉素、双香豆素、保泰松、青霉素、水杨酸类、磺胺类药物等。

格列奈类药物

格列奈类药物是一种前景被普遍看好的新型胰岛素促泌剂。它属于非磺脲类胰岛素促泌剂，主要包括瑞格列奈、那格列奈、米格列奈钙。

作用机制

格列奈类与磺脲类药物的作用机制相似，都是通过刺激胰岛β细胞分泌胰岛素来降低血糖。但二者之间也有区别。格列奈类药物能改善和恢复胰岛素分泌，刺激胰岛素分泌的模式与人体自身分泌胰岛素的模式非常相近，减轻了药物对胰岛β细胞的持续刺激，更加符合人体的生理模式。因此，格列奈类药物比磺脲类药物更具优点。

格列奈类药物有"按需促泌"的特点，就是说这类药物的促泌作用具有血糖依赖性，血糖高时促进胰岛素分泌的作用增强，血糖低时促进胰岛素分泌的作用减弱。因此，格列奈类药物可有效降低餐后高血糖，而且不容易产生低血糖。

此外，此类药物还有起效快、作用消失快的特点，减轻了对胰岛β细胞的过度刺激，保护了胰岛β细胞的功能。

适应证

（1）经饮食和运动治疗不能有效控制高血糖，且有胰岛分泌功能的2型糖尿病患者，尤其适用于以餐后血糖升高为主的老年患者，以及不能规律进餐的患者。

（2）服用二甲双胍不能有效控制高血糖和不能耐受二甲双胍的2型糖尿病患者。

（3）老年糖尿病患者，但75岁以上的患者不宜使用。

禁忌证

（1）1型糖尿病患者。

（2）严重肝、肾功能不全的患者。

（3）妊娠、哺乳期妇女及12岁以下的儿童。

（4）出现重度感染、发热、外伤、手术的患者。

（5）糖尿病酮症酸中毒者。

（6）对此类药品过敏者。

主要药物的特征

（1）瑞格列奈：是一种新型短效促胰岛素

分泌降糖药，进餐前服药，不进餐不服药，无论每日进餐几次，只要每餐前服用即可。口服吸收迅速，半小时之内就可起效，1小时内血浆药物浓度达到峰值，然后迅速下降，4~6小时内药效清除。服药1~3周后，血糖浓度可达稳定状态。对于肥胖与非肥胖的2型糖尿病患者有同等疗效。

（2）那格列奈：对胰岛β细胞有快开快闭、起效快作用消失快的特点，与二甲双胍或格列酮类药物合用，控制血糖的效果更佳。1~2小时内血浆药物浓度达到峰值，维持时间为4~6小时。

（3）米格列奈钙：临床试验表明，这种药在疗效和安全性方面都比其他降糖药要好，是新型速效促进胰岛细胞分泌胰岛素的药物，被称为"餐时血糖调节剂"。

不良反应

格列奈类药物的不良反应少而轻，主要包括：低血糖，程度较轻，较磺脲类药物出现的次数少；腹痛、腹泻、恶心、呕吐、便秘等胃肠道反应；皮肤瘙痒、发红、荨麻疹等过敏反应；轻度或暂时性的肝酶升高；头痛、头晕。总体来说，除低血糖外，其他不良反应都极为少见，甚至是罕见。

注意事项

（1）与噻唑烷二酮类药物或二甲双胍联合应用时，容易发生低血糖。

（2）与噻唑烷二酮类药物或二甲双胍联合应用仍无法控制高血糖，应改用胰岛素治疗。

（3）不能与磺脲类药联合应用，因为二者的作用机制类似，会增加胰岛β细胞的负担。

双胍类药物

双胍类药物于20世纪50年代应用于临床，比磺脲类药物稍晚，其主要药物有苯乙双胍（降糖灵）和二甲双胍（甲福明）。降糖灵的不良反应比较大，欧美国家已经停止使用，我国也已将其基本淘汰。目前应用于临床的主要是二甲双胍，其不良反应小，应用广泛。

作用机制

双胍类药物的作用机制与磺脲类不同，它不刺激胰岛β细胞分泌胰岛素，降低血糖，不使胰岛素的水平升高。

双胍类药物能促进外周组织摄取葡萄糖，加速葡萄糖的无氧酵解，从而降低血糖，还能使餐后葡萄糖的吸收率下降，降低和延迟餐后血糖的高峰，与糖尿病胰岛素的分泌改变一致，从而降低血糖，改善口服葡萄糖耐量，但对静脉葡萄糖耐量则无影响。实验证明，双胍类降糖药还可抑制肝脏的糖异生作用，从而使肝糖输出减少。

双胍类药物还有抑制氨基酸、脂肪、胆固醇、钠和水的吸收，控制食欲，降血脂预防血管并发症的作用。此外，还可使肥胖者的体重下降，非肥胖者保持理想的体重。

适应证

（1）中年以上发病的2型糖尿病患者，尤其是经饮食和运动治疗无效的肥胖型患者，要首先选用此类药物。

（2）磺脲类药物出现原发性或继发性失效后，可改用双胍类药物，或与之联合使用。

（3）1型和2型糖尿病患者在使用胰岛素治疗时，都可以加用二甲双胍，以减少胰岛素剂量，防止出现低血糖反应。

（4）对胰岛素有抗药性的糖尿病患者，可加用双胍类药物，以稳定病情。

（5）糖耐量受损者可使用此类药物。

（6）可用于儿童2型糖尿病患者。

禁忌证

（1）1型糖尿病或中、重型2型糖尿病患者。

（2）伴有酮症酸中毒、高渗性昏迷、重度感染、高热、心力衰竭、心肌梗死、肝肾病、黄疸等症，或处于手术、妊娠期间，不能使用此药。

（3）造影剂检查前后48小时。

（4）已有肾小球硬化症、眼底病变、神经病变、脑部病变、血管闭塞坏疽的患者。

（5）使用胰岛素每日超过20个单位时，不能单独使用双胍类药物。

（6）有乳酸性中毒经历的患者。

（7）缺乏维生素B_{12}、叶酸、铁的患者，以及酗酒、酒精中毒者。

不良反应

一般会出现胃肠道不适，如厌食、恶心、腹泻。大剂量使用双胍类药物时，尿中可能出现酮体，严重时会出现乳酸中毒。

常见药物的特征

苯乙双胍在国内已很少使用，二甲双胍是国内外唯一被广泛使用的双胍类降糖药。患者服用后，经胃肠道吸收，2小时达到血药高峰浓度，半衰期为1~5小时，持续6~8小时，不经肝脏代谢，由尿排出，易于清除，诱发乳酸性酸中毒的可能较小。

其他制剂的影响

利福平可抑制双胍类药物的吸收，使双胍类药物的血浓度降低，减弱其降糖作用。

α-葡萄糖苷酶抑制剂

α-葡萄糖苷酶抑制剂主要特点包括平稳降糖、安全性高，以及可降低心血管并发症的发生率。它是目前唯一被批准用于干预糖耐量受损的口服降糖药。α-葡萄糖苷酶抑制剂主要是降低餐后的血糖水平，降糖作用温和，效力低于磺脲类、双胍类和噻唑烷二酮类药物，无药物继发性失效，不影响或轻度降低胰岛素水平。常用的α-葡萄糖苷酶抑制剂主要是阿卡波糖（拜糖平）、伏格列波糖（倍欣）。

作用机制

α-葡萄糖苷酶在食物吸收过程中起着重要的作用，必须与之结合后，食物才能消化和吸收。α-葡萄糖苷酶抑制剂的降糖机制是，通过抑制肠黏膜上的α-葡萄糖苷酶，减少和延缓小肠对糖分的吸收，以降低血糖，对餐后高血糖的作用比较明显。

α-葡萄糖苷酶抑制剂不刺激胰岛素的分泌，不会引发低血糖，因此可帮助减少血糖的波动，让全天血糖保持平稳，不会出现忽高忽低的情况。

适应证

（1）通过饮食和运动治疗血糖得不到满意控制的糖尿病患者，尤其是肥胖者。

（2）可单独应用于单纯饮食治疗的2型糖尿病患者，也可用于磺脲类和双胍类联合应用治疗的2型糖尿病患者。

（3）空腹血糖在6.1~7.8毫摩尔/升，且以餐后血糖升高为主的2型糖尿病患者，最适宜单独使用α-葡萄糖苷酶抑制剂。空腹和餐后血糖均升高的患者，α-葡萄糖苷酶抑制剂可与其他口服降糖剂或胰岛素合用。

（4）1型糖尿病患者在进行胰岛素治疗时，可加用阿卡波糖（拜糖平）。但1型糖尿病不能单纯使用此类药物。

（5）可用于糖耐量受损的干预治疗，降低糖耐量受损者向糖尿病转化的风险。

禁忌证

（1）肝功能异常、肾功能减退者。

（2）18岁以下的1型糖尿病患者。

（3）孕妇以及哺乳期的妇女。

（4）患有慢性腹泻、慢性胰腺炎、严重胃肠功能紊乱者。

（5）正服用泻药、止泻药、助消化药者。

（6）缺铁性贫血及有严重造血系统功能障碍者。

药物作用

（1）可减轻血糖波动，减轻对大血管的损害，降低糖尿病患者发生心血管疾病的风险。

（2）控制餐后高血糖是阻止糖耐量受损者发展为2型糖尿病的主要手段，因此α-葡萄糖苷酶抑制剂可以显著减小糖耐量受损者演变为2型糖尿病的风险。

（3）可以明显降低糖尿病患者发生心血管病变的概率，对心肌梗死的改善作用最为显著。

（4）α-葡萄糖苷酶抑制剂不通过刺激胰岛素分泌来降低血糖，可以降低餐后胰岛素水平，因此增加胰岛素的敏感性。

不良反应

α-葡萄糖苷酶抑制剂主要在胃肠道局部起作用，几乎不被吸收到血液，因此不良反应很少。胃肠道反应时α-葡萄糖苷酶抑制剂的主要不良反应表现为腹胀、腹痛、腹泻、胃肠痉挛性疼痛、顽固性便秘等，也有患者会出现肠鸣、恶心、呕吐、食欲减退等症状。乏力、头痛、眩晕皮肤瘙痒等症状极为少见。与胰岛素、磺脲类或二甲双胍联用时，有引发低血糖的风险。

其他药剂的影响

α-葡萄糖苷酶抑制剂应避免与抗酸药、消胆胺、肠道吸收剂和消化酶制剂同时服用，否则会削弱药物的治疗效果。

噻唑烷二酮类药物

噻唑烷二酮类药物也称格列酮类，是20世纪80年代初研制成功的一类具有提高胰岛素敏感性的新型口服降糖药。目前临床上应用的此类药物主要有罗格列酮和吡格列酮。噻唑烷二酮类药物降低空腹和餐后血糖的同时，也降低空腹和餐后的胰岛素水平，且具有独特的心血管保护作用。虽然这类药物在降糖效力上稍逊于磺脲类和双胍类，但效果却更持久。

作用机制

噻唑烷二酮类药物不刺激胰岛素分泌（与二甲双胍的作用机制相似），而通过多种途径增强人体对胰岛素的敏感性，改善β细胞功能。这类药物在改善血糖控制的同时，常常伴随着胰岛素水平的下降。

噻唑烷二酮类药物主要作用于胰岛素靶组织，如脂肪、肌肉、肝脏等，增加脂肪组织中的葡萄糖氧化和脂肪合成，提高肌肉组织中葡萄糖摄取及氧化，达到降低血糖的目的。也可减少肝糖的输出，但作用比较弱。

除降糖外，噻唑烷二酮类药物还有改善脂代谢，降低血压、微量白蛋白尿，减少腹部及内脏脂肪，保护心血管的作用，以及抗凝、抗炎作用，还可治疗多囊卵巢综合征。

适应证

（1）用于糖耐量低减者，以及预防和阻止糖尿病并发症，效果比较显著。

（2）肥胖且伴有"三高"（高血压、高血脂、高血糖）的2型糖尿病患者。

（3）单纯进行胰岛素治疗的2型糖尿病患者，若治疗效果不佳，可加用本药。存在明显胰岛素抵抗的肥胖2型糖尿病患者也可选用本药。

（4）经饮食和运动治疗仍无法控制血糖的2型糖尿病患者，可单用此类药物，也可与其他药物或胰岛素联合使用。

（5）服用二甲双胍或磺脲类药物效果不佳的2型糖尿病患者。

禁忌证

（1）1型糖尿病患者。

（2）糖尿病酮症酸中毒者。

（3）水肿患者要慎用。

（4）3、4级心功能障碍患者，肾病综合征、重度水肿患者。

（5）有活动性肝病、血清转氨酶高于正常上限2.5~3倍者，但要除去单纯乙型肝炎表面抗原阳性者。

（6）妊娠和哺乳期妇女。

（7）18岁以下的2型糖尿病患者。

不良反应

噻唑烷二酮类药物的不良反应比较小。常见的不良反应是水潴留，主要表现为下肢或脚踝水肿。本药与胰岛素合用时，水潴留的发生率增加3~5倍。

使用噻唑烷二酮类药物治疗的过程中常出现体重增加。此类药物可造成体内脂肪含量再分布，增加的脂肪主要集聚在外周皮下，腹部的脂肪减少。

此外，还会出现肝功能异常。噻唑烷二酮类药物使用前后，都应定期检测肝功能，以及时对异常情况作出处理。

服用注意事项

（1）所有服用噻唑烷二酮类药物者都必须定期监测肝功能，最初一年每2个月查一次，之后做定期检查。

（2）噻唑烷二酮类药物与其他口服降糖药合用时，可能会发生低血糖。

（3）老年患者服用本药时无需因年龄而调整使用剂量。

（4）合并多囊卵巢综合征的患者，在使用本类药物治疗后，有潜在受孕的可能。

口服降糖药物的联合应用

口服降糖药物的联合应用概述

胰岛功能缺陷和胰岛素抵抗是糖尿病发病的主要原因，对其采用联合用药可起到事半功倍的效果，而且还可减少大量使用某种单药而引发的不良反应和继发性失效。

联合用药是指选用不同作用机制的药物，发挥药物间的互补作用，在降低血糖的同时，也可以保护胰岛β细胞的功能，从而达到延缓慢性并发症发生的目的。

大量的临床实验发现，早期联合使用口服降糖药，积极控制血糖，可以减小2型糖尿病血管并发症发生的概率或延缓并发症的发生时间。一半左右的2型糖尿病患者在发病初期，大血管并发症已经不是最早阶段。糖尿病大血管并发症的治愈比较困难，死亡率比较高。随着患者糖化血红蛋白（可反映患者8~12周的血糖控制情况，其值越高表示血糖与血红蛋白结合越多，糖尿病病情也越重）水平的增加，糖尿病并发症发生的概率也在增加。当糖化血红蛋白高于或等于9%时，就应该立即开始联合治疗或使用胰岛素治疗。治疗3个月后，糖化血红蛋白若高于6.5%，就要开始联合用药。

联合用药的原则主要有：

（1）要选择2~3种不同作用机制的药物联合使用。药物的种类不能超过3种。如果仍不能得到满意的血糖效果，应及时加用胰岛素治疗。

大量的研究证实，使用一种单药将血糖控制在正常水平的情况不多，使用两种机制互补的降糖药进行联合治疗，不仅可以提高药物的疗效，延缓疾病的发展，还能减轻药物的不良反应。研究显示，与单纯使用磺脲类药剂治疗相比，在磺脲类药物的基础上联合使用胰岛素增敏剂（如罗格列酮），能明显地改善2型糖尿病患者的血糖水平，延缓疾病的进展。

（2）联合用药不能选用同类药物中的2种，否则不仅不会增加疗效，还会增加药物对身体的毒不良反应。

（3）在采用联合治疗的同时，还要考虑到患者的经济状况，尽量做到减轻患者的经济负担。

虽然联合用药有许多好处，但并不是所有的糖尿病患者一开始用药就采用联合疗法，要根据具体的病情决定，如患者是否肥胖，是否患有高胰岛素血症等。当患者的血糖只是轻度升高时，可给予单一药物治疗。当血糖较高或单一药物治疗不能取得较好效果时，可刚开始就采用联合疗法或改用联合疗法。多数医学专家认为当常规剂量的单一药物无法取得满意效果时，要及时采用联合用药，而不是等到单一药物用至最大剂量无效时，才考虑联合用药。

在药物的联合使用方案中，常用的是磺脲类和双胍类药物的联合，如格列吡嗪控释片（瑞易宁）与二甲双胍联合治疗12周，能使采用瑞易宁或二甲双胍弹药治疗6周后的糖化血红蛋白再下降2.5%。此外，一种或多种口服降糖药还可以与胰岛素同时使用。

促进胰岛素分泌药物

促进胰岛素分泌的药物主要有：磺脲类和格列奈类药物。

磺脲类药物具有刺激胰岛β细胞，促进胰岛素分泌、降低血糖的作用。其中一部分药物除了能促进胰岛素分泌外，还有抑制肌肉对葡萄糖的吸收和肝脏内糖分释放的作用，降糖效果更加明显，但如果没有与饮食、运动疗法相结合，极容易出现肥胖和动脉硬化。如果在服用此类药物期间，高血糖的症状得不到及时改善，很有可能造成胰岛β细胞疲劳。这类药适合胰腺仍有一定分泌能力的患者。

格列奈类药物与磺脲类药物的功能相似，但不同的是，这类药物的起效时间短，见效快，作用期也比较短，特别适合饭后血糖升高的患者。

单用这两种药物中一种药物，取得的效果可能不明显，不良反应也较大，可与其他种类的降糖药联合使用。

⊙ 磺脲类与双胍类药物的联合使用

糖尿病的主要发病机制是胰岛分泌功能缺陷和胰岛素抵抗。磺脲类药物可以促进胰岛素分泌，而二甲双胍能改善胰岛素抵抗，可以说这两种药物的联合是一种针对病因的合理搭配。

联合使用这两种药物后，患者的空腹血糖、餐后血糖及糖化血红蛋白都会有明显的下降。二甲双胍还可以抵消单用磺脲类药物能增加体重的不良反应，这样一来，对高血脂也会有一定作用。

非肥胖者2型糖尿病患者要首先选用磺脲类药物，使用效果不佳时，联用双胍类药物。而肥胖者则要首先选用双胍类药物，单用双胍类药物效果不明显时，联用磺脲类药物。

具体到药物来说，格列苯脲（优降糖）与二甲双胍联用时，要特别注意两药联用的时期。临床上，常常是在格列苯脲效果不明显以后，再联合使用二甲双胍，但此时的胰岛β细胞功能已经很差，联用很难起效。二者的联用可采取"一小二联三加量"的方法，即开始时先使用小剂量的格列苯脲，若两周后效果不明显，则联合二甲双胍，再两周后的效果若仍不明显，就加大格列苯脲的剂量。这种方法可以有效保护残留的胰岛β细胞的功能，提高疗效，延缓病情的进程。但有心、肾、肝病变及接受手术的糖尿病患者，则不宜联用双胍类药物。

格列吡嗪可与二甲双胍长期联合使用，也

可与α—葡萄糖苷酶抑制剂、格列奈类药物以及胰岛素联合使用。

⊙ **格列奈类与双胍类药物的联合使用**

格列奈类药物对控制餐后血糖有显著作用，而双胍类药物则可以明显改善空腹血糖水平，因此两者联用能较好地控制血糖，且不影响体重的增减。和磺脲类与双胍类药物联用相比，这种联用引发低血糖的概率比较低。

目前的研究显示，格列奈类药物与双胍类或噻唑烷二酮类药物联合使用，降糖效果会更好。但在联用过程中要根据患者的实际血糖情况，酌情调整联用药的剂量。此外，格列奈类药物还可与睡前小剂量低精蛋白胰岛素联合应用，降糖效果比两者单用要好。

改善胰岛素抵抗的药物

血糖对胰岛素不敏感（胰岛素抵抗）也是引发糖尿病的主要原因，因此在对糖尿病的治疗中，要使用可以改善胰岛素抵抗的药物。这种药物主要包括双胍类和噻唑烷二酮类。

双胍类药物主要是二甲双胍，它一方面可以减少肝脏产生糖类物质，另一方面能增加身体对胰岛素的敏感性。二甲双胍对血液中抗动脉粥样硬化的高密度蛋白没有影响，但却可以减少低密度蛋白的含量，可预防糖尿病血管病变。

噻唑烷二酮类药物主要是罗格列酮和吡格列酮，它们通过增加脂肪细胞和肌肉细胞对胰岛素的敏感性，提高这些细胞对葡萄糖的利用，以降低血糖、血压，减少炎症、血栓的发生。同时还能增加血液中的高密度蛋白，可减少脂肪肝和心脑血管病的发生。

这两类药物与以下药物联用，对改善胰岛素抵抗的作用更为明显：

⊙ **双胍类与α—葡萄糖苷酶抑制剂的联合使用**

二甲双胍的主要作用是降低空腹血糖，α—葡萄糖苷酶抑制剂则主要是降低餐后血糖。两者联用，疗效相加。这种联合用药的方案比较适合肥胖的2型糖尿病患者，除可减轻体重外，还可以改善胰岛素抵抗。两药的作用机制都会影响到胃肠道对食物的消化或吸收，所以二者联用很可能会增加对胃肠道的不良反应。

⊙ **双胍类与噻唑烷二酮类药物的联合使用**

双胍类与噻唑烷二酮类药物都可以改善胰岛素抵抗。二甲双胍可改善肝胰岛素抵抗，抑制内源性葡萄糖生成。噻唑烷二酮类药物的作用机制则是改善骨骼肌胰岛素抵抗，促进葡萄糖的摄取和利用。因两类药物的作用机制不同，联合使用可达到作用互补，既能增加胰岛素的敏感性，也能提高降糖作用。此外，二甲双胍还将噻唑烷二酮类药物使体重增加和低密度蛋白升高的不良反应抵消。研究已经证实，联合使用两类药物3个月以后，空腹血糖和糖化血红蛋白的水平都比较乐观。

⊙ **磺脲类与噻唑烷二酮类药物的联合使用**

磺脲类药物失效的患者可以联用这两类药物，不仅可以明显地控制血糖，还可以明显地改善胰岛素抵抗，降低胰岛素水平。有高胰岛素血症的患者联合使用这两类药物，胰岛素水平下降得尤为明显。值得注意的是，这两种药物的联用可能会出现低血糖。为避免这一情况，可适当减少磺脲类药物的剂量。

磺脲类与噻唑烷二酮类药物联用的疗效和磺脲类与二甲双胍联用的疗效相似，但增加体重的不良反应比较明显，还会增加血液中低密度脂蛋白胆固醇的水平。

抑制葡萄糖吸收的药物

抑制葡萄糖吸收的药物主要是α—葡萄糖苷酶抑制剂。摄入体内的糖分需要通过α—葡萄糖苷酶才能被吸收，α—葡萄糖苷酶抑制剂可以抑制α—葡萄糖苷酶发生作用，通过延迟消化道对葡萄糖的吸收，来抑制饭后血糖浓度的升高。这种药物适合血糖浓度在餐后升高的糖尿病患者。那么α—葡萄糖苷酶抑制剂与其他种类的口服降糖药使用会有怎样的效果呢？

⊙ **α—葡萄糖苷酶抑制剂与磺脲类药物的联合使用**

单用磺脲类药物进行血糖控制时，对餐后血糖控制的效果往往不理想，这时可加用α—葡萄糖苷酶抑制剂。使用α—葡萄糖苷酶抑制剂后，可减少磺脲类药物的剂量，这样可以减轻磺脲类药物对胰岛β细胞的刺激，改善胰岛功能。但这两类药物的联合使用，会增加低血糖发生的概率。

⊙ **α—葡萄糖苷酶抑制剂与噻唑烷二酮类药物的联合使用**

α—葡萄糖苷酶抑制剂能抑制餐后血糖的

升高，噻唑烷二酮类药物可以改善胰岛素抵抗以及糖代谢。两类药物都不刺激胰岛β细胞，对胰岛有保护作用。这两种药物的使用，适合于以餐后血糖轻度升高为主的早期糖尿病患者。

α－葡萄糖苷酶抑制剂可与磺脲类、双胍类、格列奈类、噻唑烷二酮类各种不同作用机制的口服降糖药以及各种类型的胰岛素联合使用。但在联用的过程中，要根据患者的血糖情况酌情调整药物剂量。与胰岛素联用时，可减少胰岛素的使用量。

不论是哪两类口服降糖药联用，如果仍不能使血糖达到理想的水平，就可以选择以下方法：

（1）加用另一种不同作用机制的药物。

（2）维持原来的治疗方案，在睡前加用中长效的胰岛素，剂量要根据患者的体重而定，每千克用0.1~0.2个单位的胰岛素。

（3）改用多次胰岛素注射治疗。

此外，还需要注意的是，有些药物不能与降糖药同服，否则会引起药物交叉反应（常见的是拮抗作用和协同作用）。拮抗作用会导致降糖药物的疗效降低，使血糖升高。协同作用则可能会使血糖降得太低，甚至会引起低血糖昏迷。这两种情况如果处理不好，后果非常严重，甚至还会危及到生命。

与降糖药同时服用可引起低血糖的药物主要有阿司匹林、氨基比林等退热药，磺胺类、青霉素等消炎药，利血平、β受体阻滞剂等抗高血压药，以及一些减慢心率的药物。能引发高血糖的药物主要有华法林、双香豆素等抗凝血药，阿托品、颠茄等胃肠解痉药，利福平、吡嗪酰胺等抗结核药，醋酸可的松、氢化可的松等糖皮质激素类，双氢克尿噻、依他尼酸等利尿药，以及肾上腺素、雌激素、黄体酮和口服避孕药等。

第四章
胰岛素和胰岛素治疗

胰岛素的生理作用

胰岛素是由人体胰岛 β 细胞分泌的一种激素，能调节糖代谢，维持血糖水平正常，如果胰岛 β 细胞的功能受损，就会引起胰岛素相对或绝对缺乏，而发生糖尿病。胰岛素的生理作用主要有以下三方面：

⊙ 调节血糖代谢

胰岛素可以促进细胞摄取葡萄糖，如肌肉组织在没有胰岛素的情况下，几乎不能摄取葡萄糖。血糖浓度升高时，会迅速引起胰岛素的分泌，从而使全身各组织加速摄取和储存葡萄糖。肌细胞和肝细胞在胰岛素的作用下大量吸收葡萄糖后，可加速肌细胞对葡萄糖的利用和肌糖原的合成；而在肝脏，胰岛素不仅使葡萄糖大量转化成糖原，还可以将肝细胞内的葡萄糖转变成脂肪酸，转运到脂肪组织贮存。除以上两方面外，胰岛素还能通过促进葡萄糖氧化生成高能磷酸化合物来降低体内血糖的浓度。

胰岛素在使从食物中吸收进血液的糖分进入肝脏、肌细胞等细胞或组织后，将血糖以糖原的形式贮藏起来备用，并且同时也抑制那些糖原不能轻易返回血液中，以免引起高血糖。

⊙ 调节脂肪代谢

胰岛素可促进脂肪的合成和贮存。胰岛素能使肝脏加速葡萄糖合成脂肪酸，然后贮存到脂肪细胞中，而且脂肪细胞本身在胰岛素作用下也会产生少量的脂肪酸。胰岛促使葡萄糖进入脂肪细胞后，使其转化成 α－磷酸甘油，并与脂肪酸形成三酰甘油贮存于脂肪细胞中。此外，胰岛素也抑制脂解酶（对激素敏感）的活性，从而减少脂肪的分解。

因此，可以说胰岛素控制血糖和脂肪的方法是一样的。胰岛素缺乏不但会引起糖尿病，还可造成脂类代谢的严重紊乱、血脂升高、动脉硬化，并常常导致心血管和脑血管系统的严重疾病。

⊙ 调节蛋白质代谢

胰岛素能促进氨基酸进入细胞，直接作用于核糖体，促进蛋白质的合成。此外，氨基酸还能抑制蛋白质的分解。

综上所述，胰岛素生理作用是通过调节外周组织对葡萄糖的吸收和代谢，增加组织细胞吸收葡萄糖的能力，加速细胞对葡萄糖的摄取，尤其是肝细胞和肌细胞，以维持体内葡萄糖的平衡。此外，胰岛素对脂肪、蛋白质的代谢、核酸的合成也有调节作用。

需要补充的是，胰岛素与组织细胞膜上的胰岛素受体结合是降血糖的前提。只有在与胰岛素受体结合后，胰岛素才能发挥它的生理作用。人体内许多组织的细胞膜上都存在胰岛素受体，如脂肪细胞、肌细胞、血细胞等。但不同细胞膜上胰岛素受体的数量不同，脂肪细胞和肝细胞膜上的受体数量相对较多。

尽早使用胰岛素

传统的治疗观念认为，2型糖尿病先要进行饮食治疗和运动治疗，若效果不理想，则用口服降糖药，若再无效，才开始使用胰岛素。而当今国内外医学界公认的新的治疗理念则是，2型糖尿病患者要尽早使用胰岛素，经研究，这样做有多种好处。

· 可以保护和改善胰岛功能。2型糖尿病患者初期的胰岛功能就已下降了大约一半，随着病时的延长，胰岛 β 细胞功能将进一步下降，这是长期高血糖和血脂异常带来的毒性引起的。尽早使用胰岛素可以迅速消除糖毒性和脂毒性，减少对 β 细胞的损害，能比较明显地改善胰岛功能。这种说法已经得到了以色列专家的证实。他们曾对新确诊为2型糖尿病的14例患者，进行了为期2周的胰岛素泵强化治疗。停药后，有9例患者通过饮食治疗就使血糖维持了3年以上的正常水平。我国的糖尿病专家也证实，早期胰岛素强化治疗能使自然病程向后倒退几年。

· 可以改善胰岛素抵抗。传统上认为，使用胰岛素会加重胰岛素抵抗，而事实并非如此，2型糖尿病患者尽早使用胰岛素，能增加机体对胰岛素的敏感性。患者中的肥胖者，同时使用双胍类药物，疗效会更好。

· 能恢复胰岛素第一时相分泌。胰岛素第一时相分泌是静脉在注射葡萄糖后，胰岛素分泌在1~3分钟内迅速达到最大值，6~8分钟后降至基线。2型糖尿病最早的表现就是胰岛素第一时相分泌消失。第一时相分泌对维持糖耐量的正常和控制餐后高血糖具有重要的作用。

· 可减少慢性并发症。患病之初就使用胰岛素，对恢复并维持正常的糖、脂代谢有积极作用，还可改善胰岛素抵抗，保护心血管。

胰岛素治疗的适应证

胰岛素治疗的适应证可分成4大类：

⊙ 1型糖尿病患者

1型糖尿病患者体内胰岛受到了严重损害，已不能正常分泌胰岛素，甚至是已经失去分泌胰岛素的功能。患者确诊后，要及时使用胰岛素代替治疗，"蜜月期"也不能停用。1型糖尿病的"蜜月期"是在病情的自然进程中，人体对受损胰岛进行了自我修复，在这段时期内，患者的胰岛分泌功能得到恢复，病情减轻。

⊙ 部分2型糖尿病患者

（1）除特别肥胖、有高胰岛素血症、有严重胰岛素抵抗，发病之初血糖不高，经饮食、运动可较好地控制血糖的患者外，2型糖尿病患者要尽早使用胰岛素治疗。

（2）2型糖尿病患者伴有糖尿病酮症酸中毒、高渗性昏迷和乳酸性酸中毒伴高血糖等各种急性并发症，或伴有增殖性视网膜病变、严重的神经病变、糖尿病肾病、糖尿病足等并发症，以及处于严重感染、外伤、高热、接受手术等应激状态，应及时进行胰岛素治疗。

（3）出现明显消瘦、下肢坏疽、肝硬化、肝炎、重度脂肪肝、肾功能减退、胃肠功能失调、男女性功能障碍、外阴部瘙痒等情况时，也要及时进行胰岛素治疗。通过胰岛素治疗可帮助患者改善身体营养状况，预防口服降糖药物对肝脏和肾脏的破坏。

（4）为保证胎儿的正常发育，防止胎儿先天性畸形，妊娠糖尿病患者不主张使用口服药。使用胰岛素利于正常受孕和胎儿的正常发育。

（5）胰岛素治疗可用于口服降糖药失效的患者。有的糖尿病患者使用口服降糖药的疗效不明显，加量后效果仍不显著，这时就要考虑采用胰岛素治疗。尤其是那些血糖长期得不到较好控制的糖尿病患者，应及时与医生沟通，考虑使用胰岛素治疗，以免病情恶化。

⊙ 各种继发性糖尿病患者

继发性糖尿病是指因坏死性胰腺炎、胰腺脓肿、胰腺肿瘤、胰腺切除手术，以及其他方面的诱因使胰腺受到严重损坏，而使胰岛素严重缺乏导致的糖尿病。继发性糖尿病要使用外源性胰岛素进行替补治疗。继发性糖尿病主要包括垂体性糖尿病、类固醇性糖尿病、胰岛素基因突变性糖尿病、胰高糖素瘤性糖尿病等。

⊙ 非糖尿病患者

一部分人在治疗疾病时，需要注射大量的葡萄糖液，在葡萄糖液中加入小剂量的胰岛素，可以使葡萄糖得到充分利用。肝功能异常者，在注射高浓度的葡萄糖液时最好加入小剂量胰岛素，以促进肝脏对葡萄糖的吸收和利用。老年患者的葡萄糖耐受性较低，注射葡萄糖液时，最好也配合使用小剂量的胰岛素。

胰岛素的种类

目前，胰岛素的种类非常多，按其作用时间，可分为（超）短效型、中效型、预混型和长效型。

（超）短效型胰岛素就是酸性可溶性胰岛素，包括无定形胰岛素和结晶胰岛素，主要用于刚开始接受胰岛素治疗或糖尿病急症患者的血糖控制，是唯一一种可采用静脉注射的胰岛素类型。短效型胰岛素的通用标志是R。因这类胰岛素的起效快，一般要在餐前15~30分钟内注射，以便控制餐后高血糖。短效胰岛素的作用持续时间也比较短，所以需要每日多次注射，才能保持血糖的稳定。

中效型胰岛素是指低鱼精蛋白锌胰岛素，较鱼精蛋白锌胰岛素制剂，鱼精蛋白和锌的含量少。这类胰岛素就相当于是两份短效胰岛素和一份鱼精蛋白锌胰岛素的混合液，它只适用于皮下注射。中效型胰岛素的通用标志是N。注射中效型胰岛素比鱼精蛋白锌胰岛素的降糖效果要快，但是没有后者的持续作用时间长。中效型胰岛素是糖尿病患者进行胰岛素治疗比较理想的药剂，为提前起效，常与小剂量的短效型胰岛素联合使用。中效型胰岛素和短效型胰岛素常用的剂量比例为2∶1、3∶1或4∶1。

预混型胰岛素是短效型胰岛素和中效型胰岛素混合后的胰岛素药剂。在胰岛素治疗的过程中，中效型和长效型胰岛素常常要和短效型胰岛素联合使用，因此，许多胰岛素生产厂家就制造了预混型胰岛素。这类胰岛素以预先混合的短效型胰岛素来命名，如混入10%的短效型胰岛素的预混型胰岛素称为10R，混入20%的称为20R，以此类推。预混型胰岛素不像自混型胰岛素一样，一经混合就要即刻注射，它含有适量的稳定剂，药理作用十分稳定。

长效型胰岛素就是鱼精蛋白锌胰岛素，与中效型胰岛素一样是一种白色混悬液，也只适用于皮下注射。注射后，鱼精蛋白经酶的作用分解、释放出游离胰岛素，并被人体缓慢吸收。临床上，它也经常与短效型胰岛素联合使用，与短效型胰岛素的混合比例通常是1∶2、1∶3或1∶4。

胰岛素制剂的选用原则

⊙ 短效型胰岛素的选用原则

（超）短效型胰岛素具有起效快、作用持续时间短的特点，可以在较短的时间内控制血糖，因此对剂量的调整也比较方便。糖尿病患者处于以下情况时，可选用（超）短效胰岛素：胰岛素治疗的最初阶段，为了便于调整和摸索剂量，可以使用短效胰岛素；糖尿病酮症酸中毒、高渗性昏迷的抢救过程中可采用短效胰岛素制剂；处于严重感染、手术、心脑血管卒中等急性应激状态的患者；用于消除餐后高血糖以及胰岛素泵的治疗。此外，短效胰岛素制剂还可与中、长效胰岛素配合使用，对患者实施胰岛素强化治疗。

⊙ 中效型胰岛素的选用原则

中效型胰岛素的起效时间和作用时间介于短效和长效之间，主要用来补充基础胰岛素的分泌不足，一般应用在联合治疗和代替治疗中。联合治疗的方式是白天口服降糖药，睡前注射中效胰岛素。代替治疗的方式是，早、晚餐前皮下注射中效胰岛素或者三餐前注射短效胰岛素、睡前注射中效胰岛素。

⊙ 预混型胰岛素的选用原则

预混型胰岛素由短效型胰岛素和中效型胰岛素按一定比例混合而成，每天只注射2次就可以很好地控制全天的血糖。通过胰岛素强化治疗，血糖得到平稳控制的患者，为了减少胰岛素的注射次数，可以改用预混型胰岛素每日早晚2次餐前半小时皮下注射。尚存部分胰岛功能、血糖波动不是太大的患者适合该选用原则。

⊙ 长效型胰岛素的选用原则

长效型胰岛素的起效比较缓慢，但药物持续作用时间较长，主要用于补充基础胰岛素的分泌不足，降低夜间或空腹血糖，一般不会单独使用，而是与短效型胰岛素联用，实施强化治疗。

胰岛素的治疗方案

⊙ 1型糖尿病的治疗方案

1型糖尿病患者体内胰岛素分泌绝对不足，需要用胰岛素进行终生代替治疗。治疗方案有多种，患者可根据自身条件选用。

1. 常规治疗方案

·常规单剂治疗方案。早餐前单剂皮下注射长效胰岛素（鱼精蛋白锌胰岛素）或长效胰岛素和短效胰岛素（正规胰岛素）的混合制剂。这一方案对处于"蜜月期"和每日胰岛素的需要量在24个单位以下的少数患者有效，大多数患者采用这一方案均不能满意控制病情，所以已很少采用。

·常规多剂治疗方案。就是一天多次注射胰岛素的方案，三餐前在皮下注射短效胰岛素，睡前注射中效胰岛素。这是近年来常用的胰岛素强化治疗方法。因绝大多数的患者在注射长效胰岛素后，没有胰岛素高峰浓度出现，有一个比较平稳的基础胰岛素浓度，因此这一方案可以改进为：每餐前仍注射短效胰岛素，用长效胰岛素代替中效胰岛素，可以根据情况每天2次注射长效胰岛素或每晚（晚餐前或睡前）1次注射。

·常规分剂混合注射方案。每天早晚两次餐前皮下注射短效和中效混合胰岛素，短效胰岛素占20%~50%，具体剂量要根据患者的情况而定。也可以直接采用预混胰岛素治疗。使用此方案的部分患者血糖得到了较好的控制。但为防止夜间低血糖和早晨空腹高血糖，可将此方案改进如下：将晚餐前的中效胰岛素推迟到睡前注射。这让许多患者收到了满意的效果。

2. 强化治疗方案

强化治疗方案是1天内注射多剂胰岛素的治疗方案。这一方案主要适用于新确诊的青少年1型糖尿病、妊娠糖尿病、接受胰岛素泵治疗的患者。强化治疗初期，患者必须每天监测7次以上血糖（三餐前、后和睡前，必要时加测凌晨3点的血糖），病情趋于稳定后，每天仍需测4次血糖，但每隔1~2周仍要有一天测7次以上的血糖。

⊙ 2型糖尿病的治疗方案

大多数2型糖尿病患者在接受胰岛素治疗的同时，还有一定量的内源性胰岛素分泌功能。因此，胰岛素治疗方案与1型糖尿病不同。

1. 联合治疗方案

这一方案中比较成功的联合疗法是，在磺脲类和双胍类药物联合使用的同时，在睡前注射1次中效胰岛素。中效胰岛素的起始剂量是6~12个单位，以后根据血糖水平逐渐加量，直到早晨空腹血糖控制得较好为止。

联合治疗方案的前提是，患者体内有一部分健全的胰岛β细胞，且在口服两种降糖药时仍不能良好地控制血糖。

2. 常规胰岛素治疗

这种治疗方法通常是2型糖尿病患者在联合治疗失败后常采用的方法，也是2型糖尿病患者常用的强化治疗方法。通常会选择短、中效混合胰岛素（或直接使用预混胰岛素），早餐前注射总剂量的2/3，晚餐前注射总剂量的1/3，还可根据患者的具体情况做出调整。

3. 2型糖尿病患者处于急性并发症等应激状态时的治疗方案

2型糖尿病患者在严重感染、手术、外伤、急性心肌梗死等应激状态和应激性糖尿病状态

下，要使用短效胰岛素治疗，通常分剂皮下注射。但伴有急性并发症时，需要静脉给药；血糖显著增高（高于22.2毫摩尔/升）或神志不清时，需要普通胰岛素静脉滴注。等病情好转，胰岛素用量减少至20个单位以下时，大多数患者可改为原有的口服降糖药治疗。

胰岛素临床用法

目前，胰岛素在临床上的使用方法有两种：皮下注射和静脉注射。

⊙ 皮下注射

胰岛素皮下注射就是在三餐前，糖尿病患者在手臂上部、腹部、大腿等部位，使用注射器向体内注射胰岛素。皮下注射药在餐前进行是为了抑制饭后血糖的升高。目前，所有的胰岛素都可以采用皮下注射。注射的剂量需要根据血糖的变化进行相应调节。

皮下注射可以由患者自己进行，少数没有自理能力的患者可以由家人帮助注射。糖尿病患者在首次进行皮下注射前，尽量要接受专业医生的培训，因为胰岛素的注射剂量是否准确直接决定着注射后血糖的控制水平。如果患者要自己混合两种胰岛素，应该先抽取短效型胰岛素，再抽取中效或长效型胰岛素，但是不能将中效或长效型胰岛素直接倒入短效型胰岛素的瓶内。

患者还需要注意的是，注射前要用医用酒精对注射部位进行消毒，并且两次注射针眼之间的距离最好大于2厘米。为避免发生脂肪垫等皮肤问题，患者尽量不要两周内在同一部位注射。

⊙ 静脉注射

适用于静脉注射的胰岛素只有短效型胰岛素，因为短效胰岛素是可溶性胰岛素。在静脉注射的过程中，必须要密切观察患者的血糖变化。一般情况下要2小时监测一次血糖，直到血糖平稳为止。静脉注射的方式主要有以下3种：

1. 小剂量持续静脉注射

此种方法是将胰岛素注入生理盐水后再对患者以每小时2~8个单位的速度进行注射。血糖高于27.7毫摩尔/升的糖尿病患者，使用小剂量持续静脉注射能在短时间内控制好血糖。注射过程中，患者血糖的下降速度不能高于每小时5.55毫摩尔/升，且到血糖降至16.6毫摩尔/升

时，就可以停止注射。

2. 小剂量静脉加强治疗

这种疗法是在进行葡萄糖或生理盐水静脉注射时，根据血糖的高低，将小剂量的胰岛素间断地加入注射容器内。通过这种加强治疗，可达到使血糖下降的目的。

3. 葡萄糖胰岛素液注射

将胰岛素加入葡萄糖液中，配成葡萄糖胰岛素液对患者进行静脉注射。常见的胰岛素与葡萄糖的配比比例是1：2、1：3、1：4和1：5。这种注射方法是糖尿病临床治疗中比较常见的方法。

除皮下注射和静脉注射外，胰岛素还能进行肌内注射。肌内注射胰岛素的特点是吸收快，降血糖反应较快。但肌内注射必须在医院由医护人员完成，即使患者要自己完成，也要经过医生的同意。

近期内，可能会有两种吸入式胰岛素上市，一种是粉剂，一种是气雾剂。吸入式胰岛素的使用比较方便，可以较好地控制餐后高血糖，而且患者使用过程中也不会产生疼痛等不适感。但是这种胰岛素比较昂贵，生物利用低，还可能会损伤患者的肺功能。

另外，医学界还在研究可以口服的胰岛素，口服胰岛素是一种使用更方便、无痛苦的新型胰岛素。

胰岛素剂量的调整

对于初始剂量的确定，1型糖尿病患者一日三餐的进食量确定后，胰岛素的用量要从小剂量开始。

2型糖尿病患者多是身体肥胖者，对胰岛素不敏感，甚至还有所抵抗，在胰岛素治疗时，要严格控制饮食、体重，在此基础上根据血糖水平确定胰岛素的初始剂量。

针对糖尿病患者血糖及尿糖的不同情况，要对胰岛素的使用剂量做出一定的调整，一般说来有以下几种情况：

（1）单纯下午血糖、尿糖高，应该增加午餐前短效胰岛素量；晚餐及夜间的血糖、尿糖高，应该增加晚餐前的胰岛素的使用量，通常每次增加2个单位（IU）；上午或下午的血糖、尿糖高应增加早餐前普通胰岛素的用量。

（2）夜间的尿糖高，白天的尿糖低或忽高忽低，首先要确定晚餐后有无低血糖的出现，因为受进食和体内抗胰岛素物质增加的影响，低血糖后可引起高血糖和高尿糖。如果确定晚餐后没有低血糖反应，可在睡前加用4单位短效胰岛素，并于睡前少量加餐，也可在晚餐前将4~6单位的长效胰岛素和短效胰岛素混合使用。

（3）若早餐后血糖、尿糖高，上午9~10时尿糖下降，可将普通胰岛素在早餐前45~60分钟皮下注射。若整个上午血糖和尿糖都高，普通胰岛素既要提前注射，也要加大剂量。

若根据糖尿病患者病情的轻重调整胰岛素剂量，就可分以下几种情况：

（1）病情较轻的患者：这类患者的胰岛分泌功能尚可满足身体的需要，但餐后胰岛的负担显著增加，显得胰岛素分泌不足，可用普通胰岛素在三餐前或早、晚、餐前使用短效胰岛素，午餐前服用阿卡波糖（拜糖平）或格列吡嗪（美吡哒）。

（2）病情较重的患者：胰岛分泌功能有限，只能满足空腹时的需要，要在三餐前注射短效胰岛素，且早餐前的量要大于晚餐前，也可以在早餐前使用短效和长效胰岛素的混合剂（2~4）：1，晚餐前注射短效胰岛素。

（3）体内胰岛分泌功能几乎丧失者：胰岛素的注射，早餐前剂量最大，午餐剂量最小。或早、中餐前用短效胰岛素，晚餐前用普通胰岛素与长效胰岛素混合剂（2~4）：1，长效胰岛素不宜超过6个单位，以免发生夜间低血糖。

使用胰岛素的注意事项

糖尿病患者胰岛素可以较好地控制血糖，但为了使胰岛素发挥应有的作用，在使用胰岛素时，一定要多了解一些使用禁忌：

（1）注射冷藏在冰箱里的胰岛素时，最好先将其放在室温下，让胰岛素回温，以免注射时不舒服。

（2）自行混合短效胰岛素与中长效胰岛素时，一定要先抽普通胰岛素，后抽中效胰岛素。否则，若多次抽吸，中效胰岛素会混入普通胰岛素屏障，影响到普通胰岛素的量，影响餐后血糖的控制。近年来，短效胰岛素已被制成中性，pH值在7.2~7.4之间，可以和其他任何胰岛素混合使用，调整作用时间，达到灵活使用的目的。

（3）除短效胰岛素可以采取静脉注射或在溶液中静脉注射外，其他各类胰岛素只能皮下或肌肉注射。

（4）胰岛素制剂在高温环境下，比较容易分解失效，需要保存在10℃以下的环境中。

（5）高纯度胰岛素制剂中不含胰岛素原、胰升糖素、胰多肽、舒血管肠肽、生长抑素等激素和蛋白质，出现皮下脂肪萎缩、皮肤过敏、胰岛素抵抗等不良反应的概率明显降低，作用较强，因此使用时剂量要适量地减少。

患者在家中使用胰岛素时，还要注意以下事项：

（1）胰岛素笔不要放入冰箱中存储。胰岛素笔中的胰岛素可能不会一次性用完，所以有的患者会将其放入冰箱，殊不知这样会对胰岛素笔造成损害。胰岛素在25℃的室温下，也可保存4~6周，何况笔中的胰岛素会很快用完，患者不必担心会变质。如果气温超过了30℃，可选择用低温袋保存。

（2）要了解在不同部位注射的起效时间。不同的注射部位会影响到药物的吸收速度和起效时间。吸收速度由快到慢分别是腹部、手臂上及外侧、大腿前及外侧、臀部。不同规格的胰岛素可在不同的部位注射，如短效胰岛素可由腹部注射，中效胰岛素可由大腿外侧注射。但也要有规律地更换注射部位，以免产生硬结。

（3）要预防低血糖的发生。胰岛素治疗中，患者常出现低血糖反应。进食少或不进食、运动量增加，胰岛素使用过量等，都会导致低血糖，从而出现心慌、出汗，甚至是精神错乱、抽搐和昏迷。因此，患者要了解各种胰岛素的作用和特点，及时做出各种应对。

（4）可采取以下措施，以减轻注射时的疼痛：

·选择专用的胰岛素注射器，其针头细而利，可减轻疼痛，针头变钝后要及时更换。

·针头刺入皮肤的速度要快，速度越慢越疼痛。

·冷藏胰岛素放至室温后，再注射，温度低的胰岛素会引起疼痛。

·注射时，注射部位要保持放松，并且要等消毒用的酒精都挥发完毕后再行注射，否则酒精被针眼带到皮下，会引起疼痛。

·每次注射时，与上次的注射部位保持几厘米的间距，且要避开感染处和皮下硬结。

胰岛素强化治疗

胰岛素强化治疗是在饮食和运动治疗基础上，每天注射3次或4次胰岛素，尽最大可能按生理性胰岛素分泌模式补充为原型胰岛素，使血糖全天控制在正常或接近正常的水平，糖化血红蛋白低于6.5%。

需要特别指出的是，初诊为2型糖尿病的患者在接受1~3个月的强化治疗后，血糖能得到满意的控制，在之后较长的一段时间（可长达5年）内，单纯依靠饮食和运动治疗，就可使血糖维持在正常水平上。

除表格中所列举的胰岛素强化治疗适合的患者外，还适用于以下患者：常规胰岛素治疗方案无法良好控制血糖的2型糖尿病患者；妊娠期糖尿病患者；处于手术期的糖尿病患者；糖尿病合并严重急慢性并发症者；继发性糖尿病患者。

那么胰岛素强化治疗的禁忌证又有哪些呢？

（1）垂体功能低下、服用β-受体阻滞剂、对低血糖缺乏感知能力等有发生严重低血糖危险的糖尿病患者。

（2）年龄较小或较大的糖尿病患者。

（3）在心、脑、肾、神经等方面有严重糖尿病并发症的患者。

（4）酒精中毒、药物成瘾、精神病、反应迟缓者。

（5）伴有恶性肿瘤等可能缩短预期寿命的疾病的患者。

通过胰岛素强化治疗可使糖尿病患者在最短的时间内较满意地控制血糖，保护和改善胰岛β细胞的功能，也可显著减少糖尿病的慢性并发症。但是发生低血糖的概率相对较大，患者需要在保证饮食和运动的基础上，积极监测血糖，以便能及时应对低血糖的出现。

接受强化治疗的患者，初期适宜住院治疗，学习有关糖尿病管理的知识和技巧。出院后要与糖尿病专科医生和护士保持联系，以及时、正确地调整胰岛素剂量和处理一些不良反应。胰岛素强化治疗过程中，患者每天要监测4~7次血糖，监测时间点可以是餐前、餐后2小时和睡前。如果情况需要，凌晨3点时，可监测一次血糖，看是否保持在3.9毫摩尔/升以上，避免出现夜间低血糖。根据血糖监测的结果，患者可征询医生的建议每2~3天调整胰岛素剂量一次。

如何使用胰岛素笔

胰岛素笔是一种胰岛素注射装置，胰岛素和注射器合二为一，可以长期反复使用，大小比钢笔略大，携带比较方便。胰岛素以笔芯的形式存放在笔中，用时只需拔下笔帽，调整好输入的剂量，进行胰岛素注射。内置胰岛素用完之后，更换笔芯继续使用。

胰岛素笔与普通注射器相比，携带方便，患者可在任何时间、地点快速而准确地完成注射，无需携带注射器、胰岛素药瓶、消毒棉球等一大堆药品；操作简单，只需要调节剂量和推注两个步骤；注射剂量准确，每调整1单位胰岛素，笔都会发出提示声，即使是视力不好的患者也可避免胰岛素注射不足或过多的情形；注射时基本不痛，胰岛素笔的针头非常细，表面有硅膜覆盖，进针时阻力小。

使用胰岛素笔时，我们需要注意以下相关事项：

（1）胰岛素笔必须与专门的胰岛素笔芯配套使用，一定不能将瓶装胰岛素抽到笔芯中使用，因为两者的浓度规格不同，胰岛素笔芯的浓度为100单位/毫升，而瓶装胰岛素则是40单位/毫升。

目前，我国市场上的胰岛素笔主要有诺和笔、优伴笔、得时笔、东宝笔。它们都是不同厂家生产的，患者要清楚自己使用的胰岛素笔的生产厂家，然后购买该厂家生产的配套胰岛素笔芯。

（2）安装和更换笔芯时，要仔细检查笔芯是否完好，有无裂缝，观察笔芯中药液的颜色、性状，并检查笔芯的有效期。在以上事项都检查完毕后，再进行安装程序。安装时要用75%的医用酒精以及医用棉签给笔芯前端的橡皮膜消毒。注射时，摘掉针头保护帽即可。

（3）更换新的笔芯后注射，要注意排气问题。新换笔芯后，驱动杆与笔芯的尾端接触不紧密，内有气体。如果患者不排气就进行注射，注射剂量就会少4~6个单位。

排气时，将笔垂直竖起，使笔芯中的气泡聚集在上部，将剂量调节旋钮拨至"2单位"处，然后按压注射器使之归零，如有一滴胰岛素从针头排出，就表示笔内气体已经排尽，如没有一滴胰岛素排出，重复以上动作，直至有一滴胰岛素排出为止。每次安装新的笔芯和针头时，都要进行这样的操作。

（4）注射时应注意的问题。每次注射前要检查是否有足够剂量的胰岛素，然后调节旋钮至所需注射单位数。如果胰岛素为混悬液，要将笔上下颠倒10次左右，直到药液成为均匀的白色混悬液为止。如果胰岛素是澄清的液体，可以直接注射。通常中效胰岛素和预混胰岛素为混悬液，（超）短效胰岛素、甘精胰岛素为澄清的液体。

（5）如何注射。注射部位要进行常规消毒，左手捏起注射部位的皮肤，右手握笔按45度角（瘦人）或垂直（胖人）快速进针，拇指匀速推注药液，注射完毕后针头在皮下停留6秒钟，再顺着进针方向快速拔出针头，然后用干棉签按压针眼30秒。最后盖上针头帽，结束注射。

胰岛素泵及其应用

胰岛素泵是一个输注胰岛素的装置，利用它患者可在医生的指导下，根据血糖的波动情况，在设备内设置好个体化的输注程序，开启后可自动输注，是一个操作简单的小型精密仪器。目前，市场上的胰岛素泵都不是全自动的，不能自动感知体内血糖，也不能较好地控制血糖，患者需要不断地监测血糖，调整输注的胰岛素剂量。

胰岛素泵由微型计算机控制的电子信息板、微型马达驱动的螺旋推杆、胰岛素储药器、电池、输注导管系统组成。通过电子信息板，患者不仅可以知道当前精确的时间，还可以清楚地知道每小时需要输出的胰岛素剂量、已输入体内及将要输入体内的基础率、已经输入的餐时追加量及将要输入体内的追加剂量。此外，电子信息板还有自动安全检查功能、胰岛素输注异常警报功能等。电子信息板是胰岛素泵的中枢。微型马达可以精确地推动螺旋推杆，使胰岛素准确地输入体内。导管系统由针头和特制的导管组成，将胰岛素泵、储药器以及人体连接在一起，针头扎入人体皮下组织后，固定在皮肤上，通常埋置于腹壁前外侧。

对于糖尿病患者来说，使用胰岛素泵有以下优点：

（1）胰岛素泵可以较好地控制胰岛素的输入量，不会因为使用长效胰岛素而出现夜间低血糖。

（2）使用胰岛素泵，不需要每天多次注射，减少了胰岛素的全天用量。

（3）根据血糖水平注射胰岛素，避免了血糖的波动，降低了糖化血红蛋白的水平，从而防止糖尿病多种并发症的发生和发展。

（4）对经常加班、上夜班、旅行等无法正常进食和加餐，生活无规律的糖尿病患者来说，胰岛素泵可以较好地控制血糖。

而胰岛素泵的使用也存在一定的缺点：

（1）胰岛素泵的价格较高，使糖尿病的治疗费用显著增加。

（2）胰岛素泵需要24小时佩戴，患者会感到不适，尤其是针头埋置于体内，很容易导致该部位出现瘙痒、红肿、过敏、感染等症状，尤其是在个人卫生条件较差的情况下。

（3）如泵出现机械故障，极可能会引发患者出现高血糖。

（4）胰岛素泵对使用者的要求比较高，必须是经过严格培训的患者才能使用。

使用胰岛素泵治疗的糖尿病患者，首先要具备战胜糖尿病的决心；其次，患者本人要有一定的文化水平和学习能力，具备一定的糖尿病科学知识水平，并通过培训精确地了解了胰岛素泵的使用方法；再次，患者要坚持每天自我监测血糖3次或4次，并且要经常与医生等人员保持联系，不断学习、实践、总结；最后需要注意的是，胰岛素泵使用者要具备一定的经济实力。

胰岛素泵的适应证与禁忌证

使用胰岛素泵对初发的1型、2型糖尿病患者进行短期胰岛素强化治疗，有利于保存更多残余胰岛，及维护其修复和再生。

⊙ **适应证**

（1）血糖波动较大，每天或每隔几天就会出现高血糖或低血糖，用皮下注射胰岛素的方法难以使血糖平稳的脆性1型糖尿病患者（机体免疫力紊乱的糖尿病患者，典型的症状是"三

多一少"：多饮、多食、多尿、消瘦）。

（2）采用多次胰岛素注射，血糖仍无法控制的糖尿病患者。

（3）胰岛素用量每天超过20个单位，但又无法停止用胰岛素治疗的患者。

（4）频繁发生无自觉症状低血糖，以及经常在半夜发生低血糖的患者。

（5）睡前的血糖不高，仅需要少量的长效胰岛素，但凌晨的血糖又较高者。

（6）生活不规律，经常上夜班，无法按时就餐的工作人员，特别是在铁路、航空、公路等交通部门工作的糖尿病患者，以及那些经常出国的商务人员。

（7）追求高质量的生活，不愿过于严格地控制饮食，但是还希望糖尿病得到较好地控制，且不发生并发症的患者。

（8）已经发生糖尿病并发症，特别是痛性神经病变者。

（9）器官移植或严重创伤后的患者，出现持续高血糖，可短期使用胰岛素泵。

（10）妊娠期的糖尿病患者、预备怀孕的糖尿病妇女。

⊙ **禁忌证**

（1）不需要胰岛素治疗的2型糖尿病患者。

（2）对别人隐瞒自己的病情，不愿意监测血糖，也不愿意与医生交流的患者。

（3）没有接受过糖尿病胰岛素治疗的培训，对胰岛素治疗不了解，且不愿自测血糖的变化、计算进餐前胰岛素的剂量，觉得使用胰岛素泵后就可以高枕无忧，什么也不用管的患者。

（4）有严重抑郁症或心理障碍的患者，他们通常不能正确地判断自身各方面的水平，即使采用胰岛素泵治疗，也不会取得理想的效果。

（5）无法坚持每天监测血糖的患者。

（6）无法克服对针头的恐惧感，接受不了针头长时间埋置于皮下和长时间佩戴胰岛素泵的患者。

（7）知识水平有限，或有智力障碍，不能准确地掌握有关胰岛素泵知识的患者。

（8）内因或外因导致的无法按照医生制订的治疗方案自行操作泵进行治疗的患者，如身体残疾、瘫痪、患者意志力弱等。

（9）年龄太小、没有自知能力的儿童，若家长也没有经过严格的培训和教育，不适合进行胰岛素泵治疗。

（10）有较大食欲，且不能完全控制自己饮食的人，常常不能准确地计算需要的胰岛素剂量，也不适合用胰岛素泵。

不适宜胰岛素泵治疗的患者，不能勉强使用，否则不但不会获得最佳疗效，还会出现血糖波动等更多的麻烦，甚至会危及生命。

胰岛素治疗的不良反应及处理对策

一些糖尿病患者使用胰岛素治疗，会较好地控制血糖，并能预防一些并发症的发生。与此同时，糖尿病患者也需要了解注射胰岛素会造成的一些不良反应，以及不良反应的处理对策。

注射时的不良反应

（1）疼痛：几乎所有注射胰岛素的糖尿病患者都会出现疼痛的症状，这导致许多人不配合临床治疗，拒绝使用胰岛素。如果注射时患者疼痛异常，多是因为刺到了皮下神经，若能忍耐，可忍痛快速注射完毕后拔针，若无法忍受，可更换部位后再注射。

（2）胰岛素外溢：胰岛素注射完毕拔针时，针眼处有时会有少量胰岛素流出，这会导致胰岛素的用量不准。这一现象并不常见，用诺和笔注射时发生的频率较高。为避免这一情况，患者要采取正确的注射方法，捏起皮赘，以45°角进针。胰岛素剂量大时，可分次注射，剂量小时，可一次注入。注入后待1分钟后分两次拔针，或拔针后用棉球压住针眼。

皮肤上的不良反应

（1）皮肤青肿瘀血：这多是注射时损伤皮下毛细血管而引起的。一般在注射后一段时间才会发生，不需要做专门处理，一周左右会自行消失，但在淤青消失前，不可再在此部位注射，为防止这种情况发生，可在注射后多压注射部位几秒钟。

（2）脂肪垫：长期在同一部位注射胰岛素，会使皮下脂肪细胞增生肥大，形成脂肪垫或结节。在脂肪垫处注射胰岛素，会影响其吸收。糖尿病患者可有规律地更换注射部位，预防脂肪垫产生。

（3）皮肤感染：多是皮肤不卫生和注射过程不卫生而引起，只要在注射时，注意皮肤卫生和无菌操作，就可避免皮肤发生感染。

（4）皮下脂肪萎缩：胰岛素采用皮下注射数周或数年，局部或其他部位就可能会出现皮下脂肪硬化萎缩。

注射后较严重的不良反应

（1）胰岛素过敏：胰岛素制剂具有抗原性，能产生相应的抗体或过敏反应，常发生在2~12小时，一般表现为注射部位红肿、瘙痒、水泡、硬结，持续2小时后会逐渐消退。也有少数患者会出现荨麻疹、血管神经性水肿，甚至是过敏性休克，这需要及时治疗。注射时深一点、经常更换部位、热敷注射部位、服用抗过敏药物、改用人胰岛素等可防止出现胰岛素过敏。

（2）低血糖：造成低血糖的原因多是胰岛素应用过量、注射后患者未进食或少食、运动量较大等。常表现为多汗、心悸、焦虑、震颤、心率加快、嗜睡、精神失常、言语不清、瞳孔散大，甚至强直性痉挛。发作初期，精神尚清醒的患者若及时补充葡萄糖，可恢复血糖。病情严重的可静脉注射50%葡萄糖40~100毫升，必要时可重复进行。

（3）胰岛素水肿：多见于面部，也可发生在四肢。糖尿病在没有得到控制前，体内失水、失钠，细胞外液减少，用胰岛素治疗会因体内水钠潴留而出现水肿。胰岛素治疗初期，特别是剂量较大时，会出现不同部位的水肿。随着胰岛素的使用，常常可自动消失。

（4）屈光不正：采用胰岛素治疗，可使血糖迅速下降，引起眼晶体内水分外溢致使屈光度下降，出现远视、视物模糊的症状，但仅是暂时现象，2~4周后可自愈。

（5）产生胰岛素抗体：长期使用动物胰岛素就会使人体产生胰岛素抗体，通常每千克体重注射1.5个单位的胰岛素时，就说明体内产生了胰岛素抗体。为防止这种情况的发生，患者应将动物胰岛素更换为高纯度人胰岛素，同时应用糖皮质激素治疗。

胰岛素补充治疗和代替治疗

补充治疗

补充治疗就是在口服降糖药的基础上，联合应用胰岛素的治疗，也就是我们前面已经提到过的联合治疗。

补充治疗适合于部分胰岛功能尚存、对外源性胰岛素的需求量不大的糖尿病患者。采用补充治疗可以减少胰岛素用量，避免胰岛素血症，控制体重的增加，也可以较好地控制空腹血糖，降低发生夜间低血糖的概率。

补充治疗的方案有以下两种：

（1）口服降糖药+睡前注射中效胰岛素的治疗方案

中效胰岛素作用的高峰期是注射后6~10小时，睡觉注射可有效地对抗黎明现象（黎明时分出现的高血糖症），保证夜间血糖得到较好的控制。此外，还可以加强白天口服降糖药的作用效果，从而保证全天血糖的控制。中效胰岛素的起始剂量是每千克体重每天0.2个单位，可根据血糖的水平，每3~4天调整睡前胰岛素的用量，每次调整幅度为2~4个单位。

（2）口服降糖药+每天注射两次中效胰岛素的治疗方案

如果患者前一天睡前注射中效胰岛素，第二天空腹和早餐后的血糖控制比较满意，但午餐和晚餐后的血糖仍然较高，这说明患者白天基础胰岛素分泌不足，那么就可以采用早餐和睡前两次注射中效胰岛素的方案，用来增加午餐和晚餐后的基础胰岛素浓度。

代替治疗

代替治疗是采用外源性胰岛素补充体内缺乏的胰岛素。在患者自身胰岛素分泌相对或绝对不足，需要较多的外源性胰岛素时，就应停止服用胰岛素促泌剂，采用代替治疗。

代替治疗主要适用于1型糖尿病患者和胰岛功能严重衰竭的2型糖尿病患者，但是因大部分2型糖尿病患者存在明显的胰岛素抵抗，即使给足剂量，也不足以控制高血糖，所以为了减少胰岛素的使用量，防止出现高胰岛素血症，一般需要联合使用胰岛素增敏剂（如双胍类、噻唑烷二酮类）或α-葡萄糖苷酶抑制剂。

代替治疗的方案主要有以下三种：

（1）早、晚餐前注射预混胰岛素的治疗方案

常用的预混胰岛素主要有含30%短效胰岛素的30R和含50%短效胰岛素的50R。30R制剂多用于空腹和餐后血糖都高的患者。50R制剂多

用于餐后血糖增高为主的患者。注射时，2/3的剂量用于早餐前，1/3剂量用于晚餐前。

此方案最大的优点是，注射次数少。但剂量调整上相对困难，难免会出现失误的情况，导致血糖异常，可采用加餐或服用α-葡萄糖甘酸抑制剂、二甲双胍等口服药物解决。

（2）每天注射3次胰岛素的治疗方案

三餐前分别皮下注射短效胰岛素、短效胰岛素、短效胰岛素+中效胰岛素。这种方案比上一方案更接近于生理状态下的胰岛素分泌，对全天血糖的控制效果较好。但一定要控制好晚餐前两种胰岛素的剂量，过大会导致夜间低血糖，过小又会导致空腹血糖控制不佳。

（3）每天4次注射胰岛素治疗方案

三餐前和睡前分别注射短效胰岛素、短效胰岛素、短效胰岛素、中效胰岛素。此方案适合于胰岛功能严重损害，胰岛素基础分泌、餐后分泌很差的患者。

这种方案是临床最常见的强化治疗方案之一，可以较好地控制餐后和空腹血糖，降低低血糖的发生概率，是1型糖尿病患者的首选治疗方案。对那些胰岛功能极差的患者，可考虑用长效胰岛素类似物代替方案中的中效胰岛素。

胰岛素的保存

胰岛素是一种蛋白质激素，能帮助人体从食物中摄取葡萄糖，在使用中必须恰当地保存。温度过高或过低都容易让它失效。胰岛素最适宜放置的温度是2~8℃，在这样的环境温度下，胰岛素可以保存两年。在20℃左右的常温下，可保存4~6周。在室温下放置时，要放在阴凉处，避免阳光直射。胰岛素可以放在冰箱中保存，但不能放置冷冻室内保存，因为胰岛素是一种小分子的蛋白质，冷冻会破坏它的降糖作用。若没有冰箱，可放置在阴凉处或低温袋中保存。从冰箱中取出的胰岛素在注射前，要先将其放置在室温内，让其回暖，以免注射时疼痛。

外出旅行时，要将胰岛素放置在专门的低温包内，随身携带。假如患者是坐飞机出行，将胰岛素放于飞机行李舱中托运，而飞机货仓的温度常在0℃以下，很容易使胰岛素冻结变性。强烈的震动颠簸、靠近热源、强光照射等也可能让胰岛素变性失效。到达目的地后，可

将胰岛素放于冰箱内或阴凉处。

胰岛素与口服降糖药的联合应用

磺脲类药物与胰岛素的联合使用

1. 作用机制

磺脲类药物可以刺激自身胰岛素的分泌，注射胰岛素可弥补患者自身胰岛素分泌的不足。二者联用可增加对磺脲类药物的反应，恢复胰岛β细胞的功能，消除高血糖的毒性作用。两药同时使用时，可减少胰岛素30%的用量。

2. 适应证

这两种药物的联用的适应证主要有两种：胰岛β细胞仍有部分分泌功能，且磺脲类药物继发性失效的2型糖尿病患者；体型消瘦的2型糖尿病患者。

3. 治疗方案

磺脲类药物要在白天服用。胰岛素在睡前注射一次，类型为中效或长效型，最初的剂量可按每千克体重0.2个单位注射，按照需要可每3~5天上调2个单位，空腹血糖达到标准水平后，可停止加量。这一治疗方案不仅能控制夜间和空腹血糖，还能加强白天磺脲类药物的作用。

4. 注意事项

睡前注射胰岛素后要加餐；胰岛素剂量高于24个单位，但疗效不佳时，要使用胰岛素强化治疗；联合治疗3周后效果不佳，加用双胍类药，若仍无效，也要采用胰岛素强化治疗。

双胍类药物与胰岛素联合使用

1. 作用机制

二甲双胍可以减轻胰岛素抵抗，与胰岛素联用，利于平稳控制血糖，可使胰岛素用量减少25%，而且还可以避免因使用胰岛素引发的体重增加，及减少糖尿病患者心血管事件的发生率。

2. 适应证

发生磺脲类药物继发性失效的2型糖尿病患者；存在明显胰岛素抵抗的肥胖2型糖尿病患者；胰岛素用量较大，但血糖波动明显，病情不稳定的1型糖尿病患者。

3. 治疗方案

餐中或餐后服用二甲双胍0.25~0.5克，2~3次/日，睡前注射胰岛素，从6~10单位开始，逐渐增加剂量。要注意监测空腹和餐后的血糖，并根据血糖水平调整药物剂量，特别是胰岛素的用量。

另一种治疗方案是，二甲双胍的剂量不变，采用胰岛素强化治疗，这种方法可适用于1型糖尿病。

4. 注意事项

1型糖尿病患者联合使用这两种药物时，必须要密切监测酮体，一旦酮体呈现阳性，就应该立即停用双胍类药。

肝肾功能不全、心功能较弱、妊娠期妇女、重度消瘦、70岁以上的患者不适宜采用这种联合用药。

α－葡萄糖苷酶抑制剂与胰岛素联合使用

1. 作用机制

α－葡萄糖苷酶抑制剂能降低餐后血糖，减轻餐后高胰岛素血症，不刺激胰岛β细胞分泌胰岛素，对体重的影响较小。这两种药物联用，可减少胰岛素的用量，利于餐后血糖的控制，并避免体重的增加。1型糖尿病使用这两种药物，还可避免在下一餐前出现低血糖。

2. 适应证

这两种药物联用适合的患者有：单用阿卡波糖（拜糖平），餐后血糖正常，但空腹血糖控制不好的2型糖尿病患者；餐后高血糖，磺脲类药物继发性失效的肥胖2型糖尿病患者；胰岛素使用量较大，餐后血糖又不易控制的1型糖尿病患者；轻度肝肾功能不全的糖尿病患者。

3. 治疗方案

2型糖尿病患者：白天口服α－葡萄糖苷酶抑制剂，以拜糖平为例，初始剂量为50毫克，每日3次，进餐时与第一口饭同食。根据血糖水平，拜糖平的剂量每次可50~100毫克，每日3次。胰岛素在睡前注射。

1型糖尿病患者：采用胰岛素强化治疗加用拜糖平。

4. 注意事项

妊娠期妇女和儿童不适宜采用本方案。另外，α－葡萄糖苷酶抑制剂的降糖效果相对较弱，可根据患者的具体情况来使用。

噻唑烷二酮类药物与胰岛素联合使用

1. 作用机制

噻唑烷二酮类药物能增强人体外周组织对胰岛素的敏感性，显著改善胰岛素抵抗，可减少30%左右的胰岛素量。不刺激胰岛素分泌，可保护胰岛 β 细胞功能。还可降低血浆游离脂肪酸水平。

2. 适应证

2型糖尿病磺脲类药治疗中发生继发性失效，有明显胰岛素抵抗的患者。

3. 治疗方案

以罗格列酮为例，白天口服罗格列酮，初始剂量是4毫克，每日1次，后根据血糖逐渐调整剂量，常用剂量为每日4~8毫克，每日1~2次。睡前注射1次中效型胰岛素。

4. 注意事项

罗格列酮和吡格列酮作用发挥得较慢，2~3周开始发挥作用，3~6个月的作用最大，要警惕低血糖的发生。

噻唑烷二酮类药物和胰岛素都可导致体重增加，两药合用时要特别注意控制饮食，监测体重。这两种药物也都能导致水钠潴留，老年人或心功能不全的糖尿病患者不宜采用。

说明：胰岛素可根据临床需要与多种口服降糖药联合使用；联合治疗时，补充胰岛素剂量接近生理剂量时，说明患者的胰岛功能严重衰竭，应改用胰岛素代替治疗。

第五章
糖尿病移植手术治疗

胰腺移植

胰腺移植是带血管的整块胰腺组织的移植，包括自体移植和同种异体移植，目前多采用同种异体移植。接受移植的病人可以获得胰腺的内分泌功能。

1966年，世界首例糖尿病人胰腺移植手术成功完成，经过多年的发展，胰腺移植手术在全球范围内得到了广泛应用。20世纪70年代以来，各种新型免疫制剂不断应用，胰腺移植的疗效不断提高，已有接受胰肾联合移植的1型糖尿病人存活10年以上的实例。

但并不是所有的糖尿病人都适合进行胰腺移植，此手术的适应证主要有以下几种：

（1）1型糖尿病患者。1型糖尿病是胰腺移植的最佳适应证。接受胰腺移植的病人绝大部分是1型糖尿病患者。如果糖尿病患者存在以下症状中一种或几种，就可考虑实施胰腺移植手术：患有严重的糖尿病并发症，如肾功能不全或衰竭、周围神经病变等；血糖难以控制或反复出现低血糖意识障碍、严重酮症酸中毒等；耐胰岛素治疗。

（2）2型糖尿病患者。以前对这类患者不考虑实施胰腺移植，但随着病情的发展，2型糖尿病晚期的药物治疗效果不明显，并且伴有严重的并发症。因此，近年来越来越多的有严重并发症或血糖难以控制的2型糖尿病患者，接受了胰腺移植手术。

需要注意的是，进行胰腺移植要考虑是否联合肾脏移植。胰腺移植按是否联合肾脏移植，可分成三类：胰肾联合移植（又分为分期胰肾移植和同期胰肾移植）、肾脏移植后胰腺移植、单纯胰腺移植。据统计，世界上90%以上的胰腺移植是同期胰肾联合移植。当糖尿病患者出现肾功能衰竭时，可进行胰肾联合移植。已进行了肾脏移植的1型糖尿病患者，肾功能已经恢复，为防止糖尿病并发症对肾脏造成再次伤害，可进行肾脏移植后胰腺移植。糖尿病患者的肾功能正常或肾功能损伤不大，出现了严重并发症（如糖尿病周围神经病变），以及糖尿病治疗上出现难以控制的状态（如胰岛素不敏感）时，可进行单纯胰腺移植。

随着手术方式的改进和免疫抑制剂的应用，胰腺移植的成功率在逐年升高。统计显示，术后1年存活率达91%，3年存活率达85%。胰腺移植后，移植物都有一个危险过渡期。一般情况下，肾脏移植后胰腺移植或单纯胰腺移植，移植物功能出现丧失的症状发生在1年以内，而同期胰肾移植则多发生在6个月内。如果接受手术的患者度过了这一危险时期，移植物就可比较稳定地存活3年以上。移植技术和急性排斥反应是移植物功能丧失的主要原因。

胰腺移植成功的糖尿病患者，可以恢复普通饮食，生活方式的限制也相对减少，是比较有前景的糖尿病治疗方法之一。但胰腺移植后也常会发生并发症，如吻合口形成血栓、胰腺炎、腹膜炎、胰瘘等。

糖尿病患者在接受胰腺移植手术的前1~2天就要开始接受免疫抑制剂治疗，手术后还要继续治疗1年以上。常用的免疫抑制剂主要有环孢霉素A、硫唑嘌呤、类固醇激素等，既可以单独服用其中一种，也可以联合应用。目前，多是环孢霉素A与其他制剂联合使用。

低尿淀粉酶、高血淀粉酶、高脂酶血症、不明原因的高血糖、发热、移植区出现压痛是早期移植排斥的症状，应得到及时的治疗。手术者及其家人要密切观察以上早期排斥的现象。

胰岛细胞移植

胰岛细胞移植在实验研究中取得了较大发展，但在临床上的发展则比较缓慢，手术效果不明显，手术后的大多数患者，仅可在较短的时间内维持使用较少的胰岛素，只有极少数的糖尿病患者在手术后变成2型糖尿病。

胰岛细胞移植手术的过程方便、安全，术后没有严重的不良反应。有学者指出，如果能消除移植中的某些障碍，可以提高手术的疗效，也有希望治愈糖尿病。胰岛细胞移植根据细胞的来源，分为自体胰岛移植、同种异体胰岛移植、异种胰岛移植和胚胎干细胞移植。

经实验，成年动物和人的胰岛获得比较困难，胰岛细胞短期培养后的存活率较低。而胚胎胰腺则克服了成年动物和人的胰岛的缺点，具备较多优点。胚胎胰腺内的胰岛组织丰富，外分泌组织含量少，分化差，即使不进行胰岛分离纯化也可进行移植；胚胎胰岛细胞发育不成熟，可耐低温，能进行长期储藏，而且免疫原性低，移植后排斥反应弱；胚胎胰岛可以在接受手术的患者体内继续生长、分化，以及合成和分泌胰岛素。比较重要的一点是，胚胎胰腺比较容易获得。

经研究，治疗糖尿病需要5~10万个功能良好的胰岛。一次胰岛细胞移植，需要5~6个胚胎胰腺才能获得足够的胰岛，而胚胎胰腺的获得比较困难，尤其是人胎胰。因此，国内的胰岛细胞移植较倾向于异种胰岛移植的研究。研究的结果显示，猪胰岛能在新鲜的人血清组织培养中存活，猪胰岛素与人胰岛素的氨基酸排列最接近，并且猪胚胎胰岛的来源比较丰富，所以普遍认为，猪胚胎胰岛最适合应用在糖尿病患者胰岛细胞移植的手术中。

胰岛细胞移植的移植部位，要选择那些操作简单、安全可靠、易于移植物成活、能充分发挥胰岛功能的免疫豁免部位。目前，常使用的移植方法主要有：腹腔内移植，多采用大网膜夹层或小网膜植入；肌内移植，包括经切口移植、经注射移植和经皮肝内注射移植；脑内移植，注射部位在耳前发际内颧弓上。

免疫排斥是临床胰岛细胞移植失败的重要原因之一，而胰岛细胞对免疫排斥又非常敏感，因此要提高此手术的成功率就要减少免疫排斥反应。目前实施的减少免疫排斥的方法包括：减少组织不相容性、减少所供胰岛的致免疫性、采用免疫豁免部位、使用免疫制剂等。在移植前处理胰岛组织，降低其免疫性的方法被广泛使用。目前研制成功的多种新型免疫抑制剂，如脱氧精胍菌素、来氟米特、雷帕霉素等，安全、有效，且不影响胰岛细胞，这将有助于提高移植的成功率。

预防排斥反应的另一种方法是免疫隔离技术，这种技术可以使胰岛长期存活。它使异种移植成为可能，无需使用免疫隔离抑制剂，也可能是防止移植被排斥的最佳方法。

第三部分

糖尿病的中医防治

第一章
中医对糖尿病病因的认识

历代中医对糖尿病的认识

糖尿病是西医名称，中医称之为消渴病。中医对消渴病的认识和研究，可谓源远流长，最迟在明清时期中医就对消渴病有了深刻的认识和研究，且形成了消渴病完整的理论体系和治疗方法。

中医对糖尿病的认识和研究在世界上是最早的。"消渴"一词最早见于《黄帝内经》的《素问·奇病论》："此肥美之所发也，此人必数食甘美而多肥也，肥者令人内热，甘者令人中满，故其气上溢，转为消渴。"那么，我国各朝代对消渴病都有哪些认识呢？

⊙秦汉时期对糖尿病的认识

这一时期对消渴病的记述主要集中在《伤寒杂病论》的《金匮要略》。《金匮要略·消渴小便不利淋病》中对消渴病作出了较多的阐述。文中记载了消渴病的病理机制，指出消渴病的实质是气血不足，并已经认识到消渴与气血虚衰、胃气热盛、肾虚有关。

⊙晋隋唐三代对糖尿病的认识

（1）晋代对消渴病的研究已经比较成熟了。王叔和在《脉经》中指出消渴病为"所食之物皆化作小便"；陈延之也有同样的认识，在《小品方》中记述："食物皆消作小便而去，而消渴不止……令人虚极气短。"

（2）隋代著名医家巢元方在其著作《诸病源候论·消渴病诸侯》中，将消渴病分为8种类型，对消渴病的病因病机也给出了补充，认为消渴与下焦虚热、肾燥阴虚关系密切。此外，巢元方还发现消渴病能引起痈疽、水肿等并发症，并提出了治疗消渴的体育疗法。

（3）唐代已将"甜尿"视为诊断消渴的依据。医家王焘在《外台秘要》中提出了消渴

病的饮食疗法："先候腹实，积饥乃食"。此外，孙思邈补充了形体消瘦、呼吸气短、心烦、乏力、精神不济等症状表现，还认识到消渴病是一种难治愈、易复发的疾病，并创立了清热滋阴方，并创玉泉丸、黄连丸等治疗消渴病的方剂。

⊙宋金元时期对糖尿病的认识

（1）宋代医家黎民寿著有《简易方·消渴》，指出消渴可分为上、中、下三焦消渴。同时代的著名医家王怀隐在著作《太平圣惠方》中分别论述了消渴的三种类型。《圣济总录》则指出，三消并不是三种病，而是一种病的三种类型。

（2）医家刘河间的著作《三消论》详尽地阐述了消渴病的病因、病机及其并发症，提出了消渴的病因是"燥热"，并根据这一病因提出了补肾、泻心火、除肠胃燥热等针对性的疗法。

（3）朱丹溪在刘河间的理论上又提出了阴虚为本的说法。他在著作《丹溪心法》中记述："治消渴应当养肺、降火、生血为主。"丹溪学派在消渴病的认识上不断充实和发展，逐渐形成了一套独到而全面的以养阴为主的治疗体系。

⊙明清时期对糖尿病的研究

（1）明代赵献可首次提出了治疗三消以治肾为本的观点，在其著作《医贯·消渴论》中提出："治消之法，无分上中下，先治肾为急，唯六味、八味随证加减而服，将其心火，滋其肾水，则渴自止矣。"同一时代的张景岳也赞同赵献可的观点，认为"若消属虚证者，当以补肾为本"。

（2）继赵献可、张景岳之后，绮石、戴原礼、周慎斋等医学家相继提出了在补肾基础上

健脾的治疗方法。

（3）清代黄元御提出消渴病可由肝论治，所著《素灵微蕴·消渴解》中的论述成为后人由肝论治消渴病的理论依据。费伯雄则提出通过燥湿祛痰来治疗消渴病。

五脏虚弱

早在春秋战国时期的《黄帝内经》中就有对消渴病与五脏之关系的记载："五脏皆柔弱者，善病消瘅。""心脆则善病消瘅，肺脆则善病消瘅，肝脆则善病消瘅，脾脆则善病消瘅。""消瘅"就是消渴，"瘅"是消渴病之病因，因此消渴也称"消瘅"。由此可见，古人在几千年前就已经认识到糖尿病与五脏虚弱有一定的关联。明代赵献可在《医贯·消渴论》中说："人之水火得其平，气血得其养，何消之有。"五脏强健，糖尿病自然也不会出现。

⊙ **脾胃虚弱与糖尿病的关系**

糖尿病的发生与饮食不节关系密切。饮食不节可直接导致脾胃功能受损，而脾胃受损、脾气不足，又可导致津液下输，注入小肠，渗入膀胱，进而出现消渴病人小便多而味甜。

《黄帝内经》中记载："二阳结谓之消。""二阳"指的是手阳明大肠经和足阳明胃经。手阳明大肠经联系大肠、肺、口、面颊、下齿、鼻，主津液，热结发生后容易引起便秘。足阳明胃经主血，联系消化系统，发生热结多是因为饮食过多或食物过于肥腻所引起的。这就是说，胃肠结热常会引起消渴的发生。

⊙ **肾脏亏虚与糖尿病的关系**

肾脏关系人体的肾精（元阴）、肾气（元阳），而肾精和肾气是人体活动的物质基础。如果肾的精气不足，就会导致肾水不能上济于心，虚火上炎，进而发生糖尿病。

⊙ **肝气不足与糖尿病的关系**

肝肾同源，肝藏血，肾藏精，二者是相互制约、相互促进的关系。肝血旺了，肾精才会足，肾精足了，肝血才可生，肝与肾同盛同衰。有的糖尿病患者常常会膝腿酸软、骨节酸痛，这就说明病人的肝气不足。

⊙ **心肾不交与糖尿病的关系**

心属火，藏神；肾属水，藏精。心脏和肾脏互相作用、互相制约，才能维持正常的生理活动。肾中真阳上升，能温养心火；心火则能制肾水泛滥而助真阳；肾水又能制心火，使不致过亢而益心阴。这种关系就叫作心肾相交。然而，心脏或肾脏中任何一方阴阳失调都会影响心肾相交的关系，导致心肾不交。心肾不交常常会引起一些其他的病症，糖尿病就是其中之一。

⊙ **肺失宣降与糖尿病的关系**

肺主气，司呼吸，有宣发和肃降的功能。肺主行水功能，靠肺气的宣发和肃降对体内水液的进行输布、运行和排泄。肺失宣降就是说肺的功能在逐渐减弱。肺失宣降与脾气不足关系极大。脾虚就无法散精于肺，导致津液亏少，而出现口渴症状。现代中医研究表明，2型糖尿病早期会出现肺功能降低。

以上论述说明，五脏中任何一脏出现问题都会影响到其他内脏，久而久之，则形成糖尿病，因此防治和预防糖尿病都需要强健五脏。

七情不调和劳逸内伤

中医治病和养生都比较重视七情调畅与劳逸结合。七情指的是人的喜、怒、忧、思、悲、恐、惊，七情过度或不及都会严重影响人的健康。"劳""逸"对人体健康的影响也较大，过度劳累或过度安逸都是不可取的。七情不调和劳逸失调与糖尿病的发生密切相关。

⊙ **七情不调与糖尿病的关系**

《黄帝内经》中曾论述了七情与人体五脏的关系："悲伤肺""喜伤心""怒伤肝""惊恐伤肾""忧思伤脾"。也就是说，七情中的任何一种过度都会伤及脏腑。如：过度愤怒会伤及肝脏，导致肝失疏泄而引起肝气郁结，久结则化火，上可损耗肺胃津液，下可损耗肾脏阴液，因此会出现口渴、小便多等糖尿病的典型症状；而过度思虑伤及了脾脏，心脾气结，则会导致心火亢盛、脾气不足，同样会引发糖尿病。

我国古代医家在研究糖尿病的过程中也非常重视七情的作用。宋元时期的刘河间在其著作《三消论》中记载，消渴病人"耗乱精神，过违其度，而燥热郁盛之所成也。此五志过极，皆从火化，热盛伤阴，致令消渴。"

现代医学认为，精神因素与血糖水平的关

系密切，七情过度造成的情绪波动，紧张，突发事件等所造成的精神刺激会导致人体的内分泌失调，极易导致血糖升高。

由此可见，在平时生活中，我们要尽量做到让自己的心情放松，不要过喜，也不要过悲，以一颗平常心去对待周围的人和事。

⊙ 劳逸失调与糖尿病的关系

不论是养生还是治病，我们都提倡劳逸结合，也就是说，人们要有劳有逸，劳逸适度，只有这样才能摆正人体内各种物质的运输和调节，从而保证气血通畅，体质强健。

中医认为，假如不注意休息劳累过度，就会发生过劳耗气，导致脾气受损，脾脏运化功能失常，长期下去则会血虚津亏，五脏阴液不足，上不能奉心肺，下不能滋肝肾，进而引发肺燥，胃热，肾虚的上，中，下三消。而如果过度安逸，极少运动或有体力活动，也会导致气血亏虚，津液输布不畅通而发生消渴。

另外，房事不节也是劳倦内伤的重要原因。房事不节会导致肾原亏虚，肾精不足，而肾精不足则虚火内生，虚火内生又致五脏阴液俱虚而身体燥热，进而引发糖尿病。

由此看来，人既要保持轻松愉快的心情，做事情的时候也要把握一个度，不能对自己的要求太严格，不留休息的时间，也不能太慵懒，只吃饭不干活。

吃饭与服药

大多数人都将吃饭和服药看成是日常生活中再平常不过的小事儿，殊不知这所谓的"小事儿"与人体健康密切相关。饮食不节会引发糖尿病，高血压，高脂血症，冠心病等诸多病症。服药不当更可能会在旧病加重的基础上，引发新的疾病。

⊙ 饮食不节与糖尿病的关系

从中医的角度讲，食物摄入人体后，通过脾胃的运化功能而化生气血，滋养脏腑，以维系人体的正常运行。但若饮食不节，长期过度食用肥甘厚腻之物，或过多饮酒、过度食用辛辣刺激的食物，或饥饱无度等都会损伤脾胃，破坏脏腑间的平衡，从而引发各种疾病。

饮食不节损伤了胃的津液，导致胃阴亏虚，胃火亢盛，损伤脾阳，湿浊内停，若久郁化火，就会导致中消型糖尿病。不仅这样，饮食不节还会损耗肺脏津液，引发以口渴，多饮为典型症状的上消型糖尿病。此外，还可能因损肾阴导致下消型糖尿病。因此，饮食不节对人体造成的伤害是不可估量的。为使身体健康，我们首先要做的就是做到饮食合理而又健康，不能经常食用甘甜，油腻，辛辣的食物，不要过度饮酒。否则极易引起肥胖，直接或间接为糖尿病的发生提供条件。

⊙ 服药不当与糖尿病的关系

药物的使用与疾病的发生和发展关系密切，如果使用得当，不仅能驱除疾病，还有强身健体之功效，反之，如使用不当，轻则无法吸收药物的药效，或加重本身疾病的发生，重则会导致发生某些新疾病。药物的种类有多种，如滋阴药、补阳药、清热药、补血药、补气药、消炎药等等。平时在选用药物时一定要了解其疗效和自身的病症，以做到对症下药。服用之前也要观察仔细，以免错服了药物。

历史上就曾经有许多人为追求长生，而长期服用大量矿石类药物炼制而成的壮阳丹药，导致内生燥热，热积于肾而导致阳强精走，终至津液耗伤，肾阴不足，而引发糖尿病。

唐代医家巢元方在其著作《诸病源候论·消渴病》中指出："渴利者……由少时服乳石，石热盛时，房室过度，致令肾气虚耗，下焦生热，热则肾燥，燥则渴。肾虚又不得制水液，故随饮小便。"

综上所述，吃饭、服药都不是小事儿，都需要引起足够重视，尤其是那些一直不把吃饭、服药这样的小事儿放在心上的人。我们需要知道的是，健康无小事。

瘀血与痰阻

瘀血和痰阻是糖尿病的病症表现，也是诱发糖尿病的原因，对糖尿病的发生和发展有极大的影响。瘀血和痰阻的产生与脏腑功能失调关系较大。脾虚、燥热、肝气郁结等脏腑功能失调都可以引起瘀血和痰阻。

⊙ 瘀血与糖尿病的关系

人体的气血是一体的，气为血之帅，血是气之母，气血相互作用，气滞定会引起血脉运行不畅，导致瘀血产生，而瘀血又会引起气机不畅。气机不畅是产生消渴的原因之一。清代医家唐荣川在其著作《血证论》中指出："瘀血在里则口渴，所以然者，血与气本不相离，内有瘀血，故气不得同，不能载水上升，是以发渴，名曰血渴。瘀血去则不渴矣。"由此可知，糖尿病表现出的口渴、多饮等症状，都与瘀血有关。而现代医学中的神经病变、心血管病变、眼底病变等的并发症，与血瘀也有关。

⊙ **痰阻与糖尿病的关系**

痰阻受饮食不节的影响较大。饮食不节会损伤脾胃，导致脾失运化，而痰阻主要是脾失运化所致。清代医家费伯雄认为糖尿病的发生与痰阻有极大的关联，因此，他主张在治疗糖尿病时使用祛痰化痰类药物，以祛除糖尿病的这一诱因。

瘀血、痰阻的发生不仅与气机不畅、脾失运化有关，也与燥热有一定的关系。燥热之邪进入人体，便会煎熬人体津液而形成血瘀，长久下来就形成痰，导致痰阻诸证。燥热体质的人，阴虚津少，因津血同源，所以会导致阴血虚少，使得血液愈发浓稠，血脉循行迟缓，形成瘀血诸证。由此可见，瘀血、痰阻不仅是导致糖尿病的重要原因，也会加重糖尿病的病情，引发其他的并发症。所以在糖尿病的治疗过程中，适当地运用活血化淤、清热祛痰的方剂非常必要。

第二章
中医对糖尿病病机的认识

阴虚燥热

自古以来，传统中医一直认为，阴虚燥热是糖尿病发生的病机核心。阴虚为本，燥热为标，阴虚与燥热互为因果。燥热之邪侵入人体，定会灼伤阴液，久而久之就导致阴虚，而阴液亏损，则不能制阳，导致虚火内生，燥热之邪就越发亢盛，最终形成阴虚和燥热的恶性循环，导致消渴。

阴虚燥热成为糖尿病的病机核心，究其原因，多与先天禀赋不足和食用辛燥之物有关。

先天禀赋不足，肾虚精亏、肾阴自衰，若再食辛辣之物，热火邪气侵袭人体，加之情志失调，就会加重肾虚、阴虚燥热之症，引发消渴。这是糖尿病形成和发展的重要原因。此外，过量食用辛辣之物或辛燥之性的食物或药物，久而久之就会相火妄动、灼伤津液，以致心火亢盛、肺胃阴伤、肾阴亏虚，从而导致消渴。

综上所述，日常生活中应该避免长期服用人参等温补类药物以及鹿茸等壮阳类药物，以免热火内生，耗损阴液，不但达不到强身健体的功效，而且会起到相反的作用。

上焦消渴（上焦型糖尿病）

元代医家戴原礼曾说："上消消心，心火炎上。""若因色欲过度，水火不交，深水下泄，心火自焚，以致渴者。"上焦消渴的病理机制主要与心肺两脏关系密切。

⊙ 心火亢盛、心肾不交

日常生活中，若思虑过度，劳心竭力，则会耗损心之阴血，长久下来就会形成心火亢盛，再度损伤阴血。肾水不济、心肾不交的人更是如此，他们本来就心火亢盛，再加上肾水不能上济于心，就会形成上焦消渴。

⊙ 肺虚火燥

心火亢盛、心肾不交固然是引起上焦消渴的主要原因，但肺虚火燥也是其中的一个重要原因。肺脏若呈现出肺气亏虚、热邪火燥，既与肺脏本身有一定关系，也与其他脏腑有一定关系。胃火上炎以及手阳明大肠经和足阳明胃经之火熏灼，都会造成肺脏气虚燥热；七情不调导致心之阴血不足，心火亢盛，上灼于肺，进而造成肺脏热燥；肾水不足、心肾不交，上便不能制火，引致火不归元，浮越于肺。这些原因都可间接导致上焦消渴。

⊙ 古人对上焦消渴的认识

古代医家对上焦型糖尿病的病机有如下描述："金（肺）者，生水而出高源者也，饮入胃中，游溢精气而上，则肺通调水道而下，今火热入之，高源之水位暴虐所逼，合外饮之水，建瓴而下，饮一溲二，不但不能消外水，且并素蕴水精，竭绝而尽输于下，较大腑暴注暴泄，尤为甚矣。""上消者肺也，知其燥在上焦也。""心移热于肺，燥在上焦也。"

从中医理论及古代医家对消渴的研究，可得知：若肺气不足，人体水道就不得通调，水液代谢就会出现障碍。再加上热燥之邪伤及肺之津液，就会导致肺脏无津液输布，最终形成消渴。中焦不通容易导致三焦结滞、腠理闭塞，则身体有失濡养，导致出现多饮而不解口渴、多食而不解饥饿的病症。而水液不足，直趋而下，又会出现小便频多而有甜味。

中焦消渴（中焦型糖尿病）

中焦消渴的发生与脾胃虚弱、有失健运关系密切。

⊙ 胃火亢盛

中焦消渴主要症状是胃火亢盛，而胃火亢

盛可影响肺脏和肾脏。胃火上炎肺脏，可导致肺之津液亏损，进而引发或加重上焦消渴；下传于肾脏，又导致肾阴不足，进而引发下焦消渴。据此理论，脾胃热燥，运化功能下降，无法输布津液，不仅仅会发生中焦消渴，而且还会传至上、下焦，导致上焦消渴和下焦消渴。

⊙ 脾胃之阴不足

脾胃之阴不足与中焦消渴也有一定的关系，但脾胃之阴不足的发生，不仅与脾胃有关，与其他因素也有一定的关系。一方面，饮食不节或过度进食辛辣、辛热的食物或药物，会导致胃火亢盛，长久下来，就会灼伤脾胃之阴。另一方面，心、肺火旺也会耗伤阴血，导致脾胃之阴不足。此外，肝肾阴虚导致的水火不济、虚火上炎，也同样会耗伤脾胃之阴。

无论哪种原因引发脾胃阴虚，导致脾胃运化功能减弱，都可能会引发中焦消渴，更会加重消渴病的病症。

⊙ 古人对糖尿病与脾胃关系论述

糖尿病与脾胃的关系，古人早已做出叙述。如：金代医家张元素曾讲："消中者，胃也，渴而饮食多，小便赤黄，热能消谷，知热在中焦也。"明代医家戴原礼曾述："中消消脾，脾气热燥，饮食倍常，皆消作小便。"由此可见，古人已经认识到，饮食不节所致脾胃热燥是中焦消渴的重要病因。

前人在总结中焦消渴的病机时，多强调胃火的因素，但实际上与脾脏的关系也很大。脾、胃二脏表里相合，若脾脏的功能下降，就不能给胃提供足够的津液进行消化，就会出现多食而不解饥饿的症状；若脾脏不能把胃所生化的营养物质输送到人体全身，就会出现筋骨无力、形体消瘦的症状。因此，在治疗糖尿病的时候不仅要降胃火，还要重视健脾气。

下焦消渴（下焦型糖尿病）

下焦消渴与肝、肾两脏的关系密切。肝脏疏泄功能失调、肾阴不足都会导致下焦消渴。

⊙ 肝脏的疏泄功能

肝脏的疏泄功能一方面有助于气机调畅、气血贯通，另一方面又能促进脾胃的健运功能，对肥甘厚腻之物的消化有极大的帮助作用。肝脏疏泄功能失调，会导致血瘀、痰阻，进而影响消化功能。肝脏还极容易与肾脏同时发病，出现肝肾阴虚、肝阳上亢。而肝脏功能的正常与否，又与情志关系密切。七情不调、精神紧张，则会导致肝气郁结，从而降低肝脏的疏泄功能。中医认为，肝肾同源，因此肝脏功能的改变，往往又会影响肾脏功能。

⊙ 肾阴不足

肝脏功能失调会导致肾阴不足，而肾阴不足往往是消渴病的病根。肾水为水脏，水不竭人体健康，也就不会发生消渴病。相反，假如肾阴亏虚，虚火上炎，就会导致五脏至津液不济，继而发生口渴、多饮、消谷善饥等症状。中医还认为，肾为胃之关。若肾脏功能减退，就会产生口渴、小便多等症状。若肾阴不足，则难以制火。火燥于上，则会煎熬五脏六腑；火越亢盛，则津液越发于干涸。后者是消渴病患口渴多饮却不解渴的原因所在。

肾阴亏虚时间过长，就会伤及阳气，导致肾阳不足，形成阴阳两虚型消渴病。有的消渴病患虽然是因热燥之邪所致，但久而久之，元气耗伤，也可能会形成肾阳虚衰，加重消渴症状。

⊙ 古代医家对肾虚与消渴病关系的认识

古代医家认为"三消者，本起于肾虚"。宋代医家杨士瀛曾述："肾水不竭，安有所谓渴哉。"明代医家赵献可、清代医家陈士铎也都比较重视肾虚与消渴病的关系。陈士铎认为，治疗消渴应重在治肾："消渴之证，虽分上中下，而肾虚以致渴则无不同也，故治消渴直发，以治肾为主。"

综合上述，肾脏阴阳失调、水亏火盛，都与消渴症的发生发展息息相关。

肾虚不仅关系着自身的阴阳水火失调，还会影响其他脏腑，导致其他脏腑功能改变。如：肾水不足，不济心肺，会导致虚火越发旺盛；虚火不归其原，则会浮溢于心肺、脾胃，进一步耗损人体之阴，加重消渴病症。

第三章
中医预防糖尿病

糖尿病对人类的危害巨大，不仅会引起饮食增多、排尿增多、体重减轻等症状，而且还可能会引发心脑血管、肾病、眼病、肝病、神经病变等并发症。要避免糖尿病带来的痛苦，治疗并不是上上策，而应该积极预防。

有效预防糖尿病并不是一件难事，只要肯做，就一定能取得成功。从中医角度上说，预防糖尿病要从以下几个方面做起：

要有良好的睡眠

中医认为，睡眠和觉醒是高等动物维持生命活动有规律性的一种生理现象。睡眠与脏腑、经络、气血有极为密切的关系，具体表现在：

（1）心主神，而睡眠是神的体现；脾主运化，能为睡眠提供良好的物质基础；肝藏血，有安神养魄、调节睡眠的作用；而肾精是正常睡眠的保证；肺气可推动心神肺魄，使人睡眠如常，此外，胃、胆、三焦等也与睡眠关系密切。

（2）经络贯穿全身，只有经络通畅，五脏方可正常运转，睡眠才有一定的保障，因此经络的通畅与否决定了睡眠的好坏。

（3）气血滋养了全身的各个器官，为身体的各项生命活动提供物质基础，睡眠也不例外。气血通畅了，睡眠自然也会好起来。

作用是相互的，脏腑、经络、气血的通畅可以保证良好的睡眠，良好的睡眠对脏腑、经络、气血也有极好的调节作用。相反，如果一个人的睡眠节奏被打乱，身体会受到很大压力，而这些压力则会诱发炎症、糖尿病和心脏病等疾病。

以糖尿病为例，良好的睡眠可以较好地调节人体内糖代谢活动，而糖代谢是否平衡在一定程度上决定了人体各项生理活动是否平衡。血糖偏高的人，多肾精虚衰、气力不足，睡眠对他们有着重要的意义。

专家认为，睡眠时，人处于黑暗环境中，身体会释放松果体素，这种激素可以改善胰岛素的抵抗。睡眠不足的人，松果体素分泌减少，胰岛素作用可能就低，因而会影响糖代谢。

那么，如何才能提高睡眠质量呢？对此，我们总结了以下几个有助于提高睡眠质量的方法，希望对睡眠质量不佳的朋友有所帮助。

·创造良好的睡眠环境。良好的睡眠环境有助于更快地入睡，而且可以改善睡眠质量。如在睡眠前两到三个小时就把灯光调暗，睡眠时要保证卧室的黑暗、干净和通风。另外，要保持被褥的清洁、舒适，选用高度适中的枕头，等等，这些都是保证良好睡眠的外界条件，举手之劳，却受益无穷。

·睡前不要思考问题。有些人总是喜欢在睡觉之前把这一天或几天所做的工作总结一下，整理一下，定时、定期地总结工作虽然是一种很好的工作习惯，但是却不应该把它放在睡觉之前进行。睡觉之前要避免思考任何问题，让身心完全放松，这样才更有利于睡眠。如果在睡觉之前思考问题，就会让大脑始终处于紧张状态，使人无法入睡。最好的方法就是在记事本上记下来，留到明天再去解决。

·避免睡前兴奋。在睡觉之前要避免饮用咖啡、可乐、茶等含有咖啡因的饮料，以免造成睡前兴奋，使人无法入睡。在睡前大量吸烟也会使人兴奋，打消睡意。还有些人喜欢在睡前洗漱，这也是不利于入睡的。我们可以把洗漱的时间提前，这样就可以避免在睡意来临时洗漱而造成的兴奋，影响睡眠。此外，喝酒虽然会让人产生一时的睡意，但是却不会维持整晚，随着体内酒精度的下降，人的头脑也会越来越清醒，所以喝酒之人经常会半夜醒来，而且醒后便难以入睡，这对睡眠也是十分不利的。

·适量做一些运动。在白天的时候适量做一些运动，让身体兴奋，这样在晚上的时候就会产生疲倦的感觉，很容易入睡。但是要切记，千万不要在睡前进行运动，那只会让你更加兴奋，而难以入睡。

·只把床当成睡觉的地方。很多人都对床的功能进行了放大，可以在上面看电视、吃东西、玩游戏等。其实床只是让人睡觉的地方，上了床，就应该马上睡觉，不要再做其他的事情。我们一定要养成上床就睡觉的良好习惯，这有利于纠正我们对床的正确认识，长此下去就会形成条件反射，对睡眠很有帮助。

·白天尽量不要小睡。其实如果人的睡眠良好，在白天就不会出现睡意，一整天都能保持旺盛的精力。如果在白天小睡，就会出现在晚上难以入睡的现象，影响睡眠质量。所以除非是觉得精神非常不济，而接下来又有重要的事情，否则不要养成白天小睡的习惯。

·裸体睡觉。裸睡可以使身体得到完全的放松，对健康有利。专家们认为，裸睡有种无拘无束的快感，有利于血液循环，促进皮腺和汗腺的分泌，有利于皮肤的排泄和再生。此外，裸睡还有利于神经的调节，消除紧张感和疲劳，更有利于睡眠。对于妇科病，也有很好的疗效。

·放松身体。我们都知道，人体在放松的情况下是最容易入睡的，所以我们可以在睡前采取一些行动，来放松一下身体。如在睡前泡个热水澡，或者是进行按摩，这都有助于消除精神压力，从而提高睡眠质量。

·在睡前给自己减负。为了保证在睡眠时身体处于一种完全放松的状态之下，在睡觉之前，我们就应该清除自己身上的多余物品，如手表、假牙、假发、饰品等等，另外，不要带着残妆入睡，以免妨碍到皮肤的正常呼吸，影响睡眠。

养成良好的饮食习惯

饮食不节是糖尿病发生的诱因之一。中医认为，过度进食性质温燥的食物或药物，可导致人体气阴、津液损耗过多，长期下去就会引发糖尿病。长期进食高脂、高糖、高蛋白的食物，也容易导致发生糖尿病。正如《黄帝内经》中所说："此肥美之所发也，此人必数食甘美而多肥也。肥者令人内热，甘者令人中满，故其气上溢，转为消渴。"

摄入体内合理的营养对预防糖尿病是尤为重要的，合理的饮食和营养有利于血糖的稳定。对预防糖尿病较为有利的营养素有：膳食纤维、脂肪酸、钒、铬、锌、硒。日常生活中，可适量多进食含有以上营养元素的食物。

此外，还应注意养成良好的饮食习惯。几乎所有的营养专家都认为，良好的饮食习惯可以使人获得更多对身体有益的营养物质，对于改善身体功能、增强免疫力以及促进人体本身的自愈能力都具有积极的作用。

究竟什么样的饮食习惯才是健康的呢？由于每个人的身体状况不同，因此很难有一个统一的标准，科学家们对此也存在着分歧。但是，大体上可以从以下几个方面来把握。

·遵循细嚼慢咽的原则。吃饭的速度与健康状况是不成正比的，并不是说你吃得越快，吸收的营养就越多，身体就越健康。相反，吃饭的时候狼吞虎咽还会伤害肠胃，对健康极为不利。事实表明，细嚼慢咽可以对人体产生多种有利影响，促进人体健康。它不仅可以促进营养的吸收、增加食欲，而且还可以促进血液循环、改善视力、激活大脑、抗击衰老，有利于美容和减肥，甚至可以预防疾病的发生，如口腔疾病、肠胃疾病以及癌症等。

·遵循宁少不多的原则。每个人的饭量都是不一样的，但对于自身而言，却只有一套标准，所以能掌控好食量的也只有自己。在自己的标准下，我们应该摄取比标准量略少的食物。有实验表明，每天被喂食物的热量低于标准需求的动物，平均寿命比较长，而且罹患疾病的概率也比较低。一些科学家认为，微量的"营养不足"是有益健康的。相反，如果摄取的食物过多，甚至暴饮暴食，则会对身体造成极大的危害，很容易出现精神恍惚、肠胃不适、腹泻等症状，严重者还可导致胃肠炎、胰腺炎、胆囊炎等疾病。

·遵循荤素搭配的原则。荤食中含有蛋

白质、钙、磷等对人体有益的物质，而素食中又含有维生素、纤维素等人体所必需的物质。因此，人体对荤食和素食都是有需要的，只吃荤食或只吃素食都是不利于健康的。所以，我们应该做到荤素搭配，实现营养互补，让身体获得全面的营养，这样才有利于促进身体的健康。

·遵循多醋少盐的原则。醋中含有多种有机酸、矿物质以及维生素等营养成分，对于人体有诸多益处，如帮助消化、消除疲劳、调节血液酸碱平衡、增强肝脏功能、促进新陈代谢、增强肾脏功能、预防肥胖、预防心血管疾病以及抗癌等功效。流行病学调查表明，钠的摄入量与高血压的发病率成正比，而盐的主要成分就是氯化钠，因此，不宜多摄入食盐。世界卫生组织建议，每人每天的食盐用量不应超过6克。

·不要让零食"喧宾夺主"。很多人非常偏爱零食，甚至一天到晚都不离口，打乱了正常的用餐时间，有些人干脆以零食来替代饭菜。这样的做法是非常不科学的，大多数零食都没有什么营养，如果以它来代替正常的饭菜，人体就得不到充分的营养。而且有些零食中还含有致癌物质，如果进食过多，甚至会引起癌症。因此，不要过多地食用零食，更不可让其取代正餐的地位。

·科学食用剩饭剩菜。剩下的饭菜如果倒掉难免会让人觉得可惜，但是如果食用不当却会危害健康。我们可以在食用前，进行一下加热处理，并保证热透，即使是剩下的凉菜也要进行加热，改制成汤菜或炖菜，这样就可以避免引起食物中毒。如果是已经变质的，那就要坚决倒掉了。

·不要养成吃饭时喝水的习惯。有些人喜欢在吃饭的时候喝大量的水，其实这是不利于健康的。因为在吃饭的时候喝水，会稀释胃酸，使消化的过程受到抑制，从而影响热量的消化吸收。因此，喝水虽然对健康有益，但是却不要选在吃饭的时候。

·不要偏食、挑食。每种食物都有它独特的营养价值，挑食、偏食必然会导致身体缺乏相应的营养元素，造成营养失衡，从而影响健康。人摄入的食物应该多样化，这样才能保证体内营养的全面、均衡。

·站立是最科学的用餐姿势。医学专家指出，站立吃饭是最科学的用餐姿势，因为站立时人的血液循环最顺畅，最利于消化。但是人们大都采取坐姿，因为这样比较舒服。最不利于健康的是下蹲位，因为在下蹲时会使腿部和腹部的压力增大，阻碍血流，影响胃液的供给，不利于消化。在条件允许的情况下，不妨多采用站立的方式来用餐，也许你会觉得这种方式更适合你。

·适当吃点"苦"。苦食中含有无机化合物、生物碱、氨基酸等人体所必需的物质，尤其是氨基酸，更是促进人体发育、使人健康长寿所不可或缺的营养元素。此外，苦食还可以调节神经系统功能，缓解人的不良情绪。在夏季食用苦味食品，还可以起到降火的作用。因此，适当地吃一些苦食，是有益于身体健康的。

·使三餐合理化。合理地安排一日三餐也是良好饮食习惯的重要内容，一般来说，要遵守"早吃好，午吃饱，晚吃少"的饮食原则，合理进行分配。此外，还应该养成定时用餐的好习惯，不随意破坏这种规律。

·饭前喝汤。在饭前喝少量的汤，可以使整个消化系统都先活动起来，并促使消化腺分泌出足量的消化液，有利于进食后的消化。

除了上面提到的，我们还应该注意改正饭后的一些不良习惯：

·饭后散步。有人说："饭后百步走，能活九十九。"这种说法并不适合所有人，对于平常运动较少的人，可以选择在饭后散步20分钟，有助于减少胃酸的分泌以及脂肪的堆积。但是也应该休息一会儿再去，而且强度不要大，主要以漫步为主。如果是老年人，则不要采取这种方式，应该适当休息，以改善心肌供血功能。

·饭后喝茶。饭后立即饮茶，会影响食物的正常消化，甚至还可能造成贫血，因此要尽量在食物已经消化的情况下再饮茶。

·饭后洗澡。饭后洗澡会使体表的血流量增加，而胃肠道的血流量减少，从而影响肠胃的消化功能。

·饭后睡觉。饭后马上就睡觉会促使大脑的血液流向胃部，使血压降低，出现大脑供血不足的状况，很容易引起卒中。另外，饭后睡觉也会心口灼热、消化不良，并使人发胖。

·饭后松裤带。饭后松裤带会使腹腔的内压下降，增加消化器官的活动量和韧带的负荷量，很容易引起胃下垂。

保持精神内守

《黄帝内经·灵枢·百病始生》有云："夫百病之始生也，皆生于风雨寒暑，清湿喜怒。"一句话点出了疾病产生的原因。正常情况下人是不会生病的，只有在受到病邪之气的侵犯或情志太过时，才会使身体受损，导致疾病的产生。这里所说的病邪，既包括外邪，又包括情志，后者对身体的伤害往往更强于前者。

《黄帝内经·灵枢·本藏》有云："志意者，所以御精神，收魂魄，适寒温，和喜怒者也。"又有云："志意和则精神专直，魂魄不散，悔怒不起，五藏不受邪矣。"意思是志意能够统摄人的精神，收敛人的魂魄，适应气候的寒温变化，调节人的情绪。志意和顺则精神专注，魂魄安定，不会产生悔恨和愤怒的情绪，五脏也就不会受到邪气的侵犯。

在正常情况下，喜、怒、忧、思、悲、恐、惊这七种情志活动，只是人体对外界事物的正常反应，属于正常的心理现象，也就是所谓的人之常情。它们是人体功能活动的重要组成部分，可以促进脏腑的功能活动。如喜能缓解紧张的情绪，使心气畅达，气血调和；怒能宣泄人的不良情绪，可使肝气疏泄，气血顺畅。所以说，正常的情志活动不仅对健康无害，而且还是非常有益的。

可是，当情志太过时，就会导致疾病的发生。在《黄帝内经·素问·经脉别论》中，即有"生病起于情志过用"的说法。

情志过用对健康的影响首先表现在对气的影响上，如《黄帝内经·素问·举痛论》中所说的："怒则气上""喜则气缓""悲则气消""恐则气下""惊则气乱""思则气结"。由于情志与五脏存在着对应关系，所以，情志过必会影响到五脏的健康，"怒伤肝""喜伤心""思伤脾""忧伤肺""恐伤肾"就是这个道理。

具体到糖尿病的预防上，情志变化则与血糖的关系密切。喜、怒、忧、思、悲、恐、惊等情志过度，会伤及肝脾，进而导致消渴病。《黄帝内经·素问》记载："怒则气上逆，胸中蓄积，血气逆留，髋皮充肌，血脉不行，转而为热，热则消肌肤，故名消瘅（消渴）。"

那么，如何才能做到精神内守呢？

中医养生理论很重视形神共养，认为人们若想健康长寿，不能只关心自己的身体状态，还要关心自己的精神状态。古代的医学家认为，形与神是浑然一体的。但实际上，将二者放在同等重要的位置是不可能的，相对来说，养神更为重要。因为神在人的生命活动中起着非常重要的作用。"得神""守神"，则健康长寿；否则就会生病早夭。"精神内守，病安从来？"即很好地说明了养神的重要性。

而所谓的养神，其实就是中医所提倡的"以情胜情"，即有意识地用一种情志去调节和纠正另一种情志。中医上，情志配五脏及五行，喜属心火、怒属肝木、思属脾土、悲属肺金、恐属肾水，五行相克，情志相胜。用于稳定血糖的情志相胜法主要有怒胜思、思胜恐（惊）、恐胜喜、喜胜悲（忧）、悲胜怒等。学会了这些方法，就很容易控制好日常生活中的不良情绪，保持精神内守，达到预防糖尿病的目的。

人的情绪虽然没有好坏之分，但却有正面和负面之别。如果负面情绪积压得过多，停留在人体内的时间过长，就会给人造成沉重的心理负担和精神压力，使人患上情志病，严重危害身体健康。俗话说得好："肩上百斤不算重，心头四两重千斤。"所以，我们决不能任由负面情绪占据我们的精神世界。如何应对这些负面情绪呢？

当负面情绪产生的时候，不妨让自己放松下来。放松的方法有很多，比如听音乐、做健身操、看幽默喜剧、外出旅游等等，我们可以用心去体会，找到对自己最为有效的方法。一般来说，只要能让自己彻底放松下来，那么负面情绪就会随之消失，至少会被我们暂时遗忘。

转移情绪就是将注意力转移到其他的人或事物上，暂时逃离现在的状况，集中注意力去做其他的事情。只要不再想着那些让自己感到不快的事情，那么过了一段时间以后，我们的情绪就会慢慢平复下来。

如果既无法平静下来，也无法集中注意力去做其他的事情，则不妨试着将自己的情绪释放出去。释放情绪的方式有很多种，比如倾诉、运动、哭泣、高声喊叫等。但需要注意的是，释放情绪应该注意场合，应该在不影响其他人的前提下进行，而且也要保证自己在宣泄情绪的过程中不受到伤害。如果要用运动来宣泄情绪，那就要注意运动不能太过猛烈，以免伤害到自己的身体。

如果以上方法都不管用，则可以考虑寻求其他人的帮助，把自己的烦恼说给身边的人听，让他们为自己提供好的建议。

勤思考、多运动

很多人认为"恬淡虚无"就是什么都不想，什么都不做，这其实是一种误解。如果真的什么都不想，什么都不做，那人又该如何生存呢？事实上，"恬淡虚无"与老子提倡的"无为无不为"颇为相似，都是劝诫人们不要妄为，而不是不为，其本意是要勤动脑体而不动心。

中医将人的生命活动分成了体和用两个部分，体是不能动的，而用则一定要动。脑为用之首，四肢为用的工具，所以大脑和四肢一定要动。《黄帝内经》也说"头为诸阳之汇，四肢为诸阳之末"，而阳气是一定要动的，否则就会老化，这也说明了脑和四肢要经常活动的道理。

现代社会分工越来越细，很多人从事的工作几乎都是一套固定的模式，每天只要按部就班地重复就可以了，根本不需要思考。而回到家里，所做的也基本都是一些家务事。这样一来，大脑就被闲置起来了。长此下去，大脑的功能自然也就退化了。有些人可能会觉得自己没有动脑的机会，其实，我们完全可以创造一些动脑的机会，比如读读书、看看报、下下棋等，都可以让大脑动起来。

运动的重要性无需多言，尤其对繁忙的现代人来说，运动更是必不可少的。

运动之所以能够抵抗衰老，使人长寿，主要是因为它可以优化各组织器官功能，使机体各部分均处于最佳状态，具体可表现在以下几个方面：

·运动可以促进血液循环。运动可以促使血液循环加速，间接造福人体各器官。此外，皮肤的血液循环增强还可以提高其感觉的灵敏度，加强皮肤及其附属器官对外界刺激的适应能力，从而有效地预防感冒、伤风等疾病的发生。

·运动可以活动筋骨和肌肉。运动可以使筋骨关节得到锻炼，以防其过早退化；并可以增强脊柱和周身关节的柔韧性和灵活性，减少背部及腰部疾患的发病率，有效地预防骨质疏松、肩周炎及关节僵硬等病症。此外，运动还可以使肌肉更加发达，防止肌肉萎缩的出现。

·运动有助于改善心脏功能。运动可以使心肌纤维粗壮有力，改善心肌的营养状况，增加冠状动脉的血流量。经常运动的人心跳都比较慢，这就是心肌得到锻炼，使得排血量增加的缘故。此外，运动还可以使血管保持良好的弹性，防止胆固醇在血管中沉淀，可以有效地预防动脉硬化、高血压和冠心病等心血管疾病的发生。

·运动可以增大肺活量。运动可以改善肺功能，使呼吸肌更加强壮有力，使人能够吸入更多的氧气，并排出更多的二氧化碳，有利于推迟老化的过程。有研究显示：慢跑时吸入的氧气量比静坐时要多8倍；而经常坚持长跑的人，其肺活量比一般的人要大10%~20%。

·运动有助于改善消化系统功能。运动可以增强消化腺的分泌，改善胃肠道的血液循环，有利于食物的消化和吸收。而且运动可以消耗人体内的热量，有促进食欲的功效，胃口不好的人做一些运动一般都可得到缓解。

·运动可以提高神经系统的功能。运动可以提高大脑的抑制和调节功能，有效地防止神经系统的老化，并具有预防疾病的作用。此外，通过改善神经系统功能，还能够协调大脑皮层的兴奋和抑制过程，有助于解除大脑皮层的紧张，利于人的睡眠和休息。

·运动有助于改善大脑功能。运动对人体内部的内脏器官有着良好的刺激和按摩作用，有利于保持情绪的稳定。而且运动可以促进血液循环，使大脑能够获得充足的氧气和营养物质，并释放出一些化学物质，加速脑细胞的代谢，更利于大脑发挥其应有的功能。此外，运动还可以增加大脑皮质的厚度和重量，从而提高人的思考和分析能力。

尤其在预防糖尿病方面，通过运动，可以减肥、提高机体免疫力、改善精神状态、降低血糖，而这一切对预防糖尿病有积极的意义，可以说运动是预防糖尿病的最佳途径之一。

⊙ 几种可以有效预防糖尿病的运动

·五禽戏。五禽戏是东汉名医华佗模仿虎、鹿、熊、猿、鸟五种动物姿势，结合人体脏腑、经络、气血的特点编创而成的一项运动健身术，对人体代谢活动有较好的调节作用，可以稳定和降低血糖。

·太极拳。太极拳是我国传统的养生方法，能调节人体的生理代谢活动，改善机体糖代谢，稳定血糖，是预防糖尿病的极佳运动。

·八段锦。八段锦是流传于民间的一种健身运动，由八节组合而成，通过肢体的伸展和肌肉的锻炼，疏通经络、气血，起到强壮正气、防病治病的功效。八段锦的具体口诀如下："两手擎天理三焦；左右开工似射雕；调理脾胃单举手；五劳七伤往后瞧；摇头摆尾去心火；背后七颠百病消；攒拳怒目增气力；两手攀足固肾腰。"

保持积极的思想和语言

我们知道，压力是造成糖尿病的一个重要因素，而压力的形成又往往受人的思想和语言的影响。

我们的身体实际上是一个强大的电磁传输器和能量接收器，人所有的思想对人体细胞都会产生巨大影响，积极高昂的情绪会去除体内疾病，有压力的消极低落的情绪对身体健康会产生很深的影响。"安慰剂"的疗效就是很好的证明。安慰剂，其实什么也不是，只是当病人相信它可以治疗疾病的时候，它就具有了非常好的疗效。这实际就是思想起到的作用。

积极的思想能治愈疾病，消极的思想也能产生疾病，因为消极的思想会让身体变为酸性，形成适合疾病发展的环境。消极的思想在本质上分有意识和无意识两种。消极的思想大多数情况下是在我们有压力或受创伤的时候产生的。

另外，我们所处的生存环境，也会给我们带来过度的压力。比如，开车会产生压力，开车打电话压力水平会上升到平常的5000倍；金钱状况会让我们产生压力；与亲戚、朋友和同事发生争执，交通拥挤，工作繁重等也会让我们产生过度的压力；观看恐怖电影和电视节目、阅读新闻等，又会在无形中增加我们的压力水平。

其实，精神压力是一种保护功能，适量的压力能使我们提高警觉度，增加工作学习的效率，可是，过度的、过于强烈的或持久性的压力则会让我们的身体呈酸性，让我们心跳加速、呼吸加快、血压上升、肌肉收紧，从而导致失眠、颈椎病、腰酸背痛、胃痛、头痛、情绪低落、焦躁、抑郁等，长期处于过度的压力下，则会导致冠心病、胃溃疡、高血压、癌症、糖尿病等疾病。也就是说，越是现代化，各种与身心有关的疾病就越多。

好在我们可以用一些方法扭转这种状况。在日常生活中，我们可以有意识地做一些事情，以调整自己的情绪，缓解过度的压力，比如，开怀大笑，提高自信力，养成良好的生活习惯，保持健康的生活方式，构建正常的人际关系等。另外，我们还可以对自己下命令，命令自己消灭不利于健康的情绪，比如，生气、烦恼、极端、偏执等等，这样不但能增加我们的免疫力，还能从根本上解决健康问题。

言语也具有同思想一样的威力。语言能改变一个人的思维和感觉方式，积极的言语与思维能改变一个人的DNA，消极的语言能提高身体压力，并让身体的酸碱度由碱性转为酸性。所以，请不要忽视我们的思维方式和说话的内容。这两种因素能在很大程度上影响压力水平。减缓压力几乎对人体所有疾病来说都是最强大的自然治疗手段之一。

在全世界范围内观察健康人群，我们会发现他们各不相同，饮食习惯不同，生活习惯不同，有的人抽烟，有的人是素食主义者，有的人酷爱吃肉，有的人根本不运动，也有些人只是步行。不过，在他们身上也有共同点，就是睡眠好并且乐观积极。他们不把生活看得那么严重，而且并不担心太多。他们乐观、无忧无虑。他们每天都带着感恩的心来生活。

态度决定一切，思想和语言确实能影响人的行为，而且思想和语言对健康也具有神奇的效果。

有规律地生活

生命是有韵律的,人的活动必须要遵循生命的韵律。如果我们生活、做事不遵循生命的节律,就会像防洪堤那样总会有被冲垮的可能,而如果我们跟上生命的节拍,我们就会像海岸线那样,有进有退,永远不会因为和海浪对抗而崩溃。

遵循生命的韵律就是有规律地生活。凡事要按着秩序进行,否则就会生病。日出而作,日落而息,就是作息的规律,这说明人不是累了才休息,而是有规律地休息。人必须得到充分的休息,身体才能更加健康。

人体运行的规律是和十二时辰相吻合的,就是每天的十二个不同时辰,分别对应着中医中提到的十二经络,分别都有不同的运作。这就是所谓的子午流注。

子时(晚11点至凌晨1点):胆经最旺。人在子时前入眠,胆方能完成代谢,晨醒后才会头脑清晰、气色红润。反之,则气色青白,容易形成结石一类病症,其中一部分人还会因此而"胆怯"。

丑时(凌晨1点至3点):肝经最旺。人的思维和行动要靠肝血的支持,废旧的血液需要淘汰,新鲜血液需要产生,这种代谢通常在肝经最旺的丑时完成。

寅时(凌晨3点至5点):肺经最旺。肝在丑时把血液推陈出新之后,将新鲜血液提供给肺,通过肺送往全身。所以,人在清晨面色红润,精力充沛。

卯时(凌晨5点至7点):大肠经最旺。肺将充足的新鲜血液布满全身,紧接着促进大肠经进入兴奋状态,完成吸收食物中水分与营养、排出渣滓的过程。

辰时(上午7点至9点):胃经最旺。人在7点吃早饭最容易消化,如果胃火过盛,会出现嘴唇干裂或生疮。

巳时(上午9点至11点):脾经最旺。脾是消化、吸收、排泄的总调度,又是人体血液的统领。脾的功能好,消化吸收好,血的质量好,嘴唇才是红润的。唇白标志血气不足,唇暗、唇紫标志寒入脾经。

午时(上午11点至下午1点):心经最旺。心气推动血液运行,养神、养气、养筋。人在午时能睡片刻,对于养心大有好处,可使下午乃至晚上精力充沛。

未时(下午1点至3点):小肠经最旺。小肠分清浊,把水液归于膀胱,糟粕送入大肠,精华上输送于脾。小肠经在未时对人一天的营养进行调整。

申时(下午3点至5点):膀胱经最旺。膀胱贮藏水液和津液,水液排出体外,津液循环在体内。若膀胱有热可致膀胱咳,且咳而遗尿。

酉时(下午5点至7点):肾经最旺。人体经过申时泻火排毒,肾在酉时进入贮藏精华的阶段。

戌时(晚7点至9点):心包经最旺。心包是心的保护组织,又是气血通道。心包经戌时兴旺,可清除心脏周围外邪,使心脏处于完好状态。

亥时(晚9点至11点):三焦通百脉。三焦经是六腑中最大的腑,具有主持诸气、疏通水道的作用。人如果在亥时睡眠,百脉可休养生息,对身体十分有益。

由此可见,人是大自然的组成部分,每日12个时辰与人体12条经脉的关系是十分紧密的,所以,人的生活习惯应该符合自然规律。

有必要再强调一下:

晚上9点到凌晨3点,是人的身体自身修补的时间,在这段时间一定要休息,停止一切活动。

晚上9点到11点,是免疫系统运作的时间。在这一时间段休息,对儿童来说更加重要,因为儿童的免疫系统还未发育健全。

晚上11点到凌晨1点,是骨髓造血的时间。

凌晨1点到凌晨3点,是肝脏修复的时间。

凌晨3点到凌晨5点,是呼吸系统运作的时间。

凌晨4点,脉搏最弱、心跳最慢,所以,大部分的气喘、心脏病、卒中、心血管疾病、高血压患者发生意外大多在这个时候。

5点到7点,大肠蠕动最旺盛,是吃早餐的时间。

7点到8点,是胃最为活跃的时间。

9点到11点,是脾脏活跃的时间。

午时(11点到下午1点)与子时(晚上11点到凌晨1点),身体在造血,这段时间要好好休息，就不容易贫血。

下午1点到3点，是小肠活动时间，午餐最好在下午1点前吃完。

下午3点到5点，是膀胱活跃的时间，这段时间是最重要的喝水时间。肾脏与膀胱不好的人，最好在这段时间喝下500毫升的水。

下午5点到7点，是肾脏活动的时间。

下午7点到9点，是心脏神经系统活跃的时间。

只有遵循自然法则，我们的生活才会有条不紊——工作时精神百倍，休息时全然放松，我们才会有一个健康的体魄。

置身于健康的环境中

与健康有关的环境因素应该包括阳光、空气、水等。

享受阳光是愉快而幸福的事情，因为阳光具有自然的治疗效果，它透过瞳孔刺激视觉神经和下视丘，能够影响激素的分泌；适量的光照还可以振作我们的精神，改善我们的情绪。阳光照射太少，容易引发高血脂、高胆固醇、动脉硬化、风湿病、痤疮以及牛皮癣等各类疾病。

俗话说，万物生长靠太阳。阳光是上帝赐给我们人类取之不尽、用之不竭的健康资源。

阳光分为可见光、不可见光、红外线、紫外线、X射线和γ射线等等。其中紫外线和远红外线与人体健康的关系最为紧密。

紫外线是对人体有害的辐射线，它会破坏包括DNA在内的生物分子以及人的免疫系统，增加罹患皮肤癌、白内障的概率，还可能造成皮肤的损伤。但是，它也有可取的地方，就是杀菌。另外，身体通过紫外线照射还会产生维生素D。所以，晒太阳能否对身体有益关键在于掌握好时间。

红外线又分近红外线、中红外线、远红外线。我们的身体也会释放远红外线，所以，太阳光中的远红外线是最受人体喜欢的。

要从阳光中吸收远红外线，关键还在于把握好晒太阳的时间：

上午6~9时，阳光以温暖柔和的红外线为主，是一天中晒太阳的最好时间段。

上午9~10时，下午4~6时，阳光中的紫外线对人体产生"阳光激素"——维生素D很有利。

中间的几个小时，特别是10时到下午4时，对皮肤有害的紫外线光束含量多，要尽量避免接触阳光。

我们都有过这样的体会，在小溪头、大海边，就会感觉愉快、惬意，精神振奋，而在干洗店里，或是城市的高楼大厦间，就会感觉浑身不自在，精神涣散，烦躁不安。为什么会这样？就是因为两类地方的空气质量不同。前者空气中多有负离子、氧气，而后者则多有正离子。

负离子能促进新陈代谢，激活机体抗病能力，改善睡眠，进而消除疲劳。经负离子作用，可使人精神振奋，工作效率提高。负离子还有明显的镇痛作用，负离子与细菌结合会改变其分子结构。婴幼儿身上的负离子比正离子多4倍，所以他们的生命力旺盛，而且恢复力也强。而正离子则会造成气血不通，新陈代谢差。

所以，我们要尽可能地到好的地方生活。如果做到这一点有困难，则应该尽量改善我们所处环境的空气质量，比如，在靠近窗户或阳台的地方多种植大叶的盆栽植物等。

再来说说水。水分在我们身体中所占的比例很大，在70%左右，婴儿更高达80%。组成生命的细胞就是生活在水中的，因此，水对生命体的作用是不容忽视的，我们要为身体补充足够的水分。

补水的方式很多，但是最主要的途径还是喝水，这就涉及到我们喝的水的质量，只有健康的好水才会对生命产生滋养的作用，否则，就会成为生命体中心的毒素。

好水的标准：

·一定是弱碱性的。

·必须保有原矿物质。

·无杂质，不能有氯和重金属。

除了空气、水和阳光，大自然的能量对我们的健康也是很有益处的。所谓的大自然能量，就是蕴藏于天地万物中的能量，例如，木头、温泉能释放远红外线等。其实，阳光、空气、水源、季节、气候、山林、矿石、植物、土壤、月光、温泉、雨水、颜色、气压、节气、闪电、风等自然界中所有的事物都蕴藏有无限的能量，并且这些能量能对我们的健康产生很大的影响，顺应自然规律，我们就能吸收能量，否则就会生病。

维持理想体重

有人把肥胖看成是高贵、富有的象征，认为肥胖的人都是有"福气"的人，是富贵长寿之相，殊不知肥胖对健康的危害是非常大的，高血压、糖尿病以及心脑血管疾病等病症，都与肥胖有着密切的关系。尤其对于2型糖尿病来说，肥胖者患此类型糖尿病的数量远远大于体重正常的人群。2型糖尿病人数占糖尿病总数的90%，其中80%的患者肥胖或超重。许多研究表明，肥胖是导致糖尿病发生的因素之一——因为肥胖者易患高胰岛素血症，而高胰岛素血症会造成胰腺β细胞分泌胰岛素的功能减退，从而会减少人体内的胰岛素数量，并降低胰岛素的降血脂作用。

究竟是什么导致了人们的肥胖呢？只有弄清了这个问题，才能从根本上解决肥胖问题。

在日常生活中，我们常会见到这样一种人，他们什么都吃，什么甜食，什么高脂肪食品，想吃什么就吃什么，并且吃的量还很大，平时也不见他们做什么运动，可是，这类人偏偏骨瘦如柴。这不免会给人一种错觉，人的胖瘦是天生的，天生你是胖人，喝凉水都会长肉，天生你是瘦人，整天吃山珍海味也不长胖。至少在表面上看来如此。

其实不然，第二次世界大战期间被关在纳粹集中营里的人个个都是骨瘦如柴，而当他们从集中营出来回归到正常生活的时候，他们中的某些人还是骨瘦如柴，而另外一些人却变胖了。这说明什么？说明人的胖瘦不是先天因素决定的，而是和饮食、生活方式、生理功能有关。

我们先看一下胖人的生理功能有什么不正常：

·新陈代谢慢：进食以及即使只吃了少量的食物后，身体不能够很快地消耗它，相反还会将食物转化成脂肪。

·甲状腺不活跃：甲状腺不活跃，身体将食物转换成能量的能力变弱，进而将吃的食物转化成身体的脂肪。

·胰腺不能够正常工作：胰腺分泌胰岛素。肥胖者的胰腺比消瘦者的胰腺分泌胰岛素更快、更多。

·肝脏功能差：肝脏是一个消毒器官。当它有障碍时，新陈代谢就慢下来了。

·消化系统（胃和大小肠）功能差：肥胖的人在产生消化酶的时候会遇到障碍。如果不能分泌正常的消化酶，吸收的食物就不能够转化为能量，因此很有可能会储存为脂肪。

·激素分泌失调：肥胖的人身体会分泌过多的某种激素而其他的激素分泌不足。

在这些因素中，新陈代谢慢是肥胖的最根本原因，而导致新陈代谢慢的原因则是不健康的生活方式和思想观念。

了解肥胖的根源对我们预防糖尿病是大有裨益的。

由下表我们不难得出这样的结论：如果BMI在正常范围内，也应注意饮食的搭配，防止体重不足或超重。如果BMI过轻或者过重，就应积极调理。体重过轻者应该增加营养的摄入量，以免营养不良引发各种疾病。体重过重者应该减少食物摄入量，保持营养均衡，并且要增加运动量，每周至少运动两次。

理想的体重是身体健康的基础。维持理想体重应从小时候开始，建立良好的饮食习惯及适当运动的习惯。

美国联邦政府曾在2002年发起了一份"糖尿病预防计划"的研究报告，指出，只要减轻少许的体重，再配合规律的运动，就可以有效地预防糖尿病。在对3234名有糖尿病前兆的成年人所做的长达3年的研究中发现，只要坚持适量的运动，并配合低热量、低脂的饮食，就可以达到预防糖尿病的效果。更让人意想不到的是，即使只是减轻原体重的5%~7%，也可以使人罹患糖尿病的概率降低58%。由此可见，糖尿病是不难预防的，只要我们可以将自己的体重控制在理想的范围之内。

要想维持理想体重，我们应该力争做到以下几点：

·均衡摄取各类食物。没有一种食物含有人体需要的所有营养素，为了使身体能够充分获得各种营养素，必须均衡摄取各类食物，不可偏食。很多过胖或过瘦的人都有偏食的毛病。每天都应摄取五谷杂粮、奶类、蛋类、豆类、鱼、肉类、蔬菜、水果及油脂类食物。每天要保证食物的多样性，吃多种蔬菜和水果。

·以五谷杂粮为主食。米、面等谷类食

物含有丰富的淀粉及多种必需营养素，是人体最理想的热量来源，应作为三餐之主食。现代人多吃精米、精面，损失了很多营养物质，全谷类食品更有益健康。我国有以谷类为主食的传统饮食习惯，然而现代人讲究少吃饭，多吃菜，这是导致肥胖的一个重要原因。要想保持理想的体重，五谷杂粮应该是每餐的主食。

·多吃富含纤维的食物。含有丰富纤维质的食物可预防及改善便秘，帮助清除体内垃圾，并可降低血胆固醇，有助于预防心血管疾病，并且减少罹患大肠癌的概率。植物性食物是纤维质的最佳来源。富含纤维质的食物有：豆类、蔬菜类、水果类、谷类、薯类等食品。

·少吃油脂、盐、糖。高脂肪、高热量的食物与肥胖有密切的关系，而且会导致心脑血管疾病、脂肪肝以及某些癌症。因此平时要减少食用肥肉、五花肉、香肠以及各种油炸食品。烹调时应该多采用蒸、煮、凉拌等方法，少用煎、炒、炸等方法。此外，烹调应少用盐及含有高量食盐或钠的调味料，如味精、酱油等。平时要少吃糖果、白砂糖以及含糖较多的糕点，因为糖类除了为身体提供热量之外，几乎不含任何营养素，而且会引起肥胖。

·多喝白开水。水是维持生命之必需品，可调节温度、帮助消化吸收、运送养分、预防及改善便秘等。多喝水可以加速新陈代谢，清除体内垃圾。白开水是人体最健康、最经济的水分来源，应养成喝白开水的习惯，每天应饮用8杯水。市面上销售的各种饮料含糖分较高，经常饮用不利于保持理想体重。

·补充足够的钙质。钙是构成骨骼及牙齿的主要成分，摄取足够的钙质，可促进正常生长发育，并可预防骨质疏松症。美国营养学会指出摄入钙质较少容易导致超重。补充钙质有减肥的功效。因为钙摄入过低，会导致细胞发生变化，使脂肪燃烧量降低，增加脂肪的存储。牛奶含丰富的钙质，且最易被人体吸收，每天至少应饮用1~2杯。其他含丰富钙质的食物有奶制品、虾皮、小鱼干、豆制品及深绿色蔬菜等。

·适当锻炼身体。肥胖者和过瘦者大多缺乏锻炼。身体缺乏锻炼就会导致经络受阻，血液循环和新陈代谢减慢，导致垃圾在体内堆积。经常锻炼身体可以消耗体内多余的脂肪，并且可以锻炼肌肉，使身体更结实、健美。每周锻炼身体3或4次，每次持续半个小时。

定期进行健康检查

现代人在不断追求上进的同时，却忽视了身体最本能的需要，那就是健康。据统计，我国有70%~80%的人都处于"亚健康"状态。我国近年来早衰、早死的现象逐年增多就是很好的证明。

其实，只要我们每个月抽出一点时间去做一次体检，很多疾病都是可以预防的，很多悲剧也都是可以避免的。体检是防止大病入侵的第一道关口，是健康的有力保证。很多疾病在其发展的过程中是很难被人察觉的，糖尿病就是如此，等到有症状出现的时候，往往病情已经很严重，这时再去医治就要大费周折了，有的甚至搭上了生命。

体检并不只是针对那些身体已经出现不适的人，身体健康的人也同样需要做身体检查。体检可以发现潜藏在身体内部的重大疾病，而很多疾病在前期都是没有自觉症状的。还有很重要的一点就是，体检可以降低未来罹患疾病的概率。有资料显示，高血压的病人罹患脑中风的概率就很高，而如果在早期就能把血压保持在正常的范围之内，就会大大降低罹患脑中风的危险。此外，血液中胆固醇偏高，将来罹患狭心症和心肌梗死的概率就比较高；血糖偏高的人，将来罹患糖尿病的概率就比较高。由此可见，即使现在没有自觉症状，将来也一样可能发生重大的疾病。也就是说，感觉自己很健康的人事实上并不一定健康，所以每个人都应该定期体检。

定期体检可以帮助我们更好地预防疾病，提高生命的质量。再好的治疗也比不上预防重要，与其在患病后花费大量的金钱和时间来治疗，倒不如提早预防的好。早在《黄帝内经》中就有"圣人不治已病治未病"的说法，我国古代名医华佗继承了这一思想，进一步认识到防病的重要性，他鼓励人们多参加劳动，锻炼身体，增强体质，预防疾病。

有些人可能是舍不得花钱去体检。其实，体检所需要花费的金钱是非常有限的，而且从长远看来，这正是一种省钱的行为。据世界卫生组织的统计表明，预防疾病的费用只占治疗费用的1/10。

体检有很多项目，是不是每个项目我们都应该做呢？当然不是。每个人的具体情况不同，所处的年龄段、外在环境等都不相同，需要检查的项目也不同。一般来说，每个医院都会有一些基本的检查项目，除此之外，我们可以根据自己的实际情况，适当添加一些。比如，21岁以上要定期测血压，30岁以上要定期测血脂，40岁以上要定期测血糖。

有人会问，体检结果真的准确可靠吗？体检结果的准确性很大程度上由体检机构的技术水平和仪器设备决定。因此，体检之前首先要选择一家放心的体检机构。应该选择专业的、综合能力强的体检机构。

第四章
中医对糖尿病的分型、诊断与治疗

上焦消渴的辨证分型

上焦消渴的发生与心、肺的关系密切，与胃热也有一定的关联。按上焦消渴的症状表现、病因病机可将其划分为三种较为主要的类型：

心火亢盛型消渴病

1.症状及舌脉

症状：口渴多饮，且喜欢饮用冷水，口舌生疮、烦躁、心悸怔忡、失眠、大便秘结、小便短赤等。

舌脉：舌红苔黄、脉数或脉细数等。

2.症状形成原因

心火亢盛的发生主要有两方面的原因，一是心阴不足，二是肾水不足导致的水火不能相济。燥热体质的人容易耗伤心阴，导致心神失养，引发心烦、失眠、心悸怔忡、口舌生疮等症。心火亢盛定会损耗津液，导致口渴多饮且想喝冷水等症。若心火移至大肠和小肠，就会出现大便秘结、小便赤短、舌脉热盛等症。

3.治疗法则

根据心火亢盛型消渴病的症状、病因、病机，主张在治疗时以清心降火、滋补心肾之阴为主，以达到降心火、生肾水、交通心肾的功效，最终使血糖恢复到正常水平。

肺热津伤型消渴病

1.症状及舌脉

症状：口干舌燥、烦渴欲饮、小便次数多、气短乏力、精神不济、自汗等。

舌脉：舌尖红，苔薄黄、脉洪数。

2.症状形成原因

肺脏属人体上焦，有宣发肃降的功能。宣发功能可将人体津液输布于全身，肃降功能则是通调水道使水液下输于膀胱。津液若不能输布于全身，就会大量输于膀胱，再加上肾失固摄，则会出现尿频而多的症状。若燥热之邪伤及肺脏，则会阴液不足，导致宣发肃降功能失常，从而出现口干舌燥、烦渴多饮等症状。燥热还伤津耗气，让病人出现气短乏力、倦怠自汗、舌尖红苔薄黄、脉洪数等热盛症状。

3.治疗法则

根据肺热津伤型消渴病的症状，治疗时主张以清热润肺、生津止渴为主，以恢复肺脏的宣发肃降功能。

肺胃热燥型消渴病

1.症状及舌脉

症状：烦渴欲饮、消谷善饥、尿频量多、尿色赤黄等。

舌脉：舌苔黄燥，脉洪大。

2.症状形成的原因

肺胃热燥型消渴病与饮食不节、积热于胃的关系密切。胃热会上灼于肺，导致肺热。而肺热定会伤及津液，使津液耗损，进而引发烦渴欲饮的症状。肺胃热燥型消渴病患的津液不能输布于全身，虽然饮水多，但水自趋下泄，表现为尿频量多、尿色赤黄等症。胃乃水谷之海，胃热过盛就会出现消谷善饥等症状。肺胃热燥上溢，又会出现呼出气热、舌黄苔燥、脉洪大等症。

3.治疗法则

治疗肺胃热燥型消渴病，主张以清热润燥、生津止渴为主，以达到恢复气阴、清除肺胃燥热的目的。

中焦消渴的辨证分型

中焦消渴的病灶部位主要在脾胃。中焦消

渴与脾胃虚弱、热燥和胃火炽盛、脾气不足关系密切。按症状表现、病因、病机可将中焦消渴划分为5种类型：

胃阴不足型消渴病

1. 症状及舌脉

症状：口干舌燥、口渴欲饮、大便干燥、消谷善饥或饥不欲食、形体消瘦等。

舌脉：舌红津、脉细数。

2. 症状形成原因

胃阴不足会使津液不能上承，则出现口干舌燥、口渴多饮等症。夜间阴虚症状更加严重，因此夜间口舌干燥的症状也会更加严重。胃阴虚会生热，热能耗伤津液，使胃的消化功能随之减弱，导致出现饥不欲食之症。胃阴不足、津液缺失，会影响水谷精微物质的输送，从而出现形体消瘦、舌红津少、脉细数的症状。

3. 治疗法则

根据胃阴不足型消渴病的病因和病机，治疗时应以滋阴养胃为主。

胃热亢盛型消渴病

1. 症状及舌脉

症状：消谷善饥、大便秘结、形体消瘦、口苦口臭、牙龈肿痛等。

舌脉：舌红、苔黄、脉滑实有力。

2. 症状形成原因

胃火亢盛可消耗人体内的水谷精微物质，以致全身不得濡养，加上手阳明大肠经和足阳明胃经热盛，津血耗伤，就会出现形体消瘦、消谷善饥之症。胃火亢盛还会损伤津液，以致出现大便秘结、口苦口臭、牙龈肿痛、舌红苔黄、脉滑实有力等症状。

3. 治疗法则

胃热亢盛型消渴病的治疗要以降火清胃、滋阴增液为主。

脾气不足型消渴病

1. 症状及舌脉

症状：食欲不振、口渴多饮、腹胀腹泻、四肢无力、气短乏力等。

舌脉：舌淡边有齿痕，脉细弱。

2. 症状形成原因

脾气不足与饮食不节或久服药物联系密切。脾气不足，则损伤脾胃，导致运化功能失调，进而出现食欲不振、口渴多饮、腹胀腹泻、四肢无力、气短乏力、舌淡边有齿痕、脉细弱等症状。

3. 治疗法则

脾气不足型消渴病的治疗，使用健脾补气类药物最有效。

肠燥津伤型消渴病

1. 症状及舌脉

症状：口渴多饮、多食易饥、大便秘结、津少干燥等。

舌脉：舌红苔黄，脉实而有力。

2. 症状形成原因

手阳明大肠经和足阳明胃经热结燥热，会耗竭津液，导致口渴多饮、多食易饥等症。热结肠燥，会导致大便秘结，而肠燥津伤又会导致舌红苔黄、脉实而有力等症。

3. 治疗法则

针对以上症状，肠燥津伤消渴病应给予滋阴生津、润肠通腑类药物的治疗。

湿热中阻型消渴症

1. 症状及舌脉

症状：口渴不欲饮、饥不欲食、口苦口腻、脘腹闷胀、四肢沉重、皮肤瘙痒、小便赤黄、便秘或腹泻等。

舌脉：舌红、苔黄厚腻，脉濡数或濡缓。

2. 症状形成原因

湿热蕴结脾胃，可导致中焦气机升降失调，影响津液输布，从而引发口渴易饥、口苦口腻、便秘腹泻等症状。

3. 治疗法则

肠燥津伤型消渴病的治疗应该给予清热燥湿类药物，以起到恢复脾之升清运化的功能。

下焦消渴的辨证分型

下焦消渴的发生与肝肾功能的失调关系密切，其病机是肝气郁结、肝肾阴虚、肾之阴阳两虚，主要类型有以下3种：

肝气郁结型消渴症

1. 症状及舌脉

症状：口渴多饮、善饥多食、尿频、尿

甜、口苦咽干、胁肋满痛、胸闷心烦、急躁易怒等。

舌脉：舌暗红、苔薄黄，脉弦或弦细。

2. 症状形成原因

情志不调容易导致肝气郁结，使津液不能上承，而出现口苦咽干、口渴多饮等症状。气郁则化火，因此肝气郁结型消渴病还容易出现胸闷、心烦、头晕、目眩、急躁等症状。

3. 治疗法则

肝气郁结型消渴病使用疏肝解郁法治疗较为有效。

肝肾阴虚型消渴病

1. 症状及舌脉

症状：尿频量多、尿甜、尿浑浊如膏脂、腰膝酸软、全身无力、头耳鸣、遗精、全身瘙痒等。

舌脉：舌红苔少，脉细数。

2. 症状形成原因

肝肾阴虚多是因为肝脏疏泄过度和肾脏固摄失常，因此会导致津液下输膀胱，出现小便频多之症。尿浑浊如膏脂是因为尿液中含有大量水谷精微物质。

3. 治疗法则

进行滋养肝肾、补益精血、润燥止渴等疗法，肝肾阴虚型消渴病能较好地得到控制。

阴阳两虚型消渴病

1. 症状表现

症状：尿频量多，且混浊如膏脂，夜尿尤其多，面色发黑，耳轮黑干，腰膝酸软，肢冷畏寒，阳痿早泄等。

舌脉：舌淡苔白，脉沉细无力。

2. 症状形成原因

肾脏长久阴虚定会损及阳气，形成阴阳两虚之症，导致肾脏固摄功能减弱，出现尿频、尿液混浊如膏脂、夜尿尤多等症状。肾虚还可导致阴津不能濡养皮肤、腰膝，所以会出现面色发黑、腰膝酸软之症。另外，人体的阳气亏损，肢体得不到温暖，导致命门火衰，进而出现四肢怕冷、筋脉迟缓、阳痿不举等症状。

3. 治疗法则

阴阳两虚型消渴病的最佳治疗方法是服用阴阳双补、补肾固肾类药物。

消渴病在中后期的辨证分型

消渴病按病机病因，可分为上消、中消、下消。根据病情的发展，消渴病在中后期会出现许多新的变化，发展到中后期，五脏功能都已失调，应该加强辨证治疗。中后期的消渴病常见的有以下4种：

气阴两虚型消渴病

1. 症状及舌脉

症状：口渴不欲饮、口舌干燥、气短乏力、自汗疲倦、多食易饥、腹胀腹泻、五心烦热、盗汗潮热、头晕耳鸣、失眠心悸等。

舌脉：舌淡胖，脉弱或脉细弱。

2. 发生原因及疗法

消渴病中后期出现气阴两虚型消渴病的概率30%~50%。这一类型的消渴病没有明显的燥热表现，也没有显著的饮水多、排尿多、进食多等症状。气阴两虚的发生与心、肾、肝、肺、脾五脏都有关系，其中与肾阴虚和脾肺气虚的关系最为密切。因此这种类型的消渴病的治疗药注重滋阴补肾、健脾补气。

脾胃虚弱型消渴病

1. 症状及舌脉

症状：口渴多饮、食欲不振、腹胀腹泻、四肢无力、气短乏力等。

舌脉：舌淡胖大且边有齿痕，脉细弱。

2. 发生原因及疗法

与气阴两虚型消渴病一样，脾胃虚弱型消渴病也比较常见，它与饮食不节、长期服药有很大关系。这类消渴病患的燥热症候不明显，主要表现为脾胃运化功能失调和气虚。治疗这类消渴病要注重健脾补气之法。

湿热中阻型消渴病

1. 症状及舌脉

症状：口渴多饮、脘腹闷胀、恶心胸闷、四肢困重、皮肤瘙痒、大便干燥或稀薄、小便赤黄等。

舌脉：舌红苔黄腻，脉滑数。

2. 发生原因及疗法

消渴病发展到中后期，脾脏受损，导致湿邪内蕴，久而化热。再加上肝气郁结，气机不畅，就会导致湿热内滞，并引发一系列症状。对于湿热中阻型消渴病患，使用清热燥湿类药物最为有效。

瘀血内滞型消渴病

1. 症状及舌脉

症状：口干咽燥、饮水多、消谷善饥、尿频、头痛、胸痛、胁肋胀痛、面色暗紫、四肢疼痛麻木。

舌脉：舌紫暗，舌面有淤斑淤点，脉细涩。

2. 发生原因及疗法

这一类型消渴病发生和发展，与血瘀有不可分割的关系，治疗时要使用活血化淤法。根据具体的症状，可使用滋阴益气活血法、滋阴补肾活血法、温阳活血法、疏肝活血法等疗法。

中医的糖尿病诊断标准

中医认为，消渴发生的原因是禀赋不足、阴虚燥热。口渴多饮、善食易饥、尿频量多分别是上消、中消和下消的症状表现，统称为消渴。那么中医的糖尿病诊断标准是什么呢？

诊断依据

（1）口渴多饮、多食易饥、尿频量多、形体消瘦。

（2）消渴初期，"三多"的症状不明显。得病一段时间后，常并发眩晕、雀目、肺痨、卒中、胸痹、疮疖等，严重时可见烦渴、呕吐、头痛、腹痛、呼吸短促甚至是昏迷厥脱危象。

类别诊断

（1）燥热伤肺。头痛身热，缠喉难出；烦渴多饮，口干咽燥，干咳无痰，或痰少而黏；多食易饥；小便量多，大便干结；舌质红，苔薄黄，脉数。

（2）胃燥津伤。口干欲饮；消谷善饥，形体消瘦；大便秘结；舌苔黄燥，脉象滑实有力。

（3）肾阴亏虚。头晕目眩，耳鸣耳聋，健忘失眠，毛发脱落，牙齿松动，视物模糊；咽干口燥，入夜尤甚；形体消瘦，五心烦热；尿频量多，浑如脂膏；舌红无苔，脉细数。

（4）阴虚阳浮。头目眩晕，面色潮红，目赤耳鸣，喉痛咽干，口有异味；唇红口干，呼

吸深快；舌质红绛，苔灰或焦黑，脉微数疾。

（5）阴阳两虚。面色黧黑，耳轮枯焦，腰膝酸软，形体消瘦，畏寒；尿频，饮一溲一，色浑；舌淡，苔白，脉沉细无力。

疗效诊断

（1）未愈。症状无变化或稍有减轻，身体各项指标不达标。

（2）好转。主要症状消失，仍伴有一些消渴病症，身体各项指标大有改善。

（3）治愈。症状消失，身体各项指标经多次检查都已正常。

糖尿病的中医治疗法则

法则一：清热滋阴

清热滋阴法是古代医家治疗消渴最常用的方法之一，适用于血中伏火、燥热伤肺、胃热炽盛、肺胃燥热、肠燥津伤等症状。凡是由禀赋不足、饮食不节、七情失调等因素导致的阴津亏耗、燥热偏盛、舌红少苔、脉弦细等症状，都可以采用清热滋阴的治疗方法。

阴虚热盛型的消渴病患病程较短，通常为1~2年，发病的年龄较小，通常是40~50岁的中年人，且一半以上的病患伴有并发症。这种类型的消渴病人有11.8%是消渴病的早期。

实验表明，有清热滋阴功效的中药，对阴虚热盛型消渴症有一定的缓解作用。这种中药可以通过改善体液渗透压及细胞内脱水，或通过直接降低血糖来发挥作用。所以，清热滋阴法适用于单纯性糖尿病、早期糖尿病和大多数糖尿病并发症。

法则二：健脾补气

总体来说，气具有生命物质和生理功能两方面的功能。在人体内，气具有温煦、推动、防御、固摄、气化、营养等生理功能。如果气虚，全身多个系统的功能就会发生减退，同时气虚也是阳虚、脾虚、肾虚等病症的最初表现。应该说，气是构成人类生命的基础，是中医理论体系的核心。

中医认为，脾胃是气血生化、脏腑活动的根本，有"脾胃为后天之本""脾旺不受邪"之说。脾属人体中焦，是人体气机升降的枢

纽，也是人体抵御病邪的防御系统的一部分，与免疫功能有重要的联系。脾将水谷精微之物不断输送到周身各部，使人体各器官保持正常的生理活动。所以说，脾胃是人体生理、病理以及疾病防治的重要环节。

健脾补气法是通过健脾药物的治疗，使消渴病患恢复脾胃化输津液和布化精微的功能，让人体津液和水谷精微代谢恢复正常。"阴平阳秘"则消渴止。因此，消渴病患无论是否有脾虚的症状，都可以采用健脾补气法进行治疗。

法则三：疏肝解郁

中医认为，肝脏有疏泄之功能，管理全身气机的通畅，可以推动血液和津液的正常运行。肝脏调节脏腑的气机升降，可以协助完成五脏六腑对水谷精微之物的消化吸收以及废物的排出，以使其不至于在体内大量堆积而导致疾病。

肝气郁滞型消渴病常见的症状是：口渴多饮，多食易饥，口苦咽干，两肋胀痛，嗳气，心烦，情志抑郁，急躁易怒，尿多味甘，舌暗红、苔薄黄，脉弦或弦细。受情志所伤导致肝失疏泄，气机不畅，郁而化火，上炎肺胃，消烁肺阴，导致肺胃燥热，会让病患口渴欲饮；若横逆克土，胃火内生则消谷易饥；肝郁化火，日久必会损伤肝阴；肝肾同源，若肝阴受损，肾阴必会受损，肾虚无以约束，不能固摄，水液精微直趋下行，就会出现尿多而甜。肝失疏泄，气郁不行，瘀血内停则会导致出现消渴病的并发症。

由此看来，疏肝解郁法是治疗消渴病的重要方法之一。使用疏肝解郁法治疗时要选用逍遥散加减（中医处方，根据古来汤方，斟酌病人情况，加进和减去几味药，叫作某某汤加减）调治。

法则四：补肾填精

消渴病虽有不同的病机和症状，但归根结底是由肾虚所致。肾与消渴病的产生及预后关系极为密切，肾虚贯穿消渴病的始终。补肾法是古今医家都推崇的一种治疗消渴病的方法。

中医认为，肾脏是人体的水火之脏，内藏真阴，而寓真阳。糖尿病是由阴阳蒸腾气化功能失常而导致的，所以治疗糖尿病的补肾法要本着"阴中求阳，阳中求阴"的原则，滋阴的同时要适当添加助阳之物，以到达"阴得阳升、源泉不竭"的功效。如果阴已经损及阳，则应该阴阳并调，不能用纯阳之物，以免温燥反作用于肾阴，不利于病情的缓解。临床常用的补肾药方是六味地黄丸。

法则五：活血化淤

在辨证论治糖尿病的基础上，活血化淤法是提高糖尿病治疗效果和预防并发症的重要原则。但是采用这种方法治疗的过程中，切不可盲目，要根据临床病症灵活运用，最常见的有以下三种：

（1）滋阴活血法。常用一贯煎、玉女煎、六味地黄丸等药物，再加入活血化淤之品。

（2）益气活血法。常选用补阳还五汤、圣愈汤等，主要适用于气虚兼淤者。

（3）理气活血法。常选用血府逐淤汤、复元活血汤等，主要使用于气滞血瘀者。

法则六：润燥泻下

润燥泻下法主要治疗因常食肥腻之物导致的大便秘结、多食易饥、口渴欲饮等症状的糖尿病患者。常食肥腻厚味、辛辣刺激之物，会严重刺激脾胃，导致脾胃运化失常，使食物积聚于胃并酿成内热，消耗津液，致使肠燥津枯，大便秘结。阳明燥热内盛，伤津耗液，就会多食易饥，口渴欲饮。

润燥泻下法主要分为3种：

（1）荡除燥结法。常用调胃承气汤，主要用于阳明腑实、津伤燥结者。

（2）泻下淤热法。常用桃仁承气汤，主要用于下焦蓄血、淤热互结者。

（3）润肠通腑法。常用麻子仁丸，主要用于阳明里热炽盛、肠燥便秘者。

法则七："三消"辨治

1. 上消

上消由肺热伤津引发，治疗时应当以润肺清心、生津止渴为主。临床上常用消渴方和二冬汤加减调治。

2. 中消

中消由胃热炽盛引发，治疗时要以清泻

胃火、滋阴保津为主。临床上常用玉女煎加味对其进行调治。大便干燥严重者，说明津伤严重，胃肠燥甚，肺气不通。治疗时首选增液承气汤，以润燥通腑。

3.下消

下消由肾亏引发，主要分为肾阴亏虚和阴阳两虚两种：

·肾阴亏虚型下消。治疗时以滋阴固肾为主，选用六味地黄汤。对于伴有困倦乏力、气短等症状的肾虚兼气虚患者，要用生地黄饮子煎汤服。

·阴阳两虚型下消。治疗时要以滋阴固肾为主，临床首选肾气丸。

法则八：中后期消渴病分型辨治

随着消渴病情的发展，消渴中后期可能出现各种"变症"，要对其辨证分析，采用正确的治疗法则。消渴病中后期的各种类型的治疗法则如下：

（1）气阴俱损型。这是消渴病中后期常见的症状，应以滋阴益气为主，可采用玉泉丸等方药，以养阴补元、生津益气。

（2）脾胃气虚型。这一症状的治疗要以益气健脾为主，可采用参苓白术丸等方药，以醒脾健胃、益气生津。

（3）肝气淤滞型。治疗重点为疏肝解郁，要采用逍遥散加减等方药，以疏肝理气、补肝祛火、解郁镇静、调和肝脾。

（4）瘀血内停型。治疗重点是活血化淤，可采用复元活血汤加味（在原方基础上增加几味药，来增加辅助治疗主症或者直接治疗兼症的疗效），以滋阴理气、补血活血。

（5）湿热中阻证。治疗重点是清热利湿，可采用黄芪滑石汤加减，以清热燥湿。

第四部分

糖尿病并发症的防治

第一章
何谓糖尿病并发症

糖尿病并发症的分类

糖尿病患者极容易并发其他疾病，这是因为糖尿病可使体内许多组织器官代谢和功能失调，致使体质变弱，抵抗力变差，对疾病的易感性增高。

糖尿病并发症分为急性并发症和慢性并发症两大类。急性并发症包括各种急性感染、低血糖症、糖尿病酮症酸中毒、糖尿病乳酸性酸中毒、糖尿病高渗性昏迷等。糖尿病患者并发感染后，可加重糖尿病，严重时可出现酮症酸中毒昏迷，甚至死亡。糖尿病酮症酸中毒时，还容易并发呼吸系统和泌尿系统感染，一定要注意预防，早诊断，早治疗，使体内代谢恢复正常，防止其他并发症的产生。

糖尿病慢性并发症是指与糖尿病本身有直接因果关系的脏器组织病变。长期不愈的高血糖及糖尿病经常发生的高脂血症和高血压，会对全身许多重要器官造成严重伤害，但这种伤害并不像糖尿病急性并发症那样急骤发生，而是一个缓慢发展、逐渐加重的过程，因此称为糖尿病慢性并发症。慢性并发症是指大血管、微血管及神经发生的病变，冠心病、高血压、脑血管病、肾脏病、眼部并发症（视网膜病变、白内障、屈光异常、糖尿病眼底等）、神经病变（周围神经病变、自主神经病变及中枢神经病变）、糖尿病足、糖尿病皮肤病、糖尿病性阳痿、糖尿病高脂血症等。

糖尿病慢性并发症病理改变机制

有必要解释一下多元醇代谢通路亢进的机制：人体内大多数组织，如脑细胞、红细胞及肾上腺髓质等，都是以葡萄糖为主要能源的，这些器官的细胞活动对葡萄糖有很大的依

赖性，需要胰岛素参与。然而，部分组织，如动脉、视网膜、肾、晶状体、末梢神经等，对葡萄糖的利用则是非胰岛素依赖的，这种状况无形中会使组织处于高葡萄糖血症状态。这时候，如果葡萄糖酵解达到极限，多元醇通路中醛糖还原酶就会出现活性亢进。糖尿病患者的多元醇通路量可达正常人的4倍。

糖尿病慢性并发症可遍及全身各个重要器官，其中血管并发症较多，可分为微血管病变和大血管病变。微血管是指微小动脉和微小静脉之间，管腔直径在100微米以下的毛细血管及微血管网。糖尿病的微血管病变就是微血管形态发生扭曲、畸形、打结，再加上细菌等对微血管的直接损伤，形成微血管瘤。微血管病变主要表现在视网膜、肾、神经、心肌组织，尤其以糖尿病性肾病和视网膜病变最为重要。

糖尿病大血管病变与糖尿病代谢紊乱关系密切，肥胖、高血压、脂肪及脂蛋白代谢异常的糖尿病患者患动脉粥样硬化的概率均高于非糖尿病人群。动脉粥样硬化主要侵犯主动脉、冠状动脉、大脑动脉、肾动脉和肢体外周动脉等，并最终导致糖尿病性心血管病、糖尿病性脑血管病和糖尿病性下肢血管病变等。

糖尿病心血管并发症是患者主要死因之一，尤其以肥胖患者居多。这是因为，胰岛素有抑制脂肪分解和促进脂肪合成的功能，而肥胖患者的高胰岛素血症可使动脉血管壁中的脂肪及脂肪酸增加，或者使血液中三酰甘油增加，最后动脉内皮细胞与血脂结合，这些都加剧了肥胖患者的动脉粥样硬化进程。一般糖尿病患者由于血中胰岛素缺乏而引起脂肪代谢紊乱，再引起血脂增高和血小板黏附性、凝聚性增加，最后导致动脉粥样硬化。动脉粥样硬化容易引起多种高死亡率的疾病，如冠心病、脑

血管意外等。

糖尿病为什么易并发感染

糖尿病极易并发感染，这是因为糖尿病患者体内存有感染源——高血糖。高血糖能抑制白细胞的吞噬作用，降低抗感染的能力；高浓度的葡萄糖组织环境有利于念珠菌，尤其是肺炎双球菌、大肠杆菌及革兰阴性杆菌的生长，因此，皮肤感染、肺炎、泌尿系统感染在糖尿病患者中极为常见。

除此之外，糖尿病患者易并发感染还有以下3个原因：

（1）代谢紊乱、抗病能力显著下降，尤其在酮症酸中毒时，粒细胞功能受到抑制，白细胞吞噬能力减弱，患者身体的炎症反应性和抗体生成都明显下降。

（2）血流量下降、组织缺血、缺氧，有利于厌氧菌的生长，可发生组织变性和坏疽，这种现象多见于糖尿病足及糖尿病下肢血管病变。

（3）糖尿病患者几乎都伴有神经性膀胱、尿潴留等症，加之尿糖增多，泌尿道成了有利细菌生长的环境。

糖尿病并发的感染大多是化脓性细菌、真菌、结核杆菌、病毒等引起的，感染会涉及全身大多数系统，比如，呼吸系统会并发肺炎、肺结核、慢性支气管炎继发感染、肺脓肿等病；泌尿系统会并发尿路感染、肾盂肾炎、前列腺炎、阴道感染等疾病；皮肤会并发化脓性皮肤感染、压疮、疖、痈、坏疽、蜂窝织炎等疾病；肝胆系统会并发胆囊炎、胆道感染、急慢性肝炎等疾病；消化系统会并发胃肠炎、胰腺炎等疾病；耳鼻咽喉系统会并发化脓性中耳炎、咽炎、鼻窦炎等疾病；口腔会并发牙周炎等疾病。另外，还会并发阑尾炎、手术后感染、败血症、菌血症等。

怎样防止糖尿病并发感染

并发感染对于糖尿病患者来说是不容忽视的，哪怕只是微小病灶也不能延误治疗，否则后果不堪设想，因为并发感染对糖尿病的影响实在是太大了——感染时交感神经系统兴奋及垂体-肾上腺皮质功能增强均会促使血糖增高，脂肪分解加速，病情加重，甚至出现糖尿病酮

症酸中毒或诱发糖尿病高渗性昏迷；脚部感染可诱发下肢坏疽，严重时可能要截肢；肺部结核杆菌感染可导致肺空洞；病毒感染会诱发1型糖尿病的发生，或使隐性糖尿病转为临床糖尿病；并发感染会使患者体内产生胰岛素抵抗，以至于在治疗时必须增加胰岛素用量。

那么，怎样做才能防止糖尿病并发感染呢？

防止糖尿病并发急性感染最根本的办法是积极治疗糖尿病，尽量做到满意控制，使体内代谢正常或接近正常，以降低对感染的易感性。

另外，还要在生活方式上进行调整，比如，参加适当的体育锻炼，增强体质，增加抗病能力；注意卫生，勤洗澡、勤更衣，特别是饮食卫生，要做到饭前、便后洗手等；注意控制饮食。

糖尿病的并发信号

（1）眼睛出现干涩、视物不清、视力快速下降、眼痛及同侧头疼、怕光、睁不开眼、眩晕、视网膜脱落等症状，是眼睛病变的危险信号。

（2）皮肤变色、皲裂，下肢供血不足、疼痛难忍，足部发麻，这是发生肢端坏疽的信号。

（3）肾肥大，出现微量白蛋白尿且呈阳性，肾功能下降，提示发生糖尿病性肾病。

（4）感觉口渴、咽喉发干，提示血糖升高，血黏度增大。

（5）双足麻木刺痛，知觉缺失，提示有糖尿病末梢神经炎发生。

（6）突然感觉头晕、头痛，口角流涎，站立不稳，提示脑血管发生异常。

（7）排汗异常，汗量过少或过多，腹胀便秘，性功能低下，提示自主神经功能受损。

（8）视物变红，提示有眼底出血。

糖尿病并发症的预防

⊙ **糖尿病酮症酸中毒**

糖尿病酮症酸中毒是体内酮体集聚而产生的代谢酸中毒。依赖胰岛素治疗的糖尿病患者中断治疗或胰岛素剂量不足，和不依赖胰岛素治疗的糖尿病患者受到各种刺激，会加重患者的代谢紊乱，加快脂肪的分解速度，导致酮

体生成较多，无法全部利用，从而产生集聚。因酮体中酸性物质占主要部分，可大量消耗体内的储备碱，所以酮体集聚会导致代谢性酸中毒。糖尿病酮症酸中毒是糖尿病的严重并发症，会加重糖尿病患者的病情，因此需要我们引起较高的重视。

预防糖尿病酮症酸中毒的主要措施有：1型糖尿病患者要坚持长期使用胰岛素治疗，不能随意中断或减少剂量，在发生创伤、手术、感染等情况时，还要增大胰岛素的使用剂量；2型糖尿病必须及时使用胰岛素治疗；糖尿病患者要控制饮食，不能暴饮暴食；患者要防止各种感染，即使是伤风感冒也要及时就医。此外，糖尿病患者还要了解糖尿病酮症酸中毒的严重性，以便在心理上引起重视。

⊙ 高渗性非酮症糖尿病昏迷

人体在高糖的环境下会因失水而影响生理功能。高渗性非酮症糖尿病昏迷使糖尿病患者代谢严重紊乱，常表现为血糖极度升高、脱水、血浆渗透压升高，一般会伴有不同程度的神经系统障碍或昏迷等临床综合征，老年糖尿病患者出现的概率较高。这种并发症发生时，患者的糖尿病症状加重，最初的几天饮水不多，但尿量增多，全身乏力，食欲不振。病情

继续发展下去，患者的脱水情况会日益严重，精神恍惚、反应迟钝、表情冷淡甚至是昏迷。

为预防这种并发症，糖尿病患者要积极配合治疗；慎用可能导致血糖升高的药物和食物；避免一些引发失水和脱水的因素，如高热、肠胃失调等会导致高血糖及严重失水，进而出现高渗状态；还要控制外伤、手术、大面积烧伤、脑血管意外等应激情况和感染；也要加深对此种病症的认识。以上这些预防措施尤其要引起老年人的重视。

⊙ 糖尿病眼病、肾病、脑血管病

糖尿病眼病、糖尿病性肾病、糖尿病脑血管病是常见的糖尿病并发症。为控制这些病症的发生，糖尿病患者要严格控制血糖、血压、血脂的水平，让它们处于正常范围内，因为它们在血液中的含量高低直接影响着身体各器官的功能。还要避免服用可能会损害各器官的降糖药物，以及调整饮食结构，戒烟、戒酒，积极参加一些必要的运动，同时也要定时去医院检查各器官的功能。

心脑血管、肾、眼睛、神经、足部是糖尿病并发症经常光顾的部位，糖尿病患者要多注意对这些器官的保健，并定期检查这些部位，以便及早发现病症，及早治疗，减轻病痛。

第二章
糖尿病急性并发症

糖尿病性低血糖

低血糖症是指血糖浓度低于正常浓度2.78毫摩尔/升（50毫克/分升）而出现的交感神经过度兴奋及脑功能障碍。它不是一个独立的疾病，而是由多种因素导致的血糖浓度过低的综合征。它也属于糖尿病患者的常见并发症之一，对人体的危害很大。严重的低血糖可致昏迷，称低血糖昏迷，若能得到早期治疗，可使这种症状迅速缓解，否则容易引起脑实质损害，从而导致严重的后果。

⊙ 引起低血糖的常见原因

糖尿病性低血糖是由治疗糖尿病的药物效果过强引起的。1型糖尿病患者和饮食、运动疗法都未见效的2型糖尿病患者，都需要通过注射胰岛素或口服药物来降低血糖。而人体所需的胰岛素并不稳定，受进餐次数、食量、运动量的影响，人体所需胰岛素的量有高有低。正常情况下，人体会根据自身的具体情况，自动调节胰岛素的量，如在血糖下降时，人体就会自动分泌胰高血糖素、肾上腺素等，使血糖维持在正常范围内。

但接受药物治疗的糖尿病患者，无法像正常人那样应付身体的变化，所以药效过强时，就很有可能会引发低血糖，特别是1型糖尿病患者和病情较为严重的2型糖尿病患者。

引发糖尿病性低血糖的原因包括胰岛素或口服降糖药用量不正确；每餐吃得较少或一天只吃两餐；两餐之间的时间间隔较大；突然剧烈运动或空腹运动；大量饮酒等。

⊙ 低血糖的症状

低血糖的症状比较复杂，每一位患者的低血糖症状各不相同，主要症状有以下几种：

（1）交感神经兴奋。发病时因血糖迅速下降，刺激交感神经兴奋释放大量肾上腺素，患者表现为饥饿、面色苍白、出汗、心慌、四肢颤抖、心动过速、血压升高等，进餐后可缓解。这是一种早期低血糖症状，多见于注射胰岛素过量及口服降糖药物不当的患者。

（2）神经性低血糖。中枢神经和周围神经受损引起的症状，以精神错乱为特点，临床表现为意识障碍、情绪不稳、语言不清、手足抽搐、嗜睡、昏迷等症状，这是低血糖进一步发展的结果。

（3）无症状性低血糖。患者在出现低血糖时没有明显的症状，往往由血糖检测而得知。这种低血糖的危害更大，容易诱发脑功能障碍，因此更应该提高警惕。

⊙ 治疗

当患者怀疑或被怀疑出现低血糖症状时，要立即进行血糖测定，确诊为低血糖的患者要立即食用葡萄糖或砂糖，以及含糖量较高的果汁、糖果或蜂蜜。一般情况下，吃10~20克砂糖，过10~20分钟，低血糖的状况就会得到改善，如果没有改善，可再吃10克，这样两三次后，如果仍无效，那么就应该立刻就医。需要注意的是，同时使用磺脲类药物、胰岛素和α-葡萄糖糖苷酶抑制剂的患者，出现低血糖时，不能吃白砂糖，而要摄入葡萄糖。因为这些制剂的药物具有防止饭后血糖急剧上升的作用，因此人体消化吸收砂糖时，会受到阻碍，而葡萄糖则是直接进入血液。

当无法确定是不是低血糖，而患者的神志又不清醒时，当作低血糖处理，给予50%的葡萄糖液。

无论是哪种情况，患者在摄入糖分后，每隔10~20分钟都要重新检测一次血糖，来确定血糖是否处于正常范围。如果仅通过进食的方法无法使血糖恢复正常，患者就应接受肌肉注射胰高血糖素。注射完后5分钟，若患者仍未清醒，就要立刻送往医院，否则后果不堪设想。因此，糖尿病患者的身边最好一直有亲人、朋友的陪伴，以防发生意外。

糖尿病酮症酸中毒

糖尿病酮症酸中毒是体内胰岛素缺乏而引起的以高血糖、高酮血症和代谢酸中毒为主要病变的综合征。它是糖尿病最严重的并发症，最常见于1型糖尿病患者。据报道，糖尿病酮症酸中毒发病率约占住院糖尿病患者的14%，除老年人外，目前糖尿病酮症酸中毒的死亡率已明显下降。

⊙ 诱发因素

依赖胰岛素治疗的糖尿病患者大多是由于胰岛素中断、失效，或用量不足产生的。不依赖胰岛素治疗的糖尿病患者在一些应激情况下会发生糖尿病酮症酸中毒的并发症，这些应激因素包括：

·感染。糖尿病患者易受病毒感染，可引起多种急性感染病变，如肺炎、肺结核、肾炎、胃肠炎、胆囊炎等。感染可以加重糖尿病，从而诱发酮症酸中毒。统计显示有37%~50%的酮症酸中毒是由感染引发的。

·暴饮暴食。糖尿病患者由于饮食控制不当，过量食用高脂肪、碳水化合物等食物导致血糖升高，高血糖促进脂肪分解代谢，代谢过程中产生的代谢性酸性物质在体内堆积而产生酮血症。

·妊娠分娩。妊娠期妇女由于体内胎儿的生长发育，胰岛素的需求增大，精神过度紧张或者疼痛均可诱发血糖升高和酮体的生成，导致酮症酸中毒。

·降糖药物的停用。任何原因的降糖药物停用，胰岛素停用，病人都可能自发性地出现酮症酸中毒。

·各种外伤、烧伤、手术、心功能不全等都可能成为酮症酸中毒的诱因。

⊙ 临床表现

糖尿病酮症酸中毒的临床表现有：极度口渴、多饮、多尿、全身无力；食欲不振、恶心、呕吐、腹痛（症状比较明显，容易被误诊为急腹症）、腹胀；头痛、失水、烦躁、呼吸深而大，呼出的气体有烂苹果味（酮体的气味）；出现脱水症状，皮肤干而无弹性，眼球下陷；血糖显著升高，尿糖呈阳性，尿酮体呈阳性。

糖尿病患者若在家中出现突然昏迷，一般是两种情况，一种是酮症酸中毒引起的，另一种可能是低血糖引起的。低血糖昏迷的外在表现是脸色苍白、出冷汗、神志不清，但呼吸、心跳状况尚好。

⊙ 治疗

治疗糖尿病酮症酸中毒，应调节内分泌代谢紊乱，去除诱因，阻止各种并发症的发生。治疗过程中要避免意外的发生，降低死亡率。

糖尿病患者出现酮症酸中毒时，首先要及时给身体补充足量的液体，恢复有效循环血量。原则上补液的速度应先快后慢，当血糖高于16.7毫摩尔/升时，以每小时500~1000毫升静脉滴注生理盐水；当血糖为13.9毫摩尔/升时，改为葡萄糖液静脉滴注，注射速度要减慢。补液过程中要严防血糖下降太快，以免发生脑水肿。对老年患者和肾功能障碍者补液时不可太快，且要密切观察。

若患者血钾低于3.5毫摩尔/升，应及时补钾。因酸中毒钾从细胞内分出，所以即使血钾正常，实际上仍已流失。而且胰岛素治疗后，尿中排出大量钾，体内细胞也大量摄取钾离子，很可能导致体内缺钾。但如果血钾高于5.5毫摩尔/升，并伴有少尿或尿闭，就要做出观察后再确定是否补钾。补钾量一般为24小时6~10克。

胰岛素是治疗酮症酸中毒的主要药物，目前的医学观点认为，小剂量胰岛素静脉连续滴注和间断性肌肉注射的治疗方法简便、安全、有效。但也要视情况而定。

感染既是糖尿病酮症酸中毒的主要原因，也时常并发感染。即使体表没有明显感染，但只要患者的体温升高、白细胞增多，就要给予适当的抗生素治疗。

对糖尿病酮症酸中毒的患者还要加强护理，密切观察血压、呼吸、体温、神志、血糖、尿量、尿糖、尿酮体、血气分析及电解质。对昏迷的病人还要注意吸痰，以保持呼吸道通畅。另外，胃扩张者要插胃管，尿潴留者要插导尿管。

糖尿病高渗性昏迷

糖尿病高渗性昏迷就是高血糖高渗性非酮症状态，是糖尿病常见的严重的急性代谢紊乱。糖尿病非酮症高渗性昏迷多见于60岁以上的2型糖尿病患者，少数为1型糖尿病患者，死亡率高达40%~70%。

⊙ 诱发因素

此病症的诱发原因与糖尿病酮症酸中毒的诱发原因有相似之处。糖尿病患者的病情加重、食用高糖的食物、停用降糖药、中断使用胰岛素，以及感染、手术、外伤等因素都会产生大量拮抗胰岛素的激素，抑制胰岛素的分泌，导致胰岛素降血糖效应减弱，血糖浓度升高。人体在高血糖的环境下会引发失水过多，这就好比在黄瓜上撒上了许多盐，会使血糖和血浆渗透性显著增高。高血糖引起了高渗性利尿，会进一步造成尿糖增多及水、电解质大量丢失，血液更加浓缩，最终引发严重的高渗状态。

⊙ 临床表现

糖尿病高渗性昏迷的早期症状不明显，往往表现为糖尿病症状的加重，如多饮、多尿、头晕、恶心、呕吐、腹痛。病情进一步加重时，患者逐渐表现为表情冷漠、反应迟钝，甚至会出现严重的脱水、嗜睡、昏迷。

透析疗法、脱水治疗、大剂量皮质激素治疗都可能导致高渗状态。意识障碍的患者容易被误诊为脑血管意外。治疗脑血管意外的常用药物大多会加重糖尿病高渗性昏迷，如甘露醇、高渗糖、皮质固醇等都会加重高渗状态，苯妥英钠还会抑制胰岛素的分泌，导致病情的进一步恶化。因此，对糖尿病高渗性昏迷的鉴别诊断非常重要。

糖尿病高渗性昏迷患者的血糖，一般会超过33.3毫摩尔/升，甚至高达83.3~266.4毫摩尔/升，血渗透压（可用渗透压计直接测得）超过320毫摩尔/升，体内的钾、钠总量显著丢失，血浆阴离子比正常增高大约一倍。此病症还经常伴有代谢性酸中毒。

⊙ 治疗

对糖尿病高渗性昏迷患者的治疗包括以下几个方面：

·补液。根据失水量，要迅速补液，一般情况下1千克体重的补液量为100毫升。补液总量的1/3要在4小时之内输入体内，剩余量可在12~24小时内输完，补液量及速度还要考虑中心静脉压、血细胞比容、平均每分钟尿量等因素。补液以生理盐水和5%的葡萄糖液为主。过量的低渗液，如0.45%的氧化钠液和2.53%的葡萄糖液，可能会诱发脑水肿、低血容量休克和溶血危险，因此必须要慎用。

·胰岛素治疗。不能采用皮下注射胰岛素的方式，因为这样做不能稳定地维持血液中胰岛素的有效浓度，而且大量的胰岛素迅速进入体内，将会引发低血糖，甚至会有引发脑水肿的危险。要以每小时4~8单位的速度持续静脉滴注，让血糖慢慢下降。

·补钾。既要防止出现高钾血症，又要保证钾足量，以血钾测定和心电图检查进行监测。尿少和肾功能障碍者尤其要注意。

·对引起糖尿病高渗性昏迷的诱因进行针对性治疗，如进行抗感染治疗。糖尿病高渗性昏迷患者的死亡率是酮症酸中毒的10倍，因此，对此症要有足够的重视，尽早发现、及时治疗，将死亡率降到最低。

糖尿病乳酸性酸中毒

糖尿病乳酸性酸中毒是在糖尿病的基础上，因为各种原因导致的血乳酸水平升高而引起的乳酸性中毒——出现血乳酸持久性高达5毫摩尔/升以上，血pH值小于7.35等一系列临床综合征。本症是糖尿病常见的代谢性酸中毒之一，也是代谢性酸中毒的一种特殊类型。死亡率较高，多见于老年性糖尿病中伴有心、肝、肾功能不全或休克、缺氧、败血症等的患者。

⊙ 致病诱因

乳酸是葡萄糖无氧酵解的代谢终产物，由丙酮酸还原而成。通常乳酸主要在骨骼肌、脑细胞、红细胞、皮肤等部位产生，主要代谢部位是肝脏，一部分在肾脏，特殊情况下，肌肉也可以。血乳酸的正常值为0.56~1.67毫摩尔/升，当乳酸在血液中过度堆积后，就会发生乳酸性酸中毒。但此症的发病率不高，因为血乳酸略微升高，经肝脏和肾脏的糖原异生作用后就不会发生酸中毒。糖尿病患者兼有肝肾功能障碍时，乳酸性酸中毒的概率将会大大提高。

苯乙双胍（降糖灵）很容易导致乳酸性

酸中毒，其停用后，糖尿病患者乳酸性酸中毒的病症已经很少见。但糖尿病患者如果大量服用双胍类降糖药物，会使丙酮酸和乳酸增多，引发乳酸性酸中毒。患有严重疾病，特别是并发肾功能损害的糖尿病患者，在接受双胍类药物治疗时，如果出现糖尿病酸中毒要先考虑到乳酸性酸中毒的可能性。糖尿病患者在并发感染、酮症酸中毒、高渗性非酮症糖尿病昏迷，以及一些慢性并发症时，可能会造成乳酸堆积，诱发乳酸性酸中毒。此外，身体在摄入水杨酸盐、硝普钠、静脉注射果糖、酒精、山梨醇时，也可能会出现乳酸中毒。

⊙ **临床表现**

糖尿病乳酸性酸中毒的临床表现主要有恶心、呕吐、腹痛、腹胀，呼吸异常、乏力，困倦严重时会出现神志障碍、循环不良等症状。在糖尿病酮症酸中毒抢救过程中出现休克、肾功能损害，及酮症消失后，血pH值仍低的情况时，要考虑乳酸性酸中毒的存在。

⊙ **治疗**

出现糖尿病乳酸性酸中毒后，首先要去除诱因，停用引起中毒的相关药物及食物。在接下来的治疗中还可采用以下方法：

·补充生理盐水、5%葡萄糖液或5%糖盐水，必要时补充血浆或全血。

·小剂量使用胰岛素。胰岛素可以纠正代谢异常和同时存在的降糖灵引起的乳酸性酸中毒中的胰岛素不足。

·使用碳酸氢钠的患者进行碱性药治疗，碳酸氢钠是处理糖尿病乳酸性酸中毒的主要药物，可恢复pH值和体液缓冲的能力。但使用此药物时，应采用小剂量，过快使用可加速缺氧导致颅内酸中毒。

·血液透析也是治疗糖尿病乳酸性酸中毒的一种方法，尤其是降糖灵引起的乳酸性酸中毒。血液透析治疗可以迅速清除体内的药物及毒素。

·有的患者在使用碳酸氢钠治疗时，会出现肺水肿的现象，给予硝普钠（血管扩张剂）后，代谢酸中毒会得到迅速纠正。

糖尿病并发急性感染

糖尿病是一种全身性的疾病，容易导致人体防御机制减弱，白细胞趋化功能、吞噬功能及细胞内杀菌作用减弱，中和化学毒素、血清调理素和细胞免疫作用降低容易导致感染。而且糖尿病患者的胰岛素不足，蛋白质的分解增多，体内的抗菌物质减少，组织损伤后不容易修复，极易引发感染。

糖尿病的并发症也会引起感染，如神经源性膀胱导致大量尿潴留，从而并发泌尿系统感染；周围神经病变导致皮肤感觉障碍，皮肤受损后不容易及时发现而造成感染；糖尿病血管病变呆滞周围组织血液减少、缺氧，从而使厌氧菌生长，降低了白细胞的杀菌作用。另外，身体处于高血糖的状态利于某些细菌的生长。

糖尿病容易并发的感染有以下几种：

·呼吸系统感染。糖尿病患者容易得急、慢性支气管炎，肺炎、肺气肿、肺结核等，其中糖尿病并发肺炎一般比较严重，老年患者还容易并发中毒性休克，死亡率高。糖尿病患者肺结核的发病率比非糖尿病者高2~4倍，糖尿病和肺结核都是消耗性疾病，对身体的影响较大，因此在治疗中，需二者兼顾，同时控制好两种病情。

糖尿病患者一旦有呼吸道的任何症状，都要及时进行胸部X光检查和痰培养加药敏检查。对呼吸道系统感染的患者，一定要控制好糖尿病的病情，经统计，控制不良的糖尿病患者并发呼吸道感染的死亡率，较控制良好的糖尿病患者高2~4倍。

·泌尿系统感染。这是糖尿病患者常见的感染，发生率仅次于呼吸系统感染，女性及老年人的发生率较高。通常的症状是尿频、尿痛、尿急、发热、周身不适。尿常规检查中，白细胞增多，尿培养有细菌生长。发生了泌尿系统感染，但完全没有症状的患者，要尤其重视，不能放任不管。发现泌尿系统感染后，要及时使用抗生素治疗，如果治疗的结果不满意，要检查是不是存在尿路梗阻的现象。泌尿系统感染若得不到及时治疗，很有可能会导致肾功能衰竭。

·皮肤感染。糖尿病患者的皮肤容易并发真菌和细菌感染。真菌感染包括足癣、手癣、妇女外阴部白色念珠菌感染等。细菌感染包括毛囊炎、疖痈、蜂窝组织炎等，这要及时用抗生素治疗，必要时还要进行外科手术。患者除控制好糖尿病病情外，还要保持皮肤的清洁、卫生，避免皮肤损伤，发生损伤后要及时治疗。

·下肢坏疽。糖尿病患者下肢长期代谢紊乱，下肢多会发生神经病变和血管病变，足部最易发生感染，而且易于扩散，甚至会造成下肢坏死，导致截肢的后果。糖尿病患者要避免修趾甲过短、足部受伤、穿鞋不合脚等因素引发感染。

·其他感染。糖尿病患者还容易发生牙周病、恶性外耳道炎、肝胆系统感染等。手术后，患者并发败血症的概率较高，需要引起重视。

综上所述，糖尿病并发急性感染的治疗方法主要是使用抗生素和接受外科治疗。

第三章
糖尿病性心脏病

糖尿病性心脏病的主要表现

糖尿病性心脏病是糖尿病患者受冠状动脉粥样硬化、微血管病变、心脏自主神经功能受损、心肌代谢异常、血流动力学改变等因素的影响，心脏发生异常而并发和伴发的心脏病，主要包括糖尿病性冠心病、糖尿病性心肌病、糖尿病性心脏自主神经病变、心律及心功能失调，其中冠心病的发病率最高。糖尿病性心脏病是在糖、脂肪、蛋白质代谢障碍的基础上发生的心脏大血管、微血管及神经病变。

受多种因素的影响，糖尿病患者的心脏极易发生病症，但其临床表现与普通心脏病有所不同。其不同主要表现在两大方面：

（1）心率的变化。心脏受交感神经和副交感神经的支配，交感神经加速心率，副交感神经减慢心率，二者相互拮抗。这使得心率能在一个可变范围内波动，以适应人体在不同生理状态下的需要。糖尿病性心脏病患者的副交感神经首先遭到损害，而交感神经则处在兴奋的状态，所以糖尿病性心脏病早期的表现是心搏过快，即使是在休息状态下，心率也经常高于90次/分，甚至可高达130次/分。至糖尿病晚期，交感神经也会逐渐受到损害，此时心脏几乎完全失去神经支配，无论是运动还是休息，心脏都只能用一个相对固定的心率搏动。

（2）直立性低血压。正常人和普通冠心病患者体位发生变化时，如由躺着变为站立，机体能通过提高血管紧张度和心血排出量使血压基本维持正常。而糖尿病患者支配血管的自主神经，特别是交感神经受损，无法有效调节血管张力，因此患者在改变体位时，会引起血压明显降低，感觉头晕和眼前发黑，这被称为直立性低血压。患者可从躺着到站立前后分别测量血压，若收缩压下降大于4千帕，舒张压下降大于2.7千帕，就可确诊为直立性低血压。

糖尿病性心脏病还容易造成无痛性心肌梗死和猝死。据统计，糖尿病患者发生心肌梗死的概率比非糖尿病患者要大很多，约有42%的心肌梗死是无痛性的。糖尿病性心脏病者因受各种应激、感染、手术、麻醉等可导致猝死，表现为严重的心律失常或心源性休克，发病突然。因此，糖尿病性心脏病的患者要得到及时有效的治疗。

糖尿病性心脏病的分类

糖尿病性心脏病是指与糖尿病有关的心脏病变，主要包括糖尿病性冠心病、糖尿病性心肌病、糖尿病性心脏自主神经病变。

⊙ 糖尿病性冠心病

冠心病也称冠状动脉粥样硬化。糖尿病性冠心病在早期无任何症状，随着病情进一步发展，冠状动脉供血不足甚至中断，可出现心绞痛、心肌梗死、心力衰竭和心律失常。与一般性冠心病相比，糖尿病并发冠心病发病早、病情重、进展快，尤以女性居多，死亡率较高。血脂异常、低密度脂蛋白升高是冠心病的两个主发危险因素。实际上，低密度脂蛋白升高是动脉粥样硬化发生、发展的条件之一。降低低密度脂蛋白，在糖尿病患者中可降低冠心病复发事件。

糖尿病性冠心病常发无症状性心肌缺血，其症状比有痛性心肌缺血要轻。因此，有长期心脏病史的患者要定期进行必要的辅助检查，以了解心肌供血情况。临床常用的检查方法包括动态心电图、心电图运行试验、核素心肌显像以及超声心动图等。糖尿病性心脏病也可能并发心肌梗死，研究发现，有42%的无痛性心肌梗死者为糖尿病并发心肌梗死。糖尿病性心脏病还可能并发冠心病心绞痛。心绞痛包括心肌缺血导致的疼痛，及无心肌缺血情况下的胸闷、极度疲乏和呼吸困难。心绞痛发作的部位是相对固定的，若部位发生改变，要考虑多支冠脉血管病变的可能。

⊙ **糖尿病性心肌病**

通常认为，糖尿病性心肌病是因心肌微小血管病变所致。心肌微小血管内有糖蛋白和胶原纤维的沉积，而糖尿病患者经常会出现心脏代谢异常，导致血管基膜肥厚，血管周围纤维组织增生，使心肌内血管变得比较狭窄、闭塞，心肌出现轻度纤维化。引起心肌缺血、缺氧，进而发生心肌弥漫性小灶性坏死，并逐渐形成纤维灶，最终导致了糖尿病性心肌病的发生。

也有学者认为，糖尿病性心肌病不是单纯由微小血管病变引起，而是与糖尿病自主神经受累或糖尿病患者肾上腺素分泌增多有关。这两种病因引起微血管痉挛、心肌能量不足，使心肌细胞膜的钙离子和钠离子交换、肌蛋白的异常，进而引发糖尿病性心肌病。

糖尿病性心肌病表现为糖尿病患者的心脏没有冠状动脉粥样硬化病变，但心电图ST段有异常，超声心动图示心肌肥大，在糖尿病末期会出现心脏扩大和心功能不全者。糖尿病性心肌病是血糖、蛋白质、脂质代谢紊乱引起的心肌细胞学改变，进而出现临床心力衰竭的表现。心肌细胞有不可再生的特点，在糖尿病心肌病变的过程中，心肌细胞出现凋亡，并随心脏功能的降低呈加速趋势。

大部分糖尿病性心肌病的临床表现为：运动后胸闷气促、心率较快和体位性低血压，病程后期有心脏增大和心力衰竭。

糖尿病性心肌病的临床特点是：早期常无症状，或表现为非特异性自主神经功能紊乱；疾病进一步发展，会出现头晕乏力、心悸多汗、失眠纳呆等症状，劳累后症状加重，并伴有心动过速或过缓、期前收缩等症状的心律失常；病情逐渐严重，会出现呼吸困难、头晕乏力、心绞痛，并出现奔马律、心力衰竭及心脏扩大等，一旦有诱因还可能发生急性左心力衰竭、肺水肿，或突然昏厥，甚至猝死。

⊙ **糖尿病性心脏自主神经病变**

糖尿病性心脏自主神经病变是糖尿病的慢性并发症。由于其起病隐匿，且长时间无临床症状，很容易被患者和医生忽视。所以，及早发现本病，对防治糖尿病性心脏病有重要意义。

糖尿病性心脏自主神经病变的临床表现为：

（1）在休息状态下，心率大于90次/分，为副交感异常，称窦性心动过速。糖尿病的神经病变累及迷走神经和交感神经，二者有时单独受累，有时同时受累。受累神经不同，心率的改变也有差异。正常的心率变化主要由迷走神经控制，当迷走神经受到损伤时，心率就会很快，一般在95次/分以上，而交感神经受到损害后，心率则会明显放慢，因此二者若都受损，就会出现一个固定的心率。

（2）体位性低血压。患者由卧位突然起立时，感到头晕，甚至发生晕厥，可因脑缺血而致死。

（3）由于患者自主神经损伤失去神经作用，使其在发生急性心肌梗死时无疼痛或疼痛轻而不典型。严重者可发生心力衰竭、心脏骤停，死亡率较高。

糖尿病性心脏自主神经功能异常的诊断指标如下：

（1）因迷走神经受损，休息时心搏过快，心率常大于90次/分。

（2）心率的呼、吸差和卧、立差都是16次/分，60岁以上者为10次/分。

（3）瓦尔萨尔瓦动作（患者肾吸气后掩鼻闭口用力吸气）反应指数到达1.20。

（4）卧、立体位舒张血压差4千帕（30毫米汞柱）；出现直立性低血压；当患者卧位起立时，收缩压下降小于4千帕，或舒张压小于2.7千帕，或二者均下降，尤以舒张压下降更为明显，有时可能降至0。

糖尿病性心脏病的西医防治

糖尿病性心脏病的防治应以预防为主，预防的措施主要有以下几个方面：

（1）积极治疗糖尿病，纠正高血糖、高脂血症和高胆固醇血症，消除糖尿病性心脏病潜在的隐患。

（2）严格控制饮食，少吃动物脂肪，且尽量不要摄入鱼子、动物内脏（心、肝、肺、肾、脑）、蛋黄等含胆固醇多的食物。饮食控制是糖尿病最基本的防治措施，合理的饮食控制可减少饱和脂肪酸的摄入，增加不饱和脂肪酸，高纤维饮食还可软化大便，减少便秘。

（3）有规律地生活，适当地进行体力活动。心肌梗死发生后，需要卧床休息1~2周；劳累性心绞痛患者的心绞痛稳定后，可适当运动。运动量要因人而异，对患有心脏病的人，体力活动最好不要超过身体允许的范围，以不出现临床症状或运动后无心电图缺血性改变为度。

（4）伴有高血压时，患者要加服降血压药。但注意严密监测血糖水平，以在出现低血糖时，能及时救治。

（5）必要时可加服降胆固醇药物。

（6）胰岛素能比较有效地控制糖尿病，可以间接防止或延缓血管硬化，预防和治疗糖尿病性心脏病。因此，如有必要可适当使用胰岛素。

（7）患者要注意劳逸结合，控制和减少诱因，按时服药，且随身常备冠脉扩张药物。在病情突然变化时，要能采取简易的应急措施等。此外，还要进行定期复查。

总之，糖尿病患者应严格控制自身的体重、糖尿病的病情、高血压、高血脂等，还要长期服用维生素、抗氧化剂、血管活性药物、抗血栓药物。此外，也要定期做心电图检查。心功能不全或心律不齐者应去心内科求治，内科治疗无效后，可采用经皮血管腔内成形术、血管支架或冠状动脉搭桥等手术治疗。

糖尿病性心脏病的治疗主要分成两部分：一部分是对糖尿病的控制和治疗，保证血糖水平正常，纠正糖代谢紊乱，预防高血压、肥胖、高血脂等；另一部分就是对心脏方面的疾病做相应的处理，如心血管症状可采用硝酸脂类、钙离子拮抗剂等进行治疗。

糖尿病患者可服用硝酸异山梨酯（硝心痛）、硝苯地平（心痛定）、硝酸甘油等药物达到扩冠的目的；可采用小剂量阿司匹林、双嘧达莫（潘生丁）等进行抗凝治疗；用链激酶、蚓激酶、组织纤溶酶原激活剂对急性心肌梗死进行溶栓治疗。对糖尿病心力衰竭的治疗，与非糖尿病患者一致，主要用利尿药及血管紧张素转换酶抑制药治疗（ACEI）。如果低剂量的利尿药不能取得良好的效果，应尽早使用ACEI。

⊙ **糖尿病性冠心病**

（1）适当控制血糖，避免因过量服用降血糖药物等原因引发的低血糖。低血糖可导致心动加速，加重心脏的复合与心肌缺氧的情况。

（2）进行降脂的治疗。降低血脂可以有效减轻冠状动脉粥样硬化，减缓冠心病的病情。

（3）对糖尿病性合并无痛性心肌缺血的治疗。可选用三类药物：选择性β1受体阻滞药，如小剂量的阿替洛尔6.25~12.5毫克，每日3次口服；长效钙离子拮抗药（对早晨或上午发作较多的心肌缺血有较佳作用），如氨氯地平，每日5毫克，或硝苯地平缓释片，每次20毫克，每日2次；硝酸脂类药物，如硝酸异山梨酯5~10毫克，每日3次口服，或长效硝酸甘油10~30毫克，分3~4次口服。

（4）对并发心绞痛的治疗。硝酸脂类药物能预防心绞痛发作，可采用舌下含服硝酸甘油、硝酸异山梨酯来缓解心绞痛，可合并使用选择性β1受体阻滞药。有冠状动脉痉挛者可用硝酸脂类药物合并使用钙离子拮抗药硝苯地平，每次10毫克，每日3次，或地尔硫卓，每次30毫克，每日3次口服。

（5）对并发心肌梗死的治疗。在用胰岛素将血糖稳定之后，可改为口服降糖药，并且要注意严格卧床休息，保持大便通畅，必要时给予吸氧、镇静、止痛，还要预防和纠正心律失常、心力衰竭、心源性休克。可进行静脉滴注硝酸甘油，服用钙离子拮抗药和小剂量的β1受体阻滞药。没有禁忌证的患者还可以考虑溶栓和抗凝疗法。

⊙ **糖尿病性心肌病**

（1）糖尿病患者在糖尿病发病的早期及出现亚临床心功能异常时，要积极控制糖尿病代谢异常，并服用钙离子拮抗药，如硝苯地平，每日10毫克，分3次口服，或维拉帕米（异搏定）、硫氮䓬酮、氨氯地平等。

（2）心功能不全出现时，可按普通心肌病进行治疗。

⊙ **糖尿病性心脏自主神经功能异常**

（1）积极配合治疗糖尿病，将血糖控制在一定范围内。

（2）服用维生素类及营养神经药物，如维

生素C、B族维生素等。

糖尿病性心脏病的中医防治

中医称糖尿病合并心脏病为"消渴心病"。糖尿病合并心脏病的基本病机是本虚标实、虚实夹杂。本为气阴两虚，标为瘀血、痰浊阻滞心脉，本病发病之初是心之气阴两虚，之后兼夹血瘀，最后是心之阴阳两虚，水气内停，甚至死亡。

（1）痰瘀互阻证

其症状表现是：胸闷心悸，或心前区痛；气短乏力，畏寒肢冷，或兼视物模糊，或兼肢体麻痛，兼下肢水肿；舌胖暗，苔白腻，脉沉滑或结代。

中医治疗处方：生脉散合瓜蒌薤白半夏汤加减。瓜蒌20克，丹参30克，人参（另煎兑服）、麦冬、五味子、陈皮、薤白、当归、桂枝、半夏、佛手各10克。水煎，早晚分服。

（2）心阴虚证

其症状表现是：心悸易惊，心烦失眠，五心烦热，口干咽燥；或烦渴多饮，或消谷善饥；大便干结；舌红少苔，脉沉细数。

中医治疗处方：天王补心丹合消渴方加减。生地黄、玄参、酸枣仁、天花粉各15克，天冬、远志、牡丹皮、当归、麦冬、五味子、柏子仁各10克，丹参30克，黄连6克。

（3）气阴两虚证

其症状表现是：胸闷心悸，气短乏力，心前区痛；口干，视物模糊，或肢体麻痛；舌胖质暗，苔白，脉沉细。

中医治疗处方：生脉散加减。黄精、丹参各30克，太子参、生地黄各15克，黄芪、酸枣仁各12克，麦冬、五味子、葛根、桃仁、川芎、枳实、佛手各10克，天花粉20克。水煎，早晚分服。

（4）阳虚水泛证

其症状表现是：心悸气短，胸闷喘憋不得平卧；畏寒肢冷，腰膝酸软，下肢水肿，或兼视物不清，或兼纳呆泄泻；舌胖淡暗，苔白滑，脉沉细数。

中医治疗处方：生脉散合葶苈大枣泻肺汤加减。黄芪、葶苈子、猪苓、茯苓各30克，人参、麦冬、五味子、桂枝、当归、车前子各10克，大枣5枚，泽泻、泽兰各15克，桑白皮12

克。水煎，早晚分服。

治疗糖尿病并发心脏病的中药单方验方主要有以下几种：

（1）冠通汤

中药组成：郁金、瓜蒌各15克，丹参、炒赤芍、延胡索各9克，降香、远志、炙甘草各3克，桃仁4.5~9克，香附9~15克。水煎服，每日1剂。此方对痰淤互阻、气滞血瘀型糖尿病并发心脏病有效。气虚者，加党参10克，黄芪15克；气阴两虚者，加太子参、麦冬、五味子各10克；肝肾阴虚者，加桑寄生15克，制首乌、制黄精各9克；脉结代者，加川桂枝3克；心悸者，加炒酸枣仁、茯苓各10克；胸闷严重者，加佛手、薤白各10克，檀香1.5克；痰热者，加川贝粉（冲）3克，炒竹茹6克；痰湿者，加制半夏、炒陈皮各6克；伴有高血脂属湿热阻滞者，加茵陈10克，泽泻10克或生山楂9克，麦芽12克；血压高者，加罗布麻叶30克，决明子9克或莲子心3克。

（2）解郁舒心汤

中药组成：太子参、麦冬、五味子、香附、丹参各10克，桔梗、枳壳各5克，佛手片、玫瑰花各3克，娑罗子6克。此方有益气养阴、理气活血之功效，适用于气阴两虚、气滞不畅的糖尿病性心脏病患者。

（3）益气活血方

中药组成：黄芪40克，党参30克，红花10克，当归、赤芍各20克，川芎、丹参、葛根、麦冬、五味子各15克。水煎服，每日1剂。此方有益气养心、活血化淤之功效，适用于糖尿病性心脏病证属气虚血瘀者。

（4）山楂槐花葛根煎

中药组成：山楂20克，槐花10克，葛根12克。水煎代茶饮。主治伴有高血压高血脂的糖尿病性心脏病者。

（5）定心汤

中药组成：生龙骨、生牡蛎各30克，山茱萸、酸枣仁、龙眼肉各15克，麦冬、炒柏子仁各12克，五味子、牡丹皮各10克，人参粉（冲服）、黄连各6克，肉桂3克。水煎服，每日1剂。此方有益气养阴、宁心安神之功效，适用于心悸、怔忡的糖尿病性心脏病者。

用于治疗糖尿病并发心脏病的中成药主要有心可舒片、生脉饮、复方丹参片、冠心苏合丸、速效救心丸、麝香保心丸。心可舒片适用于气滞血瘀型糖尿病性心脏病者，心阳虚患者不宜服用；生脉饮适用于气阴两虚型糖尿病性心脏病者，以及伴有心悸、气短、自汗的糖尿病心脏自主神经功能紊乱的患者；复方丹参片适用于气滞血瘀型糖尿病性心脏病者；冠心苏合丸适用于糖尿病合并冠心病心绞痛者。速效救心丸适用于糖尿病性心脏病的胸闷、憋气、心前区疼痛等；麝香保心丸适用于糖尿病并发冠心病心绞痛。

糖尿病心脏自主神经病变的中医治疗

糖尿病心脏自主神经病变属中医"心悸""怔忡"等范畴，主要病性是本虚标实，以气血不足、阴阳两虚为本，痰、火、瘀为标。本病的治疗同样要分清虚实，按不同的病症分型实施具体的治疗。虚证应补养气血、安神宁心；阳虚者要温通心阳，阴虚者要养阴清热；实证以血瘀多见，宜活血化瘀；虚实相兼者要标本兼顾，攻补兼施。具体来说，中医的辨证治疗方法如下：

（1）心气亏虚证

其症状表现是：心悸怔忡，善惊易怒，胸闷心烦，气短自汗，坐立不安，多梦易醒，纳食不香；舌体胖大边有齿痕，舌淡苔薄，脉濡细或结代。

中医治疗处方：真珠母丸加味。珍珠母、龙齿、黄芪各20克，人参、酸枣仁、熟地黄、柏子仁各12克，当归10克，茯神15克。

（2）心血不足证

其症状表现是：心悸不安，心中空虚，面白无华，头晕目眩，倦怠乏力，肢体麻木，失眠多梦；舌淡红，苔薄白，脉虚细或细数。

中医治疗处方：归脾汤加味。人参、白术、炙甘草、远志、当归各10克，苦杏仁、龙眼肉各12克，黄芪25克，茯神15克，木香6克。

心悸者，加五味子5克，麦冬10克；舌质瘀滞者，加丹参10克，川芎10克。

（3）心阳亏虚证

其症状表现是：心悸不宁，胸闷气短，面色苍白，形寒肢冷；舌质淡白，脉虚弱或沉细而数。

中医治疗处方：桂枝甘草龙骨牡蛎汤加减，桂枝10克，甘草5克，龙骨、牡蛎各20克。汗出肢冷、面青唇紫、喘不得卧者，加人参10克，附子5克。

（4）心肾阴虚证

其症状表现是：心悸不宁，心烦少寐，头晕目眩，手足心热，耳鸣腰酸；舌质红，少苔或无苔，脉细数。

中医治疗处方：天王补心丹加减。生地黄、麦冬、天冬、柏子仁、酸枣仁、当归、丹参、党参、茯苓、玄参各10克，五味子、远志各5克。腰膝酸软者，加山茱萸10克，杜仲10克；心烦失眠、口干、盗汗、五心烦热者，用黄连阿胶汤加减。

（5）中气不足证

其症状表现是：头晕目眩、心悸气短、少气懒言、体倦肢软、便溏、脉弱；舌质淡，苔薄白。

中医治疗处方：补中益气汤加减。黄芪、党参、白术、当归、升麻各10克，炙甘草3克，陈皮6克，柴胡5克。形寒肢冷者，加仙茅、淫羊藿各10克。

（6）心脉瘀阻证

其症状表现是：心悸、胸闷疼痛、痛如针灸、唇甲青紫；舌质紫暗或有瘀斑，脉涩或结代。

中医治疗处方：血府逐瘀汤加减。桃仁、当归、红花、赤芍、牛膝、川芎、枳壳、生地黄各10克，柴胡、桔梗各5克，甘草3克。心悸气短、自汗者，加黄芪、党参各10克。

第四章
糖尿病性高血压

糖尿病性高血压的类别和原因

糖尿病性高血压是糖尿病常见的伴发病之一，主要分为3类。第一类是伴随着糖尿病性肾小球硬化症的糖尿病性高血压，大约见于50%的1型糖尿病患者。第二类是无肾病的糖尿病性高血压，多为原发性高血压病，常见于2型糖尿病患者，且以30~50岁的患者居多，中、老年患者大多伴有肥胖。第三类是糖尿病性自主神经病变伴高血压，表现为卧位性高血压和立位性低血压。

总体来说，糖尿病性高血压的发病原因主要有以下几个：

（1）高血糖能直接损伤血管内皮细胞，导致血压升高，而餐后高血糖比空腹血糖对血管内皮细胞的损害更加严重。因此，餐后高血糖是糖尿病性高血压发病的主要原因。

（2）糖尿病性高血压发病的第二个主要原因是胰岛素抵抗和高胰岛素血症。胰岛素抵抗可导致高胰岛素血症，二者往往是相伴而行的，并且常与肥胖、血脂异常、高血压并存。胰岛素抵抗会使血管平滑肌细胞内钙增加，导致血管收缩上升，阻力增高，进而出现高血压。高胰岛素血症可刺激交叉神经系统，使其兴奋，且可使血容量增加，血管壁增厚，血管弹力降低，导致血压上升。

（3）糖尿病性肾病常引起高血压。因为肾小球硬化，会使血流量下降，刺激肾素分泌，增大血管紧张素的水平，收缩血管，增大血管外周阻力，导致血压升高。

（4）高血压早期存在糖代谢异常，如总胆固醇、三酰甘油、低密度脂蛋白、血糖、胰岛素等的水平升高，会导致出现糖尿病，而糖尿病性高血压也会相伴而生，可以说二者互为因果，并存发展。

（5）遗传因素的影响。糖尿病和高血压都属于隐性遗传疾病，2型糖尿病的遗传度比1型糖尿病更强。双亲都患有高血压，其子女患病率为40%~50%，而双亲都无高血压，其子女患病率仅为3%~5%。

（6）糖尿病性高血压还受其他因素的影响，如嘈杂的环境、较大的精神压力、不合理的饮食结构（饮食中高糖、高脂、高热量、低纤维素）、肥胖而少运动、吸烟、酗酒等。此外，化学药品和皮质激素、胰高血糖素等药物刺激也可导致糖尿病和高血压同时发生。

糖尿病性高血压病十分常见。曾有调查显示，约33%的糖尿病患者并发高血压，约为非糖尿病患者发病率的1.5倍。糖尿病性高血压发病率随年龄增加而增大，不论男女，55岁以上的糖尿病患者并发糖尿病性高血压的比例高达73.7%。那么，糖尿病为什么容易并发高血压呢？

首先，2型糖尿病和高血压多呈家族聚集发病，由此可证明，糖尿病性高血压可能与家族遗传基因有关。

其次，胰岛素抵抗会使血糖升高引发糖尿病，高血糖又会刺激胰岛分泌更多的胰岛素出现高胰岛素血症，从而引起高血压、血脂异常、肥胖，甚至心肌梗死、脑血管病等疾病。2型糖尿病患者大都存在胰岛素抵抗，这使胰岛素代偿性分泌增多。过多的胰岛素会加重肾脏对钠的吸收，导致水钠潴留，进而刺激交感神经活动，增加外周血管阻力，使血管壁增生肥厚，最终引起血压升高。

再次，糖代谢紊乱可加速肾动脉和全身小动脉硬化，增加外周阻力，使血压升高。

另外，高血糖能增加血容量，使肾脏负荷

过重，出现水钠潴留，最终引起血压升高，而血压升高又能损害肾脏功能，这样就会出现恶性循环，使病情进一步恶化。糖尿病性肾病能引发高血压，而其发生率又非常高，经研究发现，病史10~15年的1型糖尿病，有30%~40%的患者并发糖尿病性肾病。病史10~20年的2型糖尿病年轻患者和病史5~10年的老年患者，有20%~40%会并发糖尿病性肾病。

糖尿病性高血压的表现和危害

糖尿病性高血压的临床表现主要有两大类别，分别是高血压病人共有的临床表现和糖尿病性高血压特有的临床表现。

⊙ 高血压患者共同的临床表现

早期高血压病人可表现出头晕、头痛、耳鸣、眼花、失眠、面色潮红、手脚麻木、疲乏无力、易烦躁等症状。随着血压的持久升高，可出现心、脑、肾等器官受损的表现。发展到后期，可出现短暂性脑血管痉挛，使头痛、头晕加重，严重者可发生脑出血。对心脏的损害则先呈现心脏扩大，后发生左心衰竭，可出现胸闷、气急、咳嗽等症状。当肾脏受损害后，可出现夜尿增多，蛋白尿及血肌酐浓度升高，严重时发生肾功能衰竭。

⊙ 糖尿病性高血压的特有表现

·高血压是糖尿病性肾病的主要表现之一，又促进肾病的发展及恶化。在糖尿病性肾病的中晚期，血压开始升高，呈逐渐加重趋势。同时，糖尿病性肾病患者多伴有自主神经功能失调，血压波动大，控制难，部分患者表现为卧位高血压及立位性低血压，卧位血压正常或升高者均可伴有直立性低血压。

·高血压常伴随其他并发症如视网膜病变、心脑血管病等，糖尿病性肾病与视网膜病变同时存在的概率高达80%以上。

糖尿病性高血压是一种极具危害性的病症，极有可能会诱发其他方面的病症。

高血压是糖尿病脑血管意外发生的主因，糖尿病性高血压常常会引起脑血栓的形成。冠心病和高血压性心脏病在高血压的状态下，也比较容易发生，其症状表现为：心律失常、心肌肥大、心脏扩大，常因并发心力衰竭、心肌梗死、心源性休克而致死。伴有高血压的糖尿病患者还比较容易并发糖尿病性肾脏病变，晚期常可发生肾衰竭。此外，长期处于高血压的环境下，糖尿病患者还有较大可能出现眼底病变，这可导致失明。

综上所述，糖尿病并发高血压，将会加速心血管病、肾病及视网膜病变的发生和发展，对心血管系统有极强的危害性。因此，糖尿病患者一定要重视高血压的诊治，积极对糖尿病和高血压进行干预，这对于预防糖尿病心血管并发症的发生，减少致死、致残率，延长患者寿命均有非常重要的意义。

糖尿病性高血压的西医防治

糖尿病性高血压在预防上应做到如下几点：

·积极控制糖尿病，使血糖维持在正常或接近正常范围，以利于体内三大物质代谢。

·定期测量血压及与血压有关的各项指标，以便早发现、早治疗，防止出现高血压方面的并发症。

·合理安排饮食，以清淡为主，少油盐，多摄入蔬菜、豆制品等。肥胖型糖尿病患者尤其要注意，要控制好每天总热量的摄入。

·要进行适当运动和休息，消除不良情绪，戒酒、戒烟。

糖尿病患者在发现自己并发高血压的时候，应第一时间去医院就诊，在医师的指导下选择和调整降压药物，从小剂量开始，需要联合用药时应采用多种药物小剂量联合用药为宜，避免一种药物大剂量长期使用。根据患者病情尽可能把血压控制在18.7/12千帕以下。

西医治疗糖尿病性高血压的药物主要有：血管紧张素转换酶抑制药卡托普利，或依那普利、培哚普利、赖诺普利、奎那普利、福辛普利，每次12.5~25毫克，每日3次；钙离子拮抗药氨氯地平或尼卡地平，每天5毫克，1次服用即可；α1受体阻滞药哌唑嗪或特拉唑嗪，每次0.5毫克，每日3~4次（首次晚睡前口服）。需要注意的是，要尽量避免使用较大剂量的利尿药和β受体阻滞药，并注意服用的药物是否影响到了糖、脂肪、钾、钙、钠等方面的代谢。糖尿病伴肾性高血压可首选苯那普利10毫克，每日1次口服。

同时，患者要学会调节自己的情绪，保持良好的心态。在日常生活中，控制好饮食，戒烟戒酒，进行适当的体育锻炼，保持良好的生活起居习惯。这些不仅能够预防糖尿病合并高血压的发生，同样对于预防多种心脑血管疾病也有相当积极的作用。

此外，糖尿病性高血压患者还应限制食盐摄入。实验表明，人体过度摄入食盐后，淀粉酶活性增强，这促进了淀粉的消化和游离葡萄糖的吸收，可引起血糖浓度的增高，加重病情。如果糖尿病患者不加限制地摄入食盐，会诱发高血压病，还会加速、加重糖尿病大血管并发症的发展。此外，盐还能刺激食欲，增加食物的摄入量。这对糖尿病患者有害无利。因此，糖尿病性高血压患者必须要实施低盐膳食，少吃酱、酱油等调味品，每天盐的摄入量应在5克以下。值得注意的是，每250克馒头中钠的含量相当于2克食盐。

糖尿病性高血压的中医防治

糖尿病合并高血压属中医"消渴""眩晕""头痛"等范畴。本病对心、脑、肾的损害程度远远高于单纯性高血压或单纯性糖尿病。糖尿病合并高血压与先天因素、饮食不节、精神失调、年老久病的关系密切，发病与脾胃、肝、心、肾等脏腑功能失调有关。本病之本为阴阳失调，病之标为内生的风阳、痰浊、痰火、瘀血等。本病的中医辨证治疗如下：

（1）痰浊中阻

其症状表现是：头目眩晕、头重如裹，胸闷脘痞，纳呆，嗜睡，腹胀肢麻，心悸气短；或下肢水肿，大便溏薄，时吐痰涎；舌质淡，苔浊腻或白厚而润，脉滑或弦滑。

中医治疗处方：半夏白术汤合桃红四物汤加减。半夏、白术、白芍、桃仁、茯苓各10克，当归、川芎、生地黄、金瓜蒌各15克，陈皮6克，红花8克。每日1剂，水煎分2次服用。

（2）肝肾阴虚

其症状表现是：头晕眼花、耳鸣、眼睛干涩、乏力、腰酸膝软、夜尿频数、五心烦热、遗精早泄；舌红、少苔，脉细数。

中医治疗处方：杞菊地黄汤加味。枸杞子、白菊花、山茱萸、山药、泽泻、牡丹皮、覆盆子、女贞子、远志各10克，生地黄、茯苓各15克，决明子12克。每日1剂，水煎，分2~3

次服。

（3）阴虚阳亢

其症状表现是：头晕头痛、面红耳赤、急躁易怒，失眠健忘，腰酸膝软、五心烦热、心悸多梦，口渴咽干，小便发黄，大便秘结；舌质红，苔黄薄，脉弦细。本证患者一生气就头痛头晕、血压升高。

中医治疗处方：天麻钩藤饮合一贯煎加减。天麻、钩藤（后下）、麦冬、白芍、枸杞子、牛膝、杜仲、黄芩、沙参、焦山栀各10克，石决明20克，生地黄15克。每日1剂，水煎，分2次服。肝阳亢盛者，加珍珠母；偏于火盛者，加龙胆草、夏枯草、丹皮。

（4）阴阳两虚

其症状表现是：头晕目眩，头痛心悸，耳鸣耳聋，少寐多梦，五心烦热；腰酸膝软，后背畏寒，四肢欠温，夜尿频数；舌淡苔白、脉沉细。这类患者多是糖尿病性肾病的高血压。

中医治疗处方：二仙汤加减。仙茅、淫羊藿各6克，黄柏、枸杞子、知母、巴戟天、生地黄、熟地黄、牛膝各10克，煅龙骨、煅牡蛎各20克，山茱萸15克。手足心热、口干咽燥、舌红少苔者加石斛、女贞子、墨旱莲、龟甲各10克；畏寒、小便清长者，加肉桂3克，补骨脂10克；四肢水肿、尿少者加泽泻、车前子、益母草各10克；便秘者加大黄5克；耳鸣者加灵磁石30克，杜仲10克。

（5）肝火上炎

其症状表现是：头晕头痛，咽干口苦，面红目赤，烦躁失眠，性急易怒、心胸烦闷，胸胁胀痛；小便黄赤，大便偏干；舌红，舌苔薄黄，脉弦数。

中医治疗处方：龙胆泻肝汤加减。黄芩、栀子、泽泻、车前子、生地黄、当归、柴胡各10克；龙胆草6克，通草5克，生甘草3克。心烦抑郁、胸胁苦满者加枳实、赤芍各6克。

（6）心肝阴虚、心火偏亢

其症状表现是：头晕目眩，咽干口燥，心慌，心烦，手脚心热；舌边尖红，苔薄黄，脉细数。

中医治疗处方：酸枣仁汤加减。炒酸枣仁、柏子仁各12克，知母、白芍、五味子、川芎各10克，茯神15克，生甘草6克。头晕较重者，加生龙骨、牡蛎、珍珠母各30克。

治疗糖尿病合并高血压的单味中药主要有葛根、延胡索、臭梧桐、罗布麻叶、钩藤等。葛根主治伴有头痛、头晕、颈项不适的糖尿病高血压者。每日取10~30克葛根，水煎服；或每次提取葛根黄酮1~2克，每日1~2次。葛根中的葛根黄酮能改善脑血流量，对改善椎底动脉循环有较好的作用，但葛根性凉，长期服用有伤胃气。从延胡索中提取的延胡索乙素，能抑制血管中枢，起到降压作用，可治疗伴有头晕、头痛、失眠的糖尿病高血压，每次50~100毫克，每日2~3次。臭梧桐具有和缓而持久的降压作用，每日10~30克，水煎服，或臭梧桐甲素片2~3片/次，2~3次/日。罗布麻叶中含有黄酮苷，可以抑制血管中枢，使血压下降，但脾虚者慎用。糖尿病高血压者可每天取10克罗布麻叶，水煎服，或提取成片剂服用。钩藤中含有钩藤碱，可抑制血管运动中枢，扩张周围血管，降低外周阻力，有明显的降压作用，可取10~15

克，水煎服。此外，地龙、旱芹菜、黄连、黄芩、黄柏、野菊花、杜仲等也是治疗糖尿病合并高血压的单味中药。

治疗糖尿病合并高血压的中成药主要有六味地黄丸、天麻钩藤颗粒、牛黄降压丸、眩晕宁冲剂。六味地黄丸有滋阴补肾之功效，主要治疗肾阴亏损的糖尿病高血压者，对头晕耳鸣、腰膝酸软、骨蒸潮热、盗汗遗精有一定的疗效。天麻钩藤颗粒有平肝熄风、清热安神之功效，主要治疗因肝阳上亢型高血压引起的头痛、眩晕、耳鸣、眼花、震颤、失眠，此外，对高级神经活动也有一定的调节作用。牛黄降压丸有清心化痰、平肝安神之功效，主要治疗心肝火旺、痰热壅盛所致的高血压，对头晕目眩、头痛失眠、烦躁不安等症疗效显著。眩晕宁冲剂有健脾利湿、益肝补肾之功效，主治痰湿中阻、肝肾不足型的高血压引起的头晕，头昏。

第五章
糖尿病性高脂血症

糖尿病性高脂血症的病因和症状

血脂就是血液里的脂肪，其主要来源是食物经胃肠消化吸收的脂肪和体内自行合成的脂类。其成分一般包括三酰甘油、胆固醇、磷脂、脂肪酸等。这些脂类不能溶于水，但能在血浆中与一定量的蛋白质构成水溶性的脂蛋白而存在。健康人空腹血浆中基本不含乳糜微粒，而糖尿病患者的糖、蛋白质、脂肪等代谢紊乱，使血液中三酰甘油、胆固醇、β－脂蛋白的浓度超出正常范围。通俗来说，人体内血脂代谢不平衡，胆固醇、三酰甘油等的进入大于排出的症状就叫血脂代谢紊乱，即通常所说的高脂血症或高血脂。

健康人的内源性胰岛素浓度和脂蛋白代谢关系较密切。而糖尿病性高脂血症的发生与胰岛素的关系更为密切。当糖尿病患者体内缺乏胰岛素或糖尿病未得到满意控制时，脂肪组织中的低密度脂蛋白酶的活性发生显著降低，三酰甘油的代谢变得比较缓慢，从而使血清三酰甘油的水平增高，导致糖尿病性高三酰甘油血症。相反，糖尿病患者体内胰岛素水平相对增高（肥胖型糖尿病患者常出现此种情况），或注射胰岛素超过胰腺正常分泌量，造成外源性高胰岛素血症时，血清胰岛素水平升高，促进肝脏对三酰甘油的合成，导致内源性高三酰甘油血症。

空腹胰岛素感受性高时，高密度脂蛋白胆固醇才能减少。而糖耐量减低时，胰岛素感受性降低，高密度脂蛋白胆固醇增加过多，出现高胰岛素血症，肝脏极低密度脂蛋白合成及分泌增加。不管是1型糖尿病还是2型糖尿病，极低密度脂蛋白分解代谢紊乱是高脂血症的主要原因。

糖尿病高脂血症的主要临床表现是：出现皮疹状黄色瘤，常发眼睑、肌腱和易受压迫处的皮肤，呈扁平状、结节状等并伴有肥胖、尿酸增高、早发动脉粥样硬化和周围动脉硬化。肝脾肿大，腹痛反复发作。还会出现视网膜脂血症、胰腺炎、糖耐量异常等症状。

糖尿病性高脂血症的危害

糖尿病性高脂血症的危害性不容忽视，它能并发各种血管疾病，且其发生概率在明显上升。脂代谢中，三酰甘油和游离脂肪酸是动脉硬化形成的主要原因。据统计，有85%以上的糖尿病患者血浆中血脂浓度增高，极易导致动脉硬化。长期血糖增高可引起血脂代谢异常，导致血清三酰甘油升高，从而加速动脉硬化的发生。脂肪代谢紊乱可使动脉壁的酸性黏多糖代谢异常，导致血浆脂蛋白极易沉积在血管壁，这也是引起动脉硬化的重要原因。糖尿病患者的动脉硬化增多，脂肪条纹的范围扩大，会出现明显的硬化病变，并伴有纤维斑块、钙化和血管狭窄。

相当一部分糖尿病专家指出，糖尿病患者冠心病发病率增高，一方面与高血糖及其伴发的高血压、肥胖等因素有关，另一方面也与血浆胆固醇和低密度脂蛋白浓度升高有关。血浆胆固醇和低密度脂蛋白浓度降低，可以明显减低冠心病的发病概率，由此可得出结论：糖尿病导致的脂质代谢异常是动脉粥样硬化、冠心病、脑血管病发生的主因之一。

糖尿病性高脂血症严重时，还可能会产生脂质性视网膜炎。糖尿病若长期控制不好，可因脂肪浸润而肝脾肿大，严重高脂血症可能会导致脂质占据20%的血浆容积，使血红蛋白及电解质的数值降低。

正常人高脂血症的发生率为20%~40%，而研究表明高达50%~60%的糖尿病患者伴有不同程度的脂代谢紊乱。糖尿病高脂血症以胆固醇和三酰甘油升高为主。但近年来，人们也开始注意到，糖尿病高脂血症还有血清游离脂肪酸亦升高，脂蛋白异常，尤其是高密度脂蛋白胆固醇减少等方面的表现。高密度脂蛋白胆固醇可减缓动脉硬化的危险，因此糖尿病患者的高密度脂蛋白胆固醇的变化应引起充分的重视。

糖尿病性高脂血症的并发症

糖尿病高脂血症经常会发生一些并发症。据统计，糖尿病患者中有1/3或1/2的人血脂异常增高，他们在糖代谢异常的同时，伴有脂肪代谢异常。有这种症状表现的糖尿病患者，会提前出现许多并发症。

（1）动脉硬化是糖尿病患者常见的并发症之一。但如果糖尿病患者能够早期诊断，并得到及时治疗，将血糖控制在正常范围内，就可以避免或推迟动脉硬化。糖尿病患者若经常进食高脂饮食，会导致血脂异常，动脉硬化的发生将不可避免。

（2）糖尿病性高脂血症患者的高血压多在动脉硬化的基础上发生。在高血脂和高血糖环境下，高血压会提前发生，或使已有高血压症状的患者病情更加严重。

（3）在高血压、血脂异常和动脉硬化等情况下，糖尿病患者容易发生冠心病。糖尿病患者若不控制血脂和血压，患上冠心病的可能性极大。而心脑血管方面的疾病是2型糖尿病患者死亡的主要原因。

由此可见，如果在糖尿病的基础上出现血脂异常，就等于雪上加霜。因此，糖尿病患者在控制血糖的同时，也要重视对血脂的控制。糖尿病患者最好每个季度都检查一次血脂，如果血脂出现增高，应立即调整饮食或服药，让血脂维持在正常水平。

糖尿病性高脂血症的诊断要点及标准

诊断糖尿病性高脂血症，首先要确定受检查者是糖尿病病人，并且在检查过程中要重视此病症的高危人群：老年糖尿病患者、女性更年期患者、体型肥胖者、伴有心脑血管病的糖尿病患者。

糖尿病性高脂血症的诊断，主要是测定血清总胆固醇和三酰甘油这两项指标。当血清总胆固醇浓度大于5.69毫摩尔/升，三酰甘油大于1.36毫摩尔/升，血清游离脂肪酸为300~600毫摩尔/升时，就可诊断受检查者患上了糖尿病性高脂血症。

当血清总胆固醇浓度大于5.69毫摩尔/升，三酰甘油大于1.36毫摩尔/升时，一般血清卵磷脂浓度没有明显改变。患病时间较长的糖尿病患者，常明显地出现乳糜微粒堆积，血清呈乳汁状等症状，使血清游离脂肪酸多为300~600毫摩尔/升。

糖尿病性高脂血症的西医防治

糖尿病血脂异常危害性极大，一定要做好预防和治疗，具体应注意如下几点：

糖尿病患者要限制热能的摄入量，能量每天的摄取量与消耗量应该保持平衡。当热量供过于求时，就会转变为脂肪。

长期摄入高饱和脂肪酸、高胆固醇能直接引起血脂增高，因此，要尽量减少饮食中动物脂肪和胆固醇摄入量。

糖尿病患者平时要多摄入蔬菜和水果。蔬菜和水果中的纤维素含量多，摄入一定量纤维素，可降低血液中的胆固醇。

糖尿病性高脂血症的饮食预防应该从儿童时期就开始。应该尽量避免让儿童过食、偏食，同时少吃冰激凌、巧克力、甜食及其他高脂肪、高能量、高胆固醇的食物。成年人同样应该严格要求自己，以避免或延缓糖尿病性高脂血症。

糖尿病性高脂血症的治疗主要有以下几种方式：

（1）通过饮食、运动和控制体重治疗。患者吃什么样的食物对高密度脂蛋白-胆固醇有一定影响，饱和脂肪酸与不饱和脂肪酸的比例为1∶2时，高密度脂蛋白-胆固醇增加。酒精也可使高密度脂蛋白-胆固醇增加。患有糖尿病常会使高密度脂蛋白-胆固醇减少。合理的运动及控制体重疗法可使极低密度脂蛋白、低密度脂蛋白下降，高密度脂蛋白升高。

（2）胰岛素治疗。1型糖尿病若发生血脂代谢性紊乱，在进行胰岛素治疗后，高脂血症可迅速得到改善。但是胰岛素能使血脂蛋白酶活性增加，这可使高密度蛋白上升，引起胆固醇升高。

（3）口服降糖药治疗。口服降糖药可控制糖尿病患者的血糖，使其维持在正常范围内。而血糖的正常是治疗其他一些并发症的前提和基础。研究表明，口服降糖药对高密度脂蛋白胆固醇无不良影响，且可使其下降。

（4）降脂治疗。首先建议患者应控制饮食，适量运动，以保持理想合理的体重。糖尿病患者存在多种血脂异常，选择合适的降脂药物尤为重要。他汀类药物已经大规模应用于临床，是一种安全有效的调脂药物，故应作首选。洛伐他汀、普伐他汀或辛伐他汀每次20毫克，每日1~2次口服。高三酰甘油血症可用丁酸类，如非诺贝特或吉非罗齐，每次0.1克，每日3次。混合型高脂血症可联用贝丁酸类加胆酸隔离剂，如考来烯胺或考来替哌，每次4~5克，每日1~6次口服。

如果降脂疗效不理想则可以加用树脂类药物。烟酸是最强的升高高密度脂蛋白的药物，但它与汀类药物合用会增加肌溶解的危险性，而且会恶化胰岛素抵抗导致高血糖，所以烟酸类药物只能在必要时使用。

糖尿病性高脂血症的中医防治

脂代谢紊乱是人体血液中的脂类物质的全部或部分高出或低于正常范围，临床上主要是高出正常范围。脂类物质高出正常范围，轻则造成血管损伤、动脉粥样硬化，重则造成心肌梗死、脑梗死、脑出血等。

古代中医文献中没有有关"高脂血症"的病名，但有类似的记载，"肥贵人，则高粱之疾也"。后世医家认为，糖尿病高脂血症属中医"痰湿""浊阻""瘀血"的范畴。中医对它的辨证治疗如下：

（1）痰热腑实

其症状表现是：咳嗽痰黄，脘腹胀满，大便秘结；舌质红，苔黄腻，脉滑有力。

中医治疗处方：小承气汤合增液承气汤加减。制大黄、厚朴、枳实、麦冬各10克，玄参、生地黄各12克。

（2）痰湿内阻

其症状表现是：四肢倦怠，咳嗽有痰，腹胀纳呆，大便溏薄；舌苔腻，脉滑。

中医治疗处方：二陈汤加味。半夏、厚朴、白芥子各10克，茯苓、白术各12克，薏苡仁20克，陈皮6克，甘草3克。

（3）肝肾阴虚

其症状表现是：头晕目眩，耳鸣健忘，失眠多梦，咽干口燥，腰膝酸软，颧红盗汗；舌红少苔，脉细数。

中医治疗处方：杞菊地黄汤加减。枸杞子、白菊花15克，山茱萸、牡丹皮、茯苓、泽泻各10克，山药20克，生地黄12克。

（4）脾肾阳虚

其症状表现是：面色㿠白，畏寒肢冷，腰膝冷痛，大便稀溏，腹胀不舒；舌质胖，苔白滑，脉沉细。

中医治疗处方：附子理中汤加味。炮附子、白术、杜仲各10克，党参15克，茯苓12克，炮姜5克，炙甘草3克。

（5）痰淤交阻

其症状表现是：胸闷气短，胸痹心痛，心悸失眠；舌质暗或紫暗，有淤斑或淤点，苔白腻，脉弦或滑。

中医治疗处方：瓜蒌薤白半夏汤合桃红四物汤加减。瓜蒌、半夏各12克，薤白、桃仁、红花、当归、白芍、川芎、熟地黄各10克。

（6）肝郁脾虚

其症状表现是：头晕目眩，心烦易怒，腹胀纳呆，肢倦乏力，胁肋胀满窜痛，月经不调；舌淡，苔白或腻，脉弦。

中医治疗处方：逍遥散加减。柴胡、当归、白术、茯苓、香附、枳壳、川芎各10克，白芍12克，炙甘草3克。

治疗糖尿病高脂血症的单味中药及服用方式如下：三七——饭前服用三七粉0.6克，每日3次，连服1~2个月，有明显降低胆固醇的作用，效果比较满意；生大黄——将生大黄适量研成细末，装入胶囊，每粒含生药0.5克，每日3次，每次1粒，1个月为1个疗程，第2个疗程的疗效最佳；生山楂——将适量生山楂研成细末，每次服用15克，每日3次，1个月为1个疗程；何首乌——将何首乌制成片，每片0.25克，每次服5~6片，每日服3次，1个月为1个疗程；泽泻——泽泻同样是研为细末，每次服用9克，每日3次，1个月为1个疗程；虎杖——虎杖制片，每片0.5克，每日服用3次，每次3片，1个月为1个疗程；茵陈——用茵陈泡水代茶饮，每次15克，一个月为一个疗程；僵蚕——僵蚕为细末，每次3克，每日3次，2个月为1个疗程；决明子。决明子泡水代茶饮，每次20克，1个月为1个疗程，疗程越长，效果越好；灵芝——灵芝每日5克，切碎，分3次泡茶饮，连服1~3个月。

中医治疗糖尿病高脂血症还有一些验方，分别是：

·高脂血症验方：菊花、丹参、山楂各10克，每日1剂，水煎代茶饮，有活血祛淤降脂的功效，主治糖尿病高脂血症血瘀型。

·血府逐淤汤：红花、当归、生地黄、赤芍、牛膝各9克，柴胡、甘草各3克，桃仁12克，川芎5克。水煎服，有活血化淤通经之功效，主治糖尿病高黏滞血症气滞血瘀型。

·降脂丸：丹参6000克，水蛭2500克，决明子2000克，郁金1500克，泽泻、山楂各3000克。烘干并粉碎，过120目筛，混合均匀，制成水丸后烘干，每次6克，每日两次，有活血化淤、祛痰降浊之功效，主治淤痰阻型糖尿病高脂血症。

·调脂方：黄芪30克，苍术、川芎、生蒲黄、红花各9克。此方有补中益气、活血化淤之功效，主治痰淤交阻型糖尿病高脂血症。

·降脂汤：山楂、决明子（炒黄打碎）各20克，黄芪、党参各15克，莱菔子（炒）10克，苦豆子（炒至冒黑烟）3克。水煎服，每日1剂，分两次服用，半月为1疗程，可连续服用4~6个疗程，有健脾消食、益气祛痰之功效，主治脾虚痰阻型糖尿病高脂血症。

·血脂平：白术12克，生山楂30克，牛膝10克，决明子15克，生蒲黄（另包）6克。此方有补益脾肾、化淤降浊之功效，主治2型糖尿病高脂血症。

·降脂方：泽泻、制何首乌各30克，桑寄生、郁金各20克，炒白术15克，生大黄6克，有补益肝脾肾、活血化痰浊之功效，主治血瘀痰阻型糖尿病高脂血症。

·化痰汤：生山楂、生黄芪、决明子各30克，葛根、赤芍、丹参、泽兰各15克，生大黄（后下）3克。此方有健脾化痰、祛痰通络之功效，主治血瘀痰阻型糖尿病高脂血症。

·更年降脂饮：生牡蛎、黑大豆各30克，泽泻、生山楂各20克，制何首乌、制黄精、女贞子、海藻、茯苓、淫羊藿各15克，蒺藜、苍术、白术、熟大黄、半夏各10克，丹参12克，肉桂5克。此方有滋补肝肾、健脾化痰、活血化淤之功效，主治高脂血症肝、脾、肾虚型。

第六章
糖尿病性脑血管病变

糖尿病性脑血管病变的发病概况

脑血管病为常见疾病，在糖尿病患者群中脑血管病的发病率明显高于非糖尿病患者群。糖尿病性脑血管病又称为脑卒中，是由于供应大脑的血管阻塞（缺血性）或血管破裂（出血性）等因素导致大脑得不到氧气及其他营养物质的供应，致使大脑功能减弱进而丧失，引起各种中枢的功能丧失，最后导致死亡的一种疾病。

糖尿病性脑血管病变主要包括大血管病变和微细血管病变。其中大血管病变的主要病理改变是动脉粥样硬化，动脉粥样硬化的发生与血管壁的内皮细胞和平滑肌细胞密切相关。另外，胰岛素抵抗、脂肪及脂蛋白代谢异常、血小板功能异常等因素都会引起大血管动脉粥样硬化的病变。糖尿病微血管病变的主要病理改变是毛细血管基底膜的增厚。微循环障碍、微血管瘤和微血管基底膜增厚，是糖尿病微血管病变的典型改变。

糖尿病性脑血管病与非糖尿病性脑血管病在临床类型上无特异性差别。但糖尿病性脑血管病脑出血少，主要特点为脑梗死。

无论是缺血性脑血管病还是出血性脑血管病，都是在脑动脉硬化的基础上发生的。糖尿病患者体内胰岛β细胞分泌胰岛素绝对或相对不足，引起糖、脂肪、蛋白质代谢紊乱，以糖代谢紊乱最为明显。胰岛素不足使葡萄糖转化为脂肪，而大量的脂肪被分解成三酰甘油和游离脂肪酸，使胆固醇显著增高，导致高脂血症，使糖尿病患者出现脑动脉硬化。

脑动脉硬化主要发生在脑部的大动脉和中等动脉。累及的动脉管腔狭窄或痉挛，在精神紧张、血压升高、血糖过低等刺激下，血管会出现破裂或堵塞，阻碍脑血液循环，形成部分脑组织缺血，进一步发展下去，势必发生脑梗死，进而出现一系列脑血管意外的症状。

高血压是产生和加重动脉硬化的原因之一。动脉硬化后，血管壁脆弱，易于破裂，一旦血压骤升，就易发生脑出血。许多研究显示，约有80%以上的脑血管意外与高血压有关。

虽然脑动脉硬化比其他动脉硬化出现得晚，但一旦出现，血栓进展速度会很快。据统计，约70%的糖尿病性脑血管病变都存在动脉硬化症。

糖尿病患者的血液常呈高凝、高滞和高黏状态，造成血流相对缓慢，血液淤滞，组织缺氧，这可促进血栓的形成。因此，糖尿病患者的高凝倾向是引起糖尿病脑血栓形成的最主要的危险因素之一。

此外，情绪不畅、用力过猛、体位突然变化、用脑过度、气候突变、肥胖等原因也是糖尿病性脑血管病的诱发因素。

情绪不畅可引起大脑皮质及丘脑下部兴奋促使去甲肾上腺素、肾上腺素及儿茶酚胺分泌增加，从而使全身小动脉收缩加强、心跳加快、血压升高，既容易使血管薄弱处发生破裂而致脑出血，也可引起脑血栓。用力过猛会使心跳加快，心脏收缩力加强，心排血量增加，血压升高，导致突然出现脑血管病。体位的突然变化可引起脑部血液循环紊乱，使脑组织处于抑制或紊乱状态，轻者可出现短暂性脑缺血，重者可诱发糖尿病性脑血管病变。用脑过度可使大脑长期处于高度兴奋的状态，使兴奋与抑制失调，从而诱发本病。突然的寒冷使血压升高，血流缓慢，易出现出血性脑血管病。气温高、湿度大的气候容易出现缺血性脑血管病变。肥胖者因内分泌代谢紊乱、血脂高等，常由动脉硬化、高血压、高脂血症等引发此病。

糖尿病并发脑血管病时的先兆迹象如下：

近期先兆迹象：头晕、头痛突然加重，或由间断性头痛变为持续性剧烈头痛（头晕、头痛多为缺血性脑血管病的早期迹象）；一侧肢体反复发作突然性无力或活动失灵；身体某些部位出现麻木，如半侧面部、舌唇、肢体等；突然或暂时性话语不灵，吐字不清；性格突然改变或出现短暂性判断力或智力障碍；突然出现原因不明的跌跤或晕倒；出现昏昏沉沉的嗜睡状态；恶心、呃逆或喷射性呕吐，或血压波动；突然出现视物短暂性不清或自觉眼前一片黑蒙，甚者短暂性突然失明；鼻出血，尤其是频繁性鼻出血（糖尿病性高血压脑出血的近期先兆迹象）。

远期（脑血管病早期或萌芽期）先兆迹象：剧烈的头痛或颈项部疼痛；眩晕或昏厥；运动或感觉障碍；鼻出血；无视盘水肿（视乳头水肿）的视网膜出血。若糖尿病患者出现其中任意4种症状，很可能会在2年内发生脑出血。

糖尿病性脑血管病变的特点

糖尿病性脑血管病变的特点以缺血性为主，多发脑血栓（中小血栓常见，一般不会导致死亡），而少见脑出血。患者可能会反复出现轻度脑卒中，或无明显卒中，其症状表现为偏瘫、共济失调、痴呆、假性延髓麻痹、帕金森综合征等。

糖尿病性脑血管病很少发生脑出血的原因是：糖尿病患者的血液多呈高黏、高滞、高凝的特点，红细胞变形能力变弱，聚集性增强。而患者因激素调节功能异常，生长激素分泌增多，使血小板的凝聚功能增强，这些引起血黏度增高。血液不同程度地出现凝固现象，容易在微血管中发生血栓，凝血功能的增强还抑制了脑血管的破裂和出血。

另外，糖尿病性脑血管病患者常出现不同程度的意识障碍。要正确判断意识障碍的状态，因为意识障碍越重，表示病情越重，预后越差。嗜睡是症状最轻的意识障碍，表现为患者在无外界刺激时呈睡眠状态，能将其喊醒，神志清醒，可配合医生的治疗。昏睡是症状较重的意识障碍，表现为患者呈深睡状态，喊醒困难，醒后可能回答问题，也可能不回答，有时候回答不正确。昏迷是最严重的意识障碍，表现为患者意识完全丧失，对语言没有反应。浅昏迷对疼痛刺激反应敏感；中昏迷对一般疼痛刺激无反应；深昏迷对任何刺激均无反应，仅有心跳和呼吸。

还值得一提的是，糖尿病性脑血管病发生后高血糖不易被控制。这是因为：糖尿病患者并发脑血管病后，机体处于应激状态。因此，生长激素、肾上腺素、肾上腺皮质激素及胰升血糖素等对抗胰岛素激素分泌增加，这使得血糖升高。治疗糖尿病性脑血管病变时，为纠正脱水而输入体内的高糖液体及肾上腺素，可导致血糖升高，且不容易控制。

糖尿病性脑血管病变的并发症

⊙ 糖尿病并发短暂性脑缺血

糖尿病并发短暂性脑缺血发作是脑动脉突然出现短暂性的血液供应不足，是一种急性脑血管病。这种症状发作的时间较短，临床上表现为几分钟至几小时部分脑组织功能的丧失。一般在5分钟内病症就会达到高峰，持续5~20分钟，最长不会超过24小时。病症消失后，患者不出现后遗症。但病症会反复发作，有的一日内可出现数次，有的则是数周、数月甚至数年才发作一次。此症常见于50~70岁的糖尿病患者，且男性患者多于女性患者。常见的临床症状为眩晕、站立不稳、视物模糊、恶心呕吐、听力下降、交叉性瘫痪和轻偏瘫等。

糖尿病并发短暂性脑缺血发作是其他脑血管病的前期状态，如果得不到妥善治疗，很有可能会发展成为脑梗死。因短暂性脑缺血发作时，神经细胞并不是完全坏死，故此症的治疗并不困难，多数可以自行缓解。

⊙ 糖尿病并发脑血栓

脑血栓在医学上又分为脑血栓形成、脑栓塞、短暂性脑缺血发作，都是脑血管血流受阻，脑组织缺血坏死，在病理上又叫脑梗死。脑血栓是脑血管血流受阻，脑组织缺血坏死而引发的。脑血栓占脑血管疾病发生率的21%~46%，是糖尿病脑血管疾病的主要并发症。其发病率和死亡率都是普通患者的2倍以上。

糖尿病性脑血栓的症状重，恢复慢，甚至会出现渐进性加重，发病率和死亡率比较高，后遗症也比较多，需要进行重点防治。血栓形成以前，常有反复发作的头痛、头晕、短暂性记忆力障碍、两侧肢体麻木、言语不清等症状。糖尿病并发血栓发病年龄较高，常于睡眠或晨起发病，但也有少数糖尿病患者发生在情绪激动、剧烈活动时。患者的临床表现为一侧或双侧肢体麻木，运动不畅，说话含糊甚至失语，视力模糊，面神经及舌下神经麻痹，但不会伴有剧烈的头疼、意识障碍等症状。

脑血栓是老年人的一种常见病，而且会严重危害患者的身体健康和生活质量。因此为了防止血栓的形成，应养成晚上饮水的习惯。晚上饮水可以降低血液的黏度，维持血流畅通，防止血栓形成。另外，脑血栓患者在饮食上应限制脂肪的摄入量和精制糖以及含糖类甜食，维持正常而有规律的生活，并多做体育活动。

⊙ 糖尿病并发脑出血

糖尿病并发脑出血多发生在老年人或50岁以上的男性糖尿病患者，其死亡率高，致残率高。一般来说，脑出血的发生往往见于体力或脑力紧张活动时。突然自发地出现脑实质内出血，在糖尿病的基础上，发生一系列脑出血症状，如头痛、呕吐，在短时间内进入昏迷，半身不遂和大小便失禁等。

脑出血的主要临床症状有：头痛是脑出血的首发症状，头晕常与头痛伴发；大约有一半的脑出血患者会出现呕吐症状，可能与颅内压增高、眩晕发作、脑膜受到血液刺激有关；患者出现运动障碍，以偏瘫较为多见；也可能出现语言障碍，表现为失语和言语含糊不清；嗜睡、昏迷，出现意识障碍；瞳孔不等大或者出现偏盲和眼球活动障碍。

⊙ 糖尿病性脑血管病急性期易引起的并发症

（1）脑疝是糖尿病性脑血管病变急性期脑水肿所致颅内压力增高而引起的最危险的症状。脑疝在发病第1周之内出现，尤其前3天，且是前3天内致死率最高的并发症。

（2）急性期的患者肺和气管内淤积大量分泌物，给细菌繁殖提供了有利的环境，可引起呼吸道感染。而昏迷患者吞咽困难、咳嗽反应迟缓或消失，再加上口腔内分泌物或呕吐物易误入气管，发生吸入性肺炎和呼吸道感染，容易引起败血症死亡。

（3）还可并发褥疮，褥疮对糖尿病本身和脑血管病的影响都很大，可能还会因此而出现酮症酸中毒等并发症。

（4）消化道应激性溃疡出血、酸碱平衡失调、电解质代谢紊乱等也是严重的并发症。

糖尿病性脑血管病变的西医防治

⊙ 预防

预防糖尿病性脑血管病的关键环节是，控制和减少短暂性脑缺血的发作。对小卒中给予及时治疗，有可能会避免脑血管病的发生。

积极配合治疗糖尿病及其他并发症，尽量减少高血压、心脏病、高脂血症、脑动脉硬化症等导致糖尿病性脑血管病变发生的危险因素。

患者要重视各种糖尿病性脑血管病变的先兆迹象，如头晕头痛、肢体麻木、性格反常、鼻出血等，以便及早发现和治疗。

避免情绪波动、过度疲劳、用力过猛、用脑不当等诱发因素。长期坚持，必见成效。

⊙ 防治原则

糖尿病患者要密切监测和控制血压、血糖及血脂，尽量早期纠正糖尿病早期微血管病症，防止动脉粥样硬化和高血压的进一步发展而引发糖尿病性脑血管病变。

改善血液黏稠度及血小板黏附，对脑血管疾病的防治很有帮助，因此可适当采取活血化淤的中药或低分子右旋糖酐、乙酰水杨酸等抗血小板聚集药物。必须尽早做康复治疗，而作为一个糖尿病患者，训练时要循序渐进，要特别警惕直立性低血压的发生。

为减少糖尿病性脑血管病的复发，在降低血糖的糖尿病治疗中，要防止低血糖的出现。反复低血糖或糖代谢低下，是脑血管疾病复发的重要原因。

患者必须要戒烟、戒酒，尽量摄入低脂肪、低盐、低胆固醇和高蛋白质、高维生素含量的食品，还要进行适当的运动，肥胖者最好还要减肥。此外，还要注意预防感染。

脑血管病一旦发生，要立即送往医院进行急症处理。可选用保护血管、溶解血栓的药物，如阿司匹林、潘生丁、芦丁、丹参等，或改善脑细胞功能的药物，如意德镇、爱维治、脑活素与康络素等。

⊙ 糖尿病缺血性脑血管病的西医治疗

积极治疗糖尿病，控制和降低血糖和血压，使其维持在正常范围内，必要时可先使用胰岛素治疗，病情稳定后改用口服降糖药物。口服降糖药物在此不做赘述。控制高血压常用血管紧张素转换酶抑制药，如卡托普利、依那普利或赖诺普利，每次12.5~25毫克，每日3次口服；钙离子拮抗药，如尼卡地平或氨氯地平，每次40毫克，每日2次口服；扩张血管药物，如尼莫地平，每次30毫克，每日3次；氟桂嗪每次10毫克，每晚1次口服；每日口服100~300毫克抗血小板聚集剂肠溶阿司匹林。

有短暂性脑缺血的糖尿病患者，尤其要注意降低过高的胆固醇和三酰甘油。高胆固醇血症首选他汀类药物，如洛伐他汀、普伐他汀或辛伐他汀，晚餐时顿服20毫克。高三酰甘油血症可用贝丁酸类药物，如非诺贝特或吉非罗齐，每日分3次服用200毫克。混合型高脂血症可联用贝丁酸类药物和胆酸隔离剂，如考来烯胺或考来替泊，每晚顿服4~24克；或胆酸隔离剂加烟酸类，如烟酸或阿昔莫司，每次100毫克，每日3次口服。对血细胞比容和血小板计数显著升高者要明确病因，积极治疗。目前，短暂性脑缺血主要有胫动脉内膜切除术、气囊血管成形术等疗法。

脑血栓形成及脑栓塞的急性期，除出血性梗死、感染性栓塞外，可采用溶栓-抗凝治疗。溶栓常用尿激酶或东菱克栓酶、精纯抗栓酶，抗凝用肝素及华法林，但有出血倾向者禁用。防治脑水肿可用20%的甘露醇或呋塞米（速尿），并还要注意预防继发性感染和消化道出血。

有意识障碍的患者比较适合使用脑细胞活化剂，如细胞色素C、三磷腺苷、胞二磷胆碱等。

有条件的脑血栓患者，可以做动脉吻合术。

⊙ 糖尿病性出血性脑血管病的西医治疗

脑出血的西医治疗

（1）降低颅内压、控制脑水肿，防止并发危险并发症脑疝，应用20%甘露醇及呋塞米。

（2）要持续供氧，并卧床休息，避免用力排便、剧烈咳嗽、情绪激动等，降低血压和颅内压增高的概率。

（3）控制血糖的同时，使用利血平、硝普钠控制高血压，以免出现进一步出血。

（4）脑出血恢复期间，应用细胞色素C、辅酶A、三磷腺苷等脑代谢促进剂。

（5）使用外科手术治疗。

蛛网膜下腔出血

（1）控制血糖，积极处理高血压，并控制脑水肿、昏迷等并发症。

（2）使用抗纤溶剂氨基己酸以避免再出血。

（3）使用钙离子拮抗药尼莫地平防止继发性脑血管痉挛。但脑水肿和颅压升高者禁用，低血压者慎用。

（4）患者需要绝对卧床，避免用力咳嗽、打喷嚏和情绪激动，可使用镇静剂，以保证患者安静休息。

（5）进行手术治疗。

⊙ 恢复期的注意事项

恢复期仍要积极治疗糖尿病，有效控制血糖波动；装配手杖，且运动或出行时要注意安全，尽量减少不利因素，以免发生意外损伤；严格掌握康复训练的标准，加强肢体及躯干活动；预防废用综合征（由于活动不足，发生关节挛缩僵硬、活动不灵、肌肉萎缩、骨质疏松，有的还会发生直立性低血压），防止肩部发僵、肢体挛缩畸形等后遗症；康复时要按神经系统疾患的康复原则进行锻炼，刚开始运动量要小，不应操之过急或多次重复，以适度为宜。

⊙ 预后

糖尿病缺血性脑血管病的预后

预后较好的情况有：一过性脑缺血发作者；脑部的小血管栓塞者；少量血栓阻塞较少血管者；颈内动脉系统栓塞者。

预后较差的情况有：脑缺血范围广者；阻塞双侧脑血管者；急性发病者；椎-基底动脉系统栓塞者；大量的栓子阻塞较多血管者；有严重并发症者，年龄较大者；体质较差者。

糖尿病出血性脑血管病的预后

预后较好的情况有：脑叶出血、内囊外侧型出血，出血量小，无意识障碍者；小脑出血早期进行手术治疗者。

预后较差的情况有：内囊、脑室、脑桥出

血者；出血量大、呼吸不规则、血压高及高热者；并发症多者。

总体来说，脑出血预后较差。据统计，约有1/3的糖尿病脑出血患者发病后数日内便死亡，幸存者中的多数留有不同程度的后遗症。在出血性脑血管病中，蛛网膜下腔出血的预后要比脑出血好。

糖尿病性脑血管病变的中医防治

糖尿病合并脑血管病变中常见脑梗死、脑血栓。中医称糖尿病合并脑血管病为"消渴病合并中风"。本证是因消渴病日久，气阴两虚，痰浊瘀血痹阻脑络，气血逆乱，导致脑脉痹阻或血溢脑脉，引起昏仆不遂，进而发展为中风。糖尿病合并脑血管病主要病症的治疗如下：

（1）风痰瘀血，痹阻脉络

其症状表现是：口舌歪斜，舌头强硬，言语不利索或不说话；半身麻木，头晕目眩；舌质暗淡，舌苔薄白或白腻，脉弦滑。

中医治疗处方：化痰通络汤。半夏、茯苓、天南星、白术、天麻、天竺黄、香附各10克，丹参15克，制大黄3克。有舌苔黄腻、烦躁不安等热象者，加黄芪、栀子各10克，以清热泻火；瘀血重、舌质紫暗或有淤斑者，加桃仁、红花、赤芍各10克，以活血化淤；头晕、头痛者，加黄菊花、夏枯草各10克，以平肝熄风。

（2）痰热腑实，风痰上扰

其症状表现是：半身不遂，偏身麻木；口舌歪斜，言语不流利或不语，或见神昏谵语；烦扰不宁，头晕或痰多，气粗口臭，声高气促，大便三日以上未行；舌质暗红或暗淡，苔黄或黄腻，脉弦滑或偏瘫侧脉弦滑而大。

中医治疗处方：星蒌承气汤。制大黄5克，芒硝3克，瓜蒌、胆南星各10克，可加丹参15克活血通络。热象明显者，加栀子、黄芩各10克；年老体弱津亏者，加生地黄、麦冬、玄参各10克。

（3）肝阳暴亢，风火上扰

其症状表现是：半身不遂，偏身麻木；舌头强硬，言语不利索，或不说话，或口舌歪斜；眩晕头痛面红目赤，口苦咽干，心烦易怒，尿赤便干；舌质红或红绛，舌苔薄黄，脉弦有力。

中医治疗处方：天麻钩藤饮。石决明15克，天麻、钩藤、川牛膝、黄芩、栀子、夏枯草各10克。伴有头晕、头痛者，加菊花、桑叶各10克；心烦易怒者，加牡丹皮、白芍各10克；便干便秘者，加制大黄5克。

（4）阴虚风动

其症状表现是：半身不遂，偏身麻木；口舌歪斜，舌头强硬，言语不利索或不说话；烦躁失眠，眩晕耳鸣，手足心热；舌质红降或暗红，少苔或无苔，脉细弦或细弦数。

中医治疗处方：镇肝熄风汤。龙骨、牡蛎各20克，龟甲、白芍、玄参、天冬、川楝子、茵陈、麦芽、钩藤、菊花各10克，赭石15克，牛膝12克。心烦失眠者，加黄芩、栀子各10克，可清心除烦；挟有痰热者，加天竺黄、竹沥各10克，川贝母6克，可清化痰热；头疼重者，加石决明、夏枯草各10克，可清肝熄风。

（5）痰湿内蕴蒙塞心神

其症状表现是：素体肥胖多湿多痰，湿痰内蕴，病发神昏；半身不遂而肢体松懈，瘫软不温；面白唇暗，痰涎壅盛；舌暗淡，苔白厚腻，脉沉滑或沉缓。

中医治疗处方：涤痰汤加减送服苏合香丸。陈皮、茯苓各15克，石菖蒲、竹茹各12克，半夏、天南星、枳实、党参各10克，瓜蒌30克，苏合香丸1丸冲服。

（6）气虚血瘀

其症状表现是：半身不遂，偏身麻木；口舌歪斜，言语不流利或不语；面色㿠白，气短乏力，口角流涎，自汗出，心悸便溏，手足肿胀；舌质暗淡，舌苔薄白或白腻，脉沉细、细缓或细弦。

中医治疗处方：补阳还五汤。黄芪30克，当归10克，地龙3克，赤芍、川芎、桃仁、红花各10克。此方也适用于中风病恢复期和后遗症期的治疗。气虚明显者，加党参10克，可益气通络；下肢瘫软无力者，加川续断、桑寄生、杜仲各10克，牛膝12克，可强壮筋骨；心悸、喘息者，加桂枝6克，炙甘草3克，可温经通阳；言语不利者，加远志5克，石菖蒲、郁金各10克，可祛痰利窍；小便失禁者，加桑螵蛸、益智各10克，可温肾固涩；肢体麻木者，加木瓜、伸筋草、防己各10克，可舒筋活络。

治疗糖尿病合并脑血管病的中药单方验方主要有以下几种：

（1）风瘫药酒方

中药组成：生地黄、熟地黄、川芎、当归、枸杞子、薏苡仁、通草、牛膝、金银花各60克，五加皮、苍术各30克，制川乌、制草乌、甘草、黄柏各15克，松节100克。以上中药加酒8000毫升，煮半小时后，存入罐内密封，并埋于土内，3日后可食用，每日早、中、晚各服用25~50毫升。此方主治糖尿病半身不遂，全身关节作痛。

（2）止痛汤

中药组成：核桃仁、槐花子、黑芝麻、茶叶各15克。各药混合后用水煎熬，熬剩一半后，热服。此方主治糖尿病中风背筋骨痛。

（3）独活汤

中药组成：独活100克，白酒500毫升。煎至一半后，去渣取汁服用。此方主治口不能开，遍身冷不知人事的糖尿病中风者。

（4）辛芷散

中药组成：细辛、白芷各30克。两药研末混合，热痛者用水调，风痛者用白酒调，用毛笔蘸涂患处，主治糖尿病中风后头疼。

（5）半身不遂汤

取牛膝100克，鸭1只。将牛膝放入鸭肚内、炖汤。煮熟后，去掉牛膝，食鸭肉。此方主治糖尿病中风后半身不遂。

（6）偏瘫验方

中药组成：全当归、秦艽、桑寄生各9克，丹参、鸡血藤各6克，千年健、地龙各3克，海风藤5克。每日1剂，水煎2次，早晚分服。30天为1个疗程，连服2~3个疗程。此方主治糖尿病偏瘫。头痛剧烈属肝阳上扰者，加龙齿9克，石决明12克，磁石6克，茯神12克。

（7）益气通脉汤

中药组成：黄芪30~50克，桂枝10克，水蛭5克，甘草6克，当归、葛根、地龙、牛膝、鸡血藤各15~20克，川芎、丹参各10~15克。每日1剂，水煎，分两次温服。20天为1个疗程。此方主治糖尿病合并脑血管疾病证属痰淤闭阻。

（8）肢体难伸方

独活、羌活、柴胡、秦艽、升麻、防风各等份，共研为末，每次白酒送服3克，每日3次。此方主治糖尿病中风后肢体难于伸屈。

（9）侯氏黑散

中药组成：菊花80克，当归12克，茯苓15克，生牡蛎24克，细辛4克，干姜5克，白术、黄芩、党参、川芎各10克，白矾（研细末冲服）、防风各6克。每日1剂，浓煎2次，每次取汁200毫升，和入矾石末6克，14天为1个疗程。此方主治糖尿病合并痰阻络型缺血性中风恢复期。

（10）安脑汤

中药组成：黄芪50克，川芎15克，三七、郁金、胆南星、地龙各10克。每日1剂，水煎服，分次服用，28天为1个疗程。此方主治糖尿病伴缺血性中风。

第七章
糖尿病性视网膜病变

糖尿病性视网膜病变的发病机制

同非糖尿病患者相比，糖尿病患者的眼睛更容易受到损害，高血糖会导致糖尿病人出现水晶体、玻璃体液及视网膜的病变。其中视网膜病变是目前发生视力障碍的主要因素。但视力障碍有时候是短暂的，只要血糖恢复到正常范围内，视力就会逐渐恢复。但如果血糖得不到及时的控制，长期下来，就会导致视力永久性减退，甚至是失明的恶果。

糖尿病可侵犯眼肌、结膜、角膜及虹膜，引起眼肌麻痹、虹膜睫状体炎，视神经病变及眼部感染。糖尿病眼病的并发症包括糖尿病性视网膜病变、糖尿病性色素膜病变、糖尿病性白内障（分为真性糖尿病性白内障和糖尿病老年性白内障）、糖尿病性视神经病变、糖尿病性视网膜脂血症、糖尿病性青光眼、糖尿病的屈光改变。其中最常见的是糖尿病性视网膜病变，也是病情比较严重的并发症。在此我们主要介绍有关糖尿病性视网膜病变的各个方面。

糖尿病性视网膜病变分为单纯性糖尿病性视网膜病变、糖尿病性黄斑病变、前增殖性糖尿病性视网膜病变、增殖性糖尿病性视网膜病变4类。

在我国，糖尿病人群中有30%~50%合并视网膜病变，其中25%有明显的视力障碍，其致盲率为8%~12%。尽管目前治疗糖尿病视网膜病变的技术已有很大的进步，但随着糖尿病患病人数的增加，因视网膜病变而致盲的人数在日益增加。糖尿病性视网膜病变是糖尿病引起的微循环障碍，是糖尿病患者失明的主要原因。通常情况下，病程较长的糖尿病患者几乎都会出现不同程度的视网膜病变。

糖尿病性视网膜病变的发病原因至今尚未明确，与其发生有关的因素主要有以下几个：

（1）一般认为，糖尿病性视网膜病变程度及发病率与糖尿病的病程呈正相关。患糖尿病的时间越长，其发生率就越高，视网膜病变程度也越重。

（2）糖尿病控制的好坏直接关系到视网膜病变的病情好坏。若糖尿病的病情长期控制不佳，视网膜病变的发病率就高，且病变程度会比较重。

（3）视网膜与肾病变有着较为密切的关系，有蛋白尿者视网膜发病率为70%~80%，无蛋白尿者的发病率仅为5%~7%。

（4）视网膜病变是小血管堵塞，其发生与血小板及内皮细胞功能缺陷有密切关系。

（5）糖尿病性视网膜病变的发病与年龄也有一定关系。据统计，10岁以下的糖尿病患者，视网膜病变发病率为7%，10~14岁为26%，15岁以上约为63%。还有研究发现，糖尿病病程在10年以内的，发病年龄越大，发生视网膜病变的概率越高。

（6）此外，末梢组织血氧利用减少、直立性低血压、动脉粥样硬化、神经病变等是发生和发展视网膜缺血、缺氧的危险因素。血氧利用越差，缺氧越重，视网膜病变发展得就越迅速。

糖尿病患者一定要注意以上这几个与视网膜病变有关系的因素，若自身的病情已经出现了与上述几点相符的症状，一定要进行及时的检查，以做到早发现早治疗。糖尿病性视网膜病变虽与上述因素有关，那它是如何发生的？

首先，血液成分的改变会引起血管内皮细胞的功能异常，使血—视网膜屏障受损，发生视网膜病变。因此，糖尿病患者的血液出现高凝、高黏、高聚、高浓度及红细胞变形能力降低、纤维蛋白溶酶功能降低的"四高二低"状态，使毛细血管基膜变厚、外膜细胞丧失、微动脉瘤形成、血管反应性降低或丧失，是发生视网膜病变的重要原因。

其次，血糖高水平时，晶体和视网膜毛细血管的外膜细胞都可通过山梨醇途径，使葡萄糖转为山梨醇。晶体和视网膜毛细血管糖尿病患者晶体中聚集的山梨醇，会使晶体发生渗透性改变而形成白内障。还有研究表明，持续的高血糖可诱发血流改变、血液流变学异常、氧化应激增加、细胞因子化等异常情况，引起视网膜缺血、缺氧及形成新生血管等一系列病理改变。

临床发现，切除垂体后的严重视网膜病变慢性糖尿病患者视网膜病变的范围明显小于没有切除的患者；生长激素分泌低于正常的血红蛋白沉着症者，在出现糖尿病后，几乎没有并发糖尿病性视网膜病变的特征；侏儒症的糖尿病患者也不会存在明显的大血管和微血管并发症。这都说明，糖尿病性视网膜病变与生长激素的分泌量有关。

糖尿病性视网膜病变的症状表现

糖尿病性视网膜病变患者早期眼部多无自觉症状，长时间后有不同程度的视力衰退，眼前黑影飞舞，所看之物变形，甚至有可能会出现失明。糖尿病性视网膜病变最初的眼底改变包括视网膜微血管瘤和出血，进一步可发展为毛细血管无灌注，导致出血数量增加、棉絮斑和视网膜内微血管异常。具体说来，糖尿病性视网膜病变时眼底的特征有：

·毛细血管发生改变：糖尿病患者的血液常呈高凝倾向，易导致微血栓形成而使毛细血管闭锁。微血管瘤是糖尿病患者最早出现的体征之一。因此，毛细血管发生改变是糖尿病性视网膜病变最早出现的病变，包括毛细血管扩张（多发生于眼球后部，呈网状，排列整齐）、闭锁及微血管瘤。

·视网膜动脉出现硬化：糖尿病可引起血流动力学的改变，导致代谢紊乱，增加了视网膜小动脉硬化的机会。

·视网膜静脉充盈扩张：这是糖尿病眼底最早出现的体征之一。在血糖升高时，小静脉比较充盈，血糖得到较好控制后，静脉恢复正常。随着糖尿病病程的延长，小静脉血管内皮有增殖和退行性改变，导致血流迟缓或停滞，严重时会使静脉出现堵塞、扩张和出血。这也是视网膜病变发生的原因之一。

·出现新生血管：可生长在视网膜或网膜内至眼底的任何地方，甚至是视盘（视乳头）上。

·出现渗出物：这是糖尿病性视网膜病变的特征性病变之一，分为软性和硬性两种。渗出物是黄白色、形状不规则、大小不一的小点，可连续存在半年或数年。

·出血：视网膜出血是因微血管的渗漏或小静脉的阻塞；玻璃体内出血来自于视网膜表面特别脆弱的新生血管；深部出血呈圆点状，在内核层。

·视网膜脱落：视网膜发生增殖性病变时，容易发生视网膜脱离，并导致失明。

·黄斑病变：这是一种特殊的糖尿病性视网膜病变，既可以发生在单纯性视网膜病变时，也可发生在增殖性视网膜病变时，但前者的发生率较高。黄斑病变是视力丧失的首要原因。

除以上这些症状表现外，糖尿病视网膜病变还可能伴有一些并发症，如牵拉性视网膜脱离、虹膜新生血管及新生血管性青光眼。

糖尿病性视网膜病变的西医防治
⊙检查

·糖尿病可引起眼部的多种并发症，其中糖尿病性视网膜病变是致盲的主要原因。因此，一旦确诊为糖尿病，应定期到眼科进行检查。

·对视力进行检查：视力水平的高低，虽不能直接而全面地说明糖尿病对眼睛的损害程度，但却可以直观地反映出糖尿病患者血糖控制的好坏。

·对眼底进行检查：部分患者在没有眼部自觉症状时，眼底已经有了糖尿病性眼病的某些表现，如视网膜微血管瘤、小的出血点以及渗出。因此，经常做眼底检查是糖尿病患者必须要坚持的检查项目之一。

·通过裂隙灯显微镜检查：由于糖尿病病程延长、血糖控制不佳等原因，会引起眼内的一些细微变化。这些变化往往是某些病症（如糖尿病性白内障、虹膜病变症等）的初期症状表现，而它们都需要裂隙灯显微镜才可观察得到。

·通过眼底荧光屏血管造影检查：这可为激光治疗增殖型糖尿病视网膜病变提供可靠的依据，因为用眼底荧光屏血管造影可动态地观察一些眼底病变，如血液的流行速度，有无血管闭塞而致的无灌注区等。

·B超检查：可以诊断出玻璃体有无浑浊或积血，有无机化条索及视网脱离，特别适合于因眼前节浑浊而看不清眼底的患者。

⊙ 预防

目前，多数人对糖尿病性脑血管病变等眼部病变缺乏必要的了解和认识，因此不少糖尿病患者直到视力严重下降甚至失明才到眼科就诊，延误了治疗时机。许多专家指出，糖尿病患者应该定期散瞳检查眼底，必要时做眼底荧光血管造影检查。1型糖尿病患者发病5年后，要每年检查1次。2型糖尿病患者从发病起应每年检查1次。只有这样，才能做到早发现、早治疗。

另外，糖尿病患者还要严格控制血糖和血压，降低血脂，尽量延缓糖尿病视网膜病变的出现。

⊙ 西医治疗

对糖尿病性视网膜病变的治疗要与糖尿病的治疗同步，患者要积极治疗糖尿病、控制血糖，这不仅可以预防和延缓糖尿病性视网膜病变的发生，对早期糖尿病性视网膜病变也有促进逆转的作用。

糖尿病性视网膜病变的药物治疗主要有以下几种：250~500毫升10%的低分子右旋糖酐葡萄糖注射液，静滴，每日1次，10次为1个疗程；将2~8毫升丹参注射液加入250毫升生理盐水，静滴，每日1次，10次为1个疗程；口服抗血小板凝聚药物，如阿司匹林、双嘧达莫（潘生丁）等；应用蛋白酶分解剂，以促进视网膜新陈代谢的中间产物的吸收。

对视网膜病变有新生血管、出血较多，以及有活动性玻璃体积血的患者，可采用基础治疗。患者可适当运动，看东西时不要过度用力，减少眼球的转动。

增殖型糖尿病性视网膜病变患者，若玻璃体内有较多有机化物，且视网膜电图正常，可采用玻璃体切割术切除玻璃体内机化物，以防止牵引性视网膜脱离并适当提高视力。因玻璃体牵拉而致视网膜脱离的患者，也要进行玻璃体切割术。

可实施激光治疗。激光治疗可直接凝固封闭新生血管、微血管瘤和有渗漏的毛细血管，也可治疗玻璃体出血和视网膜水肿，且在治疗后，患者能在较长时间内保持较好的视力。但症状不同，采用的激光方法也不同。黄斑水肿可采用氪激光或氩激光，进行局部隔栅样激光。在出现视网膜出血、棉絮状斑增多、广泛微血管异常、脉细血管无灌注增加时，就要对整个视网膜做激光治疗，以防发生新生血管。当已经产生新生血管时，应立即对整个视网膜做激光治疗，以防止新生血管出血和患者的视力进一步下降。

糖尿病性视网膜病变的中医防治

糖尿病视网膜病变属中医"视瞻昏渺""云雾移睛""暴盲""血滴瞳神"等内障眼病的范畴，其病因病机多是本虚标实，虚实夹杂之证。糖尿病眼病早期出血以凉血化淤为主，出血停止2周后以活血化淤为主，后期加用化痰软坚散结之药。针对糖尿病视网膜病变各证，中医辨证治疗主要有以下几种：

（1）肺胃燥热证

其症状表现是：多食易饥、形体消瘦、烦躁失眠、大便干燥；舌质淡红、苔黄、脉滑数；视网膜出血斑、渗出，以出血为主。

中医治疗处方：白虎汤加减。石膏15克，粳米20克，黄连2克，三七末、知母、甘草、栀子、麦冬、牛膝、牡丹皮、生地黄、枸杞子、野菊花各10克。每日1剂，水煎，分2~3次服用。大便秘结者，加大黄5克，玄参10克；出血量多者，加小蓟、白茅根各10克。

（2）脾虚湿困证

其症状表现是：头重头昏、胸闷胀满、肢重纳呆、便溏；眼蒙目眩，眼前像有云雾遮睛，视网膜水肿，渗出为主，出血少；舌淡红、脉濡滑。

中医治疗处方：温胆汤加味。法半夏、枳实、茯苓、竹茹、苍术、枸杞子各10克，陈皮6克，生甘草3克，山药20克，浙贝母5克。痰多者，加胆南星10克。倦怠乏力者，加党参20

克、黄芪20克、白术10克。

（3）阴虚内热证

其症状表现是：口渴多饮、消谷善饥或口舌干燥、腰膝酸软、心烦失眠；舌红苔薄白，脉细数；眼底有鲜红血管瘤，点状出血或有少量硬性渗出。

中医治疗处方：玉女煎加减。石膏、知母、生地黄、太子参、女贞子、麦冬、玉竹、天花粉、牛膝、枸杞子各10克。每日1剂，水煎，分2~3次服用。口渴者，加天冬、玄参、葛根、石斛各10克；尿频者，加山药20克、枸杞子10克、桑螵蛸10克；视网膜出血鲜红者，加白茅根、槐花、大蓟、小蓟各10克。

（4）气阴两虚

其症状表现是：面色少华、神疲乏力、少气懒言、咽干、自汗、五心烦热；舌淡胖，脉虚无力或细数；眼底有微血管瘤，斑点状出血，视网膜水肿及硬性渗出。

中医治疗处方为：生脉散和杞菊地黄汤加减。山茱萸、党参、麦冬、泽泻、黄芪、牡丹皮、熟地黄、枸杞子、茯苓、菊花各10克，五味子5克，山药20克。自汗、盗汗者，加生牡蛎20克、浮小麦10克；视网膜水肿、渗出显著者，加猪苓、车前子、益母草各10克。还可采用增液汤和生脉饮加减。人参、玄参、枸杞子各12克，白术、黄芪、制首乌各10克，麦冬15克，五味子5克。

（5）脾肾两虚

其症状表现是：形体消瘦或虚胖、头晕耳鸣、面色苍黄或水肿、阳痿、夜尿频或尿清长、形寒肢冷；舌淡薄白，脉沉弱；眼底硬性渗出，棉絮状白斑，出血，视网膜水肿或有黄斑囊样水肿。

中医治疗处方：四君子汤合肾气丸加减。山茱萸、茯苓、熟地黄、桂枝、党参、白术、益母草、生甘草10克，山药20克。视网膜水肿者，加车前子、陈葫芦各10克；棉絮状白斑增多者，加法半夏、苍术、丹参各10克，浙贝母5克。还可采用金匮肾气丸合附子理中汤加减。生茯苓、地黄、山药、玄参、葛根、白芍各15克，黄芪、白术各12克，丹参、山茱萸、苍术各10克，附子、肉桂各6克。每日1剂，水煎，分2~3次服用。

（6）瘀血内阻证

其症状表现是：胸闷头晕目眩、肢体麻木；舌质暗有淤斑；脉弦或细涩；视网膜静脉充盈，粗细不匀，视网膜内小血管纡曲成丛或出现新生血管，斑片状出血反复发生或玻璃体积血，机化膜形成。

中医治疗处方：出血早期要培正祛痰、活血止血。用黄芪、白茅根、太子参、生地黄、墨旱莲、大蓟、小蓟、炒蒲黄、大黄炭各10克，山药20克，仙鹤草15克。出血后期宜活血化淤、软坚散结，用白芍、当归、赤芍、葛根、大黄炭、僵蚕、牛膝、昆布、丹参、海藻各10克，浙贝母5克，生牡蛎20克。新近又出血者，加止血化淤药生地黄、茜草、仙鹤草各10克；黄斑区水肿者，加泽兰、益母草、车前子各10克。

治疗糖尿病视网膜病变的中药单方验方主要有以下两种：

（1）滋阴清热方

中药组成：山药、葛根各20克，天花粉、楮实子、玉竹、生地黄、白芍、山茱萸、丹参、荞麦叶各15克，制大黄6克。因方中含有天花粉和大黄，脾胃虚寒、血虚气弱，以及妇女胎前、产后、月经期、哺乳期都要慎服。

此方主治单纯阴虚燥热型的糖尿病视网膜病变，其症状一般是：出现视网膜毛细血管瘤和硬性白斑，浅层有小血点，局部视网膜有轻度水肿；烦渴多饮、小便频数，或消瘦善饥；舌暗红少苔，脉细数。

（2）益气活血软坚方

中药组成：黄芪、鳖甲、珍珠母、生牡蛎各30克，海蛤粉、昆布、海藻各15克，川芎、苍术、浙贝母各12克，山药25克，红花10克。因方中含有红花，故孕妇忌服。

此方适用于增殖期气阴两虚、痰淤互结型糖尿病视网膜病变，其症状为：视网膜出现新生血管，网膜及玻璃体反复出血和渗出，逐渐形成机化增殖，甚至出现视网膜脱离，视力严重障碍，甚至失明；面色少华、神疲乏力、少气懒言、咽干、自汗、五心烦热；舌淡胖，脉虚无力或细数。

第八章
糖尿病性肾病

糖尿病性肾病的原因及发展

肾脏是糖尿病微血管病变常牵连的器官之一。糖尿病性肾病是糖尿病的重要并发症之一，临床特征为蛋白尿，渐进性肾功能损害，高血压，水肿，晚期会出现严重的肾功能衰竭，是糖尿病致死的主要原因之一。在美国，每年有4000个糖尿病患者死于此并发症。近年来，随着糖尿病的发病率升高，糖尿病性肾病的患病人数也呈逐年上升趋势。在世界许多地区的研究报告都指出糖尿病是引起终末期肾病的主要原因，2型糖尿病占主导地位。

常见的糖尿病性肾病主要有糖尿病肾小球硬化症、小动脉性肾硬化、肾盂肾炎和肾乳头坏死。其中糖尿病肾小球硬化症在临床上称为糖尿病性肾病，它与糖尿病性视网膜病变、神经病变并存，合称为糖尿病的"三联病变"。

目前认为，糖尿病性肾病的发生因素包括多个方面，如多种代谢紊乱、内分泌异常、血流动力学改变和微血管损害。持多数观点的人认为，是身体的代谢紊乱使肾小球毛细血管基底膜的组成成分发生了改变，出现基底膜增厚及毛细血管通透性改变，从而发生糖尿病性肾病。

糖尿病容易引起全身微血管病变，而肾脏是最常受累的器官之一，常常引起肾小球毛细血管基膜增厚，糖蛋白过多，并有透明样物质沉积，导致毛细血管通透性增高。肾脏微血管的这些变化能导致弥漫性或结节性肾小球硬化。这是糖尿病性肾病的基本发病原理。糖尿病微血管病变还会导致肾组织缺血、缺氧，使血液黏稠度增高，红细胞变形能力减弱，这可增高肾小球毛细血管内压力，增大肾小球动脉阻力，升高超滤压。对肾小球毛细血管和小动脉的这些损害，可导致蛋白尿、水肿（水肿）、肾功能衰竭和高血压等糖尿病性肾病表现。

⊙ **糖尿病性肾病病程的阶段**

糖尿病性肾病的病程呈现进行性恶化的特点。早期糖尿病性肾病是转为临床糖尿病性肾病的最主要、最危险的因素。严格控制糖尿病，使血糖下降，维持在正常水平范围内，且将血压控制在低于16.8/11.5千帕及食用低蛋白饮食，可延缓或阻止其发展为临床糖尿病性肾病。据统计，有30%~40%的早期糖尿病性肾病患者发展为糖尿病性肾病。

为了方便临床治疗，可将糖尿病性肾病的病程分为5个阶段：肾脏肥大及功能亢进期；肾组织有病变但无临床表现期；糖尿病性肾病早期；临床显性糖尿病性肾病期（临床糖尿病性肾病）；肾功能衰竭期（终末期糖尿病性肾病）。

而按尿蛋白量可将糖尿病性肾病分为3个阶段：早期、中期、晚期。

早期时，肾小球滤过率相对正常，只有微量蛋白尿（高选择性清蛋白尿），尿蛋白排出量为15~30微克/分。经严格的代谢控制后有逆转的可能。糖尿病性肾病早期使用胰岛素泵治疗可将血糖长期控制在正常水平内，显著减少尿清蛋白排出量。有的患者的病情可以逆转，转为正常清蛋白尿排出率。若血压长期控制在理想水平，不超过16.8/11.5千帕，可使尿蛋白排出量减少。在糖尿病性肾病的早期，坚持长期摄取低蛋白饮食，也可使尿蛋白排出量减少。

中期时，肾小球滤过率已经有所下降，尿蛋白排出量为60~90微克/分，尿蛋白选择性变差。此时若严格控制血压、减少尿中清蛋白漏出，可延缓病情的发展。

肾小球滤过率小于30毫升/分时，糖尿病性肾病进入晚期，尿蛋白分子大小的选择性已消失。

糖尿病性肾病的临床表现和诊断标准

早期糖尿病性肾病患者平时没有临床蛋白尿，仅在并发酮症酸中毒或糖尿病控制不佳时出现，尿微量蛋白排泄一般在正常范围内或稍有增高，这时如果能控制好高血压和高血糖，病情可得到好转。如果控制不好，糖尿病性肾病就会出现。典型的糖尿病性肾病有以下症状表现：

（1）蛋白尿。糖尿病性肾病前期尿中仅含有微量白蛋白，没有球蛋白，是选择性蛋白尿，这种症状可以维持多年。微量清蛋白尿与血压增高呈显著正比；与视网膜病变关系密切；与进展性神经病变有一定关系；与脂质代谢紊乱、组织供氧能力降低也有关。

随着病情的进一步发展，尿中出现球蛋白，症状发展成为非选择性蛋白尿。如果病情进一步恶化，就会演变为重度蛋白尿，甚至会出现肾病综合征。当尿蛋白超过3克/日时，就是预后的不良征兆。

（2）水肿。早期糖尿病性肾病患者一般不会出现水肿，少数患者会出现轻度水肿。当尿蛋白24小时内超过3克时，水肿就会出现。只有糖尿病性肾病的迅速发展者会出现全身的明显水肿。

（3）肾功能异常。从蛋白尿出现到终末期肾功能衰竭可能会经历25~30年，不少患者有蛋白尿多年，但肾功能一直正常，若糖尿病长期控制不佳，就会出现氮质血症，肾小球损害以至肾功能不全。

（4）高血压。这是糖尿病性肾病常见的症状，病情严重的患者一般会伴有高血压。高血压会加重糖尿病性肾病的病情。糖尿病性肾病的早期不会发生高血压，长期有蛋白尿的糖尿病患者中，有较多伴有高血压，但严重的高血压并不多见。

（5）贫血。糖尿病性肾病患者如果有明显氮质血症，就会出现轻度的贫血，且用铁剂治疗无效。贫血为红细胞生成障碍所致，可能与长期限制蛋白和氮质血症有关。

（6）并发症。一般说来，肾病越严重，其他并发症的发病率就越高。如视网膜病变虽非肾病表现，但二者几乎同时存在。严重糖尿病性肾病患者常伴有周围神经病变。

（7）其他症状。糖尿病性肾病患者可能会出现单侧或双侧的持续腰痛，多为酸痛或钝痛。腰痛主要包括因肾包膜、肾盂病变的刺激而引起的自主神经痛；肾脏病变侵犯局部神经而发生腰痛；肾病末期因失去正常生理调节功能，而出现的持续性腰痛。

还可能会引发皮肤瘙痒，主要包括血糖升高引起的皮肤瘙痒；氮质代谢产物潴留引起的瘙痒；皮脂腺及汗腺萎缩，致使皮肤干燥而引起的瘙痒；晚期糖尿病性肾病合并神经病变引起的神经性皮肤瘙痒；肾病晚期发生过敏反应而引起的瘙痒。

⊙ **糖尿病性肾病的诊断标准**

目前，糖尿病性肾病尚无统一的诊断标准。蛋白尿是糖尿病性肾病的主要诊断依据。但不是只要糖尿病患者出现蛋白尿，就可确诊为糖尿病性肾病，要综合分析，排除引起蛋白尿的其他因素。轻度糖尿病患者每天间歇性排出1克的蛋白质。一般认为，糖尿病患者多次出现尿蛋白，且不伴有高血压、心力衰竭、酮症酸中毒、动脉硬化、泌尿系统感染及其他肾脏疾病，就可立即诊断为糖尿病性肾病。出现蛋白尿时，伴有视网膜病变，是糖尿病性肾病的重要参考标准。当糖尿病患者临床上出现持续性蛋白尿时，肾脏病变已不是早期。为了有效地预防糖尿病性肾病，使其获得逆转，应早期诊断。糖尿病性肾病的准确诊断，要依靠肾活体组织病理切片检查。

糖尿病性肾病的西医防治

⊙ **治疗原则**

将血糖严格控制在理想范围内，控制血糖的药物包括糖适平、拜糖平、胰岛素；

严格控制血压，改善肾功能，以延缓肾功能衰竭的发生；

限制蛋白摄入，按0.6~0.8克/千克标准体重低蛋白饮食，以摄入优质动物蛋白为主；

严格限制盐的摄入，控制在5克/日以下，水肿时还要限制饮水量；

晚期糖尿病性肾病肾衰者按肾衰处理，必要时进行透析治疗或肾移植。

⊙ **预防**

糖尿病性肾病的防治，关键在于预防。预防就是要防患于未然，消除血糖、血压等危险因素。糖尿病患者需要通过以下方式来预防糖尿病性肾病的发生：

严格控制高血糖、高血压、脂代谢紊乱等，以使其达到控制标准，防止肾病的发生和发展；

从出现微量白蛋白尿开始，不论血压高低都要服用血管紧张转换酶抑制剂或血管紧张素Ⅱ受体拮抗药；

尽量选用长效、双通道排泄药物；

药物要从小剂量开始用起，逐渐加量，要坚持长时间服药；

服药期间要注意药物的不良反应。

⊙ **西医治疗**

（1）饮食治疗。糖尿病性肾病的早期就要限制患者蛋白质的摄入量，每天不能超过0.8克/千克体重。如果患者出现了水肿或肾功能不全，每天摄入蛋白质量就不能超过0.6克/千克体重，还要限制钠的摄入，必要时可以适量输入氨基酸和血浆。在有胰岛素保证的情况下，可以增加碳水化合物的摄入。

（2）药物治疗。患者可口服降糖药，但只能选用糖适平或拜糖平治疗。单纯靠饮食治疗和口服降糖药无法控制病情，并已有肾功能不全的患者，要尽早使用胰岛素。还要及时监测血糖和调整胰岛素剂量。进入尿毒症期的患者不能口服降糖药。

（3）抗高血压治疗。糖尿病性肾病患者一定要控制好高血压，血压水平要比非糖尿病患者低。降压药首选血管紧张素转换酶抑制药，常与钙通道阻滞药合用。根据病情，也可适当使用利尿药。患者还要限制钠、酒的摄入，戒烟，减轻体重，适当运动。

（4）透析治疗。绝大多数末期糖尿病患者采用腹膜透析。这种方法不仅不增加心脏负荷及应激，能较好控制细胞外液容量和高血压，也能腹腔注射胰岛素，方便而又节省费用。但一些长期进行腹膜透析的患者容易导致肥胖和高血脂。

（5）肾或肾胰联合移植。接受这种治疗的仅是极少数病情严重的患者。

应对糖尿病性肾病的最根本措施还是积极配合治疗糖尿病，控制病情，防止并发糖尿病性肾病。

糖尿病性肾病的中医防治

从中医角度看，糖尿病性肾病是素体肾虚，长久消渴，耗气伤阴，五脏受损，兼夹痰、热、郁、淤等。糖尿病发展的不同时期有不同的病症，根据糖尿病性肾病的发展阶段，中医对糖尿病性肾病的防治也分为3个阶段：

早期糖尿病性肾病的分型和防治

（1）肝肾气阴虚证

其症状表现是：腰膝酸软，神疲乏力，头晕目眩，烦热多汗，双目干涩，视物模糊，大便秘结；舌红少苔，脉弦细数。要采用补益肝肾、益气养阴、活血清热的疗法。

中医治疗处方：黄芪15克，生地黄、墨旱莲、郁金、夏枯草、丹参、牛膝、川芎各10克，黄连2克。可配服杞菊地黄丸或石斛夜光丸。还可用六味地黄丸（汤）加味。生地黄、玄参、丹参、天花粉各30克，枸杞子、太子参、山茱萸、当归各10克，葛根、山药、茯苓各12克，女贞子、旱莲草各20克。有阳亢者，可选用知柏地黄汤、三甲复脉汤、杞菊地黄丸。

（2）脾肾气阳虚证

其症状表现是：腰酸背痛、肢体沉重、乏力无力、纳后腹胀、畏寒肢冷、面足水肿、大便常溏；舌胖嫩、苔白滑或腻、脉滑数。需采用益气健脾、助阳补肾、活血通络的疗法。

中医治疗处方：生黄芪20克，白术、猪苓、金樱子、续断、川芎各10克。可配服济生肾气丸。还可采用真武汤加味。炮附子、肉桂各6克，茯苓、白术、白芍、党参、黄芪各15克，生姜10克。每日1剂，水煎分2次服用。

（3）阴阳气虚证

其症状表现是：腰腿酸痛，神疲乏力，手足心热而畏风寒，大便干稀不定，有时还可能头晕或水肿；舌胖有裂，舌苔或黄或白，脉沉细滑。要采用调补阴阳、活血化淤的疗法。

中医治疗处方：党参、黄芪、生地黄、芡实、墨旱莲、女贞子、玄参、川芎各10克。

可配服金匮肾气丸。还可采用济生肾气汤或桂附地黄汤加味。生地黄15克，山药、山茱萸、牡丹皮、茯苓、泽泻、车前子各10克，牛膝12克，炮附子8克，肉桂5克。每日1剂，分2次服用。

（4）肝郁气滞证

其症状表现是：胸胁苦满，口干咽燥，胸闷叹息，纳饮不香；舌暗，脉弦。

中医治疗处方：丹栀逍遥丸加减。柴胡5克，当归、白芍、白术、茯苓、薄荷、牡丹皮、栀子各10克，生姜3片。

（5）血脉淤阻证

其症状表现是：腰背酸痛或刺痛，夜间尤甚，口唇暗紫；舌有淤斑，脉沉紧甚、涩滞。

中医治疗处方：桂枝茯苓丸加减。茯苓、桃仁、牡丹皮、桂枝、赤芍、丹参各10克。

（6）湿热阻滞证

其症状表现是：胸脘痞闷或腹部胀满，纳谷不香，大便溏，面足水肿；舌胖嫩红，苔黄厚腻，脉滑数。

中医治疗处方：平胃散合苓桂术甘汤加减。苍术、桂枝、茯苓、猪苓、泽泻、白术各10克，豆蔻、砂仁各3克，陈皮6克。

（7）痰湿不化证

其症状表现为：疲乏无力，背部发冷，纳谷不香，时有咳痰，形体消瘦；舌胖苔白，脉沉细数。

中医治疗处方：补中益气汤合苓桂术甘汤加减。黄芪、党参、白术、当归、升麻、茯苓、桂枝各10克，陈皮6克，柴胡5克。若患者有头晕失眠，时有恶心，先服用温胆汤（半夏、竹茹、枳实、陈皮、茯苓、甘草等），症状消失后改用上方。

（8）外感热毒证

其症状表现是：发热眼疼，咳嗽喘息，汗出口渴，便干溲黄；舌红苔黄，脉浮数。

中医治疗处方：银翘散加减。薄荷、金银花、黄芪、连翘、芦根、荆芥、白芦根、牛蒡子各10克，桔梗5克。若发热是因脓疡疮疖不愈引起的，改用麻黄连翘赤豆汤合五味消毒饮加减，药用麻黄、桑白皮、黄芩、金银花、连翘、紫花地丁、蒲公英、菊花、赤小豆等。

（9）胃肠结滞证

其症状表现是：胸胁苦满，往来寒热，口苦咽干，大便秘结；舌苔黄，脉数。

中药治疗处方：大柴胡汤加减。柴胡、黄芩、半夏、枳实各10克，生大黄5克，生姜3片、大枣5枚。

中期糖尿病性肾病的分型和治疗

（1）气血阴虚、浊毒内停证

其症状表现是：神疲乏力、面色苍黄、头晕目眩、五心烦热、纳谷不香、便干、舌淡胖、脉弦细数。

中医治疗处方：当归、太子参、猪苓、川芎、白术、枳壳、白芍、生地黄、牛膝、墨旱莲、熟大黄各10克。

（2）气血阳虚、浊毒内停证

其症状表现是：神疲乏力、面足水肿、畏寒肢冷、肤色苍黄而粗糙、时有恶心、舌胖苔白、边有齿印、脉细。

中医治疗处方：生黄芪20克，当归、苍术、猪苓、半夏、杜仲、续断、川芎各10克，砂仁、冬虫夏草各3克，陈皮6克，大黄5克。

（3）气血阴阳俱虚、浊毒内停证

其症状表现是：不耐寒热，面足水肿，肤色苍黄，肌肤甲错，时有恶心，大便干稀无常；舌胖有裂，舌苔黄白，脉象弦滑。

中医治疗处方：竹茹、黄芪、熟地黄、苍术、墨旱莲、当归、狗脊、牛膝、猪苓、郁金各10克，五味子、大黄各5克，黄连2克。

（4）浊毒伤血证

其症状表现是：鼻出血、牙龈出血、皮肤见出血点等。

中医治疗处方：犀角地黄汤加减。水牛角20克，三七粉、生地黄、牡丹皮、赤芍各10克。

（5）水凌心肺证

其症状表现是：周身水肿，心悸气短，胸闷，咳痰或咳喘不能平卧；舌暗，苔滑腻，脉数。

中医治疗处方：生脉散合葶苈大枣泻肺汤加减。麦冬、太子参、葶苈子、猪苓、桑白皮、茯苓各10克，五味子5克，大枣5枚。

（6）肝风内动证

其症状表现是：转筋、抽搐、震颤、失眠、眩晕，甚至头痛神昏；舌暗淡红，苔黄，脉弦。

中医治疗处方：天麻钩藤饮加减。天麻、

栀子、钩藤、生地黄、菊花、牛膝、杜仲、白芍、茯苓各10克，珍珠母25克。

（7）毒犯心包证

其症状表现是：身热烦躁，神昏谵语，痰盛气粗；舌暗淡胖，苔黄垢腻，脉细数。

中药治疗处方：以西洋参煎汤送服至保丹。

晚期糖尿病性肾病的治疗

糖尿病性肾病晚期就是尿毒症期，其症状表现是：精神委靡不振，嗜睡，面黄晦暗，胸闷纳呆，恶心呕吐，肢冷怯寒，全身水肿，尿少水肿；舌质暗淡，舌体胖嫩，苔白腻，脉沉细无力。

中医治疗处方：济生肾气丸加减。熟地黄、车前子、牛膝、山茱萸、泽兰、泽泻、猪苓、茯苓、续断、益母草、蚕茧、丹参各10克，山药20克，玉米须、附子各5克。

治疗糖尿病性肾病的中药单方验方主要有以下几种：

（1）鲫鱼地黄汤

中药组成：活鲫鱼500克（约两条），地榆15~30克，鲜土大黄10~15克。将鱼洗净，与中药一起煮熟，睡前半小时吃鱼喝汤。每日1剂，5天为一疗程。此方适合各种类型的糖尿病性肾病。需注意：鲫鱼不能与牛肉同食；中老年高脂血症的患者不能吃鲫鱼子；感冒者不能吃鲫鱼。

（2）芝麻核桃末

此方与上方同是适用于各种类型糖尿病性肾病的药方。其材料构成为：黑芝麻、核桃仁各500克为一料。每次用温开水送服10克，服后嚼大枣3枚，每日3次。若蛋白尿消失，可减至每日2次。

（3）芪须茶

中药组成：黄芪、玉米须、糯稻根各30克，炒糯米10克。煎水代茶，分数次饮。每日1剂，连服3个月。若蛋白尿消失，可隔1~2日服1剂。此方主治气虚型糖尿病性肾病，其主要症状为：神疲乏力，面色萎黄无华，尿蛋白日久不消。因方中含有黄芪，腹胀、风热咳嗽、感冒者慎服。

（4）活血益气汤

中药组成：黄芪50克，桑寄生30克，赤芍25克，川芎、当归、鸡内金、苍术各15克，桃仁、红花、大黄各6克。水煎服，每日1剂。主治气虚血瘀型糖尿病性肾病。腹胀、风热咳嗽、感冒，以及孕妇忌服。

（5）益气养阴方

中药组成：生地黄、玄参、丹参、黄精各30克，太子参、麦冬、牛膝各15克，山茱萸、川芎、桃仁、大黄、枳实、菊花、泽泻各10克。水煎服，每日1剂。主治肝肾气阴两虚型糖尿病性肾病。

第九章
糖尿病性神经病变

糖尿病性神经病变的原因和症状

糖尿病性神经病变为糖尿病最常见的慢性并发症之一，糖尿病性神经病变是糖尿病在神经系统发生的多种病变的总称。神经病变可累及感觉神经、运动神经及自主神经，产生剧烈的疼痛、麻木、运动障碍，甚至引起下肢坏疽而截肢。有60%~90%的患者通过神经功能详细检查，均有不同程度的神经病变，30%~40%的患者没有症状。吸烟、年龄大于40岁及血糖控制差的糖尿病患者神经病变的发病率更高，良好的血糖控制可以延缓本病的发生与进展。

糖尿病性神经病变常侵犯四肢末梢神经及脊髓后索（尤其薄束），这些部位主要包括：神经根；脊髓神经；神经终板及肌肉。

糖尿病性神经病变的发生与多种因素有关，如微血管病变，尤其是小动脉和毛细血管的基底膜增厚，血管内皮细胞增生，血管壁内脂肪和糖类的沉积等；体内代谢发生异常；神经组织自身免疫损伤与高血糖引起神经血管屏障破坏；微血管缺乏维生素而出现营养不良；身体出现炎症；遗传因素等。

临床上，糖尿病性神经病变最常累及的有股神经、坐骨神经、正中神经、桡神经、尺神经、腓肠神经及股外侧皮神经等。早期症状以感觉障碍为主，临床呈对称性疼痛和感觉异常，下肢症状较上肢多见，其中感觉异常有麻木、蚁走、发热、触电等。往往从远端脚趾上行可达膝上，患者有穿袜子与戴手套样感觉。感觉障碍严重的患者可出现下肢关节病及溃疡，呈刺痛、灼痛，似乎在骨髓深部作痛，有时剧疼如截肢痛，呈昼轻夜重。有时有触觉过敏，甚则不忍棉被之压，须把被子支撑起来。当运动神经累及时，肌力常有不同程度的减

退，晚期有营养不良性肌萎缩。

症状表现中不同程度的疼痛不一定与神经病变的严重程度呈正比。神经病变引起的疼痛，可能是对称性双足痛，也可能是股神经病变所造成的腿痛，还可能是神经根病变造成的躯干痛。疼痛的性质多种多样，包括烧灼痛、绞扭痛、针灸痛、闪电痛等。

糖尿病性神经病变在临床上比较常见，自觉症状多，且出现早；其病变范围可局限亦可广泛，病变部位以下肢为主；病变会导致运动和感觉神经出现功能异常，且感觉障碍多于运动障碍，其中最突出的是传导速度减慢；双侧对称性神经病变多于单侧不对称性或单侧多发性神经病变；早期治疗后，病变呈可逆性，晚期则非常顽固，比较难治。

糖尿病性神经病变的种类

糖尿病性神经病变的种类有很多，主要分为糖尿病性自主神经病变，糖尿病性中枢神经病变，糖尿病性周围神经病变，局部神经病变，弥漫性多神经病变，大、小纤维病变。

⊙ **糖尿病性自主神经病变**

糖尿病性自主神经病变可影响多个系统，如心血管系统、消化系统、泌尿生殖系统、血管舒缩功能、瞳孔、汗腺等。临床表现也是多种多样。

胃肠道方面。有胃扩张及胃蠕动减弱，有的会伴有恶心、呕吐，酮症酸中毒者可能伴有急性胃扩张；小肠活动失常，食物通过增快或减慢，肠道中细菌过度繁殖，容易引起腹泻及脂肪泻。

泌尿系统方面。有20年以上糖尿病的患者，常伴有自主神经病变。患者对膀胱充盈感减弱或消失，排尿力弱，排尿不尽，且多并发

泌尿系统感染，治疗非常困难。

生殖器方面。膀胱的内括约肌力减弱，闭锁不全，可引起逆行射精。交感神经功能减弱时，性快感消失；副交感神经功能出现障碍时，阴茎不能勃起。糖尿病引起的阳痿多是慢性病，且呈进行性，激素治疗无效。

心血管系统方面。血管的舒缩功能幅度降低，血管运动紧张性减弱；静脉及毛细血管扩张、压力升高，周围皮肤水肿。

瞳孔方面。调节瞳孔大小的自主神经发生病变，瞳孔缩小且外形不规则，对光反应迟钝，有时候会出现阿-罗瞳孔，即：瞳孔缩小，有调节反应，对光则无反应。

汗腺方面。无汗是糖尿病自主神经病变的一个常见症状，常呈双侧性，多见于腿及臂，躯干和面部也可能受累。没被累及部位的皮肤常多汗。

脑脊液方面。约70%的自主神经病变患者的脑脊液蛋白增多。

⊙ **糖尿病性中枢神经病变**

糖尿病性中枢神经病变是指大脑和脊髓的病变，其特点是发病率高、致残率高。糖尿病性中枢神经系统病变常见缺血性脑血管病和出血性脑血管病，其中，缺血性脑血管病比出血性脑血管病常见。

可能会出现脊髓性肌萎缩和肌萎缩侧索硬化综合征，但一般不多见。其症状表现为，长期全身乏力，有对称性的肢体麻木、灼热、发凉等感觉障碍，以下肢为主。病变累及脊髓侧索时，下肢肌张力增高，腱反射亢进，锥体束呈阳性；累及脊髓后索时，深感觉减弱或消失，走路不稳，容易跌倒。

还可能会引发糖尿病性老年痴呆，主要表现为智能缺损、应激能力障碍、记忆力缺损、思维困难、对答缓慢、人格改变、动作减少等。

脊髓病变（糖尿病性假脊髓结核）是很少出现的一个症状。此症状表现为，走路不稳，步态蹒跚，如踩棉花；在黑暗的地方行走更为困难，容易跌倒；若患者有感觉障碍，则会出现共济失调症状。

⊙ **糖尿病性周围神经病变**

周围神经病变又称"多发性神经病变"或"末梢神经病变"，可发生在双侧或单侧，可呈对称或不对称，但以双侧对称性者最为常见。

对称性多发性周围神经病变以远端感觉障碍为主，四肢远端有"手套型""袜套型"分布的感觉障碍。此症发病缓慢，初无症状，渐渐出现双下肢麻木，伴有针灸样及烧灼样感觉异常，有时很难忍受。夜间加重，上肢比下肢轻。有的患者可有自发性疼痛、闪电痛或刀割样痛。还表现为位置感减弱或消失，膝反射、跟腱反射消失或减弱。

非对称性多发性周围神经病变，以侵犯肢体近端，出现运动障碍为主，发病急，多伴有肌无力、肌萎缩，没有明显的感觉障碍。上肢臂丛神经、正中神经经常被累及，下肢的股神经、闭孔神经、坐骨神经也常受累及。病变发生2~3个月后逐渐缓解。

⊙ **局部神经病变**

局部神经病变的发病者主要是老年糖尿病患者，发病突然，主要与营养神经的血管梗塞有关。此症常发生于正中神经、尺神经、股神经等，出现皮肤疼痛，感觉麻木、减退，甚至消失，还会发生在眼神经、面神经等单支颅神经，出现眼睑下垂、复视、斜视等症状。也可能发生在单支迷走神经、坐骨神经，导致腰疼、腿疼、胃痉挛、胃疼痛等。

⊙ **弥漫性多神经病变**

弥漫性多神经病变主要发生在老年糖尿病患者的身上，发病有时突然，有时缓慢。有的患者的症状主要是大腿、髋骨、骨盆疼痛，用手支撑才能由坐姿站起。最初只是一侧，可慢慢发展为两侧。有的患者较早出现神经小纤维功能异常，疼痛比较剧烈。

⊙ **大小纤维病变**

大纤维神经病变的患者腱反射减弱或消失，位置、震动、温度感觉异常，出现深部钝痛、骨痛、痉挛痛等疼痛。四肢末端有蚁行感。小纤维神经病变有急、慢性之分。急性的病程一般小于6个月，多发生在下肢或足部，皮肤表层有刀割或火烧样的剧痛，但肌腱反射和肌肉运动正常。慢性的一般发生在糖尿病发病数年后，病程可持续半年以上，对各种治疗和麻醉镇痛药均产生抵抗或耐药成瘾。

糖尿病性神经病变的西医防治

⊙ **预防**

糖尿病性神经病变的防治首先要严格控

制血糖、血压、血脂，使其都维持在正常范围内。其中控制血糖是降低神经病变发生的关键。此外，还要改变不良的饮食习惯及嗜好，戒烟酒，定期监测血糖，防止酮症酸中毒、低血糖的发生。体位性低血压者，起卧位改变时用力不可过猛；胃张力低下者，宜少食多餐；肠功能紊乱者，应避免吃刺激性或不易消化的食物；尿潴卵巢者，排尿时可用力按压小腹部，注意预防感染。

预防神经病变还要防止足部受伤，尤其是那些足部某些感觉已经丧失的人。糖尿病患者要积极治疗各种烫伤；防止冻伤，冬季注意保暖；不要穿高跟鞋，鞋要松软；洗脚时让家人先测试一下温度；做容易受伤的工作的患者，要注意进行自我保护。

⊙ **诊断依据**

有糖尿病病史或糖耐量异常；有神经病变的各种表现；必须严格排除其他原因引起的神经病变，如感染因素引起的急性多发性神经根炎、化学药物引起的中毒性神经炎等。

⊙ **西医治疗**

对糖尿病性神经病变的治疗，首先要纠正高血糖及其他代谢紊乱，病情比较严重的患者，应采用胰岛素治疗。胰岛素可调节代谢紊乱，营养神经因子。

在止痛方面，可使用慢心律、三环类抗抑郁药（丙咪嗪等）、曲马多、苯丙胺、卡马西平等，也可使用辣椒素膏。

胃轻瘫的患者要少食多餐，减少食物中的脂肪含量，服用胃复安、多潘立酮。对体位性低血压的治疗，要以预防为主：可在下肢使用弹力绷带或穿弹力袜；比较严重的患者，可口服氟氢可的松；但禁止使用扩张小动脉的降压药。

膀胱自主神经病变的患者可使用卡巴胆碱、α1受体阻断药治疗；有严重尿潴留的年轻患者最好学会自行消毒外阴后导尿；老年人可选择外科手术膀胱造瘘。

可以酌情使用扩血管、抗凝、抗血栓药物，如阿司匹林、双嘧达莫、前列腺素E$_1$、己酮可可碱、山莨菪碱等，以及维生素B$_1$、维生素B$_{12}$等神经营养药。

⊙ **护理**

糖尿病患者并发神经病变的护理至关重要，做好了可缓解症状，延缓病情的发展。

对剧烈疼痛的患者，除了要用止痛药外，还可以进行局部按摩及理疗改善血液循环，保护皮肤。另外，还要防止烫伤及溃疡，一旦发生，要及时治疗，按时换药，注意无菌操作，防止发生感染。

对膀胱功能障碍患者，可用药物和针灸治疗，还应按压患者下腹部，以排出残余尿，必要时应使用导尿管。

对有神经损害的患者，要根据不同的脑神经病变，采取不同的护理。面神经损害者，眼在不闭合状态时，要注意保护眼睛，除用抗生素眼药膏涂眼外，还要戴眼罩，以防止暴露性角膜炎；下肢活动受限者，应将下肢放于功能位置，避免发生足下垂；第Ⅳ、Ⅹ对脑神经损害出现进食困难者，应经鼻流质饮食，维持营养，防止吸入性肺炎的发生。

糖尿病性神经病变的中医防治

糖尿病性神经病变在临床上以凉、麻、痛、痿为主，属中医的"消渴病并发痹证""痿证""麻木"等范畴，其主要病机是以气虚、阴虚、阳虚失充为本，以瘀血、痰浊阻络为标。血瘀贯穿该病的始终。中医认为，在治疗此病时要先分辨虚实，虚有气虚、阴虚、阳虚之分，实有淤和痰之分，但病症中常见虚实结合。

（1）肝肾阴虚证

其症状表现是：四肢麻木或酸痛，有的患者肌肉瘦削，有的伴有颤抖，步履跟跄，腰腿酸软、头目眩晕、爪甲枯脆、齿摇发脱；舌红少苔，脉沉细。

中医治疗处方：虎潜丸和芍药甘草汤加减。黄柏、龟甲、陈皮、知母、锁阳、当归各10克，熟地黄12克，白芍、狗脊、牛膝各15克，豹骨（代）12克，木瓜30克，甘草6克。有血瘀者，加桃仁、红花丹、赤芍等；湿重便溏者，去地黄，加苍术、白术、薏苡仁；有顽痰者，加全蝎、蜈蚣、乌梢蛇；五心烦热、夜寐不安、足热枯萎者，用知柏地黄汤加牛骨髓、鹿角胶、龟甲、枸杞子、牛膝、秦艽等。

（2）气血两虚证

其症状表现是：四肢麻木疼痛、抬举无力，肌肉瘦削，面色萎黄无华，唇甲淡白，多汗或少汗，神疲倦怠，少气懒言，心慌气短头晕；舌质淡，苔薄白，脉细弱。

中医治疗处方：黄芪桂枝五物汤加减。黄芪30克，当归12克，白芍、牛膝各15克，桂枝、秦艽、桑枝各10克。气虚严重者用补中益气汤加附子、姜黄、威灵仙、豨莶草等。血虚严重者，用四物汤加黄芪、党参、桂枝等；伴有血瘀者，加桃仁、红花。

（3）脾肾阳虚证

其症状表现是：四肢麻木伴有寒冷疼痛，夜晚尤甚，身暖痛则轻，形寒肢冷，面色晦暗，口唇发紫；舌质暗淡，苔白、脉沉细涩。

中医治疗处方：右归丸加减。肉桂、附子、熟地黄、乳香、山药、山茱萸、当归、没药各10克，鹿角胶、桂枝各6克，细辛3克，丹参20克。有顽痰者，加全蝎、蜈蚣、乌梢蛇；疼痛严重者，加延胡索、桃仁、红花。

（4）气滞血瘀证

其症状表现是：四肢麻木伴有郁胀疼痛或痛如锥刺，按之则舒，肌肤甲错，面色晦暗，口唇发紫；舌质可见紫色淤斑，舌苔薄偏干，脉涩。

中医治疗处方：四逆散合桃红四物汤。柴胡、枳壳、枳实、桃仁、红花各10克，白芍、川芎、地黄各15克，甘草6克，当归12克，丹参20克。气滞严重者，麻木时轻时重、少有疼痛、脉弦不柔、舌淡黯无淤斑，治宜行气通络法，常用羌活行痹汤；血瘀者，麻木、疼痛兼有，皮色发暗，口唇青紫，脉沉涩，舌质有淤斑，治宜活血通络为主，选用身痛逐淤汤。

（5）湿热互结证

其症状表现是：患肢麻木，伴有灼热疼痛感，有的局部发红肿胀，患肢发热，患肢欲接触凉物；舌质黯，苔黄白而腻，脉弦数或濡数。

中医治疗处方：加味二妙散加减。苍术、黄柏、防己、龟甲、黄芩、泽泻、秦艽各10克，牛膝、茯苓各15克，当归12克，薏苡仁30克。若患者肌肉消瘦、两足奇热、心烦、舌边尖红或光剥无苔、脉细数，加配山药、沙参、

天花粉、麦冬等，以清热生津，或用壮骨丸。

治疗糖尿病周围神经病变的中药单方验方主要有以下几种：

（1）唐末止痛宁

中药组成：川芎、延胡索各15克，当归、没药各10克，鸡血藤、红花、赤芍、苏木各7.5克，细辛2.5克。制成浓缩液，每毫升含生药2.5克。每日3次，每次服50毫升，4周为一疗程。

（2）降糖通脉饮

中药组成：麦冬、天花粉各30克，黄精、山药各15克，白术、葛根、枸杞子各12克，黄连、水蛭、知母、全蝎、山茱萸、红花各9克，黄芪10克，丹参18克。每日1剂，水煎，分2次服用。2个月为1个疗程。此方有活血通络之功效，尤其适用于脾肾虚寒的患者。

（3）归龙二川汤

中药组成：当归、地龙、川芎各15克，没药、红花各10克，鸡血藤30克，制何首乌（先煎20分钟）6~12克，黄芪20~50克，桂枝5~10克，熟地黄15~30克，蜈蚣1~3条。每日1剂，水煎2次取汁400毫升，分2次服用，10天为1个疗程，第1疗程之后2天开始第2疗程，共治2个疗程。此方有活血通络之功效，尤其适用于阳气不足者。

（4）生芍沙芪汤

中药组成：生地黄、白芍、沙参、鸡血藤各30克，山药、麦冬、党参、番红花各20克，知母、乳香、穿山甲（代）、桂枝、牛膝各15克，牡丹皮、没药各10克。水煎服，每日2次，2周为1个疗程，轻者治疗1个疗程，重者治疗2~3个疗程。此方有活血祛淤之功效，尤其适用于气阴两虚的患者。

（5）养阴活络汤

中药组成：麦冬12克，沙参、生地黄、天花粉、僵蚕、地龙、当归、川芎、络石藤、赤芍各10克，鸡血藤、丹参各15克。每日1剂，水煎服，每日2次，4周为1个疗程。此方有清热养阴之功效，尤其适用于燥热阴虚者。

以上5种方剂，阴虚火旺、月经过多、出血性疾病者慎服，孕妇忌服。

第十章
糖尿病并发泌尿系统感染

糖尿病并发泌尿系统感染的发病概况

糖尿病患者因内分泌紊乱，机体抵抗力下降，常常并发各种感染，如呼吸道感染、皮肤真菌感染等。泌尿系统感染是比较常见的感染，糖尿病患者泌尿系统感染的发病率高达16%~35%。一旦出现泌尿系统感染，很可能加重糖尿病，甚至最终导致肾功能损害。

糖尿病泌尿系统感染，多为膀胱炎和肾盂肾炎，最常见的致病菌是革兰氏阴性菌，其次为真菌。糖尿病泌尿系统感染呈隐匿性发展，局限性感染容易逐渐扩散，最终导致肾功能损害。临床上，10%~20%的糖尿病泌尿系统感染患者无症状，仅表现为菌尿（每毫升尿中细菌数大于105），只有在做相关检查时才能发现本病。因此糖尿病患者要积极进行尿常规检查、清洁中段尿培养、菌落计数和药敏试验以明确诊断。

⊙ 糖尿病并发泌尿系统感染的急性并发症

糖尿病并发急性肾盂肾炎：女性糖尿病患者并发此症较常见，这可能与妇女尿道短而宽的结构有关。此症的临床表现与非糖尿病患者相同，主要是有尿频、尿痛、排尿困难、尿液浑浊、发热、寒战、腰痛、乏力。还有可能并发膀胱炎，出现耻骨联合上方不适，尿痛或血尿。糖尿病急性肾盂肾炎患者尿液中的脓球、白细胞超过10个，可有颗粒管型，尿沉渣中能检出细菌。

糖尿病并发坏死性肾乳头炎：这是一种较少见的急性严重感染，是肾乳头缺血坏死引起的病变。其临床症状主要有发热、血尿、脓尿、尿中有坏死的肾乳头碎片、肾绞痛等。当糖尿病患者有泌尿系统感染且肾功能迅速恶化时，应警惕急性肾乳头坏死的可能。

急性并发症发作期，尤其是急性肾盂肾炎，要注意以下几点：应卧床休息几天，不要进行重体力劳动；要多喝水，每天不能少于2000毫升；要注意外阴卫生，经常清洗，不宜穿紧身裤，以免外阴部充血而加重病情；不要长时间骑自行车，以免压迫尿道，引起局部充血及感染；急性泌尿系统感染者应绝对禁忌房事；洗澡时，以淋浴为宜。

⊙ 糖尿病并发泌尿系统感染的发病机制

糖尿病患者出现的高血糖和代谢紊乱，可使血浆渗透压增加，导致白细胞移动缓慢，吞噬功能、趋化作用、游走能力及杀菌能力下降，还可导致B淋巴细胞功能出现障碍、自身免疫力低下、蛋白质合成减少、抗体形成减少等后果，进而引发尿路感染。

此外，糖尿病自主神经病变导致膀胱和输尿管的运动能力降低，排尿异常，尿潴留等，易引发尿路感染。

⊙ 糖尿病患者易发泌尿系统感染的原因

糖尿病神经性膀胱炎可引起膀胱肌无力，使尿液停滞或逆流，而在尿糖增高的情况下，细菌易于繁殖、生长。

肾髓质高渗可抑制白细胞功能，降低身体的免疫力。

肾小动脉狭窄可导致肾髓质血液供应减少，炎性渗出减慢。糖尿病患者常有菌尿，而无泌尿系统感染的症状。但若不早检查、早治疗，经常会因局部食物轻度感染扩散，引起严重的肾损坏。

女性糖尿病患者比较容易患泌尿感染，这是因为：女性尿道短，细菌上行较男性更容易；女性尿道口有大肠杆菌存在，性交或导尿等足以诱发感染；妊娠是尿路感染的重要诱因，妊娠妇女因有菌尿的比例较高，无妊娠的同龄女性发病率较高。

男性糖尿病患者50岁以后，非常容易患前列腺肥大，增加了尿路感染的机会。

⊙ 糖尿病患者泌尿系统感染病程长的原因

因糖尿病患者的血糖较高，尿路中高浓度尿糖的特殊环境利于细菌繁殖，这使得尿路感染成为糖尿病常见的并发症之一。有资料显示，在感染类型的糖尿病并发症中尿路感染是第二大并发症，仅次于肺部感染。而尿路感染又是糖尿病血糖升高的重要诱因。糖尿病患者尿路感染的病程要比非糖尿病患者的病程长，这与以下因素有关：

糖尿病可增强机体蛋白质分解代谢，减弱合成代谢功能，使机体出现负氮平衡，导致组织修复能力和抵抗力降低，感染发生后不容易被控制。

糖尿病患者的血糖控制不好，长期处于高血糖状态，微血管就容易发生病变，导致血液循环障碍，使机体组织对抗生素的敏感性降低，而高血糖的环境利于细菌的生长繁殖，也使得感染不容易控制，从而延长了病情。

另外，细胞免疫功能的下降也是延长尿路感染病程的因素之一。而糖尿病患者以中老年人居多，细胞免疫功能会随着年龄的增长逐渐衰退。

⊙ 糖尿病并发泌尿系统感染的途径

（1）直接感染，如导尿管污染等。

（2）绝大多数尿路感染发生的主要原因是上行性感染。由于尿道内寄生着来自粪等渠道的细菌。女性尿道口靠近肛门，且尿道比较短而宽，更容易引发上行感染。另外，女性泌尿系统感染还可来自阴道分泌物的污染。因此女性更容易发生泌尿性感染。

（3）细菌从体内扁桃体炎、牙周炎、疖疮等感染灶侵入血流，进入肾脏，然后沿肾小管向下扩散，最终引起肾盂肾炎，这指的是血行感染。

（4）淋巴系统感染，临床上很少见。

糖尿病并发泌尿系统感染的西医防治

⊙ 预防

积极治疗糖尿病，控制血糖，将血糖维持在正常范围之内，使尿糖转为阴性或微量，破坏细菌生长的环境，是预防糖尿病泌尿系统感染的首要措施。

尿检pH值偏低，尿液呈酸性时，也为细菌的生长提供了有利环境。要改变尿液的酸性，可饮用矿泉水，或口服碱性药物如碳酸氢钠（小苏打）。

糖尿病患者要特别注意外阴局部卫生，适当用饮用水冲洗尿路，不要憋尿，有尿时及时排出，不给细菌提供入侵、寄生、繁殖的机会。

要重要的是要预防糖尿病性神经源性膀胱炎，因为此病容易导致尿潴留，进而引发泌尿系统感染。

要节制或禁止房事，减少病症发生概率。

⊙ 西医治疗

控制血糖、减少尿糖是西医预防和治疗糖尿病性泌尿系统感染的基础。

根据尿培养结果及药敏试验结果选择用药，可选用氨苄西林、羧苄西林及喹诺酮类药物，但要尽量避免使用损害肾功能的药物。

如若患者是真菌感染及混合感染，可选用两性霉素B，或氟康唑合并其他抗生素冲洗膀胱。

若患者出现糖尿病性膀胱松弛，要积极治疗，防止出现尿潴留，尽量减少感染机会。

⊙ 日常护理

患者要按时用药，并坚持按疗程服用。许多患者在服药1~2天后，症状就会得到缓解，3~5天后症状基本可消失。这使得一些患者擅自停药或减少用量，导致病情反复。

要注意补充水分，泌尿系统感染患者每天的饮水量不能低于2000毫升，这可使排尿增多，冲洗尿路，促进毒素的排出。

日常饮食要保持清淡，少吃油腻及葱、姜、蒜、辣椒等刺激性强的食物，并戒酒。

每天都要清洗内裤，以防止逆行性感染。另外，尽量选用纯棉制品。

糖尿病并发泌尿系统感染的中医治疗

糖尿病性泌尿系统感染属中医"淋证"，多因湿热下注、膀胱不利，或湿热日久、伤肾伤阴所致。治疗时要以清热利湿、养阴益肾为侧重点。中医将糖尿病泌尿系统感染分为几种类型分别治疗：

（1）肾阴不足型

其症状表现为：头晕耳鸣，腰膝酸软，咽干唇燥；尿频，尿短，小便涩痛，欲出未尽，或伴有低热；舌质红，苔薄黄，脉弦细而数。

中医治疗处方：知柏地黄汤加减。知柏地黄汤的中药包括熟地黄、黄柏、知母各24克，山茱萸、干山药各12克，泽泻、茯苓（去皮）、丹皮各9克。水煎服，每日1剂，日服2次。

（2）脾肾两虚型

其症状表现为：面肢水肿，纳呆腹胀，神疲乏力，腰膝酸软，头晕耳鸣；大便溏薄，小便频数，淋沥不尽；舌质淡红，舌苔薄白，脉沉细而无力。

中医治疗处方：附子理中汤加减。白术、茯苓各9克，附子、干姜、厚朴各6克，用水500毫升，煮取200毫升，分两次温服。

（3）膀胱湿热型

其症状表现为：畏寒发热，小腹胀痛，腰痛；尿频，尿急，尿痛；舌苔黄腻，脉濡数或滑数。

中医治疗处方：八正散加减。藕节30克，生地黄、白术各12克，小蓟、滑石、太子参各15克，蒲黄、木通、竹叶、炒山栀、猪苓各10克，当归、金银花各9克，生甘草3克。以上药物水煎，每日1剂，分两次空腹服。

（4）肝胆郁热证

其症状表现为：寒热交替，心烦欲吐，不思饮食，腰痛腹痛；尿频而热，舌苔深黄，脉弦数。

中医治疗处方：龙胆泻肝汤加减。双花15克，胆草、柴胡、生地、当归、甘草、赤芍各12克，焦栀、黄芩、泽泻、木通、连翘各9克，车前子6克。水煎服，每日1剂，分2次口服。

第十一章
糖尿病并发前列腺炎

糖尿病并发前列腺炎的分类及表现

糖尿病容易引起膀胱病变，膀胱末梢神经受损，这会导致与排尿相关的逼尿肌收缩功能下降，出现排尿困难，进而发生前列腺炎。而糖尿病患者一旦出现前列腺炎，无疑是雪上加霜，使血糖更难控制，因为炎症容易引起血糖变化。前列腺炎是男性成人常见病、多发病之一，经统计约占泌尿科门诊疾病的25%。糖尿病并发前列腺炎在临床上不是少见病症，50岁以上的糖尿病患者极易出现前列腺肥大，给炎症的发生增加了机会，但往往容易被忽视。有的患者血糖常处于高水平，排除所有原因后，最后才找到前列腺这个感染灶，可见是糖尿病患者易忽视的常见并发症之一。

糖尿病并发前列腺炎可全无症状，但能引起持续或反复发作的泌尿生殖系统感染。前列腺炎除影响前列腺本身外，还能累及尿道、上尿路、尿道腺和精囊腺。约80%的此症患者伴有精囊炎。前列腺炎长期反复发作对性功能有不同程度的影响。据统计，约62%的患者会出现程度各异的性功能障碍。病症早期，性欲减退比较明显，常为首发症状。前列腺长期受炎症刺激和充血，腺体萎缩、分泌功能障碍，会导致难以治愈的阳痿。另外，慢性前列腺炎是引起男性不育的重要原因。

总体来说，糖尿病并发前列腺炎可分为急性前列腺炎和慢性前列腺炎。

（1）急性前列腺炎发病急，伴有全身感染症象或脓毒血症表现，高热、尿频、尿急、尿痛、尿道痛、会阴部和耻骨上疼痛，直肠胀满，排便困难，有时候会因膀胱颈部水肿、痉挛导致排尿困难，甚至是尿潴留。

（2）不同的人发生慢性前列腺炎的临床表现相差很大，常见的症状主要有：

· 疼痛：后尿道有烧灼感、蚁行感，会阴部、肛门部疼痛，甚至可累及到腰骶部、腹股沟、耻骨上区、阴茎、睾丸等部位，偶尔也会出现腹部疼痛。

· 泌尿系症状：炎症累及尿道时，患者可出现轻度尿频、尿急、尿痛，个别患者会出现终末血尿，清晨排尿之前或大便时尿道口可有黏液或脓性分泌物排出。

· 神经衰弱症状：表现为心情忧郁、乏力、失眠等。

· 继发症状：可能会出现结膜炎、虹膜炎、关节炎、神经炎等病症。

此外，还会出现性功能障碍，影响正常的性生活。

糖尿病并发前列腺炎的西医防治
⊙预防

多喝水，不仅可以稀释血液，还可以稀释尿液的浓度，可减少浓度高的尿液对前列腺产生的刺激。

预防前列腺炎，要从青壮年开始做起，进行适度的性生活，不纵欲也不要禁欲。过于频繁的性生活会使前列腺长期处于充血状态，导致前列腺肥大。过分禁欲也会使前列腺胀满有不适感，同样不利于前列腺。只有规律的性生活，避免前列腺反复充血，使其有充分恢复和修整的时间，才是最正确的做法。

男性的阴囊伸缩性大，分泌汗液较多，但阴部通风差，容易藏污纳垢，使细菌有可乘之机，导致前列腺炎、前列腺肥大、性功能下降，甚至是严重感染，因此，坚持清洗会阴部是预防前列腺炎的重要因素，且每次同房坚持冲洗外生殖器也是很有必要的。

不能憋尿，糖尿病患者一旦出现尿意，就应该及时小便，否则对膀胱和前列腺不利。乘坐长途汽车前，应将小便排空，若中途想小便，要向司机说明情况。

会阴部摩擦会加重前列腺炎的病症，因此要避免局部有害的摩擦，如不要长时间骑自行车或摩托车。

过重的生活压力会使前列腺肿大的概率增大，因此，糖尿病患者要尽量保持放松的状态，保持心情愉快，以使前列腺症状得到缓解。

养成良好的生活方式，尽量不饮酒，少吃辣椒、姜、蒜等辛辣刺激性强的食物，多吃蔬菜和水果，以避免使前列腺及膀胱颈反复充血、加重局部胀痛的感觉。若患者便秘，必要时可用麻仁丸类润肠通便的药物助排大便。此外，还可进行适当的体育锻炼，增强机体的免疫能力。

寒冷可导致交感神经兴奋增强，导致尿道内压增加，引起尿液倒流，因此要防止前列腺受寒，注意保温。要用温水洗澡，以缓解肌肉与前列腺的紧张，减缓不适症状。每天温水坐浴会阴部1~2次，效果会更好。

⊙ 西医治疗

无论何种类型的糖尿病前列腺炎都要严格控制血糖，给治愈前列腺炎提供一个较好的机会。

急性前列腺炎的治疗：多选青霉素类、头孢菌素类、氨基糖苷类、喹诺酮类抗生素；尽量根据前列腺液细菌培养和药物敏感试验结果选择抗菌药物；配合补液，解痉止痛，加快病情的好转；按照医生的建议进行局部热水坐浴；必要时进行短期的导尿或阴部切开引流术。

慢性前列腺炎的治疗：多选复方磺胺甲唑、喹诺酮类、大环内脂类、头孢菌素抗生素；尽量根据前列腺液细菌培养和药物敏感试验结果选药；配合进行前列腺按摩、热水坐浴、前列腺热疗；必要时可给予前列腺注射治疗或手术治疗。出现膀胱尿道刺激症状及尿末滴白者，可用山莨菪碱10毫克，每日3次口服，或泌尿灵20毫克，每日3次口服。阳痿者可短期口服美�玉50毫克，每日2次。

糖尿病并发前列腺炎的护理措施包括以下几个方面：

（1）避免局部进行不必要的检查和操作。

（2）前列腺炎治愈后，患者要坚持实施预防措施。

（3）要配合以合理的饮食，提高治疗效果。

（4）养成良好的生活起居习惯，不要过分疲劳，还要预防感冒的发生。

（5）发展自身兴趣爱好，通过将精力转移的方法减缓对慢性前列腺炎的心理负担，消除焦虑情绪。

糖尿病并发前列腺炎的中医治疗

要根据急性前列腺炎和慢性前列腺炎的不同症状辨证治疗，并要配合中药水煎熏洗，或金黄散与山芋粉（3∶1）加水适量，调成稀糊状保留灌肠（即把治疗用药从肛门灌入肠内并使其停留在肠腔内，以达到直接治疗黏膜病变的目的），或中药外敷会阴部。

⊙ 急性前列腺炎的治疗

急性前列腺炎的中医治疗处方：黄连解毒汤合八正散加减。黄芩、黄柏、生大黄、山栀、赤芍各10克，车前子、生地各15克，萹蓄、瞿麦各30克，黄连6克。水煎服，每日1剂。此方有清热解毒、通淋利尿之功效，疗效较好。

⊙ 慢性前列腺炎的治疗

慢性前列腺炎属于中医的"精浊"、"劳淋"、"白淫"范畴。中医辨证论治对慢性前列腺炎有良好的作用。临床上，慢性前列腺炎可分为以下4种类型：

（1）阴虚火动型

其症状表现为：腰膝酸软，头晕眼花，夜眠遗精；小便结束及大便时有白浊滴出，甚至欲念萌动时也常自行溢出，或有血精；舌质红，苔少，脉弦细数。

中药治疗处方：知柏地黄丸加减。知母15克，生地12克，黄柏6克，山药20克，山茱萸、丹皮、茯苓、泽泻各10克。每日1剂，水煎两次后混合药液，早晚分服。此方有滋肾养阴，清泄相火之功效。

（2）肾虚阳衰型

其症状表现为：腰膝酸冷，神疲乏力，四肢末端凉；阳痿早泄，遗精，稍劳即有精浊溢出；舌质淡，胖苔薄白，脉沉弱。

中医治疗处方：右归丸加金锁固精丸加

减。生地、熟地、山药、茯苓、川断、杜仲、枸杞子、当归、益智仁各10克，金樱子、菟丝子各15克，五倍子12克，肉桂4克。每日1剂，水煎两次后混合药液，早晚分服。此方有补肾助阳之功效。

（3）气血瘀滞型

其症状表现为：少腹、腰骶、睾丸、会阴坠胀隐痛；有时会见血尿、血精；舌质紫暗或见淤斑，脉多沉涩。

中医治疗处方：丹参20克，桃仁、红花、赤芍、泽兰、王不留行、元胡、牛膝、当归各10克，穿山甲5克。前列腺质地硬者，可加三棱、莪术、皂角刺各6克。每日1剂，水煎两次后混合药液，早晚分服。此方有活血化淤之功效。

（4）湿热壅滞型

其症状表现为：少腹、腰骶、会阴、睾丸胀痛不适；尿频尿急，尿道热痛，尿末或努挣大便时有白浊从尿道滴出；口干苦而黏，舌苔黄腻，脉弦滑而数。

中医治疗处方：萆解、车前草、茯苓、丹参、薏苡仁、厚朴、莲心、菖蒲各10克，黄柏6克，碧玉散15克。每日1剂，水煎两次后混合药液，早晚分服。此方有清热利湿之功效。

第十二章
糖尿病足

何谓糖尿病足

糖尿病足是临床最常见的糖尿病慢性并发症之一，是在糖尿病外周血管病变，周围神经病变的基础上，由于足外伤、感染、溃疡和深层组织破坏等引起的严重下肢病变的总称。

糖尿病足危害非常大，它是糖尿病患者致残、致死和活动能力丧失的主要原因。据报道，糖尿病足患者的截肢率为5%~10%，年发生率为0.6%，男性相对女性发病率更高。美国50%~70%的非创伤下肢截肢都是由糖尿病足所致。

糖尿病足的发生会因一些因素（年龄、性别等）的不同而产生不同的后果。年龄上的差别表现在糖尿病的足坏疽多发生于50岁以后，60~70岁者更为常见。性别上的差别表现在非糖尿病患者的足缺血性坏疽多见于男性。坏疽可以突然发病，疼痛剧烈，与动脉急性栓塞导致血循环突然阻断的症状相同。但多数患者坏疽的发生是缓慢的，如伴有严重的神经损害，可以不产生疼痛症状。病初局部轻度损伤，出现皮肤局限性小水泡，以后皮下组织变成暗蓝色或黑色。病变范围逐渐扩大，发展速度可快可慢。足坏疽的好发部位是足趾及足跟，因趾易受鞋袜挤压，且常因趾间皮肤真菌感染而发生皮肤破裂，导致细菌感染。足跟是全身重力的支撑点，因此缺血较严重，且易感染。

临床上，糖尿病足可分为湿性坏疽、干性坏疽、混合性坏疽。湿性坏疽发生的概率最高。主要发生在足底胼胝区、跖骨头或足跟处，病变程度从表层溃疡到严重坏疽演变，表现为局部皮肤充血、肿胀、疼痛，严重时伴有体温升高、食欲不振、恶心、腹胀、心悸、尿少等症状。干性坏疽发生的概率较低，发生后

下肢小动脉粥样硬化、肢端小动脉硬化，但静脉血流尚未受阻，足部皮肤苍白、发凉，足趾部分出现大小、形状不等的黑色区，一般表现在足部背面，有时也会是整个足趾或足变黑、变小、萎缩。混合性坏疽兼有干性坏疽和湿性坏疽的症状，多由肢端某一部位动脉或静脉阻塞，血液流通不畅，合并感染，导致湿性坏疽和干性坏疽同时发生在同一肢端的不同部位。一般病情比较严重，坏疽面积较大，其发生率仅次于湿性坏疽。

⊙ **发病原因**

糖尿病足的病因是多因素的，非常复杂，迄今尚未完全阐述清楚。一般来讲，神经病变、肢端缺血和感染是其主要病因，可单独存在或与其他因素合并存在，但多是几种因素共同作用，其他因素如足部结构畸形、异常步态、皮肤或趾甲畸形、外伤和感染亦是糖尿病足发生的重要诱因。

（1）神经病变。神经病变包括感觉神经病变、运动神经病变和自主神经病变3种。躯体神经病变中主要是感觉神经病变，它导致痛觉、温度觉、振动觉和位置觉的减退或丧失，感觉神经病变使皮肤完整的保护机制丧失，增加足部损伤的机会并使皮肤在出现小的破损或创伤时而不被察觉，诱发或促发溃疡的发生。运动神经病变引起的足部肌肉萎缩和压力失衡，常使患者身体重力集中在跖骨头、足跟和胼胝，胼胝的形成又增加了压力负荷，易致溃疡形成。自主神经病变使下肢皮肤出汗减少，皮肤干燥易破裂和产生裂隙。

（2）肢端缺血。据统计，有10年糖尿病病史的患者，约有50%发生末梢血管病变。糖尿病患者因长期高血糖，使中血管和微血管发生病变，特别是下肢小血管平滑肌增生，血管收

缩增强，同时引起血管内皮细胞功能不良，毛细血管基底膜增生，导致糖尿病性动脉硬化，从而使血管管腔变窄，肢体供血障碍，继而引起足部溃烂感染、坏疽或坏死。

（3）感染。神经病变及缺血容易引起局部创伤，继发严重感染。由于血管病变和神经病变的存在，轻微的创伤就可引起糖尿病患者足部继发感染。一旦足跟部有了感染，易迅速向四周扩散，韧带创伤可使感染扩散，引起跖骨骨髓炎。根据缺血的程度而发生湿性、干性和混合性坏疽。

（4）其他诱因。如皮肤水泡、动脉血栓、外伤、鸡眼、烫伤、脚癣、冻伤、鞋过硬过紧、行走或站立过久等。

导致糖尿病足发生的危险因素

高度危险者包括任何年龄的糖尿病患者，糖尿病史超过10年者或40岁以上糖尿病患者，有以下情况者可使危险度增高。

（1）糖尿病病程超过10年；

（2）长期血糖控制差；

（3）穿不合适的鞋，足的卫生保健差；

（4）足溃疡的既往史；

（5）神经病变的症状（足的麻木、感觉触觉或痛觉减退或消失）和（或）缺血性血管病变（运动引起的腓肠肌疼痛或发凉）；

（6）神经病的体征（足发热、皮肤不出汗、肌肉萎缩、鹰爪样趾、压力点的皮肤增厚、脉搏很好，血液充盈良好）和（或）周围血管病变的体征（足发凉、皮肤发亮变薄、脉搏消失和皮下组织萎缩）；

（7）糖尿病的其他慢性并发症（严重肾功能衰竭或肾移植、明显的视网膜病变）；

（8）神经和（或）血管病变并不严重而存在严重的足畸形；

（9）其他的危险因素（视力下降、影响了足功能的骨科问题如膝、髋或脊柱关节炎、鞋袜不合适；

（10）个人的因素（社会经济条件差、老年或独自生活、拒绝治疗和护理；吸烟、酗酒等）；

（11）糖尿病诊断延误。

糖尿病足的临床表现和诊断要点

临床表现

糖尿病病足的临床表现主要取决于致病原因，如神经病变、血管病变、感染等。在早期，可以是单一原因，但大多数是多因素所致，所以糖尿病足的临床表现具有明显的多样性。

⊙ **足部的一般表现**

由于神经病变，患肢皮肤干而无汗；肢端刺痛、灼痛、麻木、感觉迟钝或丧失，呈袜套样改变，脚踩棉絮感；因肢端营养不良，肌肉萎缩，屈肌和伸肌失去正常的牵引张力平衡，使骨头下陷造成趾间关节弯曲，形成弓形足、槌状趾、鸡爪趾等足部畸形；当病人的骨关节及周围软组织发生劳损时，病人继续行走易致骨关节及韧带损伤，引起多发性骨折及韧带破裂，形成夏科关节。

⊙ **缺血的主要表现**

病变部位疼痛明显，多为黑色干性坏疽、常局限于脚趾或脚跟；皮肤营养不良肌肉萎缩，皮肤干燥弹性差，靠毛脱离，皮温下降，有色素沉着，肢端动脉搏动减弱或消失，血管狭窄处可闻血管杂音；当病人患肢皮肤有破损或自发性起水泡后被感染，形成溃疡、坏疽或坏死；可出现其他缺血性病变的临床症状，如间歇性跛行，休息痛，下蹲起立困难。

⊙ **神经病变的主要表现**

神经营养障碍引起皮肤干燥、角化、变脆；由于肌肉萎缩，关节弯曲，在趾关节部位、足趾向背侧弯曲，足变畸形。又因肌肉萎缩失去正常的牵引张力平衡，形成爪形趾，使骨头向下凸出。

⊙ **感染的表现**

足部的浅表感染主要是脚癣、甲沟炎和趾甲内陷；足部的深表感染多为趾甲根部感染所致蜂窝织炎，多继发于远端坏疽。

诊断要点

⊙ **糖尿病诊断**

对怀疑有糖尿病足的患者，首先看其是否

已经患上糖尿病，按临床诊断标准确诊为糖尿病者。

⊙ **注意足部体征**

糖尿病患者自发或诱发足部肌肉萎缩、足趾变形；足部皮肤干燥、色素沉着；足背动脉搏动减弱或消失，动脉狭窄处闻及血管杂音；足趾溃烂、感染化脓、局部变黑、坏疽等病灶。

⊙ **糖尿病足的辅助检查**

（1）实验室检查：测定空腹血糖，餐后2小时血糖及糖化血红蛋白（HbA1c）；尿常规，尿糖定性及24小时尿糖定量，尿蛋白和酮体检查；血常现检查RBC，HB，WBC；血液流变学检查；血脂检查总胆固醇、三酰甘油、高密度和低密度脂蛋白及血浆蛋白、白蛋白、球蛋白、尿素氮或非蛋白氮；坏疽分泌物细菌学培养等。

（2）步行距离和时间测定：行走一定时间后出现下肢疼痛，但继续行走时疼痛可缓解或减轻，提示血管轻度堵塞；行走后出现疼痛，继续行走疼痛持续不缓解而被迫停止，提示血管中度堵塞；稍事行走即出现下肢疼痛而被迫停止，提示重度血管病变。

（3）电生理检查：测神经传导速度、肌电图检查，可定量评价下肢有无周围神经病变和神经病变的程度，早期发现糖尿病神经病变。

（4）彩色多普勒检查：股动脉、腘动脉及足背动脉。糖尿病足患者可显示血管狭窄的情况。

（5）动脉造影：多适用于截肢平面术前定位或外科血管重建术前检查等。

（6）X线检查：可以发现动脉硬化、骨质疏松、脱钙及破坏、骨骼畸形、骨关节病变等。还可发现气性坏疽时的软组织变化。

（7）微循环检查：在早期动脉闭塞时，皮肤微循环血管袢顶扩张。盆腔内髂总静脉不全阻塞时，下肢皮肤微循环血管扩张并呈螺旋状血流，而且数目增多。微血流停滞时可判定有深静脉阻塞。甲皱微循环异常时，异形血管袢比例>30%，袢顶瘀血>30%者血流速度慢，呈粒流、泥沙流或断流，部分血管袢有渗出及出血斑。

糖尿病足的治疗原则

（1）积极控制糖尿病。血糖控制不佳不利于溃疡的愈合和感染的控制。糖尿病足溃疡的发生，尤其是合并感染等所致的应激可进一步升高血糖，一般需换用胰岛素治疗并尽可能使血糖控制在理想的范围内，这是治疗糖尿病足的基础。血糖应控制在11.1毫摩尔/升以下或尽可能接近正常。

（2）积极进行局部外伤清创处理。去除坏死组织，如有骨髓炎死骨存在，必须去除。每日清创后局部可敷用抗生素、胰岛素及改善微循环的药物。

（3）应用潘生丁、肠溶阿司匹林等以降低血液黏滞性，预防血栓形成。

（4）应用改善微循环的药物，如莨菪碱类药物、丹参、前列腺素E及低分子右旋糖酐等。

（5）抗生素治疗，控制感染。糖尿病足溃疡常易继发感染，而使病情迅速恶化，是导致脚坏疽的重要原因，一般在病原菌不明的情况下应给予广谱抗生素和甲硝唑治疗，待细菌和药敏试验结果报告之后必要时再调整治疗。

（6）高压氧治疗，有助于改善缺氧情况。

（7）补充微量元素锌。因糖尿病坏疽病人均有缺锌，使人体细胞不能发挥正常功能，伤口愈合延迟。补锌可提高人体免疫功能，增强组织修复能力。可用硫酸锌，每次22毫克，每日2~3次口服。

（8）以上方法无效时可行截肢（趾），或动脉重建术。

糖尿病足西医防治

预防措施

由于糖尿病本身和糖尿病足的发病机制尚未彻底明确，没有特异的病因治疗方法。因此，预防足部损伤和感染就显得极其重要。

⊙ **常用的预防措施**

（1）每日用温水或柔和的香皂洗足，保持足的清洁。

（2）洗脚前用手试测水温（水温度为将水放至手背皮肤耐受为宜），绝对不能用热水泡足而造成烫伤，避免皮肤破损。

（3）足洗净后，应用干毛巾轻轻擦干，包括足趾缝间，切勿用粗布用力摩擦而造成皮肤擦伤。

（4）为保护皮肤柔软，不发生皲裂，可涂

抹护肤油、膏、霜，但不要涂抹于趾缝间。

（5）足汗多时不宜用爽身粉吸水，以防毛孔堵塞而感染。不宜穿着不透风的尼龙涤纶袜。宜穿棉纱袜或羊毛袜。

（6）每天要检查足跟、足底、趾缝，有无溃破、裂口、擦伤和水泡等，如果发现足部病变应及时求医，妥善处理，切不可等闲视之，贻误了治疗时机。

（7）鸡眼、胼胝不能自行剪割，也不能用化学制剂腐蚀，应由医生处理。

（8）鞋袜要合适、宽松，每天要换袜，最好有两双鞋子更换，以便鞋内保持干燥。穿鞋前应检查鞋内有无沙石粒、钉子等杂物，以免脚底出现破溃。

（9）不宜穿尖头鞋、高跟鞋、暴露足趾露足跟的凉鞋，切忌赤足走路或穿拖鞋外出。

（10）寒冬时切忌用热水袋，暖水壶或电热毯保温，以免足部烫伤。

（11）足部皲裂不贴胶布，足部真菌感染要及时治疗。

（12）忌烟酒，对防治血管和神经病变有益。

（13）尽量避免足部损伤，防止冻伤、挤伤，选择适当的体育锻炼项目，将损伤的危险因素降到最小限度。

⊙ 定期全面检查

大多数足部问题通常起于很小的损伤，如果能够及时发现，就可以采取措施来避免情况的恶化。进行检查的时候，每只脚的足背和足底也包括趾间都应该检查到，镜子可以帮助你查看到双脚的每个部分，当然也可以请家人或朋友帮忙，要用手触摸足背和足底。对于像水泡、割伤、趾甲内生以及足部外形或颜色的改变等问题，一定要马上咨询医生。

治疗方案

⊙ 糖尿病足的一般治疗

（1）合理饮食、适当运动。糖尿病足患者可按糖尿病饮食的计划，控制热量的摄入，但要增加35%左右的蛋白质摄入量。解除惧怕运动的心理，多进行一些锻炼活动。

（2）尽量让患者抬高患肢，这样可以控制血糖及静脉回流。

（3）心理治疗。让患者积极配合治疗，提高康复率。

⊙ 糖尿病足的内、外科治疗

（1）全身性治疗。首先要控制糖尿病，纠正代谢紊乱，改善神经和血管功能，增强体质，减少导致糖尿病足的致病因素。发病后，及时用抗生素控制感染的程度，必要时可联合两种抗生素应用。然后采用扩张血管、抗凝、溶栓、改善微循环治疗。常用药物如山莨菪碱制剂、精制蝮蛇抗栓酶、前列腺素E1、蝮蛇抗栓本酶等分批静滴，一般2~3个星期为一个疗程。或封闭侧腰的2、3、4神经节，以达到扩张血管的作用。对于以神经病变为主的患者要改善其神经功能。此外，还可以每天进行高压氧舱治疗1次以改善缺血缺氧症状。

（2）分型局部治疗。干性坏疽患者在常规消毒下可切除坏死组织，炎症消退后，使用活血化淤、消炎止痛的药物，促进新组织生长和创伤面愈合。但老年患者通常采用保守疗法，坏疽可自行脱落。对湿性或混合性坏疽要每日换药，定期排脓，保持深部窦道引流通畅。不宜过度清洗，以免炎症扩散。可采用高压氧疗法和红外线、氦氖激光照射法。对溃疡、坏疽创面的治疗可先用双氧水消除脓性分泌物，然后用甲硝唑、山莨菪碱、胰岛素湿敷。

（3）外科治疗。方法主要有切开引流、清创，激光照射、超短波治疗、动脉重建术（适用于间歇性跛行），截肢术（经治疗病变无逆转，且病变部位分界清晰），血管内支架置入术、超声血管成形术。

当糖尿病足感染或坏疽影响到足后的大部和中部，外科医生必须选择让患者进行大截肢还是尽可能的保守治疗。①动脉重建术：是治疗大血管阻塞所致肢端缺血或坏疽的重要方法，可使一些患者免于截肢。②截肢术：经保守治疗无效，为了挽救生命不得已而采取的方法，术前最好做血管造影，以决定截肢平面，在不影响截肢平面愈合的情况下，应尽量保留患肢术后的功能及有利于安装假肢。

足部保护须注意的事项

糖尿病患者应提高对糖尿病足的认识，了解和掌握糖尿病足病发生、发展的规律，控制和监测血糖，做到习惯性护足，避免危险因素的损害。

（1）及时检查和尽早发现足部是否有水泡、裂口及擦伤等。因为足部溃疡感染及坏疽都是从微小创伤引起的，一旦发现，应立即到医院就诊。

（2）每日用热水泡脚1~2次，既能保持足部卫生，又能促进血液循环，但水温要小于40℃，以免造成烫伤，可由家人试水温，或本人用手试水温，不可用脚试水温，因为脚感觉神经受到损伤，已经迟钝。

（3）用柔软的吸水性强的毛巾轻轻擦干，特别是足趾缝间要避免擦破，以防发生微小的皮肤损伤。将脚擦干以后，可用羊毛脂或植物油涂抹，并轻而充分地按摩皮肤。以保护皮肤柔韧性，清除鳞屑，防止干燥。汗多可用少许滑石粉放在趾间、鞋里及袜中。

（4）戒烟，吸烟对糖尿病大血管尤其不利。

（5）冬天要保持双脚温暖，可穿松软宽松的棉袜，千万不要用电热器或热水袋烘脚，以免烫伤皮肤。并避免穿不合脚的鞋袜和赤脚行走。

（6）严禁使用强烈的消毒药物如碘酒等。勿以膏药抹擦鸡眼及胼胝，以避免侵蚀性、酸性物质造成的溃疡。

（7）为防止烫伤足部，禁用热水袋暖足部，可用电热毯或其他可以控温的热源。足冷时可多穿一双袜子。夜间睡觉，若脚发冷，可穿护脚套。避免直接晒于日光下。

（8）学会正确剪趾甲，不要把趾甲剪得过短，剪趾甲时必须顺横向剪直，可以用一个锉指甲用的小锉子将趾甲边缘锉圆滑。

（9）若足部皮肤太软且有压痛，则可每周用75%乙醇（酒精）按摩1次，按摩时应从趾尖开始向上按摩，这样有利于血循环流动。若有静脉曲张，则只须轻轻按摩足部而不要按摩腿部。

（10）若趾甲干而脆，则应每晚用每升含1汤匙硼砂的微温水将足浸泡半小时，以软化趾甲，然后用软布按摩趾甲周围，并保持趾甲周围的清洁。

（11）鞋袜松紧要适宜，最好选用软底布鞋，不宜穿皮鞋、高跟鞋；袜子可选弹性大的，使足部不受挤压、摩擦，以利于血液供应。

（12）尽量避免长时间站立。因为足是下肢的末梢，供血供氧较其他组织少，尤其是当血糖控制不良时，会使足部微循环发生障碍，供血供氧明显减少，造成糖尿病足发生的隐患。

（13）对于已有足溃疡和高危足，特别是既往有溃疡或截肢史者，建议采用多学科防治方法。每天均需做自我足部检查。

糖尿病足的中医防治

糖尿病足是糖尿病患者因合并神经、血管病变而导致下肢感染、溃疡形成和深部组织破坏，皮肤、骨头、关节都会受到损害，严重者还需要截肢。糖尿病足属中医"消渴"、"脱疽"的范畴。气阴两虚是本病之本，湿热壅盛、瘀血阻络是本病之标。瘀血、湿热既是气阴两虚的病理产物，又是消渴导致脱疽的中心环节。糖尿病的中医辨证治疗如下：

（1）气虚血瘀证

其症状表现是：肢体麻木不仁，肢凉刺痛，以下肢为甚，入夜疼痛加剧，得温痛减，遇寒加重；面色㿠白，自汗气短，神疲倦怠；舌淡苔白，脉虚细无力。

中医治疗处方：黄芪桂枝五物汤加减。桂枝、当归、白芍、赤芍、丹参各10克，生黄芪20克，生甘草3克，大枣5枚，生姜3片。每日1剂，水煎，分2~3次服用。

（2）寒湿阻滞证

其症状表现是：患肢发凉，触之皮温降低，喜暖怕冷，麻木，皮肤苍白，遇冷则痛，得热则舒，多走疼痛加剧，稍些痛减，午后患肢肿胀，且有沉重感，呈袜套样分布，足背动脉搏动微弱；口渴欲热饮，小便清长量多，体倦乏力消瘦；舌淡、苔白腻，脉沉细而迟。

中医治疗处方：阳和汤加减。熟地黄30克，鹿角胶9克，白芥子6克，肉桂、生甘草各3克，生姜炭、麻黄各2克。每日1剂，水煎，分2~3次服用。

（3）脾虚痰阻证

其症状表现是：肢体困重，麻木不仁，或如蚁行；胸闷纳呆，乏力倦怠，伴有头晕目眩，头重如裹，胸胁作痛，腹胀便溏；舌质淡、舌体胖、苔白腻，脉濡滑。

中医治疗处方：指迷茯苓丸合补中益气丸

加减。茯苓、法半夏、枳实、陈皮、党参、白术、大腹皮、当归各10克。每日1剂，水煎，分2~3次服用。

（4）温热内蕴证

其症状表现是：肢端坏疽，溃烂，流脓，脓液黄稠，或局部肿胀，皮肤紫暗，疼痛剧烈，日轻夜重，身热口干；舌质黯红、苔黄腻，脉数。

中医治疗处方：四妙勇安汤合仙方活命饮加减。金银花、玄参各15克，贝母、防风、赤芍、皂角刺、穿山甲（代）、天花粉、乳香、没药各6克，当归10克，陈皮9克，甘草5克，白芷3克。每日1剂，水煎，分2~3次服用。

（5）瘀血阻络证

其症状表现是：肢发凉，麻木不仁，酸楚疼痛，痛有定处，间隙性跛行，足部皮肤黯红或青紫；舌质黯、有淤斑、苔薄白、脉沉细或涩。

中医治疗处方：补阳还五汤合丹参饮加减。生黄芪、丹参各30克，当归、赤芍、川芎各10克，檀香、砂仁各5克，地龙、红花、桃仁各3克。每日1剂，水煎，分2~3次服用。

（6）气阴两虚证

其症状表现是：病程日久，皮肤干燥，毫毛脱落，趾（指）甲增厚变形，肌肉萎缩，坏死组织脱落后疮面久不愈合，肉芽暗红或淡而不鲜；倦怠乏力，形体消瘦，口干欲饮；舌红，少苔，脉细数无力。

中医治疗处方：顾步汤加减。石斛、当归、牛膝各10克，金银花、菊花、蒲公英、紫花地丁各15克，生黄芪30克，人参9克，甘草3克。每日1剂，水煎，分2~3次服用。

治疗糖尿病足的中药单方验方分为中药外洗足浴和中药外敷两大方面：

⊙ **中药外洗足浴**

（1）化淤通脉汤

中药组成：桃仁、红花、桂枝、赤芍、乳香、防风、没药、蝉蜕各10克，生地黄、牛膝、透骨草各15克，川芎、白芷各20克，当归30克，独活18克，细辛6克。各药混合，加水3500毫升浸泡30分钟，煮沸后煎20分钟。药液冷却至38℃后，熏洗患处，每日两次。此方适用于以双足疼痛、麻木、烧灼感、皮肤青紫为主的糖尿病足患者。

（2）拂痛外洗方

中药组成：吴茱萸、艾叶、海桐皮各15克，红花、当归、荆芥各6克，续断、独活、羌活、防风各10克，川乌12克，细辛5克，生葱4根，米酒、米醋各30毫升。将药煎取2000毫升，分两次外洗，每次1000毫升，药液不可重复使用。若无开放性创口，患者可直接将患肢放入38℃药液中浸泡。若有开放性创口，要避开创口，用消毒纱布不断淋渍患处。每日一次，持续淋渍热敷20分钟，30天为1个疗程。此方主治糖尿病足，尤其适合足部疼痛症状较重者。

（3）温阳通络方

中药组成：紫丹参、生黄芪、忍冬藤各100克，桂枝、生附子各50克，乳香、没药各24克。将药加水5000毫升，用文火煮沸后再煎20分钟，待药液冷却至38℃后，放入患肢浸泡，药液可浸至膝部，每次浸泡30分钟，每日1次。此方适用于足部皮肤凉、色苍白、患足冷痛的糖尿病足患者。

（4）活血通脉汤

中药组成：忍冬藤、鸡血藤、木瓜、透骨草、红花各40克，苏木、艾叶各30克，姜黄20克，桂枝10克，冰片（溶）2克。加水3500毫升浸泡30分钟，煮沸后煎20分钟，待药液冷却至38℃后，熏洗患处，每日两次。此方适用于足部麻木、轻度疼痛的糖尿病足患者。

（5）清热解毒方

中药组成：紫草10克，红花20克，生甘草15克，苦参、大黄、黄连、黄柏、金银花、丹参各30克。将其煎熬成2500毫升的药液，冷却至38℃，倒入电动涡式洗脚盆中，每天浸泡患肢2次，每次20分钟。此方适用于足部发热、局部肿胀、身热口干的糖尿病足患者。

（6）芒硝治疗糖尿病足合并胼胝

将50克芒硝用250毫升的水冲化，浸泡胼胝区域，每次1小时。然后用小刀将胼胝刮掉，但不能刮出血。再将结晶状的芒硝敷在胼胝上，用胶布覆盖固定。每日浸泡、换帖一次，直到胼胝消失。

⊙ **中药外敷**

（1）双黄膏

中药组成：黄柏、黄连、当归各30克，白芷20克，血竭5克，冰片3克，樟丹5克，蜂蜡

（黄蜡）50克，麻油500克。先将方剂中前4味药浸泡在麻油中3昼夜，之后用文火将药物炸至黄褐色，过滤去渣后放入蜂蜡，等油稍温后，放入冰片、血竭、樟丹细粉拌匀成膏状，装入瓶内消毒备用。

（2）五黄油纱条

中药组成：黄芩、黄连、黄柏、大黄各30克，黄芪50克。将5味药煎煮后过滤去渣浓缩，放入蜂蜡、麻油浸泡纱条备用。外敷治疗糖尿病足溃疡处。

第十三章
糖尿病性肠病

糖尿病易并发的肠病

糖尿病性肠病多发生于糖尿病控制不佳的患者，是糖尿病植物神经病变在消化系统最常见的病变之一。据有关统计，约有60％的糖尿病患者并发胃肠功能紊乱，而糖尿病性肠病的发病率约占糖尿病性神经病变的11.2％。糖尿病肠病主要是自主神经病变所致，造成植物神经病变的原因尚不清楚，可能有以下几点：

（1）糖尿病本身所致机体代谢紊乱；

（2）糖尿病较为特异的微血管病变；

（3）糖尿病易致大动脉硬化；

（4）糖尿病可加速机体衰老，导致细胞系统变性。

糖尿病患者可能由于上述改变导致肠道功能失调而出现肠病。

糖尿病肠病包括小肠和大肠并发症。糖尿病的小肠并发症常为频繁的腹泻。这种腹泻常在餐后或夜间以间歇性水样便为特点，一般不伴体重减少或脱水。糖尿病的大肠并发症，常表现为便秘。便秘在糖尿病人中最为多见，约20％的糖尿病人有便秘。大多数糖尿病性肠病患者同时伴有周围神经病变，如腱反射减弱或者消失，触觉、震动觉、位置觉减弱或消失，肌力减弱，感觉麻木等。有些患者可伴有自主神经功能异常表现，如小便失禁、阳痿、多汗等。因此，糖尿病性肠病一旦发生，比较难以控制，目前还无特殊的治疗方法。

⊙ 糖尿病便秘

糖尿病合并便秘，是糖尿病患者常遇到的问题，约20％的糖尿病患者有便秘。其发病的主要原因是由于高血糖使体内缺水，因大肠水分太少而引起便结，大便困难。另一方面是支配大肠的植物神经病变，引起大肠排空减慢而便秘。

很多人认为便秘是小毛病，不会太重视。但对于糖尿病人来说，不仅会是疼痛，还会比较危险。因为糖尿病患者往往会合并许多其他的严重并发症，如心脑血管病，便秘时的用力排便，就有可能引起肠破裂穿孔、心脏病、脑血管破裂，甚至是猝死，往往后果严重。

所以对便秘，糖尿病患者必须有足够的重视，应尽量做到：在日常生活中，要养成有规律的饮食习惯，适当睡眠、休息和运动；除了注意饮食和加强运动，还要注意排便时不要看书报，要精神放松，张口呼吸排便，不要用力过大，并养成定时排便的习惯。

⊙ 糖尿病腹泻

糖尿病腹泻的发病原因是由于长期的高血糖会导致患者肠道微血管病变，引起植物神经功能损害，肠蠕动失调、运动能力下降，从而造成肠道内致病细菌大量繁殖、肛门括约肌功能下降、小肠黏膜萎缩、消化吸收功能严重受损等，最终导致腹泻的发生。糖尿病性腹泻一般表现为顽固性、间歇性、无痛性腹泻，发作期可几天至几周。大便量多，为棕色水样便，无腹痛及感染的表现。一般不伴有体重减轻或脱水，间歇期可数周至数月，间歇期大便可正常，也可便秘。昼夜均可发作，夜间发作较白天发作多见，严重时每日腹泻多达20余次，甚至可发生大便失禁。可与便秘交替出现，以中老年人居多。常因忧虑、情绪激动而复发，血糖控制不好时可加重，严重者甚至危及生命。

糖尿病性肠病的西医治疗

目前，西医对糖尿病性肠病尚无特殊的治疗方法。强调在有效控制糖尿病的基础上，改善自主神经，对症治疗，可减轻消化道功能障碍程度，缓解症状。对已经发生糖尿病性肠病的患者，在控制血糖的基础上可试用B族维生素、改善微循环、营养神经等药物改善植物神经功能。

⊙ **糖尿病便秘**

应在医生指导下用些润滑剂、钙离子拮抗剂等药物。另外，便秘病人常常缺乏双歧杆菌，应补充微生态制剂，这样可调节肠道菌群，而且可以促进肠道平滑肌收缩，有利排便。要避免滥用泻药，以免因长期服用通便药，出现依赖性，可采用新斯的明、番泻叶、通泰胶囊或便秘舒等进行治疗。

⊙ **糖尿病腹泻**

对于糖尿病腹泻的治疗，首先必须控制好血糖水平，如果以前没用过胰岛素，用其他药物又控制不好血糖，可考虑用胰岛素控制血糖。在此基础上，可试用改善微循环、营养神经等的药物来改善自主神经功能。然后再根据病情选择适当的药物来治疗腹泻。如由神经病变引起小肠排空减慢，食糜滞留，细菌繁殖，使肠内分解脂肪的化学物质受到抑制从而引起腹泻，可用抗生素治疗。在药物治疗糖尿病腹泻的同时，应控制饮食，尽可能限制食用冷冻食物及避免不易消化的食物。

随着医学的发展以及对糖尿病性腹泻发病机制研究的深入，有专家指出肾上腺素神经受损在本病的发病中占有重要地位。有研究发现α-肾上腺素受体激动剂如可乐定（可乐宁），对治疗糖尿病性腹泻可能有效。有些国家和地区已应用于临床，并取得了较好的疗效。用法：开始0.1毫克，每12小时1次，口服，3天后加量到0.5~0.6毫克，每12小时1次，维持此剂量19~21天，然后经72小时以上缓慢停药。间隔10~14天后重复给药。

糖尿病性肠病的中医治疗

糖尿病性肠病属中医"腹泻""便秘"等范畴，多发生于糖尿病的中晚期，以气虚、阴虚为本，湿热、气滞、燥热、痰浊、瘀血为标。糖尿病性肠病包括糖尿病性腹泻和糖尿病性便秘等。

⊙ **糖尿病性腹泻**

（1）脾胃虚弱证

其症状表现是：面色萎黄，神疲乏力，体倦肢软，脘腹胀闷，大便溏薄或泄泻，完谷不化；舌质淡或胖嫩，或边有齿痕，苔薄白，脉沉细无力。

中医治疗处方：参苓白术散加减。白扁豆、党参、山药、莲子、芡实各15克，陈皮、炒白术、砂仁、炒荆芥、升麻、桔梗各10克，生薏苡仁30克，茯苓15~30克。每日1剂，水煎，分2次服。脾胃不健、消化不良、脘腹胀满者，加半夏、沉香各10克；胃气上逆、嗳气频频者，加旋覆花（布包煎）10克，赭石10克；嗳腐吞酸、烧心纳呆者，加瓦楞子（打碎先煎）15克，半夏10克；心下痞满者，加炒枳实10克。

（2）脾胃阳虚证

其症状表现是：面色晦暗，神疲乏力，腰膝酸软，畏寒肢冷；大便薄泻，或五更泻，完谷不化，下利清谷，小便清长，夜尿频数；舌质淡黯，边有齿痕，苔薄白而滑，脉沉细无力。

中医治疗处方：理中汤合四神丸加减。党参、炮姜、炒白术、补骨脂、肉豆蔻、五味子、升麻、荆芥、血余炭、炒韭菜子各10克，芡实、莲子各15克。每日1剂，水煎，分2次服。寒湿严重者，加白芷10克，薏苡仁30克；少腹胀满者，加香附、台乌药各10克，或加紫苏梗、藿香各10克；久泻不止、有滑脱征象者，加赤石脂10克，禹余粮10克。

（3）肝强脾虚证

其症状表现是：脘腹胀满，嗳气纳呆，腹痛泄泻，泻后痛减，皆因情志抑郁或恼怒而发，身倦乏力；舌质淡红或有齿痕，苔薄白，脉弦细。

中医治疗处方：痛泻要方和逍遥加减。炒白芍、炒白术、炒苍术、当归、陈皮、醋柴胡、炒防风、薄荷（后下）、干姜各10克，茯苓30克。每日1剂，水煎，分2~3次服。肝郁气滞者，加香附、郁金各10克；脾虚不运者，加白扁豆、炒山药各15克；寒热错杂者，加吴茱萸、黄连各10克；纳食差者，加生谷芽、生麦芽各10克。

（4）湿热内阻证

其症状表现是：腹痛泄泻，里急后重，泻下不爽，大便黏腻、秽臭，肛门灼热、下坠，小便赤黄；舌质淡红，苔黄腻、欠润，脉滑数。

中医治疗处方：白头翁汤合葛根芩连汤

加减。白头翁、葛根各15克，黄柏、黄连、秦皮、香附、乌药、木香、焦槟榔各10克。寒热杂错者，加左金丸、益元散各10克，同布包煎；脾虚湿盛者，加白芷10克，薏苡仁15~30克；腹胀腹痛者，加藿香、紫苏梗各10克。

⊙ **糖尿病性便秘**

（1）脾胃气虚证

其症状表现是：大便秘结而不干硬，虽有便意，但怒则无出，挣则短气汗出，便后乏力；舌淡胖，苔薄白，脉沉细。

中医治疗处方：黄芪汤加味。黄芪、党参各15克，麻仁、陈皮各6克，升麻4克，枳壳10克。每日1剂，水煎，分2次服用。肛门下坠者，合用补中益气汤；阴虚者，加沙参、生地、首乌等；病久肾阳不足者，加金匮肾气丸。

（2）阴血亏虚证

其症状表现是：大便干燥，秘结难解，排出困难；形体消瘦，口干咽燥，五心烦热，头晕耳鸣，心悸乏力；舌红少津或苔淡，苔薄白或无苔，脉细数。

中医治疗处方：润肠丸加减。当归、生地黄、桃仁、枳壳各10克，麻仁15克，瓜蒌仁20克。每日1剂，水煎分2次服。气虚严重者，加太子参、黄精、黄芪；阴虚内热者，加玄参、知母、生首乌。还可采用六味地黄汤合增液汤加减。生地黄、牡丹皮、麦冬、当归、白芍、制何首乌各15克，山药、玄参各12克，茯苓10克。

（3）肝脾气郁证

其症状表现是：大便秘结，情志失和时加重，胸胁痞满，甚至腹中胀痛；舌淡红、苔薄，脉弦。

中医治疗处方：四磨汤加味。沉香4克，桔梗5克，木香6克，乌药、枳壳、槟榔各10克。每日1剂，水煎，分2次服用。气虚者，加太子参、怀山药；阴虚者，加生地黄、天冬、麦冬；有热象者，加知母、黄芪。

治疗糖尿病胃肠病的中药单方验方主要有以下几种：

（1）健脾和胃汤

中药组成：党参、茯苓、白芍各15克，陈皮、苍术、半夏、木香各10克，薏苡仁、焦山楂、焦神曲各30克，砂仁、甘草各6克。每日1剂，水煎，分2次温服。10天为一个疗程，可连用2~3个疗程。此方以补虚为主，主治脾胃虚弱型糖尿病性胃轻瘫，实证、热证者禁服。

（2）疏肝和胃汤

中药组成：柴胡、枳壳、紫苏叶、木香、青皮、佛手、茯苓、白芍各10克，砂仁、甘草各3克，焦山楂15克。每日1剂，水煎，饭后半小时温服，每日2次。此方适用于肝胃不和型糖尿病性胃轻瘫，服用本方的患者要忌烟、酒及辛辣、生冷、油腻之物。

（3）补中益气汤

中药组成：黄芪、党参各20克，白术、茯苓、柴胡各10克，升麻、陈皮各5克，山药30克。每日1剂，水煎服，30天为1个疗程。每日大便超过6次者，加炮姜炭；腰痛者，加补骨脂、肉豆蔻。此方适用于气虚举陷型糖尿病性腹泻，有阴虚液少、阴亏火旺、心烦躁踹、盗汗失眠、下元虚寒等的患者忌服。

（4）健脾止泻汤

中药组成：黄芪、党参各18克，炒山药、薏苡仁各24克，茯苓15克，焦白术9克。每日1剂，分2次水煎服，30天为1个疗程。此方适用于脾虚湿困型糖尿病性腹泻，腹胀、风热咳嗽、感冒，以及有实证、热证者禁服。

（5）消渴便秘方

中药组成：金银花、当归、威灵仙、白芍、火麻仁、肉苁蓉各20克，生黄芪30克，厚朴12克，酒大黄10克。每日1剂，水煎早晚2次服用，7天为1个疗程。便秘严重者，加玄明粉3~5克冲入；阴虚明显者，加生地黄20克；气虚严重者，加人参5~10克；腹胀者，加木香6克。此方适用于本虚标实型糖尿病性便秘，风热咳嗽、感冒者，及实证、热证者禁服。

用于治疗糖尿病胃肠病的中成药有六味安消胶囊、保和丸、参苓白术散、麻仁软胶囊、复方芦荟胶囊、新清宁片。六味安消胶囊适用于胃痛胀满、消化不良之证；保和丸适用于食积停滞、脘腹胀满之证；参苓白术散适用于脾胃虚弱、食少便溏之证；麻仁软胶囊适用于肠燥便秘；复方芦荟胶囊适用于习惯性便秘；新清宁片适用于内结实热所致的喉肿、压痛、目赤、便秘。

第十四章
糖尿病并发肝胆疾病

糖尿病对肝脏的影响

糖尿病除可引起肾脏、心脏、视网膜、神经等组织器官损害外，亦可导致各种类型的肝脏损伤，引发肝胆疾病的出现。糖尿病肝胆疾病中常见的有肝脏肿大、脂肪肝、肝硬化、胆结石、胆囊炎等。

有研究者报道，某医院对30258名糖尿病住院患者研究结果表明，肝胆疾病中以胆结石及胆囊炎发病率最高（2.0%），其次为肝硬化（0.9%）及肝炎（0.1%），其中肝硬化的发生率有增加趋势。糖尿病肝硬化发病情况还与患者酒精摄入量、是否感染肝炎病毒等因素有关，这些因素应当在诊治过程中加以重视。糖尿病患者胆石症的发病率与一般人相比显著增高，是非糖尿病患者的2倍。我国国内统计数字表明，糖尿病合并脂肪肝患者占20%~80%不等，其中2型糖尿病合并脂肪肝发病率比1型高。糖尿病患者也容易患病毒性肝炎，患病率为正常人的2~4倍。有研究显示，血糖控制不好的糖尿病可促进慢性病毒性肝炎发生肝硬化和肝癌。

⊙ 糖尿病与肝病之间的关系

糖尿病和肝病之间有3种关系：一是糖尿病引起肝损害，二是肝脏引起糖代谢紊乱及肝源性糖尿病，三是糖尿病和肝病同时存在。糖尿病与肝病相互影响。肝病引起糖耐量异常，甚至发生糖尿病；糖尿病可引起肝功能异常、导致脂肪肝，二者同时存在时治疗更加复杂。

由肝病引发的糖尿病，临床称作肝源性糖尿病。肝源性糖尿病主要见于慢性肝炎、肝硬化等慢性肝病患者，发生率为慢性肝病患者总数的10%左右。肝源性糖尿病并非因胰岛素功能出问题而致血糖升高，而是由于慢性肝病引起机体糖代谢紊乱，导致糖耐量降低而致糖尿病并发。又因为肝脏疾病患者需要摄入较多的高糖饮食，从而增加了肝源性糖尿病发生的概率。肝源性糖尿病与原发性糖尿病的机理不同，因此不能盲目服用降糖药，而应该以治疗肝病为主，并努力消除或减少诱发肝病病情波动的各种因素。

糖尿病导致的肝病原因不清，可能是脂肪浸润。临床出现肝肿大、脂肪肝和肝功能异常等表现。脂肪肝发生率为20%~80%，肝功能异常为30%~40%。这些变化随着血糖控制，绝大部分能够恢复。

糖尿病并发脂肪肝

脂肪肝，又称脂肪性肝病和肝内脂肪变性，是一种病变主体在肝小叶，以肝细胞脂肪变性为主的临床病理综合征。近年来，脂肪肝的发病率呈逐年上升趋势，并已成为发达地区和富裕阶层的常见病。流行病学调查发现糖尿病患者脂肪肝的患病率比较高（在2型糖尿病患者中，脂肪肝患病率高达42%）；同时，脂肪肝患者发生糖代谢异常的概率亦很高（21%~45%的脂肪肝患者合并糖尿病）。可以说，糖尿病与脂肪肝关系十分密切，互为因果。脂肪肝是糖尿病的独立危险因素和前期病变，糖尿病是脂肪肝的重要危险因素。

患有糖尿病的病人，体内的葡萄糖和脂肪酸不能被很好地利用，肝脏内的脂质代谢紊乱，脂蛋白合成也出现障碍，致使大多数葡萄糖和脂肪酸在肝脏内转变成脂肪，存积在肝内，最终导致脂肪肝。脂肪肝多发生在胰岛素严重缺乏的糖尿病昏迷病例。糖尿病昏迷者的肝脏是肿大的，有高度的脂肪浸润，脂蛋白的合成明显下降，三酰甘油释放功能也受影响，使肝脏内脂肪堆积，更容易引发脂肪肝。肥胖型糖尿病患者末梢组织的胰岛素活性降低，导致大量的脂肪酸进入肝脏，也很容易形成脂肪肝。

轻度脂肪肝多无临床症状，中、重度脂肪肝有类似慢性肝炎的表现，如上腹不适、恶心、呕吐、厌食、腹胀等，可有肝肿大，糖尿病控制不好的患者肝肿大发病率较高。脂肪肝的临床表现与肝脏的脂肪浸润程度成正比，且与血糖的控制情况密切相关。

糖尿病病人一旦出现脂肪肝，在早期时往往因为无症状或症状轻微，以至医生、病人对糖尿病伴发脂肪肝的重视不够。其实2型糖尿病并发脂肪肝危害极大，如果不及时治疗，可进一步发展为脂肪性肝炎、肝纤维化，肝硬化和死亡的风险都大大增加。与此同时，出现脂肪肝的病人，可进一步加重胰岛素抵抗、糖代谢紊乱等病理状况，尤其是重度脂肪肝或出现肝硬化时，肝脏功能发生异常，更影响正常的糖代谢，不能将过高的血糖转化为肝糖原储存，就会造成血糖持续处于高水平，从而加重糖尿病。因此，糖尿病患者应定期复查肝脏B超与肝功能，一旦发现脂肪肝相关症状，应及时加以诊断与治疗。

中西医治疗方案

⊙ 西医治疗

（1）及早治疗糖尿病，防止其并发症。措施包括：治疗糖尿病；饮食治疗，改善营养失衡的状况；维持理想体重，适当做必要的锻炼；自我保健意识的教育；防止肝细胞坏死、炎症及肝纤维化。

（2）非药物治疗。禁酒及改善营养不良的状况。饮食应给予高蛋白、低糖、低脂肪、多维生素。如总热量足够而蛋白质摄入不足，可促使继续形成脂肪肝。饮食中减少糖和多价不饱和脂肪酸，但要有必需脂肪酸，脂肪以不超过总热量的20%为宜。运动治疗可减轻体重，从而改善糖尿病及其伴发的高胰岛素血症、胰岛素抵抗、高脂血症，并使脂肪肝消退。

（3）药物治疗。药物辅助治疗要合理。尽量选择对肝损害轻（或无）的降糖药，药量尽可能少。酌情使用胆碱、肌醇、维丙胺等治疗脂肪肝的药物。胆碱常用剂量为每次0.3克，

每日3次口服。其他尚可选用弹性酶、磷脂、烟酸、B族维生素、非诺贝特、月见草、绞股蓝、多烯康、东宝肝泰片等。

⊙ 中医治疗

糖尿病性脂肪肝属中医"痰证、协痛"等范畴，中医认为脂肪肝系积聚与淤痰所致，以肝脏肿大、肝区隐痛不适、体形肥胖、舌质淡红、舌苔白腻等症为主。临床见舌质暗有紫点，有淤斑，有腻苔，约占65%。

以脂肪肝在早期偏实为主分为气滞型、血瘀型、痰湿型3种，后期虚实夹杂分为肝淤脾虚型、阴虚血瘀型2种。后期肝淤脾虚型、阴虚血瘀型治疗应以逍遥散和一贯煎及膈下逐淤汤为主。前期3种类型具体治法如下：

（1）气滞型，以柴胡疏肝散与逍遥散和方。

药物及剂量：柴胡10克，枳壳6克，白芍15克，甘草6克，当归10克，茯苓10克，白术10克，泽泻15克。

用法：水煎服，每日1剂。

功效：疏肝解郁，行气和中。

（2）血瘀型，以膈下逐淤汤为主加减。

药物及剂量：桃仁6克，川楝子6克，元胡6克，五灵脂10克，丹参10克，川芎10克，草决明6克，山楂15克。

用法：水煎服，每日1剂。

功效：疏肝养血，活血化淤。

（3）痰湿型，用平胃散加减。

药物及剂量：苍术10克，厚朴6克，青皮10克，陈皮6克，车前子15克，荷叶20克，泽泻15克，甘草6克。

用法：水煎服，每日1剂。

功效：祛湿化浊，清热解毒。

（4）加味四逆散

药物及剂量：茯苓10克，赤芍30克，白芍30克，醋柴胡10克，甘草10克，丹参30克，三棱8克，枳壳10克，枳实10克，莪术8克，茵陈30克，葛根20克，天花粉20克，泽泻20克，木瓜30克，厚朴10克。

用法：水煎服，每日1剂。

功效：理气化痰，活血化淤。

糖尿病并发肝硬化

糖尿病是一种终生性疾病，其原因为体内

胰岛素活性绝对或相对不足，或人体组织对胰岛素敏感性下降，所引起的糖、脂肪、蛋白质和继发的水电解质紊乱的内分泌代谢性疾病。一般有肝病的病人很容易合并糖尿病。因为肝脏是维持血糖代谢平衡的重要器官，无论是急、慢性肝炎，还是肝硬化都有可能由于肝脏的实质性病变，导致糖代谢紊乱而诱发糖尿病的发生。临床将肝病引发的糖尿病称为肝源性糖尿病。尤其是慢性乙型肝炎和肝炎导致肝硬化的患者。

肝硬化是一种或多种病因长期反复作用于肝脏引起的慢性进行性弥漫性肝病。糖尿病合并肝硬化并非少见，临床上诊断出来的大多数病例，被认为肝硬化发病在先，而且肝硬化可能加重糖尿病的病情。

从肝活体组织检查结果分析，糖尿病本身不可能发生肝硬化。从肝硬化合并糖尿病的高发病率来看，以肝损害引起的继发性糖尿病为多。有人认为糖尿病合并肝硬化者，95%为酒精（乙醇）中毒所致，也有人认为糖尿病与肝病并存者约84%为先有肝硬化，其中70%为酗酒者。所谓糖尿病是肝硬化的发病根源是毫无根据的。

肝硬化一般都是由慢性肝炎转化成肝纤维化，然后再转为肝硬化的。肝纤维化阶段经过治疗是可以逆转的，而肝硬化阶段则是不可逆转的。所以，早期发现病情，治疗起来预后比较好。

中西医治疗方案

⊙ 西医治疗

（1）控制血糖。通过饮食控制是最为重要的基础治疗；适宜的运动锻炼可改善机体组织对血糖的利用和转化，有利于更好地控制血糖。轻度糖尿病无需药物治疗，主要依靠饮食控制，辅以运动疗法来促使血糖恢复正常。中度以上的肝源性糖尿病予以药物治疗，或可尽早给予胰岛素。

（2）给予维生素C及B族维生素。给予营养液，以促进受损肝细胞的自身修复。常用10%葡萄糖加维生素K1 40毫克，10%氯化钾注射液10~15毫升，维生素C注射液3~5克，每日1次。

（3）酌情使用齐墩果酸。每次3片，每日

3次，或强力肝得健、葡醛内酯、水飞蓟宾（益肝灵）、护肝片等。

（4）查病毒学指标，如果病毒学指标HB-VDNA呈阳性，肝功又反复波动不正常，就要考虑抗病毒治疗；如果肝功正常，HBVDNA阴性，则不需要抗病毒治疗。

⊙ 中医治疗

（1）愈消散

药物及剂量：石菖蒲10克，西红花2克，沉香末2克，鬼箭羽30克，威灵仙10克，荔枝核15克，地骨皮20克，姜黄15克，桔梗10克，牛蒡子10克，三节2克。

用法：水煎服，每日1剂。

功效：主治糖尿病合并肝功能异常，有舒肝化淤之功效。

（2）六味地黄汤

药物及剂量：生黄芪15克，生地黄30克，山萸肉12克，沙参10克，枸杞子12克，当归10克，白芍10克，山药15克，天花粉15克，泽泻10克，牡丹皮10克，川楝子10克，郁金10克。

用法：水煎服，每日1剂，分3次服，10剂为1疗程。

功效：主治糖尿病合并肝病，有滋阴固肾，养血柔肝之功效。

糖尿病并发胆囊炎与胆石症

近年来，糖尿病合并脂肪肝、胆囊炎、胆结石的发病率和检出率有上升趋势。由于糖尿病患者常常合并血管病变，因而胆囊也可能因供血不良而缺血；糖尿病患者的胆囊多数张力较低，收缩力差，有胆囊排空障碍，易发生胆汁存留，所以糖尿病患者胆囊的体积较非糖尿病者大。另外，据相关研究显示，在我国的糖尿病患者中，约有31.5%合并有胆结石，明显高于非糖尿病者的发病率。糖尿病并发胆囊炎与胆石症的发病机制如下：

（1）糖尿病使机体防御功能减弱，对病菌的抵抗能力减弱，不能将入侵的细菌杀灭，细菌在局部繁殖，导致胆系感染。病原菌以革兰氏阴性菌为主，如大肠杆菌、变形杆菌等。

（2）胆汁中的葡萄糖醛酸酶活性升高，使胆汁中结合的胆红素葡萄糖醛酸酶分解为不溶于水的游离胆红素，再与钙离子结合为胆红素钙，经过一定的黏合过程而形成结石。

（3）糖尿病神经病变使胆翼收缩乏力，遇有寄生虫侵入或其他物质堆积时，不能及时将其清除，形成结石。

（4）糖尿病病人容易合并胆固醇增多及卵磷脂减少，使胆汁中多种液体的比例破坏。胆固醇容易被沉淀析出，形成结石。

（5）胆囊的微血管病变可引起胆囊供血减少，胆囊收缩功能下降，胆汁滞留黏稠，胆固醇沉积，易发生梗阻及化学性炎症。

（6）气肿性胆囊炎是糖尿病患者合并的较少见的严重感染，一般为需氧菌与厌氧菌的混合感染，病原菌有色状芽孢杆菌、大肠杆菌、链球菌及绿胶杆菌等。

⊙治疗

（1）积极控制血糖。血糖必须控制在正常或理想范围内，有效地控制血糖是治疗胆囊炎和胆结石的首要因素。

（2）控制饮食。严格限制脂肪摄入，禁食含胆固醇高的食物，忌刺激性强的食物，多饮水。

（3）控制感染。给予消炎利胆药物，如曲匹布通（舒胆通）40毫克，每日3次，或消炎利胆片）清肝利胆口服液。也可用鹅去氧胆酸，每千克体重8~13毫克，熊去氧胆酸等溶石药物。

（4）根据病情施行手术或碎石治疗。如果结石很小，无不适感，可不采用手术，但在胆结石基础上频繁发作急性胆囊炎，甚至引起患者发热、严重腹痛时，则必须动手术。腹腔镜手术是一种不用剖腹、创伤小、痛苦轻、恢复快、较安全的方法。手术前后应采用胰岛素治疗，加强血糖监测，确保患者血糖得到良好控制。

第十五章
糖尿病并发感冒

糖尿病并发感冒的危害与治疗

糖尿病患者由于身体免疫能力比正常差，因此，在天气由暖转冷的季节，很容易患上感冒。很多患者对患上感冒没有给予足够的重视，认为只要吃点感冒药就能康复。这或许对健康的人来讲是对的，但对于糖尿病患者来讲，却是一个十分重大的误区。相比普通人群，感冒和流感对糖尿病患者潜在的危害更大。

糖尿病患者感冒之后，因其痰内富含糖分，很容易成为细菌培养基，进而导致肺部感染。一旦感染细菌和病毒，不仅会影响血糖的控制，连血糖较稳定的人，也可能因为感冒而出现阶段性血糖升高。在没有食物摄入的时候，机体会"燃烧"储藏的脂肪来产生能量，此时如果胰岛素没有按时补充，尤其是对于1型糖尿病患者而言，脂肪代谢过程中一种叫作酮体的有害产物将会在血液中蓄积。过高的酮体水平将会导致酮症酸中毒，这是一种很严重的糖尿病急性并发症，甚至会导致昏迷或死亡。研究显示，糖尿病患者患流感后的死亡风险比未患糖尿病的人高出3倍。流感及其继发的肺部感染已成为糖尿病患者死亡的重要诱因之一。因此，糖尿病患者必须重视感冒症状并加以防治。

⊙ 西药治疗

（1）控制血糖。首先要把血糖控制好，这是首要的。如果以前没用过胰岛素，用其他药物又控制不好血糖，可考虑暂时用胰岛素控制血糖。

（2）以对症治疗为主，使用解热镇痛药物时剂量不宜过大，以免引起虚脱。加强抗感染治疗，可做痰培养，查明细菌种类，使用敏感抗生素。

⊙ 中药治疗

根据病情予以辛温解表、辛凉解表或扶正解表。可采用桑菊饮、荆防败毒散等。

（1）桑菊饮

药物及剂量：杏仁6克，连翘4.5克，薄荷2.4克，桑叶7.5克，菊花3克，苦梗6克，甘草2.4克，苇根6克。

用法：用水400毫升，煮取200毫升，每日二服。

功效：疏风清热，宣肺止咳。

（2）荆防败毒散

药物及剂量：荆芥30克，防风30克，羌活30克，独活30克，川芎30克，柴胡30克，前胡30克，桔梗30克，枳壳30克，茯苓30克，甘草15克。

用法：用水300毫升，煎至240毫升，温服。

功效：发散风寒，解表祛湿。

对于未患感冒的糖尿病患者，应注意预防。应多呼吸新鲜空气，户外清洁的流动空气对提高人体免疫功能，增强体质十分有利。因此，糖尿病病人在没有特殊并发症的情况下，最好每天能够安排时间到空气清新、含氧丰富的树林或公园去散步和健身，多吸收负氧离子，以增强抗病的能力。此外，开窗通风，勤晒被子、衣服等，让紫外线起到杀菌作用，对预防感冒十分有利。糖尿病患者每年还应接种一次流感疫苗。

糖尿病并发感冒要慎用感冒药

不少患感冒的糖尿病患者会凭着自己的生活经验常去药店自己购买感冒药，然后随便服用一些感冒药。专家表示这样很容易导致其他并发症的加重或发生，存在很大的风险，不值得提倡。

绝大多数糖尿病患者由于糖、脂肪代谢的紊乱，血管内皮功能的障碍、氧化应激的增强等致病因素，存在不同程度的心脑血管病变。有的虽未出现并发症的症状，但随便服用复合制剂的感冒药就可能诱发这些隐匿的病变因子，导致其他一些急性并发症的发生。

现在市面上几乎所有抗感冒药都是不同作用的药物混合在一起的复合制剂，如白加黑，含有对乙酰氨基酚、氢溴酸右美沙芬、盐酸伪麻黄碱；日夜百服宁，除与白加黑相同成分外，又多了氯苯那敏；泰诺的成分基本与日夜百服宁一样。其中一些药物成分对糖尿病患者具有很大危害性。

市面上流行的白加黑、泰诺、日夜百服宁等感冒药，都含有盐酸伪麻黄碱成分。盐酸伪麻黄碱具有解热、镇痛、止咳的作用。其中解热就是退烧，退烧时必然会大量出汗。糖尿病病人如果大量出汗，体内水分就会迅速减少，从而使得血糖升高，导致生命危险。

另外，若服用一些含有血管收缩作用成分的感冒药会增加中风的危险性。对糖尿病患者，尤其一些特别敏感的患者而言，即使这些药物中抗充血剂含量不多，也有可能诱发全身血管痉挛，造成血压升高、心绞痛、心肌梗死、中风等严重后果。

所以，糖尿病患者得了感冒，为避免自己错误选择药物而造成不良后果，同时防止感冒诱发其他的一些急性并发症，最好去医院就医，在医生的指导下进行治疗。

第十六章
糖尿病并发呼吸系统疾病

糖尿病并发支气管炎

⊙**病因及症状**

糖尿病并发支气管炎多见于老年人，患病率随年龄增长而增高。糖尿病性支气管炎分两种，一种是先患糖尿病而后患支气管炎，另一种是先患气管炎而后发生糖尿病。二者常常交互影响，糖尿病对支气管炎有加重的倾向，支气管炎对糖尿病亦有不利的影响，逐渐使病情加重，难以控制。严重时可并发慢性阻塞性肺气肿，甚至慢性肺源性心脏病。糖尿病并发支气管炎的发病机制如下：

（1）糖尿病导致呼吸道防卫功能下降。高血糖会对呼吸道纤毛上皮细胞造成损害，使其运动速度减慢甚或消失，造成纤毛黏液系统清除异物包括细菌、病毒的自净功能减弱，引起防卫功能下降，招致细菌病毒的感染。

（2）糖尿病导致机体免疫能力下降。除呼吸道的防卫功能之外，在体液和呼吸道分泌物中，含有多种非特异性杀灭微生物的物质，如溶菌酶、备解素、干扰素、补体、乳铁蛋白等。糖尿病对其这些物质的免疫功能会造成不同程度的影响，使人体抗感染能力下降。

（3）在各种物理、化学因素的刺激下，如过冷的空气、刺激性气体或烟雾的吸入等造成呼吸道抵抗力下降，刺激气管。

在临床表现上，糖尿病支气管炎包括糖尿病表现症状和支气管表现症状。糖尿病症状一般表现为血糖高、口渴无力、多尿、尿频等；支气管炎症状表现有很多种，如咳嗽、咳痰、喘息等，还可能伴发胸闷、疲劳、头晕，失眠以及烦躁等症状。症状开始较轻微，但随着各种有害刺激的作用而反复发作，逐渐加重。

⊙**治疗**

糖尿病与支气管炎的治疗应该齐头并进，首先对于糖尿病要稳定血糖，防止血糖忽高忽低，在此基础上才利于支气管炎的治疗和恢复。

（1）控制糖尿病：严格控制血糖，必要时使用胰岛素加以控制。

（2）止咳化痰：根据病情，选用适当西药或中药进行治疗。如喷托维林（咳必清）25毫克，每日3次口服。溴己新（必嗽平）8~16毫克，每日3次口服。二羟丙茶碱（喘定）0.1~0.2克，每日3次口服。倘干咳，痰极少应以止咳为主；如果痰多应以祛痰为主，辅以轻度止咳，否则痰不易排出而影响治疗效果。

（3）抗感染治疗：如果有继发性感染，应进行抗感染治疗，可选用如青霉素、头孢唑啉（先锋霉素Ⅴ）等，所用抗菌素最好根据药敏试验选用。

（4）高热患者给予解热镇痛药物。

（5）中药吸入：根据病情选方进行蒸气吸入，一日1次，有利于黏稠痰的排出和纤毛功能的恢复。

对于那些尚未并发支气管炎的糖尿病患者，也不能掉以轻心，应做好预防措施，防止患发。如在寒冷季节和气候骤变时，注意保暖，预防感冒或流感的发生。之所以要防止感冒和着凉，是因为支气管炎大都是由感冒和受凉引起的。另据大量资料调查表明，吸烟人群患支气管炎的患者多，故糖尿病患者要戒烟。此外，应积极运动锻炼身体，提高抗寒和抗病能力。

糖尿病并发肺炎

糖尿病并发肺炎一般多见于老年人，老年糖尿病患者一旦并发肺炎，如果不能及时合理治疗，不但会给患者造成很大的痛苦，影响生活质量，严重时可能会导致不良后果，威胁患者的生命安全。

肺炎的起病一般比较急骤，患者可在一些不良外界环境因素的诱因下突然出现寒战、发热、咳嗽、咳痰、呼吸困难、胸痛、疲乏无力、食欲不振等症状。糖尿病并发肺炎的发病机制如下：

（1）糖尿病使机体免疫力降低，呼吸道防御功能受到损害，正常人上呼吸道存在的或外来的病菌易于入侵。

（2）高血糖成为细菌的良好培养基，入侵的病菌易于生长繁殖。

（3）有的可因上呼吸道感染治疗不及时，或治疗不当而发展为肺部炎症。

临床上根据肺炎的病因不同，可分为感染性肺炎和非感染性肺炎两大类。糖尿病患者并发的肺炎主要是感染性肺炎。许多病原微生物都有可能引起肺炎。常见的病原微生物主要有肺炎双球菌、链球菌、金黄色葡萄球菌、克雷伯菌族等。也有的由病毒、立克次体、衣原体、真菌乃至原虫引起。糖尿病并发肺炎通常有以下几种：

（1）肺炎链球菌肺炎：细胞性肺炎中最常见的一种。典型表现为突然起病，寒战高热、胸痛、咳嗽、咳吐铁锈色痰，并有肺实变体征。老年糖尿病患者易发生中毒性休克，称为中毒性肺炎。

（2）化脓性链球菌肺炎：由甲类溶血性链球菌引起的一种细菌性肺炎。发病急骤，有寒战高热、咳嗽、吐脓性痰或血痰，常有胸痛，呼吸困难。

（3）克雷伯杆菌肺炎：由肺炎克雷伯杆菌引起。多见于中、老年男性，特别是慢性阻塞性肺气肿及糖尿病患者。起病与肺炎链球菌性肺炎症状相似，典型者咳吐棕红色黏稠胶冻样痰，少数痰血或咯血。

（4）葡萄球菌肺炎：由葡萄球菌引起的急性化脓性肺炎。葡萄球菌性肺炎的特点是容易引起反复寒战，组织坏死伴脓肿形成和肺囊肿；病情急且有明显衰竭。

（5）绿脓杆菌肺炎：由绿脓杆菌所引起的肺部炎症。多数患者起病急骤，突然寒战、高热、体温波动大。全身中毒症状明显，神志模糊，典型者咳吐翠绿色脓痰，肺功能差者易发生呼吸衰竭。

⊙治疗

糖尿病患者如果并发了肺炎，由于应激会使本来控制较好的血糖出现较大的波动，加重糖尿病病情。而血糖的升高会进一步加重肺炎的病情，导致恶性循环。因此，对糖尿病并发肺炎治疗的要在控制血糖的基础上应用抗生素。

（1）合理控制饮食：肺炎引起的发热会导致机体消耗增加，患者原来的饮食方案也要适当进行调整，患者应多饮水，卧床休息，可适当增加每日需要的总热量，多吃富含蛋白质和维生素的食物如鱼肉、牛奶及水果、新鲜蔬菜等。

（2）严格控制血糖：把血糖控制在适当水平有助于感染的控制，曾经应用口服降糖药物的患者要改用胰岛素治疗，原来应用胰岛素的患者也要根据血糖的波动情况调整胰岛素用量，使空腹血糖和餐后血糖都要控制在理想的范围内。

（3）合理使用抗生素：在致病的病原微生物不能被明确时，应选用强效的广谱抗生素，一旦病原微生物明确，及时应用敏感抗生素。剂量和疗程要足，以便尽快控制感染。

（4）对症、支持疗法：根据患者的症状予以相应治疗，如高热者物理降温，咳嗽者止咳祛痰，不能进饮食者补充水和电解质等。

糖尿病并发肺结核

结核病是一种慢性传染病，在人体抵抗力低下时因感染结核杆菌而发病，其中又以肺结核最为常见。糖尿病是影响结核病流行的重要因素之一，患糖尿病后，糖、脂肪、蛋白质代谢紊乱，维生素A缺乏，易导致结核杆菌感染，引发肺结核。除了代谢紊乱，糖尿病对呼吸道功能的损害也是致使肺结核发病的一大重要原因。高血糖使呼吸道纤毛上皮细胞受损，使其运动能力减慢或消失，导致肺呼吸道的抵抗能力下降。纤毛黏液系统消除病毒、细菌或异物能力减弱，不能及时有效地清除，招致结核菌的感染或易感性增强。

糖尿病并发肺结核者较单纯肺结核者病情严重，肺结核可进一步促使糖尿病患者代谢紊乱，而代谢紊乱又加重了肺结核，二者相互影响，形成恶性循环。因此，对糖尿病并发肺结核者，应及早发现，及早治疗。

那么，如何治疗糖尿病并发肺结核呢？

糖尿病与肺结核两种疾病相互影响，肺结核会加重糖尿病病情，糖尿病更会加重肺结核病情。结核杆菌在糖代谢障碍和酮体条件下，其活力增高，繁殖增速，会使结核病快速发展。如果糖尿病的病情经过治疗得到了良好控制，结核病在治疗过程中就会取得较好的治疗结果。所以，糖尿病和肺结核的治疗要同时并进，方能事半功倍，取得较好的预后结果。

⊙ 西医治疗

（1）严格控制血糖，应积极治疗或控制糖尿病。

（2）饮食与营养治疗：糖尿病常因肺结核病变和毒素的影响，使其逐渐加重难以控制；肺结核又会因糖代谢障碍使其恶性进展；因此要注意饮食控制，但同时也要保持营养需要。

（3）根据结核杆菌菌株的耐药性特点，肺结核的用药宜采用联合用药。糖尿病肺结核早期病灶内供血尚未发生障碍，故早期用药，病变可恢复性较大。故抗结核治疗原则是早期、联合、适量、规律、全程用药。通常联合用药方式有：异烟肼加链霉素；异烟肼加对氨水杨酸。

（4）要坚持连续治疗。肺结核的治疗一般分为开始治疗和延续治疗两个阶段。开始治疗阶段要选用一线药物，药量充足，无间断地联合治疗，使痰菌转阴，临床症状消失。达此标准应在连续治疗半年以上。延续治疗即第二阶段继续联合用药，巩固疗效，减少病变复发或恶化。巩固疗效时间为1~1.5年。患者在治疗期间要坚持治疗规律，不能擅自停药。

⊙ 中医治疗

（1）百合固金汤

药物及剂量：当归9克，桔梗9克，川贝9克，甘草6克，生地黄15克，熟地黄15克，麦冬15克，百合18克，玄参12克，白芍12克。

用法：水煎服，每日1剂，1个月为1疗程。

功效：滋补肺肾、清热化痰，润肺止咳止血。

（2）秦艽鳖甲散

药物及剂量：秦艽15克，鳖甲15克，乌梅10克，地骨皮30克，柴胡10克，青蒿10克，当归10克，知母10克。

用法：每日1剂，水煎两次，分两次服，3个星期为1疗程。

功效：主治糖尿病合并肺结核（中期），有滋服降火之功效。

（3）保真汤

药物及剂量：知母12克，黄芪30克，生地黄10克，熟地黄10克，天冬10克，麦冬10克，陈皮12克，柴胡12克，地骨皮15克，白术12克，茯苓12克。

用法：每日1剂，水煎两次，分两次服，3个星期为1疗程。

功效：主治糖尿病合并肺结核（晚期），有填补精血，温补脾肾之功效。

第十七章
糖尿病并发皮肤疾病

糖尿病对皮肤的影响

在临床治疗中，很多糖尿病患者开始并不知道自己患有糖尿病，而是在医院看皮肤感染时被查出患有糖尿病的。有资料表明，20%以上的糖尿病患者由于患有细菌感染引起的化脓性皮肤病而得以诊断。从这个侧面可以看出，糖尿病患者的皮肤很容易感染，那这又是为什么呢？

糖尿病患者更容易发生皮肤感染的因素很复杂。首先是与他们身体内各组织中长期维持高浓度的葡萄糖有关。糖尿病患者的皮肤组织内含糖量增高，适于细菌繁殖，而且皮肤中含糖量的增加对于皮肤创伤的治愈还会起一定的障碍作用。糖尿病患者每克皮组织中葡萄糖量高于每毫升血液中的糖含量，因此易产生各种各样的皮肤问题。其次，与糖尿病患者体内代谢紊乱，使得白细胞数目下降、趋化性减弱及吞噬与杀灭病原体能力减弱有关。在血糖较高而治疗效果不佳的患者中，抵抗感染的能力明显下降。另有专家认为，糖尿病患者皮肤容易感染的原因还可能与糖尿病引起的代谢紊乱和血管神经病变等减弱了皮肤和白细胞的防卫功能有关。

糖尿病常并发哪些皮肤病

糖尿病性皮肤病包括许多种疾病，大致可以分为3大类：（1）由糖尿病患者体内产生的异常中间代谢产物而引起的皮肤病，如皮肤感染、皮肤瘙痒、皮肤黄瘤等。这些疾病的发生和糖尿病产生的高糖血症以及高脂血症有直接关系，当糖尿病得到控制后这些病变随之缓解。（2）由糖尿病引起微小血管病变，造成皮肤血供减少，伴同血管疾病的真皮结缔组织受损和其他附属器受损而引起的皮肤病，如糖尿病性皮病、红斑与坏死、糖尿病性皮肤大疱、硬化性水肿、糖尿病性神经疾病等。这类疾病的发生过程很缓慢，治疗起来也很困难。（3）伴发于糖尿病但与代谢障碍或退行性病无关的皮肤病，如糖尿病性类脂渐进性坏死、环状肉芽肿、白癜风等。

以下是比较常见的糖尿病并发皮肤病：

（1）皮肤真菌感染：糖尿病并发皮肤真菌感染的发病率高达40%，是糖尿病患者最容易并发的皮肤病，特别是未被控制的糖尿病患者。皮肤真菌感染不容易治愈，常常反复发作。最常见的有褶烂、足癣、口腔炎、甲沟炎、龟头炎等。

（2）化脓性感染：糖尿病并发皮肤化脓性感染的发病率也比较高，约20%。表现为疖、痈、毛囊炎、汗腺炎、糖尿病足等。

（3）病毒感染：糖尿病患者最常并发的病毒感染为带状疱疹，发病期间，患者会出现多种不适症状，神经疼痛最明显，使人寝食难安，一般无特殊疗法，故应及早防治。

（4）皮肤瘙痒症：糖尿病患者可引起广泛皮肤瘙痒，多见于老年患者，部位不定，时间不一。局限性瘙痒多见于外阴及肛门周围，女性多见。

（5）汗症：糖尿病自主神经病变，导致汗腺功能异常，病变发生后容易出现皮肤干燥、弹性下降和瘙痒，有时也表现为汗异常。

（6）糖尿病性坏疽：糖尿病性坏疽又称糖尿病足，为糖尿病严重并发症之一。糖尿病患者因血管病变、动脉硬化、栓塞而形成溃疡及坏死，导致足趾成为坏疽。

（7）糖尿病性皮肤潮红：糖尿病伴发血管病变后，由于皮肤毛细血管扩张、血管张力下降，四肢及面部长期发生的无痛性、水肿性红斑。

（8）紫癜：多发于老年病人，常见于下肢、双足的外侧、内缘及小腿。紫癜大小为1~2毫米，可多达数十个，消退后会形成色素斑。

（9）胡萝卜素沉着症：糖尿病伴高脂血症患者，由于其肝脏使胡萝卜素转化成维生素A的能力不足，导致过剩的胡萝卜素从皮肤中排出，被皮肤角质层吸收，使皮肤呈橘黄色。

（10）糖尿病性黄瘤：在膝、肘、背部或臀部的皮肤上突然出现的成群从米粒到黄豆粒大小的黄色丘疹或小疙瘩。这种黄瘤表面有光泽，一般没有瘙痒等自觉症状，摸起来略比周围的皮肤硬。

糖尿病患者皮肤感染的危害

糖尿病患者皮肤一旦发生感染，虽然现在有较好的控制糖尿病的药物和治疗细菌感染的抗生素，但是，还是不能像正常人那样容易治愈，病程往往会拖延很久。之所以不容易控制，是因为糖尿病患者体内糖和脂肪的代谢紊乱，机体对细菌的吞噬能力降低，抵抗力减退。另外患者体内蛋白质代谢也不正常，导致蛋白质缺乏，机体的自我修复功能下降。

很多糖尿病患者对皮肤感染认识不足，这是十分严重的事情。糖尿病患者因其身体抵抗能力较差，一旦发生皮肤感染，可能会造成严重后果。如当皮肤感染严重时，会加重糖尿病患者体内的糖、脂肪、蛋白质代谢紊乱，促使糖尿病病情加重、恶化，以至更加难以控制。在此基础上，很有可能诱发酸中毒和败血症，以致威胁患者的生命。如果感染发生在足部，不仅会使下肢肌肉疼痛，足部肌肉萎缩，且易发展成经久不愈的溃疡或坏疽而难以收拾，成为令医界棘手的糖尿病足，严重者可能还必须截肢。

由此可见，皮肤感染与糖尿病关系密切，糖尿病易并发皮肤感染，皮肤感染又可加重糖尿病，二者互为因果。因此，糖尿病患者应重视皮肤感染对病情造成的危害，在日常生活中应时刻注意预防。

糖尿病患者在坚持饮食控制、使用合适降糖药的同时，要注意皮肤卫生，特别是足部，不要使用可能撕破表皮的创可贴之类的胶布型药贴。一旦发生皮肤感染时，一定要从速就医，切莫延误。

糖尿病并发皮肤感染的 康复措施

糖尿病患者因代谢紊乱，对外界的抵抗力降低，一旦发生皮肤感染，危害比较严重，会加重糖尿病的病情。因此，对皮肤感染的康复治疗非常重要，主要包括以下几个方面：

（1）加强认识：要加强患者对糖尿病并发皮肤感染的认识。绝大部分患者对糖尿病皮肤感染危害性认识不足，皮肤感染了也认为只不过小事一桩，毫不在乎。因此，必须加强知识宣传，使其认识到糖尿病并发皮肤感染的危害性，督促其在治疗糖尿病的基础上注意皮肤保健。

（2）注意卫生：经常用温水冲洗外阴，勤洗澡、勤换衣，内衣应柔软宽松，以棉织品为好。羽绒、尼龙及毛织品衣服最好不要贴身穿。瘙痒处应避免过度搔抓、摩擦、热水烫等方式止痒，不用碱性强的肥皂洗浴。阴痒病人，应保持局部清洁卫生，切忌搔抓，以免引起感染。不滥用强刺激性的外涂药物。

（3）合理饮食：每天限制总热量，饮食宜清淡，多吃素食。少食虾、蟹、蚌类动物蛋白食品和胡椒、芥末、辣椒等刺激性调味品。瘙痒影响睡眠者，可选用镇静安神的食品，如莲子、百合、枣仁、牡蛎等。

（4）适当运动：根据病人情况，选择合适的运动方式，如散步、跑步、气功、太极拳、各种健身操、球类运动等。运动应在餐后进行，运动量不宜过大，持续时间不宜过长，要持之以恒。

（5）神志调养：不良的情志刺激会成为皮肤瘙痒的诱发或促进因素，而皮肤瘙痒严重时会影响患者睡眠和日常生活，导致自主神经功能紊乱，使病人烦躁不安。如此恶性循环，使病情加剧。因此，平时应尽可能保持情绪稳定，可选择琴、棋、书、画、钓鱼、音乐等方式，调养情志。

糖尿病并发皮肤感染的治疗

⊙ 西医治疗

针对糖尿病并发皮肤感染的患者，应根据

其血糖值进行控制饮食和降血糖等全身治疗，只有在糖尿病得到良好控制之后，继发的皮肤感染才容易被控制且不容易复发。

首先应控制好血糖，采用口服降糖药物，必须时可采用胰岛素治疗，有时还要加抗过敏药物。其次，应根据患者病情选用抗感染药物。如可对患者局部坏死和脓肿予以清除及切开引流，取病灶分泌物做细菌培养及药物敏感试验。然后根据药物敏感程度选用抗生素。治疗糖尿病并发面积广泛的皮肤癣菌病和甲真菌病时，除了外用抗真菌药物之外，还要经常口服抗真菌药物，如依曲康唑、特比萘芬、氟康唑等。

患者需要经常清洗皮肤，保持皮肤的清洁、卫生。创面可用生理盐水、双氧水冲洗后再每日3次用生理盐水、庆大霉素、山莨菪碱、维生素B$_6$、胰岛素进行湿敷。纱布敷料应尽量透气，不能包扎过紧，以促进伤口愈合。对溃疡难愈合者，要注意血管有无堵塞迹象。此外，如遇昆虫叮咬、皮肤瘙痒时切不可搔抓或挤压，以免细菌乘虚而入加重感染。

⊙中医治疗

（1）分两期联合西药内外兼治

感染初期：取野菊花30克，天花粉30克，金银花30克，蒲公英30克，栀子15克，黄连15克，当归15克，白芷15克，连翘30克，赤芍15克，紫花地丁15克，生地黄20克。用水煎服，每日1剂。外部患处清洁后，用正规胰岛素涂疮面，用庆大霉素浸泡敷料湿敷，半个小时后局部干燥暴露，1~2日1次。

溃破期：取白术15克，当归15克，茯苓15克，人参15克，陈皮15克，甘草10克，川芎15克，生地黄20克，白芍20克，连翘20克，石斛25克，黄芪50克，金银花20克。用水煎服。外部用药同上。

（2）养阴泻炎汤

药物及剂量：丹参30克，知母15克，黄连10克，生地黄20克，天花粉10克，红花10克，生大黄10克。在疮疡初期，局部未成脓时，可加金银花10克，菊花10克，赤芍10克，蒲公英10克，紫花地丁10克；局部成脓时，可加党参10克，白术10克，生黄芪10克，白芷10克；疮疡收口期时可配用八珍汤口服。

用法：水煎服，每日1剂。

功效：主治糖尿病并发疮疡。

（3）大黄末

药物及剂量：大黄末。

用法：调和成糊状，用于外部敷治。

功效：主治糖尿病并发下肢溃疡。

（4）清热解毒降糖汤

药物及剂量：苍术15克，玄参35克，生黄芪45克，金银花15克，黄连15克，连翘15克，黄芩15克，山药30克，蒲公英20克，丹参30克，天花粉30克，生地黄30克。

用法：每剂3煎，每日隔4个小时服一次，每日服3次。

功效：主治糖尿病并发疖肿，有清热解毒、益气养阴之功效。

糖尿病并发皮肤瘙痒症的中医防治

皮肤内葡萄糖含量增高，刺激皮肤发痒，或皮肤长期处于慢性脱水状态，出汗较少，皮肤过度干燥都会引起糖尿病并发皮肤瘙痒症。皮肤瘙痒症的患者对外界刺激比较敏感，冷热变化、衣服摩擦、饮酒食辣等都可能会诱发皮肤瘙痒。糖尿病并发皮肤瘙痒属中医"痒风"的范畴。中医认为，全身性皮肤瘙痒多为肝旺血虚所致，外阴、肛门瘙痒多为肝脾亏损，湿热下注，蕴阻肌肤，不得疏泄而作痒。本证多表现为阵发性皮肤瘙痒，昼轻夜重，初期仅限于身体某处瘙痒，抓挠之后扩展至全身。患者经常抓至皮破血流，感觉疼痛才肯罢休。中医对各种类型糖尿病并发皮肤瘙痒的辨证治疗如下：

（1）风寒外袭

其症状表现是：头面部、四肢等暴露部位瘙痒比较明显，遇冷风、冷水刺激症状加重，愈后复发，夜间解衣卧床时症状更加严重；皮肤干燥，恶寒怕风，微发热；舌质淡白，苔薄白，脉浮紧。

中医治疗处方：玉屏风散合麻黄桂枝汤。桂枝、防风、当归、荆芥、柴胡各10克，白术、蒺藜各12克，黄芪15克，炙麻黄9克，生姜2片，大枣5枚。

（2）血虚肝旺

其症状表现是：皮肤干燥，瘙痒无度，发无定处，夜间尤甚，抓痕血痂遍布全身，但皮肤风疹表现不明显；多伴有贫血症状，面色萎黄、心慌心烦、头晕头痛、指甲色淡；舌淡红苔白，脉弦细。

中医治疗处方：当归饮子加减。白芍、当归、川芎、牡丹皮、何首乌、皂角刺、钩藤各10克，蒺藜20克，黄芪15克，蝉蜕9克。

（3）血热风盛

其症状表现是：全身瘙痒剧烈，肌肤灼热，抓破出血，遇热痒剧，得凉则安，夜间瘙痒尤其严重；身热心烦，口燥咽干，烦躁抑郁，睡眠不佳，春夏好发；舌质红，苔黄干，脉数。

中医治疗处方：清热消风饮。牡丹皮、生地黄、栀子、知母、赤芍、黄柏各10克，苦参、荆芥各12克，防风15克，土茯苓25克。

（4）湿热蕴结

其症状表现是：瘙痒好发于肛门周围、阴囊及女阴部位，瘙痒发作时，难以控制，常引起过度瘙痒，皮肤抓破后有黄色水液流出，结痂，遇热痒重；伴有口苦咽干，小便黄，大便干结；舌苔黄腻，脉滑。

中医治疗处方：龙胆泻肝汤加减。龙胆草、黄芩、栀子、生地黄、当归、泽泻各10克，车前子、地肤子、白鲜皮各15克，苦参12克。

治疗糖尿病并发皮肤瘙痒症的中药验方主要有以下3种：

（1）经验方

中药组成：防风、苦参、当归各10克，蒺藜、鲜皮各15克，全蝎、皂角刺各6克，何首乌30克。每日1剂，水煎，分两次服用。此方有祛风利湿、养血润肤之功效，主治糖尿病风湿性皮肤瘙痒。

（2）消风散

中药组成：当归、川芎各12克，防风、荆芥、牛蒡子各10克，蝉蜕、白僵蚕各9克，生地黄15克。每日1剂，水煎，分两次服用。此方有祛风止痒之功效。血瘀者，加桃仁10克，红花12克；风热者，加金银花、连翘各10克；湿盛者，加车前子15克，地肤子25克；血热者，加赤芍10克，紫草12克。

（3）养血润肤饮

中药组成：生地黄、熟地黄、天冬、麦冬、当归、赤芍、白芍、防风、苦参各10克，鸡血藤、蒺藜各15克，黄芪12克。每日1剂，水

煎，分2次服用。此方有养血润肤、疏风止痒之功效，主治糖尿病血虚型皮肤瘙痒。

此外，中医还有一些治疗糖尿病并发瘙痒症的外治方药，主要有以下几种：

（1）苦参方

苦参、黄柏、白鲜皮各30克，地肤子20克，装入纱布袋后煎煮。全身瘙痒者，取汁500毫升，用棉签涂于患处，每日2~3次，每日1剂。也可采用泡澡的方式，但要注意保持药物的浓度和水温，每天泡20分钟左右。

（2）止痒汤

赤芍、白芍、白鲜皮、苦参根各15克，苍术、黄柏、蛇床子、地肤子、花椒、苍耳子各12克，白矾20克，煎煮20分钟后，趁热熏洗阴部，待温后，坐浴，每日2次，每剂熏洗两天。

（3）大枫子油

将600克大枫子油加热过滤，冷却至适当温度，然后将30克硼酸、3克冰片研为细末，混合搅匀，并将细末加入大枫子油中，搅匀即得。此方有祛风除湿、润肤止痒之功效，主治血燥风湿、红肿疙瘩、风湿疥癣、鹅掌风。

（4）楮桃叶

用楮桃叶250毫克煎水外洗，有祛风除湿、润肤止痒之功效，主治糖尿病皮肤瘙痒。

（5）三黄洗剂

大黄、黄柏、黄芩、苦参各等份，研为细末，取10~15克，加入蒸馏水100毫升，医用苯酚1毫升，用棉签擦患处，每日多次。此方有清热止痒，保护收敛之功效，主治各种急性无渗出性皮炎和单纯性皮肤瘙痒。

（6）女阴瘙痒方

苦参、蛇床子、土茯苓、生百部各30克，龙胆草、紫槿皮、花椒、黄柏、苍术各15克，地肤子24克，加水2000~3000毫升，煮沸10~15分钟，去渣取汁热熏，待药温时，坐浴。每日1剂，早晚各洗1次，每次20~30分钟，10天为1个疗程。

糖尿病并发手足癣的中医防治

糖尿病患者的皮肤角质丰富，含糖量高，抗菌能力下降，容易受到感染。糖尿病患者手掌和指间皮肤发生癣菌感染，称为糖尿病手癣。皮肤癣菌感染发生于足跖部或趾间，称为糖尿病足癣。手足癣可以相互传染，多是足癣

传染手癣。手癣在中医上称为"鹅掌风"，足癣称为"脚湿气""臭田螺""脚丫痒烂"等。糖尿病手癣多因感受风毒、湿毒，凝聚皮肤，甚则气血不畅，皮肤失养，或由足癣传染。糖尿病足癣为内蕴湿热，湿热下注，或因久居湿地染毒而致。按照发病原因不同，中医对糖尿病手足癣的治疗有如下几种：

（1）血虚风燥证

其症状表现是：皮肤干燥，少汗，脱屑，甚则干裂、出血；伴有头晕、心悸、面色无华；舌淡苔白，脉弦细。

中医治疗处方：当归饮子加减。当归、荆芥各10克，白芍、生地黄、蒺藜、何首乌、黄芪各15克，甘草3克。

（2）湿热蕴毒证

其症状表现是：手掌皮肤出现增厚、蜕皮、瘙痒、裂痕、流水等表现；舌红苔薄或黄腻，脉滑数。

中医治疗处方：内服经验方加减。苦参、蒺藜、紫花地丁各15克，白鲜皮、蒲公英各20克，黄柏、乌蛇、当归、赤芍、牡丹皮各10克。

除内治外，治疗糖尿病并发手足癣还有一些中药外治验方：

（1）醋泡方

荆芥、防风、红花、地骨皮、白矾各18克，皂角刺、大风子各30克，用1500毫升米醋在盆中泡3~5天备用。每天晚上将患手或患脚泡半小时，每剂药可连泡2周，1剂药为1个疗程，可连续泡2~3个疗程。

（2）手癣泡方

中药组成：白矾、五倍子、地肤子、蛇床子、苦参各30克，大风子、花椒、黄柏各25克。将各药研为细末，用食醋1000毫升浸泡1周备用，每日2次，取药液浸泡患处，每次30分钟，每剂可用7天。

（3）手癣外洗方

蛇床子、苦参、白鲜皮、黄柏、生百部各20克，雄黄、硫黄各10克，当归15克，水煎取汁洗患处，每日1剂，每日1次，每次30分钟。此方适用于各型手癣。

（4）手癣外泡方

中药组成：雄黄、黄连各10克，地肤子、土茯苓、苦参、防风、荆芥各30克，冰片6克。将除冰片外的7味药水煎30分钟，沸腾停止后，加入冰片，去渣，晾温后浸泡患处20分钟，每日4次，每剂用3天，15天为1个疗程。此方适用于各种类型的手癣。

（5）手癣膏方

中药组成：大风子、百部、茜草、蛇床子、海桐皮各15克，牡丹皮、木鳖子（切片）、杏仁、紫草、当归各12克，花椒、甘草各6克，生地黄24克，大黄18克。将各药浸入1000毫升的麻油内2天，然后水煎至药色微黄为止，用细筛滤渣。把蜂蜡450克放入容器内，并将滤下的麻油趁热倒入容器内，搅匀成膏即成。每晚睡前用温水将患处洗净，擦干后，用此膏涂抹患处。此方主要适用于表皮干燥、蜕皮、皲裂或水泡、奇痒的手癣。

（6）足癣方

煅海螵蛸、滑石、制炉甘石各40克，白矾、制没药、制乳香各10克，冰片、轻粉、铅丹各4克，硼砂15克，赤石脂20克，共研为细末，过筛和匀，将患处洗净后擦干，将药粉均匀撒在趾缝间的糜烂痒处，每日2次。此方主治浸渍型足癣。

（7）足癣外用方

将密陀僧30克、龙骨20克、炉甘石50克、轻粉3克研成细末（极细末），然后加入冰片3克和凡士林100克调成膏剂，外涂患处，每日3次。此方主要适用于鳞屑型和增厚型足癣。

（8）足癣外擦方

将苦参、胡黄连、地肤子、地榆各200克切碎，放入1000毫升75%的乙醇，过滤后再加入1000毫升70%的乙醇，外擦患处，每日3次。此方主治水泡型足癣。

（9）足癣外泡方

中药组成：透骨草、土槿皮、蛇床子、徐长卿、黄芩各30克，苦参、土茯苓、白矾各20克。水煎取汁适量，浸泡患处，每日1剂，每日2次，每次30分钟。此方适用于足癣合并感染者。

第十八章
糖尿病性骨病

糖尿病对骨骼的影响

糖尿病是一种有多种并发症的代谢性疾病，糖尿病性骨病也是其中的一种，那么什么是糖尿病性骨病呢？糖尿病性骨病不单单只有一种，它包括多种骨骼疾病。一般我们把糖尿病并发骨质疏松症、强制性骨质增生、软组织钙化、关节周围炎等骨骼病变，统称为糖尿病性骨病。

骨质疏松和强制性骨质增生，多见于老年性糖尿病患者，其中骨质疏松症随着年龄的增长而加重，常表现为腰痛及骨折。骨关节损伤多见于中年久病的糖尿病患者，多发生于男性，据相关数据显示，男性糖尿病患者患骨关节损伤病的占58%，临床症状为足或者踝关节的肿胀及灼热感，一般多不伴疼痛，跖趾骨及跗骨受影响时，不伴有症状，骨X射线的特征多见血管钙化、轻脱口、软组织肿胀。

常见的糖尿病性骨关节病

糖尿病患者因代谢紊乱及其血管、神经并发症导致的骨与关节病变，临床上称为糖尿病性骨关节病。据统计，糖尿病患者出现关节症状者占1%~2%，约2/3的病人在50岁以上。糖尿病易引起骨关节病的原因，主要是糖尿病引起神经病变，导致深浅感觉消失及关节运动反射障碍。由于感觉与痛觉减退或消失，使关节缺乏对创伤的保护作用，当关节负荷加重，关节韧带、关节囊容易受到损伤，关节软骨侵蚀破坏，骨质碎裂，关节脱位，引起骨关节病。此外，骨代谢、血管病变、活性维生素D减少和羟化酶活性降低、磺脲类降糖药导致钙盐丢失都是引起糖尿病性骨关节病的发病原因。

糖尿病骨关节病变包括两大类，一类是糖尿病的并发症，包括夏科氏和骨质溶解；一类是糖尿病的可能并发症，包括脊柱骨质增生、关节周围炎、骨性关节炎、掌腱膜挛缩和关节挛缩等。糖尿病性骨关节病，常见于足部和踝部，伴有关节肿胀和畸形，有时还伴有发红和热感，足弓下陷，导致行走困难。患者活动时关节有摩擦感及摩擦音；还可能出现关节韧带松弛或半脱位，发生无触痛或无痛性骨折，临床上称为夏科关节。有的患者局部皮肤软组织有穿通性溃疡和坏疽，常发生于足底表面。糖尿病性骨关节病的X线表现可为萎缩型（骨质吸收）和增生型（夏科关节），这两种类型可单独出现或并存，以萎缩型多见。

为什么糖尿病患者容易骨折

糖尿病患者高血糖能造成机体组织的损伤，会导致多种急性及慢性并发症，糖尿病性骨质疏松就是其中之一。糖尿病骨质疏松症发生率比较高，骨质疏松程度严重者临床表现为稍遇外力时极易发生骨折，那么，糖尿病患者为什么容易发生骨折呢？

（1）代谢原因：糖尿病病人由于缺少胰岛素，存在高血糖状态。大量含糖尿液排出时，大量钙、磷、镁由尿中丢失。血磷降低会加重胰岛素抵抗，而低血钙、低血镁会刺激甲状腺素分泌，使溶骨作用增强，促使骨骼中的钙质释放，骨量减少，造成骨质疏松，因而容易发生骨折。

（2）血管原因：临床研究发现有70%的糖尿病患者都有糖尿病性微血管病变，小血管的病变会引起骨内血液循环减少，使骨内基质和矿物质减少，影响骨骼的结构功能，容易发生骨质疏松及骨折。

（3）神经原因：糖尿病周围神经病变、周

围神经脱髓鞘等改变，导致患者神经深、浅感觉减退乃至消失，使患者易遭外伤导致骨折。

（4）其他原因：糖尿病患者由于血糖高，尿糖多，会抑制肾小管对钙的吸收，使尿钙排出增加，继而引起降钙素分泌下降，致使骨质减少，轻度损伤亦容易引起骨折。

糖尿病性骨关节病的诊断与治疗

糖尿病性骨关节病的诊断，需要结合关节局部的症状，参考患者的糖尿病病史。有些患者是先出现关节炎的症状，然后才发现有糖尿病。所以如果多年糖尿病伴有相关症状者应考虑糖尿病骨关节病的可能性。如果糖尿病患者骨关节X线片如骨皮质变薄骨小梁变细而疏，数目少呈栅状垂直排列，骨密度减低，骨量减少，透亮区加大；关节软骨破坏，关节间隙变窄或消失；趾骨远端吸收等改变，即可诊断已合并骨关节病。本病容易被误诊为风湿性关节炎、类风湿关节炎、痛风等疾病，应引起重视，注意加以鉴别。

糖尿病引起的骨关节病变，早期是可逆的，只要及时控制糖尿病，破坏的骨与关节有可能恢复原形，因此诊断和治疗应及早。糖尿病性骨关节病的治疗要因人而异，采用针对性综合治疗原则。

⊙ **西医治疗**

首先，应积极治疗或控制糖尿病，积极控制血糖。其次，注意照料自己的四肢，减少肢体的负荷及活动范围，避免创伤和劳损。再次，注意补充营养。糖尿病代谢紊乱可造成各种营养物质缺乏，应适量补充蛋白制剂、多种维生素及微量元素，尤其注意补充活性维生素D、钙剂。维生素D用量一般为每日1000单位，成人钙剂需要量为每日800~1000毫克。

⊙ **中医治疗**

药物及剂量：桑寄生10克，狗脊10克，木瓜15克，川断10克，牛膝10克，秦艽15克。

用法：每日1剂，水煎400毫升，分2次服。

功效：补肾强骨，逐淤通经。主治糖尿病腰腿酸痛。

⊙ **预防**

首先，具有危险因素者要加强检查，接受相关宣传教育；糖尿病患者应该穿合适的鞋袜、鞋垫，在穿鞋前仔细检查以避免异物损伤

脚部；如果足部有胼胝、鸡眼、水泡等，需要谨慎处理；避免烫伤、刺伤、足部感染；注意照料自己的四肢，减少肢体的负荷及活动范围，避免创伤和劳损；糖尿病代谢紊乱可造成各种营养物质缺乏，应适量补充蛋白质、多种维生素及微量元素，尤其应注意补充维生素D、钙剂。另外，经常的室外活动和适当的锻炼能增强糖尿病骨关节病患者体质、保持其骨及关节的灵活性。

糖尿病性骨质疏松

骨质疏松症是指骨组织中单位体积内骨量明显减少，导致骨强度降低和微结构损毁，因而造成骨骼不同程度的病理改变的疾病。常见的有腰背部、髋部的疼痛和身长的缩短，以及驼背等骨骼畸形，严重者在稍遇外力时极易发生骨折。骨质疏松症也是糖尿病的并发症之一，据报道，有1/2~2/3的糖尿病患者伴有骨密度减低，其中有近1/3的患者可诊断为骨质疏松。那么，糖尿病患者为什么容易患骨质疏松呢？

糖尿病性骨质疏松是各种因素的综合作用，不仅与激素和矿物质代谢有关，还与性别、年龄、种族、饮食习惯、营养、体重、居住条件等有关。其中，胰岛素不足或胰岛素抵抗是影响骨和钙、磷代谢的主要因素，它会使患者骨密度明显降低，导致骨质疏松。糖尿病并发骨质疏松的发病机制具体如下：

糖尿病患者高血糖时引起的渗透性利尿作用会将体内大量的钙、磷、镁离子排出体外，血磷降低会加重胰岛素抵抗，而低血钙、低血镁会刺激甲状腺功能亢进，甲状腺素分泌增加，会使溶骨作用增强，促使骨骼中的钙质释放，骨量减少。另外，成骨细胞表面有胰岛素的受体，胰岛素有促进骨细胞内氨基酸蓄积、刺激骨胶原合成和核苷酸形成的作用，当胰岛素缺乏时，会使成骨细胞数目减少，活性降低，从而影响骨的形成和转换。

长期糖尿病控制不良常伴有肝、肾功能损害，肾组织中一种羟化酶的活性会明显降低，使体内的维生素D不能充分活化。因为缺少具有生物活性的维生素D，使肠道内钙的吸收减少，骨的钙化就会受到抑制。此外，糖尿病如合并骨组织的营养血管和分布神经病变时，将会加

重骨的营养障碍。糖尿病还会导致维生素、降钙素等代谢失调，从而影响骨骼新陈代谢，促发骨质疏松症。

在上述因素的共同作用下，致使患者骨吸收增加、骨形成减少与缓慢，骨吸收大于骨的形成过程，从而导致骨矿物质含量减少和骨质疏松，形成糖尿病性骨质疏松。

糖尿病性骨质疏松症的特点

（1）糖尿病性骨质疏松在骨形态学上再现为骨皮质变薄，骨松质小梁变细、疏松、数目减少，骨量减少，骨密度减低，透亮区加大。

（2）糖尿病病人发生骨质疏松症时会出现经常性腰、背部、髋部的疼痛，或出现持续性肌肉钝痛。日常活动不慎易发生骨折，如椎体压缩性骨折、前臂下端骨折、股骨颈骨折等。当发生椎体压缩性骨折时还会出现驼背畸形、身高缩短的现象。

（3）病人因骨折长期卧床，又会带来一系列的并发症，如感染、褥疮，手术治疗的伤口愈合及骨折后愈合均较正常人的缓慢。

（4）糖尿病性骨质疏松的生化指标特点是尿中有五高，即高尿钙、高尿磷、高尿镁、高尿糖与高尿羟脯氨酸（HOP），而血中有三低，即低血磷、低血镁和低血钙（但一般在正常水平）。

诊断与防治

骨质疏松症可引起腰酸背痛、浑身无力、小腿抽筋，容易造成骨折、驼背、身高缩短等。糖尿病患者抵抗力下降，如再因骨质疏松发生股骨颈骨折、腰椎骨折等情况，就会长期卧床不起，进而引起褥疮、感染等并发症，处理不当，患者的健康和生命会受到极大威胁。所以，糖尿病患者必须警惕骨质疏松症，注意有无腰背酸痛等症状，同时进行相关检测，争取早发现，早做处理。

对于骨质疏松症的诊断，有测定尿钙和骨密度仪测定骨密度等方法。目前世界上公认的诊断骨质疏松症的标准，是利用双能X线吸收法检测骨矿密度，即采用两束不同能量的X线同时通过人体，根据组织对X射线吸收的规律测量光束在每种组织内的穿行速度来测定骨矿密度。凡糖尿病患者有骨痛症状、X线检查有骨质疏松变化，或测定骨量减少或骨矿密度下降到一定程度，即能确诊糖尿病患者已经并发骨质疏松。

⊙ 西药治疗

糖尿病性骨质疏松症的治疗，首先要积极控制糖尿病，骨质疏松症处理与一般患者相同，包括补充钙和维生素D，适当的户外活动等。糖尿病患者补钙，一般主张食补为主，药补为辅，食补尤以牛奶为佳。具体操作如下：

（1）积极控制糖尿病发展，如血糖控制满意，尿钙排出就会恢复正常水平，从而延缓骨质疏松症的发生和发展。

（2）应及时补充钙剂及适量维生素D。还要多接受阳光，阳光可促使皮下组织中的7-脱氢胆固醇转化为维生素D，能有效促进钙的吸收和利用。

（3）由于药用性钙片的含钙量不高，服后肠吸收率亦不高，故提倡从饮食中补充，如牛奶中就含有丰富的钙，达到每100毫升中含钙120毫克，且钙的吸收利用率高，可谓补钙的最好来源。其他如豆制品、黑木耳、海带、紫菜中都含有丰富的钙。

此外，可应用降钙素制剂抑制破骨细胞活性，对减少骨痛有较好疗效；或口服二磷酸盐类药物抑制骨吸收，阻止骨质的进一步丢失。还可应用氟化物类药物刺激成骨细胞活性，促进骨形成。

⊙ 中药治疗

药物及剂量：熟地黄15克，何首乌10克，当归10克，白芍10克，地骨皮10克，续断30克，桑寄生10克，牛膝15克，知母10克，黄柏10克，珍珠母30克，生龙骨30克，生牡蛎30克，

用法：水煎服，每日1剂，20天为1个疗程，一般治疗2个疗程。

功效：补肝益肾、强筋健骨。主治糖尿病性骨质疏松症。

此外，糖尿病性骨质疏松还可采用中成药治疗。如伴有四肢困乏、麻木、疼痛、肢冷或水肿，舌淡苔白或白腻等症状，可用右归丸、济生肾气丸、壮腰健肾丸加以治疗；伴五心烦热，眩晕耳鸣，舌红少苔者，可采用左归丸、六味地黄丸、大补阴丸加以治疗；伴倦怠乏力，面色萎黄、苍白者，可用归脾丸、人参养

荣丸治疗。

糖尿病性代谢性骨病的中医治疗

糖尿病性代谢性骨病是糖尿病的一种慢性并发症，与中医"骨痿""骨枯""骨极""腰腿痛"等证相似。中医认为，肾主骨，《医经精义》中记载："肾藏精，精生髓，髓生骨，故骨者肾之所合也。髓者肾精所生，精足则髓充，髓充者则骨强"，所以骨痿之本在于肾。而《黄帝内经》早已提出"骨痿者补肾以治之"。那么，中医对糖尿病性代谢骨病的辨证分治是怎样的？

（1）肾虚血瘀

其症状表现是：腰膝酸痛，有的甚至佝偻，骨折，眩晕耳鸣，失眠健忘，倦怠，面色暗黑，牙齿干枯；阴虚严重者，烦躁多汗，五心烦热，大便干结，脉细数，舌紫暗，少苔或光剥无苔；阳虚严重者，怕冷，小便清长，大便或溏薄或五更泻，舌可见淤斑、淤点，脉沉细无力。

中医治疗处方：虎钳合身痛逐淤汤加减。

阴虚严重者：狗骨（代虎骨）、生地黄、熟地黄、葛根、丹参、鸡血藤各30克，知母、白芍、茯苓各15克，陈皮、黄柏、龟甲、苍术、桃仁、红花、川芎、地龙、牛膝各10克，制乳香、制没药各6克。

阳虚严重者：狗骨（代虎骨）、葛根、丹参、鸡血藤各30克，淫羊藿、骨碎补、茯苓各15克，锁阳、陈皮、干姜、桃仁、苍术、红花、川芎、牛膝各10克，制乳香、制没药各6克。

（2）湿热阻络

其症状表现是：筋骨痿软甚至肌肉萎缩，身体困重，或麻木、微肿，多见于下肢；足胫热气上腾，胸痞脘闷，倦怠嗜卧，小便短赤涩痛；苔黄腻，脉细数。

中医治疗处方：加味二妙散化裁（在药剂中加入某药或减少某药）。黄柏、当归、牛膝、木瓜、防己、萆薢、泽泻各10克，薏苡仁30克，苍术15克，龟甲12克。

（3）脾胃气虚

其症状表现是：骨痛，入夜更甚，筋骨痿软甚至肌肉萎缩，驼背；少食，腹胀，肢体倦怠，或有大便溏泻；面色无华，气短，神疲乏力；苔白，脉细弱。

中医治疗处方：参苓白术散加减。山药、黄芪、薏苡仁、丹参、葛根、鸡血藤各30克，白扁豆、党参、苍术各15克，茯苓、白术、桃仁、川芎、牛膝各10克，甘草、砂仁各3克，桔梗6克，当归12克。

（4）血瘀阻络

其症状表现是：痛处如刺，痛有定处，不敢按压，日轻夜重；面如古铜色，或唇甲青紫，或皮下淤斑，或皮肤出现红色脉络；舌质紫暗或见紫斑，脉细涩。

中医治疗处方：身痛逐淤汤加减。当归、香附、牛膝各12克，川芎、桃仁、红花、土鳖虫、地龙、狗脊各10克，杜仲、续断各15克，五灵脂5克，没药3克。

治疗糖尿病性代谢性骨病的中药验方主要有以下几种：

（1）金刚丸

萆薢、杜仲、苁蓉（酒泡）、菟丝子（酒泡）各等份，研为细末，加酒，煮猪腰子，制为丸，每服50~70丸，空腹用温酒或淡盐汤送服。此方主治肝肾不足引起的筋骨痿软、四肢无力、步履艰难。此方有补虚扶正之功效，属纯实无虚或阴虚火旺者忌服。此外，服药期间的食物要以清淡为主，忌食生冷。

（2）牛膝丸（出自《杨氏家藏方》）

牛膝（酒泡一晚，焙干）、肉苁蓉（酒泡一晚，焙干）、羌活、川芎、炮附子、当归、赤木香、麻黄、五加皮、没药、乳香、杜仲、萆薢、大腹皮、续断、薏苡仁（炒）、木瓜各等份，研为细末，制成梧桐子般大小，每次服药30丸，空腹时用温酒送下。此方主治诸风湿痹、四肢拒挛、脚膝疼痛。

（3）牛膝丸（出自《太平圣惠方》）

中药组成：牛膝60克，虎胫骨、羌活、杜仲、鹿茸、熟干地黄、肉苁蓉、槟榔、炮附子各30克，薏苡仁、肉桂、石斛、防风、酸枣仁、天麻、补骨脂、淫羊藿、全蝎、木香各22.5克，当归、巴戟天、川芎各22克，海桐皮27.5克。将各药研为细末，炼蜜为丸，如梧桐子般大，每次空腹用温酒送服30丸。此方主治筋骨疼痛、行立艰难。

（4）虎潜丸

中药组成：黄柏（酒炒）240克，龟甲（酒炙）120克，知母（酒炒）、熟地黄、陈皮、白芍各60克，锁阳45克，狗骨（代虎骨，炙）30克，干姜15克。将各药研为细末，炼蜜为丸，每丸9克，每次1丸，淡盐水或温开水送服，每日2次。此方主治肝肾不足，阴虚内热之痿证。

（5）滋阴补髓汤

生地黄15克，龟甲25克，枸杞子9克，党参12克，黄柏、知母、白术各3克，当归、续断、牛膝各6克，虎胫骨、狗脊各4.5克，猪脊髓1条，同煎服。此方主治骨痿。

（6）骨痿灵

中药组成：熟地黄、龟甲、赤芍、茯苓、黄芪各15克，山茱萸、当归、杜仲、川芎、地龙、香附、泽泻、柴胡各10克，鹿茸、虎骨（代）、肉桂各6克，牛膝20克。将鹿茸、虎骨（代）研为细末，龟甲重煎后同其他药物一起煎熬，汤汁剩500毫升左右，冲服细末。此方可帮助肝肾脾功能的恢复，促进钙磷代谢，阻止或减缓筋骨的退行性变，主治肝肾亏虚型骨质疏松。

（7）地黄饮

熟地黄12克，巴戟天、石斛、肉苁蓉、山茱萸各9克，炮附子、麦冬、肉桂、五味子、茯苓、石菖蒲、远志各6克，生姜5片，大枣1枚，薄荷5~7片。水煎服，每日1剂。此方主治舌体强硬不能言语，禁锢软弱不能行走，病人口干但不思饮，脉象沉、细、弱。不能行走，但能说话者，要除去石菖蒲、远志；阴虚而痰热盛者，除去肉桂、附子，加天竺黄10克、川贝母10克、胆南星6克；不能行走，且骨节虚热者，加地骨皮12克，桑枝30克；兼有气虚者，加党参、黄芪各18克。

第五部分

糖尿病的自然疗法

第一章
自然医学和糖尿病

自然医学对糖尿病的看法

糖尿病是一种由于胰岛素分泌和作用缺陷所导致的碳水化合物、脂肪、蛋白质等代谢紊乱，以慢性血葡萄糖水平增高为特征的代谢性疾病。由于体内胰岛素分泌和作用缺陷，导致胰岛素分泌不足及机体摄取和利用糖有障碍，临床表现为血液中糖含量升高，以及糖出现在尿中（即所谓的糖尿），从而导致糖尿病的形成。

那么，是什么导致了胰岛素分泌和作用缺陷？西医认为导致胰岛β细胞功能缺陷的是由于葡萄糖转运蛋白数量或活性低下，降低了肝脏葡萄糖的摄取，致使肝糖输出增加，胰岛β细胞分泌胰岛素功能下降；此外，葡萄糖激酶活性低下，也使胰岛素释放需要高于正常的血糖水平。自然医学认为这是由于日常生活中蛋白质的缺乏或者是蛋白质没有被身体合理利用，从而造成葡萄糖转运蛋白数量活性低下；而长期缺乏生食的摄入，导致酵素缺乏，使胰岛素释放需要高于正常的血糖水平，时间长了，胰岛过度工作，引起功能缺失。

还有，西医认为胰岛不能正常工作是因为胰岛素分子结构异常，其活性低下，致使胰岛素加工出现障碍。在自然医学看来，胰岛素的主要成分也是由蛋白质构成，蛋白的缺失，造成材料不够，才是胰岛素分泌不足的重要因素。矿物质锌参与胰岛素的合成和降解，铬可以帮助胰岛素发挥更好的作用。目前，土壤的污染让这些重要的矿物质在食物中的含量都大幅度减少，以及人们所吃的食物复杂多元，长期的高碳水化合物的摄入，常常超过所分泌胰岛素的负担，造成胰腺的损伤，很容易导致糖尿病的发生。

由此我们可以看出：酵素缺乏、高碳水化合物长期摄入、蛋白的缺乏、矿物质的缺乏等都是导致糖尿病的原因。自然医学不同于西医，自然疗法采用的是以外科手术以外的无创伤、无痛苦、自然、无不良反应的方式来对糖尿病进行治疗，例如饮食、营养补充、药茶、运动和拔罐等，其中饮食习惯与生活习惯的改善是自然疗法的主要治疗方向。自然疗法的七大基本思想基础是：（1）无毒、无害、无不良反应，自然疗法采用的药物以自然无毒为原则；（2）人类生来就具有自愈能力，自然疗法只起一个催化与加速的作用；（3）确认并治疗病因，自然疗法除了去除疾病，还要找出病变根源并彻底解决；（4）治疗整个人体，除了人身，还有人的情绪、心理等其他因素；（5）医生与病人互助良好，医生要能教育、强化且激励病人；（6）预防重于治疗；（7）促进身心全面健康。

自然疗法对糖尿病的检验

自然疗法对糖尿病的检验最好的方法是"预防性"血液检验。具体操作方法为：饭后6小时，从人体取一滴血，然后仔细进行观察与检验，如果发现有如钻石般的糖结晶存在，我们便可推测此人血糖代谢已经出现不良现象，可能已经患上糖尿病。

"预防性"血液检验方法的基本原理是：正常人在日常饮食饭后6个小时，血液中的葡萄糖大部分都会转变成肝糖原贮存起来。而糖尿病患者或在其患病以前，身体血液内的糖代谢便会出现异常现象，对葡萄糖的吸收与利用不佳。因此，在饭后六个小时后进行血糖检测，便可简单快速地检验出是否已经患上糖尿病。

值得注意的是，很多已经出现糖代谢异常

的患者，在对其进行抽血检验时，其血糖可能仍在正常范围内，或是超过正常范围一点点，对这种情况要特别加以区分开来。

自然医学在糖尿病上的治疗方向

自然医学在糖尿病的治疗方向上主要体现在5个方面：饮食疗法、营养补充品疗法、草药补充品疗法、同类疗法和运动疗法。

⊙ 饮食疗法

饮食疗法被当今医学界誉为治疗糖尿病的"四驾马车"（教育、饮食、运动和药物）之一，是对所有糖尿病患者的基础自然疗法。不论哪一种类型的糖尿病，病情是轻还是重，有无并发症，在药物治疗或应用胰岛素治疗的同时，都应该长期坚持饮食治疗。饮食疗法包括：血糖指标饮食法、高纤维高多醣类饮食法和改良式高纤维饮食法3种。血糖指标饮食法是在1981年由大卫·杰金斯博士提出来的，简单地说就是多吃血糖指标低的碳水化合物的饮食方法；高纤维高多醣类饮食法是由詹姆士·安德森医生提出来的，简单地说是应多吃五谷杂粮、豆类、粗纤维蔬菜的饮食方法；改良式高纤维饮食法简单地说就是限制精制糖，大量摄取植物和蔬菜水果的饮食方法。

⊙ 营养补充品疗法

人体中一些营养物质的缺乏有可能导致糖尿病病情加重，因此，对糖尿病患者加强包括维生素、矿物质及其他营养素的补充，对其病情的缓解有一定的帮助。

·铬元素：能活化胰岛素对血糖代谢功能，补助血液中葡萄糖被肌肉细胞所吸收利用。如果人类食物中缺乏铬，会使胰岛素无法活化，糖类无法顺利代谢，导致胆固醇和血糖值升高，引发糖尿病发生。

·维生素C：糖尿病人在缺乏胰岛素的情况下，细胞内维生素C也缺乏，容易出现伤口愈合困难、视网膜出血、胆固醇升高、免疫力下降等并发症。

·维生素B_3：可以预防胰岛β细胞的破坏，促进β细胞分泌胰岛素，甚至可以降低人体对胰岛素的需求。

·钒：是一种在人体内作用类似胰岛素的微量矿物质，葡萄、芹菜、蘑菇和黑胡椒中含量较多。它参与人体葡萄糖代谢，也是胰脏分泌胰岛素的辅助因子，能够有效降低血液中的血糖值。

·必需脂肪酸：对预防心血管硬化病变和2型糖尿病、促进胰岛素分泌有显著作用。

·生物素：可以增加人体对胰岛素的敏感度，促进肝脏利用血液中的葡萄糖，有助于降低空腹血糖，稳定血糖值。

⊙ 中草药补充品疗法

草药学是一门最古老的自然疗法，草药学领域又分3大类：中国草药、印度草药和西方草药。中草药以阴阳五行的医学理论为根据，认为每种草药都具有调整阴阳五行平衡的作用，可以达到治病与健康的作用。

过去，中医一直研究如何透过人体内与自然界中的阴阳来达到平衡。

阳指光与热，阴指冷与暗。阳气过旺的人可能会体重过重、脾气急躁，有高血压。因而，需要吃一些香蕉、小黄瓜、大豆、西瓜等类食物。一个人性情安静，无精打采且容易疲倦，可能是阴气过多。这样的人需要食用一些大蒜、羊肉、胡椒和啤酒等。

阴性食物有冷却降温的功效，阳性食物有温暖加热的效果。而黑豆、甘蓝类、柠檬、米饭等都属于中性食物。要维持身体的健康，必须保持食物的平衡，使阳性、阴性和中性的食物达到平衡。

中草药也同食物一样有阴阳之别，由于其疗效很强，需在医生的指导下使用。如，苦瓜是能同时使血糖值与血压值稳定的最适合食物。苦瓜中降糖的主要成分是苦瓜素，其降糖作用比一般降糖药都好，苦瓜富含多胜肽和多胜肽-P，与胰岛素成分极其相似，对1型糖尿病有很大帮助。此外，苦瓜还富含能改善糖代谢的维生素B_1，即能抑制糖类吸收的膳食纤维。

⊙ 同类疗法

同类疗法是由德国医生山姆·哈尼曼在18世纪所创。它是使用各种动植物的萃取物，加上稀释物质来治疗疾病，以诱发相似症状来控制相似症状，刺激人体内自然的自愈能力的一种治疗方法。这种自然疗法是通过提供能量性药物刺激人体天然自我康复的力量，帮助病人重获健康的。

同类疗法在古希腊时代已被广泛认知。希腊医学始祖希波克拉底首次提出用两类以不同途径治疗病人的方法：用"类似定律"及"相反定律"治疗，也就是用药物对抗病症（相反定律），或者用有能力产生与病人相同症状的药物（类似定律）。

同类疗法理论建立在类似定律的基础上，认为症状是显示身体对抗疾病并尝试征服疾病的反应，所以要刺激症状出现而不是压抑它。

同类疗法也可解释为一种"类似"的疗法。也就是用以治疗某种疾病的同类疗法物质后，产生的症状与患上相同疾病的病者相似，一般称为药效验证；而当病患者发病出现特别症状时，选择药效验证产生与病患者相同症状的药物来作治疗。

比如该药物的药效证明若产生头痛、关节痛、失眠，该药物便有治疗头痛、关节痛、失眠等效果；早上起床时关节痛及紧，经热浴后痛楚减低及活动舒畅等被称为药物的特有症状。用从动物胰脏取出天然胰岛素经过同类疗法的制药技术，并加以稀释成液体，透过舌下吸收途径快速进入人体血液中的降糖思路和方法，就是受到同类疗法的启发。现在通过注射胰岛素来降糖控糖就是它进一步发展的结果。

⊙ 运动疗法

运动疗法是指利用器械、徒手或患者自身力量，通过某些运动方式使患者获得全身或局部运动功能、感觉功能恢复的训练方法。

规律的运动可改善消化与排泄、增强耐力与体能，燃烧脂肪，保持良好的身材，还有降低血液中胆固醇浓度、减少压力与焦虑的作用。运动的形式多样，可以每天走路，可以骑自行车，也可以整理花草。娱乐性运动主要是为了放松，治疗性运动可预防某些身体疾病。

运动疗法是糖尿病治疗中的一项重要措施，适度而有规律的运动有利于糖尿病患者病情的控制，并能改善患者全身状态，预防慢性并发症的发生和发展。

第二章
糖尿病的营养素疗法

营养素与糖尿病

什么是营养和营养素

在日常生活中我们随处可见"营养"这一词，那么，它确切的含义你是否清楚呢？下面就让我们来了解一下什么叫"营养"。

在古代，"营养"又被称作"荣养"，是"谋求养生"的意思。到了现代，"营养"一词的概念得到不断的发展和完善，指的是机体摄取、消化、吸收和利用食物中的养分，来促进机体生长发育、益智健体、防衰防病、益寿延年的整个过程。由此可见，营养的作用极为广泛，与人们的健康紧密相关。

营养素是维持正常生命活动所必需摄入生物体的食物成分，人们正是通过食物中的这

7大营养素的功能及来源		
营养素	生理功能	食物来源
蛋白质	人体一切组织与细胞的物质基础，人体的生长发育、组织的更新以及损伤后组织的修复都需要蛋白质，它能调节生理功能，也可参与供能，同时可影响大脑皮层的兴奋的抑制过程，影响神经系统	肉类（畜、禽、鱼）、蛋类、乳类、干豆类、坚果类（花生、核桃、莲子、葵花子）、谷类、薯类等
脂肪	维持细胞正常工作不可缺少的重要成分，给人体提供能量，供给必需脂肪酸，促进某些维生素的吸收，维持体温和保护脏器	禽肉、畜肉、牛油、猪油、乳脂、蛋类及其制品，花生油、豆油、菜油、葵花子油等植物油及硬果类食品等
糖类	构成细胞的重要成分，储存与供给机体能量，促进机体对氢的储留，增加体内肝糖原的储存，增强肝脏功能以增强机体抵抗外来有毒物质的能力，具有协同作用和增强肠道功能的生理功能	蔗糖、糖果、糕点、甜味水果、含糖饮料、蜂蜜等
矿物质	构成人体组织的重要成分，可维持机体的酸碱平衡和渗透压，调节组织的正常兴奋性，构成酶的成分或激活酶的活性，参与物质代谢	奶与奶制品、小虾米、海带、黄豆及豆制品，紫菜、花生等干果类、粗粮等
维生素	维生素A对视觉、生长发育、抑癌、维持机体正常免疫有重要作用；维生素D对维持血钙、骨骼等有积极作用；维生素C促进胶原蛋白的合成、提高应激能力等；维生素E保护生物膜、抗衰老等；维生素B调节神经活动	动物肝脏、蛋黄、奶油、棉子油、玉米、花生油等
膳食纤维	增强饱腹感、降低胆固醇、预防糖尿病、改变肠道菌群、促进排便等	谷、薯、豆类、蔬菜及水果
水	对人体正常物质代谢有重要作用	饮料、固体食物中的水分和代谢水

些营养素来达到营养的目的的。人体所需的营养素多达40种。这40种营养素包括：1种必需的脂肪酸、15种维生素、14种矿物质和10种氨基酸。其中蛋白质、脂类和碳水化合物不仅是构成机体的成分，还可以提供能量。钙、磷、钠、钾、镁、氯、硫等必需常量元素和铁、碘、锌、硒、铜、铬、钼、钴等微量元素都是人体必需的矿物质。维生素A、维生素D、维生素E、维生素K等脂溶性维生素，维生素B_1、维生素B_2、维生素B_6、维生素B_{12}、维生素C、泛酸、叶酸、烟酸、胆碱和生物素等水溶性维生素，膳食纤维及其他植物化学物等膳食成分对维持健康也是必要的。

这些营养素可形成10000种不同的复合物质，我们已知其中约有300种是受矿物质的刺激而产生的。由此可见，这40种营养素相辅相成，缺一不可，其中任何一种营养素的缺乏都可能影响到数百种复合物质的合成，甚至给身体健康造成危害。

这40种营养素可分为7大类：蛋白质、脂类、糖类、矿物质、维生素、膳食纤维、水。这7大类营养素相辅相成，构成一个合理而科学的体系，共同完成调节人体生命和生理活动的神圣使命。营养素具有3大基本功能：一是提供生活、劳动和组织细胞所需的能量，二是构建机体和修复组织，三是调节机体的生理功能。其中，蛋白质、脂类中的脂肪和碳水化合物在代谢过程中可以产生热量，因而又统称为"三大产热营养素"。这7种营养素既有各自特殊的作用，完成各自承担的任务，又构成一个合理而科学的体系，在营养的全过程中协调合作，共同完成调节人体生命和生理活动的神圣使命。

糖尿病，中医称之为消渴，是消瘦烦渴之意。它主要是体内胰岛素分泌不足或者对胰岛素的需求增多，引起血糖升高、尿糖出现，发生糖类、脂肪、蛋白质代谢紊乱而影响正常生理活动的一种疾病。糖尿病的治疗需要药物治疗、营养治疗和运动治疗的综合作用。在糖尿病的综合治疗中，营养治疗是一项最基本的措施，只有将饮食中所含有的碳水化合物（糖类）、脂肪、蛋白质三大热源营养素及其他营养素调配合理，才能更好地控制血糖，使药物治疗发挥其应有的作用。

三大营养素与糖尿病

食物是人体能量的来源，也是摄入营养所必需的，但并非越多越好，或偏好某些食物都是不行的。在糖尿病的合理膳食结构中，来自碳水化合物（糖类）食物的热能占55%~60%，脂肪提供的热能只占30%以下，而蛋白质提供的热能比例不应该超过20%。如果供给能量（食物）多了，人体就会将多余的食物转化成糖、蛋白质、脂肪贮存起来，这个过程是得靠胰岛素来完成的，这样就会加重胰岛细胞的负担，损害胰岛功能，久之使其功能失代偿，进一步造成分泌缺陷，从而加重糖尿病的发展。

食物中的碳水化合物进入人体后经过消化分解成单糖，而后进入血液循环，进而影响血糖水平。由于食物进入胃肠道后消化速度不同，吸收程度不一致，葡萄糖进入血液的速度有快有慢，数量有多有少，即使含等量碳水化合物的食物，对人体血糖水平影响也不同。因此，为了避免血糖骤然升高，糖尿病患者应该强调少食多餐。如果一次进食量过多，势必刺激大量胰岛素分泌，会使血糖吸收增加，利用率增大。合成脂肪也会相应增多，而脂肪摄入与吸收过多会引起高血脂、肥胖等并发症。蛋白质虽然是人体必需的，但其在体内代谢产物均为有毒性的尿素氮、肌酐等非蛋白氮类废物，必须经肾脏排出。所以，如果有糖尿病并发肾病的患者，进食过量蛋白质会加重肾脏负担，甚至导致尿素氮、肌酐排不出去而在血中堆积增多，有可能引起尿毒症。

专家提出，可用食物血糖生成指数（GI）来衡量某种食物或膳食组成对血糖浓度影响的程度。

食物血糖生成指数（GI）是指含50克碳水化合物的食物2小时内体内血糖反应水平与50克葡萄糖2小时内体内血糖反应水平的百分比值。食物血糖生成指数反映了食物与葡萄糖相比升高血糖的速度和能力。通常把葡萄糖的血糖生成指数定为100。一般认为，食物血糖生成指数大于70的为高GI食物，小于55的为低GI食物，在55~70之间的为中GI食物。

高GI的食物，进入胃肠道后容易消化，葡萄糖释放快，吸收迅速，葡萄糖进入血液后峰值高，也就是血糖升得高，容易形成餐后高血糖。

低GI食物，在胃肠道停留时间长，葡萄糖释放慢，吸收亦慢，葡萄糖进入血液后的峰值低，下降速度也慢，也就是血糖升得不高。

用食物血糖生成指数挑选食物，安排膳食，对于调节和控制人体血糖大有好处。糖尿病病人要尽量选择GI值低的食物，以避免餐后高血糖。一般来说将每天食物的一半量用低血糖生成指数的食物，就能够较好地控制血糖。

维生素对糖尿病的影响

糖尿病患者常伴有多种维生素和矿物质的缺乏。1型糖尿病患者常存在维生素A、维生素B_1、维生素B_2、维生素B_6、维生素C、维生素D、维生素E等的缺乏；在2型糖尿病患者中，以B族维生素、β-胡萝卜素及维生素C、维生素D、维生素E缺乏较为常见。

由此可见，食物中的维生素，与糖尿病的发生与发展密切关联。比如维生素E可清除自由基，增强谷胱甘肽过氧化物酶等抗氧化酶类活性的作用，改善机体对胰岛素的敏感性。还可以减少血管内皮损伤，改善机体血液的高凝状态，有利于控制糖尿病。如果维生素E长期缺乏，血浆水平低下，也会引起糖代谢紊乱，并且可使糖尿病心血管病增加。维生素A具有抗氧化作用，可对淋巴细胞的激活、增殖、分化及凋亡产生重要影响，如果维生素A缺乏就有可能引起自身免疫异常，促使胰岛细胞凋亡，加重糖尿病病情，特别是对1型糖尿病的影响极大。维生素D可抑制胰岛细胞的自身免疫反应，能够减轻胰岛素抵抗。如果维生素D缺乏可致胰岛素分泌减少，成为糖尿病的诱发因素之一。

B族维生素与辅酶功能密切相关，缺乏时可引起糖代谢紊乱加重，加重糖尿病病情。如人体需要一种称为色氨酸的氨基酸，它是从完整的蛋白质产生的。如果得不到充足的维生素B_6，色氨酸就不能获得正常的使用，而变成一种称为黄尿酸的物质。如果得不到充分的维生素B_6，血液里的黄尿酸就非常高，导致胰腺受到伤害。维生素B_6不足的饮食吃得越久，胰腺组织被破坏的程度越深，导致糖尿病的发生。

反过来，糖尿病的加重又会引起人体内维生素失衡。如糖尿病合并胃肠道功能障碍可导致维生素的吸收量减少；高血糖状态所致的高渗性利尿可导致水溶性维生素的排出增高。

因此，糖尿病患者应在饮食调理中特别重视维生素的补充，多吃五谷杂粮，多吃新鲜蔬菜和水果，以避免因维生素缺乏而对糖尿病病情控制不利。同时，患者要防止过度控制饮食，以保证维生素的供应。若伴有胃肠道疾病应及时治疗，以免影响维生素的吸收。此外，控制血糖达标也是保证维生素不因高血糖引起的高渗性利尿而大量丢失的前提条件。

食物纤维对糖尿病的影响

食物纤维是指植物性食品中既不能被肠道消化吸收、又不能产生热量的多糖物质。可分为可溶性食物纤维和不溶性食物纤维两类，可溶性食物纤维包括水果中的果胶、海藻、豆类中的豆胶以及魔芋中提取的葡甘聚糖等；不溶性食物纤维包括纤维素、木质素等，主要存在于谷物的表皮、水果的皮核和蔬菜的茎叶当中。

食物经消化后，营养成分陆续被肠道吸收供身体利用，然而纤维是无法消化吸收的。它吸收了水分，并吸附其他残渣及废物（当然也包含了许许多多的有害物质），形成了软硬适中的堆体，进而刺激大肠的蠕动，将废物排出体外。医学研究发现，纤维在肠道中能起到高渗透压作用，稀释胃内容物中食品添加剂及有害化学物质的浓度，减少亚硝胺等致癌物质的结合与吸收，从而有利于这些有害物质排出体外。此外，纤维素中的木质素还可以提高吞噬细胞和巨噬细胞的活力，提高免疫功能，减少因血糖升高而发生及感染癌的机会。

也有研究指出，纤维在胃肠道内吸水膨胀而体积增大，可延缓食糜中葡萄糖的吸收，减轻对胰岛素分泌的刺激，减轻β细胞负担，从而维持血糖尤其是餐后血糖的低水平，对糖尿病及胆固醇的控制很有帮助。纤维能形成凝胶体，减少胆固醇的吸收，从而延缓糖尿病所引发的后遗症与胆固醇过高所造成的血管硬化。此外，纤维也有助于肠道有益细菌的孳生，抑制有害菌生长，达到整肠的功效。

食物纤维主要存于谷、薯、豆类及蔬菜、水果等植物性食品中。下列食物中含纤维量较多，可作为糖尿病人经常选吃的食品，如绿豆、海带、荞麦面、玉米面、燕麦面、高粱米、菠菜、芹菜、韭菜、豆芽等。糖尿病患者每天应该摄入多少食物纤维呢？美国糖尿病医学会建议糖尿病患者每天摄取的食物纤维总量应达40克，欧洲糖尿病研究会认为每天每1000卡热量膳食中应该包括水溶性纤维25克，我国对此尚无相关的规定。但有一点可以明确的是，糖尿病患者每天应该比正常成年人摄入更多的食物纤维。

此外，必须注意的是，虽然食物纤维对糖尿病人有好处，但是也不宜摄入过量，过量摄入会带来一些不良反应，如腹泻、腹胀等，同时还会影响维生素和微量元素的吸引。因此，要注意循序渐进地补充食物纤维，同时注意多饮水，这样才能对糖尿病及其并发症起到更好的防治效果。

矿物质对糖尿病的影响

矿物质能影响胰腺的分泌功能，缺乏一些必需的矿物质可能导致糖尿病的发生；而糖尿病患者由于体内代谢障碍，会造成多种矿物质的异常。影响胰岛素活性和糖脂代谢的矿物质主要有：铬、锌、铁、硒、钒、硼、锗、锂、铜、锰、镍、钨、钼和某些稀土元素，这些矿物质在糖尿病发病、并发症的发生和病程演化过程中起着重要作用。

医学研究表明，糖尿病患者铬、锌、硒、镁、铁水平有所降低，有并发症时更低；硒、铬、锌水平均显著低于无并发症者，铬及锌状态的受损被认为是糖尿病发病的损伤因素；镁摄入量与2型糖尿病的发病率及空腹胰岛素水平呈明显负相关；锰缺乏可导致糖耐量减退及类似糖尿病表现；钒缺乏对心血管的不利影响与糖尿病大血管并发症的发生有一定关系；铜含量及铜/锌比值增高。

（1）铬：人体内的铬几乎全部都是3价铬，它与烟酸、甘氨酸、半胱氨酸形成葡萄糖耐量因子，在人体内发挥生物活性作用。而葡萄糖耐量因子对糖代谢、脂代谢具有重要作用，可以增强胰岛素与其特殊受体的结合，使胰岛素充分发挥作用。铬缺乏会使胰岛素的生物活性降低，甚至不起反应，继而导致糖耐量异常，引发糖尿病。试验表明，糖尿病人补铬能改善糖耐量异常，降低胰岛素抵抗，减少降糖药或胰岛素需要量，在糖和脂质代谢中能增强胰岛素作用。

（2）镁：镁是多种酶的基本组分，可调节细胞膜葡萄糖的运输，在葡萄糖氧化反应的各种酶通道中起辅因子的作用。人体内镁含量的减少会造成机体胰岛素敏感性下降，低镁饮食会造成胰岛素抵抗，而补镁可提高β细胞反应能力。

（3）硒：硒是人体必需的一种微量元素，主要在小肠吸收。硒具有类胰岛素样作用，能降低血糖，抗动脉粥样硬化。同时，硒还能刺激葡萄糖转运，对糖尿病及其慢性合并症有重要的预防及治疗作用。

（4）钒：钒具有很强的胰岛素样降血糖作用，是一种具有良好开发前景的降血糖药物。它能降低空腹血糖，增加胰岛素敏感性，降血脂。

（5）锌：锌是体内多种酶（包括三大物质代谢酶和胰岛素）的组成成分，能影响胰岛素合成、贮存、分泌及胰岛素结构完整性，减少并发视网膜和周围神经病变。

（6）铁：能减少自由基，减少糖尿病及并发血管病变。

（7）锂：能阻断钙离子透过β细胞膜，使其不受类鸦片肽的影响，激活胰岛α2-肾上腺素受体，从而增强胰岛素敏感性，使肌糖原合成正常化。

（8）铜：能降血糖，缺乏可以使胰岛细胞内超氧化物歧化酶活性下降更易受自由基损伤。

关于营养缺乏病

营养缺乏病指由于营养素不足而引起的各种疾病，如蛋白质能量营养不良。营养缺乏与营养不良是两个概念，营养不良包括营养缺乏和营养过多。

营养缺乏病主要是蛋白质能量的缺乏，大多是继发性的。调查发现，营养缺乏的问题不论是在农村还是在城市都仍然存在。

营养缺乏病的原因包括原发性和继发性两种。原发性的大多由摄入不足或个别营养素缺乏而引起。继发性的指由于其他疾病而引起的营养素不足，除摄入不足外，还包括消化、吸收、利用、需要等原因。

为了达到饮食控制，不少糖尿病患者采取

少吃或吃得很简单等办法，忽略了营养搭配以及能量的摄入。这样的做法十分不科学，因为患者与普通人虽然有着不同的生理需求，但如果某些营养素缺乏会导致营养缺乏病的产生，可能会加重糖尿病的发生、发展。

因此，过度限制饮食并不利于糖尿病的控制。要在控制饮食的基础上，全面均衡地摄入营养素，这样才有助于控制疾病的进展。糖尿病患者应树立正确的观念，饮食结构多样化，做到营养摄入的全面和均衡。日常膳食主要以植物性食品为主，适当限制蛋白质，严格限制脂肪、烟、酒及含糖饮料，提倡高纤维素食物。糖尿病患者还应该在合理膳食的基础上，采取营养补充品疗法，适当补充一些维生素和矿物质，以保障营养素摄入的全面、均衡。

糖尿病人的营养素补充

糖尿病人最缺乏哪些营养素

营养素缺乏是糖尿病病人的核心问题之一。了解糖尿病病人最易缺乏哪些营养素，及时进行营养补充，已成为糖尿病治疗的重要方向。

糖尿病病人由于代谢紊乱及不合理的饮食控制，引起机体缺乏多种大量和微量营养元素，糖尿病病人特别缺乏必需氨基酸、必需脂肪酸、矿物质（包括钙、镁、铁、锌、硒、铬等）和维生素（包括维生素A、B族维生素、维生素C、维生素E等），若能及时补充糖尿病人最缺乏的这些营养元素，对改善糖尿病病人的营养平衡和代谢紊乱有非常积极的作用。

引起糖尿病病人营养素缺乏的原因是多方面的，第一，由于土壤日益贫瘠，污染日益严重，天然食品的营养素含量每况愈下。第二，现在大部分碳水化合物食品是经过精加工的，没有什么营养。传统上糖尿病病人大都只吃淀粉、蔬菜和膳食纤维，恐惧油脂，这不敢吃，那不敢吃，营养更缺乏。第三，糖代谢障碍比正常代谢更消耗营养素（包括B族维生素和矿物质锌等），更浪费必需氨基酸和脂肪酯。第四，药物又使病人的营养状况雪上加霜。降糖药和胰岛素只有短期作用，重复使用不是损害肝肾，就是损伤肠胃，并使体内营养素以及良性菌类严重流失。

必需氨基酸

蛋白质的基本单位就是氨基酸。一般来说，分子量比较小的蛋白质，每分子通常含有50~100个氨基酸，大一点的分子通常含有300个氨基酸，更大的蛋白质（如肌球蛋白），每分子含有1750个氨基酸。

不能在人体内合成，必须通过膳食供给的氨基酸，称为必需氨基酸（EAA），包括：苏氨酸、蛋氨酸、亮氨酸、异亮氨酸、苯丙氨酸、缬氨酸、赖氨酸和色氨酸；能在体内合成，但合成量不多的称为半必需氨基酸，包括：组氨酸和精氨酸（SEAA）；其他的氨基酸则称为非必需氨基酸，它们可以在体内合成，不一定要从膳食中得到。

这里我们重点介绍一下必需氨基酸：

⊙ 苏氨酸

苏氨酸也叫羟丁氨酸，是维持人体蛋白质平衡的必需氨基酸。

它对于胶原蛋白、弹性蛋白的合成，保持牙齿光泽度有重要的作用。它与天门冬氨酸、蛋氨酸结合，有辅助肝脏功能和降脂作用。苏氨酸在心脏、中枢神经系统和骨骼肌中是合成甘氨酸和丝氨酸的基本物质，可以减少脂肪酸在肝脏中的生成，并借由协助抗体制造强化免疫系统，对于忧郁者也有些疗效。

然而，它的含量不多，素食爱好者比非素食者更容易出现苏氨酸的缺乏现象。在特殊条件下，苏氨酸可以转变为某些氨基酸达到平衡。

⊙ 蛋氨酸

蛋氨酸又叫甲硫氨酸。它是一种必需的氨基酸，可以辅助脂肪分解，预防肝脏及动脉脂肪的堆积。堆积的脂肪会阻碍血液流入脑部、心脏、肾脏。蛋氨酸能帮助消化系统消除有害物质的毒性，减少肌肉衰竭、预防头发变脆、抵抗放射线，对骨质疏松症或化学过敏也有益处，对治疗风湿热和怀孕引起的妊娠毒血症很有帮助。

它是一种强抗氧化剂，可以抑制自由基的活动，帮助预防皮肤和指甲问题，可改善先天型溶血性黄疸和肝功能异常。

它也是体细胞合成核酸、胶原蛋白及蛋白质的必需物质，可促进动情激素的分裂、减少组织氨在体内的量，对于服用口服避孕药的妇女十分有益，对那些体内组织氨高于常人的精神分裂症患者也很有帮助。

它可以消除体内的有毒物质，如铅或其他重金属，保护肝脏不受有毒化合物的伤害。

蛋氨酸是必需的氨基酸，无法在体内合成，只能从食物和营养补品中获得。豆类、鸡蛋、鱼肉、大蒜、扁豆、肉类、种子、洋葱等都富含蛋氨酸。

⊙ **亮氨酸**

亮氨酸也称为白氨酸，也是一种必需的氨基酸。

亮氨酸属于支链氨基酸中的其中一个氨基酸，这个支链氨基酸还包括异白氨酸和缬氨酸，它们共同完成肌肉组织的保护并充当燃料。同时它们可以促进骨骼肌、皮肤和肌肉组织的修复，有利于手术后的复原。

亮氨酸有降血糖的功能，还能协助生长激素的分泌。通过食用糙米、豆类、肉类、核果类、黄豆粉以及全麦等食物可以补充体内的亮氨酸成分，因为这些食物都富含亮氨酸。

L-亮氨酸营养补充品必须和L-异亮氨酸和L-缬氨酸的使用达到平衡状态，而且这些营养品食用一定要适当，否则可能会导致身体出现低血糖的症状。过多地摄入亮氨酸可能导致癫皮病和体内氨含量的增加。

⊙ **异亮氨酸**

异亮氨酸也称为异白氨酸，是必需氨基酸中的一种，也是3种支链氨基酸其中之一。

异亮氨酸有利于血红蛋白的形成，有稳定、调节血糖与热量利用的作用，在肌肉中可以被代谢。

亮氨酸、异亮氨酸、缬氨酸这几种氨基酸对于运动员来说都是非常有价值的，它们可以提高能量、增强耐力，帮助治疗和修复肌肉组织。

异亮氨酸的缺乏使病患身受痛苦，导致类似低血糖症的症状。杏仁、腰果、鸡肉、鱼肉、肝脏、肉类、扁豆、黑麦、大豆蛋白等食物的摄入可以补充异亮氨酸。补充品也是异亮氨酸摄入的重要方式。

当然，L-异亮氨酸补充品的服用应该与L-亮氨酸和L-缬氨酸这两种支链氨基酸保持适当的平衡，通常摄入每毫克异亮氨酸须补充2毫克的亮氨酸和缬氨酸。

⊙ **苯丙氨酸**

苯丙氨酸是一种必需氨基酸，可通过血脑障壁，直接影响脑部的化学状态。

它在体内可以转换成酪氨酸，酪氨酸是可用来合成多巴胺和正肾上腺素两种神经传导物质的氨基酸。因而，苯丙氨酸主要作用于中枢神经系统上，有使人心情舒畅、减轻痛苦、协助记忆和控制食欲的作用；也可以用于治疗关节炎、忧虑、生理痛、肥胖症、精神分裂症等疾病。

它的几种化学结构，分别为L-、D-以及DL-3种形式，其中L-苯丙氨酸是最常见的形式，主要用于组成身体蛋白质、增强精神、抑制食欲等。D-苯丙氨酸可用于消除疼痛，特别是关节炎。DL-苯丙氨酸结合了前两种苯丙氨酸。

值得注意的是，孕妇，患有精神焦虑、糖尿病、高血压等疾病的人应该避免使用此类补品。

⊙ **缬氨酸**

缬氨酸是一种必需的氨基酸，具有刺激作用。

缬氨酸在肌肉组织中处于高浓度。缬氨酸不仅有利于肌肉的代谢、组织的修复，还可以维持体内适当的氮平衡。它是支链氨基酸中的一种。它用做肌肉能量来源的同时，还有助于治疗肝、胆的疾病，是一个良好的氨基酸来源。

然而，缬氨酸摄入过多可能会导致皮肤感觉异常，甚至出现幻觉。

因而，我们可以通过食用乳制品、肉类、花生、蘑菇、黄豆及其制品等来补充缬氨酸，因为这些食物都富含缬氨酸。当然，在补充缬氨酸时要注意与其他支链氨基酸（亮氨酸、异白氨酸）达到均衡。

⊙ **赖氨酸**

赖氨酸是一种必需的氨基酸，是所有蛋白质组成所必需的成分，是孩童正常生长与骨骼发育所需的氨基酸，能帮助钙吸收、维持适当的氮平衡。

赖氨酸能协助抗体、激素和酵素的制造以及胶原蛋白的形成与组织的修补，因为它能协助肌肉蛋白的制造，对那些手术或运动受伤者的恢复很有帮助，它还能降低血清中三酸甘油脂的含量。

赖氨酸可以抵抗感冒病毒及疱疹病毒。如果它与L-赖氨酸营养品、维生素C和生物类黄酮一起服用，可以预防疱疹的发作。L-赖氨酸营养品还可以降低急性酒精中毒。

赖氨酸是一种必需的氨基酸，必须通过饮食来获得，它的缺乏将会造成贫血、酵素功能障碍、掉发、过敏、生殖问题、体力衰弱等一系列的问题。因而，我们可以通过食用乳酪、鸡蛋、鱼肉、青豆、牛奶、马铃薯、酵母等食物来增加赖氨酸的摄入量。

⊙ 色氨酸

色氨酸是一种必需氨基酸，被脑部用来制造一种必需的神经运动传导物质——血清素，它负责传送细胞间的神经冲动。色氨酸能抗忧虑、失眠，有稳定情绪的作用；能控制孩子的过度好动、减轻压力和保护心脏；对于控制食欲以协助体重的控制，增加生长激素的分泌，改善周期性偏头痛和尼古丁的影响都有帮助。

色氨酸的作用主要是防止烟酸缺乏症和增加血清素水平。在所有氨基酸中，色氨酸是特定食品中含量最少的，然而，它却有十分重要的作用。色氨酸需要和其他5种氨基酸分享传输分子。形成色氨酸需要足够的维生素 B_6、维生素C、叶酸和镁，这样才能具备血清素的必需物质。

色氨酸缺乏会改变脑中血清素的含量，影响神经冲动的传递。色氨酸和镁的缺乏会导致冠状动脉痉挛。

平时，我们可以通过食用糙米、干酪、肉类、花生和黄豆蛋白来补充色氨酸，这些食物中的色氨酸含量都比较高。

必需脂肪酸

凡是体内不能合成，必须由食物供给，对机体正常功能和健康具有重要保护作用的脂肪酸称为必需脂肪酸。必需脂肪酸是多不饱和脂肪酸，多不饱和脂肪酸分为两类；一是 ω-6 系列脂肪酸，也就是亚油酸；二是 ω-3 系列脂肪酸，也就是 α-亚麻酸。ω-6 系列脂肪酸的亚油酸经过代谢酶的作用转化为 γ-亚麻酸（GLA），再经过链的加长和脱氢可进一步转化成花生四烯酸（AA）。ω-3 系列脂肪酸的

α-亚麻酸在体内酶的作用下，经过代谢作用可转化成二十碳五烯酸（EPA）和二十二碳六烯酸（DHA）。

人体不能制造亚油酸和 α-亚麻酸。这两种脂肪酸必须从食物中摄取，有了这两种脂肪酸，人体就可以合成其他多种多烯不饱和脂肪酸。这两种必需脂肪酸是构成细胞膜的原料，每个细胞的健康及细胞成长和分裂都需要它们。它们能改善和调节细胞功能，降低发炎，调节免疫反应，帮助预防和治疗慢性疾病；可以保持细胞膜的流动和弹性，让重要的营养进入细胞，并且除去毒素；能帮助消化食物，恢复体力，运送营养至细胞，促进健康激素平衡，帮助维持健康血脂水平。

血浆脂蛋白质中 ω-3 和 ω-6 多不饱和脂肪酸的存在，能使脂蛋白质转运胆固醇的能力降低，从而使血液中胆固醇水平降低。研究表明，每日摄入脂肪校正乳（通过饲喂保护性不饱和脂肪酸生产的富含 ω-3 和 ω-6 脂肪酸的牛乳）的成年人与每日摄入常规牛乳相比，血液总胆固醇水平及低密度脂蛋白质（胆固醇随血液转运的主要载体）中胆固醇含量均显著下降。

ω-3 和 ω-6 脂肪酸对糖尿病及其并发症有十分明显的疗效，尤其是 α-亚麻酸对预防心血管硬化病变与2型糖尿病，促进胰岛素分泌有着显著的帮助。

缺乏必需脂肪酸，细胞膜就会受到持续性和累积性的损害，削弱机体的免疫力，加速老化，并且促成疾病的发生。当人体内必需脂肪酸不足时，可能导致糖尿病及各种相关病症的发生。因此，补充必需脂肪酸，对糖尿病及其并发症的治疗是有很大帮助的。

胆碱

胆碱是一种强有机碱，是卵磷脂和鞘磷脂的组成部分。胆碱是机体可变甲基的一个来源而作用于合成甲基的产物，同时也是乙酰胆碱的前体。

胆碱是无色、味苦的水溶性白色浆液，有很强的吸湿性，易与酸发生反应，强碱条件下不稳定，耐热，在加工和烹调过程中的损失比较少。

胆碱广泛存在于食物中，为所有细胞维持

正常功能所必需。它能促进脑发育，提高记忆能力，保证信息传递，调控细胞凋亡，是构成生物膜的重要组成成分。此外，胆碱可促进脂肪和体内甲基的代谢，降低血清胆固醇。

大多数胆碱在体内以磷脂的形式存在。它会生成一些代谢物，虽然数量占体内胆碱总量的比例不大，但十分重要。

膳食胆碱的生物利用率取决于肠道对胆碱的吸引率。围生期组织对胆碱的利用很多，围生期补充胆碱可增强血、脑中胆碱代谢物浓度。所有组织都通过扩散和介导转运蓄积胆碱，但肝、肾、乳腺、胎盘和脑组织对胆碱的摄取尤为重要。

目前对胆碱的营养状况还没有明确的评价，也没有确切的平均需要量。营养学会建议成年男女胆碱每日适宜摄入量为500毫克，可耐受最高摄入量为3克/天。

胆碱广泛存在于各种食物中。其中，肝脏、花生和蔬菜的胆碱含量较高。

人体能合成胆碱，一般不存在胆碱缺乏的情况。胆碱长期摄入不足可能会导致肝、肾、胰腺病变，记忆紊乱和生长障碍，主要表现为肝脏功能异常、肝脏出现大量脂质积累、癌症、不育症、生长迟缓、骨质异常、造血障碍和高血压等病症。

矿物质

⊙ 钙

钙是人体内含量最丰富的矿物质元素，基本集中于骨骼和牙齿组织。

人体内的钙一方面构成骨骼和牙齿，另一方面参与各种生理功能和代谢过程。细胞正常的生理功能和细胞代谢过程中酶的调节都需要钙的参与。

在食物的消化过程中，钙通常从复合物中游离出来，释放成可溶性离子状态，便于吸收。低分子量的复合物也可以原样被吸收。

钙吸收有两种途径，包括主动吸收和被动吸收。体内许多激素参与调节钙吸收中的平衡。钙的吸收率的高低依赖于身体对钙的需要量及某些膳食因素。婴幼儿、孕妇及哺乳期的妇女对钙的需求量大。膳食中维生素D的适当供给有利于小肠黏膜对钙的吸收，高脂膳食有利于钙吸收的增加。

钙的排泄主要通过肠道和泌尿系统，汗液中也有少量排出。

婴儿钙缺乏会导致手足抽搐症，此症多发于1岁以内的婴儿，轻时仅有惊跳或面部肌肉抽动，意识存在，严重时可引起喉头肌肉痉挛，呼吸困难等。

成年人钙缺乏会导致骨质疏松症，常见于中年以后，女性比男性多见。性激素分泌不足是导致骨质疏松的一个重要原因。成人骨质疏松就容易发生骨折，尤其是股骨颈部，其次是腕及肱骨上端。

钙过多可能导致肾结石疾病的发生，也干扰其他矿物质的吸收。

钙的摄入量与排出量要保持平衡。奶及其制品含钙量丰富，吸收率也高。豆类、硬果类，连骨吃的小鱼、小虾、苋菜、油菜等都是很好的钙质来源。

⊙ 镁

镁是哺乳动物和人类所必需的微量元素，它是细胞内重要的阳离子，参与蛋白质的合成和肌肉的收缩。

成人身体镁含量约25克，其中60%~65%集中于骨骼，40%分散在肌肉和软组织。镁在人体生理、病理以及临床治疗中都占有重要位置。它作为多种酶的激活剂，能与细胞内许多重要成分形成复合物，参与300余种酶促反应。镁是骨细胞结构和功能所必需的元素，能够维护骨骼生长和神经肌肉的兴奋性，维护胃肠道和激素的功能。

食物中的镁在整个肠道均可被吸收，主要是在空肠末端与回肠部位吸收，吸收率一般约为30%。摄入量少时吸收率增加，摄入量多时吸收率降低。影响镁吸收的因素很多：促进镁吸收的成分主要有氨基酸、乳糖、饮水量等，抑制镁吸收的主要成分有过多的磷、草酸、植酸和膳食纤维等。

镁大部分随粪便排出，部分从汗和脱落的皮肤细胞丢失。

摄入不足、吸收障碍、丢失过多和多种临床疾病等都可能会引起镁缺乏。血清镁低于0.7毫摩尔/升时为低镁血症。镁缺乏会导致血清钙下降，神经肌肉兴奋性亢进，影响血管功能和骨矿物质的内稳态，导致绝经后的骨质疏松症等。镁缺乏主要表现为情绪不安、易激动、手足抽搐、反射亢进等症状。

正常情况下，由于肾的调节作用，口服过量的镁一般不会发生镁中毒。当肾功能不全时，大量口服镁可引起镁中毒，引发腹痛、腹泻、呕吐、烦渴、疲乏无力，甚至出现呼吸困难、紫绀、瞳孔散大等症状。

一般成人镁的适宜摄入量（AI）为350毫克/每天，可耐受最高摄入量（UL）为700毫克/每天。植物食品含镁较多，谷类、豆类、蔬菜、水果、虾米、花生、芝麻、海产品等都富含镁，动物食品含镁量少。值得注意的是，食物加工过细也会导致镁的损失。镁与钙、磷是有关联的，钙、磷、镁摄入量之比应为5∶3∶1。

⊙铁

铁元素是构成人体必不可少的元素之一。成人体内有4~5克铁，主要以血红蛋白和肌红蛋白及其他化合物形式存在。

铁是人体含量的必需微量元素，是血红蛋白、肌红蛋白的重要部分。铁存在于向肌肉供给氧气的红细胞中，是许多酶和免疫系统化合物的组成成分。

铁参与氧气和二氧化碳的运输，在呼吸和生物氧化的过程中起重要作用。它与红细胞的形成与成熟有关，同免疫系统关系密切，能增强机体的抗感染能力。

铁的吸收主要在小肠上段，且吸收率很高，合成铁蛋白运送到身体的其他部位。非血红素铁在吸收前，必须与结合的有机物分离，转化为亚铁后方能被吸收。很多因素都直接影响着非血红素铁的吸收，如蛋白质与"肉因子"、脂类和碳水化合物、矿物元素、维生素、膳食纤维、植酸与草酸盐、多酚类化合物、机体状况等。不同食物铁的吸收率会存在差异，植物性食物中的铁吸收率较动物性食品低。

铁缺乏与以下一些原因有关：婴幼儿喂养不当、儿童与青少年偏食和鼻出血、妇女月经量过多、营养不良、哺乳以及一些疾病等。铁缺乏可导致缺铁性贫血。铁缺乏的症状主要表现为：皮肤苍白，舌部发痛，疲劳或无力，食欲不振以及恶心，整天无精打采，疲劳而倦怠，比较容易被感染。体内铁贮存过多与多种疾病的发生，如心脏和肝脏疾病、糖尿病以及某些肿瘤都有关。

机体铁缺乏发展到贫血可分为3个阶段：贮存铁缺乏期、红细胞生成铁缺乏期和缺铁性贫血。据生化指标的不同，我们可以判断机体铁缺乏的程度。

铁在代内代谢中，可被身体反复利用，一般除肠道分泌和皮肤、消化道、尿道上皮脱落少量损失外，排出铁的量很少。只要通过食物补充，就可以满足人体铁的需求。建议成人铁的每天适宜摄入量为15~20毫克，可耐受最高摄入量（UL）为50毫克/天。

动物血、内脏、瘦肉等含铁量丰富且吸收率高。芝麻、红糖、干果和一些蔬菜都含有丰富的铁。

虽然食物中铁含量十分丰富，但我国仍有很多人存在严重铁缺乏现象，主要集中在妇女、儿童和老人。因而每日科学补铁仍然是必不可少的。

⊙锌

锌是人体中不可缺少的元素，存在于人体所有组织中。肝肾、胰、脑等组织中锌含量比较高。正常血清锌浓度为1~1.4微克/毫升，头发锌含量为125~250微克/克。通过头发里的含量，我们就可以判断膳食中锌的长期供给水平。

锌具有催化功能，它是人机体中200多种酶的组成部分。在细胞质膜中，锌主要结合在细胞膜含硫、氮的配基上和含氧的配基上，形成牢固的复合物，这种复合物可以维持细胞膜的稳定性，减少毒素吸收和组织的损伤。此外，它作为一个调节基因表达的因子，在体内有广泛的调节功能，对激素、前列腺素的调节都有着重要的影响。

锌主要在小肠吸收，吸收率为20%~30%。锌的吸收受食物中含磷化合物、过量纤维素及某些微量元素的影响。

锌主要通过胰脏外分泌排出，小部分随尿排出。汗中一般每升含锌1毫克，大量出汗时，一天随汗丢失的锌可达4毫克。

目前关于锌营养状况的评价指标仍然缺乏和不充分，采用血清锌、白细胞锌、发锌和唾液等都无法作为长期的评价指标。我们也可以通过评价锌的功能效果来衡量锌的营养水平。营养学会推荐成年男子的锌推荐摄入量（RNI）为15.5毫克/天，成年男子锌可耐受最高摄入量为45毫克/天。

锌的来源广泛，普遍存于各种食物。动物肝脏、贝类、海产鱼、红色肉类都是锌的良好来源，干果类、谷类胚芽、粗营养食物、坚果等也富含锌。植物性食物含锌较低。精细加工的过程可能会导致食物锌含量的降低。

膳食和吸收的不足是导致锌缺乏的重要原因。妊娠、哺乳、快速生长发育以及高强度运动或者是高负荷劳动等生理状况的变化会导致锌需求的增加，膳食中锌未能及时增加就会导致机体锌缺乏的危险。锌缺乏可能会导致生长发育障碍、性发育障碍、性功能低下、味觉及嗅觉障碍、伤口愈合不良和皮肤的一些疾病。

治疗中过量涂抹锌，服用锌剂及锌容器储存食品可能会导致锌中毒，主要表现为恶心、呕吐、急性腹痛、腹泻和发热。

⊙ 硒

人体硒总量为14~21毫克，主要存在于肌肉，尤其是心肌中。

硒在人体内与蛋白质结合，构成含硒蛋白与含硒酶的成分。硒是若干抗氧化酶的必需组分，可以通过消除脂质过氧化物，阻断活性氧和自由基的致病作用。硒对甲状腺激素有调节作用，主要通过3个脱碘酶发挥作用，对全身代谢及相关疾病产生影响；适当硒水平对于保持细胞免疫和体液免疫是必需的，能维持正常免疫功能，降低某些癌症的发病率和病死率。

红细胞硒可反映长期膳食硒的摄入量，血浆硒、血小板硒可以反映近期硒摄入情况。GPX（谷胱甘肽过氧化物酶）代表了硒在体内的活性形式。

中国营养学会建议18岁以上的成年人硒的推荐摄入量为50微克/天，可耐受最高摄入量为400微克/天。

硒含量在食物中变化很大，主要与所在地区土壤和水质的含量有关。海产品里硒含量很高，谷物、畜禽肉、大蒜等硒含量也很丰富。

硒缺乏会导致克山病，这是一种地方性心肌病。硒缺乏以及低硒有关的复合因素参与发病可能是克山病发病的主要原因，其临床表现为：不同程度的心肌受损，可分为急性型、亚急性型、慢性型和潜在型4种。

⊙ 铬

铬是与糖尿病最密切相关的一种微量元素，对维持人体正常生理功能具有重要作用。铬在人体内的功能主要有3个方面：一是作为葡萄糖耐量因子的主要组成成分，增强胰岛素的生物学作用，可通过活化葡萄糖磷酸变位酶而加快体内葡萄糖的利用，并促使葡萄糖转化为脂肪，促进碳水化合物、脂肪的正常代谢；二是能抑制胆固醇的生物合成，降低血清总胆固醇和三酰甘油含量以及升高高密度脂蛋白胆固醇含量；三是维持核酸结构的完整性和稳定性。铬还是一些酶的激活剂。

人体对无机铬的吸收利用率极低，不到1%。在人体内，铬主要以三价铬的形式存在，正常人体内铬含量为6~7毫克，且随着年龄的增长各组织和器官中铬浓度也不断下降，肺除外。

新生儿铬含量高于儿童，3岁前儿童的铬含量高于成人。成年人随着年龄的增长，铬含量不断下降。

正常健康成人每天尿里流失约1微克铬。铬以小剂量广泛分布于食物中，啤酒酵母、废糖蜜、干酪、蛋、肝、苹果皮、香蕉、牛肉、面粉、鸡以及马铃薯等都是铬的主要来源。加工过的肉类里铬含量最高。

铬缺乏的原因主要是摄入不足或消耗过多。食物缺铬的原因主要是制作过程中铬的丢失。烧伤、感染、外伤和体力消耗过度导致尿铬排出量增加。膳食因素导致的缺铬现象尚未见报道。

铬缺乏会导致体重下降，周围神经炎、血浆对葡萄糖的清除受损，呼吸熵降低以及近视的形成。

⊙ 钒

钒是人体的可能必需微量元素之一，在自然界中它是以硫酸钒的形态存在。近20年来随着对钒类化合物的深入研究，人们发现钒具有广泛复杂的生物学作用，这与它具有与磷酸盐类似的结构有关，其中最具有吸引力的是它具有类似胰岛素的功能。比利时布鲁塞尔大学在一项动物实验中发现，钒化物能利用不同途径模拟胰岛素的活性，从而安全有效地控制糖尿病患者的血糖水平。

医学研究表明，钒可以减少肠道葡萄糖的吸收，加速葡萄糖进入细胞内进行代谢从而改善高血糖状态。这对于糖尿病患者改善餐后的高血糖状态尤其具有意义。除有降血糖作用外，钒对胰岛形态结构的恢复和改善也有积极作用。

钒还可以调节脂肪代谢酶，改善脂代谢异常。对糖尿病的糖代谢异常通常导致脂代谢异常，如三酰甘油、胆固醇、游离脂肪酸升高等症状具有显著的治疗效果。此外，研究还发现钒盐对糖尿病大鼠白内障有显著的预防和治疗作用，可以明显减轻糖尿病大鼠晶体混浊的程度和范围。这些作用对于糖尿病并发症的防治有重要意义。

维生素

⊙ 维生素A

维生素A是最早被发现的维生素，化学名为视黄醇。

维生素A只存在于动物性食物中。维生素A的植物来源是胡萝卜素，称为维生素A原。β-胡萝卜素可转化为维生素A，这约占人体维生素A需要量的2/3。

维生素A和胡萝卜素能溶于脂肪和大多数有机溶剂，在烹调加工过程中不易被破坏。然而，维生素A易被氧化，容易被紫外线破坏。含有维生素A和维生素A原的食物应该避光保存。无氧条件下，维生素A在碱环境中比较稳定，在酸环境中不稳定。在酸败过程中，油脂所含的维生素A会受到严重破坏。加入磷脂、维生素C、维生素E或者是抗氧化剂就可以保护维生素A。

维生素A主要生理功能如下：维生素A在体内参与眼球视网膜内视紫红质的合成与再生，可以维持正常视觉。维生素A可促进生长发育，维护生殖功能，维持上皮结构的正常生长与分化，可抑制癌症的发生。维生素A通过其在细胞核内的特异性受体——视黄酸受体，对许多细胞功能活动起维持和促进作用，可维持机体正常免疫功能。

婴幼儿、孕妇以及一些患有麻疹、肺结核、肺炎、猩红热等消耗性疾病的人容易缺乏维生素A。维生素A缺乏时容易患眼干燥症、暗适应能力下降、夜盲症、角膜软化、皮肤病及其他疾病。

过多地摄入维生素A浓缩剂，食用狗肝、熊肝或鲨鱼肝等海洋鱼类及某些野生动物肝脏易引起维生素A中毒现象。

维生素A与胡萝卜素的吸收过程完全不同。胡萝卜素的吸收为物理扩散性的，主要在小肠里被吸收。维生素A主要是主动吸收，需要能量，吸收速度比胡萝卜素快。

维生素A进入消化道后，在胃内几乎不被吸收，在小肠细胞内转化成后再转运到肝脏里贮存。

不同年龄和生理状况下维生素A的摄入量不同。一般而言，婴儿为400微克，1~4岁的儿童为500微克，4~7岁儿童为700微克，14~18岁的青少年以及成年男子均为500微克，女性为700微克。孕妇及哺乳期的妇女则可根据情况再适当增加。当然，在不同的生理条件下摄入量也会有所差别。

动物肝脏、鱼肝油、蛋黄、奶油、黄油、菠菜、香蕉等食物都含有丰富的维生素A。

⊙ 维生素C

维生素C对人体健康至关重要。人体内最重要的蛋白质结构——胶原蛋白的合成需要维生素C的参与。人体由细胞组成，细胞靠细胞间质把它们联系起来，细胞间质的关键成分是胶原蛋白。胶原蛋白占身体蛋白质的1/3，生成结缔组织，构成身体骨架。如果缺乏维生素C，胶原蛋白不能正常合成，就会导致细胞连接障碍。

维生素C同时也具有促进伤口愈合、修护组织细胞、维护健康牙龈和预防过多的出血瘀伤等功能。当体内维生素C不足，微血管容易破裂，血液流到邻近组织。这种情况在皮肤表面发生，则产生瘀血、紫癜；在体内发生则引起疼痛和关节胀痛；严重情况在胃、肠道、鼻、肾脏及骨膜下面均可有出血现象，乃至死亡。

此外，维生素C可促进胆固醇的排泄，防止胆固醇在动脉内壁沉积；其抗氧化作用还可以抵御自由基对细胞的伤害，防止细胞的变异，起到保护细胞、解毒，保护肝脏的功效。

人体中的胰岛素有促进维生素C运送到细胞中的功能，而糖尿病患者由于胰岛素分泌功能出现异常，胰岛素的缺乏导致其体内的维生素C含量比较少，致使糖尿病患者容易出现伤口难愈合、视网膜易出血、胆固醇升高等一系列并发症。因此，糖尿病患者补充一定的维生素C，对治疗糖尿病有很大的帮助。

测定维生素C营养状况主要通过血浆维生素C的含量、细胞中维生素C含量以及负荷试验等来作为评价。营养学会建议成人的推荐摄入量为100毫克/天，最高摄入量为1000毫克/天。

食物中的维生素C主要存在于蔬菜、水果中。枣、橘子、山楂、柠檬、猕猴桃、番茄、青椒、大白菜以及绿叶蔬菜等都含有丰富的维生素C。谷类及豆类食物几乎不含维生素C。

⊙ 生物素

生物素是很容易被忽视的重要营养素，这是因为它产生在小肠，且必须依赖肠内有益细菌的帮助才能发挥作用。生物素是人体内多种酶的辅酶，参与体内的脂肪酸和碳水化合物的代谢；促进蛋白质的合成；还参与维生素B_{12}、叶酸、泛酸的代谢；促进尿素合成与排泄。

此外，医学研究发现，生物素在降低血糖、防治糖尿病方面具有比较明显的疗效。多项实验已经证明，生物素可以增加人体对胰岛素的敏感度，并且可以活化体内一种叫作糖化激酶的酵素，而糖化激酶是一种促进肝脏利用血液中葡萄糖最重要的酵素之一。因此，补充一定量的生物素，对糖尿病患者来说，可以帮助其降低空腹时的血糖值，使血糖稳定在一定的水平。

建议糖尿病患者每天摄入5毫克，临床上最高是每天16毫克。对于糖尿病神经病变患者，可先进行肌肉注射生物素10毫克/天，持续6周，接下来6周每周进行3次注射，之后每天口服5毫克，可以明显改善病情。

⊙ 维生素B_1（维生素B_1）

维生素B_1又称维生素B_1，无色结晶体，能溶于水，在酸性溶液中很稳定，微溶于乙醇，碱性环境下易受热破坏和氧化。

维生素B_1广泛分布于身体的各个器官和组织中，其中心、肝、肾和脑中的含量最高。

维生素B_1是体内羧化酶与转酮酶等的辅酶。它参与糖代谢，维护人体正常的消化，能延缓皮肤衰老，可改善精神状况，消除疲劳，增强记忆力。它对神经生理活动也有调节作用，与心脏活动、食欲维持、胃肠道正常蠕动及消化液分泌等都有关。

维生素B_1的吸收主要在小肠里，浓度高时为扩散型吸收，浓度低时为主动吸收，但需要钠离子和ATP的参与。此外，叶酸、蛋白质缺乏时维生素B_1的吸收也受影响。维生素B_1吸收后在小肠黏膜内和肝中进行磷酸化。

维生素B_1的代谢主要在肝脏里进行，分解为嘧啶与噻唑。维生素B_1通过尿液排出，多为游离型维生素B_1。汗液里也有少量维生素B_1排出。

维生素B_1需要量主要与能量有关。建议维生素B_1膳食量为0.5~0.6毫克/千卡。孕妇、哺乳期妇女以及老人可以相应地增加膳食量。

摄入不足、肝损害、饮酒等都可能会导致维生素B_1缺乏。维生素B_1缺乏可引起多种神经炎症，主要表现为患者的周围神经末梢有发炎和退化现象，并伴有四肢麻木、肌肉萎缩、心力衰竭、下肢水肿等症状。维生素B_1过量会导致发抖、疱疹、水肿、神经质、心跳增快及过敏等症状的出现。

⊙ 维生素B_2（维生素B_2）

维生素B_2又称维生素B_2，由异咯嗪与核糖所组成，并有很多同系物。

维生素B_2是一种橙黄色晶体，有高强度的荧光，微溶于水，可溶于氯化钠溶液，易溶于稀的氢氧化钠溶液。

维生素B_2是机体中许多酶系统的重要辅基的组成成分，在氨基酸、脂肪酸和碳水化合物的代谢中都起到了重要的作用。它不仅参与体内生物氧化与能量的生成，也辅助烟酸和维生素B_6转化为磷酸吡哆醛的过程，还参与体内抗氧化的防御系统和药物的代谢，可以提高机体对环境应激适应能力。

维生素B_2营养状况可通过膳食得到的维生素B_2摄入量和体格检查发现，采用尿负荷试验的方法、维生素B_2负荷试验、全血谷胱肽还原酶活力系数测定等来进行评价。

维生素B_2的推荐摄入量成年男性是1.4毫克/天，女性为1.2毫克/天。

维生素B_2广泛存在于植物和动物性食物中。动物肝、肾和心脏，奶类及其制品含量极为丰富。大豆、绿叶蔬菜也是维生素B_2主要食物来源。粮谷类的维生素主要存在于谷皮和胚部。当然，动物性食物中维生素B_2的含量较植物性食物更高。

维生素B_2在人体内储存很少，食物摄取过多时会随着排泄物排出体外。维生素B_2的缺乏会影响其他营养素的摄取和利用，导致地图舌、脂溢性皮炎、生殖器的炎症和功能障碍、老年白内障以及缺铁性贫血等病症。

维生素B_2摄取过多可能会引发搔痒、麻痹、灼热感、刺痛等问题。

常处于紧张状态的人，妊娠中、哺乳期的妇女，不常吃瘦肉和奶制品的人可以适当地增加维生素B_2的摄入。如果同维生素B_6、维生素C及叶酸一起服用效果最佳。

⊙ 烟酸

烟酸也称为维生素B_3、烟碱酸、维生素PP、尼克酸等，是吡啶的衍生物。它是稳定的白色结晶固体，可溶于水和乙醇，耐热。烟酸的性质稳定，在酸、碱、光、氧或加热的条件下不易被破坏。一般的烹调情况下，维生素B_3的损失很小，但它容易随水洗而流失。

烟酸缺乏可以引起皮肤、口、舌、胃肠道黏膜以及神经系统出现变化，皮肤的典型症状是在肢体暴露部位出现对称性皮炎；消化系统症状主要有口角炎、舌炎、腹泻、胃炎、腹痛等；神经系统症状的主要表现为全身乏力、烦躁、抑郁、健忘及失眠甚至痴呆。

烟酸以酸及酰胺两种形态出现，酸态烟酸有助于维护神经系统及循环作用的健康；酰胺态烟酸能分解碳水化合物、脂肪及蛋白质等，以供部分能量之需。

烟酸的功能与铬元素类似，在人体中可以扮演糖耐量因子的角色，增强胰岛素的生物学作用，促进碳水化合物、脂肪的正常代谢，对人体运用肝糖原或血糖有一定的调适作用。

医学研究发现，酰胺态烟碱酸对于1型糖尿病的预防与保健有着比较显著的效果。它可以保护胰脏细胞中的β细胞，促进β细胞分泌胰岛素，甚至可以降低人体对胰岛素的需求量。因此，对于1型糖尿病患者，每天补充适量的维生素B_3，对其疾病的治疗有比较明显的帮助。正常情况下，对于1型糖尿病孩童，每日建议摄取100~200毫克的维生素B_3。

近年来，大量医学实验与研究证明，烟酸还具有降低胆固醇的效用。根据临床实验，证实烟酸不但具有减少低密度脂蛋白（LDL）的作用，在此同时，也能够达到增加高密度脂蛋白（HDL）的效果。这对降低糖尿病1型或2型患者的中性脂肪与胆固醇，是一大福音。因为以往的降脂药物不良反应很多，而使用烟酸，只在开始时可能出现皮肤潮红、胃部不适等轻微症状，慢慢便会适应，建议开始时每日摄入1克烟酸，然后再逐渐增加剂量。

⊙ 维生素B_6

维生素B_6是无色晶体，为一组含氮的化合物，是一种水溶性维生素，遇光或碱易破坏，不耐高温，易溶于水及乙醇。

维生素B_6在动物组织内多以吡哆醛及吡哆胺的形式存在，在植物中多以吡哆醇的形式存在。

以辅酶形式存在时，维生素B6通常以磷酸吡哆醛（PLP）的形式参与大量的生理活动。它具有转氨基作用，能把一个氨基从一个供体氨基酸转移到一个受体氨基酸中，形成另一种氨基酸。它具有脱羟作用、脱氨基作用、参与氨基酸的侧链裂解、脱水及转硫化作用，可以参与糖原的分解代谢、脂肪的代谢。此外，它也能影响免疫功能和神经系统功能，可降低同型半胱氨酸。

维生素B_6的营养水平通过24小时尿中维生素B_6含量测定、色氨酸负荷试验、血浆吡哆醇含量这些来评价。

维生素B_6的需要量与蛋白质的摄入有关。维生素B_6的需要量随蛋白质的摄入量增加而增加。维生素B_6的适宜摄入量为1.2~1.5毫克/天。可耐受最高摄入量为儿童50毫克/天，成人100毫克/天。

维生素B_6普遍存在于动植物性食物中，但含量一般都不高。肉类、全谷类产品、蔬菜和坚果类含量相对比较高。维生素B_6的生物利用率比较低，相对而言，动物性食物生物利用率要高于植物性食物。

维生素B_6缺乏会引发色氨酸代谢失调、尿中尿酸、草酸盐排出增高，导致肾结石。维生素B_6的缺乏主要表现为容易疲倦、皮肤出现红斑和脂溢性皮炎、食欲不振、失重、呕吐、下痢等。维生素B_6缺乏常与其他B族维生素缺乏同时存在。

⊙ 叶酸

叶酸是指有相关生物活性的一类同效维生素，包括喋酰谷氨酸结构，由喋啶、对氨基苯和甲酸3种成分组成。

叶酸是一种淡黄色结晶粉末，微溶于水，其钠盐易溶解，不溶于乙醇和乙醚等有机溶剂。叶酸对光、热、酸性溶液都不稳定，烹调过程中损失也高。在碱性溶液中，叶酸对热稳定。

四氢叶酸是体内一碳单位转移酶的辅酶，分子内部N5、N102个氮原子能携带一碳单位。四氢叶酸能够把一碳单位从一个化合物传递到另一个化合物，碳单位与多种物质合成，生成嘌呤、胸腺嘧啶等。叶酸可促进各种氨基酸之间的互相转变，在蛋白质合成中起重要作用，并通过蛋氨酸代谢影响磷脂、肌酸、神经介质的合成。

叶酸在肠道吸收后，经门静脉进入肝脏，在胃肠道几乎完全被吸收，主要贮存在肝内。由胆汁排至肠道中的叶酸可再被吸收，形成肝肠循环。

血清叶酸含量可以反映近期叶酸摄入状况；红细胞叶酸的含量能够反映体内叶酸的贮存情况；血浆同型半胱氨酸含量也可以用来测定叶酸的营养水平。

叶酸的摄入量以膳食叶酸当量表示，成人的推荐摄入量为400微克DFE/天。微克DFE为膳食叶酸当量，等于膳食叶酸（微克）＋1.7X叶酸补充剂（微克）。成人、孕妇及母乳的可耐受最高摄入量值为1000微克DFE/天。

叶酸广泛存在于动植物食物中。动物肝脏、豆类、坚果、绿叶蔬菜、水果、酵母等叶酸含量都十分丰富。

叶酸缺乏时，骨髓中幼红细胞分裂增殖度减慢，同时引起血红蛋白合成减少，导致巨幼红细胞贫血；孕妇缺乏叶酸会导致流产，胎儿神经管畸形，还可导致眼、口唇、腭、胃肠道、心血管、肾、骨骼等器官的畸形发生。

⊙ **泛酸**

泛酸也称遍多酸，能溶于水、醋酸乙酯、冰醋酸等，略溶于乙醚、戊醇，几乎不溶于苯、氯仿，具有右旋光性。

泛酸在很多代谢中都起着重要作用。它对脂肪酸具有合成与降解作用，能促进类固醇激素、维生素A、维生素D等类异戊二烯衍生物的合成。此外，它对三羧酸循环与氧化供能、膜磷脂的合成以及氨基酸的氧化降解等都有着重要意义。

泛酸的营养水平可以通过全血泛酸浓度来测定，如果正常全血泛酸浓度为2毫克/升左右，浓度小于1毫克/升，可认为泛酸缺乏或不足。建议膳食泛酸适宜摄入量为5毫克/天，孕妇和哺乳期妇女可以适当增加。

泛酸的食物来源很广泛，存在于所有动物和植物细胞中。肉类、内脏、蘑菇、鸡蛋、甘蓝、酵母、全谷类食品都含有丰富的泛酸。

泛酸缺乏伴随着三大营养和维生素摄入不足而发生。泛酸缺乏会导致代谢受阻，主要表现为易怒、头痛、抑郁、疲劳、冷淡、恶心、呕吐、麻木、肌无力、低血糖、肌肉痉挛等症状。

⊙ **维生素B$_{12}$**

维生素B$_{12}$又称为氰钴胺素，是一组含类咕啉化合物。

维生素B$_{12}$是一种浅红色的针状结晶，易溶于水和乙醇，在弱酸条件下最稳定，在强酸或碱性溶液中发生分解，加热、遇强光和紫外线的条件下容易被破坏。

维生素B$_{12}$在机体的许多代谢中都起着重要的作用。它以两种辅酶的形式参与生化反应，作为蛋氨酸合成酶的辅酶参与同型半胱氨酸甲基化转变为蛋氨酸，作为甲基丙二酰酶A异构酶的辅酶参与甲基丙二酸–琥珀酸的异构化反应。

食物中的维生素B$_{12}$与蛋白质结合，进入人体消化道内，在胃酸、胃蛋白酶及胰蛋白酶的作用下被释放，在回肠被吸收。人体内维生素B$_{12}$的贮存量很少，2~3毫克在肝脏。它主要从尿排出，部分从胆汁排出。

血清全转钴胺素II是反映维生素B$_{12}$营养水平负平衡的早期指标；血清全结合咕啉和血清维生素B$_{12}$浓度也可以反映其营养水平。

维持正常功能的可吸收的维生素B$_{12}$最低需要量为0.1微克/天。建议维生素B$_{12}$的适宜摄入量值为2.4微克/天。

膳食中维生素B$_{12}$的主要食物来源为动物性食物，如动物肝脏、肾脏、牛肉、猪肉、鸡肉、鱼类、蛤类。乳及乳制品中维生素B$_{12}$含量少，植物性食物基本不含有维生素B$_{12}$。维生素B$_{12}$不易被胃吸收，大部分经小肠吸收。

膳食维生素B$_{12}$缺乏很少见，大多是由于吸收不良而起的，多见于素食者。胃黏膜缺乏分泌内因子的能力、慢性腹泻、寄生虫感染等问题都可能会引起维生素B$_{12}$的缺乏。维生素B$_{12}$缺乏会引起巨幼红细胞贫血、高同型半胱氨酸血症、精神抑郁等症状。

⊙ **肌醇**

肌醇又称环己六醇，是一种生物活素，一

种水溶性维生素，属于B族维生素中的一种，和胆碱一样是亲脂肪性的维生素。

肌醇在自然界存在有多个顺、反异构体。80℃以上从水或乙酸中得到的肌醇为白色晶体，味甜、溶于水和乙酸、无旋光性。

肌醇可由玉米浸泡液中提取，主要用于治疗肝硬变、肝炎、脂肪肝、血中胆固醇过高等病症。肌醇化合物分布在植物和动物中，另外游离态的肌醇主要存在于肌肉、心脏、肺脏、肝脏中，是磷脂的一种磷脂酰肌醇的组成成分。

肌醇有缓和情绪，降低胆固醇，预防血管硬化的功用。它是卵磷脂的重要物质，也是脂肪和胆固醇代谢的必要营养素，能帮助脂质从肝脏中转移。

肌醇的摄入量建议一般为每日250~500毫克。动物肝脏、啤酒酵母、葡萄柚、葡萄干、麦芽、未精制的糖蜜、花生、甘蓝菜等都含有丰富的肌醇。

肌醇的缺乏会引起动脉粥状硬化、便秘、掉发、易怒、情绪不稳定、皮肤破损等病症。高剂量的肌醇可用于治疗忧郁症，冲动性人格障碍及焦虑症。

值得注意的是：服用肌醇时，必须和胆碱及其他B族维生素同时服用；常喝咖啡的人要多摄取肌醇。

⊙ 对氨基安息香酸

对氨基安息香酸简称PABA，是水溶性维生素的一种，叶酸的基本构造之一，也是合成泛酸的物质，人体内可自行合成。

对氨基安息香酸可借由小肠中细菌转换成叶酸。它能分解和利用蛋白质的辅酶，帮助红血球的形成，预防贫血。它有助于泛酸的吸收，并能提高其效果。此外，对氨基安息香酸可帮助维持肠道菌的健康，减少压力过大和营养缺乏造成的白发现象，保护机体免受二手烟、臭氧、空气污染的危害，减少关节炎的发炎情形，加强关节的柔软度。

对氨基安息香酸的缺乏可能会导致忧郁症、易疲劳、肠胃不适、焦虑、神经质、皮肤颜色异常等病症。目前尚未发现其毒性报告，但长期大量服用可能会引起恶心或呕吐等不适症状。

目前对氨基安息香酸的建议用量还没有明确规定。其食物来源主要有：肾脏、肝脏、糖蜜、蘑菇、菠菜、米、糠、小麦胚芽、未精制的谷物等。优质的B族维生素和综合维生素产品中，一般多含有30~100毫克对氨基安息香酸。

值得注意的是，水、酒精、动情激素、食品加工都会给对氨基安息香酸造成破坏。

⊙ 维生素E

维生素E又称生育酚，包括生育酚和生育三烯酚两类共8种化合物。这8种异构体化学结构极为相似，但生物学活性却相差甚远。

维生素E为浅黄色油状液体，溶于酒精、脂肪和脂溶剂，不溶于水，对酸稳定。无氧条件下，维生素E对光、热、碱性环境相对稳定；在有氧条件下，维生素E对光、热、碱不稳定，易氧化。油脂酸败可加速维生素E的吸收。

维生素E是非酶抗氧化系统中最重要的抗氧化剂，它能够清除体内的自由基并阻断其引发的链反应，可抑制细胞膜脂质的过氧化反应，抑制血小板在血管表面凝集和保护血管内皮，具有预防动脉粥样硬化等心血管疾病的作用。此外，它能减少褐脂质的形成，保护T淋巴细胞，维持人体的免疫功能，对神经系统和骨骼肌起保护作用。

维生素E的营养状况可以通过血清维生素E水平、红细胞溶血试验来测定。维生素E的需要量随生理期的不同而有所变化。妊娠期、哺乳期妇女和老人可以适当地增加维生素的补给。营养学会建议成年男女为14毫克/天，可耐受最高摄入量为800毫克/天。

值得注意的是：多不饱和脂肪酸、口服避孕药、阿司匹林、酒精饮料等都会增加维生素E的需要量。

食用植物油的总生育酚含量最高，谷类、坚果类、豆类、蛋类食物中维生素E含量也很高，肉类、鱼类、果蔬类食物中维生素E含量比较少。

维生素E广泛存在于各种食物中，并能在人体各组织中储存，可重复使用。维生素E缺乏会导致早产儿发生溶血性贫血。成年人维生素E缺乏一般都是疾病所致，主要表现为肌肉营养不良、生殖障碍、心血管系统和神经系统损伤、肌肉协同性下降等病症。

糖尿病的特别营养素补充

⊙ 铬元素

现代人普遍缺乏铬，人体不能自身合成铬，只能从食物中摄取。铬主要存在于谷物的表皮中，但由于粮食在生长过程中使用大量化肥和粮食精加工造成铬的损失，人们长期食用精加工粮食，必然会导致体内缺铬。国际上推荐的每日铬摄取标准为50~200微克，实际正常人很难达到，所以正常人也需要少量补充铬。糖尿病患者由于代谢紊乱，体内排出的铬远远多于正常人，同时还存在将铬转化成活性铬的能力低，以及对铬的利用率差的问题，所以，糖尿病患者特别需要补铬。

在日常生活中，糖尿病患者应该多吃一些粗粮来补充铬元素，在干酪、蛋、肝、苹果皮、香蕉、牛肉、面粉、鸡以及马铃薯等食品中也含有比较丰富的铬元素，可适当选择。

建议补充量：每日200~400微克。

⊙ 维生素C

现代医学实验证明，糖尿病患者每天如果摄取高剂量的维生素C 2000毫克，可以有效降低机体红细胞内山梨醇的凝结，进而抑制蛋白质的糖化作用。山梨醇的凝结和蛋白质的糖化是糖尿病引发眼睛和神经细胞病变的两大主要因素。也有科学报告指出，每天给1型糖尿病患者补充500毫克的维生素C，两个月中有近30天时间里，患者的山梨醇凝结有降低状况。

由此可见，补充一定量的维生素C，可以有效防治糖尿病神经、血管和眼睛并发症的发生。

建议补充量：每日约2000毫克。

⊙ 烟酸

烟酸广泛存在于动植物食物中，其来源有动物肝、肾、瘦肉、全谷、豆类等，乳类、绿叶蔬菜也有相当含量。维生素B₃除了直接从食物中摄取外，也可以在体内由色氨酸转化而来，平均约60毫克色氨酸转化1毫克维生素B₃。

烟酸可以通过营养调查、尿中烟酸代谢产物的排出量、血浆代谢产物水平及NADH、NADPH的含量来测定。烟酸的需要量与能量消耗有关。色氨酸在体内可转化为烟酸，蛋白质摄入的增加可减少烟酸的摄入量。营养学会建议烟酸参考摄入量为14毫克当量/天，可耐受最高摄入量为35毫克当量/天。

建议补充量：每日约500毫克。

⊙ 钒

美国知名糖尿病专家罗伯特·吉勒通过使用天然矿物质钒，帮助其患者稳定血糖值。有报告显示，让糖尿病患者每天摄取150毫克的硫酸钒，6个星期后，其血糖值从16.67毫摩尔/升降低到8.89毫摩尔/升左右。

值得注意的是：钒与铬不能同时服用。

建议补充量：每日约125毫克。

⊙ 必需脂肪酸

ω-6系列脂肪酸，富含在各类植物及蔬菜油中（如红花油、葵花子油、玉米胚芽油、南瓜籽油、核桃油、麦胚油、大豆油、芝麻油、花生油），ω-3系列脂肪酸富含于亚麻籽中和海生动物体内的鱼油（EPA、DHA），菜籽油、大豆油和核桃油中也有少量的ω-3系列脂肪酸。

常用油脂必需脂肪酸含量表			
油脂名称	必需脂肪酸（%）	油脂名称	必需脂肪酸（%）
花生油	80	羊脂	2.0
豆油	87	牛脂	3.9
向日葵油	64	鸡油	24.7
猪油	6.3	鱼油	6.4

糖尿病患者每天可以有针对性地选择上述油类或其他食物，来补充必需脂肪酸。

建议补充量：每日约2000毫克。

第三章
糖尿病的饮食疗法

糖尿病患者必知的饮食常识

糖尿病饮食基本方针

糖尿病患者的饮食与非糖尿病患者的不同之处在于定量、定时和定餐，忌食糖制甜食。具体而言，应遵循下面的饮食基本方针：

·每天必须食用四大类食品。第一大类是谷类、豆类，第二大类是无机盐和维生素，第三大类是蔬菜、水果类，第四大类是油脂类。这些食品没有任何一种食物的营养成分是齐全的，所以必须合理搭配，保持各种营养素之间的平衡。"八分饱，不偏食"这一糖尿病饮食原则，是所有的人为增进健康、预防和治疗疾病皆可采用的基本原则。

·制定好糖尿病患者食谱。糖尿病患者的食谱要以降糖为目标，而降糖效果好坏则取决于是否做到了有针对性地制定每日食谱。这里所说的有针对性是指，食谱制定要针对患者的年龄、性别、身高、体重、标准体重、肥胖度及运动量、劳动强度、有无并发症及是否妊娠等，除此之外还要考虑饮食习惯、嗜好、生活环境、工作内容等因素。当然，在制定食谱的过程中更离不开营养学的原则。并且，糖尿病患者（有并发症者除外）还要补充必需的营养素。

·确定一日总热量。确定一日需要的总热量时，要参考上面提到的条件，先确定大致需要的总热量，并试行一段时间，然后再根据患者健康状况、体重变化、劳动强度等，定期对饮食计划进行调整，这样才能确定出最切合患者实际健康状况的总热量。

·保持标准体重。对于糖尿病患者来说，保持最理想的体重十分重要。糖尿病患者的理想体重即所谓的"标准体重"。一日总热量应以能维持标准体重需要的最小热量为标准。因此，制定食谱前，应先计算出患者的标准体重。

·有并发症的糖尿病患者，在制订饮食计划、实施食疗时，要兼顾到并发症以及对并发症的治疗。并发重度肾功能不全时饮食疗法尤为重要，必要时可并用胰岛素疗法。

饮食的计算方法

糖尿病饮食治疗的原则是"总量控制，营养平衡"，那么该如何去实现呢？这就需要每一位患者结合自身情况，把所需热量、营养素换算成具体食物，进行相关计算。

（1）把每日所需总热量换算成碳水化合物、脂肪和蛋白质

首先应计算出自己每日所需总热量。如李先生身高175厘米，体重80千克，属轻体力劳动者，那么，他每天所需要的标准热量为：30×（175－105）=2100千卡（1卡≈4.2焦耳）。而三大营养素摄入的适当比例为：碳水化合物占总热量的50%~60%，蛋白质占总热量的15%~20%，脂肪占总热量的20%~25%。那么，我们就可以计算出李先生每天需要由碳水化合物提供热量1050~1260千卡（2100×50%~2100×60%），脂肪提供热量420~525千卡（2100×20%~2100×25%），蛋白质提供热量315~420千卡（2100×15%~2100×20%）。

三大营养素在体内释放出的热量为：每克碳水化合物产热4千卡，每克蛋白质产热4千卡，每克脂肪产热9千卡。所以，李先生每日所需的碳水化合物为262.5~315（1050÷4~1260÷4）克，脂肪为46.7~58.3

（420÷9~525÷9）克，蛋白质为78.8~105（315÷4~420÷4）克。

（2）将每日所需碳水化合物、脂肪及蛋白质换算成具体食物

食物主要分为5类：主食、肉蛋豆乳品、水果、油脂及蔬菜。其中，主食和水果主要供给碳水化合物，肉蛋豆乳制品主要供给蛋白质和脂肪，油脂主要供给脂肪，蔬菜则主要供给维生素、无机盐和微量元素。

一般来讲，300~350克主食可提供每日所需的250~300克的碳水化合物，150~200克的肉蛋豆乳制品可提供75克左右的每日所需蛋白质，而油脂类如植物油的摄入量则应该加以限制，因为肉蛋豆乳制品中也含有丰富的脂肪，故植物油每天20克（2汤匙）左右就行了。

除了上述计算方法外，还可采用主食固定法来对食物成分和热量进行计算。主食固定法即患者将每日三餐中的主食固定，对所吃的副食种类进行更换。副食的品种越杂越好，但其数量和质量应大致保持恒定，所提供的热量也基本保持稳定。主食固定法计算比较简便，但不够精确，多用于门诊患者家属配膳。

制定饮食疗法的依据

食物与人的血糖水平息息相关。食物是血糖的重要来源，健康的人进食后，血糖会很快升高。由于其胰岛功能正常，胰岛受到升高的葡萄糖等因素的刺激，能及时释放出足量的胰岛素，从而使葡萄糖被消耗或转化成糖原及脂肪等，血糖也即很快恢复正常。但对于糖尿病患者来说，由于其胰岛功能出现异常，进食后血糖升高，胰岛素分泌不足或胰岛素不敏感，血液中的糖分不能被人体充分利用，进而形成高血糖。

另外，饮食还会影响糖尿病的治疗，对应用药物治疗的糖尿病患者来讲，过多的饮食必然要抵消药物的部分作用，进食越多所需降糖药物就越多。注射胰岛素的患者若不控制饮食，血糖更会不稳定，为了控制血糖水平，就不得不用更多的胰岛素，而增加胰岛素就会引起肥胖，肥胖进而又会使胰岛素不敏感，血糖又升高，从而形成一种恶性循环。

正因为饮食与人的血糖关系如此密切，而且药物治疗只有建立在成功的食疗基础上，才

能更有效、更安全，并减少其剂量和毒不良反应。因而通过制定饮食疗法控制饮食达到控制血糖水平是非常必要的。

饮食疗法不能一概而论，应根据患者的身高、体重、年龄、性别、体力劳动情况、病情控制情况、有无并发症等各种因素进行综合考虑，制订适合于患者的饮食计划，合理分配各种营养素的摄入。同时，还应该考虑市场供应、季节、地区及经济条件等因素。

糖尿病饮食歌

清淡素质最为佳，粗制杂面并不差，
一日三餐七分饱，饥饿可配菜豆渣。
日用脂肪选素油，多用调拌少烹炸；
甘肥咸食均不宜，贪杯痛饮更可怕。
体弱消瘦口发馋，可食瘦肉鸡鱼鸭；
适量水果桃为美，想吃甜食配南瓜。
菜豆薏米小麦粥，清热利湿效堪夸；
青菜桃仁治头晕，芥菜降糖也降压；
消瘦多食骨头汤，肥胖病人食南瓜。
莲子芡实治尿频，二目昏花杞菊茶；
蔬菜瓜果豆制品，家常菜肴营养佳。
控制饮食加药疗，出现症状早诊查；
适当运动做气功，老年绽开长寿花。

糖尿病的饮食原则

进餐时保持情绪愉快

在生活节奏日益加快的今天，不少人只注意营养和食品的卫生，往往忽视了餐桌上的良好心情。有的人将工作和生活中的烦恼带到餐桌上，使其根本无法心情愉快地就餐。营养学家认为，食欲的好坏在很大程度上取决于进餐时的气氛，不良气氛和情绪影响人的食欲。尤其是人在刚刚经历过大的感情冲击后，马上进食，会加重消化器官的负担，使食欲降低。所以，人在情绪不佳时最好不要进餐。

对于糖尿病患者来讲，其体内的多种激素如甲状腺素、肾上腺素、生长激素等都可以升高血糖。当患者的情绪出现变化时会对体内的激素产生影响，如在发怒、激动、哭泣、悲伤的时候，肾上腺素及其他一些激素分泌就会增多，从而使血糖升高。而降低血糖的激素只有胰岛素，糖尿病患者本身胰岛功能不是特别好，或存在胰岛素抵抗，因此，升高血糖的激

素一旦波动，血糖就会跟着波动。由此可见，糖尿病患者在进餐时应该保持愉快的情绪，这样既有利于食物的摄入与吸收，同时对于控制血糖水平也有很大的帮助。

讲究饮食卫生

适当的饮食疗法有助于糖尿病的治疗和血糖水平的调节，在进行饮食疗法时，首要的便是讲究饮食的卫生，因为不卫生的饮食会致使一些疾病的产生，有可能加速糖尿病发展，从而加重病情。在日常生活中，应该从以下一些方面保持饮食卫生：

（1）注意饮水卫生。不饮用生水，开水和消毒净化过的自来水最为理想，如果暂时没有合格水可饮时，可以干净的水果代替。

（2）不去卫生条件较差的马路餐桌或个体摊点进餐或购买食品，尽量选择到正规的餐饮店就餐，保持良好的卫生习惯。学会鉴别饮食店卫生是否合格，卫生合格的一般标准是：有卫生许可证，有清洁的水源，有消毒设备，食品原料新鲜，无蚊蝇，有防尘设备，周围环境干净，收款人员不接触食品且钱票与食品保持相当距离等。

（3）瓜果一定要洗净或去皮吃。瓜果除了受农药污染外，在采摘与销售过程中也会受到病菌或寄生虫的污染，一定要去皮或用清水洗净。

（4）在商店选购食品时，应注意生产厂家及生产日期，不食用无标签或非正规生产厂家的包装食品，不食用过期变质食品和病死的禽、畜肉。

（5）食用鱼、虾、肉、蛋、奶等食品必须保证选料新鲜、干净，不要吃隔夜变味的饭菜。

（6）存放食品的容器要清洁无毒，食品特别是熟食要存放在清洁、干燥、通风条件好的地方，并要防止老鼠、蚊蝇、蟑螂等污染食品，避免化学药品与食物混放在一起。

（7）要注意个人卫生，养成吃东西前洗手的习惯。人的双手每天干这干那，接触各种各样的东西，会沾染病菌、病毒和寄生虫卵。吃东西前认真用肥皂洗净双手，才能减少"病从口入"的可能。

制订适合自己的饮食计划

对糖尿病患者进行饮食疗法时，食物的种类、饮食的方法以及环境等因素会因人而异，即使是同一个人在不同时间进食，这些因素也会不同。因此，糖尿病患者应该制定适合自己的饮食计划，要根据自己的爱好、所处的环境和身体状况来决定。

（1）控制总热量、均衡各种营养素

热量摄入过多，多余的便会转化成脂肪贮存起来，增加患者体重，同时也会降低对胰岛素的敏感性，不利于血糖控制和糖尿病的治疗。因此，饮食计划首先要计划出每日所需总热量，严格执行。人体所需的能量是由食物中的碳水化合物、蛋白质和脂肪在体内经过分解代谢而产生的。营养学家推荐，这三大营养素摄入的适宜比例应为：碳水化合物占每日总热量的50%~60%，蛋白质占每日总热量的15%~20%，脂肪占每日总热量的20%~25%。糖尿病患者可在咨询医师、营养师的基础上，按个人身体状况、喜好和饮食习惯来合理决定。

（2）合理分配餐次和含量

为了维持血糖稳定，应该保持用餐时间的固定，一般可按早、中、晚三餐进食，每餐摄入的含量应该定量。可以将一天所需总热量分成几份，早、中、晚餐各占1/3，或分别占1/5、2/5、2/5。如果患者要注射胰岛素，则可以在晚餐后加一次餐，避免夜间发生低血糖。儿童或孕妇可以在三餐之外加上一些点心等。但这些加餐也必须纳入一日限制的总热量中来计算，避免摄取过多的热量而造成不利影响。

（3）设计自己的菜单

三大营养素在体内释放出的热量为：每克碳水化合物产热4千卡（1卡≈4.2焦耳），每克蛋白质产热4千卡，每克脂肪产热9千卡。糖尿病患者可根据自己一天所需的总热量，再按照餐次比例，来选择适合的菜式。

（4）改变不健康的进食习惯

糖尿病患者早餐时应该吃一些主食，不能单纯以牛奶、鸡蛋代替。因为一个夜晚的时间已经把前一天晚餐的食物基本消耗完了，如果不及时补充碳水化合物，供应人体生命活动的葡萄糖不足，容易出现头晕、乏力等状况，进而会引起血糖不稳定，影响全天的血糖水平。

控制饮食总热量

合理控制总热量是糖尿病饮食治疗的首

要原则。热能是人体内外活动所不可缺少的动力。对于糖尿病患者的热量需要，应根据患者的年龄、性别、身高、体重、运动量、病情、并发症等情况，特别应根据保持其标准体重及维持其社会生活所必需的能量来决定。如对中老年病人来说应保持活动量的最低需要量，使其热量供给以能维持或略低于理想体重为宜；对肥胖者必须减少热量摄入以减轻体重；对消瘦者必须提高热量摄入以增加体重，使体重恢复正常。下面就介绍一下如何计算自己所需的总热量：

（1）算出自己的标准体重

可查表，也可用经验公式计算：标准体重（千克）=［身高（厘米）－100］或身高（厘米）－105。然后将标准体重与自己的实际体重相比，若实际体重超过标准体重10%以内，属于正常。如果实际体重超过标准体重10%~15%，为超重，超过20%属于肥胖，超过40%为重度肥胖，实际体重低于标准体重20%为消瘦。

（2）算出自己每天所需的总热量

每日所需总热量=每日每千克体重所需热量×标准体重。可根据下表自行计算。

不同劳动强度的热量供给标准表		
劳动强度	每日每千克体重所需热量	工种举例
休息	25千卡	
劳动者	30千卡	秘书、打字员、会计、驾驶员等
劳动者	35千卡	环卫工作、油漆工、电焊工、采油工
劳动者	40千卡	炼钢工、搬运工、建筑工、农田劳动
肥胖者	在以上基础上减少5千卡	
消瘦者	在以上基础上增加5千卡	

例如，李先生身高175厘米，体重80千克，属轻体力劳动者，那么，他每天所需要的标准热量为：30×（175－105）=2100千卡。

（3）儿童和青少年热量标准

1岁以下儿童可按每千克100~130千卡供给热量；1~16岁儿童可按照总热量=1000千卡＋

（年龄－1）×1000千卡的公式进行计算；16岁以上青少年男性每日可按2600~3000千卡供应，女性可按2500~2700千卡供应。

（4）老年人热量标准

大多数老年人已基本不参加较重的体力劳动，可按轻体力劳动安排饮食，即按每千克标准体重30千卡供应。

均衡摄取各种营养素

糖尿病的饮食疗法，主要是在均衡营养的基础上，再配合热量的控制，以维持血糖、血脂及血压的稳定，促进糖分代谢正常化。人体所需的营养素达40多种，除水外，主要分为6大类，即：蛋白质、脂类、碳水化合物（糖类）、矿物质（包括常量元素和微量元素）、维生素、膳食纤维。以往多认为糖尿病患者应该多吃高蛋白、低糖食物，其实这是错误的观点，糖尿病患者6大营养素缺一不可，要想使饮食疗法取得预期的效果，糖尿病患者必须均衡摄取各种营养素。

维持健康所需的	
营养素种类	比例
蛋白质	15%~20%
脂肪	20%~25%
糖类	50%~60%
维生素	
矿物质	
膳食纤维	20%~25%

由上表可以看出，来自糖类食物的热能应占50%~60%，脂肪提供的热能在20%~25%左右，而蛋白质提供的热能不超过20%。也就是说，糖尿病患者应以糖类食物为主，少吃脂肪和蛋白质，同时注意食物纤维及维生素和矿物质的摄入。

三餐定时定量

糖尿病患者在保证摄取适合自己的总热量及均衡各种营养素之外，还应该做到进餐定时、定量。要根据患者的体型、体力劳动强度，病情严重来安排主食的摄入量，保证血糖的相对稳定。

（1）定时进餐

糖尿病患者三餐必须按时，这样有利于建立生物钟，使体内定时释放出以胰岛素为主的相关激素，便于患者控制血糖水平，避免出现低血糖等状况。

（2）主食定量

计算出自己一天所需的总热量，然后可将总热量按比例分成几份，每次进食只摄取定量的主食，避免摄入过多热量。如可分成3份，早、中、晚餐各占1/3，或分成5份，早、中、晚分别占1/5、2/5、2/5。

少量多餐

少量多餐是糖尿病饮食控制原则之一，在控制饮食总热量不变的情况下，少食多餐一方面可以预防低血糖的发生，同时又可以减轻胰岛β细胞的负担，更好地控制血糖。少量的意思是每餐少吃点儿，这样就不至于使餐后胰岛负担过重，血糖也不至于升得太高，也就是说避免了餐后高血糖。多餐则是增加进餐的次数，在正餐之间进行一个缓冲，这样既可以避免药物作用高峰时出现低血糖，也可避免一天饮食总量过少，影响人的体力和体质。少食多餐能保证营养的吸收和利用，尤其对有胃肠疾患的糖尿病患者而言，还能减少并发症的发生。

进主食时，如每天进主食500克以上时，最好每餐不超过100克主食，最好采用每日4、5餐甚至6餐的方法。加餐也可以用水果、鸡蛋、豆制品等对血糖影响较小的副食来代替主食。

对于许多血糖波动大、易出现低血糖、血糖控制差的患者，尤其是对于加少量胰岛素就出现低血糖或稍微减量一点胰岛素就引起血糖增高的患者，就更应当少食多餐。注射胰岛素的患者由于胰岛素功能很差，血糖的控制主要依赖注射胰岛素，皮下注射胰岛素是要慢慢吸收的。如果在饭前注射胰岛素是要把餐后血糖降下来，到了餐后两小时，血糖降下来时，而胰岛素还在慢慢吸收，它的作用还没有完全消失，在胰岛素后劲的作用下，血糖还在继续下降，会造成低血糖，这就需要餐后两小时必须加餐。

对于糖尿病肥胖患者来讲，少量多餐比少餐多食更有利于减肥。因为如果一次进食量过多，势必刺激大量胰岛素分泌，使血糖吸收增加，利用率增大，合成脂肪也就相应增多。而少食多餐则可以减少胰岛素的分泌，减少上述弊端的出现。

进食多样化

每一种食物所含的营养素不同，食物越多样，营养素越能更好地进行互补。因此，糖尿病患者的饮食在控制总热量的基础上，越复杂、越多样，营养素的摄取就越全面，这样就不容易发生营养不良或者营养失衡。下面就介绍一种食物交换份法，便于糖尿病患者在控制饮食的同时尽量使自己的食物丰富、多样化。

食物交换份就是将食物按其所含营养成分的比例分为6类：谷类、新鲜蔬菜、新鲜水果、肉蛋类、豆乳类、油脂。无论是哪种食物，每个食物交换份的食物都提供90千卡（1卡≈4.2焦耳）的热量。糖尿病患者按照身高、体重、活动量算出一天需要多少热量，然后除以90，就能得出一天需要吃多少份食物。在总份数不变的前提下，食物种类就可以丰富起来了。在自由置换食物的同时一定要保证食物的多样性，而且通常主食类食物要占每日总份数的一半或一半以上。从一日三餐的进食量分配来看，最常见的就是早餐占1/5，午餐占2/5，晚餐占2/5，或早、午、晚各占1/3。

各类食物的食品交换份			
级别	类别	每份重量	每份热量
谷物级	谷类	25克	90千卡
蔬果组	蔬菜类	500克	90千卡
	水果类	200克	90千卡
肉蛋豆乳组	肉蛋类	50克	90千卡
	大豆类	25克	90千卡
	乳类	15克	90千卡
	硬果类	15克	90千卡
油脂组	油脂类	10克	90千卡

比如某患者每天所需的总热量为2000千

卡，换算成食品交换份数就是22份。从上表可以看出，这位患者全天的食物分配应为主食14份，蔬果类1份，肉蛋类3份，豆乳类1.5份，油脂类2份。再根据不同食物的食品交换法，在同类食物中进行交换。如主食类食物，25克米、面粉、小米、高粱、玉米、燕麦、荞麦、各种干豆类及干粉等，500克的水果，都提供90千卡的热量。

蔬菜和水果里，500克的绿色蔬菜、茄子、西红柿、菜花、黄瓜、丝瓜、苦瓜、冬瓜，与200克的各种水果，都提供90千卡的热量。

科学安排主食与副食

严格控制饮食是治疗糖尿病的先决条件。临床上不少糖尿病人采取少吃主食甚至不吃主食、多吃副食的办法控制热量，以达到控制血糖的目的。专家指出，主食是人体所需能量的主要来源，如果摄入不足，机体就会分解自身的蛋白质和脂肪，来满足机体能量需要，从而引起代谢紊乱，加重病情。健康的人一天应吃200~250克主食，糖尿病人一天也要吃200克主食，运动量大的话可以适当增加。

糖尿病人要科学安排主食和副食。虽然主食是血糖的主要来源，其摄入量理应予以控制，但副食中的蛋白质、脂肪进入体内，照样也可变成血糖，成为血糖的来源，蛋白质和脂肪在代谢中分别有58%和10%变成葡萄糖，因此，不可只注意主食而轻视副食。不过，副食也不能摄取过多，如果摄取的副食过多，也可使体重增加，对病情不利，因此，除合理控制主食外，副食也应合理搭配，否则照样不能取得预期效果。

经常补充水分

人体的70%是由水组成的，水是生命活动时刻也不能缺少的物质。经常补充水分对于糖尿病患者来说是十分重要的。糖尿病患者体内高血糖有高渗利尿的作用，导致糖尿病患者多尿。由于尿量过多，体内脱水，若不及时补充水分，就会加重脱水状态。脱水会导致血液浓缩，血糖值更高，从而形成恶性循环，使糖尿病患者病情越来越严重，导致各种并发症的发生。如脱水可能会损害神经纤维，促进糖尿病神经病变的发生或恶化，容易形成血栓，发生

心脑血管疾病，甚至还可能发生高渗性糖尿病昏迷。糖尿病患者经常补充水分，是对其机体失水的一种保护性措施，可以起到稀释血糖、改善血液循环、促进代谢废物的清除及消除酮体等诸多作用。

糖尿病患者每天应该补充多少水呢？有关专家指出糖尿病患者并不需要刻意去补充水分，像平常人一样就行。也就是说除平时食物中含有水分外，每天应该补充1600~2000毫升的水。在摄入蛋白质食物多、锻炼强度大、出汗多、沐浴等情况下，还应适当补充水分。

糖尿病患者体内脱水会刺激下丘脑的渴感中枢，患者会出现口渴症状。但需要注意的是，老年人由于口渴中枢不敏感，有时候体内已经缺水了，但是并没有明显的口渴症状，这样就很容易发生严重脱水，因此，老年糖尿病患者要格外注意经常补充水分。

除了白开水外，牛奶、豆浆等也是很好的补充水分的饮料。但糖尿病患者要注意不能喝甜饮料来补充水分，这样可能会适得其反，因为甜饮料含糖多，会使糖尿病患者的血糖及血渗透压升高，导致渗透性利尿，会加重脱水状态。

三餐后有加餐

在治疗糖尿病的过程当中，经常会出现低血糖的情况，之所以会出现低血糖，在饮食方面的原因就是忘记或推迟吃饭，或是进食量不足导致的。针对低血糖这一状况，糖尿病患者可以通过加餐加以解决。

科学而灵活地加餐有助于血糖水平的平稳控制，但需要注意的是，加餐并不是增加全天的饮食总热量，而是在维持原来热量的基础上增加餐次，即所谓的"加餐不加量"。

当然，加餐也不要随意，最好固定一个时间，最佳的时间一般是上午10点左右，下午3~4点，晚上10点左右，因为这些时间段最容易出现血糖降低的情况，在这些时刻加餐，对预防低血糖是非常有帮助的。如果有时体力劳动增加，可以适当提前加餐时间。至于一天加几次餐，可根据个人身体情况以及病情灵活选择。

因此，糖尿病患者，尤其是注射胰岛素治疗的患者，应随身携带一些含糖的食物，在相应的时间，适当加补一些食物，避免出现低血

糖。上午和下午时间段的加餐可以随便一些，如饼干、面包或豆腐干、糖果等都可以。晚上加餐时品种可丰富一些，可以搭配一些蛋白质类食物如鸡蛋、瘦肉等，因为这些蛋白质食物转化成葡萄糖的速度较其他食物缓慢而持久，可以避免清晨时分出现低血糖。

注射胰岛素的糖尿病患者，如每次注射的胰岛素剂量偏小，不会出现低血糖，但血糖控制较差，要想更好地控制血糖，就需要增加胰岛素剂量，但由于胰岛素的作用特点，加大剂量就可能引起午餐或夜间低血糖，要想避免这种情况的发生就应该适当加餐，使低血糖再升回来。

掌握进补要领

糖尿病患者进补，一则可以起到补益作用，二则可以利用某些中药进行糖尿病治疗。不过，糖尿病在进补的同时，需要掌握一定的要领，这样才能起到更好的效果。

一般来讲，夏季里人体的血糖水平处于一年中最低的阶段，接近于正常值。这主要是因为，夏天人体内对抗寒冷的肾上腺素分泌减少，胰岛素可以更充分地发挥其作用；夏天天气闷热，人们普遍食欲减退，碳水化合物的摄入量减少；加之室外活动增多，对血糖的利用增加。另外，夏季白昼时间较长，暑热使人难以入睡，易导致人们睡眠不足，造成体内热量耗散，体内的新陈代谢旺盛，相对消耗的血糖也增多。因此，夏季是糖尿病患者治疗的最佳时节，在常规治疗的基础上，配合饮食疗法对控制血糖能起到事半功倍的效果。

糖尿病患者在夏天可以多喝汤，汤中的食物容易吸收，从而减轻胃肠道负担，促进胃酸分泌，加快食物的消化吸收。但需要注意的是，夏天煲汤不宜多放肉，浓肉汤中脂肪含量比较高，而脂肪会抑制胃酸的分泌，使食欲下降。同时，过高的脂肪会造成能量过剩，对糖尿病的治疗十分不利。

冬季，糖尿病病人进补的原则是"一通二补"。一通是指必须保持消化通畅，减少小肠对糖分的吸收，保持大便通畅有利于气机的运行。二补是以补阴为主，兼以补气。因为糖尿病者火热之证居多，热必伤阴耗气，久则气阴两虚。

可对症选用滋肾、生津、清热为主的方剂煎服，如玉泉丸、玉液汤、沙参麦冬汤、左归饮、六味地黄丸等。如兼气虚者可适量加人参、黄芪等补气药；如表现为四肢发冷、畏寒、腰膝酸冷、阳痿、月经不调等阳虚证，可在方中酌加肉桂、附子、仙灵脾等；血瘀者可加桃仁、益母草、赤芍等。

糖尿病患者最好不要服用补膏进补，人参蜂王浆等含有蜂蜜类的补养口服液也不宜应用。这些滋补膏用的是蜂蜜和各种胶类药物基本原料，蜂蜜含有多种糖分，服用后会引起血糖波动，而胶类药物摄入后可能会引起糖尿病病人的大便不畅，使消化残渣在肠道滞留时间增加，同时也会引起血糖上升。

烹调食物讲究方法

（1）食物的保存和加工

买回来的蔬菜应该存放在干燥、通风、避光的地方，这样可以有效减少营养素的丢失。绿叶蔬菜的存放时间一般不超过2天，水果不超过1个星期，尽量做到吃多少买多少，以保持蔬菜新鲜。米和蔬菜也不适宜长时间浸泡，淘米时尽量不用手搓，冲洗两三遍就可以了。

（2）对食物的预处理

预处理就是把一些食物中含有的脂肪或油预先处理掉，使其更符合糖尿病患者的饮食需求，比如在烹调之前可以将禽畜肉上的脂肪剔除，或将瘦肉放入沸水煮一段时间，把其中的不可见脂肪溶解掉等。

（3）少用糖的方法

对于习惯以糖来增加食物甜味的患者，可考虑用天然高汤来增加味道，只要反复捞去残渣浮油并熬煮第二次，就可降低高汤的热量和油脂含量。自制甜点或想喝饮料时，可考虑用代糖，或多吃点水果。需要注意的是，代糖一经加热就丧失甜味了，而且食用过多也对人体不利。

（4）少用脂肪的方法

适当改变烹调方法，以蒸、烤、氽烫的煮法，这样既能保留食物中的营养素，又可以避免油脂和过多调味料的使用。若想吃炒菜，也可先氽烫后再炒，这样可以减少用油，缩短煎炒时间。在选用油类的时候应选择一些不饱和脂肪酸含量较高的油，如花生油、菜籽油、麻油、豆类油等；少用饱和酸含量高的油，如椰子油、奶油、牛油等。

（5）少用盐的方法

少使用腌渍或加工的食品入菜，如酱菜、火腿、香肠等。多用醋及辛香料、香草植物或葱、紫苏等，替代盐和酱油来为菜提味。多用海带、香菇等熬天然高汤，少用市售的高汤块或罐头。

（6）增加配料

在保证主料营养素的同时，还需要考虑一些微量的营养素，这样才能做到营养搭配更合理。适当加入醋、花椒、葱、姜、蒜等调料可以补充一些营养素，并改善食物的口味。此外，一些配料还有助于降低肉制品中的GI值（血糖生成指数），有利于控制血糖。

（7）增加饱足感而不增加热量的方法

避免将食物煮得过于烂熟，否则太易入口。有些嚼头的食物可以在口中停留时间长些，让人易有吃饭的感觉。在饭菜中加入一些香菇、蕈类，可以增加含量，但不会增加很多热量。海带、裙带菜热量较低，又有嚼头，是填饱肚子的好东西。饭后若想吃甜点，可用洋菜粉做成茶冻、咖啡冻、牛奶冻等，饮用时加入代糖，热量低又可口。

（8）选用不粘锅系列炊具

选用不粘锅炊具，在少油或无油的情况下，菜肴不易粘锅，可以减少油料的添加也能做出满意的菜肴。

掌握糖尿病患者的饮食宜忌

（1）糖尿病患者不宜进食的食物

·易使血脂升高的食物：猪油、牛油、奶油等油脂类；肥肉、皮脂、猪肠、猪蹄等高油脂食物；或使用棕榈油、椰子油制成的点心；以及炸鸡、薯条、鸡块等油炸、油煎类食物，都含有过多脂肪，糖尿病患者不宜食用。

·易使血糖迅速升高的食物：奶昔、苹果派、圣代、布丁、蛋糕、果冻、芋泥、油酥类点心和甜汤等点心含糖量过高；果汁、汽水以及含糖高的酒类，如乌梅酒、玫瑰红、竹叶青、参茸酒等不可饮用。

·高盐的食物：酱菜、泡菜等腌渍类含盐过高；沙拉酱、沙茶酱、芝麻酱、豆瓣酱、麻油、辣油等，也含高油高盐，最好不要食用。

（2）糖尿病患者宜少吃的食物

·高油脂的食物：瓜子、花生、松子、腰果、核桃等坚果类。

·高胆固醇的食物：猪肝、腰花、鱼卵、蟹黄等。

·成分或制作过程不明的食物：碎肉制品如肉丸、狮子头、火腿、虾球等；加工食品如火腿、香肠等皆不宜食用过多。

·稀饭、各式浓汤、炒烩菜式等GI值（血糖生成指数）高，也需要限制。

以上食物的热量或油脂、含糖量稍高，糖尿病患者最好少吃。

（3）糖尿病安全食物

·主食类：包括米、面以及玉米、马铃薯、地瓜、芋头等，粗杂粮如莜麦面、荞麦面、燕麦片等含有B族维生素和食物纤维，具有延缓血糖升高的作用。

·蛋类：主要含优质蛋白质，一般为13%，而且含碳水化合物很少，多在3%以下，很适合糖尿病患者食用。值得注意的是，蛋黄中含有高量的胆固醇，故应少吃蛋黄。

·大豆及其制品：含有丰富的蛋白质、无机盐和维生素，豆油中还有较多的ω-3多不饱和脂肪酸，有降低胆固醇、血清三酰甘油的功效。但注意，糖尿病并发肾病患者不宜食用豆制品。

·畜禽鱼类：一般都含有丰富的蛋白质，而且碳水化合物比较少。深海鱼富含DHA及EPA，可与瘦肉代换食用。不过，一些畜类的精肉部分含有较多的脂肪，应少吃。

·乳类：以含脂低的低脂或脱脂牛奶最好。牛奶中所含蛋白质的量比较高，并含有丰富的维生素和微量元素及钙，对糖尿病的治疗十分有利。所以，糖尿病患者可适当饮用，一般每天以250~500毫升为宜。

·蔬菜类：蔬菜一般含热量比较低，主要提供维生素、矿物质、微量元素和食物纤维等。瓜类与花叶类蔬菜含蛋白质、脂肪和碳水化合物均比较少，特别是苦瓜、南瓜等对糖尿病有一定益处。

·水果类：水果含有丰富的维生素C、矿物质、水分、纤维素和果糖，对糖尿病的治疗有益处。尤其是果胶，有延续葡萄糖吸收的作用。但有些水果含糖量高，若食用过多，容易造成血糖上升。所以，应该选择一些含糖量较低的水果，并配合饮食计划来吃。

长期坚持饮食疗法

饮食疗法是治疗糖尿病的基本方法，是一切糖尿病治疗的前提。过度饮食与糖尿病的发病、病情的发展、加重有着密切的联系。因此，必须控制饮食。通过控制饮食，减少含糖食物的摄入，减少胰岛素的分泌，从而减轻胰岛的工作，使胰岛β细胞得到恢复。但是，胰岛功能的恢复是一个长期的过程，因此，饮食疗法必须长期坚持，才能起到相应的功效。

（1）培养吃的兴趣

很多糖尿病患者在进行饮食控制的时候，把这种控制当成了一种负担，十分忌讳，这不仅影响了日常生活正常的饮食，而且也会引起患者情绪上的抵触，达不到饮食疗法所要起的效果。因此，在进行饮食疗法的时候，对于糖尿病患者来说，在把其当成一种治疗手段的同时，还要正确看待饮食疗法，培养自己吃的兴趣，在治疗的同时享受吃的过程，只有这样，才能减少饮食疗法给自己带来的压力，达到治疗的效果。建议糖尿病患者在掌握饮食疗法的基础上，积极听取医生的意见，制订适合自己、切实可行的饮食方案。

（2）保证营养成分的摄入

均衡地摄取蛋白质、脂肪、碳水化合物、膳食纤维、维生素和矿物质对保持健康非常重要，长期坚持颇为不易。但也只有长期保证营养成分的均衡摄取，饮食疗法才能对糖尿病的治疗产生良好的功效。一般来讲，摄入蛋白质需占能量摄入总量的10%~20%，脂肪占20%~30%，碳水化合物占55%~65%，膳食纤维占15%~25%，维生素和矿物质适量补充即可。

（3）节食的小秘诀

饮食疗法中最难做到的就是节食，下面介绍几种方法，以供参考：

·用小碗盛菜、尽量增加菜的种类。这样可以达到视觉上的满足，与用大碗来盛菜相比，小碗很容易让人感觉吃了足够的食物。同时，用小碗吃饭可以控制食量，如果用大碗，不容易控制自己的食量。

·细嚼慢咽。吃饭过快，即使吃了很多，但由于"吃饱"的指令大概需要15分钟才能反馈到大脑中，产生饱腹感，所以会继续进食，这就会在无意间造成过量饮食，不利于糖尿病的治疗。因此，吃饭要细嚼慢咽，才有利于控制食量。

·能量相同时，尽量选择看上去比较多的食物。同样是给视觉或心理造成一种满足感，以使控制食量。如与脂肪含量高的肥肉相比，可选择瘦肉。

·尽量多吃蔬菜、菌类。蔬菜、菌类等食物热量比较低，且含有丰富的膳食纤维，多吃些这样的食物，有利于糖尿病患者控制血糖。

·尽量多吃含水分较多的食物。进食前可先喝一碗汤，这在一定程度上可以使人产生饱腹感，从而减少进食量。但必须注意的是，汤中的盐分不可过高，因为盐分过高很容易使糖尿病患者产生高血压。

·食用有骨头的食物。可以选用有骨头的鱼或肉，以及带贝壳的贝类食品做菜，这样的菜看会产生一定的视觉满足效果，让人觉得饭菜的量很多，不至于吃太多。

普通糖尿病患者饮食

各类型糖尿病患者都应该遵守饮食疗法的原则——控制好总热量的摄入、合理搭配各种营养素，尽量使食物的品种多样化，做到既能满足口福，又有利于糖尿病的治疗。

普通糖尿病患者只需使每日的主食量低于病前，限制主粮和脂肪的摄入即可。多选择一些脂肪含量较少的食物，如鱼肉、去皮的鸡肉、兔肉等脂肪含量比较低，瘦猪肉、禽蛋黄等，脱脂牛奶和豆制品脂肪含量也不高。许多蔬菜、菌藻类食物均是低脂肪食物。可以采取少量多餐的方式，这样对减轻胰岛的负担和缓解饥饿十分有效。对于尿糖转阴而体重下降过快的患者，应适当增加进食量。随时监控，当增加饮食时，如果出现尿量增多，尿色由黄转白，尿糖由阴性转成阳性的现象，则说明增加的食量过多，应再加以控制。如果患者的尿量减少，尿色由白转淡黄色且清亮，说明病情有所好转。

有并发症的糖尿病患者，应在控制饮食的基础上，辅以降糖药物治疗。进行药物治疗，患者的每日血糖含量就应该相对固定，避免血糖出现波动。尿糖基本控制后，可逐步减少降糖药物的剂量，并根据身体状况的变化制订相应的比较固定的饮食计划。

糖尿病患者热量的控制可以采取骤减和递减的方法。如果是减少少量的热量，可以采取骤减的方法，骤减主食可以使胰岛的压力大大减轻，但是主食的骤减也会使一些患者产生饥饿的感觉，因此，应以患者能够忍受为度。如果减少1000千卡以上，应采取递减的方式。一般来讲，如果一天饮食少500千卡左右，一个星期就能减轻体重1磅。对于肥胖患者来讲，可以通过此法在短时间内减轻体重。减少饮食需要注意的一个原则就是：每日的热量摄入不能低于1000千卡，应该控制在1000~1400千卡。

普通糖尿病患者可根据饮食原则灵活安排自己的食物，尽量做到新鲜、品种多、种类全，富含维生素和粗纤维。上页表是普通糖尿病患者的一周食谱，可供参考。

肥胖患者减体重饮食

肥胖患者的减体重饮食又可称低热能饮食，是指肥胖患者通过减少热能的摄入，而依靠体内脂肪的消耗提供能量，从而达到减轻体重、治疗肥胖的目的。

肥胖患者在进行减体重饮食、严格控制每日热量供应的同时，也应该增加体力活动，参加一些体育锻炼。对于肥胖患者来讲，一般规定每天的热量摄入在1200千卡左右或者比正常需要热量减少500~1000千卡。肥胖患者应该改变爱吃零食、睡前吃点心的习惯，同时注意在其饮食结构中应该限制一些含热量很高的食物，如肥肉、糕点、甜食、油炸食物、煎烤食物等。

通过前面各类食物的食品交换份表，我们可以计算出肥胖患者的食品交换份数。按照肥胖患者每天1200千卡的热量，换算成食品交换份数就是14份。从上表可以看出，这位患者全天的食物分配应为主食6份，蔬果类1份，肉蛋类3份，豆乳类2份，油脂类2份。即需要主食150克，含碳水化合物3%~4%的蔬菜500克，肉蛋150克，牛奶和豆腐干250克，烹调植物油20克。再根据不同食物的食品交换法，在同类食物中进行交换。

肥胖患者另外需要注意的是，不能急于求成，体重不宜减得太快，不然有可能导致酮症

发生。

妊娠期糖尿病饮食

妊娠期糖尿病是指孕妇在妊娠期间发生的糖尿病。近年来，随着生活方式的改变，不少孕妇吃得多且精，而活动少，这是妊娠期得糖尿病的重要原因。在妊娠期孕妇体内拮抗胰岛素的激素（垂体前叶激素与肾上腺皮质激素）水平增高，内分泌变化对糖代谢产生一系列影响，尤其当孕妇胰岛功能储备不足或胰岛素分泌降低时，很容易发生妊娠糖尿病。

妊娠糖尿病可能引起胎儿先天性畸形、新生儿血糖过低及呼吸窘迫综合征、死胎、羊水过多、早产、孕妇泌尿道感染、头痛等，不但影响胎儿发育，也危害母亲健康，因此，怀孕期间检查是否有糖尿病很重要，如果已经患上妊娠糖尿病，必须赶快进行相关治疗。

饮食疗法是妊娠糖尿病治疗的基础，妊娠糖尿病患者饮食控制是为了提供母体与胎儿足够的热量及营养素，使母体及胎儿能适当地增加体重，符合理想的血糖控制、预防妊娠毒血症及减少早产、流产与难产的发生。

妊娠糖尿病饮食治疗应遵循以下一些原则：

· 注意热量需求。妊娠初期不需要特别增加热量，中、后期必须依照孕前所需的热量，再增加300千卡/天。由于体重减轻可能会使母体内的酮体增加，对胎儿造成不良影响，故孕期中不宜减重。

· 注意餐次分配。为维持血糖值平稳及避免酮血症的发生，餐次的分配非常重要。因为一次进食大量食物会造成血糖快速上升，且母体空腹太久时，容易产生酮体，所以建议少量多餐，将每天应摄取的食物分成5~6餐。特别要避免晚餐与隔天早餐的时间相距过长，所以睡前要补充点心。

· 正确摄取糖类。糖类的摄取是为提供热量、维持代谢正常，并避免酮体产生。妊娠糖尿病患者应尽量避免加有蔗糖、砂糖、果糖、葡萄糖、冰糖、蜂蜜、麦芽糖等含糖饮料及甜食，避免餐后血糖迅速增加。妊娠糖尿病患者早晨的血糖值较高，因此早餐要减少高糖食物。

· 注重蛋白质摄取。如果在孕前已摄取足

够营养，则妊娠初期不需增加蛋白质摄取量，妊娠中期、后期每天需增加蛋白质的量各为6克、12克。最好每天喝至少两杯牛奶，以获得足够钙质，但千万不可以把牛奶当水喝，以免血糖过高。

·油脂类要注意。烹调用油以植物油为主，减少油炸、油煎、油酥之食物，以及动物之皮、肥肉等。

·多摄取纤维质。在可摄取的分量范围内，多摄取高纤维食物，如：以糙米或五谷米饭取代白米饭、增加蔬菜摄取量、吃新鲜水果而勿喝果汁等，如此可延缓血糖的升高，帮助血糖的控制，也比较有饱足感。但千万不可无限量地吃水果。

重症糖尿病患者的饮食

空腹血糖高于13.88毫摩尔/升的糖尿病患者，均属于重症患者。这一类患者需要特别注意，因其病情十分不稳定，血糖波动范围大，很容易出现昏迷，甚至死亡。这类患者在进行饮食控制的同时，常需要加以胰岛素治疗才能控制病情。

⊙ 糖尿病肾病的饮食

糖尿病肾病是糖尿病常见的慢性并发症，根据肾脏损害的轻重程度可分为五期：第一期为增生高滤期，此期间肾脏开始变大，但没有临床症状出现；第二期为临床前期，也没什么具体症状；第三期是早期肾病，其特点是血压高，尿液出现蛋白；第四期为临床肾病期，出现了大量尿蛋白，血压持续升高；第五期为肾功能不全期，此时症状比较多。

那么，糖尿病肾病患者该如何进行饮食控制呢？

（1）第一、二期时，应以低蛋白、低胆固醇及不饱和脂肪酸为主。

（2）第三期时，饮食中碳水化合物应占总热量的50%，可选用一些低热量的甜味剂；蛋白质每日每千克体重摄入为0.8~1克，以优质蛋白为主，脂肪占总热量的30%，以不饱和脂肪酸为主。

（3）第四期糖尿病肾病患者应进一步减少蛋白质的摄入，每天每千克体重应少于0.8克。如果有明显水肿或高血压症状出现，应限制钠盐摄入（每日2~3克）和水分摄入（每日小于

1000毫升）。

（4）第五期时饮食要清淡易消化，蛋白质每日每千克体重摄入应小于0.6克。有水肿或高血压者，应限制盐和水分摄入，可选用牛肉、瘦肉、鸡肉、丝瓜、西红柿、芋头等每100克含钠小于100毫升的食物，限制如豆腐、蘑菇、紫菜、虾米等含钠较高的食物。如果患者需要做透析，可适当增加优质蛋白质，补充一些富含维生素的食物，并要注意限制磷的摄入。

⊙ 酮症酸中毒患者的饮食

糖尿病患者或因没有很好地控制饮食，或因全身感染、外伤手术等，可能会诱发酮症酸中毒。严重者可引起昏迷甚至死亡，要十分注意。

当发生酮症酸中毒时，如患者没有出现低迷，但酮症尚没有消失，食欲不佳时，应供给患者容易消化的单糖、双糖类食物，如水果汁、加糖果酱、蜂蜜水等流质食物。每日所供应的碳水化合物要根据其使用胰岛素的数量及患者的具体情况而定，一般每天要大于200克。要严格控制其每日脂肪和蛋白质的摄入量，以防其体内产生新的酮体，加重酸中毒。

当发生酮症酸中毒，尿酮、血酮增加，尚未出现低迷时，可给患者供应苹果或其他水果餐，因为水果大多为碱性食物，有中和酮酸、减轻酸中毒的作用。还可补充体液和各种无机盐、微量元素和维生素等，促进酮体的排泄。

⊙ 出现低糖反应的饮食

对轻度低糖反应者，可用白糖或红糖25~50克用温开水冲服，稍重者可再吃馒头或面包25克或水果1~2个。一般10分钟后反应便可消失。

对低糖反应比较重的患者，可将白糖、红糖或葡萄糖放在患者口颊与牙齿之间，使之溶化咽下。十分严重的患者，除了上述措施外，应及时送往医院进行救治。

饮食治疗的误区

⊙ 只控制主食量，不控制总热能

有些糖尿病患者认为饮食疗法控制饮食只是单纯地控制主食量，而不控制总热量。糖尿病饮食治疗的原则是控制总热量的平衡膳食。主食是最直接的热量供应源，在总热量控制的前提下，应放宽主食摄入量。碳水化合物在人体内产热比是60%~65%，蛋白质、碳水化合物每克产热4千卡，脂肪产热则可达9千卡，超过

蛋白质、碳水化合物的2倍。因此如果单纯控制主食而不控制总热量，摄入过多肉类食品或油脂，将造成总热量过高，血糖控制不会理想和稳定。

部分患者控制主食的摄入量，很容易在饭后不久感到饥饿，于是，便用吃副食（鸡、鸭、鱼、肉、蛋等）或其他零食（如花生、瓜子、休闲食品等）加以解决，这也是一种错误的做法。主食是人体所需热量的主要来源，但是，副食及零食中含有的热量也同样不可忽视。大多数副食和零食均为含油脂量或热量较高的食品，如每100克花生可产生589千卡的热量，每100克瓜子可产生570千卡的热量。这些食品所含有的热量比同等重量的米饭、猪肉、羊肉和鸡肉所含有的热量都要多，任意食用会导致总热量超标。这些食品中的蛋白质和脂肪进入人体后有相当一部分可以通过糖异生作用转变成葡萄糖。因此，副食和零食吃得太多，尤其是一些高脂肪食品吃得太多，容易使血糖升高。此外，一些高脂肪食品还会导致高脂血症及肥胖症，加速动脉硬化，导致心脑血管等并发症。

因此，对于糖尿病患者来讲，糖尿病人根据个人情况不同，主食以每天200~300克（生重）为宜，如日摄入量少于150克，易出现饥饿酮症酸中毒。饮食控制并不仅仅是控制主食，而是在控制总热量的基础上，合理限制各种食物的摄入量。可以在控制每日所需总热量的基础上，少食多餐，同时注意各种营养素的搭配均衡，比如说，某天吃了20粒花生米，油脂摄入就达到一定量了，那么炒菜时就应该减少油量。

⊙ 因噎废食，急于求成

有些患者简单地把糖尿病饮食疗法等同于"少吃挨饿"，为了控制好血糖，急于求成，自作主张少吃甚至不吃，特别是经常不吃早餐，这也是一个非常常见的误区。糖尿病的饮食疗法是指适当地限制总热量的摄入，同时，要注意保持营养平衡，而绝非忍饥挨饿或者严重偏食。

不按时进餐很容易诱发餐前低血糖，而且少吃一顿，下一顿饭量必然增大，进而导致血糖控制不稳定。人在过度饥饿或低血糖状态下，体内的升糖激素分泌增加，促进糖原分

解及糖异生，会出现低血糖后跳性高血糖，导致血糖的波动，不利于糖尿病患者控制血糖水平。

如果少吃或不吃，人体活动的能量只能靠分解脂肪来供应，脂肪分解后可产生酮体，有可能导致酮症酸中毒。此外，少吃或不吃会导致营养摄入不足，造成患者身体抵抗能力下降，更容易感染其他疾病。

因此，按时、规律、适量地进食很重要。开始控制饮食时，要逐渐减少热量，让机体有个适应过程，不要一步达标，急于求成。要认真检查摄入量是否正确，每天主食200~300克，其他食物摄入要足够。当饥饿难忍时，可用黄瓜、西红柿等充饥，也可以吃些含纤维素高的食品。如果有低血糖现象，要立即吃些糖水或含淀粉的食物。

正确的饮食方法应该是：少量多餐，多吃低热量的食品，如各种蔬菜：西红柿、黄瓜、大白菜等，以及含糖量相对比较低的苹果、橘子、草莓、猕猴桃等水果。少量的主食加鸡蛋、瘦肉、牛奶等，既能保证身体所需的基本热量，又有比较合理的营养搭配。

⊙ 限制动物油，多吃植物油

通常我们食用的脂肪可分为两大类：一类是动物性脂肪，如烹调用的牛油、猪油、羊油等，还有肉、乳、蛋中的脂肪，这类脂肪除鱼油外，含饱和脂肪酸多，可使血清胆固醇升高；另一类是植物油，包括花生油、豆油、芝麻油、菜籽油、玉米油等，植物油除椰子油外，含不饱和脂肪酸多，有降低血清胆固醇的作用。可以看出，植物油能降低血清胆固醇，适合糖尿病患者食用，但是需要注意的是，植物油并不是吃得越多就越好。

有些糖尿病患者虽然每天都能很好地限制主食和副食的摄入量，但仍不能有效地控制血糖。这是为什么呢？仔细分析后才发现，原来是他们每天都超量地摄入食用油，致使其总热量摄入过多。许多糖尿病患者都知道吃猪油、牛油等动物油有害，但认为多吃植物油则无妨，其实这是一个很大的误区。

其实，无论动物油还是植物油都含有脂肪，脂肪是高热量食品。如果脂肪的摄入量控制不佳，其每天总热量的摄入量就会超标，就会出现高血糖。另外，长期过量地摄入脂肪，

会使患者的体重增加，导致其体内胰岛素的敏感性下降。相对来说，植物油比动物油好，但也不能随便吃。目前中国人的食物结构发生了很大变化，动物食品摄入量有较大上升，但即便是瘦肉也含10%左右的动物脂肪。另外，烹调油摄入急剧增加，很多人每天已经超过50克。脂肪摄入过多，是造成我国居民糖尿病及其他一系列胰岛素抵抗综合征的代谢性疾病增加的主要原因。

另外，植物油含不饱和脂肪酸高，在体内易氧化，产生过氧化物质和自由基。自由基损伤细胞膜，除加重糖尿病及其并发症外，也会增加致癌的危险。

营养专家提出，正常人每天植物油摄入量应在25克以下。糖尿病人及患有胰岛素抵抗综合征的病人应限制在20克以下。

⊙ 红薯纤维高，南瓜降糖好

红薯中含有多种人体需要的营养物质，含有食物纤维、胡萝卜素、维生素A、B族维生素、、维生素C、维生素E以及钾、铁、铜、硒、钙等10余种微量元素，营养价值很高，被营养学家们称为营养最均衡的保健食品。研究发现，白皮红薯有一定的抗糖尿病作用。奥地利维也纳大学的一项临床研究发现，2型糖尿病患者在服用白皮红薯提取物后，其胰岛素敏感性得到改善，有助于控制血糖。

但是，红薯吃多了对糖尿病的防治也不好。因为红薯除了含有丰富的纤维素，其淀粉、糖含量也高，多吃容易出现餐后高血糖。如果吃，要与主食进行交换，要严格控制食物总热量，如每吃100克红薯就要少吃25克粮食。

南瓜有很多种，如倭瓜、北瓜、番瓜等，嫩南瓜划破皮后在划痕处会出现水晶般的液体珠，里面含有的南瓜戊糖，对糖尿病有一定的治疗作用。南瓜还有大量果胶、纤维素、维生素及锌、硒微量元素等。果胶、纤维素在肠道内形成一种凝胶状物质，使消化酶和碳水化合物能均匀混合，延缓肠道对单糖物质的消化吸收，从而使血糖降低。但是，多吃南瓜对糖尿病的治疗并不好，因为南瓜主要的成分还是糖，以南瓜当主食，实际上与吃馒头米饭的作用是一样的，所得到的是糖，而有降糖作用的南瓜戊糖、果胶、纤维素等的含量非常少，吃南瓜起不到降血糖的作用。

不过，食用南瓜可作为治疗糖尿病的一项辅助保健措施，但食用时可将其热量计算入每日膳食热量中去。一般来说350克的生南瓜产生的热量约为90千卡，约等于25克主食产生的热量。

⊙ 干果最耐饿，多吃好处多

吃干果好处多，因为很多干果中蕴藏有丰富的营养素。如核桃中含有不饱和脂肪酸a-亚麻酸，它是女性孕期必需的脂肪酸，富含的磷脂，有健脑作用。花生中蛋白质含量高达30%，营养可与鸡蛋、牛奶、瘦肉媲美，且易被人体吸收。而瓜子、葵花子、南瓜子和西瓜子是不饱和脂肪酸的富矿，可炒熟或煮熟后食用。松子以维生素（维生素A、维生素E）与人体必需脂肪酸含量丰富著称。而且吃干果可以耐饿，因此，很多糖尿病患者认为，在进行饮食控制的时候，多吃一些干果可以有效防止两餐之间饥饿感的出现。

但是，多吃干果对糖尿病的治疗却十分不好。花生、核桃等干果之所以耐饿，是因为它们含的脂肪比较高，如20粒花生米、两个核桃就能产生25克主食的热量，100克花生米产热500多千卡，是一日应该摄入热量的1/3。因此，多吃干果不能有效控制糖尿病患者的摄入总热量，很容易造成一日摄入热量严重超标。而且，摄入的脂肪过高，会造成胰岛素抵抗综合征的出现，因此不主张糖尿病人吃花生等干果类高脂肪食物。

⊙ 吃素不吃荤，有利糖尿病

由于一些荤腥食物含有很高的脂肪、蛋白质等营养素，多吃对糖尿病的治疗非常不利。于是有一些患者就认为既然这些荤腥食物不好，那干脆就不吃得了，多吃素食，对治疗糖尿病肯定有莫大益处。其实，这种想法是错误的，因为素食有素食的营养成分，肉食有肉食的营养成分，两者都吃才能营养互补，达到科学配餐合理营养。

糖尿病人由于控制饮食，容易造成营养素缺乏，如果再吃素，对身体伤害更大。况且动物性食物的营养是植物性食物不能代替的，它的蛋白质含量高、质量优，其氨基酸比例恰当；而植物性蛋白质（豆类除外）缺少赖氨酸，营养不全面。另外，动物食品中的营养素人体易吸收，如血红素铁比无机铁吸收好，有机锌、有机硒、有机铬都比无机元素吸收好。动物食品又是一些维生素的丰富来源，长期不吃会造成维生素缺乏。

当然多吃荤少吃素也不科学。吃荤多势必造成蛋白质太高，动物脂肪摄入增加。肉类食品和脂肪摄入过多对于糖尿病饮食调整极为不利。平衡膳食要求每天有250克牛奶、一个鸡蛋、3两左右瘦肉或鱼，当然也可以是其他一些食物，总体原则是要控制在总热量范围内，注意平衡各种营养素的吸收。

⊙ 水果与蔬菜差不多，可以随便吃

有些糖尿病患者认为水果中含有许多维生素和纤维素，就像蔬菜一样，多吃水果对糖尿病的治疗是有益无害的，不但可以补充人体必需的维生素，而且可以刺激肠道，增加肠的蠕动，有利于保持大便的通畅。但是，我们也应该清楚的是，许多水果含有较多的糖分，一次大量进食含糖分较高的水果会引起血糖升高，不利于糖尿病患者血糖的控制。那么能不能吃水果，怎么吃才合适呢？其实只要掌握好以下要点，对于大多数糖尿病人来说，完全可以既控制好血糖，又能享受进食水果的好处和乐趣。

掌握吃水果的先决条件。对于血糖控制较好的病人，即空腹血糖在7.8毫摩尔/升以下，餐后2小时血糖在10.0毫摩尔/升以下，糖化血红蛋白在7.5%以下，血糖的波动也不是太大，此时就适宜吃一些水果。如果血糖水平还很高，则暂时不能吃水果，得等到血糖控制满意后再开始吃水果。

控制水果的数量。糖尿病人吃水果时一定要将水果所含的热量计算在每日饮食的总热量中。如果你要吃水果，应该根据前面我们说过的食品等热量交换份法，扣除相应热量的主食。例如，吃了两个100克的苹果，就应该少吃25克的米饭（200克苹果的热量相当于25克大米）。至于是在正餐时吃水果，还是在2次正餐中间将水果作为加餐，则需根据糖尿病人的具体情况来定，如果平时的血糖水平以餐后血糖高为主，空腹血糖不是很高，则将水果作为2次正餐中间的加餐来吃较为合适（上午10时、下午3时或睡前进食水果），如果空腹血糖偏高，则应该在正餐时吃水果。

选择一些含糖量比较低的水果。各种水果的含糖量存在差异，西瓜、橘子、梨、苹果、猕猴桃等含糖量较低，柿子、香蕉、鲜荔枝、红枣等含糖量较高。一般来说糖尿病人不适宜吃含糖量较高的水果。如果你的血糖控制得还不是很好，可以用含糖分低的瓜果替代，比如黄瓜、西红柿，多吃一些蔬菜也可以增加维生素和食物纤维的摄入，达到同样的目的。

掌握了以上要点，糖尿病人可以通过检测吃水果和不吃水果时空腹和餐后2小时血糖的变化情况，摸索吃水果的种类和数量对自己血糖的影响，从而了解自己是否能吃某种水果，吃多少合适。

⊙ 无糖食品多吃无妨

严格地讲，"无糖食品"这个名称十分不科学。因为糖的概念十分广泛。糖在营养学上又称为碳水化合物，是单糖、双糖和多糖的总称。葡萄糖、果糖属于单糖，蔗糖、乳糖、麦芽糖属于双糖，我们平时吃的米、面中的淀粉属于多糖。而市场上所谓的无糖食品，一般指的是不含蔗糖或用其他的甜味剂如木糖醇替代蔗糖的食品，如无糖饼干、无糖面包、咸面包、咸饼干等。这些"无糖食品"主要由粮食做成，其主要成分是淀粉，与米饭、馒头一样。淀粉经过消化分解后，会在体内转化成大量葡萄糖而导致血糖升高，其中可能含有其他的糖类，如果糖、乳糖等。有些糖尿病患者由于不加节制地食用"无糖食品"，出现了血糖上升、病情反复的情况。

因此，"无糖食品"不可无限量地吃，这类食品仍然应计算入总热量范围内，如果食用无糖食品后明显血糖升高，应该停用。

无糖食品无任何降糖疗效，糖尿病患者必须清楚这一点。"无糖食品"的原料仍然是面粉，只是用甜味剂代替了蔗糖，仅起到改善口感、提高生活质量的作用。治疗糖尿病应以药物治疗为主，配合其他饮食、运动等疗法，切不可听信一些不负责任的广告宣传，认为"无糖食品"就可以放心无限制地食用，甚至靠吃这类食品来代替降糖药。

⊙ 小便多，少饮水

一直以来，不少糖尿病人误认为糖尿病的多饮多尿症是由于喝水过多引起的，只要少喝水，就可以控制多饮多尿症状，于是就盲目地控制饮水量，即使口渴也不愿喝水或尽量少喝

水。其实这是一种错误的做法。这样虽然表面上看多饮多尿症状减轻，但实际上却只是使血容量减少，血糖值反而因此升高了，病情会更加加重。小便多是糖尿病"三多一少"症状之一，多尿并非体内水多，而是血糖高所致。改善多尿的根本办法是控制好血糖。

由于糖尿病患者中枢神经感受性减弱，很难感到口渴，体内水分大量丢失，而又不注意经常补充水分，会导致血液浓缩，容易出现高渗。高渗是很危险的，会造成糖尿病非酮症高渗性昏迷，死亡率很高。血液浓缩后，黏度增加，还会诱发血栓形成，导致心脑血管病，这也是致使糖尿病人死亡的重要原因。

糖尿病患者不但不能限制饮水，还应适当多饮水。因为糖尿病患者胰岛素绝对或相对不足，处于高血糖状态，会刺激下丘脑的渴感中枢而致口渴，饮水后可使血浆渗透压下降或恢复正常，起到降血糖的作用，使患者不再口渴。如果限制饮水，就会加重高渗状态，对病情非常不利。控制多尿，要从控制高血糖入手，而不能控制饮水。

因此，糖尿病人应该多饮水，不要等到口渴了才饮水。不过，当患者有严重肾功能不全、尿少、水肿等症状出现时，要适当控制饮水。

⊙ 低血糖也不进食

当糖尿病患者血糖水平降得过低或下降速度过快时，会出现低血糖反应，常见于用胰岛素治疗或采用口服磺脲类降糖药的糖尿病患者，发生的时间一般是餐前或半夜2~3点钟。

低血糖症的症状分为两个阶段。早期因血糖的急速下降，刺激肾上腺分泌大量的肾上腺素，产生交感神经亢进症状，如冷汗、发抖、起鸡皮疙瘩、心跳过速、饥饿、软弱、头痛等。由于脑部的营养全靠血中糖分来供给，因此在脑部营养不足的情况下，病人会发生头晕、头痛、焦躁不安、神智不清，甚至昏迷的现象。因为低血糖的危害极大，所以出现低血糖时，必须立即采取措施，不能为了达到控制饮食的目的而不进食，应该赶快吃一些含糖分的食物，否则血糖会继续下降，严重者甚至会出现生命危险。

⊙ 糖尿病病人多用木糖醇

有些糖尿病人误以为吃木糖醇不会导致血糖的升高，因此认为吃木糖醇对自己是无害的。这种认识并不正确，多吃木糖醇，对糖尿病人也有危害。

木糖醇是从橡木、桦木中提炼出来的一种天然的甜味剂，易于被人体吸收，在代谢初期一般不需要胰岛素的参与。但是，木糖醇和葡萄糖、蔗糖一样都是由碳、氢、氧元素组成的碳水化合物，要完全代谢，还是需要胰岛素的帮助。因此，食用过多木糖醇同样会增加胰岛的负担，当胰岛素分泌不能满足需要时，就会导致血糖升高。

另外，木糖醇食用过多还会引起三酰甘油升高，增加冠状动脉粥样硬化的风险等。

⊙ 糖尿病病人不吃主食控制血糖

有的糖尿病病人认为，只要控制了主食的摄入量，就可以控制血糖，防止血糖升高，并以此来治愈糖尿病。这实际上是一种误区，是对身体健康有害的。

这是因为，葡萄糖是人体热能的主要来源，是维持机体运转的基本物质，而葡萄糖又主要来自于碳水化合物类食物（即主食）。如果少吃甚至不吃主食，人体摄入葡萄糖不足，势必会导致人体运转缺乏动能，人的正常生理活动就会受到影响，健康受到危害，更加不利于糖尿病的治疗。

另外，人体葡萄糖摄入不足，为了应急身体就不得不分解脂肪，燃烧脂肪酸以获取能量。但是脂肪酸产生过多，就常常会伴有酮体的生成，经肾脏排泄后可出现酮尿，这对于人体健康也是不利的。

⊙ 糖尿病病人多吃盐

许多糖尿病患者平常只注意控制糖分的摄入量，这固然重要，不过近来的研究表明，糖尿病患者同样也应当控制食盐量。

这是因为，现代医学研究表明，过多的盐，具有增强淀粉酶活性而促进淀粉消化，和促进小肠吸收游离葡萄糖的作用，可引起血糖浓度增高而加重病情。因此，糖尿病病人也不宜多吃盐。

⊙ 糖尿病病人饮用蜂蜜

有的糖尿病病人听说饮用蜂蜜可以治疗糖尿病，同时具有保健功效，因此认为患上糖尿病后适合饮蜂蜜。这种想法是错误的。

据分析，每百克蜂蜜中含碳水化合物75.6

克，蛋白质0.4克，脂肪19克，水分20克，还含有人体所需要的矿物质元素（钾、钠、钙、镁）及维生素和蜂胶、蜡、色素等。由此可见，蜂蜜中的主要成分是碳水化合物（糖类），且含量极高。进一步分析，每百克蜂蜜碳水化合物中葡萄糖约为35克，果糖40克左右，蔗糖约2克，糊精约1克。葡萄糖和果糖均为单糖，进入肠道后无需消化可直接被吸收入血，使血糖升高，蔗糖和糊精略经水解后即可被吸收，因此，蜂蜜的升血糖作用特别明显。从这一点来看，糖尿病人是不能服用蜂蜜的。

另外，任何一种具有保健功能的食物，需食用一定量和一定时间后才会体现其保健效用。据调查，高血压、胃及十二指肠溃疡病人每天需服用蜂蜜50克以上、时间3个月以上才会显效。假若糖尿病人如此长期、大量地服用蜂蜜，其血糖在一天内可能会出现大起大落，这种血糖的不稳定对病情的控制极为不利，即便蜂蜜有某些保健功效，最终也是得不偿失。

糖尿病与食物选择

谷物类

许多糖尿病患者都不敢进食谷物，因为谷物含糖很多。这其实是个误解。其实，谷物除了含糖，也含有许多利于控制血糖的成分，比如，纤维素就能减缓糖的吸收，增强胰岛素的敏感性，能明显改善高血糖，减少胰岛素和口服药剂量。再比如硒，含有硒的谷甘肽过氧化物酶可降低视网膜上的氧化损伤，通过补充硒可以改善糖尿病患者的视网膜病变。另外，谷物中的豆类还含有丰富的蛋白质、多种维生素和矿物质，这些营养素能够提供人体必需的氨基酸及对人体非常有益的不饱和脂肪酸。

所以，糖尿病患者还是不应该回避进食谷物的，有选择地进食适量谷物对均衡地摄入营养、稳定血糖、改善疾病是大有裨益的。

⊙荞麦

荞麦又名净肠草或者是三角麦。它属于蓼科植物荞麦的种子，全国各地都有分布和栽培，以北方为多。

荞麦的营养成分（每100克）			
热量（千卡）	324	碳水化合物（克）	73
脂肪（克）	2.30	蛋白质（克）	9.30
纤维素（克）	6.50	维生素A（微克）	3
维生素E（毫克）	4.40	胡萝卜素（微克）	20
维生素B$_1$（毫克）	0.28	维生素B$_2$（毫克）	0.16
烟酸（毫克）	2.20	镁（毫克）	258
钙（毫克）	47	铁（毫克）	6.20
锌（毫克）	3.62	铜（毫克）	0.56
锰（毫克）	2.04	钾（毫克）	401
磷（毫克）	297	钠（毫克）	4.70
硒（微克）	2.45		

功能效用

·荞麦中的镁，能使血管扩张而抗栓塞，也有利于降低血清胆固醇。

·荞麦中的维生素P，可增强血管壁的弹性、韧度和致密性，保护血管。

·荞麦中的芦丁，可降低人体血脂和胆固醇，软化血管，预防脑血管出血，对糖尿病伴发高脂血症、高胆固醇血症很有益处。

·食用荞麦后（尤其是苦荞），血糖、尿糖都会有不同程度的下降，很多轻度患者甚至可以用苦荞麦控制病情。

·常食荞麦，可增强血管壁的弹性、韧度和致密性，保护血管，能使血管扩张而抗栓塞，可预防脑血管出血。

适用量

每日食用60克为宜。

食用宜忌

一次不可食用过多，否则难以消化。

脾胃虚寒、畏寒便溏者不宜食用，食之易动寒气。

⊙燕麦

燕麦俗名野麦或雀麦，可作为普通的食物作用。燕麦营养价值很高，其蛋白质、脂肪的含量居大米、小米、白面等9种粮食作物之首。我国北方出产的莜麦学名叫裸燕麦，是燕麦的一种。

燕麦的营养成分（每100克）			
维生素A(微克)	420	维生素B$_1$(微克)	0.3
维生素B$_2$(微克)	0.13	维生素B$_6$(微克)	0.16
维生素B$_{12}$(微克)	54.4	维生素E(微克)	3.07
叶酸(微克)	25	泛酸(微克)	1.1
钙(毫克)	186	铁(毫克)	7
磷(毫克)	291	钾(毫克)	214
钠(毫克)	3.7	铜(毫克)	0.45
硒(微克)	177	锌(微克)	2.59
锰（毫克）	4.31	钾（毫克）	401
磷（毫克）	297	钠（毫克）	4.70
硒（微克）	2.45		

功能效用

· 燕麦中含有的抗氧化剂可以通过抑制黏性分子来有效减少血液中的胆固醇，预防糖尿病合并高脂血症及冠心病的发生。

· 可以增加胰岛素的敏感性，降低餐后血糖的急剧升高，这样机体只需分泌较少的胰岛素就能维持代谢。

· 有润肠通便，改善血液循环，预防骨质疏松的保健功效。

· 还能更好地清除人体内的垃圾，减少肥胖症的产生。

食用宜忌

要挑选那些洁净、均匀饱满、不含谷麸和其他杂物的燕麦，在常温和通风条件下储存即可。燕麦可用来煮粥，也可以加工成面包、甜点等。

一次不宜食用过多，每日40克为宜，否则易造成胃痉挛或胀气。

⊙ **麦麸**

麦麸即小麦皮，为小麦磨取面粉后筛下的种皮，就是外面的皮，主要是纤维、糊粉、一些矿物质和维生素，性味甘凉，可收敛汗液。

功能效用

· 麦麸中含丰富的B族维生素，可预防周围神经功能障碍。

· 维生素B$_6$可缓解由于糖尿病引起的肾脏病变；同时维生素B$_6$还能预防糖尿病性视网膜病变、减少血中糖化血红蛋白，改善糖耐量。

· 食用后可使糖尿病患者对葡萄糖的吸收减慢，对于改善餐后血糖的波动有良好的作用。

· 可以提高胰岛素的敏感性，保护胰岛β细胞功能，使血糖平稳。

食用宜忌

膳食纤维食用过多会在肠道堆积发酵，引起腹泻、胀气等不适感，还会影响其他微量元素的吸收。每日食用20~30克为宜。

⊙ **青稞**

青稞是禾本科大麦属的一种禾谷类作物，因其内外颖壳分离，籽粒裸露，故又称裸大麦、元麦、米大麦。青稞分为白青稞、黑青稞、墨绿色青稞等种类。青稞在青藏高原具有悠久的栽培历史，是西藏四宝之首糌粑的主要原料。

功能效用

· 下气宽中，壮精益力，除湿发汗、止泻。

· 控制血糖水平。

· 能通过降血脂和降低胆固醇的合成预防心血管类疾病。

· 青稞中的β–葡聚糖能通过减少肠道黏膜与致癌物质的接触和间接抑制致癌微生物作用来预防结肠癌，还能通过降血脂和降低胆固醇的合成预防心血管类疾病。

· 多食青稞能提高机体的免疫力，具有良好的保健功效。

食用宜忌

有盗汗症状者忌吃，因为青稞有发汗功效。

便秘者宜少吃，因为青稞另有止泻功效。

没有以上毛病者，每日食用50克为宜。

⊙ **豇豆**

豇豆亦称中国豆、黑眼豆、豆角。做蔬菜食用的豇豆品种很多，根据荚的皮色不同分成白皮豇、青皮豇、花皮豇、红皮豇等，根据各品种对光照长短的不同反应，对光照长短反应不敏感的品种有红嘴燕等，对光照长短反应敏感的有上海、扬州的毛芋豇，苏州、无锡栽培的北京豇等品种。

豇豆的营养成分（每100克）			
热量(千卡)	29	碳水化合物(克)	5.90
脂肪(克)	0.30	蛋白质(克)	2.90
纤维素(克)	2.30	维生素A(微克)	42.00
维生素C(毫克)	19	维生素E(毫克)	4.39
胡萝卜素(微克)	250	维生素B$_1$(毫克)	0.07
维生素B$_2$(毫克)	0.09	烟酸(毫克)	1.40
镁(毫克)	31	钙(毫克)	27
铁(毫克)	0.50	锌(毫克)	0.54
铜(毫克)	0.14	锰(毫克)	0.37
钾(毫克)	112	磷(毫克)	63
钠(毫克)	2.20	硒(微克)	0.74

功能效用

·豇豆所含的磷脂有促进胰岛素分泌，加强糖代谢的作用。

·豇豆所含有的烟酸是糖尿病患者天然的血糖调节剂。

·豇豆所含有的锰，是抗氧化剂的一种，能预防癌症和心脏病，预防更年期女性的骨质疏松症。

·豇豆中含有丰富的维生素C和叶酸，能促进抗体的合成，提高机体的抗病毒能力。

·豇豆中的铁、锌等微量元素能很好地改善缺铁性贫血和锌缺乏症患者的健康状况。

·与猪肉搭配，对糖尿病伴发高血压、便秘及消化不良等症有食疗功效。

食用宜忌

多食则性滞，故气滞腹胀、大便不畅之人应慎食。

每日食用40克为宜。

⊙ 绿豆

绿豆又叫青小豆，是一种豆科、蝶形花亚科豇豆属植物，原产印度、缅甸地区。绿豆具有粮食、蔬菜、绿肥和医药等用途，是我国人民的传统豆类食物。绿豆不仅有良好的食用价值，还具有非常好的药用价值，有"济世之食谷"之说。

功能效用

·绿豆淀粉中含有的相当数量的低聚糖

（戊聚糖、半乳聚糖等），因人体胃肠道没有相应的水解酶系统而很难被消化吸收，所以绿豆的能量值比其他谷物低，对于肥胖者和糖尿病患者有辅助治疗的作用。

·绿豆中的鞣质既有抗菌活性，又有局部止血和促进创面修复的作用，对各种烧伤有一定的治疗作用。

·绿豆还能降血脂、降胆固醇、抗过敏、增强食欲、清暑解毒等。

·绿豆可改善肠道菌群，减少有害物质吸收，甚至可预防某些癌症，如大肠癌等。

食用宜忌

不宜煮得过烂，以免使有机酸和维生素被破坏，降低清热解毒功效。

脾胃虚弱、容易腹胀腹泻的人不宜多吃。特别是服温补药时不要吃，以免降低药效。

绿豆要选择那些没有杂质、籽粒大小均匀、完整饱满且外表光滑有光泽的。

绿豆可在常温、干燥、通风处保存。

每日食用40克为宜。

⊙ 黄豆

黄豆的营养价值最丰富，素有"豆中之王"之称，被人们叫作"植物肉""绿色的乳牛"。干黄豆中含高品质的蛋白质约40%，为其他粮食之冠。

黄豆的营养成分（每100克）			
热量(千卡)	359	碳水化合物(克)	34.20
脂肪(克)	16	蛋白质(克)	35
纤维素(克)	15.50	维生素A(微克)	37
维生素E(毫克)	18.90	胡萝卜素(微克)	220
维生素B$_1$(毫克)	0.41	维生素B$_2$(毫克)	0.20
烟酸(毫克)	2.10	镁(毫克)	199
钙(毫克)	191	铁(毫克)	8.20
铁(毫克)	0.50	锌(毫克)	0.54
锌(毫克)	3.34	铜(毫克)	1.35
锰(毫克)	2.26	钾(毫克)	1503
磷(毫克)	465	钠(毫克)	2.20
硒(微克)	6.16		

功能效用

·黄豆中含有的一种抑制胰酶的物质对糖尿病有一定疗效。

·黄豆里的皂素能减少血液里胆固醇的含量。

·黄豆中的卵磷脂可除掉附在血管壁上的胆固醇，维持血管的软化，预防肝脏内积存过多的脂肪。

·黄豆中的铁不仅含量多，而且易于被人体吸收，故对缺铁性贫血有疗效。

·黄豆及其制品对心血管有特殊的作用，可有效降低血清胆固醇，帮助缓解动脉血管壁已遭受的损害。

·黄豆还有清热、通便、利尿、解毒等功效。

食用宜忌

食后易胀气，消化功能不良之人少食。

患有严重肝病、肾病、痛风、消化性溃疡的人以及低碘者慎食。

每日食用40克为宜。

⊙黑豆

黑豆为豆科植物大豆的黑色种子，又名乌豆、黑豆，味甘性平。黑豆具有高蛋白、低热量的特性。

功能效用

·黑豆中的铬可调整血糖代谢，故能帮助糖尿病患者控制血糖。

·黑豆中含有能降低恶性胆固醇的大豆球蛋白、亚油酸、卵磷脂以及降低中性脂肪的亚麻酸等，具有软化血管、扩张血管、促进血液流通的功效。

·黑豆对肝肾阴虚型耳聋症尤为适宜。

·黑豆豆浆也适合体质虚寒或经期贫血的女性饮用。

·黑豆还有一定的降血压疗效。

食用宜忌

黑豆煮熟食之能治病，但多食易上火，且不易消化，故消化不良者宜慎食。

每日食用40克为宜。

⊙红小豆

红小豆又名赤豆、赤小豆、红豆，富含淀粉，因此又被人们称为"饭豆"。红小豆不仅是美味可口的食品，而且是医家治病的妙药。

红小豆的营养成分（每100克）			
热量(千卡)	309	碳水化合物(克)	63.40
脂肪(克)	0.60	蛋白质(克)	20.20
纤维素(克)	7.70	维生素A(微克)	13
维生素E(毫克)	14.36	胡萝卜素(微克)	80
维生素B$_1$(毫克)	0.16	维生素B$_2$(毫克)	0.11
烟酸(毫克)	2	镁(毫克)	138
钙(毫克)	74	铁(毫克)	7.40
锌(毫克)	2.20	铜(毫克)	0.64
锰(毫克)	1.33	钾(毫克)	860
磷(毫克)	305	钠(毫克)	2.20
硒(微克)	3.80		

功能效用

·红小豆富含膳食纤维，不仅能够润肠通便，还能起到辅助降血糖的作用。

·红小豆中丰富的B族维生素和铁质、蛋白质、脂肪、糖类、钙、磷等成分，具有清热利尿、祛湿排毒等功效。

·红小豆中的皂角苷有良好的利尿作用，能解酒、解毒，对心脏病和肾病水肿均有一定的疗效。

·红小豆还具有缓解视觉疲劳、预防近视的作用。

·红小豆对金黄色葡萄球菌及伤寒杆菌有抑制作用。

食用宜忌

阴虚而无湿热者及小便清长者慎食。

每日食用30克为宜。

⊙黑米

黑米是一种药食兼用的大米，属于糯米类。黑米是由禾本科植物稻经长期培育形成的一类特色品种，粒型有籼、粳两种，粒质分糯性和非糯性两类。黑米外表墨黑，营养丰富，有"黑珍珠"和"世界米中之王"的美誉。黑米食用价值高，除煮粥外，还可以制作各种营养食品和酿酒。

功能效用

·食用后不会造成血糖的剧烈波动，适合

糖尿病患者作为主食。

· 有益气补血、暖胃健脾、滋补肝肾、缩小便、止咳喘等作用，特别适合脾胃虚弱、体虚乏力、小便频等患者食用。

· 黑米色素的作用在所有米中是最强的，这种色素中富含黄酮类活性物质，对预防动脉硬化有很大的功用。

· 黑米中的钾、镁等矿物质还有利于控制血压、减少患心脑血管疾病的风险。

食用宜忌

未煮烂的黑米易引起急性肠胃紊乱，故一定要在煮熟之后食用。

每日食用50克为宜。

⊙ 玉米

玉米又称为苞米、苞谷、棒子、珍珠米等，原产于南美洲的墨西哥、秘鲁一带，距今已有7000多年的历史，被誉为"黄金食品"。

玉米的营养成分（每100克）		
能量(千卡)	106	镁(毫克)	32
钾(毫克)	238	蛋白质(克)	85
硒(微克)	1.63	膳食纤维(克)	2.9
磷(毫克)	117	碳水化合物(克)	22.8
锌(毫克)	0.9	铁(毫克)	1.6
钙(毫克)	22	脂肪(克)	4.3

功能效用

· 玉米中丰富的铬对糖类的代谢起着重要作用，可增加胰岛素的效能，促进机体利用葡萄糖，是胰岛素的加强剂。

· 玉米中有丰富的膳食纤维能够起到辅助控制血糖的功效。

· 玉米具有健脾利湿、开胃益智、宁心活血的作用。

· 玉米油中的亚油酸能预防胆固醇向血管壁沉淀，对预防高血压、冠心病有积极作用。

· 吃玉米能刺激脑细胞，增强人的记忆力。

· 玉米中所含的黄体素和玉米黄质可以预防老年人眼睛黄斑性病变的发生。

· 有利尿的作用，可以消除水肿，易水肿的人可多吃玉米。

食用宜忌

选购玉米时应该注意颗粒的大小、色泽、质地和味道，在常温且通风环境下储存。

玉米受潮发霉会产生黄曲霉素，有致癌作用，应该禁食。

对阴虚火旺者，忌食爆米花，以防助火伤阴。

每日食用70克为宜。

⊙ 薏米

薏米，又名薏苡仁、苡米、苡仁、土玉米、薏米、起实、薏珠子、草珠珠、回回米、米仁、六谷子，是常用的中药，是普遍、常吃的食物，又是一种美容食品。

薏米的营养成分（每100克）		
热量(千卡)	357	碳水化合物(克)	71.10
脂肪(克)	3.30	蛋白质(克)	12.80
纤维素(克)	2.0	维生素E(毫克)	2.08
维生素B_1(毫克)	0.22	维生素B_2(毫克)	0.15
烟酸(毫克)	2.00	镁(毫克)	88
钙(毫克)	42	铁(毫克)	3.60
锌(毫克)	1.68	铜(毫克)	0.29
锰(毫克)	1.37	钾(毫克)	238
磷(毫克)	217	钠(毫克)	3.60
硒(微克)	3.07		

功能效用

· 薏米所含的薏苡仁酯不仅具有滋补作用，还是一种抗癌药，能抑制艾氏腹水癌细胞增殖，可用于治疗胃癌及子宫颈癌。

· 薏米的根中所含的薏米醇，还有降压、利尿、解热和驱蛔虫的效果，适用于高血压、尿路结石、尿路感染、蛔虫病等。

· 薏米还有清利湿热，益肺排脓，健脾胃，强筋骨之功效。

· 薏米的叶做茶饮，可以利尿。

· 常食薏米可以保持人体皮肤光泽细腻，消除粉刺、斑雀、老年斑、妊娠斑、蝴蝶斑，对脱屑、痤疮、皲裂、皮肤粗糙等都有良好疗效。

食用宜忌

孕妇及津枯便秘者慎用；滑精、小便多者

不宜食用。

每日60克为宜。

蔬菜类

糖尿病患者应多吃蔬菜，因为蔬菜中有大量的膳食纤维，不仅可以增加饱腹感，保持大便通畅，更利于降低血糖。另外，蔬菜中还含有丰富的维生素C、B族维生素、铬、磷、锌、镁等，这些营养素能够补充糖尿病患者每天的消耗，对糖尿病也有很好的治疗作用。

但是，因为各类蔬菜的含糖量不同，所以，糖尿病患者也要有选择地食用。叶菜类、根茎类、瓜果类、荚豆类、花菜类以及菌藻类等几大类蔬菜中，叶类、瓜类蔬菜糖含量较低，故此类蔬菜糖尿病患者每天不必严格限制摄入量。而薯类、荚豆类等蔬菜，含糖量较高，糖尿病患者不宜多吃，且要相应减少主食的量。至于菌藻类蔬菜，香菇、木耳、蘑菇、海带等，因其含丰富的微量元素，且可与其他蔬菜搭配食用，有防病抗癌、增强机体免疫力的作用，所以，糖尿病患者可适量食用。

⊙芹菜

芹菜又称香芹、药芹，富含多种营养素。现代芹菜品种是原产地中海沼泽地区的野生种演化来的，属于伞形科，是一种具有很好药用价值的植物。

芹菜的营养成分（每100克）			
水分（克）	94	蛋白质（克）	2.2
脂肪（克）	0.3	碳水化合物（克）	1.9
粗纤维（克）	0.6	胡萝卜素（毫克）	0.11
维生素B$_1$（毫克）	0.03	维生素B$_2$（毫克）	0.04
尼克酸（毫克）	0.3	维生素C（毫克）	6
钙（毫克）	160	磷（毫克）	61
铁（毫克）	8.5	钾（毫克）	163
钠（毫克）	328	镁（毫克）	31.2
氯（毫克）	280		

功能效用

·芹菜具有良好的平肝利尿作用，糖尿病患者取芹菜绞汁煮沸后服用，有降血糖的作用。

·芹菜中的芹菜素或芹菜鲜汁均有明显的降压作用。芹菜素还能抑制血管平滑肌增殖，预防动脉硬化，对前列腺癌、乳腺癌、甲状腺癌等癌细胞具有抑制肿瘤血管形成等作用，适合高血脂、高血压、动脉硬化及肿瘤患者食用。

·芹菜的提取物有降低血脂（总胆固醇、低密度脂蛋白胆固醇、三酰甘油）的作用。

·芹菜甲素和芹菜乙素还有镇静安神的作用。

·吸烟者每天食用60克凉拌芹菜，能起到预防肺癌的功效。

食用宜忌

脾胃虚寒，肠滑不固、大便溏稀者慎食。

血压偏低者慎用。

挑选芹菜时应该选择新鲜干净、长短适中、肉厚、质密且菜心结构完好的，择洗干净后放入冰箱保存。

芹菜最好带叶吃。

每日食用50克为宜。

⊙芥蓝

芥蓝，别名白花芥蓝。芥蓝的花薹是我国著名的特产蔬菜之一，在广东、广西、福建等南方地区是一种很受人们喜爱的家常菜，更是畅销东南亚及港澳地区的出口菜。芥蓝以肥嫩的花薹和嫩叶供食用，肉质脆嫩、清香、风味别致，营养丰富。

功能效用

·芥蓝含有大量的膳食纤维，摄入胃肠后，吸水膨胀呈胶状，能延缓食物中葡萄糖的吸收，降低胰岛素需求量，减轻对胰岛细胞的负担，增进胰岛素与受体的结合，能起到降低餐后血糖的作用。

·芥蓝对肠胃热盛、熬夜失眠、虚火上升，或因缺乏维生素C而引起的牙龈肿胀出血，很有疗效。

食用宜忌

每日食用100克为宜。

⊙菠菜

菠菜原产尼泊尔，在唐代传入我国，在我国已有1000多年的种植历史。菠菜又名波斯菜、赤根菜，含有丰富的胡萝卜素、维生素C、钙、磷及一定量的铁、维生素E、膳食纤维、芸香苷、辅酶Q10等，是富含维生素和矿物质的黄绿色蔬菜。

菠菜的营养成分（每100克）			
热量(千卡)	24	碳水化合物(克)	4.50
脂肪(克)	0.30	蛋白质(克)	2.6
纤维素(克)	1.70	维生素A(微克)	487
维生素C(毫克)	32	维生素E(毫克)	1.74
维生素B₂(毫克)	0.11	烟酸(毫克)	0.60
镁(毫克)	58	钙(毫克)	66
铁(毫克)	2.90	锌(毫克)	0.85
铜(毫克)	0.10	锰(毫克)	0.66
钾(毫克)	311	磷(毫克)	47
钠(毫克)	85.20	硒(微克)	0.97

功能效用

·菠菜中含有一种类似胰岛素的物质，其作用与胰岛素接近，能使血糖保持稳定。

·糖尿病患者，尤其是2型糖尿病患者，食用菠菜能较好地控制血糖。

·菠菜含有大量的水溶性纤维，利于排出肠道中的毒素物质，润肠通便。

·常吃菠菜能令人面色红润，不患缺铁性贫血。

·菠菜中的β-胡萝卜素可以预防癌症与多种疾病。

食用宜忌

菠菜性滑，大便秘结者吃菠菜有利。

肠胃虚寒、腹泻者应少食。

婴幼儿和缺钙、软骨病、肺结核、肾结石患者不宜食用生菠菜。

菠菜含草酸较多，与含钙丰富的食物（如豆腐）共烹，可形成草酸钙，既不利对钙的吸收，又不利胃肠消化，所以，食用菠菜时，先在沸水中烫泡一下，可使草酸钙减少一部分。

菠菜要选叶片颜色深绿而有光泽的，用湿纸包好放入塑料袋里放在冰箱里保存。

菠菜含有丰富的维生素C，烹调时一定要缩短烹调时间。

每日食用80~100克为宜。

⊙ 香菜

香菜，又名胡荽、芫荽、香荽，状似芹，叶小且嫩，茎纤细，味郁香，是人们最熟悉不过的提味蔬菜，是汤、饮中的佳佐。

功能效用

·香菜具有降血糖功效。

·香菜含有丰富的矿物质及维生素，有健胃消食、疏散风寒、驱风解毒，促进人体血液循环的功效。

·香菜有降血压的作用，对治疗高血压有辅助疗效。

·香菜具有发汗透疹、消食下气、醒脾和中的功效，可用于治疗麻疹初期透出不畅、食物积滞、胃口不开、脱肛等病症。

食用宜忌

因热毒壅盛而非风寒外来所致的疹出不透者忌食。

腐烂、发黄的香菜不要食用，会有毒素。

患口臭、狐臭、龋齿、生疮的人，不宜吃香菜，吃了反而会加重病情。每日食用3~5克为宜。

⊙ 苋菜

苋科苋属一年生草本植物，叶有绿、红、暗紫等色，以色红者较好，称为红苋、赤苋。我国各地均有栽培，春、夏季采收，去根，洗净用。

苋菜的营养成分（每100克）			
水分(克)	90.2	能量(千卡)	25
蛋白质(克)	2.8	脂肪(克)	0.3
碳水化合物(克)	5	膳食纤维(克)	2.2
维生素A(毫克)	352	胡萝卜素(毫克)	2110
维生素B₁(微克)	0.03	维生素B₂(毫克)	0.12
尼克酸(毫克)	0.8	维生素C(毫克)	47
维生素E(毫克)	0.36	钙(毫克)	187
磷(毫克)	59	钾(毫克)	207
钠(毫克)	32.4	镁(毫克)	119
铁(毫克)	5.4	锌(毫克)	0.8
硒(微克)	0.52	铜(毫克)	0.13
锰(毫克)	0.78		

功能效用

·苋菜含有较为丰富的镁，能够帮助控制

血糖，也能够帮助减少糖尿病并发症和降低病死率。

·苋菜含有丰富的钙，能维持心肌的活动，预防肌肉痉挛。

·苋菜还富含铁，能增加血红蛋白含量，提高携氧能力。

食用宜忌

脾胃虚弱、腹胀便溏者应少食苋菜。

每日食用80克为宜。

⊙ 荠菜

荠菜，又名地菜，为十字花科植物，是一种可食用野菜，其营养价值很高，食用方法多种多样，且还具有很高的药用价值。

荠菜的营养成分（每100克）			
热量(千卡)	27	碳水化合物(克)	4.70
脂肪(克)	0.40	蛋白质(克)	2.90
纤维素(克)	1.70	维生素A(微克)	432
维生素C(毫克)	43	维生素E(毫克)	1.01
胡萝卜素(微克)	2590	维生素B_1(毫克)	0.04
维生素B_2(毫克)	0.15	烟酸(毫克)	0.60
镁(毫克)	37	钙(毫克)	294
硒(微克)	0.51	铁(毫克)	5.40
锌(毫克)	0.68	铜(毫克)	0.29
锰(毫克)	0.65	钾(毫克)	280
磷(毫克)	81	钠(微克)	31.60

功能效用

·荠菜含有大量的粗纤维，食用后可增强大肠蠕动，促进粪便排泄，从而增进新陈代谢，有助于防治高血脂、高血压、冠心病、肥胖症、糖尿病、肠癌及痔疮等。

·荠菜所含的橙皮苷具有消炎抗菌、增加体内维生素C含量的作用，还能抗病毒，抑制眼晶状体的醛还原酶，对糖尿病性白内障患者有益。

·荠菜不仅可以降低血中及肝中的胆固醇和三酰甘油的含量，而且还有降低血压的作用。

·荠菜中所含的二硫酚硫酮，具有抗癌作

用。

食用宜忌

荠菜宽肠通便，便溏泄泻者慎食。

每日食用60克为宜。

⊙ 蕨菜

蕨菜又叫拳头菜、猫爪、龙头菜，属于凤尾蕨科，其食用部分是未展开的幼嫩叶芽。蕨菜野生在林间、山野、松林内，是无任何污染的绿色野菜，不但营养丰富，还有很好的药用功效。

功能效用

·蕨菜中含有丰富的锌和硒，是对糖尿病患者很有利的蔬菜。

·蕨菜不但富含人体需要的多种维生素，还有清肠健胃，舒筋活络等功效。

·蕨菜有解毒、清热、润肠、利尿等功效，经常食用可治疗高血压、头晕失眠、子宫出血、慢性关节炎等症，对流感也有预防作用。

·民间常用蕨菜治疗泄泻、痢疾、小便淋漓不通，有一定疗效。

食用宜忌

脾胃虚弱、食少便溏者慎食，常人亦不宜多食。

食用前应先用沸水烫，然后再浸入凉水中，以便除去异味。

每日食用30克为宜。

⊙ 莼菜

莼菜，别名水葵、马蹄草、水莲，为睡莲科植物莼菜的嫩茎叶。莼菜是一种地方名菜，相传乾隆帝下江南，每到杭州都必以莼菜调羹进餐，并派人定期运回宫廷食用。古人所谓"莼鲈风味"中的"莼"，指的就是莼菜。莼菜鲜嫩滑腻，用来调羹作汤，清香浓郁，被视为宴席上的珍贵食品。

功能效用

·莼菜富含纤维素，食用后易增加饱腹感，延缓餐后血糖上升。

·莼菜含有丰富的锌，是植物中的"锌王"，常食能够增加机体对胰岛素的敏感性，帮助维持血糖水平正常，对糖尿病有良好的辅助治疗效果。

·莼菜有清热解毒、利尿、消肿之功效，还能增强机体的免疫功能，预防疾病发生。

·莼菜叶背分泌一种类似琼脂的黏液,为多糖类物质,有抗癌和降血压作用。

食用宜忌

多食易伤脾胃,脾胃虚弱、食少便溏者慎食。

经期女性及孕产妇不宜多食。

每日食用30克为宜。

⊙ **青椒**

青椒为茄科,果实为浆果,又名大椒、灯笼椒、柿子椒、甜椒、菜椒等,原产于美洲,含有丰富的维生素C,一般做蔬菜食用。

青椒的营养成分（每100克）			
能量(千卡)	22	维生素A(微克)	103
维生素B₁(毫克)	0.04	维生素B₂(毫克)	0.03
维生素B₆(毫克)	0.19	维生素C(毫克)	10
维生素E(毫克)	0.8	维生素K(微克)	20
胡萝卜素(毫克)	0.62	叶酸(微克)	0.26
泛酸(毫克)	0.3	烟酸(毫克)	0.6
钙(毫克)	21	铁(毫克)	0.5
磷(毫克)	20	钾(毫克)	300
钠(毫克)	6	铜(毫克)	0.09
镁(毫克)	12	锌(微克)	0.1
硒(微克)	0.38		

功能效用

·青椒具有帮助消化、促进脂肪新陈代谢等功效。

·青椒中含有硒,可以起到辅助调节血糖的作用。

·青椒中的硒还能改善糖、脂肪等物质在血管壁上的沉积,降低血液黏稠度,减少动脉硬化及冠心病、高血压等血管并发症的发生率。

食用宜忌

关节炎、类风湿关节炎患者不宜多食。

辣味重的青椒容易引发痔疮,疮疖等炎症,故辣的青椒要少吃。

溃疡、食管炎、咳喘、咽喉肿痛、痔疮患者应慎食。

选那些外观鲜艳、厚实、明亮、肉厚且有绿色的花萼的青椒,将其放入有窟窿的袋里,在不直接接触冷气的冰箱蔬菜格子里保存。

每日食用60克（约2个）为宜。

⊙ **辣椒**

辣椒,又叫番椒、海椒、辣子、辣角、秦椒等,是一种茄科辣椒属植物,果实通常呈圆锥形或长圆形,未成熟时呈绿色,成熟后变成鲜红色、黄色或紫色,以红色最为常见。辣椒的果实因果皮含有辣椒素而有辣味。辣椒能增进食欲,其所含维生素C的量在蔬菜中居第一位。

功能效用

·辣椒所富含的辣椒素在提高胰岛素的分泌量的同时,还负责保护调节葡萄糖代谢的激素,能显著降低血糖水平。

·辣椒素能增强胃肠蠕动,改善食欲,并能抑制肠内异常发酵,排除消化道中积存的气体。

·辣椒含有丰富的维生素C,可以控制心脏病及冠状动脉硬化、降低胆固醇。

·辣椒还含有较多抗氧化物质,可预防癌症及其他慢性疾病。

·具有强烈的促进血液循环的作用,能改善怕冷、冻伤、血管性头痛等症状。

食用宜忌

牙痛、喉痛等火热病症或阴虚火旺、咽干口渴烦热之人应慎食。

食管炎、胃肠炎、胃溃疡以及痔疮等病患者,应少吃或忌食辣椒。

鲜辣椒每日食用50克,干辣椒每日食用5克。

⊙ **茄子**

茄子,江浙人称为六蔬,广东人称为矮瓜,是茄科茄属一年生草本植物,原产于印度。茄子是一种典型的蔬菜,品种不同,用法多样,保健功能也不一。茄子是一种营养价值很高的蔬菜,脂肪和热量极低,适于糖尿病患者食用。

功能效用

·茄子可预防高血压引起的脑出血和糖尿病引起的视网膜出血。

·茄子的紫皮中含有丰富的维生素E和维生素P,这是其他蔬菜所不能比的。维生素P能增强人体细胞间的黏着力，对微血管有保护作用，能提高它对疾病的抵抗力，保持细胞和毛细血管壁的正常渗透性，增加微血管韧性和弹性。

·茄子所含的皂苷具有很好的降低胆固醇的功效。

·茄子还具有抗氧化作用，进而可以避免氧化引起的心血管疾病。

食用宜忌

慢性腹泻、消化不良者不宜多吃。

体弱胃寒的人、有关节炎倾向的人以及孕妇都应该慎食茄子。

茄子一定要选硬的、实沉的、均匀的，放入冰箱里可保存一周。

老茄子特别是秋后的茄子含有较多的茄碱，对人体有害，不宜多食。

茄子烹调时尽量不要去皮，以免造成维生素的破坏。

每日食用70克（约半个）为宜。

⊙ 洋葱

洋葱为百合科草本植物，又名葱头、球葱、玉葱、洋葱头，源于中亚，20世纪初传入我国。洋葱不仅可以作为一种食物，而且还有强壮剂的药物成分。

洋葱的营养成分（每100克）			
热量(千卡)	39	碳水化合物(克)	9
脂肪(克)	0.20	蛋白质(克)	1.10
纤维素(克)	0.90	维生素A(微克)	3.00
维生素C(毫克)	8.00	维生素E(毫克)	0.14
胡萝卜素(微克)	20	维生素B$_1$(毫克)	0.03
维生素B$_2$(毫克)	0.03	烟酸(毫克)	0.30
镁(毫克)	15	钙(毫克)	24
铁(毫克)	0.60	锌(毫克)	0.23
铜(毫克)	0.05	锰(毫克)	0.14
钾(毫克)	147	磷(毫克)	39
钠(毫克)	4.40	硒(微克)	0.92

功能效用

·洋葱中含有一种抗糖尿病的化合物，这种化合物具有刺激胰岛素合成及释放的作用，

能够降低血糖，并在人体内生成具有强力利尿作用的皮苦素。

·洋葱中的微量元素硒可修复胰岛细胞并保护其免受损害，维持正常的胰岛素分泌功能，调节血糖。

·洋葱是蔬菜中唯一含有前列腺素A的，因而食用洋葱有利于扩张血管，防止动脉硬化。

·洋葱里所含的化合物能加速血液凝块溶解，有助于预防动脉粥样硬化。

·每餐食洋葱25~50克能起到较好的降低血糖和利尿的作用。

食用宜忌

患有皮肤瘙痒性疾病和眼疾、眼部充血者应少食洋葱。

海带与洋葱相克，同食会引起便秘。

蜂蜜与洋葱相克，同食会腹胀、腹泻，也会对眼睛有害。

根据颜色的不同，洋葱可以分成黄色、紫色和白色3种。黄色洋葱收获后要干燥才能上市，要选择光泽、干净、硬的且形状好的。紫色和白色的洋葱重量差不多。不要选那些抽出种茎的洋葱。

洋葱最好装在网兜里悬挂在阴凉通风的地方保存。

切好的洋葱要用铝箔包好放冰箱。

切洋葱时常使人流泪，需要放冰箱冷藏片刻或边蘸水边切。

生吃洋葱时泡水时间不能过长，炒洋葱时温度也不宜过高。

每餐食洋葱25~50克为宜。

⊙ 番茄

番茄又名西红柿、洋柿子等，为茄科植物番茄的果实，原产于美洲，后传入欧洲，明朝时传入我国。番茄含有丰富的胡萝卜素、B族维生素和维生素C，其维生素P的含量更是居蔬菜首位，是一种营养价值十分高的蔬菜，适合糖尿病患者每日进补。

功能效用

·番茄有生津止渴，健胃消食，凉血平肝，降低血压的功效。

·番茄有抗血小板凝结的作用，可以降低患者发生心血管并发症的风险。

食用宜忌

患有急性肠炎，痢疾及溃疡活动期的人不

宜食用。

平素脾胃虚寒，痛经者忌食番茄。

青色未熟的西红柿不要吃。

西红柿一定要选外形美且饱满、红色均匀、没有疤痕的，最好装进塑料袋放在冰箱里保存。

番茄熟食的效果更佳。

每日食用1~2个为宜。

⊙ 空心菜（蕹菜）

空心菜，又名蕹菜，旋花科番薯属一年生或多年生草本，以绿叶和嫩茎供食用，是夏秋季的重要蔬菜。

空心菜的营养成分（每100克）			
维生素A(微克)	253	维生素B$_1$(毫克)	0.03
维生素B$_2$(毫克)	0.08	维生素B$_6$(毫克)	0.11
维生素C(毫克)	25	维生素E(毫克)	1.09
维生素K(微克)	250	胡萝卜素(毫克)	1.52
叶酸(微克)	120	泛酸(毫克)	0.4
烟酸(毫克)	0.8	磷(毫克)	38
钙(毫克)	99	铁(毫克)	2.3
铜(毫克)	0.1	钾(毫克)	266
钠(毫克)	94.3	硒(微克)	1.2
镁(毫克)	29	锌(微克)	0.39

功能效用

·空心菜叶子中含有一定的"植物胰岛素"成分，可以帮助2型糖尿病患者控制血糖。

·空心菜含纤维素较多，可刺激胃肠蠕动，促进排便。

·在空心菜的嫩梢中，钙含量比西红柿高12倍多，并含有较多的胡萝卜素。

·空心菜还适用于血热所致的鼻衄、咯血、便血、尿血、热淋、小便不利或妇女湿热带下。

·野菌中毒轻者以及疮肿、湿疹、毒蛇咬伤、不慎被野蜂、蜈蚣等叮咬者，可用空心菜叶和生姜捣碎热敷，有消炎止痛之效。

食用宜忌

每日食用50克为宜。

体质虚弱、脾胃虚寒，容易腹泻的人不宜多食。

⊙ 裙带菜

裙带菜中含有多种营养成分，其味道优于海带，不仅是一种食用的经济褐藻，而且可作综合利用提取褐藻酸的原料。

功能效用

·可降低血糖，治疗糖尿病。

·裙带菜中的岩藻黄质是一种能促进肝脏合成DHA的脂肪酸，可降低血糖，治疗糖尿病。

·裙带菜中的岩藻黄质还能够激活人体内一种用于分解脂肪的蛋白质，从而达到减肥的效果。

·裙带菜中的褐藻胶和藻聚糖具有降低血压、降低胆固醇、预防动脉硬化、净化血液、预防血栓的功效。

·裙带菜所含的丰富钙质有强化骨骼和预防老年痴呆的作用。

·裙带菜含有大量的膳食纤维，可以预防大肠癌。

·裙带菜还能够改善女性多发的缺铁性贫血。

·裙带菜对胃溃疡创面也有很好的保护作用。

食用宜忌

海边的野生"裙带菜"，不宜食用，因为这些"裙带菜"是由许多藻类等腐败后自动"解体"生成小个体到处漂流集结而成的，漂流过程中很可能已受到污染。

每日食用15~20克为宜。

⊙ 石花菜

石花菜又名海冻菜、红丝、凤尾等，是红藻的一种。它通体透明，犹如胶冻，可凉拌，也可制成凉粉，口感爽利脆嫩。石花菜还是提炼琼脂的主要原料。琼脂可用来制作冷食、果冻或微生物的培养基。

功能效用

·石花菜富含膳食纤维，常食可延缓食物中葡萄糖的吸收，消除餐后高血糖，对糖尿病患者具有平稳血糖和消除症状的作用。

·常食石花菜，对于正常人也可起到预防糖尿病的作用。

·石花菜所含的淀粉类硫酸脂为多糖类物质，具有降脂功能，对高血压、高血脂有一定的防治作用。

·石花菜含有丰富的矿物质和多种维生素，尤其它所含的褐藻酸盐类物质具有降压作用。

·石花菜能刺激肠壁，引起便意，经常便秘的人可以适当食用。

·石花菜还具有清肺化痰、清热燥湿、滋阴降火、凉血止血、解暑等功效。

食用宜忌

凉拌时可适当加些姜末或姜汁，以缓解其寒性。

脾胃虚寒、肾阳虚弱者要慎食。

食用前可在开水中焯一下，但不可久煮，否则石花菜会溶化掉。

每日食用30克为宜。

⊙ 马齿苋

马齿苋为马齿苋科一年生草本植物，为药食两用植物，肥厚多汁，生于田野路边及庭园废墟等向阳处，国内各地均有分布。

功能效用

·马齿苋富含去甲肾上腺素。去甲肾上腺素能促进胰岛分泌胰岛素，调整人体内糖代谢过程，故常食马齿苋可收到降血糖的效果。

·马齿苋中含有多种活性物质，能增强心肌功能，预防血栓形成，抑制和清除血清中胆固醇和三酰甘油的生成，对心血管能起到保护作用。

·马齿苋中的钾离子可直接作用于血管壁，对血管壁起到扩张及阻止动脉壁增厚的作用，从而降低高血压脑卒中的发生率。

·马齿苋汁对痢疾杆菌有明显的杀菌作用，其煎剂对伤寒杆菌、大肠杆菌等也有抑制作用。

食用宜忌

马齿苋易引起过敏，吃前必须用开水烫。

不宜与鳖甲同食。

每日食用80克为宜。

⊙ 大白菜

大白菜又名菘、黄矮菜、黄芽菜等，原产于我国，已经有五千多年的栽培历史。大白菜是菜系中最普通又平常的一种菜，北部地区栽培比较多，对人体健康十分有益。

大白菜的营养成分（每100克）			
热量(千卡)	17	碳水化合物(克)	3.20
脂肪(克)	0.10	蛋白质(克)	1.50
纤维素(克)	0.80	维生素A(微克)	20
维生素C(毫克)	31	维生素E(毫克)	0.76
胡萝卜素(微克)	120	维生素B$_1$(毫克)	0.04
维生素B$_2$(毫克)	0.05	烟酸(毫克)	0.60
镁(毫克)	11	钙(毫克)	50
铁(毫克)	0.70	锌(毫克)	0.38
铜(毫克)	0.05	锰(毫克)	0.15
磷(毫克)	31	钠(毫克)	57.50
硒(微克)	0.49		

功能效用

·大白菜热量低，纤维素含量丰富，有利于肠道蠕动和废物的排出，可以延缓餐后血糖上升，是预防糖尿病和肥胖症的理想食品。

·大白菜含有丰富的维生素，能够清除糖尿病患者糖代谢过程中产生的自由基。

·大白菜能促进人体产生一种能有效抑制癌细胞的生长和扩散的酶。

·大白菜纤维素含量丰富，可促进胃肠蠕动，利于排除体内垃圾及毒素，维持内分泌平衡。

·大白菜是果蔬中的含锌冠军，可促进人体对钙的吸收，减少钙的排放和流失。

·常食大白菜能预防糖尿病和肥胖症。

食用宜忌

胃寒腹痛，大便溏泻者不可多食。

未腌透的白菜万万吃不得。

质量好的大白菜应该是新鲜、嫩绿、紧实和结实的，切的时候最好沿着大白菜的纹理切成丝、条或片，这样易熟，维生素也流失比较少。

大白菜不宜煮、烫后挤汁。

隔夜的熟白菜即使加热后也要少吃或不吃。

不能食用腐烂的大白菜，因为白菜腐烂

过程中产生的大量亚硝酸盐会使血液中的血红蛋白丧失携氧能力，使人体发生严重的缺氧现象，甚至有生命危险。

每日食用100克为宜。

⊙ 圆白菜

圆白菜，又名甘蓝、卷心菜、包心菜、洋白菜或者莲花菜等。它来自于欧洲地中海地区，由野生的发展而来，是一种营养极高的蔬菜。卷心菜中水分含量极高，达到了90%，其营养价值与大白菜相差无几。

圆白菜的营养成分（每100克）			
热量(千卡)	22	碳水化合物(克)	4.60
脂肪(克)	0.20	蛋白质(克)	1.50
纤维素(克)	1	维生素A(微克)	12
维生素C(毫克)	40	维生素E(毫克)	0.50
胡萝卜素(微克)	70	维生素B$_1$(毫克)	0.03
维生素B$_2$(毫克)	0.03	烟酸(毫克)	0.40
镁(毫克)	12	钙(毫克)	49
铁(毫克)	0.60	锌(毫克)	0.25
铜(毫克)	0.04	锰(毫克)	0.18
钾(毫克)	124	磷(毫克)	26
钠(毫克)	27.20	硒(微克)	0.96

功能效用

· 圆白菜含有铬，对血糖、血脂有调节作用，是糖尿病患者和肥胖患者的理想食物。

· 圆白菜中的维生素A，可预防夜盲症；所含硒有助于预防弱视，增强杀菌力和抵抗重金属毒害。

· 圆白菜对于促进造血功能的恢复、抗血管硬化和阻止糖类转变成脂肪、预防血清胆固醇沉积等具有良好的功效。

· 圆白菜对癌症、心脑血管病等很多现代生活疾病有预防功能，且具有抗衰老作用。

食用宜忌

一般人都能食用，孕妇及有消化道溃疡的人尤其适合。

不能烹调过度，以免卷心菜失去香味，营养减少。

要选有分量的，外表叶片呈绿色且有光泽的卷心菜。

卷心菜切开后最好用保鲜膜包好放冰箱。

每日食用70克为宜。

⊙ 紫甘蓝

紫甘蓝别名红甘蓝、紫洋白菜、紫椰菜。紫甘蓝不仅营养丰富，而且结球紧实，色泽艳丽，抗寒，耐热，产量高，耐贮运，是很受欢迎的一种蔬菜。

功能效用

· 紫甘蓝中的紫色色素可以帮助抑制血压上升、改善肝功能、预防糖尿病等。

· 紫甘蓝还具有降血糖、消暑止渴之功效。

· 紫甘蓝因为富含维生素C而具有预防糖尿病性血管病变的作用，并能预防糖尿病患者发生感染性疾病。

· 紫甘蓝中的维生素E能够预防糖尿病患者发生血管并发症。

· 紫甘蓝中的B族维生素能够预防糖尿病患者出现周围神经功能障碍和视网膜病变，减少血中糖化血红蛋白，改善糖耐量。

食用宜忌

既可生食，也可炒食。为了保持营养，以生食为好。

如炒食的，要急火重油，煸炒后迅速起锅。

每日食用60克为宜。

⊙ 花椰菜

花椰菜又名菜花，有白、绿两种。绿色的又叫西兰花、青花菜，由甘蓝转化而来。花椰菜起源于欧洲地中海沿岸，17世纪中叶传入我国南方。今天，花椰菜已经成为中国菜园里的一种主要蔬菜了。

功能效用

· 花椰菜含丰富的微量元素铬，铬在改善糖尿病的糖耐量方面有很好的作用，糖尿病患者长期适量食用可以补充缺乏的铬，改善糖耐量和血脂。

· 花椰菜中含有丰富的类黄酮，可以预防感染，清理血管，阻止胆固醇堆积，预防血小板凝结，能够减少心脏病与脑卒中的危险。

· 花椰菜能生津止渴、增进食欲、助消化，对暑热烦渴、消化不良、大便秘结、肥胖病以及心脑血管疾病都有很好的疗效。

·花椰菜还具有抗氧化作用，具有很好的防癌效果。

食用宜忌

要选择白色或奶白色，干净、坚实、紧密，且叶子新鲜饱满、呈绿色的菜花。

花椰菜最好在4℃~12℃温度范围内保存。

洗花椰菜的时候应该放在盐水里浸泡几分钟，用沸水焯后再烹调。

不要煮得过烂，食用时多咀嚼一会儿，利于营养吸收。

食用前将其在盐水中泡几分钟，不仅利于去除农药残留，还能使菜虫跑出。

每日食用70克为宜。

⊙ **西兰花**

西兰花营养丰富，含蛋白质、糖、脂肪、维生素和胡萝卜素，营养成分位居同类蔬菜之首，被誉为"蔬菜皇冠"。

功能效用

·西兰花富含高纤维，能有效降低肠胃对葡萄糖的吸收，进而降低血糖，有效控制糖尿病的病情。

·西兰花中含有铬，铬能帮助糖尿病患者提高胰岛素的敏感性，起到控制病情的作用。

·西兰花中含有的硫代葡萄糖苷，具有预防多种癌症的功效。

·西兰花还含有丰富的抗坏血酸，能增强肝脏的解毒能力，提高机体免疫力。西兰花中的类黄酮物质，对高血压、心脏病有调节和预防的功用。

食用宜忌

颜色浓绿鲜亮的为佳，泛黄的则表示已过度成熟或贮藏太久，不宜食用。

和番茄在一起吃可预防前列腺癌。

每日食用70克为宜。

⊙ **西葫芦**

西葫芦又名白瓜、番瓜、美洲南瓜、西洋南瓜，是葫芦科、南瓜属植物，起源于墨西哥和危地马拉之间的边界。西葫芦清朝传入我国，含有较多维生素C、葡萄糖等营养物质，钙含量极高。

功能效用

·西葫芦具有促进人体内胰岛素分泌的作用，可帮助调节血糖，预防糖尿病效果极佳。

·西葫芦中含有瓜氨酸、腺嘌呤、天门冬氨酸、巴碱等物质，且含钠盐很低，常食可收到很好的保健效果。

·常食西葫芦能预防肝、肾病变，且有助于肝、肾功能衰弱者增强肝肾细胞的再生能力。

·常食西葫芦还能消除致癌物（亚硝胺）引起的细胞突变。

食用宜忌

脾胃虚寒、胃脘冷痛、畏寒、有腹泻倾向的人应少吃。

西葫芦不宜生吃，烹调时也不宜煮得太烂，以免营养损失。

西葫芦要选新鲜，重量适中，且没有裂口和伤痕的，放在冰箱可以冷藏几天。

切后的西葫芦用保鲜膜包好放冰箱即可。

每日食用80克为宜。

⊙ **胡萝卜**

胡萝卜又名黄萝卜、红萝卜、丁香萝卜、金笋等，是伞形科植物胡萝卜的根，也是一种营养价值相当高的蔬菜，对人体健康很有益，有"小人参"的美称。

胡萝卜的营养成分（每100克）			
水分(克)	89.2	能量(千卡)	37
蛋白质(克)	1	脂肪(克)	0.2
碳水化合物(克)	8.8	膳食纤维(克)	1.1
维生素A(毫克)	688	胡萝卜素(毫克)	4130
维生素B$_1$(微克)	0.04	维生素B$_2$(毫克)	0.03
尼克酸(毫克)	0.6	维生素C(毫克)	13
维生素E(毫克)	0.41	钙(毫克)	32
磷(毫克)	27	钾(毫克)	190
钠(毫克)	71.4	镁(毫克)	14
铁(毫克)	1	锌(毫克)	0.23
硒(微克)	0.63	铜(毫克)	0.08
锰(毫克)	0.24		

功能效用

·胡萝卜中的胡萝卜素能有效对抗人体内的自由基，还具有降血糖、降血压、强心等功效。

·经常饮用胡萝卜汁有助于防治糖尿病，预防血管硬化，降低胆固醇。

·胡萝卜中的β-胡萝卜素、叶酸都有抗癌的功效。β-胡萝卜素还是维生素A的前驱物，可防治夜盲症、干眼病。

·胡萝卜中的木质素也有提高机体抗癌免疫力和消灭癌细胞的作用。

·胡萝卜中所含的果胶物质可与汞结合，能使人体内有害的汞成分得以排除。

·长期吸烟的人，每日如能饮半杯胡萝卜汁，对肺部很有好处。

食用宜忌

胡萝卜不宜做下酒菜，否则对肝脏不利。

胡萝卜素是脂溶性物质，凉拌生食不利于吸收。

与肉同煮或以油炒易被人体吸收。

胡萝卜忌与过多的酸醋同食，也不可与富含维生素C的蔬菜和水果同食。

要选那些外表丰实、新鲜、光滑、形状好且色泽纯正的胡萝卜，用报纸包好放在阴暗处保存。

每日食用60克（1根）为宜。

⊙ 白萝卜

萝卜的品种多，有白、红、青几种颜色，但以白萝卜最为普遍。白萝卜是根菜类的主要蔬菜，属十字化科萝卜属的二年生植物。白萝卜是一种常见的蔬菜，生食熟食均可，其略带辛辣味。

功能效用

·白萝卜中含有锌，锌参与胰岛素的合成与分泌，能稳定胰岛的结构与功能。

·白萝卜所含的糖化酶素、木质素有抗癌防癌的功效。

·白萝卜所含的芥子油能刺激肠胃的蠕动、增进食欲。

·白萝卜所含的淀粉酶、氧化酶能分解食物中的脂肪和淀粉，促进脂肪代谢。

·多吃白萝卜可以预防感冒、解除紧张、消除疲劳、清洁肠中的积气、顺气、醒酒化痰、润肺止咳、散淤、利尿和补虚等。

·白萝卜是人体补充钙的最佳来源之一。钙在萝卜皮中含量最多。

食用宜忌

胡萝卜与白萝卜不要一起吃。

脾胃虚弱和偏寒体质、大便溏稀者少吃。

每日食用50克左右为宜。

⊙ 莴笋

莴笋为菊科，属一年生或两年生草本植物。莴笋分茎用和叶用两种，前者各地都有栽培，后者南方栽培较多，是春季及秋、冬季重要的蔬菜之一。莴笋中糖类的含量较低，而无机盐、维生素含量较丰富，很适合糖尿病患者日常食用。

莴笋的营养成分（每100克）			
水分(克)	95.5	能量(千卡)	14
蛋白质(克)	1	脂肪(克)	0.1
碳水化合物(克)	2.8	膳食纤维(克)	0.6
维生素A(毫克)	25	胡萝卜素(毫克)	150
维生素B₁(微克)	0.02	维生素B₂(毫克)	0.02
尼克酸(毫克)	0.5	维生素C(毫克)	4
维生素E(毫克)	0.19	钙(毫克)	23
磷(毫克)	48	钾(毫克)	212
钠(毫克)	36.5	镁(毫克)	19
铁(毫克)	0.9	锌(毫克)	0.33
硒(微克)	0.54	铜(毫克)	0.07
锰(毫克)	0.19		

功能效用

·莴笋含有较多的烟酸。烟酸是胰岛素的激活剂，糖尿病患者经常吃些莴笋，可改善糖的代谢功能。

·莴笋中含有微量元素锌、铁，特别是铁元素很容易被人体吸收，经常食用新鲜莴笋，可以防治缺铁性贫血。

·莴笋中的钾离子含量丰富，有利于调节体内盐的平衡，具有促进利尿、降低血压、预防心律紊乱的作用。

·莴笋还有增进食欲、刺激消化液分泌、促进胃肠蠕动等功能。

·莴笋还具有镇静作用，经常食用有助于

消除紧张，帮助睡眠。

食用宜忌

有眼疾尤其是夜盲症的人不宜多食。

每日食用60克为宜。

⊙ 竹笋

竹笋，别名笋或闽笋，为多年生常绿草本植物，食用部分为初生、嫩肥、短壮的芽或鞭。在我国自古就被当作"菜中珍品"。竹笋一年四季皆有，但唯有春笋、冬笋味道最佳。

烹调

时无论是凉拌、煎炒还是熬汤，均鲜嫩清香，是人们喜欢的佳肴之一。

竹笋的营养成分（每100克）			
水分(克)	92.8	能量(千卡)	19
蛋白质(克)	2.6	脂肪(克)	0.2
碳水化合物(克)	3.6	膳食纤维(克)	1.8
尼克酸(毫克)	0.6	维生素C(毫克)	5
维生素E(毫克)	0.05	钙(毫克)	9
磷(毫克)	64	钾(毫克)	389
钠(毫克)	0.4	镁(毫克)	1
铁(毫克)	0.5	锌(毫克)	0.33
硒(微克)	0.04	铜(毫克)	0.09
锰(毫克)	1.14		

功能效用

·竹笋属于高纤维食物，有利水、消渴的功效，其高纤维可延缓胃肠排空时间，使餐后血糖平稳，有辅助降糖的功效。

·竹笋中的成分有吸附脂肪、促进肠蠕动、助消化、去积食等功效，适用于水肿、腹水、急性肾炎、喘咳等患者，对预防肠癌和单纯性肥胖也大有益处。

·竹笋含有多糖类物质，对预防癌症有一定的功效。

食用宜忌

胃溃疡、十二指肠溃疡、胃出血、慢性胃肠炎等患者不宜食用。

食用时可将笋在开水中煮5~10分钟，可去掉大部分草酸，还可去除竹笋的特殊涩味。

不宜与豆腐同食，否则会使二者的营养成分遭到破坏，并可能产生结石。

每日食用20~30克为宜。

⊙ 芦笋

芦笋又名青芦笋、龙须菜等，是国际公认的"世界十大名菜之首"、"蔬菜之王"，含有接近全面而合理的营养，是降血脂抗癌首选蔬菜。

功能效用

·芦笋具有健脾益气、滋阴润燥、生津解渴、抗癌解毒、利尿、镇静等功效，另外还具有增进食欲、帮助消化、缓解疲劳的作用。

·芦笋所含的香豆素等成分有降低血糖的作用。

·芦笋中的铬含量很高，可以调解血液中脂肪与糖分的浓度。

·2型糖尿病患者若经常服食芦笋，不仅可以改善糖尿病症状，而且对糖尿病并发高血压病、视网膜损害以及肥胖病等症状都有较好的防治作用。

·芦笋提取物可以有效地改变人体内淋巴细胞亚群之间的比例，提高各种免疫细胞的活性，从而增强机体免疫功能。

食用宜忌

芦笋可增加尿酸含量，故痛风患者忌食。

芦笋应该选择新鲜、结实、带有紧密的笋梢和柔嫩的绿色部分的。

要避免高温烹调，否则会使叶酸流失。

芦笋不宜生吃。

每日食用60克为宜。

⊙ 莲藕

莲藕又名莲菜，是莲肥大的地下茎，原产于印度，可生食也可做菜。莲藕的药用价值相当高，它的根叶，花须果实，无不为宝，都可滋补入药，是妇孺童妪、体弱多病者上好的流质食品和滋补佳珍。

功能效用

·莲藕的含糖量不算很高，又含有大量的维生素C和膳食纤维，

·藕汁有抑制尿糖和生津止渴的功能，对患有口干口渴、乏力体倦、虚弱之症的糖尿病患者有益。

·藕中含有丰富的维生素K，具有收缩血管和止血的作用。对于瘀血、吐血、衄血、尿血、便血的人以及产妇极为适合。

·莲藕含铁量较高，对缺铁性贫血的患者颇为适宜。

·莲藕煮熟后失去了消淤清热的性能而变为对脾胃有益，有养胃滋阴、益血、止泻的功效。

·与生姜同食，可治夏季肠胃病，如肠炎、呕吐、胀泻等。

食用宜忌

脾胃消化功能低下、大便溏泄者不宜生吃。

脾胃虚寒者、寒性痛经者忌食生藕，糖尿病患者忌食熟藕。

要选择新鲜、有光泽、不干瘪、颜色呈淡黄色的莲藕。

莲藕一定要用保鲜膜包好或用食品袋封好放在冰箱里保存。

烹调莲藕时忌用铁质器具，以免引致食物发黑。

每日食用100克为宜。

⊙ 山药

山药又名怀山药、土薯、山薯、山芋、玉延、淮山药、薯蓣，为薯蓣科植物薯蓣的块茎。它既是食品，也是药品。一直为医家所推崇，称之为"滋补药中的无上之品"，在全国各地都有种植。因其营养丰富，山药自古以来就被视为物美价廉的补虚佳品。不同类型和品种的山药在颜色、形状和适口性等特征上都有明显的区别。

山药的营养成分（每100克）			
热量（千卡）	56	碳水化合物（克）	12.40
脂肪（克）	0.20	蛋白质（克）	1.90
纤维素（克）	0.80	维生素A（微克）	3.00
维生素C（毫克）	5	维生素E（毫克）	0.24
胡萝卜素（微克）	20	维生素B_1（毫克）	0.05
维生素B_2（毫克）	0.02	烟酸（毫克）	0.30
镁（毫克）	20	钙（毫克）	16
铁（毫克）	0.30	锌（毫克）	0.27
铜（毫克）	0.24	锰（毫克）	0.12
钾（毫克）	213	磷（毫克）	34
钠（毫克）	18.60	硒（微克）	0.55

功能效用

·山药含有大量的黏蛋白，能预防脂肪沉积在心血管上，保持血管弹性，阻止动脉粥样硬化过早发生。

·山药具有很好的控制饭后血糖升高的功效。

·山药能助消化、降血糖，可用于糖尿病脾虚泄泻，小便频数者。

·山药具有健脾、除湿、补气、益肺、固肾、益精的功效，还可减少皮下脂肪堆积。

·山药能预防结缔组织的萎缩，预防类风湿关节炎、硬皮病等胶原病的发生。

·山药还能增加T淋巴细胞，增强机体免疫力。

·鲜品多用于虚劳咳嗽及消渴病，炒熟食用治脾胃、肾气亏虚。

食用宜忌

有湿热诸邪以及患便秘的人不宜食用。

山药和鸭肉是很好的搭档，同食具有滋阴补肺功效。

山药一定要挑选茎干笔直、粗壮的。

需长时间保存的话，一定要把山药放入木锯屑中包埋。

山药切开后需立即浸泡在盐水中，以防止氧化发黑。

新鲜山药切开时会有黏液，应用清水加少许醋洗。

削完山药的手不要乱碰，不然就会抓哪儿哪儿痒。

每日食用60克为宜。

⊙ 洋姜

洋姜学名菊芋，又叫菊姜、鬼子姜，是一种可食用的根茎类蔬菜，生食熟食，各有风味，若制成酱菜或制成洋姜脯，则味道更佳。洋姜含有丰富的菊糖，提炼后具有特殊的保健和抗癌作用。

功能效用

·洋姜中的膳食纤维具有增殖人体内双歧杆菌的作用，可促进肠胃功能，预防肠道肿瘤，预防、治疗便秘。

·洋姜不仅具有很好的降糖功效，还可显著降低血脂，改善血管功能，且可用于治疗肥胖症。

·洋姜具有利水祛湿、和中益胃、清热解

毒等功效，可作为利尿药，用于糖尿病的辅助治疗。

·洋姜能增加维生素的合成量，提高人体免疫功能，还具有防龋齿、抗衰老、美容、促进矿物质的吸收等功能。

食用宜忌

腹痛便溏者不宜食用，胃肠消化功能不好者应少食。

每日食用约40克（1~2个）为宜。

⊙ **大蒜**

大蒜又名紫皮蒜、独头蒜、胡蒜等，是烹饪中不可缺少的调味品。我国食用大蒜的年代较晚，是西汉从西域引进的。大蒜既可调味还能防病健身。

功能效用

·大蒜中硒的含量较多，对人体胰岛素的合成可起到一定的作用。

·大蒜含有的蒜精，可以明显抑制某些葡萄糖的生成酵素，多吃大蒜有助于糖尿病的防治。

·大蒜具有明显的降血脂及预防冠心病和动脉硬化的作用，可降胆固醇、抗凝、预防动脉硬化和脑梗死。

·大蒜能保护肝脏，提高肝脏的解毒功能，预防癌症的发生。

·大蒜还能清除自由基，提高免疫力和抗衰老。

食用宜忌

过多食用会引起肝阴、肾阴不足，从而引起口干、视力下降等症状。

有眼部疾患的人不宜食用。

胃肠道疾病，特别是胃溃疡和十二指肠溃疡的患者不宜多吃大蒜。

肝病患者过量食用大蒜，可造成肝功能障碍，引起肝病加重。

要选购那些蒜头大、包衣紧、蒜瓣大且均匀的大蒜，将其用网袋悬挂在通风处或者放在冰箱里冷藏。

大蒜腌渍时间不宜过长。

大蒜中的辣素怕热，遇热后易分解，最好生食。

大蒜不宜食用过多。

正常人每日食用3瓣为宜。

⊙ **荸荠**

荸荠，俗称马蹄，又称地栗，因它形如马蹄，又像栗子而得名。荸荠皮色紫黑，肉质洁白，味甜多汁，清脆可口，自古有"地下雪梨"之美誉，北方人视之为"江南人参"。荸荠既可作为水果，又可算作蔬菜，是大众喜爱的时令之品。

功能效用

·对糖尿病尿多者有一定的辅助治疗作用。

·荸荠具有益气安中、清热止渴、开胃消食、利咽明目、化湿祛痰的功效，还可生津止渴。

·荸荠中含有一种叫作"荸荠英"的抗菌成分，对金黄色葡萄球菌、大肠杆菌、绿脓杆菌等均有一定的抑制作用。

·荸荠具有清热解毒的作用，其汁是高热患者的最好饮料。

·用荸荠汁代茶饮，可用于食管炎、食管癌等吞咽受阻、进食不畅等病症。

食用宜忌

儿童和发热患者最宜食用。

脾胃虚寒及血虚者不宜食用。

荸荠中含淀粉较多，糖尿病患者食用时要适量，以免影响血糖。

每日食用3~4个为宜。

⊙ **魔芋**

魔芋又名鬼芋、黑芋头，其原料是一种芋头科多年生的草本植物，原产于我国四川，已有2000多的栽培历史。魔芋含有大量甘露糖酐、维生素、植物纤维以及一定量的黏蛋白，被誉为"魔力食品"。

魔芋的营养成分（每100克）			
能量(千卡)	7	镁(毫克)	26
钾(毫克)	44	蛋白质(克)	3
硒(微克)	1.85	膳食纤维(克)	3
脂肪(克)	0.1	维生素E(毫克)	0.11
碳水化合物(克)	3.3	淀粉(克)	35

功能效用

·魔芋是高水分、高纤维、低热量的食物，其所含的大量水溶性纤维在进入胃时可吸收糖类，直接进入小肠，在小肠内抑制糖类的吸收，有效降低餐后血糖。

·魔芋中的葡甘露聚糖，有吸收胆固醇的作用，使胆固醇浓度正常化，可有效降低高血脂。

·魔芋中的食物纤维在胃肠中吸收水分时，能使胃肠蠕动功能增强，且魔芋的高水分可以软化大便，使肠道润滑，同时它还能包附脂肪和多余的毒素，使这些废物排出体外。

·与鸡肉同食，有很好的温补功效。

食用宜忌

胃肠功能虚弱、腹泻便秘者应忌食。

生食有毒，必须煎煮3小时以上方可食用。

烹调前先用盐搓一搓，去掉附在表面的石灰粉。蒸或清炒可减少其表面的水分。

魔芋每次不宜多食。

每日食用80克为宜。

⊙ 苦瓜

苦瓜又名凉瓜，是葫芦科植物，为一年生攀援草本植物。苦瓜是人们喜爱的一种蔬菜，用作配菜佐膳，只觉可口，不觉其苦。以苦瓜切片，晒干贮存，可治疗暑天感冒。

功能效用

·苦瓜中含一种类胰岛素的物质，这种物质能使血液中的葡萄糖转换为热量，降低血糖，故苦瓜被有些人称为"植物胰岛素"。

·长期食用苦瓜不仅可以减轻人体胰岛器官的负担，还有利于胰岛 β 细胞功能的恢复，起到保护胰岛 β 细胞的作用。

·苦瓜富含维生素C，具有预防坏血病、防止动脉粥样硬化、保护心脏等作用。

·苦瓜中的苦瓜素被誉为"脂肪杀手"，能降低血脂。

·苦瓜中的蛋白酶能抑制恶性肿瘤细胞的生成和增强免疫细胞的活性，具有明显的抗癌作用。

食用宜忌

脾胃虚寒者不宜食用。

因苦瓜中含有会妨碍钙的吸收的草酸，故在炒苦瓜之前，应先放在沸水中焯一下，待去除草酸后再进行烹饪。

每日食用80克（约1根）为宜。

⊙ 黄瓜

黄瓜，也称胡瓜、青瓜，属葫芦科植物，广泛分布于中国各地，并且为主要的温室产品之一。最好的黄瓜是黑龙江省产的黄瓜，分旱黄瓜和水黄瓜。

功能效用

·黄瓜热量低，含水量为96%~98%，并且有降血糖的作用，是糖尿病患者很好的亦蔬亦果的食物。

·黄瓜中的苦味素有抗癌的作用。

·黄瓜还能抑制糖类物质转化为脂肪，对肺、胃、心、肝及排泄系统都非常有益。

黄瓜的营养成分（每100克）			
热量(千卡)	15	碳水化合物(克)	2.90
脂肪(克)	0.20	蛋白质(克)	0.80
纤维素(克)	0.50	维生素A(微克)	15
维生素C(毫克)	9	维生素E(毫克)	0.49
胡萝卜素(微克)	90	维生素B$_1$(毫克)	0.02
维生素B$_2$(毫克)	0.03	烟酸(毫克)	0.20
镁(毫克)	15	钙(毫克)	24
铁(毫克)	0.50	锌(毫克)	0.18
铜(毫克)	0.05	锰(毫克)	0.06
钾(毫克)	102	磷(毫克)	24
钠(毫克)	4.90	硒(微克)	0.38

食用宜忌

黄瓜尾部含有较多的苦味素，不要把"黄瓜尾巴"全部丢掉。

有肝病、心血管病、肠胃病以及高血压的人不要吃腌黄瓜。

脾胃虚弱、腹痛腹泻、肺寒咳嗽者应少吃黄瓜。

黄瓜性寒凉，花生多油脂，二者同食易腹泻。

黄瓜中含有维生素分解酶，故不应与富含维生素的水果蔬菜同食，以免影响维生素的摄取。

每日食用1根为宜。

⊙ 南瓜

南瓜又叫番瓜、王瓜、倭瓜等，原产于热带，后传入我国。南瓜的果肉、种子与花都可以食用，属于葫芦科，是一种优质的杂粮。

南瓜的营养成分（每100克）

热量(千卡)	22	碳水化合物(克)	5.30
脂肪(克)	0.10	蛋白质(克)	0.70
纤维素(克)	0.80	维生素A(微克)	148
维生素C(毫克)	8	维生素E(毫克)	0.36
胡萝卜素(微克)	89	维生素B_1(毫克)	0.03
维生素B_2(毫克)	0.04	烟酸(毫克)	0.40
镁(毫克)	8.00	钙(毫克)	16
铁(毫克)	0.40	锌(毫克)	0.14
铜(毫克)	0.03	锰(毫克)	0.08
钾(毫克)	145	磷(毫克)	24
钠(毫克)	0.80	硒(微克)	0.46

功能效用

·南瓜中大量的果胶纤维素与淀粉类食物混合，可使糖类吸收减慢而推迟胃排空时间，并改变肠蠕动的速度，使饭后血糖不至于升高过快。

·南瓜中的钴是胰岛细胞合成胰岛素必需的微量元素，能够促进胰岛素分泌，控制餐后血糖上升。

·南瓜中的铬是胰岛素的辅助因子，也是葡萄糖耐量因子的重要组成部分，可提高糖尿病患者分泌胰岛素的水平，改善糖代谢。

·南瓜还有预防水肿的效果，对糖尿病并发肾病的患者有利。

食用宜忌

南瓜性温，素体胃热炽盛者少食。

南瓜性偏雍滞，气滞中满者慎食。

脚气病和黄疸患者应忌食。

南瓜不可与羊肉同食，否则易发生胸闷胀气。南瓜与虾同食，易引起痢疾。

不能夸大南瓜的降糖作用，且南瓜所含色素的排泄速度小于摄入速度，长期大量食用，会使色素沉积于皮肤，使皮肤黄染。

一定要挑选那些外形整齐、外皮硬、分量相对重的南瓜。完整的南瓜很容易保存，切开后的南瓜最好把内部掏空用保鲜膜包好。

南瓜最好带皮一起吃。

每日食用200克以内最宜。为方便长期少量食用，糖尿病患者可把南瓜晒干烘烤，磨制成南瓜粉，每次取30~40克，放入适量温开水中调匀后服用。

⊙冬瓜

冬瓜，因瓜熟之际，表面上有一层白粉状的东西，就好像是冬天所结的白霜，故得名冬瓜、白瓜。因瓜形状如枕，还被叫作枕瓜。冬瓜中的不少营养成分具有显著的生理活性。

功能效用

·冬瓜因含有丙醇二酸，故有利尿祛湿之功效。丙醇二酸还是一种能抑制糖类转化为脂肪的化合物，可预防人体内脂肪堆积，具有减肥、降脂的功效，尤其适合肾病、糖尿病、高血压、冠心病患者食用。

·冬瓜含高膳食纤维，可通便宽肠；冬瓜热量较低，且含多种维生素和人体必需的微量元素，能调节机体的代谢平衡。

·肾病水肿患者多吃冬瓜有消肿作用。

·冬瓜还能够清热解暑，清降胃火。

食用宜忌

冬瓜性偏寒，久病之人不宜多食。

冬瓜和鲫鱼同吃会使人体脱水，解救办法是喝些空心菜汁。

每日食用50克为宜。

⊙芦荟

芦荟，又名油葱、象鼻草、罗帏花，是集食用、药用、美容、观赏于一身的保健植物。西方国家把芦荟誉为"天然美容师"，中国古代药典里对芦荟药理作用有了较深刻的论述，现在，人们更称其为"神奇植物"、"家庭药箱"——对一些医院都束手无策的慢性病、疑难病常常有不可思议的功效。

⊙主要成分

芦荟含18种微量元素、11种游离氨基酸、21种有机酸，以及多种维生素、聚糖、矿物质和酶素等70多种人类生长所需的成分，如，稳定化芦荟凝胶成分有木质素、芦荟酸、皂素、蒽醌、芦荟素、肉桂酸醌、芦荟苷、大芦荟大黄素、异芦荟苷、大黄素、蒽、酚、大黄根酸；维生素类有维生素B_1、叶酸、维生素B_2、维生素C、烟酸、维生素E、维生素B_6、维生素A、胆碱、β-胡萝卜素；无机元素有Ca、Mn、

S、MG、Cl、Zn、Cr、Cu；单糖和黏多糖有纤维素、葡萄糖、L-鼠李糖、甘露糖等；酶类有氧化酶、脂酶、淀粉酶、过氧化氢酶；必需氨基酸有赖氨酸、亮氨酸、苏氨酸、异亮氨酸、缬氨酸、苯丙氨酸；次要氨基酸有组氨酸、脯氨酸、精氨酸、甘氨酸、羟脯氨酸、氨基丙酸、天冬氨酸、半胱氨酸、丝氨酸、酪氨酸等。

功能效用

·芦荟中的阿罗勃朗A、B能持续地降低血糖浓度。

·芦荟中含有的多种活性成分可有效地提高人体免疫力，从而更好地治疗糖尿病。

·芦荟酊具有抗菌性，芦荟米酊具有抗肿瘤、破坏癌细胞的作用，芦荟乌辛能治疗胃及十二指肠溃疡。

·芦荟具有细胞赋活作用，可使伤口尽快愈合。

·芦荟还具有强心、促进血液循环、软化血管、降低胆固醇、扩张毛细血管的作用。

·芦荟还有镇痛和利尿作用，可有效消除心脏病、肾炎等引起的水肿。

食用宜忌

体质虚弱、儿童、孕妇和经期女性不宜食用。

每日食用20克为宜。

☉ 木耳

黑木耳简称木耳，是担子菌纲木耳属的真菌，耳片黑褐色。白木耳又称银耳，是担子菌纲银耳属的真菌，耳体白色。银耳的主要营养成分与木耳接近或略低，但其钙和磷的含量高于黑木耳，所以两者的营养成分既相似又略有区别，其保健功能也较接近。

功能效用

·木耳含有丰富的膳食纤维，糖尿病患者食之有延缓血糖上升的作用。

·银耳中含有较多的银耳多糖，它对胰岛素降糖活性有明显影响，对糖尿病患者控制血糖有利。

·银耳还能够提高肝脏的解毒能力，保护肝脏。

·银耳能够养阴清热，生津止渴，对阴虚火旺、平时咽干烦热、便干尿赤的患者来说是良好的补品。

·木耳能增强人体的免疫力，延年益寿，对高血压、动脉粥样硬化患者有很好的疗效。

食用宜忌

舌感刺激或有辣味的银耳说明已用硫黄熏过，不能食用。

白木耳每日食用15克为宜；黑木耳每天食用10克为宜。

☉ 海带

海带又名昆布，叶片似宽带、梢部渐窄，是一种低脂而富含多种微量元素的海藻类食物，有"长寿菜""海上之蔬""含碘冠军"的美誉。

海带的营养成分（每100克）			
热量(千卡)	12	碳水化合物(克)	2.10
脂肪(克)	0.10	蛋白质(克)	1.20
纤维素(克)	0.50	维生素E(毫克)	1.85
维生素B$_1$(毫克)	0.02	维生素B$_2$(毫克)	0.15
烟酸(毫克)	1.30	镁(毫克)	25
钙(毫克)	46	铁(毫克)	0.90
锌(毫克)	0.16	锰(毫克)	0.07
钾(毫克)	246	磷(毫克)	22
钠(毫克)	8.60	硒(微克)	9.54

功能效用

·海带中的海带多糖能够使糖尿病患者的糖耐量改善，明显降低血糖，且对胰岛细胞的损伤有保护作用，是一种适合糖尿病患者的保健食品。

·海带多糖能够抗菌，抗病毒，抗肿瘤，同时能够清除自由基，抗氧化，抗疲劳。

·海带在肠道中能促进消化，将多余脂肪带出体外，具有良好的降脂、降胆固醇的功效；它还具有明显的抗凝血、降低血黏度、抑制红细胞和血小板聚集，以及改善微循环的作用。

·海带对放射线造成的损伤有一定的保护作用。

·海带对老年人有健身祛病、延年益寿的功效，故有"长寿菜"之美称。

食用宜忌

海带性凉，脾胃虚寒、腹满便溏者慎食。

海带含碘高，患有甲亢的人不宜食用。

孕妇和乳母也不宜多食海带，以防碘随血液循环进入胎儿体内引起甲状腺功能障碍。

每日食用15~20克为宜。

⊙ **紫菜**

紫菜，是海中互生藻类的统称。紫菜属海产红藻，叶状体由包埋于薄层胶质中的一层细胞组成，呈深褐、红色或紫色。紫菜不仅可食用，还可以入药，制成中药，具有化痰软坚、清热利水、补肾养心的功效。

紫菜的营养成分（每100克）			
能量(千卡)	207	蛋白质(克)	26.7
脂肪(克)	1.1	碳水化合物(克)	44.1
膳食纤维(克)	21.6	维生素A(毫克)	228
胡萝卜素(毫克)	1370	维生素B$_1$(微克)	0.27
维生素B$_2$(毫克)	1.02	尼克酸(毫克)	7.3
维生素C(毫克)	2	维生素E(T)(毫克)	1.82
钙(毫克)	264	磷(毫克)	350
钾(毫克)	1796	钠(毫克)	710.5
镁(毫克)	105	铁(毫克)	54.9
锌(毫克)	2.47	硒(微克)	7.22
铜(毫克)	1.68	锰(毫克)	4.32
碘(毫克)	4323		

功能效用

· 紫菜富含微量元素硒。硒能明显促进细胞对糖的摄取，具有与胰岛素相同的调节糖代谢的生理活性，可改善糖、脂肪等物质在血管壁上的沉积，降低血液黏稠度，减少动脉硬化及冠心病、高血压等血管并发症的发病率。

· 紫菜所含的多糖具有明显增强细胞免疫和体液免疫功能，提高机体的免疫力。

· 紫菜含有大量可以降低有害胆固醇的牛磺酸，有利于保护肝脏。

· 紫菜的1/3是膳食纤维，可以保持肠道健康，有利于预防大肠癌。

· 紫菜还是治疗胃溃疡的最佳菜蔬。

食用宜忌

腹痛便溏者不宜食用，胃肠消化功能不好者应少食。

每日食用15克为宜。

⊙ **香菇**

香菇是世界第二大食用菌，也是我国特产之一，在民间素有"山珍"之称。它是一种生长在木材上的真菌，味道鲜美，香气沁人，营养丰富，素有"植物皇后"美誉。

功能效用

· 香菇中含有较丰富的硒——硒有调节糖代谢的生理活性，能降低血糖、改善糖尿病症状。

· 香菇富含维生素C和B族维生素。这两种元素有利于减缓糖尿病并发症的进程，并对糖尿病视网膜病变、肾病都有利。

· 香菇含有多种人体必需氨基酸，具有降低血脂及胆固醇，加速血液循环，使血压下降的作用。

· 香菇对缓解便秘、消化不良症有一定疗效。

· 香菇能调解内分泌系统紊乱，防止神经衰弱，还具有抗癌作用。

食用宜忌

特别大的香菇最好不要吃，因为它们很可能是被激素催肥的，对人体不利。

每日食用4朵左右为宜。

⊙ **平菇**

平菇，又名侧耳、糙皮侧耳、蚝菇、黑牡丹菇，台湾又称秀珍菇，是担子菌门下伞菌目侧耳科一种类，是种相当常见的灰色食用菇。平菇含丰富的营养物质，每100克干品中含蛋白质20~23克，而且氨基酸种类齐全，矿物质含量十分丰富。

功能效用

· 多食平菇可以防治高血压病、心血管病、糖尿病、癌症、中年肥胖症等疾病。

· 平菇因为富含多糖蛋白，故具有抗肿瘤作用。还因为富含微量牛磺酸，故有降低血压、防治脑血管障碍的作用。

· 平菇的营养成分有利于胃肠作用的菌糖、甘露糖、维生素和帮助消化的各种酶，故长期食用平菇可增强体质，抗病防病。

· 长期食用平菇对降低血胆固醇和防治尿道结石有一定效果。

· 平菇对妇女更年期综合征可起调理作用。

食用宜忌

注意选择新鲜平菇食用，霉变的平菇会引起中毒。

每日食用100克为宜。

⊙ 草菇

草菇，别名美味草菇、美味苞脚菇、兰花菇、秆菇、麻菇及中国菇等，属伞菌目，光柄菇科，小苞脚菇属。草菇是一种重要的热带亚热带菇类，是世界上第三大栽培食用菌，营养丰富，味道鲜美。

功能效用

· 草菇含有丰富的维生素C和人体所需的各种氨基酸，具有良好的保健作用。

· 可增强人体免疫能力，降低血浆胆固醇含量，降低血压。

· 其所含淀粉量很少，是糖尿病患者的良好食物。

· 草菇具有消暑去热的功能和强身壮骨、护肝健胃、发乳、解毒等功效。

· 草菇还可增加机体的抵抗力，加速创伤愈合，防癌抗癌。

食用宜忌

草菇性寒，脾胃虚寒、畏寒肢冷、大便溏稀者少食。

霉变的草菇不要食用。

不论干品鲜品，都不宜浸泡时间过长。

每日食用20克为宜。

⊙ 口蘑

口蘑是生长在蒙古草原上的一种白色伞菌属野生蘑菇，味道异常鲜美，由于蒙古口蘑土特产以前都通过河北省张家口市输往内地，张家口是蒙古货物的集散地，所以被称为"口蘑"。口蘑产量不大，需求量大，价格较高，目前仍然是中国市场上最为昂贵的一种蘑菇。

功能效用

· 口蘑中含有丰富的硒。硒能够调节糖代谢，帮助糖尿病患者控制血糖。

· 口蘑因含有大量植物纤维，具有预防便秘、促进排毒、预防糖尿病及大肠癌、降低胆固醇含量的作用，而且它属于低热量食品，可预防发胖。

· 口蘑具有宽肠益气、散血热的功效。

· 口蘑中丰富的微量元素硒还能预防过氧

化物损害机体，调节甲状腺的工作，提高免疫力。

· 口蘑中含有多种抗病毒成分，这些成分对辅助治疗由病毒引起的疾病有很好的效果。

食用宜忌

最好吃鲜蘑，食用前多漂洗。每日食用30克为宜。

⊙ 松茸

松茸，学名松口蘑，别名大花菌、松茸、剥皮菌，纳西语称"裕茂萝"，是丽江地产菌类中的山珍。松茸不但味道鲜美，而且还具有独特的治疗保健功能，是中老年人理想的保健食品。在欧洲、日本自古就视松茸为山珍，日本在古代还把松茸作为百姓向贵族和皇亲国戚进献的贡品之一。

此外，还含有丰富的维生素B_1、维生素B_2，维生素C以及尼克酸钙、磷、铁等

功能效用

· 松茸富含蛋白质、多种氨基酸、不饱和脂肪酸、核酸衍生物、肽类物质等稀有元素，具有强精补肾、健脑益智和抗癌等作用。

· 对糖尿病有特殊治疗作用。

· 可治脾胃虚弱、肺燥咳嗽等。

· 有强身、益肠胃、止痛、理气化痰、驱虫、美容养颜等功效。

食用宜忌

越新鲜越好，香味越浓。

每日食用30克为宜。

⊙ 鸡腿菇

鸡腿菇是鸡腿蘑的俗称，因其形如鸡腿，肉质肉味似鸡丝而得名，是近年来人工开发的具有商业潜力的珍稀菌品，被誉为"菌中新秀"。

功能效用

· 鲜鸡腿菇中含多种生物活性酶，如胰蛋白酶、麦芽糖酶等可帮助消化；酪氨酸酶可降低血压，多糖化合物则可防癌抗癌。

· 鸡腿菇中的脂肪多为不饱和脂肪，食用后可减少血液中的胆固醇，预防动脉硬化、心脏病及肥胖症。

· 鸡腿菇有调节体内糖代谢，降低血糖的功效，是糖尿病患者的理想食品。

· 鸡腿菇具有清神益智，益脾胃，助消

化，增加食欲，消食化滞等功效。

食用宜忌

适宜与肉搭配食用。

每日食用60克为宜。

⊙ 金针菇

金针菇又名金菇、朴菇、毛柄金钱菇、毛柄金钱菌，其菌盖小巧细腻，呈黄褐色或淡黄色。金针菇具有很高的药用食疗作用。

金针菇的营养成分（每100克）			
热量(千卡)	26	碳水化合物(克)	6
脂肪(克)	0.40	蛋白质(克)	2.40
纤维素(克)	2.70	维生素A(微克)	5
维生素C(毫克)	2	维生素E(毫克)	1.14
胡萝卜素(微克)	30	维生素B$_1$(毫克)	0.15
维生素B$_2$(毫克)	0.19	烟酸(毫克)	4.10
镁(毫克)	17	铁(毫克)	1.40
锌(毫克)	0.39	铜(毫克)	0.14
锰(毫克)	0.10	钾(毫克)	195
磷(毫克)	97	钠(毫克)	4.30
硒(微克)	0.28		

功能效用

·金针菇中含有较多的锌，锌能参与胰岛素的合成与分泌，可增加机体对胰岛素的敏感性，减轻或延缓糖尿病并发症的发生。

·金针菇富含蛋白质、多种维生素、微量元素及氨基酸等，能有效增强机体的生物活性，促进新陈代谢，利于食物中营养素的吸收和利用。

·金针菇里面的多糖具有抗癌的功能。

·金针菇还能降低胆固醇。

食用宜忌

金针菇性寒，脾胃虚弱、腹泻之人少食。

不熟会中毒，故一定要熟食。

不能和驴肉同食。

挑选金针菇时一定要选纯白色、淡黄色或黄褐色新鲜亮泽的，持有一定的水分，菌盖和茎无斑点、无缺损、根部切割整齐的。

金针菇最好用食品袋封好放入冰箱保存。

金针菇一定要择洗干净，变质的不能吃。

每日食用20克为宜。

⊙ 豆芽

豆芽营养丰富，维生素C、水分、蛋白质、维生素、钙、磷、钾、铁等矿物质和膳食纤维含量很高。不管是绿豆芽还是黄豆芽，它们都具有热量低，富含纤维素的特点，食用后能够帮助糖尿病患者控制餐后血糖上升。

功能效用

·豆芽具有热量低，富含纤维素的特点，食用后能够帮助糖尿病患者控制餐后血糖上升。

·豆芽中含有大量的抗酸性物质，具有很好的防老化功能，能起到有效的排毒作用。吃豆芽能减少体内乳酸堆积，消除疲劳。

·豆芽还具有清热解毒、利尿祛湿的功效。

·黄豆芽中的叶绿素能分解人体内的亚硝酸胺，进而起到预防直肠癌等多种消化道恶性肿瘤的作用。

·绿豆芽能够清热解毒，利尿祛湿。

食用宜忌

豆芽中的纤维不易消化，脾胃虚寒、畏寒便溏之人应少食。

市场上卖的肥嫩的豆芽多为激素催成，注意辨别。

豆芽一定要选茎白而粗且不容易折断的。

豆芽最好不要隔夜，要保存的话，最好封在袋里放入冰箱冷藏，冷藏时间最好不要超过两天。

烹调时油盐不要放太多，用强火时间要短。

由于绿豆芽性寒，烹调时最好配上一点姜丝。

每日食用50克为宜。

⊙ 豌豆苗

豌豆苗又名寒豆苗，是豆科植物豌豆的嫩苗。豌豆苗的供食部位是嫩梢和嫩叶，营养丰富，含有多种人体必需的氨基酸。其味清香、质柔嫩、滑润适口，色、香、味俱佳，用来热炒、做汤都不失为餐桌上的上乘蔬菜。

功能效用

·豌豆苗里含有较多的铬。铬是胰岛素的辅助因子，可增加胰岛素的效能，促进机体利用葡萄糖，改善糖耐量，有利于2型糖尿病患者的辅助治疗。

·豌豆苗含有维生素和矿物质，具有预防心血管疾病、促进胃肠蠕动、帮助消化的功效。

·豌豆苗中的胡萝卜素含量较高，多吃也具有保护眼睛的作用。

食用宜忌

肾功能不好，尤其多尿者，不宜吃得太多。

不要吃过多的豌豆，以免引发腹胀。

鲜豌豆以嫩、软、甜为最佳。豆荚应该是新鲜的且呈均匀的淡绿色。

鲜青豌豆在开锅后煮10~15分钟就能熟，要避免煮得太烂。

豌豆尤其适合与富含氨基酸的食物一起烹调。

每日食用50克为宜。

水果类

许多糖尿病患者都不敢吃水果，因为水果中含糖。这是错误的认识。糖尿病患者是可以吃水果的，要讲究方法和控制量。吃水果的正确方法一要注意时间，二要注意量。最好的时间应选在两餐之间，饥饿时或者体力活动之后。不提倡餐前或饭后立即吃水果，以避免一次性摄入过多的糖类，致使餐后血糖过高，加重胰岛的负担。一般情况下，血糖稳定的患者每天可以吃150克左右含糖最低的新鲜水果。如果每天吃水果达到200~250克，就要从全天的主食中减掉25克，以免全天总能量超标。具体说，患者可以在吃水果之前和吃水果后2小时测一下血糖或尿糖，以便了解自己能吃哪种水果、吃多少不过量。

⊙ 甜瓜

甜瓜属葫芦科，一年蔓生草本植物，原产于非洲热带沙漠地区，现在我国各地普遍栽培。据有关专家鉴定，各种甜瓜均含有苹果酸、葡萄糖、氨基酸、甜菜茄、维生素C等丰富营养，具有很好的食疗效果。目前我国培育出了一种网纹甜瓜，含有木糖醇和果糖，是糖尿病患者的理想食品。

功能效用

·含有木糖醇和果糖的甜瓜是糖尿病患者的理想食品。

·甜瓜具有清热、解烦渴、利尿之功效，适用于暑热津伤、感染性发烧及糖尿病口渴多饮者。

·甜瓜含有大量的柠檬酸、胡萝卜素和维生素，水分充沛，可消暑清热，生津解渴。

·甜瓜中含有转化酶，可以将不溶性蛋白质转变成可溶性蛋白质供肾脏吸收，对糖尿病合并肾病的患者有益。

·甜瓜有消除口臭之功效。

食用宜忌

甜瓜含糖量较高，血糖控制较好的糖尿病患者可以少量食用，血糖波动较大的糖尿病患者最好不要食用。

吐血、咯血病患者及胃溃疡患者、心脏病患者应慎用。

瓜蒂有毒，生食过量，即会中毒。

每日食用60克左右为宜。

⊙ 西瓜

西瓜又名夏瓜、寒瓜，属葫芦科西瓜属，原产于非洲。汉代时从西域引入，故而称为"西瓜"。

西瓜的营养成分（每100克）			
热量(千卡)	25	碳水化合物(克)	5.8
脂肪(克)	0.1	蛋白质(克)	0.60
纤维素(克)	0.3	维生素A(微克)	75
维生素C(毫克)	6	维生素E(毫克)	0.1
胡萝卜素(微克)	450	维生素B$_1$(毫克)	0.02
维生素B$_2$(毫克)	0.03	烟酸(毫克)	0.2
镁(毫克)	8	钙(毫克)	8
铁(毫克)	0.3	锌(毫克)	0.1
铜(毫克)	0.05	锰(毫克)	0.05
钠(毫克)	3.2	硒(微克)	0.17

功能效用

·西瓜具有清热解暑、生津止渴、利尿降压、解毒止痛之功效。

·西瓜含有几乎人体所需的各种营养成分，且不含脂肪和胆固醇，是很适合糖尿病患者的营养水果。

·西瓜所含的糖和盐能利尿，对于糖尿病合并肾病的患者有好处。

食用宜忌

糖尿病患者一次不要食用过多，西瓜含糖量约为5%，如果一天中多次食用西瓜，应减掉相应的主食量，以免血糖上升。

脾胃虚寒，湿盛便溏者慎食。

西瓜是夏令瓜果，冬季不宜多吃。

不要吃刚从冰箱里拿出来的西瓜。

西瓜忌与羊肉同食。

用手托西瓜，一手轻轻地拍打，或者用食指和中指进行弹打，成熟的西瓜，敲起来会发出比较沉闷的声音，不成熟的西瓜敲起来声脆；熟透的西瓜皮儿薄瓤大，用刀轻轻一碰就爆开了。

完整的西瓜能保存一段时间。如果切开了，最好用保鲜膜包好放在冰箱保存。

每次食用不超过50克、每日150克左右为宜。

⊙苹果

苹果古称柰，又叫滔婆，酸甜可口，营养丰富，是老幼皆宜的水果。它的营养价值和医疗价值都很高，被越来越多的人称为"大夫第一药"。

苹果的营养成分（每100克）			
热量(千卡)	52	碳水化合物(克)	13.5
脂肪(克)	0.2	蛋白质(克)	0.2
纤维素(克)	1.2	维生素A(微克)	3
维生素C(毫克)	4	维生素E(毫克)	2.12
胡萝卜素(微克)	20	维生素B$_1$(毫克)	0.06
维生素B$_2$(毫克)	0.02	烟酸(毫克)	0.2
镁(毫克)	4	钙(毫克)	4
铁(毫克)	0.6	锌(毫克)	0.19
铜(毫克)	0.06	锰(毫克)	0.03
钾(毫克)	119	磷(毫克)	12
钠(毫克)	1.6	硒(微克)	0.12

功能效用

·苹果所含的果胶能预防胆固醇增高，减少血糖含量。

·苹果中的可溶性纤维可调节机体血糖水平，预防血糖骤升骤降，适量食用苹果对防治糖尿病有一定的作用。

·苹果中丰富的钾和钠，对于高血压患者很有好处，而且能使血液中胆固醇降低，减少冠心病的发生。

·苹果中的大量维生素、苹果酸能促使积存于人体内的脂肪分解，故经常食用苹果能预防肥胖。

·慢性胃炎、消化不良、气滞不通者，便秘、慢性腹泻、神经性结肠炎，高血压、高血脂和肥胖患者，癌症患者、贫血和维生素缺乏者都适宜吃苹果。

·准妈妈每天吃个苹果可以减轻孕期反应。

食用宜忌

糖尿病患者最好选用酸苹果，以免引起血糖增高。

肾炎患者应慎食。

苹果不宜与海味同食。

苹果不宜与胡萝卜同食，胡萝卜中的抗坏血酸酵酶会破坏苹果中的维生素C，降低苹果的营养价值。

苹果品种很多，新鲜苹果应该挑选结实、松脆、色泽美观的。

苹果放在阴凉处可以保存7~10天，如果装入塑料袋放入冰箱能够保存更长时间。

苹果切开后或剥皮后可以用盐水浸泡，撒上柠檬汁也可以防止变色。

每日食用1个为宜。

⊙桃

桃，别名仙桃、寿桃、佛桃、水蜜桃等，蔷薇科樱桃属，蔷薇目，原产于我国西北地区，是我国最古老的果树之一，后经亚洲向西传到地中海地区，最后传到欧洲。在我国，桃是福寿祥瑞的象征。

功能效用

·桃子中的大量纤维素和果胶可以吸收胃肠的水分，延迟胃的排空时间，减缓葡萄糖在肠道中的吸收速度，从而使患者的餐后血糖水平下降。

·桃子富含维生素 C、维生素E等多种维生素，能预防糖尿病性血管病变，亦能预防糖尿病患者发生感染性疾病。

·维生素E还具有抵抗血糖过高产生危害的作用以及与抗糖尿病药物类似的抗氧化作用。

·鲜桃或者榨汁饮用，对糖尿病患者有较好的生津、润肠功效。

·桃子尤其适合老年体虚、肠燥便秘者、身体瘦弱、阳虚肾亏者食用。

食用宜忌

糖尿病患者血糖过高时应少食桃子。

内热偏盛、易生疮疖、糖尿病患者不宜多吃。

婴儿、糖尿病患者、孕妇、月经过多者忌食。

桃仁不能吃得过多，以免引起中毒。

未成熟的桃子不能吃，否则会引起腹胀。

烂桃切不可食用。

桃子忌与甲鱼同食。

新鲜的桃应该是硬的，稍微有一点软，果皮应是红的或至少是奶油色的。

最好在买来3天内吃完。否则果肉会变得过熟过烂。

食用前要将桃毛洗净，以免刺入皮肤，引起皮疹。桃毛吸入呼吸道，易引起咳嗽、咽喉刺痒等症。

每日食用1个为宜。

⊙杏

杏又名甜梅、杏实、叭达杏，起源于我国。它与扁桃、桃和李子为同一属，被列为五果之一。成熟的杏是橙色或黄色、圆形，果肉黄软，香气扑鼻，酸甜多汁，是夏季主要水果之一。

功能效用

·杏中含有丰富的黄酮类物质。黄酮类物质能影响胰岛β细胞的功能，且作用比较缓慢、持久，故糖尿病患者适量吃杏可起到调节血糖的作用。

·黄酮类物质还有很好的调节血脂、改善血液循环、抗氧化、保护血管的作用，可减轻和避免各种糖尿病并发症的发生。

食用宜忌

过食会伤及筋骨、勾发老病，甚至会落眉脱发、影响视力，若产、孕妇及孩童食用过多还容易长疮生疖。

鲜杏易腐蚀牙齿诱发龋齿。

吃了杏后再喝凉水很容易拉肚子。

未熟的鲜杏对患有胃溃疡和胃炎的人尤其有害。

不要空腹吃杏，也不要在吃了肉类和淀粉食物后再吃杏，以免引起胃肠功能紊乱。

挑选外观丰满、多汁、表面光滑、黄橙色且成熟的杏，放在冰箱可保存2~3天。

每日食用1~2个为宜。

⊙李子

李子是蔷薇科植物李的果实，外形饱满圆润，口味甘甜，是人们喜食的传统果品之一。李子既可鲜食，又可以制成罐头、果脯，是夏季的主要水果之一。

李子的营养成分（每100克）			
热量(千卡)	36	碳水化合物(克)	8.7
脂肪(克)	0.20	蛋白质(克)	0.70
纤维素(克)	0.90	维生素A(微克)	25
维生素C(毫克)	5	维生素E(毫克)	0.74
胡萝卜素(微克)	150	维生素B$_1$(毫克)	0.03
维生素B$_2$(毫克)	0.02	烟酸(毫克)	0.4
镁(毫克)	10	钙(毫克)	8
铁(毫克)	0.6	锌(毫克)	0.14
铜(毫克)	0.04	锰(毫克)	0.16
钾(毫克)	144	磷(毫克)	11
钠(毫克)	1.6	硒(微克)	0.12

功能效用

·李子具有清肝热、生津、利尿之功效，适用于虚劳有热型糖尿病。

·李子能够促进血红蛋白再生，贫血的人适当食用李子有很好的补益作用。

·李子中含有的西红柿红素能明显减轻由体内过氧化物引起的对淋巴细胞DNA的氧化损害，减缓动脉粥样硬化的形成。

食用宜忌

未成熟的李子不要吃。

李子不可多吃，因其果酸含量高，吃多了容易胃痛。

脾胃虚弱、饭量少、容易腹胀腹泻者需慎

食或者不吃，以免生痰助湿。

每日食用2~3个为宜。

⊙ 山楂

山楂又名红果、棠棣、绿梨、棠球、山果红等，为蔷薇科山楂属植物。山楂有很好的营养和医疗价值。它不仅能增加食欲，改善睡眠，而且能预防动脉粥样硬化，是长寿食品。

山楂的营养成分（每100克）			
能量(千卡)	95	镁(毫克)	19
维生素E(毫克)	7.32	磷(毫克)	24
钾(毫克)	52	钙(毫克)	52
胡萝卜素(微克)	100	碳水化合物(克)	25.1
膳食纤维(克)	3.1	维生素C(毫克)	53

功能效用

·山楂具有活血通脉、降低血脂、抗动脉硬化，改善心脏活力，兴奋中枢神经系统的功效。

·山楂还有良好的预防糖尿病血管并发症的作用。

食用宜忌

山楂具有很强的助消化功能，患胃病的人一般不宜空腹喝山楂茶。

胃酸过多、胃炎、胃溃疡、反流性胃炎、反流性食管炎患者，不适合饮用。

山楂可能诱发流产，孕妇不适宜吃山楂。

山楂不宜与海产品同食，海产品中的蛋白质会与山楂中的鞣酸发生反应导致便秘。

山楂食用过多易形成胃石。

新鲜成熟的山楂外表呈深红色、鲜亮且有光泽、果实丰满、圆鼓且叶梗新鲜。

山楂不能空腹吃。

吃完山楂应注意刷牙漱口，以免对牙齿造成损害。

每日食用3~4个为宜。

⊙ 柚子

柚子是芸香科植物柚的成熟果实，产于我国福建、广东等南方地区，以广东沙田柚为上品。它味道酸甜，略带苦味，含有丰富的维生素C及大量其他营养素，是医学界公认的最具食疗效益的水果。

功能效用

·鲜柚肉中含有的类似胰岛素降糖作用的铬，可以调节血糖水平。

·C反应蛋白是人体出现慢性疾病的一种生物标志，与心脏病、糖尿病等密切相关。柚子中维生素C含量大大超过其他水果，糖尿病患者适当地补充维生素C可降低血液中的C反应蛋白的水平。

·柚子还具有明显的减肥效果。

·柚子中丰富的维生素C是强抗氧化剂，能够清除体内的自由基，可预防糖尿病神经病变和血管病变的发生、发展，还能够预防糖尿病患者发生感染性疾病。

·柚子皮不仅可以食用，而且还具有暖胃、化痰、润喉等作用。

食用宜忌

服药时不要吃柚子或喝柚子汁，因为柚子与抗过敏药特非那定的相互作用会引起室性心律失常，甚至引发致命性的心室纤维颤动。

与柚子产生不良作用的药物还有环孢素、咖啡因、钙拮抗剂、西沙必利等。

每天食用50克为宜。

⊙ 橙子

橙子为芸香科植物香橙的果实。橙子颜色鲜艳，酸甜可口，外观整齐漂亮，是深受人们喜爱的水果。它种类很多，最受青睐的主要有脐橙、冰糖橙、血橙和美国新奇士橙。橙子被称为"疗疾佳果"，含有丰富的营养成分。

功能效用

·常食橙子有助于预防糖尿病及增强抵抗力，对糖尿病的口渴症状也有不错的效果。

·橙子具有行气化痰、健脾温胃、助消化等功效，还能生津止渴，舒肝理气。

·橙子中的橙皮苷、柠檬酸、苹果酸、琥珀酸、果胶和大量维生素C、维生素P等营养成分，具有增加毛细血管的弹性、降低血中胆固醇的功效，还有防治高血压、动脉硬化的作用，对糖尿病引起的一系列血管疾病大有好处。

·服药期间吃一些橙子或饮橙汁，可使机体对药物的吸收量增加，使药效更明显。

食用宜忌

患有胃肠和胰腺疾病的人禁饮橙汁。

健康人吃橙子，喝橙汁最好在饭后20~30分钟，以免引起胃肠功能紊乱。

食用橙子前后1小时内不要喝牛奶，因为牛奶中的蛋白质遇到果酸会凝固。

过度饮橙汁可能会伤肝。

橙汁榨好后应立即饮用，否则空气中的氧会使其维生素C的含量迅速降低。

每日食用1个为宜。

⊙ **橘子**

橘子又名福橘、朱橘，是芸香科柑桔属的一种水果，亦可俗称为"桔子"。橘子色彩鲜艳、酸甜可口，是秋冬季常见的美味佳果，其营养价值与药用价值都很高。橘子含有多种有机酸和维生素，对人体的生理功能大有益处。

橘子的营养成分（每100克）			
热量(千卡)	43	碳水化合物(克)	10.2
脂肪(克)	0.1	蛋白质(克)	0.8
纤维素(克)	0.5	维生素A(微克)	82
维生素C(毫克)	35	维生素E(毫克)	1.22
胡萝卜素(微克)	490	维生素B$_1$(毫克)	0.04
维生素B$_2$(毫克)	0.03	烟酸(毫克)	0.2
镁(毫克)	14	钙(毫克)	24
铁(毫克)	0.2	锌(毫克)	0.13
铜(毫克)	0.11	锰(毫克)	0.03
钾(毫克)	128	磷(毫克)	18
钠(毫克)	0.8	硒(微克)	0.7

功能效用

·橘子具有开胃理气、止渴润肺的功效，对于消化不良、口渴咽干、干咳无痰等症有一定的治疗效果，同时还能预防心血管疾病和糖尿病。

·橘络（橘瓣外的白色经络）中含有一种名为"芦丁"的维生素，能使人的血管保持正常弹性和密度，减少血管壁的脆性和渗透性。

·芦丁还具有预防毛细血管渗血、高血压患者发生脑出血及糖尿病患者发生视网膜出血的功效。

·对有出血和血管硬化倾向的人，橘络更有益处。

食用宜忌

糖尿病性肾病患者要慎食橘子。

橘子中含有丰富的胡萝卜素，多食会出现皮肤黄染。

肠胃功能欠佳者，吃太多橘子，容易发生胃结石的困扰。

橘子忌与牛奶、萝卜、黄瓜、动物肝脏同食。

空腹不宜吃橘子。

橘子热量较多，食用过多可能会"上火"，促发口腔炎、牙周炎等症。

吃完橘子应及时刷牙漱口。

橘子要选扁圆形的、底部平的、皮薄、弹性好且分量足的。贮藏时最好不要挤压、尽量放在阴凉处。橘子既可以直接食用，也可以做成拼盘或者其他的点心。

每日食用1~2个为宜。

⊙ **石榴**

石榴是石榴科植物石榴的果实。成熟的石榴皮色鲜红或粉红，常会裂开，露出晶莹如宝石般的子粒。石榴酸甜多汁，虽吃着麻烦，却回味无穷，因其色彩鲜艳、子多饱满，常被用作喜庆水果，象征多子多福、子孙满堂。

石榴的营养成分（每100克）			
热量(千卡)	63	碳水化合物(克)	18.7
脂肪(克)	0.2	蛋白质(克)	1.4
纤维素(克)	4.8	维生素C(毫克)	9
维生素E(毫克)	4.91	维生素B$_1$(毫克)	0.05
维生素B$_2$(毫克)	0.03	镁(毫克)	16
钙(毫克)	9	铁(毫克)	0.3
锌(毫克)	0.19	铜(毫克)	0.14
锰(毫克)	0.17	钾(毫克)	231
磷(毫克)	71	钠(毫克)	0.9

功能效用

·石榴汁的多酚含量比绿茶高得多，是抗衰老和预防癌症的超级明星。

·石榴中含有铬元素。铬在糖和脂肪的新陈代谢中起着重要作用，能提升体内的葡萄糖容量，有益于糖尿病患者。

·石榴汁中的抗氧化物，特别有益于降低

因糖尿病而造成的心血管病的相关风险。

·石榴能消除女性更年期障碍。

食用宜忌

石榴多食伤肺损齿。

石榴酸涩有收敛作用，感冒及急性盆腔炎、尿道炎等患者慎食。

大便秘结者忌食。

患有痰湿咳嗽，慢性气管炎和肺气肿等病，如咳嗽多痰、痰如泡沫的患者以及有实邪及新痢初起者应忌食石榴。

石榴皮、石榴叶用开水冲泡制成石榴茶，是糖尿病患者的理想饮品。

每日食用30克左右为宜。

⊙ 樱桃

樱桃是蔷薇科植物樱桃的果实，号称"百果第一枝"。樱桃果实虽小如珍珠，但色泽红艳光洁，玲珑如玛瑙宝石一样，味道甘甜而微酸，既可鲜食，又可腌渍或作为其他菜肴食品的点缀，备受青睐。

樱桃的营养成分（每100克）			
热量(千卡)	46	碳水化合物(克)	10.20
脂肪(克)	0.20	蛋白质(克)	1.10
纤维素(克)	0.30	维生素A(微克)	35
维生素C(毫克)	10	维生素E(毫克)	2.22
胡萝卜素(微克)	210	维生素B$_1$(毫克)	0.02
维生素B$_2$(毫克)	0.02	烟酸(毫克)	0.6
镁(毫克)	12	钙(毫克)	11
铁(毫克)	0.40	锌(毫克)	0.23
铜(毫克)	0.10	锰(毫克)	0.07
钾(毫克)	232	磷(毫克)	27
钠(毫克)	8	硒(微克)	0.21

功能效用

·樱桃中的花色素苷能够增加人体内部胰岛素的含量，进而有效地降低糖尿病患者的血糖。

·樱桃含有丰富的维生素E，对于糖尿病患者防治肾脏并发症和心血管系统的并发症有益。

·樱桃中的花青素、花色素是有效的抗氧化剂，对消除肌肉酸痛十分有效。

食用宜忌

患急性发热性疾病及虚热、咽干、咳嗽者忌食。

每日食用10个为宜。

⊙ 草莓

草莓又叫红莓、洋莓、地莓等，为蔷薇科草莓属植物的通称。草莓的外观呈心形，鲜美红嫩，果肉多汁，含有特殊的浓郁水果芳香。它营养价值高，含丰富的维生素C，有"水果皇后"的美誉。草莓的热量低，食用后血糖不会过快上升，不会增加胰岛的负担。

功能效用

·草莓具有生津止渴、利尿的功效。

·草莓含有丰富的维生素和微量元素，极易被人体吸收，具有辅助降糖的功效。

·草莓所含膳食纤维和果胶能润肠通便，降低血压和胆固醇。

·草莓所含胡萝卜素能转化为维生素A，有养肝明目的作用，并能防止糖尿病引起的眼部病变。

·草莓对动脉粥样硬化也有很好的防治功效。

食用宜忌

痰湿内盛、肠滑便泻者、尿路结石病人、糖尿病患者不宜多食。

选择色泽鲜亮、有光泽、颗粒大、清香浓郁、蒂头叶片鲜绿、无损伤腐烂的草莓，颜色过白或过青都表示尚未成熟。

草莓表面粗糙，不易洗净，用淡盐水或高锰酸钾水浸泡10分钟既能杀菌又较易清洗。食用前必须用清水彻底洗净干净才能食用，否则易受到污染，危害健康。

草莓保鲜期短，仅能置于冰箱保鲜1~2天。

每日食用150克左右为宜。

⊙ 荔枝

荔枝为无患子科植物荔枝的果实，呈心形或球形，果皮具多数鳞斑状突起，呈鲜红、紫红、青绿或青白色，假果皮新鲜时呈半透明凝脂状，多汁，味甘甜，含有丰富的糖分、蛋白质、多种维生素、脂肪、柠檬酸、果胶以及磷、铁等，是有益人体健康的水果。

功能效用

·荔枝中含有的α-次甲基环丙基甘氨

酸是一种具有降血糖功效的物质,对糖尿病患者十分适宜。

· 荔枝核也有降血糖作用,可用于治疗糖尿病。

· 荔枝含有丰富的维生素,能够促进微血管的血液循环。

· 荔枝也具有补脾益肝、生津止渴、解毒止泻等功效,适用于身体虚弱、病后津液不足、脾虚泄泻、胃寒症、疝气痛、淋巴结核等症。

· 荔枝蜜对促进消化吸收、增进食欲、镇静安眠、提高人体免疫力都有着积极的作用。

食用宜忌

咽干口渴、目赤牙痛、容易上火的人不要食用荔枝。

要适量食用,因为大量食用鲜荔枝有时会引起血糖下降,出现口渴、出汗、头晕、腹泻、甚至昏迷和循环衰竭等症状。

每日食用10个为宜。

⊙ 橄榄

橄榄又名青果、橄榄子、余甘子、橄榄、忠果、青子、谏果、青橄榄、白榄、黄榄、甘榄,原产自我国,是橄榄科橄榄属亚热带常绿果树。其果实呈青绿色时即可供鲜食,初吃时味涩,久嚼后,香甜可口,余味无穷,有"天堂之果"的美誉。

功能效用

· 橄榄含有大量水分及多种营养物质,能有效地补充人体的体液及营养成分,具有生津止渴的功效,对糖尿病烦渴多饮症很有效。

· 橄榄所含的橄榄多酚有很强的抗氧化、舒缓血管平滑肌、降低血压等能力,故对冠心病、动脉粥样硬化、糖尿病的心血管并发症等能起到很好的预防作用。

· 橄榄多酚还具有促进胶原蛋白生成的功效,故能修复肌肤。

食用宜忌

橄榄如果色泽特别青绿没有一点黄色,说明已经用矾水泡过,最好不要食用。

色泽变黄且有黑点的橄榄已经不新鲜,一定要用清水洗净后食用。

每日食用2~3个为宜。

⊙ 木瓜

木瓜又名海棠梨、铁脚梨、万寿果等,是世界三大草木果树之一。它原产于美洲墨西哥南部,16世纪传入我国,有"百益果王"之称。木瓜其味清香,具有消积化肉食之功,既是食品,也是药品,含有多种药物成分,如木瓜素、苹果酸、酒石酸和黄酮等。

功能效用

· 木瓜中的蛋白分解酵素有助于分解蛋白质和淀粉质,降低血糖。

· 蛋白分解酵素还有助于减轻胃肠的工作量,对消化系统大有裨益。

· 木瓜中的番木瓜碱具有抗癌功效,有助于糖尿病患者增强体质。

· 木瓜中的齐墩果酸成分有软化血管、降低血脂的功效,对于糖尿病合并高血脂及动脉硬化的患者很有好处。

· 饭后吃木瓜,可以帮助消化,有辅助治疗肠胃炎、消化不良的效果。

· 木瓜非常适宜慢性萎缩性胃炎患者、缺奶的产妇、风湿筋骨痛、跌打扭挫伤患者、消化不良、肥胖患者食用。

食用宜忌

每100克木瓜大约产生27千卡的热量,相当于40克大米的热量,吃的时候注意减掉相应主食的量,以免引起血糖波动。

木瓜含有轻微的毒性,敏感性体质的人慎用。

孕妇应慎食木瓜,因为木瓜可能会引起子宫收缩导致流产、早产。

木瓜也不能多食,过敏体质者应慎食。

木瓜忌与鳗鲡同食,也忌铁、铅器皿。

挑选木瓜时要看它是否稍微有弹性,果皮正在变黑就可以吃了。

切开的木瓜可以用保鲜膜包好放入冰箱保存。

每日食用100克左右(约1/4个)为宜。

⊙ 杨桃

杨桃是酢浆草科植物杨桃的果实,分布在我国东南部及云南。杨桃果皮呈蜡质,光滑鲜艳,果肉黄亮,细致脆嫩,爽甜多汁。杨桃果肉香醇,含有多种营养素,并含有大量的挥发性成分,带有一股清香。

功能效用

· 杨桃水分多,热量低,有降低血糖功效,是很适合糖尿病患者的水果。

·杨桃具有清热解毒、消滞利咽、通便等功效。

·杨桃含有丰富的维生素C及有机酸，能够迅速补充人体水分，生津止渴，并能使人体的热毒或酒毒随小便排出。

·杨桃能减少人体对脂肪的吸收，降低血脂、胆固醇，对高血压、动脉粥样硬化等病有预防作用。

食用宜忌

杨桃不适合糖尿病合并肾病的患者。

脾胃虚弱或者患有腹泻的人应当少吃。

空腹不要吃杨桃。

每日食用半个为宜。

⊙柠檬

柠檬也称为柠果、洋柠檬、宜母果。柠檬属芸香科柑橘属常绿小乔木，原产于印度。其味奇酸，肝虚孕妇最喜食，故称益母果或益母子。柠檬中含有丰富的柠檬酸，因此还被誉为"柠檬酸仓库"。

功能效用

·柠檬具有止渴生津、祛暑清热、化痰、止咳、健胃、健脾、止痛、杀菌等功效，对于糖尿病、高血压和高脂血症都有很好的防治效果。

·柠檬独有的圣草枸橼苷可预防脏器功能障碍和白内障等糖尿病并发症的产生。

·柠檬中所含的大量维生素C对糖尿病患者预防感染性疾病很有帮助。

食用宜忌

胃溃疡、胃酸分泌过多，患有龋齿者和糖尿病患者慎食。

柠檬较酸，饮用柠檬汁后须马上刷牙以保护牙齿。

柠檬一定要选皮有细纹且比较重的。

每日食用1/6个（1~2瓣）为宜。

⊙菠萝

菠萝原名凤梨，原产巴西，属于凤梨科凤梨属的一种热带和亚热带地区的著名水果。菠萝16世纪时传入我国，果形美观、汁多味甜，含用大量的果糖、葡萄糖、维生素A、B族维生素、维生素C、磷、柠檬酸和蛋白酶等物，为华南四大名果之一。

菠萝的营养成分（每100克）			
热量(千卡)	41	碳水化合物(克)	10.8
脂肪(克)	0.1	蛋白质(克)	0.5
纤维素(克)	1.3	维生素A(微克)	3
维生素C(毫克)	18	胡萝卜素(微克)	20
维生素B$_1$(毫克)	0.04	维生素B$_2$(毫克)	0.02
烟酸(毫克)	0.2	镁(毫克)	8
钙(毫克)	12	铁(毫克)	0.6
锌(毫克)	0.14	铜(毫克)	0.07
锰(毫克)	1.04	钾(毫克)	113
磷(毫克)	9	钠(毫克)	0.8
硒(微克)	0.24		

功能效用

·菠萝中的膳食纤维可以促进排便，降低血糖水平，减少糖尿病患者对胰岛素和药物的依赖性。膳食纤维还可增加饱腹感，有利于减肥。

·菠萝中的维生素B$_1$对预防因糖尿病引起的周围神经功能障碍非常有利。

·菠萝中的糖、盐及酶具有消肿利尿的功效，很适合糖尿病合并肾病的患者食用。

·每天早晨食用1片新鲜菠萝对治疗便秘很有效。

食用宜忌

对菠萝过敏者、患有溃疡病、肾脏病、凝血功能障碍的人应忌食。

发热及患有湿疹疥疮的人也不宜多吃。

挑选菠萝时，应选择味香且较重的，同时要注意果皮的颜色，有2/3变黄才可生吃。

食用菠萝时要去皮，切成小块，并沾些盐水，以免引起过敏反应。

不要空腹吃菠萝，否则会对胃造成伤害。

成熟的菠萝有果香，同样大小的选择重者，如果出现腐烂或霉点就不能食用。

新鲜的菠萝可以用报纸包好放在常温下保存，也可以放在冰箱里保存。

每日食用100克左右（约1/6个）为宜。

⊙ 椰子

椰子是棕榈科植物椰树的果实，形似西瓜，外果皮较薄，呈暗褐绿色；中果皮为厚纤维层；内层果皮呈角质。果内有一贮存椰浆的空腔，成熟时，其内贮有椰汁，清如水、甜如蜜，晶莹透亮，是极好的清凉解渴之品。椰汁和椰肉都含有丰富的营养素。

功能效用

·暑热烦渴、吐泻伤津、水肿尿少、寄生虫病、充血性心力衰竭等病症患者以及糖尿病烦渴多饮者适合食用椰子。

·椰子浆中含有果糖、葡萄糖、蔗糖、蛋白质、脂肪、维生素C、钙、磷、铁等物质，具有消暑解渴、强心利尿、止吐衄、消水肿、驱虫、止泻、滋补等功效。

·椰子浆还能够加速伤口愈合。

食用宜忌

肠胃不好易腹泻的人不宜多饮用。

大量食用椰子肉影响食物消化。

体内热盛，易口干舌燥的人不宜常食椰子。

每日食用50毫升为宜。

⊙ 猕猴桃

猕猴桃又名藤梨、山洋桃、野生猴桃、杨梨、野梨等，原产于我国，是一种落叶藤本植物猕猴桃树的果实。猕猴桃营养丰富，素有"水果金矿""抗癌珍果"等美誉。猕猴桃含有维生素C等多种维生素，热量低，营养全面，属于膳食纤维丰富的低脂肪食品，是糖尿病患者较为理想的水果。

猕猴桃的营养成分（每100克）			
能量（千卡）	56	镁（毫克）	12
抗坏血酸（毫克）	62	磷（毫克）	26
钾（毫克）	144	钙（毫克）	27
蛋白质（克）	0.8	碳水化合物（克）	14.5
胡萝卜素（微克）	130	维生素E（毫克）	2.43
膳食纤维（克）	2.6	铁（毫克）	1.2

功能效用

·猕猴桃中的肌醇是天然糖醇类物质，对调节糖代谢很有好处。

·猕猴桃热量低，营养全面，属于膳食纤维丰富的低脂肪食品，是糖尿病患者较为理想的水果。

·猕猴桃中丰富的精氨酸能有效地改善血液流动，阻止血栓形成，对降低冠心病、高血压、心肌梗死、动脉硬化等心血管疾病的发病率特别有效。

·猕猴桃富含维生素C，有助于糖尿病患者增加抗感染的能力。

·猕猴桃果汁能阻断致癌物质在人体内的合成。

食用宜忌

脾虚便溏者、风寒感冒、疟疾、寒湿痢、慢性胃炎、痛经、闭经、小儿腹泻者慎食。

猕猴桃性寒，易伤脾阳而引起腹泻，故不宜多食。

吃猕猴桃后不要马上喝牛奶或者吃乳制品。

挑选猕猴桃时要选质地较软且有香气的，对于尚未软熟的猕猴桃则可以放在塑料袋里密封，在常温下放5天左右。暂时不吃的猕猴桃也可以放在冰箱保存。

每日食用100~200克（2~3个）为宜，且应该分2次在两餐之间进食。

⊙ 番石榴

番石榴，俗称芭乐或拔子，是台湾土生的水果之一，还是一等一的减肥水果。其果实呈椭圆形，颜色乳青至乳白，果肉有白色、红色、黄色等，肉质细嫩、清脆香甜、爽口舒心，营养极其丰富。

功能效用

·番石榴中丰富的铬能改善糖尿病患者和糖耐量异常者的葡萄糖耐量，降低血糖、血脂、增强胰岛素的敏感性。

·番石榴中丰富的维生素C可影响胰岛素分泌，提高机体对胰岛素的敏感性，从而使血糖下降。

·番石榴营养丰富，可增加食欲，促进儿童生长发育。

·番石榴是养颜美容的最佳水果，多吃可以预防老化，排除体内毒素的功效。

食用宜忌

用番石榴叶和果配方，有利于控制血糖水平，但并不能根治糖尿病，不可盲目夸大其功效。

多食易导致便秘，故患有便秘或者内有火气、咽干口渴、目赤尿黄者不宜食用。

每日食用1个（约50克）为宜。

⊙ 火龙果

火龙果，本名青龙果、红龙果，因其外表肉质鳞片似蛟龙外鳞而得名。火龙果树为仙人掌科的三角柱属植物，原产于巴西、墨西哥等中美洲热带沙漠地区，属典型的热带植物。火龙果营养丰富、功能独特，是风靡21世纪的完美食物。

另外还含有大量花青素（红肉果品种最丰）、水溶性膳食蛋白、植物白蛋白等。

功能效用

·火龙果具有高纤维、低糖分、低热量的特性，对糖尿病、高血压、高胆固醇、高尿酸等现代常见病症有很好的疗效。

·火龙果含有一般植物少有的植物性白蛋白及花青素，白蛋白对重金属中毒具有解毒的功效并且能够保护胃壁；花青素有抗氧化、抗衰老的作用，还能提高对脑细胞变性的预防，抑制痴呆症，很适合老年人食用。

·火龙果所含的果胶对皮肤的润泽、再生有极大的帮助。

·火龙果是盛夏消暑退火、美白健康的天然食品。

·火龙果有促进人体大肠及胃的消化功能的作用。

食用宜忌

女性体质虚冷（平素畏寒肢冷、腹痛喜暖）者，不宜吃太多火龙果。

以外观光滑亮丽、果身饱满、颜色鲜紫红、均匀者为佳。

不宜久放，最好现买现吃。

每日食用半个为宜。

⊙ 无花果

无花果是桑科植物无花果的果实。由于无花果树叶厚大浓绿，而所开的花却很小，经常被枝叶掩盖，不易被人们发现，当果子露出时，花已脱落，所以人们认为它是不花而实，故被命名为无花果。无花果熟时软烂，味甘甜如柿而无核，营养丰富而全面，且具有很好的食疗功效。

功能效用

·无花果属于低糖高纤维果品，含有丰富

的酸类及酶类，对糖尿病患者很有益处。

·无花果对人体排出肠胃残留物、消除疲劳、提高免疫力、恢复体能有显著功效。

·无花果能帮助消化，促进食欲。

·无花果含有多种脂类，可以起到润肠通便的功效。

·无花果含有的脂肪酶、水解酶等能够降低和分解脂肪的成分，从而减少脂肪在血管中的沉积，降低血压，预防冠心病。

·无花果中还能提取出抗癌物质，对多种癌症有预防功效。

·10粒干无花果炖猪肉对风湿麻木、筋骨疼痛有很好的食疗功效。

食用宜忌

每日食用1~2个为宜。

脑血管意外、脂肪肝、正常血钾性周期性麻痹等患者不宜食用。

大便溏稀者不宜食用。

肉类

肉类含有多种人体必需的氨基酸、矿物质、脂肪和蛋白质等。尤其是白色肉类，如鸡、鸭、鱼肉等，更加有益。鱼肉不仅蛋白含量高，而且多为优质蛋白，极易被人体吸收。同时，鱼肉脂肪中含有EPA（二十五碳五烯酸）和DHA（二十二碳六烯酸）两种人体必需的不饱和脂肪酸，具有重要的生理功能，能够降血脂，抗血栓，改善大脑功能。

如果糖尿病患者在坚持饮食控制和适量运动的同时适当搭配肉类，不仅能够补充每日消耗所必需的蛋白质、脂肪以及各种矿物质，还能够增强体质，提高免疫能力，进而更好地保持健康，防止并发症。

⊙ 牛肉

牛肉是全世界人都喜爱的食品——蛋白质含量高，脂肪含量低，味道鲜美，素有"肉中骄子"的美称。牛肉不仅有补益作用，而且营养成分极易为人体吸引，故有一定的食疗价值。

功能效用

·牛肉因其含锌量高，而具有支持蛋白质的合成、增强肌肉力量、提高胰岛素合成代谢的效率等功效，对糖尿病患者控制血糖有一定好处。

·糖尿病患者食用牛肉，有助于降低心血管并发症的危险。

·牛肉蛋白质所含的必需氨基酸较多，含脂肪和胆固醇却较低，适合胖人和高血压、血管硬化、冠心病患者食用。

·牛肉还可促进蛋白质的新陈代谢和合成，帮助人体增强免疫力。

牛肉的营养成分（100克）			
水分(克)	72.8	能量(千卡)	125
蛋白质(克)	19.9	碳水化合物(克)	2
胆固醇(毫克)	84	脂肪(克)	4.2
维生素A(毫克)	7	尼克酸(毫克)	5.6
维生素E(毫克)	0.65	维生素B$_1$(微克)	0.04
维生素B$_2$(毫克)	0.14	钙(毫克)	23
磷(毫克)	168	钾(毫克)	216
钠(毫克)	84.2	镁(毫克)	20
铁(毫克)	3.3	锌(毫克)	4.73
硒(微克)	6.45	铜(毫克)	0.18
锰(毫克)	0.04		

食用宜忌

发热、过敏、疮疖、湿疹、疮疡、肿毒、皮肤病、肝病等疾病患者慎用。

牛肉属于高蛋白食品，肾病患者不可多食，以免加重肾脏负担。

牛肉肌肉纤维粗不易消化，老人、幼儿及消化能力弱的人不宜多吃。

牛肉与氨茶碱类药物同用会使药效下降。

牛肉不宜与韭菜同食，容易发燥上火。

不宜熏、烤、腌制牛肉，以免产生苯并芘和亚硝胺等致癌物。

新鲜的牛肉有光泽、红色均匀、外表微干、弹性好且不黏手，闻起来有新肉味。老牛肉深红且肉质较粗，嫩牛肉浅红色且有弹性。切牛肉时要横切，不能顺着纤维组织切。

生牛肉放在冰箱里保存。

每日食用80克为宜。

⊙ 兔肉

兔肉又称为菜兔肉、野兔肉等，属于高蛋白、低脂肪和少胆固醇的肉类。它含有丰富的蛋白质、脂肪、糖类、无机盐、维生素A、维生素B$_1$、维生素B$_2$等营养成分，在国外被称为"美容肉"。

功能效用

·健康人多食兔肉，有助于预防动脉粥样硬化和糖尿病。

·兔肉胆固醇的含量低于所有的肉类，是高胆固醇症者首选的动物性食品之一。

·兔肉中的丰富的卵磷脂有保护血管、预防动脉硬化、预防血栓形成的作用，对维持大脑的活动、细胞膜的完整、血管壁的光滑起着重要的作用。

·兔肉中的烟酸可使人的皮肤细腻、白嫩。

·兔肉因肌纤维细腻、疏松，水分多，易于消化吸收，适于胃肠功能障碍、慢性胃炎、溃疡病、结肠炎患者食用。

食用宜忌

兔肉性偏寒凉，凡脾胃虚寒所致的呕吐、泄泻忌用。

有腹痛喜温、四肢怕冷等阳虚症状的女性不宜食用兔肉。

兔肉不能与鸡心、鸡肝、獭肉、桔、芥、鳖肉、鸭肉同食。

也不宜与小白菜或姜同食，容易导致腹泻和呕吐。

兔肉既可以单独食用，也可以与其他蔬菜、肉一起烹调。兔肉与其他食物一起烹调时会附和其他食物的味道，做兔肉时加适量花椒可以增强其抗氧化的作用。

每日食用80克为宜。

⊙ 肝脏

肝脏是动物体内储存养料和解毒的重要器官，不仅含有丰富的营养物质，而且具有营养保健功能。动物肝脏含有丰富的蛋白质、胆固醇、维生素A、钙、铁、磷、硒、锌、钾等，是我们日常的补血佳品，有利于儿童的生长发育和智力发展。

功能效用

·动物肝脏中的硒具有类似胰岛素的作用，有助于体内葡萄糖代谢，故糖尿病患者适当食用肝脏可起到一定的辅助降糖作用。

·动物肝脏中的铁有很好的补血功能。

·动物肝脏中丰富的维生素A具有维持正

常生长和生殖功能的作用，能保护夜间视力，防治眼睛干涩、疲劳。

·动物肝脏中的B族维生素和多种微量元素，能增强人体的免疫力。

肝脏的营养成分（每100克）			
水分(克)	68.7	能量(千卡)	139
蛋白质(克)	19.8	碳水化合物(克)	6.2
脂肪(克)	3.9	胆固醇(毫克)	297
维生素A(毫克)	20220	维生素C(毫克)	9
尼克酸(毫克)	11.9	维生素B$_1$(微克)	0.16
维生素B$_2$(毫克)	1.3	维生素E(毫克)	0.13
磷(毫克)	252	钾(毫克)	185
钙(毫克)	4	镁(毫克)	22
铁(毫克)	6.6	钠(毫克)	45
硒(微克)	11.99	铜(毫克)	1.34
锌(毫克)	5.01		

食用宜忌

糖尿病伴有血脂异常、胆固醇明显增高者，应谨慎食用。

患有高血压、冠心病、肥胖症及血脂高的人忌食猪肝。

动物肝脏也不宜与维生素C、抗凝血药物、左旋多巴、优降灵和苯乙肼等药物同食。

鲜肝应在自来水下冲10分钟，放在水中浸泡半个小时，烹调时间也不能太短。

每日食用30克左右为宜。

⊙ 乌鸡

乌鸡又称武山鸡、乌骨鸡，是一种杂食家养鸟。乌鸡不仅喙、眼、脚是乌黑的，而且皮肤、肌肉、骨头和大部分内脏也都是乌黑的。乌鸡的营养远远高于普通鸡，药用和食疗作用更是普通鸡所不能相比的，故被称为"名贵食疗珍禽"。

功能效用

·乌鸡含有的丰富的抗氧化作用的物质可改善肌肉强度，延缓衰老，有利于预防糖尿病及孤独症等。

·乌鸡含有18种氨基酸和9种人体所需的激素，这些都有助于提高血色素，改善贫血。

·乌鸡具有清洁人体血液和清除血液中垃圾之功能。

·乌鸡能辅助治疗脑卒中、高血压、脑梗死、心肌梗死等心脑血管系统疾病。

·对肝脏、肾脏疾患，甚至贫血、子宫出血等症，乌鸡也有良好的疗效。

食用宜忌

三七炖乌鸡有很好的补益功效，尤其是对因气血不足而引起的身体虚弱、面色萎黄等症。

乌鸡连骨熬汤滋补效果最好。

炖煮乌鸡最好用砂锅。

每日食用100克为宜。

⊙ 鸭肉

鸭肉又称为鹭肉、白鸭肉等，是一种美味佳肴，也是各种美味名菜的主要原料。它的蛋白质含量比畜肉含量高得多，脂肪含量适中且分布较均匀，可用于滋补。

功能效用

·鸭能"滋五脏之阴，清虚劳之热，补血行水，养胃生津"。

·与芡实合用，有滋阴养胃、健脾利水之功效，可用于糖尿病脾虚水肿。

·鸭肉中的尼克酸在细胞呼吸中起重要作用，并对心肌梗死等心脏病患者有保护作用。

·鸭肉中的维生素B$_2$在细胞氧化过程中起着重要作用。

·鸭肉中的维生素B$_1$是抗脚气病、抗神经炎和抗多种炎症的维生素。

·鸭肉中的维生素E是抗氧化剂，在抗衰老过程中起着重要作用。

食用宜忌

受凉引起不思饮食、腹部疼痛、腹泻清稀、腰痛、痛经等症状的人，不要食用鸭肉，以免加重病情。

感冒患者不宜食用。

鸭肉忌与兔肉、杨梅、核桃、鳖、木耳、栗子等同食。

生鸭肉肉质紧密排列，颜色呈粉红色而有光泽，皮有光泽和张力。千万不能选表面干或者含水较多、脂肪稀松的。

新鲜生鸭肉应该放在冰箱，最好加工后再冷冻保存。

每日食用60克为宜。

⊙ **鹌鹑肉、蛋**

鹌鹑是一种食用性很强的家禽，为人类提供了丰富的蛋白质食物鹌鹑肉和鹌鹑蛋，是颇受人们喜爱的食品，鹌鹑蛋、肉营养丰富，蛋白质含量高，胆固醇含量低，且具有很多的药用价值，是中国市场一致公认的珍贵食品和滋补品，有"动物人参"之称。

鹌鹑肉的营养成分（每100克）			
水分(克)	75.1	能量(千卡)	110
蛋白质(克)	20.2	脂肪(克)	3.1
碳水化合物(克)	0.2	胆固醇(毫克)	157
尼克酸(毫克)	6.3	维生素B₁(微克)	0.04
维生素B₂(毫克)	0.32	维生素E(毫克)	0.44
磷(毫克)	179	钾(毫克)	204
钙(毫克)	48	镁(毫克)	20
铁(毫克)	2.3	钠(毫克)	48.4
硒(微克)	11.67	铜(毫克)	0.1
锌(毫克)	1.19	锰(毫克)	0.08

鹌鹑蛋的营养成分（每100克）			
水分(克)	73	能量(千卡)	160
脂肪(克)	11.1	碳水化合物(克)	2.1
蛋白质(克)	12.8	胆固醇(毫克)	515
维生素A(毫克)	337	胡萝卜素(毫克)	0
尼克酸(毫克)	0.1	维生素B₁(微克)	0.11
维生素B₂(毫克)	0.49	钙(毫克)	47
磷(毫克)	180	维生素E(毫克)	3.08
钠(毫克)	106.6	镁(毫克)	11
钾(毫克)	138	锌(毫克)	1.61
硒(微克)	25.48	铁(毫克)	3.2
锰(毫克)	0.04	碘(毫克)	37.6
铜(毫克)	0.09		

功能效用

· 据《本草纲目》记载鹌鹑肉能"补五脏，益中续气，实筋骨，耐寒暑，消结热"。

· 中医传统理论认为鹌鹑去毛及内脏，取肉鲜用，壮筋骨、止泻、止痢、止咳。

· 鹌鹑肉是典型的高蛋白、低脂肪、低胆固醇食物，特别适合中老年人以及高血压、肥胖症患者食用。

· 鹌鹑的肉、蛋可辅助治疗糖尿病、水肿、肥胖型高血压、贫血、肝硬化腹水等多种疾病。

· 鹌鹑肉和鹌鹑蛋中的卵磷脂和脑磷脂，是高级神经活动不可缺少的营养物质，具有健脑作用。

· 鹌鹑蛋中维生素P的含量丰富，故常食有防治高血压及动脉硬化之功效。

· 鹌鹑蛋中含有芦丁。芦丁具有降血压的功效，是心血管病患者的理想滋补品。

食用宜忌

猪肉、猪肝忌与鹌鹑肉同食，木耳也不宜与鹌鹑肉同食。

鹌鹑不可与蘑菇同食，尤其不适于大便干燥者，容易引发痔疮。

鹌鹑蛋每日食用3~5个为宜。

鹌鹑肉每日食用60克左右为宜。

⊙ **鲤鱼**

鲤鱼又名赤鲤、黄鲤等，原产于亚洲，是一种温带性淡水鱼，喜欢生活在平原上的暖和湖泊或水流缓慢的河川里。它属于底栖杂食性鱼类，荤素兼食。它含有丰富的蛋白质、氨基酸、矿物质、维生素A和维生素D、不饱和脂肪酸等，有很好的食用价值和观赏价值。

功能效用

· 鲤鱼能调整人体的内分泌代谢，对糖尿病有一定的辅助治疗作用。

· 鲤鱼肉可治小便不利、水肿胀满、咳逆气喘、黄疸烦渴、妊娠水肿、胎气不安、乳汁不通。

· 鲤鱼可以解热毒，治热咳，对小儿热疮肿痛有益。

· 鲤鱼可清热，醋可利湿，二者同食，利湿效果更佳。

鲤鱼的营养成分（每100克）			
水分(克)	76.7	能量(千卡)	109
蛋白质(克)	17.6	碳水化合物(克)	0.5
脂肪(克)	4.1	胆固醇(毫克)	84
维生素A(毫克)	25	维生素B₂(毫克)	0.09
尼克酸(毫克)	2.7	维生素B₁(微克)	0.03
维生素E(T)(毫克)	1.27	钙(毫克)	50
磷(毫克)	204	钾(毫克)	334
钠(毫克)	53.7	镁(毫克)	33
铁(毫克)	1	锌(毫克)	2.08
硒(微克)	15.38	铜(毫克)	0.06
锰(毫克)	0.05		

食用宜忌

患有恶性肿瘤、淋巴结核、红斑狼疮、支气管哮喘、小儿疬腮、血栓闭塞性脉管炎、痈疽疔疮、荨麻疹、皮肤湿疹等疾病之人忌食。

平素体质阳亢及疮疡者慎食。

鲤鱼忌与绿豆、芋头、牛羊油、猪肝、鸡肉、荆芥、甘草、南瓜、狗肉、红小豆、咸菜同食，也忌与中药中的天冬、麦冬、紫苏、龙骨、朱砂同服。

不宜食用烧焦的鱼肉。

鲤鱼脊上两筋及黑血不可食用。

要选活的、在水中能自由流动的且无缺损的鲤鱼，尽量现买现做。

鲤鱼用于通乳时应少放食盐，烹调时尽量不用味精。

每次食用80克为宜。

⊙ **鳕鱼**

鳕鱼，又名鳘鱼，具三背鳍、二臀鳍、一腭须；体色多样，从淡绿或淡灰到褐色或淡黑，也可为暗淡红色到鲜红色，体上并有深色斑点，是名贵食用鱼，肉嫩质白，味道鲜美可口，营养价值较高，其肝可制鱼肝油。

功能效用

·鳕鱼中营养成分的比例，正是人体每日所需营养量的最佳比例。

·鳕鱼做汤饮用，有一定的降糖功效。

·鳕鱼中的多烯脂肪酸具有防治心血管

病的功效，而且还有抗炎、抗癌、增强免疫功能，对大脑发育、智力和记忆力的增长都有促进作用。

·鳕鱼肝油对结核杆菌有抑制作用，还可以消炎抗菌，促进伤口愈合。

食用宜忌

鳕鱼热量较高，食用不要过多。

红烧加辣椒调味容易引起咽痛、目赤、口舌生疮等上火症状。

每日食用80克左右为宜。

⊙ **鳗鱼**

鳗鱼，别名白鳝、白鳗、河鳗、鳗鲡、青鳝、风馒、日本鳗，富含多种营养成分，一般成年人均可食用，特别适合于年老体弱者及年轻夫妇食用。

功能效用

·鳗鱼能调节血糖，还能益肾养精，治风湿痹痛、筋骨软弱、咳嗽、夜盲。

·鳗鱼具有补虚、养血、祛湿、祛风、抗痨、壮阳、明目等功效，是久病、虚弱、贫血、肺结核等病人的良好营养品，多吃鳗鱼还可防癌。

·鳗鱼中的维生素A能维持发育中的正常视觉，对夜盲症有一定的治疗作用；还能维持上皮组织的正常形态及功能，使皮肤润滑，并促进骨骼发育。

·鳗鱼中丰富的维生素E能维持性功能的正常和性激素的生理协调，增强老年人的体力。

·鳗鱼体内含有一种很稀有的西河洛克蛋白，具有良好的强精壮肾的功效，是年轻夫妇、中老年人的保健食品。

·鳗是富含钙质的水产品，经常食用，能使血钙值有所增加，使身体强壮，对于预防骨质疏松症也有一定的效果。

·鳗鱼含有丰富的"好"脂肪，其中所含的磷脂，为脑细胞不可缺少的营养素。鳗鱼还含有被俗称为"脑黄金"的DHA及EPA（深海鱼油成分，DHA为二十二碳六烯酸，EPA为二十碳五烯酸），含量比其他海鲜、肉类均高，而DHA和EPA被证实有预防心血管疾病的重要作用。

·鳗鱼的皮、肉都含有丰富的胶原蛋白，可以养颜美容、延缓衰老，故被称为"可吃的化妆品"。

食用宜忌

鳗鱼分河鳗和海鳗两种，糖尿病患者应该少吃河鳗，因为河鳗的脂肪含量和胆固醇含量都很高。

有水产过敏史的人忌食。

每次食用30~50克为宜。

⊙ 黄鳝

鳝鱼，亦称黄鳝、鱼曼鱼、罗鳝、蛇鱼、长鱼，肉嫩味鲜，营养价值极高。黄鳝一年四季均产，但以小暑前后者最为肥美，民间有"小暑黄鳝赛人参"的说法。黄鳝不仅为席上佳肴，其肉、血、头、皮均有一定的药用价值。

功能效用

·祖国医学认为，黄鳝有补气养血、温阳健脾、滋补肝肾、祛风通络等医疗保健功能，常吃鳝鱼有很强的补益功能，特别对身体虚弱、病后以及产后之人效果更为明显。

·鳝鱼所含的特种物质"鳝鱼素"，能降低血糖和调节血糖，对糖尿病有较好的治疗作用，加之所含脂肪极少，因而是糖尿病患者的理想食品。

·鳝鱼中丰富的二十二碳六烯酸（DHA）和卵磷脂是构成人体各器官组织细胞膜的主要成分，而且是脑细胞不可缺少的营养，故食用鳝鱼肉有补脑健身的功效。

·黄鳝中丰富的卵磷脂可促进肝细胞的活化和再生，增强肝功能，从而有效降低酒精性肝硬化、脂肪肝等疾病的患病率。

·黄鳝含有丰富的维生素A，对眼部疾患非常有益，能够防止夜盲症和视力减退，有助于多种眼疾的治疗。

·维生素A还有抗呼吸系统感染的作用，能促进发育，强壮骨骼。

食用宜忌

黄鳝的血液有毒，误食会对人的口腔、消化道黏膜产生刺激作用，严重的会损害人的神经系统，使人四肢麻木、呼吸和循环功能衰竭而死亡。

不宜过量食用黄鳝，肠胃欠佳的人应慎食。

煮熟食用不会发生中毒。

黄鳝不宜与红枣同食，会导致脱发。

每次食用50克为宜。

⊙ 蛤蜊

蛤蜊，又叫杂色蛤仔，不仅味道鲜美，而且营养也比较全面，被称为"天下第一鲜""百味之冠"，江苏民间还有"吃了蛤蜊肉，百味都失灵"之说。蛤蜊含有蛋白质、脂肪、碳水化合物、铁、钙、磷、碘、维生素、氨基酸和牛磺酸等多种成分，是一种低热能、高蛋白，能防治中老年人慢性病的理想食品。

蛤蜊的营养成分（每100克）			
水分(克)	84.1	能量(千卡)	62
蛋白质(克)	10.1	碳水化合物(克)	2.8
胆固醇(毫克)	156	脂肪(克)	1.1
维生素B_1(微克)	0.01	维生素B_2(毫克)	0.13
尼克酸(毫克)	1.5	维生素A(毫克)	21
维生素E(毫克)	2.41	钙(毫克)	133
磷(毫克)	128	钾(毫克)	140
钠(毫克)	425.7	镁(毫克)	78
铁(毫克)	10.9	锌(毫克)	2.38
硒(微克)	54.31	铜(毫克)	0.11
锰(毫克)	0.44		

功能效用

·蛤蜊含有较为丰富的硒，能明显促进细胞对糖的摄取，具有与胰岛素相类似的调节糖代谢的生理活性，可有效调节糖尿病患者的糖、脂肪、蛋白质的代谢紊乱，预防并发症，减少血液中胆固醇含量，降低血压，软化血管，改善冠脉循环。

·蛤蜊还能够提高人体免疫力，有效预防和阻止结核病菌对人体各个组织器官的侵害；减轻化疗、放疗对人体的损害。

食用宜忌

平素食少畏寒、容易腹泻的脾胃虚弱者不宜多食。

食用蛤类一定要煮透，以免染上肝炎、寄生虫性疾病。

每日食用5个左右为宜。

⊙ 牡蛎

牡蛎又名蛎蛤、牡蛤、海蛎子壳、海蛎

子皮、左壳、海蛎子、蛎黄、生蚝、鲜蛎等，属牡蛎科双壳纲软体动物，分布于温带和热带各大洋沿岸水域。每年深秋是牡蛎开始收获的季节，从冬至到次年清明是牡蛎最为肥美的时候。牡蛎营养丰富、有很好的滋补强身之功效，是很有市场前景的保健食品。

牡蛎的营养成分（每100克）			
热量（千卡）	73	镁（毫克）	65
蛋白质（克）	5.3	磷（毫克）	115
钾（毫克）	200	硒（微克）	86.64
维生素E（毫克）	0.81	锌（毫克）	9.39
碳水化合物（克）	8.2	铜（毫克）	8.13
脂肪（克）	2.1	钙（毫克）	131
维生素B$_2$（毫克）	0.13	尼克酸（毫克）	1.4
维生素A（微克）	27		

功能效用

·牡蛎中含锌量很高，食用后可增加胰岛素的敏感性，调节和延长胰岛素的降血糖作用，对糖尿病有一定的治疗作用。

·牡蛎所含的牛磺酸、二十二碳六烯酸、二十碳五烯酸是智力发育所需的重要营养素。牛磺酸对降血脂、降血压也有一定效果。

·牡蛎中所含的多种维生素与矿物质，特别是硒可以调节神经、稳定情绪。

·牡蛎富含的氨基酸、核酸在蛋白合成中起着重要作用，并能延缓皮肤老化，减少皱纹的形成。

·牡蛎对抗癌和防止癌细胞扩散也有一定效果。

食用宜忌

虚而有寒者应慎食之。

甲状腺功能亢进患者和痛风患者忌食。

孕妇和过敏体质者慎食。

阴虚火旺者可与玄参、麦冬、黄连等同用。

自汗、盗汗者，可与黄芪、麻黄根、浮小麦配伍。

牡蛎以体大而肥满、色黄、光泽新鲜、大小均匀者为上品，用手摇感觉沉甸甸的且没有

动静就是新鲜的。

新鲜牡蛎在低温下存活5~10天，但品质与口感会有所下降，最好现买现做。

每日食用2~3个为宜。

⊙ 三文鱼

三文鱼，也叫撒蒙鱼或萨门鱼，是一种生长在高纬度地区的冷水鱼类。三文鱼具有很高的营养价值，素有"水中珍品"的美誉。在三文鱼的产地，买卖鱼实际上是以色论价的，因为三文鱼的颜色和其营养价值成正比，颜色越深，价值越高——颜色越深其虾青素含量越高。

三文鱼是所有鱼类中含Ω-3不饱和脂肪酸最多的一种。

功能效用

·三文鱼能有效地预防诸如糖尿病等慢性疾病的发生、发展。

·三文鱼中的Ω-3不饱和脂肪酸能改善人体的胰岛功能，减少患2型糖尿病的可能性，尤其适合肥胖人群作为食物。

·Ω-3脂肪酸更是脑部、视网膜及神经系统所必不可少的物质，有增强脑功能、防治老年痴呆，辅助治疗和预防帕金森症、脑中风、视力减退等作用。

·三文鱼所含的其他不饱和脂肪酸，还能够帮助降低血脂和胆固醇，有助于防治心血管疾病。

·三文鱼对心血管疾病患者和脑力劳动者、应试学生更加有益。

食用宜忌

勿烧得过烂，八成熟即可。

生食三文鱼比较容易感染寄生虫病。

每日食用50克左右为宜。

坚果类

坚果又称壳果，多为植物种子的子叶或胚乳，不但营养价值高，还有极强的养生保健功效，比如，清除自由基、降低发生2型糖尿病的危险、降低心脏性猝死的发生率、调节血脂、提高视力、补脑益智等。对于糖尿病患者也是一样，坚果中的有益脂肪可以使人产生饱腹感，有利于糖尿病患者减少能量的摄入。当然，这并不等于糖尿病患者就可以随意吃，具体而言就是要控制摄入的量——每天食用30克

左右为宜。如果不小心多吃了，则要在三餐总量中减少用油量和饮食量。

⊙ **花生**

花生又名金果、长寿果、长果、番豆、落花生和长生果等，是蝶形花科落花生属的一种植物。花生滋养补益，有助于延年益寿，有"长生果"的美誉，和黄豆一同被誉为"植物肉""素中之荤"。它的营养价值比粮食高，可与动物性食物媲美。

花生的营养成分（每100克）			
水分(克)	9.5	能量(千卡)	344
蛋白质(克)	17.2	碳水化合物(克)	67.2
膳食纤维(克)	3	脂肪(克)	2
视黄醇(毫克)	21	维生素B_1(微克)	0.01
尼克酸(毫克)	4.2	维生素B_1(微克)	0.16
维生素B_2(毫克)	0.08	维生素C(毫克)	5
维生素E(毫克)	2.71	钾(毫克)	846
钙(毫克)	97	磷(毫克)	550
铁(毫克)	3.6	钠(毫克)	5.1
镁(毫克)	242	铜(毫克)	1.33
锌(毫克)	2.78	硒(微克)	3.36
锰(毫克)	8.23		

功能效用

·花生所含的油脂成分能增强胰岛素的敏感性，有利于血糖的降低，故适量食用花生有利于糖尿病的控制。

·花生中的天然多酚类物质白藜芦醇，生物活性很强，是肿瘤疾病的化学预防剂，也是降低血小板聚集，预防和治疗动脉粥样硬化、心脑血管疾病的化学预防剂，对糖尿病患者预防心血管并发症很有好处。

·花生的红衣能对抗纤维蛋白的溶解，缩短凝血时间，促进骨髓造血功能，增加血小板的含量，加强毛细血管的收缩功能。花生连红衣一起与红枣配合使用，既可补虚，又能止血，最宜于身体虚弱的出血病人。

食用宜忌

甲亢病患者、胆病患者、高脂血症患者、消化不良者、跌打淤肿者、血黏度高或有血栓的人不宜食用花生。

花生是高热量的食物，一次不要吃太多。

霉变的花生不能食用。

购买时一定要买连皮花生，选择表皮干燥、完整的，吃剩下的可以与干燥剂一起放在密封容器中置于阴凉处保存。

带壳的花生可储存在阴凉、通风、干燥处保存。

每日食用40克左右为宜。

⊙ **芝麻**

芝麻又称为胡麻、油麻等，原产于我国，有黑白两种。通常，黑芝麻的作用比白芝麻更强。芝麻富含脂肪油、芝麻素、芝麻酚、维生素E、叶酸、蔗糖、烟酸、蛋白质以及钙等。芝麻具有多种功效，不仅能防治心脑血管疾病，而且还能滋补强身和延缓衰老。

功能效用

·芝麻中的大量天然维生素E能增强亚油酸的功能，起到预防动脉硬化的作用，对于心脏病、高血压、糖尿病、肥胖症等均有治疗和预防作用。

·芝麻中的维生素E、铁和优质蛋白质，对治疗贫血和由贫血引起的呼吸困难、心悸、头晕、肩关节酸痛等病症也有良好的效果。

·从芝麻中提取出来的木聚糖类物质有抑制癌细胞产生的作用，并能够抑制体内导致衰老的过氧化物的生成。

·芝麻中含有丰富的卵磷脂，可以防止头发过早变白和脱落，且能够润肤美容。

食用宜忌

慢性肠炎、便溏腹泻者、肾虚阳痿、遗精、白带过多者应该慎食。

凡患皮肤疮毒、湿疹瘙痒等症的患者应慎食。

芝麻仁外面有一层稍硬的膜，只有把它碾碎，其中的营养素才能被吸收。

炒制时千万不要炒糊。

每日食用20克为宜。

⊙ **板栗**

板栗又名栗子、毛栗、大栗和风栗等，起源于欧洲南部和小亚细亚地区，后传入其他国家。板栗含有大量的淀粉、蛋白质、脂肪、B族维生素等多种营养成分，有"干果之王"的美誉，与桃、杏、李、枣并称"五果"，是一种价廉物美、富有营养的滋补品。

功能效用

·板栗富含柔软的膳食纤维，有助于防治餐后血糖上升。板栗的升糖指数比米饭低。

·板栗中所含的丰富的不饱和脂肪酸和维生素，能防治高血压、冠心病、动脉硬化和骨质疏松等病，是抗衰老的佳品。

·板栗有健脾胃、益气、补肾、壮腰、强筋、止血和消肿强心的功用，尤其对肾虚患者有良好的疗效。

食用宜忌

板栗所含的糖分不低，糖尿病患者食用时一定要控制好量，以免影响血糖稳定。

脾胃虚弱，消化不好的人不宜食用板栗。

板栗不宜食用太多，生吃太多不易消化，熟吃太多容易滞气。

霉变的板栗不要食用，否则会引起中毒。

板栗不宜与牛肉同食。

选购充分成熟的、饱满的、无病虫和损伤的板栗，新鲜的生板栗仁外呈表褐色、内部呈淡黄色、口感脆甜。

板栗不易保存，最好放在冰箱里冷藏。

每日食用5个左右为宜。

⊙ **核桃**

核桃又名胡桃、核桃仁和胡桃肉等，是胡桃科胡桃属的坚果，是"四大坚果"之一。核桃含有丰富的亚油酸、亚麻酸、蛋白质、钙、磷、铁、胡萝卜素、维生素B_2、维生素B_6、维生素E以及磷脂等营养物质。它不仅味美，营养价值也很高，有"万岁子"和"长寿果"的美誉。

功能效用

·核桃中含有相当丰富的Ω–3脂肪酸，能够帮助改善胰岛功能，调节血糖。

·核桃富含的维生素E和生育酚有助于预防糖尿病。

·核桃可帮助糖尿病患者吸收有益的脂类，同时对抗总胆固醇升高，预防心血管系统的并发症。

·核桃肉为滋养强壮品，润肺补肾，平喘止咳。

·核桃仁油及叶可治皮肤病。

·果肉皮煎汁，可做洗发剂和疥癣药，泡酒服可止痛。

食用宜忌

泄泻及脂溢性皮炎者应慎食。

核桃含有较多的脂肪，一次吃得太多会影响消化。

带壳的核桃要选择无裂缝、色斑和空洞的。

核桃仁要在较低的温度下放在密封的容器里中保存。

吃的时候最好连同核桃表面的褐色薄皮一起吃。

吃核桃时应少饮浓茶。

每日食用20克为宜。

⊙ **榛子**

榛子，属桦木科榛属植物，又称山板栗、尖栗、槌子等。榛子是果材兼用的优良树种。它果形似栗子，外壳坚硬，果仁肥白而圆，有香气，含油脂量很大，吃起来特别香美，余味绵绵，是最受欢迎的坚果类食品之一，有"坚果之王"的美称，与杏仁、核桃、腰果并称为"四大坚果"。

功能效用

·榛子的不饱和脂肪酸含量达到60.5%，能使所含的脂溶性维生素更易为人体所吸收，对体弱、病后虚羸、易饥饿的人都有很好的补养作用。

·榛子中维生素E含量高达36%，能有效地延缓衰老，防治血管硬化，润泽肌肤的功效。

·榛子中含有的紫杉酚可以治疗卵巢癌和乳腺癌以及其他一些癌症，可延长病人的生命期。

·榛子中的β–谷甾醇（甾醇）能够抑制人体对胆固醇的吸收，促进胆固醇降解代谢，抑制胆固醇的生化合成。

·榛子有补脾胃、益气力、明目健行的功效，并对消渴、盗汗、夜尿多等肺肾不足之症有益。

·榛子本身的天然香气具有开胃的功效，丰富的纤维素还有助消化、防治便秘的功效。

·榛子具有降低胆固醇的作用，避免了肉类中饱和脂肪酸对身体的危害，能够有效地预防心脑血管疾病的发生。

·每天在电脑前面工作的人多吃点榛子，对视力也有一定的保健作用。

·榛子有较强的抗炎作用，还可以作为胆结石形成的阻止剂。

·榛子所含的成分对皮肤有温和的渗透性，可以保持皮肤表面水分，促进皮肤新陈代谢，能抑制皮肤炎症、老化、防止日晒红斑。榛子还有生发养发之功效。

食用宜忌

榛子油脂含量较高，不可过多食用，肝功能严重不良者慎用。

每日食用10个左右为宜。

⊙ 莲子

莲子是睡莲科水生草本植物莲的种子，又称莲实、莲米、莲肉。我国大部分地区均有出产，而以江西广昌福建建宁产者最佳。莲子营养十分丰富，除含有大量淀粉外，还含有β—谷甾醇，生物碱及丰富的钙、磷、铁等矿物质和维生素。自古就有"吃莲子能返老还童、长生不老"之说。

功能效用

·莲子对糖尿病的多尿症状有一定的疗效。

·莲子有补脾涩肠、养心固肾的功效。

·莲子中含有莲子碱、莲子糖等成分，钙、磷、铁含量也相当丰富，常吃能治脾虚久泻，梦遗滑精。

·莲子具有镇静安神、补中益气、健脾养胃、聪耳明目等功效，可用于病后或产后脾胃虚弱、大便溏泻、心烦易怒、失眠多梦、食欲减退，以及妇女血虚腰酸、白带增多、更年期综合征、心脏病、高血压、性功能减退等病症。

·莲子心是莲子中央的青绿色胚芽，有清热、固精、安神、强心之功效，将莲子心2克用开水浸泡饮之，可治疗高热引起的烦躁不安、神志不清和梦遗滑精等症，也用于治疗高血压、头昏脑涨、心悸失眠。

·与木瓜同食，既健脾胃，助消化，又安心神，降血压。

食用宜忌

腹胀和脘腹胀闷者忌食莲子。

每日食用30克为宜。

⊙ 杏仁

杏果和杏仁都含有丰富的营养物质，杏仁有苦甜之分，甜杏仁可以作为休闲小吃，也可做凉菜用；苦杏仁一般用来入药，并有小毒，不能多吃。

功能效用

·常食杏仁有利于预防心脏病和糖尿病，还有减肥的功效。

·杏仁中丰富的植物化学成分对癌症有辅助治疗的功效。

·常食杏仁有助于保持正常的血压水平。

·甜杏仁（南杏仁）可润肺平喘，生津开胃，降低胆固醇，适合老人和体弱者。

食用宜忌

苦杏仁约含3%的有毒成分，须采用水煮等方法加以去除后才能食用。

每日食用5个左右为宜。

⊙ 腰果

腰果因其坚果呈肾形而得名，腰果果实成熟时香飘四溢，甘甜如蜜，清脆可口，为世界著名的四大干果之一。腰果是一种营养丰富，味道香甜的干果，既可当零食食用，又可制成美味佳肴。

功能效用

·腰果中含有镁、钾、铁等多种微量元素，这些物质都对糖尿病的防治有帮助。

·腰果中的某些维生素和微量元素有很好的软化血管的作用，糖尿病患者常吃可预防心血管方面的并发症。

·腰果中丰富的油脂可以润肠通便，润肤美容，延缓衰老。

·常吃腰果还可以提高机体抗病能力，增进性欲。

食用宜忌

腰果含油脂丰富，不宜多吃。

肾功能不良者应慎食。

腰果过敏者，慎食。

腰果不宜久存。

有"油哈喇"味的腰果不宜食用。

每日食用10粒为宜。

⊙ 西瓜子

西瓜子为葫芦科植物西瓜的种子，含脂肪油、蛋白质、维生素B_2、戊聚糖、淀粉、粗纤维、α-氨基-β-（吡唑基-N）丙酸，又含尿素酶、α-半乳糖苷酶、β-半乳糖苷酶和蔗糖酶，还含一种皂苷样成分。西瓜子可供食用或药用。

功能效用

·西瓜子中含丰富的锌，食用后可以增加机体对胰岛素的敏感性，对于糖尿病患者的血糖控制有一定的好处。

·常食西瓜子能够预防糖尿病患者发生周围神经功能障碍。

·西瓜子含有一种皂苷物质，具有疏通肠胃、化痰涤垢、清肺、和中、止血、降压等功效，常用于腹内气血结聚不通等病症，并能缓解急性膀胱炎之症状。

·月经过多之妇女，用西瓜子仁研末后用水调服，可起到一定的治疗作用。

食用宜忌

一次不要吃得太多，以免导致脘腹胀闷。

长时间不停地嗑瓜子会伤津液，导致口干舌燥。

每日食用40克为宜。

⊙ 南瓜子

南瓜子是葫芦科蔬菜作物南瓜（倭瓜）籽。南瓜子炒熟后可直接食用，也可加料制成多味瓜子，味道香美，还可以做糕点的辅料。南瓜子所含蛋白质、脂肪、维生素很丰富。

功能效用

·南瓜子中所含有的大量的锌能稳定胰岛素的结构与功能，增加机体对胰岛素的敏感性，减轻或延缓糖尿病并发症的发生。

·南瓜子中所含的锌和磷元素对成年男性的生殖系统很有帮助，可以提高性欲。

·南瓜子富含脂肪酸，可使前列腺保持良好功能。南瓜子所含的活性成分可消除前列腺炎初期的肿胀，同时还有预防前列腺癌的作用。

·南瓜子还含有丰富的烟酸，这种物质可以缓解静止性心绞痛，并有降压作用。

·中医常用白瓜子作为肠道寄生虫的驱虫药，不仅效果好，而且无化学药品的不良反应。

食用宜忌

每日食用40克为宜。

一次不要吃得太多，以免导致脘腹胀闷。

白南瓜子含磷较高，肾功能不全患者慎食。

食用油和调味品

日常饮食离不了食用油，因为食物再鲜美也不能都生着吃。食用油不仅是能让我们享受到美食的功臣，从营养学角度，它对我们的健康也是大有裨益的。食用油中含有大量的油酸、亚油酸、维生素E等成分，这些成分能帮助我们软化血管、降低胆固醇，进而起到预防心脑血管疾病、延缓衰老的作用。但要想更好地发挥食用油的养生保健功能，就必须按体质选油，只有当食用油所含的成分和人的体质匹配了，它才能发挥最好的效果，比如富含单不饱和脂肪酸的油，如橄榄油、茶籽油，就特别适合高血糖的人。

调味品也是一样。调味品在开胃消食、增强食物的色香味的同时，也具备一定的营养保健功能，比如姜，对食欲不振、伤风、咳嗽、风寒感冒、胃寒呕吐等病症就有很好的治疗作用。因此，对糖尿病患者来说，选择适当适量的调味品对改善病情、促进健康也是很有助益的。

⊙ 芝麻油

芝麻油简称麻油，俗称香油，是以芝麻为原料加工制取的食用植物油，属半干性油，营养丰富，不饱和脂肪酸含量高达60%以上。芝麻油是人们喜爱的调味品，不但具有浓郁的香气，可促进食欲，更有利于各种营养素的吸收。

功能效用

·经常食用芝麻油有益于预防冠心病、高血压、糖尿病和肥胖等病症。

·芝麻油中的不饱和脂肪酸容易被人体分解、吸收和利用，并可抑制人体血液中胆固醇的增加，有助于消除动脉血管壁上的沉积物，保护血管。

·芝麻油富含维生素E，对软化血管、防止脂质过氧化、清除自由基、抗老防衰等都有重要的意义。

·芝麻油中所含的卵磷脂具有益寿延年、抗衰老的功效，是中老年人最好的冬令补品。

·芝麻油是一种促凝血药，用于治疗血小板减少性紫癜有一定效果。

·饮酒前喝点芝麻油，对口腔、食管、胃贲门和胃黏膜能起到一定的保护作用。

食用宜忌

真正的香油呈淡红色或红中带黄，滴入水中油花呈薄薄的无色透明状，直径约为3厘米，即使剧烈摇晃也很少起泡。

香油最好放在深色的陶瓷罐或玻璃器皿里密封保存，放在避光阴凉处。

香油不能食用过量，炒菜时不宜放得过多，以免不利于消化吸收。

不能高温反复加热香油。

每日食用10~20克为宜。

⊙ **葵花子油**

精炼后的葵花子油呈清亮好看的淡黄色或青黄色，气味芬芳，滋味纯正。葵花子油的人体消化率96.5%，是营养价值很高，有益于人体健康的优良食用油。

葵花子油营养成分（每100克）			
水分(克)	0.1	能量(千卡)	899
脂肪(克)	99.9	维生素E(毫克)	54.6
磷(毫克)	4	钾(毫克)	1
钙(毫克)	2	镁(毫克)	4
铁(毫克)	1	钠(毫克)	2.8
锌(毫克)	0.11	锰(毫克)	0.02

功能效用

·葵花子油含有丰富的亚油酸，有显著降低胆固醇，防止血管硬化和预防冠心病的作用。

·中老年人经常食用葵花子油，有助于降低胆固醇、高血压、高血脂，有助于防治心脑血管疾病和糖尿病等。

·葵花子油中生理活性最强的α-生育酚的含量比一般植物油高。而且亚油酸含量与维生素E含量的比例比较均衡，便于人体吸收利用。

·葵花子油富含维生素E，具有很好的抗氧化功能，长期食用可以延缓衰老，使肌肤润泽富有弹性。

·葵花子油具有开胃、润肺、补虚、美容、降血脂等功效。

食用宜忌

食用油不宜久存，一次不要买得过多。

每日食用40克为宜。

⊙ **茶油**

茶油是山茶科植物油茶或小叶油茶的成熟种子"油茶果"用压榨法得到的脂肪油。作为纯天然的高级木本植物油，茶油日益受到现代都市人群的青睐。健康美味且具有保健作用的野生茶油，已成为高收入家庭的首选食用油。

功能效用

·茶油对冠心病、癌症、糖尿病有很好的防治效果。

·茶油是一种有益于心脑血管健康的保健型食用油。

·茶油中的单不饱和脂肪酸可明显降低糖尿病患者的空腹血糖和餐后2小时血糖。

·糖尿病伴有血脂异常的患者，食用茶油后，总胆固醇和低密度脂蛋白水平下降幅度要大于血脂正常者。

·老年人食用茶油可以祛火、养颜、明目、乌发，延缓衰老。

食用宜忌

每日食用30克左右为宜。

⊙ **橄榄油**

橄榄油是迄今为止最适合人体营养的油脂——由于橄榄油在生产过程中未经任何化学处理，所有的天然营养成分保存得非常完好，不含胆固醇，消化率可达到94%左右。在西方被誉为"液体黄金"、"植物油皇后"和"地中海甘露"。无论是老年时期，还是生长发育时期，橄榄油都是人类的最佳食用油。

功能效用

·橄榄油中丰富的单不饱和脂肪酸能调节和控制血糖水平，改善糖尿病患者的脂质代谢，所以，橄榄油是糖尿病患者最好的脂肪补充来源和辅助治疗手段。

·富含橄榄油的膳食有助于防止和延缓糖尿病的发生。

·橄榄油能阻止动脉粥样硬化，调节血脂，降低血压，降低血黏度，预防血栓形成，保护心脏免受冠心病的危害，减少心血管疾病的发生。

·与其他植物油不同的是，橄榄油只降"坏"胆固醇，对"好"胆固醇反而有提升作用。

·橄榄油对婴幼儿的发育极为适宜，它的基本脂肪酸的比例与母乳非常相仿。

·比任何的植物油都更符合健康标准，被称为"植物油皇后"。

·用橄榄油作食用油，可以形成真正健康

合理的膳食结构。

食用宜忌

橄榄油可分为原生橄榄油和精炼橄榄油两大类。原生橄榄油未经化学处理，质量最佳且有独特的香味，相当于一种果汁，可直接食用或用于凉拌。精炼橄榄油质量虽不及原生橄榄油，但味道不错，价格低廉，可用于厨房的各种烹调。

橄榄油最好在常温、通风、干燥且避光的环境中保存，可密封保存两年。

橄榄油一经加热就会膨胀，用于炒菜所需的量比其他油少。

每日食用30克为宜。

⊙醋

醋又名酢、食醋、米醋和苦酒等，是一种发酵的酸味液态调味品，以含淀粉类的粮食（高粱、黄米、糯米、籼米等）为主料，谷糠、稻皮等为辅料，经过发酵酿造而成。醋在烹调中为主要的调味品之一，以酸味为主，且有芳香味，用途较广。

功能效用

·喝醋能使糖尿病患者餐后血糖下降，尤其是以糖尿病前期者下降最多。

·醋还能够增强胰岛素的敏感性，有利于控制病情。

·经常喝醋能够起到消除疲劳、软化血管等作用。

·醋中的矿物质可平衡血液的酸碱值，防癌抗癌，预防疾病的发生。

·醋还能溶解营养素，如无机盐中的钙、铁等，有利于消化和吸收。

·醋能利尿，预防便秘，防治肾结石、胆结石、膀胱结石和尿路结石等疾病。

·醋中所含的醋酸、氨基酸、乳酸非常丰富，有益肝脏。

·醋能去腥解腻，增加鲜味和香味，能在食物加热过程中使维生素C减少损失，还可使烹饪原料中钙质溶解而利于人体吸收。

食用宜忌

正在服用某些药物如：磺胺类药、碱性药、抗生素、解表发汗的中药的人不宜食醋。

胃溃疡和胃酸过多患者、对醋过敏者、低血压者应忌用。

老年人在骨折治疗和康复期间应避免吃醋。

羊肉不宜与醋一起食用。

质量好的醋呈棕色或棕褐色、澄清、无沉淀物，闻起来有浓郁的醋香，酸度适中且略带甜味。

食醋最好放在阴凉处的玻璃容器中保存。

每日食用20毫升为宜。

⊙生姜

生姜又名姜、鲜姜、黄姜，多年生宿根草本。它的根茎肉质，肥厚，扁平，有芳香和辛辣味。姜是一种极为重要的调味品——可将自身的辛辣味和特殊芳香渗入到菜肴中，使之鲜美可口、味道清香，也可作为蔬菜单独食用。姜还是一味重要的中药材。

功能效用

·姜所含有的主要活性成分姜黄素能明显降低血糖，并能减少糖尿病的并发症，比如糖尿病性白内障的形成，还能促进糖尿病患者的创伤愈合。

·姜黄素还有一定的协同抗癌作用。

·姜黄素对血管性痴呆也有一定的治疗作用。

·姜黄素还能抑制多种细菌的生长，如链球菌、葡萄球菌等。

食用宜忌

阴虚火旺导致的心烦失眠、手足心热、目赤咽干或患有痈肿疮疖、肺炎、肺结核、痔疮的人不宜过多或长期服用生姜。

烂生姜不要吃，腐烂的姜会产生毒性很强的物质，可使肝细胞变性、坏死，而诱发肝癌、食管癌等。

炖鱼时在鱼半熟后放一些生姜可以去腥增鲜。

生姜性热，不宜多吃。

一定要选没有裂口和发黑的地方，颜色鲜艳且柔软膨胀状态的新鲜生姜。

生姜可洗净后在冰箱里冷藏，常温下保存也可。

生姜不要去皮，以免妨碍姜的整体功效。

每日食用10克为宜。

茶

茶叶中包含多种化合物，如蛋白质、茶多酚、生物碱、氨基酸、糖类、矿物质、维生素、色素、脂肪和芳香物质等。其中的茶多糖、茶多酚、儿茶素、葛根黄酮对世界病死亡率最高的三大疾病（癌症、心脑血管疾病、糖尿病）有特殊的防治作用。尤其是茶多酚，保健功效更为强大，是一种强有力的抗氧化物质，具有很强的清除自由基的能力，对细胞的突变有较强的抑制作用，因而能增强细胞介导的免疫力，起到抗衰老的功效。

当然，茶的种类不同，保健功效也不同。有的茶能迅速改善由糖尿病引起的口干、口渴、尿频、肢体肿胀、视物模糊、体乏无力等症状；有的茶对调节血脂、增强身体功能免疫力、改善微循环，特别是对防治糖尿病引起的心、脑、肾、眼底及皮肤等慢性疾病，起着重要作用，作为糖尿病患者就应该有选择地饮用，以达到防治疾病、促进健康的效果。

⊙绿茶

绿茶是指采取茶树新叶，经杀青、揉拧、干燥等典型工艺制成的茶叶，冲泡后的茶汤较多地保存了鲜茶叶的绿色。它的特点是汤清叶绿。我国唐代刘贞亮归纳了饮绿茶的益处：以茶尝滋味、以茶养身体、以茶驱腥气、以茶防病气、以茶养生气、以茶散闷气、以茶利礼仁、以茶表敬意、以茶可雅心、以茶可行道。

功能效用

·绿茶含有一种特殊的抗糖尿病物质，可以将胰岛素的活力增强20倍，改善人体对胰岛素的反应能力，降低血糖，有助于糖尿病患者康复。

·绿茶中含有EGCG（表没食子儿茶素没食子酸酯）等抗氧化物，它是预防皮肤病的主要成分。

·绿茶中的儿茶素、维生素C、维生素E等，能消耗自由基、延缓衰老、预防细胞基因突变、抑制恶性肿瘤生长，还能够降血压、降血脂、防止心血管疾病、预防感冒、蛀牙及消除口臭等，并有利尿、明目、降火、坚齿等诸多功效。

·饱食油腻食物或胸怀烦闷、郁结不开时，饮浓茶1杯，定会使胸腹豁然清新。

食用宜忌

饮用绿茶减肥防病，但经期慎饮。

发热、肾功能不全、心血管疾病、习惯性便秘、消化道溃疡、神经衰弱、失眠患者、孕妇、哺乳期妇女以及儿童应慎饮。

绿茶的嫩芽，含茶氨酸较丰富，用凉开水浸泡半小时左右，使其茶氨酸溶出即可饮用。

绿茶护肤品效果不错，但以当年的新茶制品为最好。

每日5克左右为宜。

⊙红茶

红茶因其干茶色泽和冲泡的茶汤以红色为主调故而得名。它属于发酵茶类，是以茶树的芽叶为原料，经萎凋、揉捻（切）、发酵、干燥等典型工艺过程精制而成。红茶在加工过程中发生了以茶多酚酶促氧化为中心的化学反应，产生了茶黄素、茶红素等新成分，使红茶具有红茶、红汤、红叶和香甜味醇的特征。

红茶的营养成分（每100克）			
水分(克)	7.3	能量(千卡)	294
蛋白质(克)	26.7	碳水化合物(克)	59.2
膳食纤维(克)	14.8	脂肪(克)	1.1
维生素B₂(毫克)	0.17	维生素A(毫克)	645
胡萝卜素(毫克)	3870	尼克酸(毫克)	6.2
维生素C(毫克)	8	维生素E(毫克)	5.47
钙(毫克)	378	磷(毫克)	390
钾(毫克)	1934	钠(毫克)	13.6
镁(毫克)	183	铁(毫克)	28.1
锌(毫克)	3.97	硒(微克)	56
铜(毫克)	2.56	锰(毫克)	49.8

功能效用

·红茶具有促进人体产生胰岛素的功效，故糖尿病患者常饮红茶可以收到控制血糖水平、保持血糖稳定的辅助治疗效果。

·红茶中的儿茶素在发酵过程中大多变成茶黄素、茶红素以及分子量更大的聚合物，这些聚合物具有很强的抗氧化性，进而红茶就有了抗癌、抗心血管病等功效。

·红茶还可帮助胃肠消化、促进食欲、利尿、消除水肿，并强壮心肌。

·红茶的抗菌力强，用红茶漱口可预防病毒引起的感冒，并预防蛀牙与食物中毒，降低血压。

·有利于女性糖尿病患者预防骨质疏松。

·在红茶中加入柠檬，坚持饮用，还能够增强壮骨骼，有效预防骨质疏松的发生。

食用宜忌

神经衰弱、心脑血管病的患者应适量饮用，睡前或空腹时不宜饮用。

少女忌喝浓茶。

服药前后1小时内不要饮茶，人参、西洋参不宜和茶一起食用。

不宜与鸡蛋同食。同食对胃有刺激作用，且不利于消化吸收。

忌用浓茶解酒。

饭前不宜饮茶，饭后也忌立即喝茶。

新鲜红茶最好放置半个月以后饮用，因为未经氧化的多酚类、醛类及醇类等物质可能会诱发胃病。

红茶不适于放凉饮用，会影响暖胃效果，放置时间过长还能降低营养含量。

泡红茶最好用敞口杯，不要等到杯中的水都喝尽才补充热水。

每日15克左右。

⊙ 甜茶

甜茶不仅具有绿茶的功效，而且还含有多种维生素以及微量元素如硒、锗等物质，还含有黄铜苷和甜味素。

功能效用

·甜茶中因为含有黄酮苷，所以具有降血糖作用，可辅助治疗糖尿病和肥胖症。

·甜茶中含有甜味素，是甜味植物中口感最佳的，饮用后不反酸，齿颊留甘，清凉解渴，有防暑的功效。

·有清热、润肺、祛痰、止咳之功效。

·具有防癌、治癌、预防心脑血管疾病、抗氧化、防治花粉过敏等功效。

·能够降血压、降血脂、降低血黏度。

·适合超重、高血压、糖尿病、心血管病、肾病等患者长期饮用。

·将适量甜茶和绿茶一起冲泡饮用，口感清爽，更有益降糖。

食用宜忌

每日5~10克为宜。

⊙ 枸杞茶

枸杞茶的主要营养成分有枸杞多糖、甜菜

碱等物质。

功能效用

·枸杞茶中因为含有枸杞多糖，所以能增强2型糖尿病患者胰岛素的敏感性，增加肝糖原的储备，降低血糖水平。并能防止餐后血糖升高，提高糖耐受量。

·枸杞茶中因为含有甜菜碱，所以可抑制脂肪在肝内沉积，预防肝硬化，保护正常肝细胞。

·具有抗疲劳和降低血压的功效。

·能软化血管、降低血液中的胆固醇、三酰甘油水平，预防心血管疾病。

食用宜忌

正在感冒发热、身体有炎症、腹泻的人最好别吃。

不宜与绿茶一起冲泡饮服，会引发身体不适。

泡水或煲汤时，每日30克左右为宜。

咀嚼更有效。一般每天吃20克左右比较合适。

⊙ 石榴茶

石榴茶主要是由石榴皮和叶制成的饮品，主要成分有铬、石榴皮碱及多种生物碱。

功能效用

·有降低血糖、血脂，增强胰岛素的敏感性的功效。

·可用于治疗虫积腹痛、疥癣等。

·对金黄色葡萄球菌、溶血性链球菌、霍乱弧菌、痢疾杆菌等有明显的抑制作用。

·石榴皮煎剂还能抑制流感病毒。

·石榴叶具有耐缺氧，迅速解除疲劳的效果。

食用宜忌

罐装茶每日5克左右为宜；袋泡茶每日1~2袋为宜。

石榴茶需置于干燥、阴凉、通风、洁净处，不宜曝晒。

⊙ 玉米须

功能效用

·具有降血糖、泄热、平肝、利胆、降血压等作用，适合作为糖尿病患者的辅助治疗饮品。

·有利尿作用，能增加氯化物的排出量。其利尿作用是肾外性的，对各种原因引起的水肿都有一定的疗效。

·对末梢血管有扩张作用，有较弱的降压作用。

·能促进胆汁排泄，可用于慢性胆囊炎或胆汁排出障碍的胆管炎。

·能加速血液凝固过程，提高血小板数目，抗溶血。

·可作为止血药兼利尿药，可应用于膀胱及尿路结石。

食用宜忌

每日50克为宜。

⊙ 西洋参茶

西洋参茶的主要营养成分是皂苷和多糖。

功能效用

西洋参茶中因含有皂苷和多糖，所以不仅有显著的降血糖作用，而且可以降血脂，促进血液循环，从而有助于改善糖尿病患者的全身症状。

·能够强化心肌及增强心脏的活动能力，强壮中枢神经，安定身心并恢复体力，有镇静及解酒功效，增强记忆力，特别对老年痴呆症有显著疗效。

·能够抑制癌细胞生长，增加免疫功能；调节血压，暂时性或持久性使血压下降，抑制动脉硬化。

·夏季用西洋参和菊花同泡茶，饮服，可以滋阴生津，清热明目。

食用宜忌

中焦脾胃虚寒或夹有寒湿、腹部冷痛、泄泻的人不宜服用。

每日5克左右为宜。

⊙ 绞股蓝茶

绞股蓝茶的主要营养成分有皂苷、甘茶蔓糖苷和绞股蓝因。

功能效用

·具有滋补强身、消除疲劳、降脂降压、延年益寿等功能。

·对防治动脉硬化、高血压、冠心病、脑卒中、糖尿病以及肥胖症等有显著疗效。

·糖尿病患者经常饮用绞股蓝茶可使失眠、头痛、精神不安等症状减轻或消失，提高睡眠质量，有助于身体健康。

·对肺癌、肝癌、乳腺癌等20多种癌症均有抑制效果。

食用宜忌

腹泻者及胃病者慎用。

绞股蓝袋泡茶每日1~2袋为宜。

⊙ 金银花

功能效用

·能清热解毒，对糖尿病、高血压、慢性肝炎有益。

·糖尿病患者在季节交替时饮用，有利于增强抵抗力，预防感冒。

·能促进淋巴细胞转化，增强白细胞的吞噬功能，增强机体免疫力。

·能促进肾上腺皮质激素的释放，对炎症有明显抑制作用。

·对金黄色葡萄球菌、溶血性链球菌、痢疾杆菌、伤寒杆菌、脑膜炎双球菌、肺炎双球菌、绿脓杆菌以及流感病毒等都有明显抑制作用。

食用宜忌

脾胃虚寒、胃痛畏寒、有腹泻倾向者忌用。

季节交替饮用更好。

金银花以花未开放、色黄白肥大者为佳。

每日10克左右为宜。

⊙ 莲子心茶

功能效用

·能调节胰岛 β 细胞分泌，帮助糖尿病患者控制血糖。

·能清心、安神、补肾、养阴。

·有清热、安神、固精的功效。

·可治疗高热烦躁、心神不宁、梦遗滑精等症。

·有降压作用，对高血压病有辅助治疗效果。

·可治疗便秘，既有瘦身的作用又有排毒功效。

食用宜忌

莲子心性味苦寒，要根据体质有选择地饮用。

每日5粒左右为宜。

补品

补品，即滋补身体的食品或药物。适时适量进补不但能够增强体质，延缓衰老，促进健康，还可以对疾病起到一定的防控作用。比如，人参之于糖尿病患者，不但能增强患者体质——健脾补肺、生津止渴、安神益智，还能辅助降低血糖，预防并发症的发生。

不过，有一点需要提醒，就是补品用得好可以起到补益的作用，用得不好反而可能会伤害身体，补品变"毒药"的事也是很常见的。所以，不管是谁，使用补品时都应该咨询医生，力争做到认清补药的药性和个人的体质类型，根据病情辨证论补。

⊙ 花粉

花粉含有糖尿病患者缺乏的锌、钙、镁、铬等微量元素，B族维生素，还含较多的纤维素，这些都对糖尿病患者有辅助治疗的效果。此外，还含有氨基酸、核酸、芸香苷及黄酮类化合物。

功能效用

· 对糖尿病患者有辅助治疗的效果。

· 可保护和修复胰岛内的 β 细胞。

· 可增强机体免疫功能。

· 对胃液的正常分泌和增加胃肠蠕动有良好作用。

· 有护肝保肝的作用。

· 对抗动脉粥样硬化、降血脂和软化血管的效果良好。

· 不仅为人体补充营养要素，增强新陈代谢，调节内分泌功能，还可增加应激能力，对延缓衰老有益。

食用宜忌

某些人在服用花粉初期会出现不适状况，这是花粉在调整机体平衡过程中的正常现象，不必担忧。

花粉饭前服用最好，餐前15~30分钟吸收能力最强。

勿与热水共食：温度超过60℃，活性酵素、氨基酸和维生素会被破坏，达不到预期效果。

每日食用5~15克为宜。

⊙ 蜂胶

蜂胶的主要营养成分包括黄酮类、萜烯类物质，黄酮类化合物及多种活性酶和抗病毒成分。

功能效用

· 有恢复胰脏功能的作用。

· 有促进糖原合成的作用，从而可以调节血糖。

· 能明显降低血液中胆固醇、三酰甘油的含量，降低血液黏稠度，改善血液循环，有利于保护心脑血管。

· 具有杀菌消炎和促进组织修复的作用，可以修复因糖尿病而造成的久不愈合伤口。

· 具有镇静、麻醉及其他调节神经系统的作用，可辅助治疗失眠、止痛及各种神经系统疾病。

食用宜忌

应在医生指导下服用，不要擅自服用。

原料蜂胶中含有超标重金属和非天然夹杂物，不能直接食用。最好在医生指导下，选择经国家药政部门批准的，有批准文号的蜂胶产品。

⊙ 蜂王浆

蜂王浆主要营养成分有癸烯酸、黄酮类物质、磷脂、蛋白质、糖类。

功能效用

· 能使受损胰岛 β 细胞代谢恢复正常，进而促进胰岛素分泌，有助于血糖控制，但不能取代药物。

· 能预防冠状动脉疾病、恶性贫血和动脉粥样硬化。

· 能增强人体免疫功能及代谢能力，有明显的抗癌、抑癌效果。

· 具有双向调节血压的功效，非常适合年老体弱和血压偏低或偏高者食用。

食用宜忌

每日食用10克左右（约1勺）为宜。

⊙ 人参

人参的主要营养成分是肽类物质。

功能效用

· 具有降低血糖、控制脂肪分解的作用。

· 具有调节与糖尿病脂类代谢有关激素的功能，可使之恢复正常，从而起到治疗作用。

· 能调节中枢神经系统，改善大脑的兴奋与抑制过程，并起到抗疲劳的作用。

· 能增加心肌收缩力，减慢心率，增加心排血量与冠脉流量，可抗心肌缺血与心律失常；还能降低血中胆固醇与三酰甘油，具有抗动脉粥样硬化之功效。

· 还能够增强机体的免疫功能，改善造血功能。

食用宜忌

不可滥用，需咨询医生，长期大量服用

会使人患"人参滥用综合征"，出现失眠、心悸、血压升高等症。

凡有高热、烦躁、大便干、小便黄的人，不宜用人参。

睡前不宜服，人参对大脑皮质有兴奋作用，睡前服人参易导致失眠和饱闷。

不宜与山楂、萝卜、浓茶、咖啡同服。

若为粉末，每日食用1~1.5克为宜。

⊙ **螺旋藻**

螺旋藻含优质蛋白和各种营养物质，脂肪及糖类含量低，属于低热量食物。其主要成分是α-亚麻酸、锌、镁元素、类胰岛素物质、维生素、优质的水溶蛋白和钾离子。

功能效用

·含有类胰岛素物质，能促进体内胰岛素的合成，有利于降低糖尿病患者血糖，对糖尿病并发症也大有益处。

·可调节血压和胆固醇，抗肿瘤。

·可防治糖尿病的酸中毒。

·有良好的护肝解毒，修复受损肝组织的功效。

食用宜忌

螺旋藻中的成分在空气和阳光下会失效，所以应注意密封和避光保存。螺旋藻是碱性食品，加上具有极易吸收的丰富营养成分，对于胃病症状亦有明显的辅助治疗功效。

螺旋藻有片剂、粉剂，按医嘱适量服用。

⊙ **珍珠粉**

珍珠粉的主要营养成分有钙、铬和胡萝卜素。

功能效用

·能增加葡萄糖耐量因子，维护胰岛素分泌功能，进而能调节血糖。

·能加强糖酵解，利于糖尿病预防。

·能使酸性物质变成碱性，减少胃酸分泌量，促进胃蠕动，提高胃的排出功能，故治疗消化道溃疡有良好的疗效。

·可降低血脂，并使高密度脂蛋白的比值提高，预防冠心病。

·可有效补充多种微量元素。

·具有安神益智，明目养颜，强身健体的功效。

食用宜忌

尽量购买有国药准字号的珍珠粉生产厂家的产品，以免上当受骗。

早餐和临睡前温开水送服0.3~0.6克（1~2小勺）为宜。

第四章
糖尿病的中草药疗法

治疗糖尿病的常用中草药

⊙ **白术**

特性功效：味甘、苦，性温，入脾、胃经，具有健脾益胃、利水渗湿、固表敛汗等功效。

适用病症：脾胃气虚型糖尿病的不思饮食、倦怠少气、胎动不安、自汗、虚胀等症状。亦可用于脾虚湿盛所致水肿、黄疸、泄泻、眩晕、湿痹等症状。

用法用量：水煎服。每次用量为10~15克。

⊙ **苍术**

特性功效：味辛、苦，性温，入脾、胃经，具有健脾燥湿、祛风除寒、解表明目等功效。

适用病症：消渴、脾困湿盛、腹胀、食欲不振、无力、嗜睡、腹泻、呕吐、水肿、风寒湿痹、夜盲等病症。

用法用量：水煎服。每次用量为6~10克。

⊙ **赤芍**

特性功效：味酸、苦，性凉，入肝经，具有活血化淤、凉血止痛、疏肝明目等功效。

适用病症：糖尿病的血瘀经闭、淤肿、腹痛、胸胁疼痛、鼻出血、血痢、目赤、痈疽等症状。

用法用量：水煎服。每次用量为6~12克。

⊙ **川楝子**

特性功效：味苦，性寒，有小毒，入肝、胃、小肠、膀胱经，具有行气止痛、杀虫治癣之功效。

适用病症：肝气郁结、肝胃不和型糖尿病的脘腹疼痛、胁肋疼痛等症状。

用法用量：水煎服。每次用量为3~10克。

⊙ **当归**

特性功效：味甘、辛，性温，入心、肝、脾经，具有补血活血、调经止痛、消痈润肠等功效。

适用病症：糖尿病之月经不调、闭经、痛经、虚寒腹痛、血瘀作痛、跌打损伤、痈疽以及各种血虚证。

用法用量：和血，宜用全当归；补血，宜用当归之身；破血，宜用当归之尾；活血化淤，宜用酒制当归。水煎服。每次用量为5~15克。

⊙ **防己**

特性功效：味辛、苦，性寒，入脾、肾、膀胱经，具有祛风止痛、利水燥湿等功效。

适用病症：糖尿病的水肿、腹水、脚气、风湿疼痛等症。

用法用量：水煎服。每次用量为5~10克。

⊙ **葛根**

特性功效：味辛、甘，性平，入脾、胃经，具有清热除烦、举阳解肌、止泻透疹等功效。

适用病症：糖尿病的头痛项强、烦热、腹泻等症状。

用法用量：水煎服。每次用量10~15克。

⊙ **枸杞子**

特性功效：味甘，性平，入肝、肾、肺经，具有滋阴补肾、补肝明目、清肺润燥等功效。

适用病症：糖尿病的头晕、目眩、视力减退、腰膝酸软、遗精、消渴等症。

用法用量：水煎服。每次用量为5~10克。

⊙ **黄芪**

特性功效：味甘，性微温，入脾、肺经，可补气举阳、固表益卫、利水消肿、托毒生肌。

适用病症：脾肺气虚、气滞血瘀型糖尿病

患者的中气下陷、表虚自汗、肢体麻木、关节痹痛、半身不遂等症状。

用法用量：水煎服。每次用量为10~15克，最大剂量不能超过 60 克。若用其补气升阳之功，宜炙后使用；其他则可以生用。

⊙ 黄柏

特性功效：味苦，性寒，入肾、膀胱、大肠经，具有清热解毒、泻火祛湿等功效。

适用病症：阴虚发热型糖尿病的骨蒸潮热、盗汗、遗精等症状。

用法用量：水煎服。每次用量为3~10克。

⊙ 何首乌

特性功效：味苦、甘、涩，性微温，入肝、肾经，具有补益肝肾、补益精血、收敛固涩等功效。

适用病症：精血不足型糖尿病的头晕、目眩、须发早白、腰酸足软、遗精、崩漏、带下不止等症。

用法用量：水煎服。每次用量为10~30克。鲜何首乌的解毒、润肠通便的功效比生何首乌更理想，故若补益精血宜用制何首乌，若截疟、解毒、润肠通便宜用生何首乌。

⊙ 鸡血藤

特性功效：味微甘、苦，性温，入肝经，具有补血行血、活血化瘀、舒筋通络等功效。

适用病症：血虚、血瘀型糖尿病的月经不调、经行不畅、痛经、闭经及关节酸痛、手足麻木、肢体瘫痪、风湿痹痛等病症。

用法用量：水煎服。每次用量为10~15克，最大剂量不能超过 60 克。

⊙ 麦冬

特性功效：味甘、微苦，性微寒，入肺、心、胃经，具有滋阴润肺、生津益胃、清心除烦等功效。

适用病症：阴虚型糖尿病的燥咳、痰黏、劳嗽、咳血、口舌干燥、心烦失眠、肠燥便秘等症状。

用法用量：水煎服。每次用量为5~12克。

⊙ 墨旱莲

特性功效：味甘、酸，性寒，入肝、肾经，具有滋阴补肾、凉血止血等功效。

适用病症：肝肾阴虚、阴虚血热型糖尿病之头晕、目眩、须发早白、吐血、衄血、尿血、便血、崩漏等症状；也可用于缓解外伤出血。

用法用量：水煎服。每次用量为6~30克。

⊙ 牡丹皮

特性功效：味辛、苦，性微寒，入心、肝、肾经，具有清热凉血、活血化瘀之功效。

适用病症：温热型糖尿病的高热、舌绛、身发斑疹、吐血、衄血、发热、骨蒸等症状，也可用于跌打损伤、瘀阻作痛、瘀血积聚、肠痈腹痛、女性闭经、痛经等。

用法用量：水煎服。每次用量5~10克。

⊙ 女贞子

特性功效：味甘、苦，性凉，入肝、肾经，具有补益肝身、清热明目等功效。

适用病症：肝肾不足型糖尿病。

用法用量：水煎服。每次用量为9~15克。

⊙ 砂仁

特性功效：味辛，性温，入脾、胃经，具有养胃醒脾、燥湿理气、温中安胎等功效。

适用病症：脾胃湿阻气滞型糖尿病的脘腹胀痛、食欲不振、呕吐、泄泻、妊娠恶阻、胎动不安等症状，亦可用于脾胃虚寒、腹泻等症。

用法用量：水煎服。每次用量3~6克。入汤剂时，宜后下。

⊙ 桑椹

特性功效：味甘，性寒，入肝、心、肾经，具有补血养肝、滋阴益肾、生津润肠等功效。

适用病症：糖尿病的热病伤津所导致的口渴、消渴；阴血两虚所致头晕、目眩、耳鸣、视物不清、失眠、须发早白等症，也可用于阴虚血虚所导致的肠燥便秘。

用法用量：水煎服。每次用量为15~30克，鲜品每次可使用60克。

⊙ 山药

特性功效：味甘，性平，入脾、肾、肺经，具有滋阴补肾、健脾补气等功效。

适用病症：消渴、脾虚泄泻、虚劳咳嗽、遗精、带下、小便频数等病症。

用法用量：水煎服。每次用量为10~30克。

⊙ 生地黄

特性功效：味甘、苦，性凉，入肝、肾、心经，具有滋阴清热、生津凉血之功效。

适用病症：阴虚内热型糖尿病患者之吐

血、鼻出血、尿血、月经不调、便秘、风湿痹痛等症。

用法用量：水煎服。每次用量为10~15克，最大剂量不能超过60克。

⊙ 石斛

特性功效：味甘，性微寒，入胃、肾经，具有滋阴清热、生津健胃等功效。

适用病症：热病伤津、胃阴亏虚型糖尿病，也适用于阴虚津少、虚热不退、视力减退、肾阴亏虚、腰膝软弱等症。

用法用量：水煎服。干品每次使用6~12克，鲜品每次使用15~30克。

⊙ 熟地黄

特性功效：味甘，性微温，入肝、肾经，具有滋阴补血、补益精髓之功效。

适用病症：血虚、肾阴不足型糖尿病的消渴、面色萎黄、头晕、目眩、心悸、失眠、月经不调、崩漏、潮热、盗汗、遗精等症状，也可用于精血不足型糖尿病的腰足酸软、耳鸣、耳聋、须发早白等症状。

用法用量：水煎服。每次用量为10~30克。

⊙ 桃仁

特性功效：味甘、苦，性平，入肝、心、大肠经，具有活血化淤、清热润燥等功效。

适用病症：糖尿病的痛经、闭经、产后淤滞腹痛、血燥便秘等症状，也可用于跌打损伤、血瘀肿痛、肺痈等。

用法用量：水煎服。每次用量为5~10克。

⊙ 天花粉

特性功效：味苦、微甘，性寒，入肺、胃经，具有清热消肿、生津止渴等功效。

适用病症：消渴、口干舌燥、烦渴、肺热咳嗽、痈肿、热毒炽盛等症。

用法用量：水煎服。每次用量为10~15克。

⊙ 天冬

特性功效：味甘、苦，性寒，入肺、肾经，具有滋阴降火、清肺润燥等功效。

适用病症：有燥咳、痰黏、劳嗽、咳血、热病伤阴所致口舌干燥、津少肠燥便秘等病症的糖尿病。

用法用量：水煎服。每次用量为7~15克。

⊙ 乌梅

特性功效：味酸，性平，入肝、脾、肺、大肠经，具有敛肺涩肠、生津安蛔等功效。

适用病症：糖尿病的肺虚久咳、久泻、久痢、虚热、蛔厥、腹痛、呕吐、崩漏下血等症。

用法用量：水煎服。每次用量为3~10克。

⊙ 西洋参

特性功效：味微甘、苦，性寒，入心、肺、肾经，可滋阴补气、清热生津。

适用病症：伴有热证的糖尿病患者的气虚、阴伤、烦倦、口渴、阴虚火旺、咳喘、痰血、津液不足、口舌干燥等；亦适宜气阴两伤型糖尿病患者服用。

用法用量：每次用量为3~6克，宜另煎，再与其他药汤和服。

⊙ 玄参

特性功效：味苦、咸，性凉，入肺、肾、心经，具有清热解毒、滋阴润燥、软坚散结之功效。

适用病症：糖尿病之烦渴、发斑、骨蒸劳热、失眠、自汗、盗汗、便秘、咽喉肿痛、痈疽、吐血、鼻出血等症。

用法用量：水煎服。每次用量为10~15克。

⊙ 薏苡仁

特性功效：味甘、淡，性凉，入脾、肺、肾经，具有健脾养胃、清热利水、化湿导滞、除痹排脓等功效。

适用病症：湿热型糖尿病的小便不利、水肿、脾虚泄泻、脚气、风湿痹痛、筋脉挛急、肺痈、肠痈等症状。

用法用量：水煎服。每次用量为10~30克。若取其健脾之效宜炒后服用；其他功效则可生用。

⊙ 知母

特性功效：味苦、甘，性寒，入肺、胃、肾经，具有滋阴清热、泻火润燥之功效。

适用病症：阴虚型糖尿病的口渴多饮、尿频等症状，也可用于烦渴、肺热咳嗽、阴虚燥咳、痰稠、骨蒸潮热、盗汗、心烦等症。

用法用量：水煎服。每次用量为6~15克。

治疗糖尿病的常用药对

补气类药对

⊙ 白术+茯苓

药对出处：张元素《医学启源》。

药对功效：白术味甘性温，有健脾燥湿、益气生血之功效，且偏于守中；茯苓味甘、淡，性渗湿，有健脾止泻、宁心安神的功效。白术能健脾燥湿，茯苓能利水渗湿，两药合用，有补有渗，守中有通，能很好地发挥渗湿健脾之效用。

适用病症：脾虚不运、痰饮内停、水湿为患、饮停心下、振振有声、头晕目眩、痞满吐泻、食欲不振、脾虚小便不利、水肿等症；也适用于梅尼埃综合征；脾虚挟湿或脾虚水停性质的糖尿病尤其糖尿病植物神经病变、糖尿病性胃轻瘫、糖尿病腹泻等症，也可随方加入枳壳、枳实、半夏，或随方加入山药、莲子、炒薏苡仁、砂仁等。另，糖尿病脑血管病变、脑供血不足眩晕症，可加用天麻、钩藤、葛根、丹参等，以熄风定眩、活血化淤；糖尿病性心脏病心功能不全之心悸、胸闷、水肿等症，可加用黄芪、丹参、猪苓、泽泻等，可收获益气活血、利水消肿的功效。

用法用量：白术10~15克，茯苓10~15克。

使用禁忌：气虚下陷、虚寒精滑者不可服用。

⊙ 黄芪+山药

药对出处：《施今墨药对》。

药对功效：黄芪味甘性温，具有补气升阳、利水消肿的功效，且偏于补脾、肺、肾之气；山药味甘性平，具有补脾养肺、益肾固精、养阴生津的功效，且偏于补脾阴、肺肾之阴。两者配伍，阴阳相合，能更好地促进健脾固肾、涩精止遗、益气生津功效的发挥。

适用病症：中医辨证属于脾气虚弱或脾肾两虚者以及糖尿病脾肾气阴不足、气虚等症皆可用，尤其适用于糖尿病植物神经病变、胃肠功能紊乱、糖尿病腹泻等。

用法用量：黄芪10~30克，山药10~30克。

使用禁忌：湿盛中满、表实邪盛、阴虚阳亢、食积内停、气滞湿阻、内有实热、疮痈初起或溃后热毒尚盛者均不可用。

⊙ 黄芪+甘草

药对出处：《证类》卷七；《鸡峰普济方》卷三十。

药对功效：黄芪味甘性温，可补脾肺、升清阳；甘草味甘性平，可补脾胃、益中气。两药为伍可使补中益气之功效增强。生黄芪、生甘草合用，有补虚托毒、排脓解毒之作用，因为生黄芪能托毒排脓、敛疮收口，生甘草能清热泻火、补虚解毒。

适用病症：脾胃气虚之食少、便溏、体倦；气虚发热、渴喜温饮、自汗出、少气懒言等；气血不足、疮疡内陷或久不收口；糖尿病久病气虚者，如糖尿病植物神经功能紊乱汗出异常、体温调节异常、糖尿病腹泻等；糖尿病足坏疽、糖尿病合并慢性疮疡、久不收口、慢性皮肤溃疡等。

用法用量：黄芪10~30克，甘草6~10克。

使用禁忌：湿盛中满、腹胀水肿、表实邪盛、气滞湿阻、食积内停、内有实热、阴虚阳亢、疮痈初起或溃后热毒尚盛等，均不可用；甘草与大戟、甘遂、芫花、海藻相反，使用时应注意规避。

⊙ 黄芪+人参

药对出处：《三因方》卷九，玉屑膏。

药对功效：人参味甘微苦而性微温，补五脏之气功效显著，且能兼养阴，守而不走；黄芪味甘性温，善走肌表，能补气扶阳，走而不守。两药配伍，二者一走一守，能大大增强补气助阳、补元气、生精血之功效，且可以阴阳兼顾，彻里彻外，通补无泻。

适用病症：一切气虚不足之证，脾胃气弱者用之可鼓舞中气，肺虚卫弱者用之可补气固卫，心虚气祛者用之可补心助脉；久病虚弱、中气不足、中气下陷所引起的胃下垂、子宫脱垂等内脏下垂症；脾胃虚弱，消化不良、食少便溏、倦怠乏力、动则汗出等症；脾不统血之出血证；糖尿病之气阴两虚，如糖尿病性心脏病心功能不全、心律紊乱、糖尿病植物神经紊乱、糖尿病性腹泻、糖尿病汗出异常等症。

用法用量：人参6~10克，黄芪10~30克。

使用禁忌：实证、邪盛、热证慎用，气滞湿阻、食积内停、疮痈初起、阴虚内热、腹胀等，均不可用；人参与藜芦相反，畏五灵脂，恶皂荚，不可与之同用；服药时不可同时喝茶、吃萝卜，否则会影响药力发挥。

⊙ 黄芪+生地

药对出处：《施今墨药对》。

药对功效：黄芪味甘性温，有补气升阳、利水消肿之功效，且偏于健脾补气；生地黄味甘、苦，性寒，有凉血、清热、滋阴之功效。两者配伍，阴阳相合，相互促进，能更好地发挥健脾补肾、益气生津的效用。

适用病症：糖尿病之气阴两虚症、阴阳俱虚症。此药对为降糖类药方的基本构成，是治疗糖尿病及其并发症最著名的对药。

用法用量：黄芪10~30克，生地黄10~30克。

使用禁忌：表实邪盛、内有实热、阴虚阳亢、湿盛中满、气滞湿阻、食积内停、疮痈初起或溃后热毒尚盛等均不可用。

⊙ 黄芪+黄精

药对功效：黄芪味甘性温，具有补气升阳之功效，且偏于健脾补气；黄精味甘性平，具有益气养阴、健脾补肾之功效，且偏于补肾养阴。两药合用，能更好地发挥气阴两益、脾肾两补、健脾补肾、益气生津之效用。

适用病症：糖尿病及其并发症气阴两虚证。另，如挟内热，可加入黄连、黄芩、生地、天花粉、地骨皮等，以滋阴清热；如阴损及阳，可加如枸杞子、淫羊藿、肉桂等，以补肾助阳。

用法用量：黄芪10~30克，黄精10~15克。

使用禁忌：表实邪盛、内有实热、阴虚阳亢、湿盛中满、气滞湿阻、食积内停、疮痈初起或溃后热毒尚盛等不可用。

⊙ 黄芪+地龙

药对出处：《医林改错》。

药对功效：黄芪甘、微温，可补脾肺元气；地龙咸、寒，可通经活络。两药配伍，更加有利于益气生血而和血、通经活络而致新生。

适用病症：有气虚血瘀症状的肾炎或肾病；糖尿病肾病水肿、蛋白尿；糖尿病周围血管神经病变肢体麻木疼痛、冷凉等症。另，肢体冷凉突出、阳痿、脉沉者，可加用桂枝、淫羊藿、鹿角片，以温阳补肾；糖尿病足坏疽，肢体皮肤溃疡腐烂，舌红脉滑数者，可配合四妙勇安汤加蒲公英、紫花地丁等，以清热凉血解毒；糖尿病脑血管病变中风偏瘫、口舌歪斜、失语等症，可随方加入水蛭、土鳖虫、丹参、川芎、豨莶草、鸡血藤等，以活血通络。

用法用量：黄芪10~60克，地龙10~15克。

使用禁忌：表实邪盛、阴虚阳亢、气滞湿阻、脾胃虚弱、食积内停、疮痈初起或溃后热毒尚盛等均不可用。

⊙ 黄芪+防风

药对出处：《丹溪心法》玉屏风散；《医说》黄芪防风汤。

药对功效：黄芪味甘，性温，是补剂中的风药，能益脾肺、补三焦、补益中气、固表止汗。防风则是风药中的润剂，可祛风于肌腠之间。两药合用，防风可引黄芪达表而御风邪，黄芪得防风而无留邪之弊，防风得黄芪不致发散太过，一补一散，补中寓散，补散兼施，可谓相得益彰，效用大增。

适用病症：中气虚弱、卫表不固、表虚自汗、感冒及荨麻疹等症；糖尿病之表虚不固、兼挟风邪所致的自汗恶风等症。

用法用量：黄芪10~30克，防风5~15克。

使用禁忌：表实证、血虚痉急或头痛不因风邪者不宜服用。

⊙ 黄芪+白术

药对出处：《金匮要略》防己黄芪汤。

药对功效：两药均有补气之功效，黄芪可补肺，白术善补脾，两药配对使用，可健脾补中、补肺益气。

适用病症：糖尿病患者之久病体弱、抵抗力下降时的气虚证；糖尿病及其植物神经病变糖尿病性胃轻瘫、糖尿病腹泻之脾虚者，可用炙黄芪、炒白术。另，糖尿病足顽固性皮肤溃疡、疮疡痈肿不溃、溃久不愈等症，可加用当归、炮山甲等，以补托透疮。

用法用量：黄芪9~30克，白术9~15克。

使用禁忌：胸脘湿、滞气阻、痞满、无气虚证者忌服。

⊙ 山药+莲子

药对出处：《太平惠民和剂局方》参苓白术散。

药对功效：山药甘平，有补脾胃之阴、强肾固精、止泻等功效。莲子味甘涩，性平，有养心健脾、补肾固涩、厚肠胃、止泄泻等功效。两药配伍，能更好地发挥补脾健胃、益气固摄、止泄泻之效用。

适用病症：糖尿病植物神经功能紊乱之脾虚泄泻、饮食不佳等症。

用法用量：山药15~30克，莲子6~15克。

使用禁忌：胃肠结热、大便干燥者忌服。

⊙ 人参+甘草

药对出处：《圣济总录》卷五十八人参汤。

药对功效：人参味甘微苦、性微温，有补

元气之功效；甘草味甘性平，有益气补虚、通经脉之功效。两药配伍，更加有利于促进补元气、强固五脏。

适用病症：糖尿病之气虚或气阴两虚症，如糖尿病性心脏病心气不足的心悸、气短、乏力、汗出等症。

用法用量：人参6~10克，甘草6~10克。

使用禁忌：湿盛中满、实证、热证、阴虚内热、腹胀水肿等症不可用；人参与藜芦相反，畏五灵脂，恶皂荚，甘草与大戟、芫花、甘遂、海藻相反，使用时要注意规避；服药时不可喝茶、吃萝卜，否则会影响药力发挥。

⊙ 人参+白术

药对出处：《嵩崖尊生》卷九参术汤。

药对功效：人参可培补脾胃元气，白术可健脾除湿，两药合用，共益后天以开化源，化源充足，诸症自除。

适用病症：糖尿病植物神经功能紊乱、糖尿病性胃轻瘫、糖尿病性腹泻之脘腹胀满、腹泻便溏、舌淡、脉沉细等症。另，脘腹满痛、喜温、畏寒肢冷者，可加干姜、桂枝等，以温阳散寒；口干、舌苔腻色黄者，可加入黄连等，以厚肠胃；脾肾气阴两虚、乏力体倦、咽干烦热、腰酸膝软、脉沉细等症，可加用生地、玄参，可收到气阴两补、脾肾两益的效果。

用法用量：人参6~10克，白术6~15克。

使用禁忌：阴虚燥渴、气滞胀闷者勿用；人参反藜芦，畏五灵脂，恶皂荚，使用时要注意规避；服药时不可同时喝茶、吃萝卜，否则会影响药力发挥。

养阴类药对

⊙ 白芍+甘草

药对出处：《伤寒论》芍药甘草汤。

药对功效：白芍苦、酸、微寒，归肝经，具有养血敛阴、泻肝柔肝之功效；甘草甘缓，性平，具有和逆气、补脾胃之功效。两药相配，酸甘化阴，肝脾同治，可收到缓肝和脾、益血养阴、缓急止痛等功效。

适用病症：肝脾不和、气血失调之胸胁不适、腹中拘急疼痛、手足挛急、头晕头痛、痛经、经期腹痛等症。另，糖尿病合并骨质疏松或糖尿病肾病肾功能不全、肾性骨病、腰膝酸软、筋骨酸痛、足跟痛或腿抽筋患者，可加用薏苡仁、生龙牡等，以收到更好的疗效。

用法用量：白芍12~30克，甘草6~9克。

使用禁忌：湿盛胀满、水肿、阳衰虚寒之证者不宜用；甘草与海藻、大戟、甘遂、芫花相反，白芍与藜芦相反，配伍使用时应注意规避。

⊙ 葛根+天花粉

药对功效：葛根有生津补液、舒通经络之效；天花粉有养阴增液、清热生津之效，两药配伍，可收养阴清热、生津止渴之效。

适用病症：热病发热、烦渴、喜饮者；糖尿病患者阴虚内热、热结较甚、热伤津液、口渴多饮、便干尿赤、舌红苔少津液等症。另，大便干结者，可加用生地、麦冬、大黄等；心烦失眠、小便黄赤、舌尖红者使用时可加入生地、竹叶、山栀、莲子心等。

用法用量：葛根15~30克，天花粉15~30克。

使用禁忌：脾虚湿盛、腹泻便溏、里寒证者不宜服用。

⊙ 麦冬+沙参

药对功效：麦冬和沙参性味归经相仿，都有养阴生津之效，两药合用，可使肺胃同治，大大增强清肺凉胃、养阴生津之功效。

适用病症：阴虚肺燥或热伤肺阴之干咳少痰、咽喉干燥等症；热伤胃阴或久病阴虚津亏之咽干口渴、大便干燥，舌红少苔等症；糖尿病肺热津伤、肺胃阴虚证，特别是糖尿病合并肺结核或慢性咳嗽的患者。另，糖尿病性便秘阴虚证患者使用时可配合生地、玄参；糖尿病及其继发的心脏病心阴不足或心肺气阴两虚心悸气短、汗出、脉细数、细弱患者，可加入太子参、五味子等。

用法用量：沙参9~15克，麦冬6~12克。

使用禁忌：脾虚或虚寒便溏以及湿邪偏盛的患者不宜服用；选方用药时也要注意规避相反之物。

⊙ 麦冬+天冬

药对出处：《摄生秘剖》二冬膏。

药对功效：天冬有养阴清热、润燥生津、润肺止咳之效；麦冬有清心润肺、养胃生津、养阴润燥之效，两药配伍，可使滋阴润燥、清肺、心、胃、肾之虚热、甘寒清润、畅利三焦之用大增。

适用病症：阴虚之肺阴虚、心肺阴虚、肺胃阴虚、肺肾阴虚等证；咽干口渴、干咳、心烦、咳血等症；糖尿病阴虚证之咽干口渴、多食易饥、干咳、心烦等症；糖尿病合并支气管炎、肺部感染、肺结核等的咽干口干、口渴、干咳少痰、心烦不安等症；热伤肺络、血不循经、咳嗽咯血、痰中带血等症亦可用。

用法用量：天冬10~15克，麦冬10~15克。

使用禁忌：无严格禁忌证。

⊙ 乌梅+生地

药对功效：生地黄味甘苦，性寒，有清热养阴的功效；乌梅味酸涩，性平，有敛虚火、生津液的功效。两药合用，清者可清内热，敛者可敛虚火，且酸甘化阴，可谓标本兼顾，可收获清热、养阴、生津之功效。

适用病症：阴虚内热之口渴多饮、烦热；温病后期阴伤津耗、暑热伤阴之口渴、烦热等症；糖尿病、尿崩症及胃酸缺乏症的辅助治疗。

用法用量：生地黄10~15克，乌梅10克。

使用禁忌：乌梅是收敛之品，故温热初起、邪热亢盛兼见阴伤或暑热挟湿、中土失运、津不上承而口渴时，不宜选用，否则会有恋邪留湿的危险；外有表邪、内有实热积滞、湿热相兼者不宜服用。

⊙ 乌梅+五味子

药对出处：《施金墨药对》。

药对功效：乌梅味酸，有清凉生津、益胃止渴、敛肺止咳等功效；五味子有敛肺滋肾、敛汗止汗、生津止渴、养心安神、涩精止泻等功效。两药合用，可增强养阴强心、敛肺止汗、降低血糖等效用。

适用病症：糖尿病之尿糖不降之症；糖尿病植物神经紊乱汗证、腹泻或男子遗精等症。自汗、盗汗等症，使用时可加用麦冬、党参，以收益阴强心之效。

用法用量：乌梅6~10克，五味子6~10克。

使用禁忌：无严格禁忌证。

⊙ 玄参+苍术

药对出处：《施今墨药对》。

药对功效：玄参味咸，性寒，质润多液，具有滋阴降火、泻火解毒、软坚散结、清利咽喉等功效；苍术味苦，性温，燥湿，具有辛香发散、健脾燥湿、升阳散郁、祛风明目等功效。苍术偏重于燥，玄参偏重于润，两药配伍，玄参之润可制苍术之燥，苍术之温燥可制玄参之滞腻，进而能更好地发挥建中宫、止漏浊、降低血糖之功效。

适用病症：糖尿病脾肾不足、湿热阻滞、血糖增高等症。另，伴有胆固醇增高的糖尿病患者，可随方加减用之。

用法用量：苍术10~15克，玄参15~30克。

使用禁忌：无严格禁忌证。

⊙ 玄参+生地

药对出处：《辨证录》。

药对功效：生地黄和玄参两药性味基本相同，均甘寒味苦，且都有清热凉血、养阴生津的功效，只是生地偏于凉血止血，玄参偏于凉血解毒，故两药配伍，清热凉血、养阴生津之效用倍增。

适用病症：糖尿病阴虚津亏、内热伤阴、燥热伤阴、阴虚火旺、血分有热阴虚便秘以及糖尿病足热毒壅盛等症。

用法用量：生地10~30克，玄参10~30克。

使用禁忌：脾胃虚寒、食少便溏者不宜服用；玄参与藜芦相反，配对组方时应注意规避。

⊙ 玄参+麦冬

药对出处：《辨证录》玄冬汤；《医学集成》玄麦饮。

药对功效：麦冬性味甘、寒，入肺经、胃经，有清补肺胃阴虚、清心除烦安神等功效。玄参则长于凉血解毒。两药配伍，可使清热凉血、养阴生津之效用倍增。

适用病症：温病热伤阴、口干口渴、咽干便干等症；糖尿病及其并发症治疗阴虚津亏证的口干口渴、咽干便干、舌红苔少津液、脉细或细数等症。另，气阴两虚者使用时可加黄芪、人参等，以收益气之效；阴虚内热者使用可加石膏、黄连、黄芩等，以收养阴清热之效；阴阳俱虚者使用可配合淫羊藿、肉桂等，以达温阳补肾之效果。

用法用量：麦冬10~15克，玄参10~30克。

使用禁忌：性寒而滞、脾胃虚寒、食少便溏者不宜使用；玄参与藜芦相反，组方时应注意规避。

⊙ 玄参+葛根

药对功效：葛根可生津补液、舒通经络；

玄参可滋阴降火，凉血解毒。两药配伍，更可滋阴清热、生津止渴。

适用病症：热病烦渴、温毒发斑等症。另，糖尿病患者阴虚内热、热伤津液、口渴欲饮等症；大便干结者使用时，可加用生地、麦冬、大黄等。

用法用量：葛根15~30克，玄参15~30克。

使用禁忌：脾胃湿阻及脾虚便溏者不宜服用。

⊙ 玉竹+黄精

药对功效：黄精性味甘平，有补脾益肾、滋阴润肺、强筋壮骨、降低血糖等功效；玉竹性味甘寒，质润多液，有养阴润燥、补肾防衰、生津止渴之功效。两药配伍，可使肺、脾、肾同治，收到上源水清、中焦健运、下源益固的效果，进而使消渴诸症痊愈。

适用病症：糖尿病诸症；糖尿病合并呼吸系统疾病的咳嗽、气喘诸症；糖尿病合并消化系统疾病的胃胀食少、倦怠食少、纳后不消、腰酸腿软等症。

用法用量：黄精10~20克（鲜者30~60克），玉竹10~15克。

使用禁忌：无严格禁忌证。

清热类药对

⊙ 大黄+甘草

药对出处：《金匮要略》大黄甘草汤。

药对功效：大黄性味苦寒，具有通便泄热，解毒疗疮、活血祛淤及清胃降逆等功效，但其攻破之力甚猛，易伤中焦脾胃；甘草性味甘平，具有和中缓急、调和药性、泻火解毒等功效。两药配伍，可扬长避短，助功杜弊，能更好地发挥解毒、消肿、止痛、去腐敛疮清热、和胃、止呕等作用。

适用病症：当用大黄又恐伤正者，疮疡痈疽症既可内服又可外用；糖尿病胃肠热结证之心烦口干、大便偏干、舌红、苔黄、脉滑数等症。另，糖尿病便秘者使用时可加入生地、玄参、天花粉；糖尿病胃肠植物神经功能紊乱之心下痞、大便不畅、进食后呕吐者使用时可加用陈皮、半夏、芦根等；糖尿病合并痈疽患者使用时可加用野菊花、金银花、蒲公英、地丁、天花粉等清热解毒药物；糖尿病肾病肾功能不全患者使用时可加用当归补血汤、二陈汤、温胆汤。

用法用量：大黄3~15克，甘草3~6克。（胃肠热结不甚或实中有虚者可用熟大黄、炙甘草；胃肠热结甚或热毒壅郁证候突出者可用生大黄、生甘草。）

使用禁忌：脾胃虚寒、血虚气弱、无实热、积滞、淤结者不宜服用；妇女胎前、产后应谨慎服用。

⊙ 黄连+知母

药对功效：知母性味苦、寒，入胃经，有凉胃热、泻火存阴、清热滋阴等功效；黄连性味大苦大寒，有燥泄胃肠之湿热、清泻心胃之实火、解毒等功效；两药合用，可使清热泻火之效用更强，且泻火的同时还不伤阴。

适用病症：糖尿病胃热阴虚、胃肠结热、胃火亢盛致口渴多饮、消谷善饥等症；糖尿病挟心火上炎之不寐、口糜等症。

用法用量：知母6~9克，黄连3~6克。

使用禁忌：脾胃虚寒者不宜服用。

⊙ 黄连+黄芩

药对出处：《医心方》黄连汤；《圣济总录》黄芩汤。

药对功效：黄连性味大苦大寒，具有泻实火、解热毒之功效；黄芩性味苦寒，具有燥湿清热、清泻实火之功效。两药配伍，能更好地发挥泄中、上二焦之邪热、清热燥湿、泻火解毒、清热安胎之功效。

适用病症：热病高热烦躁、神昏谵语者；湿热中阻、气机不畅、脘腹痞满、恶心呕吐者；湿热泻痢、腹痛、里急后重者；痈肿疔疮、肠风下血者；妊娠恶阻或胎动不安者；糖尿病中医辨证内热壅盛或湿热壅郁之口渴多饮、心烦躁扰、尿黄目赤、舌红苔黄、头身沉重、心胸烦闷、呕恶、痞满、舌红苔黄腻等症。内热壅盛者可加用生地、玄参等，以养阴；湿热壅郁者可加用苍术、白术、薏苡仁，以健脾除湿。

用法用量：黄连6~12克，黄芩6~12克。（清热可生用，安胎可炒用，清上焦热可酒炙用。）

使用禁忌：脾胃虚寒者不宜服用。另，过服久服会伤脾胃。

⊙ 黄连+麦冬

药对出处：《普济方》引《十便良方》治

消渴丸。

药对功效：黄连性味苦寒，可清燥，具有清泄心胃之火以祛邪之功效；麦冬味性甘润，入肺、胃经可清补肺胃阴虚，入心经可清心除烦安神。两药合用，扶正祛邪，既可清心胃之火而不伤阴，又可养阴而不留邪，清心胃、养阴液之功效大增。

适用病症：心阴不足，心经有热之烦躁口苦、胆怯心惊等症；胃中嘈杂似饥、恶呕欲吐、烦渴引饮、胃阴不足等症；糖尿病及其并发症患者阴虚热盛证之消渴不止、烦渴引饮、小便频繁等症；糖尿病性植物神经病变之心率快、心烦失眠、舌红、脉数等症；糖尿病性心脏病之快速性心律紊乱者。

用法用量：黄连6~12克，麦冬9~12克。（清养肺胃之阴应去心，清心除烦不必去心；火盛明显，黄连可适当加量；阴伤严重，麦冬可适当加量。）

使用禁忌：脾虚便溏者不宜服用。

⊙ **黄柏+知母**

药对出处：《活人心统》四制黄柏丸。

药对功效：黄柏性味苦寒，沉降，可用于清热燥湿，具有清肾经相火、泄下焦湿热而坚阴等功效；知母性味苦寒，质柔性润，具有清肺热、泻肾火、退胃脘实热、滋阴润燥等功效。两药合用，黄柏清热除湿以保阴，知母泻火助坚阴，可使清热燥湿、养阴降火之效用大大增强。

适用病症：阴虚火旺之低热潮热、盗汗咯血衄血、虚烦不寐症；糖尿病阴虚相火妄动、遗精、阳强、女子性欲亢进等症；阴虚挟下焦湿热所致的糖尿病合并泌尿系统感染、妇女外阴阴道炎之小便短赤、大便泻而不爽、妇女带下黄浊等症。

用法用量：黄柏9~12克，知母9~15克。

使用禁忌：脾虚便溏者不宜服用。

⊙ **黄芩+知母**

药对功效：黄芩性寒，气薄，具有除上、中二焦火邪、泻肺火、解肌热等功效；知母性味甘苦、寒凉，具有上清肺火、中凉胃热、下泻肾火，滋养肺、胃、肾三脏之阴等功效。两药配伍，可发挥清泻肺火、养阴润燥之功效。

适用病症：糖尿病合并肺部感染、肺胃实热证之发热、咳嗽、痰黄黏稠等症；糖尿病性便秘之大便秘结、数日不下、伴咳喘气粗、面红目赤等症。

用法用量：黄芩9~12克，知母9~15克。

使用禁忌：表证未解而有发热者不宜服用。

⊙ **金银花+黄芪**

药对出处：《活法机要》回疮金银花散。

药对功效：金银花性味甘寒，具有清热、解毒、凉血、散淤、消肿等功效，主治疮痈肿毒；黄芪甘温，升补，具有补气升阳、益气、托毒、解毒等功效。两药合用，补不助热，清不伤正，托毒清解之功效更为显著。

适用病症：糖尿病足之顽固性皮肤溃疡、坏疽等患者。

使用禁忌：表实邪感、气滞湿阻、食积内停、阴虚阳亢、疮痈初起或溃后热毒尚盛等证均不宜服用。

⊙ **决明子+茺蔚子**

药对功效：决明子具有清肝益肾、祛风明目、润肠通便等功效；茺蔚子具有凉肝、益精、明目、活血、调经、利水等功效。两药配伍，二者之效用能得到更好的发挥。

适用病症：糖尿病合并血脂代谢紊乱肝肾亏虚、湿热积滞者，使用时可加入枸杞子、山楂、泽泻；糖尿病性白内障肝肾阴虚、目窍失养者，使用时可加入枸杞子、菊花、石斛；糖尿病视网膜病变之肝肾阴虚、风火上熏、热扰目系、络破血溢者，使用时可加入生地、白芍、三七粉、蒲黄等。

用法用量：决明子9~30克，茺蔚子6~15克。

使用禁忌：脾胃虚寒便溏者不宜服用。

⊙ **桑白皮+地骨皮**

药对出处：《小儿药证直诀》泻白散。

药对功效：桑白皮性味甘寒，入肺经，具有清热而不伤气、行水而不伤阴等功效，可用于清热平喘、止嗽祛痰；地骨皮性味甘淡、寒，具有泻肺中伏火、清肾中虚热以退蒸之功效。两药相配，可使肺火清而逆气降，肾热清而虚火宁，咳喘、骨蒸劳热均可解除。

适用病症：肺热阴虚喘嗽、午后热甚、低热不退、汗出、水肿、小便不利、目赤、舌红脉细数等症；肺热阴伤、肺失清肃之喘咳、正气稍弱、伏火不盛的患者；糖尿病肺之肾阴虚、肺热津伤、咽干口渴、咳嗽等症；糖尿病合并肺系疾病证之肺火邪热、咳喘上逆等症。

用法用量：桑白皮9~30克，地骨皮9~30克。

使用禁忌：肺虚无火者、外感风寒咳嗽者、脾胃虚寒者不宜服用。

⊙ **生地+黄连**

药对出处：《外台》黄连丸。

药对功效：生地黄性味甘寒，质润，入肾经，具有滋肾阴、益精血之功效；黄连苦寒，性燥，入心经，具有泻心火、解热毒之功效。两药合用，黄连清燥膈上之热，生地滋培下焦之阴，清上滋下，泻火却不伤阴，滋阴却不留邪，实为妙对。

适用病症：肾水不足、心火自旺、心烦失眠、烦渴多饮、心中有热、扰神津伤、心烦口干、舌红苔黄症状的糖尿病。

用法用量：生地黄15~30克，黄连6~12克。

使用禁忌：消渴病阳虚中寒者不宜服用。

⊙ **生地+黄柏**

药对出处：《兰室秘藏》当归六黄汤。

药对功效：生地黄性味甘寒，质润，入肾经，具有滋阴降火，使阴生则热自退的功效；黄柏味寒沉降，可泻火坚阴，且火去而不伤阴，主泻肾火。两药合用，泻火以坚阴，滋阴以清热，泻中寓补，补中寓泻，可很好地发挥泻火滋阴之功效。

适用病症：阴虚内热、骨蒸潮热，盗汗遗精等症；糖尿病之肾阴不足、尿频量多、胃热牙宣、牙龈肿痛、下焦湿热尿血、便血等症。另糖尿病植物神经功能紊乱之乏力、咽干、汗出多、心烦失眠等症，可加用黄芪、乌梅、酸枣仁等。

用法用量：生地黄15~25克，黄柏9~12克。

使用禁忌：脾胃虚弱、纳差便溏者不宜服用。

⊙ **知母+石膏**

药对出处：《伤寒论》白虎汤。

药对功效：知母性味苦寒而不燥，质润，沉中有降，降中有升，上行可肃降肺气、清胃火、除烦渴，下行能泻相火、滋肾燥；石膏味辛甘，性寒，质重气浮，入肺经可清泄肺热而平喘，清泄气分实热以解肌，入胃经则可清泄胃火。两药配伍，清中有润，润中有散，可使清热止渴除烦之效用大大增强。

适用病症：阳明病气分热盛证之壮热、烦渴引饮、汗出恶热、脉洪大或浮滑等症；胃火上炎、肾水亏虚之证所引起的牙痛齿松、烦渴咽燥、舌红少苔、脉细数等症；糖尿病之口干舌燥、口渴多饮、多食易饥、大便偏干、舌红苔黄或苔少津液者；糖尿病合并多种感染性疾病、发热汗出、烦渴；糖尿病合并牙周炎牙龈红肿热痛者。

用法用量：知母6~10克，石膏20~30克。

使用禁忌：脾胃虚寒证不宜服用。

⊙ **知母+麦冬**

药对出处：《症因脉治》门冬知母汤。

药对功效：知母性味甘寒，可清泻肺火、滋阴润肺、泻胃热、生津止渴；麦冬性味甘寒，入肺、胃经可清补肺胃阴虚，入心经可清心、除烦、安神。两药配伍，可增强滋阴清热之效用。

适用病症：肺热伤津、燥咳痰少或无痰者；糖尿病肺胃津伤、肺肾阴虚咽干口燥、口渴多饮或干咳者。

用法用量：知母6~9克，麦冬10~15克（清养肺胃之阴须去心，清心除烦不必去心。）

使用禁忌：脾虚便溏或有湿邪者不宜服用。

⊙ **知母+天花粉**

药对功效：知母性味苦寒，质润，具有润肺泻火、清热滋阴、清胃热、润燥除烦之功效；天花粉性味苦寒，甘酸，具有清肺胃之烦热、生津润燥止渴、清热化痰之功效。两药合用，能更好地发挥清热泻火、润燥生津之功效。

适用病症：热病热邪伤津、口干舌燥烦渴者；肺热燥咳、干咳无痰者；糖尿病肺胃阴虚、热盛伤津之口渴、多饮、多尿等症；另，气虚者，可加用黄芪、人参等，以益气；内热者可加用石膏、黄连等，以清热。

用法用量：知母6~12克，天花粉10~15克。

使用禁忌：脾胃虚寒、大便滑泄者以及孕妇不宜服用；天花粉与乌头相反，组方时应注意规避。

⊙ **知母+葛根**

药对出处：《医学衷中参西录》玉液。

药对功效：知母性味苦寒，质润，具有润肺泻火、清热滋阴、清胃热、润燥除烦之功效；葛根性味辛平，具有轻扬升发、解肌退热、生津止渴、滋润筋脉、扩张心脑血管、改善血液循环、降低血糖等功效。两药合用，更能促进清热泻火、润燥生津、清热养阴、祛淤生新、降低血糖之功效的发挥。

适用病症：糖尿病症见口渴、多饮、多尿者。

用法用量：知母6~12克，葛根10~15克。

使用禁忌：脾胃虚寒，大便溏泄者不宜服用。

⊙ 知母+山药

药对功效：知母性味苦寒，质润，具有润肺泻火、清热滋阴、清胃热、润燥除烦、补肾阴泻虚火之功效。山药味甘微涩，可补益脾肺肾之气、滋养脾肺肾之阴。两药合用，既能泻肺火、清胃热，又能补肺阴、养胃阴、滋肾水。

适用病症：糖尿病脾胃阴虚内热、多食易饥者；肺燥咳嗽、干咳无痰、口唇干燥者；糖尿病及其并发症之肾阴亏虚，致腰膝酸软、遗精健忘等症。

用法用量：知母6~15克，山药10~30克。

使用禁忌：湿盛中满、热证邪实者不宜服用；山药恶甘遂，组方时应注意规避。

⊙ 知母+黄芪

药对出处：《医学衷中参西录》。

药对功效：知母性味甘寒，质润，具有消肺金、制肾水化源之火，去火可以保阴等功效；黄芪性味甘温，具有补肺脾之气、益肾水之源、使气旺而自能生水等功效。两药相配，可增强益气、养阴、清热之效用。

适用病症：糖尿病气阴两虚证之疲乏少力、咽干口渴、气短，或见劳嗽者；糖尿病性心脏病、冠心病心绞痛、冠心病心功能不全、心律紊乱之气短胸闷、努力呼吸似喘、脉短或脉象三五不调等症。

用法用量：知母9~12克，黄芪12~24克。

使用禁忌：实热、肝阳上亢、气火上冲者不宜服用。

⊙ 知母+五味子

药对功效：知母性味甘寒，可养阴，除燥痰，止燥咳，泄降，降肺之气逆；五味子味酸，有敛肺益肾、生津止泻之功效。两药配伍，可加强止咳、养胃之效。

适用病症：肺阴虚损、久咳不止、干咳无痰者；糖尿病阴虚内热、口渴多饮者；糖尿病植物神经病变口渴多饮、伴自汗出者。

用法用量：知母6~15克，五味子3~12克（生津止渴用生五味子，滋阴润肺用制五味子。）

使用禁忌：外感咳嗽者不宜服用。

⊙ 知母+牡蛎

药对出处：《杂病源流犀烛》保精汤。

药对功效：知母性味苦寒，入肾经，具有泻肾火、滋肾水之功效；牡蛎质重性寒，味咸而涩，入肾经，具有清热益阴潜阳、调阴阳而收敛固涩之功效。两药配伍，可发挥出滋阴降火、补肾固本之功效。

适用病症：阴虚火旺所致的男子遗精滑泄、耳鸣腰酸，包括男性糖尿病患者之遗精症；肝肾阴虚或阴虚肝旺糖尿病患者之头晕眼花、咽干口渴、腰膝酸软等症。

用法用量：知母6~15克，牡蛎15~25克。

使用禁忌：肾虚无火、精寒自出者不宜服用。

理气类药对

⊙ 百合+乌药

药对出处：《时方歌括》百合汤。

药对功效：百合具有养阴生津、补养胃阴之功效；乌药辛温香窜，有行气、止痛之功效。两药合用，既能防乌药过辛散，又能制约百合滋腻滞胃。

适用病症：气滞中脘、胃痛不适、因胃疼过服热药、胃阴受伤者；糖尿病胃轻瘫证之气滞痞满、胃阴不足症。另，糖尿病酮症酸中毒之口渴多饮、脘腹灼热疼痛、自觉气上撞心、恶心欲吐、饥而不欲食、舌红苔少等症，使用时可加用白芍、甘草、陈皮、枳壳、苏叶、黄连等，以收养阴柔肝、清热和胃之效果。

用法用量：百合9~30克，乌药6~9克。

使用禁忌：风寒痰嗽和中寒便溏者不宜服用。

⊙ 柴胡+白芍

药对功效：柴胡性味辛散，有疏肝解郁、宣畅气血之功效；白芍性味酸收，有补血养阴柔肝之功效。两药合用，散收相济，疏不耗肝阴，柔养不碍滞，补肝体而和肝用，可使肝气得舒、肝血得补。

适用病症：情志不遂、肝气郁结所致的情绪抑郁或急躁易怒、胸胁苦满、两肋乳房胀痛、月经不调、肝脾失调、清阳不升、浊阴不降所致的胸胁胀闷、脘腹疼痛、泄利、脉弦等症。另，糖尿病及糖尿病合并脂肪肝、糖尿病合并植物神经紊乱、糖尿病视网膜病变等有肝郁气滞、兼郁热症者，使用时可加用黄芩、黄连、夏枯草等，以清热凉肝；肾阴虚者使用时可加用增液汤、六味地黄丸等，以滋阴补肾；脾虚者使用时可加用白术、茯苓、山药等，以健脾益气。

用法用量：柴胡6~12克，白芍10~30克。

使用禁忌：阳衰虚寒、真阴亏损、肝阳上升者不宜服用；白芍与藜芦相反，组方时应注意规避。

⊙ 柴胡+薄荷

药对功效：柴胡有升发之性，可上行头面五官，故具有散风邪于头面、泻肝火而促其下潜、阻其上炎扰乱清空之害、升举清阳而充养头面之功效；薄荷味辛凉爽，质轻芳香，具有疏散上焦风热而清头目、利咽喉，入肝经可疏肝解郁之功效。两药合用，薄荷得柴胡，上散风邪愈强，柴胡得薄荷，疏肝解郁尤甚，进而能更好地发挥散风清热、疏肝解郁之功效。

适用病症：风热上壅、头目作痛、肝郁气滞之胁痛等症；糖尿病或糖尿病合并脂肪肝、并发视网膜病变的肝郁气结症者。另，糖尿病患者外感风热见头晕目赤、恶寒发热者，须加大柴胡剂量。

用法用量：柴胡9~12克，薄荷3~6克。

使用禁忌：体弱多汗、阴虚发热者不宜服用。

⊙ 陈皮+枳壳

药对出处：《圣惠方》陈橘皮散。

药对功效：枳壳具有行气宽中、调胃、理肠之功效；陈皮具有理气调中、行气化痰之功效。两药配伍，可收到行气、调中、化痰的效果。

适用病症：脘腹胀满、胸膈满闷、嗳气呕吐、咳嗽多痰等症；糖尿病合并胃肠植物神经病变胃轻瘫之脘腹胀满、嗳气频频、恶心呕吐、大便不爽等症。另，痞满为主者，使用时可加入苏梗、香附、香橼、佛手等，以理气宽中；大便不通者，使用时可加用木香、槟榔、炒莱菔子、大黄等，以通腑宽肠；糖尿病性冠心病之胸闷憋气、心胸闷痛症，使用时可加用瓜蒌、半夏、丹参、甘菘等，以理气宽胸、活血通脉；糖尿病合并外感咳嗽、咽痒不舒症，使用时加用薄荷、钩藤等，以疏风化痰止咳；糖尿病合并脂肪肝、胆囊炎之肝气郁结、肝胃不和等症，使用时可加用柴胡、赤白芍、郁金、内金、金钱草等，就可收到疏肝理气和胃的效果。

用法用量：枳壳6~12克，陈皮6~12克。

使用禁忌：单纯脾虚便溏者不宜服用。

⊙ 橘核+荔枝核

药对出处：施今墨先生经验药对。

药对功效：橘核入足厥阴肝经，具有行气、散结、止痛等功效；荔枝核入肝经，具有行气、散寒、止痛等功效。两药配伍，可更好地发挥祛寒、止痛、散结、消肿之功。

适用病症：小肠疝气、阴囊、睾丸肿痛等症；气滞血瘀、小腹刺痛等症；腹内包块，如慢性附件炎、卵巢囊肿、子宫肌瘤、输卵管积水等症；虚寒性带下、乳腺增生等症；糖尿病气滞证之胸胁满闷、嗳气、脘腹、小腹胀满疼痛等症。另，糖尿病合并泌尿系统感染、前列腺疾病之腰腹痛、小腹胀满不舒、排尿不畅等症，使用时可加用土茯苓、石韦、马鞭草、刘寄奴等；糖尿病性胃轻瘫气滞血瘀证之胃脘胀满、疼痛、小腹疼痛、大便不调等症，使用时可加用香附、陈皮、枳壳、乌药等，以行气消胀。

用法用量：橘核6~15克，荔枝核6~15克。

使用禁忌：无寒湿滞气者不要服用。

⊙ 枳实+枳壳

药对出处：施今墨先生经验药对。

药对功效：枳实、枳壳皆出于枳，枳实取于幼果，枳壳取于将熟之果，两者都有行气散结、化痰消痞的功效。但两者也有差别，枳实主脾胃，破气作用较强，能消积除痞、导滞通便，枳壳主脾肺，作用较缓和，能行气宽中除胀。两药相配，调气血、行气消胀、理气消痞、消积除满之用益彰。

适用病症：糖尿病胃轻瘫之心胸痞闷、腹满等症。另，糖尿病植物神经病变胸胁胀满、肋间神经痛等症，使用时可加用延胡索、川楝子、旋覆花、茜草等；糖尿病合并脂肪肝、胆囊炎之胁痛症，使用时可加用茵陈、郁金、鸡内金、草决明等。

用法用量：枳实6~12克，枳壳6~12克（炒用为佳）。

使用禁忌：久病体虚、脾胃虚弱者、孕妇不宜服用。

活血化淤类药对

⊙ 赤芍+丹皮（牡丹皮）

药对出处：《金匮要略》桂枝茯苓丸。

药对功效：牡丹皮味辛苦，性寒，有清血热、行瘀血、凉血祛淤除蒸、凉血不留淤、活血而不动血之功效；赤芍味苦，性寒，有泻肝降火、清血分实热、散瘀血留滞而通脉止痛之功效。两药相须为用，可使凉血活血、清热泻火、清热凉血、活血祛淤之功效更强。

适用病症：温病热入营血、迫血妄行所致的发斑发疹、吐血衄者；瘀血阻滞所致的经闭痛经、症瘕结聚；下焦湿热、小便混浊、淋漓涩痛者；糖尿病及其并发症血瘀证、血瘀挟热者；糖尿病合并疮疡、糖尿病足、糖尿病皮肤瘙痒者，多血分有淤热者。另，糖尿病合并疮疡或糖尿病足坏疽等症，使用时可加用蒲公英、紫花地丁、金银花等，以收清热解毒之效果；糖尿病皮肤瘙痒症，使用时可加用苦参、地肤子、白鲜皮等，以便清热祛湿止痒。

用法用量：牡丹皮10~15克，赤芍10~25克。

使用禁忌：热在气分、孕妇、气不摄血所致的出血证及脾胃虚寒者不宜服用；赤芍与藜芦相反，组方时应注意回避。

⊙ 赤芍+白芍

药对功效：白芍药味苦酸，性微寒，有养血敛阴、柔肝止痛之功；赤芍药味苦，性微寒，有清热凉血、祛淤止痛之效。赤、白二芍，白收而赤散，白补而赤泻；白则养血和营，赤则行血活滞。两药配伍，有养血活血、和营止痛的功效。如《本草正义》所云："补血，益肝脾真阴，而收摄脾气之散乱，肝气之恣横，则白芍也；逐血导淤，破积泄降，则赤芍也。故益阴血，滋润肝脾，皆用白芍；活血行滞，宣化疡毒，皆用赤芍。"

适用病症：营血不足兼有血行不畅出现拘急疼痛一类病证，偏热者用之最宜，若偏寒者当加用桂枝、当归等；糖尿病及其并发症相关的多种痛证，如糖尿病周围神经病变、肢体麻木疼痛、糖尿病酮症腹痛、糖尿病合并骨钙代谢异常肢体酸痛、增生性骨关节炎关节疼痛、糖尿病肾病肾功能不全骨骼酸痛、小腿抽筋等；糖尿病性便秘、糖尿病脑血管病变肢体痉挛、糖尿病性冠心病心绞痛等。另，糖尿病植物神经病变之营卫不和汗出异常者，使用时可加用桂枝，以调和营卫；糖尿病周围神经病变之气血痹阻、气血不调、络道不畅、肢体疼痛等症，使用时可加用桂枝、木瓜、川牛膝、怀牛膝、薏苡仁等，以舒筋活络。

用法用量：赤芍9~30克，白芍9~30克。

使用禁忌：脾虚便溏者需谨慎服用。

⊙ 川牛膝+怀牛膝

药对出处：《证类本草》。

药对功效：川牛膝、怀牛膝两药形态、功用相似。怀牛膝有补肝肾、强筋骨、活血通络，多用于肝肾不足的闭经、痛经、腰膝酸软等症；川牛膝有散瘀血之效，多用于实证的血瘀。两药相伍为用，一补一活，可使同类相从之效发挥得更好，进而增强补肝肾、活血脉之效用。

适用病症：糖尿病久病肝肾不足、血脉淤结以及多种并发症。

用法用量：川牛膝9~15克，怀牛膝9~15克。

使用禁忌：中气下陷、脾虚泄泻、下元不固、梦遗失精、月经过多者、孕妇不宜服用。

⊙ 当归+川芎

药对出处：《千金方》。

药对功效：川芎性辛温而燥，有活血行气之功；当归性味甘补辛散，有养血活血之效。两药配伍，因川芎偏于行气散血、当归偏于养血和血，可同时收到活血、养血、行血3个效果；且两药润燥相济，可祛淤却不耗伤气血，养血不致血壅气滞，故能增强活血祛淤、养血和血之功效。

适用病症：血虚、血瘀头痛、月经不调、痛经、闭经等症；产后瘀血腹痛、风湿痹痛等；糖尿病心脏病心肌缺血等症。另，糖尿病脑血管病变、血管性头痛患者，可重用川芎30克，并加用芍药、甘草；糖尿病肾病蛋白尿、水肿患者，可加用土茯苓、薏苡仁、石韦等，以利湿；糖尿病肾病肾功能不全贫血者，使用时可加用黄芪、丹参，以益气生血；糖尿病性便秘患者，使用时可加大当归用量至30克。

用法用量：川芎6~10克，当归3~12克。

使用禁忌：无严格禁忌证。

⊙ 当归+赤芍

药对出处：《医林改错》血府逐瘀汤。

药对功效：当归味甘辛，性温，甘补辛散，苦泄温通，有补血活血祛瘀之功；赤芍性味苦寒，有清热凉血，祛瘀止痛之效，两药配伍为用，可增强化瘀止痛之力。

适用病症：痛经、闭经、产后腹痛、胸痹心痛、风湿痹痛等症。糖尿病便秘者、糖尿病性心脏病心绞痛、糖尿病足肢体麻木、疼痛以及妇女糖尿病合并闭经者。

用法用量：当归10克，赤芍10~30克。（糖尿病便秘者，使用时可加大剂量，且当归宜用生当归。）

使用禁忌：血寒经闭、湿盛中满、便溏者不宜服用；芍药与藜芦相反，组方时应注意规避。

⊙ 丹参+泽兰

药对功效：丹参和泽兰都有活血化瘀的功效，且丹参可通利血脉，泽兰可利尿，两药配伍，祛瘀以行水，利水以活血，水血并调，即可平和中正，又不会有伤气血。

适用病症：慢性肾炎肾病水肿之瘀血阻滞症；慢性肝炎、肝硬化腹水之水瘀互结症；经脉回流障碍之血瘀水停症；妇女经行水肿、产后水肿腹水、闭经等症；糖尿病肾病蛋白尿、水肿等症；糖尿病合并周围血管病变、糖尿病脑血管病变中风后遗症肢体肿胀等症。

用法用量：丹参10~15克，泽兰10~15克。

使用禁忌：内无瘀滞者、小便清长者及孕妇不宜服用。

⊙ 丹参+黄芪

药对功效：丹参能活血化瘀，且有养血之功；黄芪能补益脾肺元气。两药配伍，益气与活血并用，可增强益气活血、推陈出新之效用。

适用病症：中风后遗症、胸痹心悸、肢体麻木等属气虚血瘀者；肝硬化腹水、肝脾肿大，肾炎肾病水肿，癥瘕积聚等属气虚血瘀者；再生障碍性贫血、消渴属气虚血瘀者；糖尿病、糖尿病并发冠心病心绞痛、糖尿病脑血管病变、糖尿病肾病、糖尿病合并中风、糖尿病周围血管神经病变等之气虚血瘀者。

用法用量：丹参10~30克，黄芪15~30克。糖尿病合并中风、糖尿病周围血管神经病变两症使用时黄芪剂量须增至30~120克之间。

使用禁忌：内有实热、肝阳上亢、气火上冲、湿热气滞者不宜服用。

⊙ 丹参+丹皮

药对功效：丹参味苦，微寒，性泄，具有通行血中之滞、凉散血中之热、清心安神、祛瘀生新等功效；牡丹皮味辛苦，性寒，气清芳香，具有活血凉血之功效。二药相须为用，可增强凉血活血、祛瘀生新、清透邪热之效用。

适用病症：血热瘀滞所致的月经不调、痛经经闭、产后瘀阻腹痛；温热病热入营血之吐血、衄血、发斑等症；热痹、关节红肿疼痛等症；糖尿病挟有血瘀、血热、瘀热互结者；糖尿病酮症、糖尿病合并感染之痈肿疮疖、皮肤灼热、瘙痒，心烦或有发热等症；糖尿病足坏疽。另，糖尿病性心脏病之快速性心律紊乱者，使用时可加用生地、黄连、苦参等。

用法用量：丹皮10~15克，丹参10~30克。

使用禁忌：血虚有寒、月经过多、孕妇不宜服用。

⊙ 丹参+赤芍

药对功效：赤芍性味苦寒，有清热凉血、散瘀止痛之功；丹参味苦，性微寒，有通行血脉祛瘀止痛之效。两药相须为用，可增强活血通经、祛瘀止痛之效用。

适用病症：血热瘀滞所致的月经不调、经闭痛经、产后瘀痛；心血瘀阻、胸痹心痛等症；糖尿病性心脏病、糖尿病足、糖尿病合并疮疡等之血瘀、血瘀挟热等症。

用法用量：赤芍6~12克，丹参5~15克。（活血化瘀须酒炙用。）

使用禁忌：血寒经闭者不宜服用；赤芍与藜芦相反，组方时应注意规避。

⊙ 丹参+川芎

药对功效：川芎性味辛温，香窜，入肝经，有升散、行气活血之功；丹参味苦，性微寒而润，有降泄、清热，入心肝二经可活血化瘀而不伤气血、凉血消痈、养血安神之效。两药配伍，一温一寒，一升一降，可使活血化淤、通络止痛之功大大增强。

适用病症：气滞血瘀之心腹疼痛、痛经、闭经等；糖尿病性心脏病。另，脑动脉硬化头痛者，可重用川芎至30克，以收祛风活血之效果，或加用芍药、甘草；糖尿病肾病蛋白尿、水肿者，使用时可加用猪苓、茯苓、石韦、土茯苓、薏苡仁等，以收利水渗湿之效果。

用法用量：川芎6~15克，丹参10~30克。

使用禁忌：无淤滞者不宜服用。

⊙ 丹参+益母草

药对功效：丹参、益母草两药均有活血化淤、调经通脉之功效，并且丹参又能清心凉血，益母草尚可利水解毒，故两药配伍可使化淤活血、通经利水之功更强。

适用病症：各种心脏病，有瘀血阻滞或水淤交阻者，如冠心病、高血压、高血压性心脏病、风湿性心脏病等；肾炎肾病水肿、特发性水肿、肝硬化腹水属水淤交阻者；糖尿病性心脏病心功能不全水肿、糖尿病肾病水肿；妇女糖尿病有月经不调等症者。

用法用量：丹参10~25克，益母草10~15克。

使用禁忌：孕妇、无瘀血者不宜服用。

⊙ 葛根+丹参

药对出处：《施今墨药对》。

药对功效：葛根轻扬升发，具有解肌退热、生津止渴、滋润筋脉、扩张心脑血管、改善血液循环、降低血糖之功效；丹参具有活血祛淤、化淤生新、凉血消痈、镇静安神、降低血糖的功效。两药配伍，可促进并增强活血化淤、祛淤生新、降低血糖的效用。

适用病症：糖尿病之舌质黯、有淤点、淤斑、舌下静脉淤滞等症；另，糖尿病并发冠心病气滞血瘀、气阴两伤证之乏力体倦、口干多饮、胸闷胸痛、烦热心悸、肌肤甲错、舌质紫黯或淡黯、有淤点、淤斑、舌下静脉怒张、面部有淤斑等症，使用时可加用黄芪、沙参、玉竹等，可收益气养阴之效果；糖尿病周围血管神经病变之肢体刺痛、疼痛固定不移、肌肤甲错等症，使用时可配入水蛭、地龙等，可收活血通络之效果。

用法用量：葛根10~30克；丹参10~30克。

使用禁忌：无严格禁忌证。

⊙ 葛根+黄芪

药对出处：《证治汇补》黄芪葛根汤。

药对功效：黄芪甘、微温，具有补脾肺元气而升清阳、扩张血管、降低血压、对抗肾上腺素、利尿等功效；葛根甘辛，性平，具有升清阳、生津、增加脑及冠状动脉血流量、保护心肌免其缺血等功效。两药配伍，黄芪补气升阳，葛根升清活血，二者相辅相成，可加强益气升清、通脉止眩之功效。

适用病症：气阴两虚之高血压、糖尿病、中风后遗症等；糖尿病合并高血压、冠心病和脑血管病变的患者；糖尿病性腹泻者，须用炙黄芪、煨葛根。

用法用量：葛根15~30克，黄芪15~30克。血压高的患者黄芪须加大剂量至30克以上，并发中风后遗症者须加大剂量至120克。

使用禁忌：表虚多汗、麻疹已透、表实邪盛、气滞湿阻、食积内停、内有实热、阴虚阳亢、疮痈初起或溃后热毒尚盛等都不能用此药对。

⊙ 鸡血藤+络石藤

药对功效：鸡血藤有养血和血、活血通络之功，络石藤有祛风通络、凉血消肿之效，两药配伍，既可祛风活血通络，又可养血舒筋活络、消肿止痛。

适用病症：风寒湿痹、经脉痉挛、肢节酸痛、风湿热痹、筋脉拘挛、关节肿痛、瘀血红肿等症；糖尿病脑血管病变肢体偏瘫，特别是肢体关节拘挛者。另，糖尿病周围神经病变，肢体麻木，疼痛拘挛者，使用时可加用丹参、桃仁、红花，可收活血通络之效。

使用禁忌：无严格禁忌证。

⊙ 水蛭+土鳖虫

药对功效：水蛭有破血通经、消癥散结之功；土鳖虫有活血散淤、通经止痛之效，两药合用则破血消癥、逐淤通经、活血止痛之效用可大大增强。

适用病症：血瘀经闭、腹部癥瘕积聚；周围血管疾病；糖尿病周围神经病变、糖尿病足等证属瘀血阻络者；糖尿病并发脑血管病变、并发冠心病等。另，糖尿病之气虚或气阴两虚者，使用时可加用黄芪、沙参、生地、玉竹等，以收益气活血通络或益气养阴活血通络之效果；糖尿病之阳虚或阴阳俱虚者，使用时可加用桂枝、麻黄、鹿角片、淫羊藿等，以收温阳补肾、活血通络等效果。

用法用量：水蛭1.5~12克，土鳖虫3~9克。

使用禁忌：体弱、血虚、无瘀血阻滞者以及孕妇不宜服用。

⊙桃仁+红花

药对功效：桃仁味苦甘，性平，入心、肝、大肠经，有破血祛瘀、润燥滑肠之功；红花味辛，性温，入心、肝经，有活血通经、祛瘀止痛之效，两药合用，大大加强了消肿、止痛、祛瘀、生新效力，且扩大了作用范围。

适用病症：心脉瘀阻、心腹疼痛、血滞经闭、痛经、产后腹痛等症；跌打损伤等引起的瘀血肿痛、痈肿疮疡；糖尿病及其并发症诸多血瘀证，如糖尿病性心脏病、糖尿病脑血管病变、糖尿病周围神经病变、糖尿病周围血管病变等。

用法用量：桃仁6~12克，红花6~12克。

使用禁忌：孕妇、血虚及无瘀滞者、月经过多、有出血倾向者不宜服用；服用红花有的人可能会出现过敏反应，轻重不一，如皮疹作痒、水肿、腹痛、呼吸不畅、吞咽困难、两肺可闻及哮鸣音等，组方时应予以注意。

⊙桂枝+芍药

药对出处：《三因方》桂枝芍药汤；《保命集》芍药散。

药对功效：桂枝有和营解肌、气薄升浮之性能，可用于解肌表、通阳气、祛邪；白芍有和营敛阴而入营和里之性能，两药合用，桂枝能解除肌表之风寒，攘外以调卫；白芍能固护外泄之阴液，安内以和营，可收解表而不伤阴、敛阴而不碍邪的效果，并可增强调和脾胃、缓中和里之效用。

适用病症：风寒表虚证之发热、恶风汗自出、脉浮缓者；中焦受寒、脘腹疼痛、呕吐、泄泻者；妇女冲任虚寒，瘀血内阻所致的月经后期量少，经期腹痛，痛经及崩漏等；脾肺虚弱、营卫不和的自汗、盗汗等；糖尿病及其并发周围血管神经病变的肢体麻木、疼痛、冷凉等症；糖尿病植物神经病变之汗出恶风或体温调节失调等症。另，糖尿病肾病肾功能不全之血虚挟寒、筋骨酸痛、小腿抽筋、遇寒加重等症，使用时可加用甘草、薏苡仁、牡蛎等。

用法用量：桂枝9~12克；白芍9~12克，大剂量15~30克。（平肝、敛阴多生用；养血调经多炒用或酒炒用。）

使用禁忌：表实无汗、表寒里热、无汗烦躁及温病初起、发热口渴、咽痛脉数者不宜服用。

化痰祛湿类药对

⊙陈皮+半夏

药对出处：《局方》橘皮半夏汤。

药对功效：半夏味辛，性温，燥烈，有燥湿化痰、降逆止呕之功；陈皮味辛苦，性温，有理气健脾、燥湿化痰之效。两药配伍，半夏得陈皮之助，则气顺而痰自消，化痰湿之力尤胜；陈皮得半夏之辅，则痰除而气自下，理气和胃之功更著，并能更好地发挥燥湿化痰、健脾和胃、理气止呕之效用。

适用病症：痰湿内阻之胸膈胀满、咳嗽痰多；脾胃失和、湿浊内蕴而致脘腹胀满、恶心呕吐；糖尿病肾病肾功能不全湿浊中阻之厌食食少、恶心呕吐、脘腹痞满、舌苔腻等症。另，糖尿病高脂血症之形体肥胖、头沉、肢体沉重、舌苔腻等症，使用时可加茯苓、泽泻、苍术、荷叶等，可收渗湿醒脾之效。

用法用量：半夏6~10克；陈皮6~10克。（若电解质紊乱高钾者应用姜半夏。）

使用禁忌：热痰、燥痰之证不宜服用。

⊙苍术+白术

药对出处：《遵生八笺》九转长生神鼎玉液膏。

药对功效：苍术有健脾燥湿、祛风明目之功，白术有健脾益气、燥湿固表之效，二者同为能燥湿健脾之要药。但是，白术重补，守而不走，苍术重燥，走而不守，故两药配伍，白术得苍术，补脾之不足而泻湿浊之有余；苍术得白术，运脾湿、泻湿之有余而益脾之不足，能更好地促进燥湿与健脾之功效的发挥。

适用病症：脾胃不健、运化失常、纳差、纳后腹胀、脘闷呕恶等；外湿困脾、气机不利、胸脘满闷、呼吸不畅等；湿气下注肠间之腹胀、肠胀、泄泻等症；糖尿病中医辨证脾虚或挟湿者。另，糖尿病植物神经功能紊乱腹满、腹泻者，使用时可加用山药、莲子、煨葛根等；脾气虚与肾阴虚同在者，使用时可加用生地、玄参等，以滋阴补肾；糖尿病周围神经病变，或糖尿病合并泌尿系统感染之腰腿酸困、沉重疼痛、小便黄赤、大便不爽、舌偏红、苔腻而黄等症，使用时可加用黄柏、薏苡仁、土茯苓、萆薢等，以清利湿热；糖尿病合并妇科带下过多、外阴瘙痒者，使用时可加用地肤子、苦参、白鲜皮等，内服加外洗，可清热、利湿、止痒。

用法用量：苍术6~15克，白术10~15克。

使用禁忌：忌食桃、李、雀、蛤、海味。

⊙ 苍术+黄柏

药对出处：《丹溪心法》二妙散。

药对功效：黄柏性味苦寒，有除下焦湿热、清上炎之火而坚真阴的功效；苍术性味辛香苦燥，有燥湿健脾、发散风湿之功效。两药相须为用，苍术直达中州燥湿健脾治其本，黄柏下降肝肾清下焦湿热治其标，标本兼治，中下两宣，可大大增强清热除湿、泻火坚阴之功效。

适用病症：湿热下注经络、郁而化热所致脚膝水肿、麻木重着、筋骨疼痛、软弱无力、小便不利之脚气证等；湿热腰痛、臁疮、白带、阴囊湿疹等；热痹、肌肉热极、唇干燥、筋骨痛不可按、体上如鼠走状者；糖尿病周围神经病变之腰腿酸困疼痛、大便不爽、小便黄赤、舌红苔腻黄等症，使用时可加用薏苡仁、川牛膝、怀牛膝、萆薢、土茯苓、木瓜、赤白芍，或加用水蛭、土鳖虫等，可收活血通络之效果；糖尿病合并泌尿系统感染、妇科带下病、外阴瘙痒者，使用时可加用地肤子、土茯苓、苦参等，以便于清利湿热。

用法用量：黄柏9~12克，苍术9~12克。

使用禁忌：孕妇不宜服用。

⊙ 石韦+萆薢

药对功效：石韦性味微寒，有清肺热、利膀胱之功；萆薢性味苦平，有祛风除湿、利水通淋、泌别清浊之效。石韦以通淋为主，萆薢兼可利湿除痹，两药合用，利尿、通淋、除痹之效用更强。

适用病症：泌尿系感染、泌尿系结石，即热淋、膏淋、石淋以及风湿痹证等，及产后水肿、男性前列腺炎等症；糖尿病合并泌尿系统感染、糖尿病肾病下肢水肿等。另，糖尿病肾病蛋白尿、水肿，辨证属气阴两虚，甚至气血阴阳俱虚者，使用时可加用黄芪、沙参、白术、茯苓、当归、川芎等，以益气利水；糖尿病合并高尿酸血症，或有尿路结石，或时有痛风发作者，使用时可加用金钱草、虎杖、秦艽、威灵仙等，以清利湿热、除湿止痛。

用法用量：石韦10~15克；萆薢15~30克。

使用禁忌：阴虚及无湿热者忌服。

⊙ 土茯苓+石韦

药对功效：土茯苓性味甘淡，有通淋、利湿、解毒之功，石韦有利尿、通淋、清肺热之效，两药合用，可清热、除湿、利尿、通淋。

适用病症：糖尿病合并泌尿系统感染尿频、尿急、尿痛的患者；糖尿病合并痛风、泌尿系结石或有肾功能损害者。另，糖尿病肾病蛋白尿、水肿者，使用时可加用白术、猪苓、茯苓等；糖尿病合并泌尿系统感染见血尿者，使用时可加用白茅根、仙鹤草、地锦草、生地榆、小蓟等；糖尿病合并肺部感染、肺热咳喘痰多者，使用时可加用黄芩、知母、桑白皮等。

用法用量：土茯苓5~15克，石韦6~12克。

使用禁忌：肝肾阴亏者、阴虚及无湿热者不宜服用。

⊙ 紫苏+黄连

药对出处：《温热经纬》卷四之苏叶黄连汤。

药对功效：黄连可清胃热，苏叶能宣通肺胃，两药合用，一清一宣，可使气行湿化，并收到调理肺胃、清热止呕的效果。《温热经纬》如是说："肺胃不和，最易致呕，盖胃热移肺，肺不受邪，还归于胃，必用川连以清湿热，苏叶以通肺胃，投之立愈者，以肺胃之气非苏叶不能通也。分数轻者，以轻剂恰治上焦病耳。"

适用病症：糖尿病胃轻瘫证属肺胃有热者；糖尿病酮症酸中毒呕恶、脘腹疼痛，舌红苔黄者。

用法用量：苏叶4.5~10克，黄连4.5~10克。

使用禁忌：单纯脾胃虚寒者忌用。

补肾类药对

⊙ 杜仲+续断

药对出处：《赤水玄珠》杜仲丸。

药对功效：杜仲有补肝肾、强筋骨、壮腰膝、安胎之功，续断有补肝肾、强筋骨、利血脉、安胎之效，两药配伍，可使补肝肾、壮筋骨、调冲任、安胎元的作用增强。

适用病症：肝肾不足所致的腰酸、腰痛、下肢软弱无力等症；风湿为患、腰膝疼痛等症；妇女冲任不固、崩漏下血、胎动不安、腰痛欲堕等症。另，糖尿病周围神经病变肢体麻木疼痛、腰腿酸软无力甚至肌肉萎缩等，使用时可加用全蝎、蜈蚣等，可收活血通络之效果。女性糖尿病患者习惯性流产、需要保胎治疗者，使用时可加用白术、黄芩、桑寄生等，可收健脾气、清胎热、补肾安胎的效果。

用法用量：杜仲6~15克，续断6~15克。

使用禁忌：瘀血阻滞、内有实热者不宜服用。

⊙ 附子+肉桂

药对出处：《圣济总录》附桂散；《普济方》附子散。

药对功效：附子性味辛热，燥烈，善入气分，可散寒止痛，且走而不守；肉桂味辛甘，性大热，浑厚降着，能走能守，善入血分，可温经通脉。两药配伍可更好地发挥温肾助阳、温经散寒、止痛、降压之作用。

适用病症：肾阳不足之腰膝痛楚、形寒无力、男子阳痿早泄、女子宫寒不孕；风寒湿痹、关节酸痛不能转侧者；糖尿病日久，出现糖尿病多种并发症，肾虚阴阳不足之腰膝酸冷、阴囊汗出、阳痿、性欲淡漠、尿频或排尿无力、舌淡有齿痕、脉沉细等症；糖尿病足之下肢冷痛症，附子可适当重用，并可加用活血通络药；糖尿病合并高血压中医辨证为阴阳俱虚、虚阳浮越、头晕目眩、颜面潮红、腰膝酸冷、汗出、脉沉细或弦大无力等症，使用时可加用龙骨、牡蛎、人参、山茱萸等，以收收摄浮阳之效果。

用法用量：附子：10克（温肾助阳、散寒止痛），1.5~3克（引火归元）；肉桂：10克（温肾助阳、散寒止痛），1~2克（引火归元）。

使用禁忌：出血、热证、阴虚火旺之证以及孕妇忌服；附子与白及、贝母、半夏、白蔹、瓜蒌、天花粉、犀角相反，组方时注意规避；肉桂超量服用可出现头晕、眼花、口干、便秘等反应，组方时也应慎用。

⊙ 狗脊+木瓜

药对功效：狗脊有补肝肾、强腰膝、祛风湿、坚筋骨之功；木瓜有养脾胃、舒筋活络、祛湿热之效。两药合用，可使补肝肾、强腰膝、舒筋活络、通痹止痛之效用倍增。

适用病症：肝肾不足，以致头晕耳鸣、腰膝酸痛、足软无力等症；风湿为患，腰痛酸痛、膝足无力等症。另，糖尿病周围神经病变、糖尿病合并骨质疏松之腰腿酸软、筋骨酸痛、肢体麻木、下肢乏力甚至步履艰难等症，使用时可加用续断、杜仲、白芍等；肢体麻木冷凉疼痛者，使用时可加用全蝎、蜈蚣、刺猬皮等。

用法用量：狗脊6~15克，木瓜6~15克。

使用禁忌：阴虚有热、小便不利、腰膝无力、精血虚、真阴不足、伤食脾胃未虚、积滞多者不宜服用。

⊙ 女贞子+旱莲草

药对出处：《证治准绳》二至丸。

药对功效：女贞子有补肾滋阴、养肝明目、强筋骨、乌须发之功；旱莲草有养肝益肾、凉血止血、乌须发之效。两药配伍，交通节气，顺应阴阳，可大大增强补肝肾、强筋骨、凉血止血、清虚热、乌须发之功效。

适用病症：肝肾不足虚热诸症；肝肾阴亏、血不上荣所致的头昏、目眩、失眠、健忘、腿软无力、头发早白等症；阴虚火旺、迫血妄行所致的鼻衄、齿衄、咯血、吐血、尿血、便血、崩漏下血等症；神经衰弱和多种慢性虚弱疾病辨证属肝肾阴虚者；糖尿病、糖尿病肝肾阴虚证。另，糖尿病合并泌尿系统感染尿血者，使用时可加用土茯苓、白茅根、白花蛇舌草等，以利尿通淋；糖尿病视网膜病变、糖尿病性白内障视物模糊患者，使用时可加用夏枯草、谷精草、草决明、枸杞子、菊花等，可收清肝火、养肝阴以明目的效果；糖尿病合并肺结核患者，使用时可加用地骨皮、桑白皮、百部、黄芩、夏枯草、仙鹤草等。

用法用量：女贞子6~12克，旱莲草6~15克。

使用禁忌：脾虚湿滞、脘腹胀痛、痰湿内停、食少便溏者不宜服用。

⊙ 桑叶+黑芝麻

药对出处：《寿世保元》扶桑至宝丹。

药对功效：桑叶性轻清升散，有疏风清热、平肝明目之功；黑芝麻质润多脂，色黑降下，入肝肾，有滋肾养肝、润燥乌发、滑肠通便之效。两药升降相伍，可清上滋下，尽收补益肝肾、滋阴润燥、养血凉血、乌须黑发之效用。

适用病症：肝经虚热、阴虚血燥、头眩眼花、久咳不愈、津枯便秘、风湿麻痹、肌肤甲错；发须早白、脱发等症；糖尿病合并高血压病、糖尿病性白内障、糖尿病视网膜病变肝肾阴虚者，使用时可加用枸杞子、菊花、草决明、茺蔚子等，可收到滋补肝肾、明目等效果；糖尿病性阴虚便秘患者，使用时可加用生地、玄参、首乌、生当归等，以收滋阴润肠的效果；糖尿病脑病头晕、痴呆、健忘者，使用时可加用天麻、磁石、炙远志、茯神、石菖蒲、龟板等，可填精补肾、健脑益智。

用法用量：桑叶6~12克，黑芝麻9~30克。

使用禁忌：脾胃虚寒便溏者不宜服用。

⊙ 桑寄生+桑枝

药对功效：桑寄生具有补肝肾、强筋骨、祛风湿、补血通脉的功效；桑枝可横行四肢，具有行津液、利关节、清热祛风、除湿消肿、通络止痛等功效。两药配伍，桑寄生补，桑枝通，补通互用，能更好地发挥补肝肾、壮筋骨、祛风湿、通络道、止疼痛、降血压的效用。

适用病症：风湿痹阻所致的腰酸腰痛、关节屈伸不利、筋骨疼痛等症；高血压病、冠心病肝肾不足、阴虚阳亢所致的头痛、头晕、耳鸣、心悸、肢体麻木等症。另，糖尿病脑血管病变、糖尿病周围神经病变肢体痹痛、麻木、伸屈不利等症，使用时可加用木瓜、鸡血藤、络石藤等，可收舒筋活络的效果；或可加用水蛭、土鳖虫、地龙等，可收搜风通络的效果；糖尿病合并血脂紊乱、高血压病和糖尿病性冠心病等症，使用时可加用葛根、丹参、山楂、草决明等。

用法用量：桑枝15~30克，桑寄生15~30克。

使用禁忌：出血、里实热盛者不宜服用。

⊙ 桑寄生+续断

药对出处：《本草求原》。

药对功效：桑寄生具有祛风湿、舒筋络、安胎气、强筋骨之功效，能补肾强腰；续断具有补肝肾、续筋骨、安胎孕、调血脉之功效。

两药配伍，可使补肝肾、强筋骨、通痹、安胎等功效大大增强。

适用病症：高年积损或风湿久病后的肝肾亏虚、筋骨失养所致的腰膝酸痛、肢体痿痹等症；妇女的肾虚胎动不安、崩漏下血等症。另，糖尿病合并高血压、冠心病者使用时，可加用夏枯草、黄芩、葛根、丹参、生石决明等，可收凉肝平肝、活血化淤之功效；糖尿病合并周围神经病变、肢体麻木疼痛或腰膝酸软无力者，使用时可加用木瓜、牛膝、杜仲等，以收补肝肾、通经络的效果；糖尿病合并骨质增生、骨质疏松者的腰酸背痛、足跟痛、腿抽筋等症，使用时可加用赤白芍、薏苡仁、牛膝、龙骨、牡蛎等，可收补肝肾、强筋骨、舒筋解痉的效果。

用法用量：桑寄生9~15克，续断9~15克。

使用禁忌：无严格禁忌证。

⊙ 生地+山茱萸

药对出处：《金匮要略》肾气丸。

药对功效：生地性味甘寒，有滋阴补肾清热之功，山茱萸味酸涩，性微温，有补益肝肾、涩精固脱之效。两药配伍为用，可补肾固肾。

适用病症：肾虚精微不固所致的腰膝酸痛、眩晕耳鸣、自汗盗汗、阳痿遗精、月经过多等；气阴两脱、口渴、汗出淋漓不止者，可加大山茱萸剂量；糖尿病及糖尿病肾病肾虚、精微不固之腰膝酸软、头晕眼花、咽干耳鸣、汗出多、尿频量多、尿糖、尿蛋白等症。另，糖尿病植物神经病变自汗、盗汗者，使用时可加用浮小麦、五味子、生龙牡等，可收固表止汗之效果；糖尿病肾病蛋白尿、水肿者，使用时可加用土茯苓、薏苡仁、石韦、茯苓等，以收渗湿利水之效果；加用当归、川芎、丹参、水蛭等，可收到化淤散结的效果。

用法用量：山茱萸6~12克，生地5~12克。

使用禁忌：无严格禁忌证。

⊙ 生地+黄精

药对功效：生地有滋阴补肾、清热之功，黄精有养阴补肾、补脾肺而益气之效。两药相须为用，既可补肾养阴，又可使肺脾肾三脏同补、气阴两补。

适用病症：多种虚损性疾病，如肺脾肾虚损、气阴不足之腰膝酸软、体虚乏力、咳嗽少气、头晕眼花、口干食少、脉沉细等症；糖尿病及其多种并发症阴虚、气阴两虚或阴阳两虚之症。另，糖尿病阴虚挟热者，使用时可加用黄连、黄芩、知母、玄参等；气阴两虚者，使用时可加用黄芪、太子参、沙参等；阴阳俱虚者，使用时加用淫羊藿、肉桂、山茱萸、枸杞子等。

用法用量：黄精9~15克，生地6~15克。

使用禁忌：中寒泄泻、痰湿、痞满、气滞者不宜服用。

⊙ 熟地+生地

药对出处：《保命集》二黄散；《医方类聚》引《医林方》二黄汤。

药对功效：熟地、生地本为一物，加工炮制后，性味、功用出现差别。熟地味甘性微温，气味俱厚，有补血生津、滋肾养肝之功；生地味甘苦，性凉而不寒，味厚气薄，有滋阴凉血、养阴生津、生血脉、益精髓、聪耳明目之效。两药配伍，生地养阴凉血止血，熟地滋阴补血，可使滋阴补肾、益精填髓、补血生血、养阴凉血、清热退热之效得到更好的发挥。

适用病症：妇人产后津伤血亏之口渴、失眠、大便秘结等；肝肾不足、精亏血少而兼血热之月经过多、崩漏、心悸失眠、眩晕等；热病伤阴、低热不退、老年习惯性便秘等；糖尿病及其糖尿病性白内障、糖尿病合并视网膜病变、糖尿病合并高血压病，中医辨证属于肝肾阴血不足头晕眼花、咽干口燥、肢体麻木、舌红脉细者。另，糖尿病合并植物神经病变、糖尿病性便秘者，使用时可加用生当归、生白术，以润肠通便；糖尿病合并植物神经病之乏力、自汗、心烦畏热、舌红苔黄等症，使用时可加用黄芪、黄连、黄柏等。

用法用量：熟地10~25克，生地10~25克。

使用禁忌：气滞多痰、脾虚湿滞、脘腹胀痛、食少便溏者禁止使用。

⊙ 熟地+山药

药对出处：《小儿药证直诀》六味地黄汤。

药对功效：熟地甘温，入少阴肾经，有滋补肾阴之亏损、生精充髓壮骨之功；山药性味甘平，有补脾胃、益肺肾，且可阴阳兼顾补而不滞之效。两药相配为用，可增强肾滋阴、固摄精微之功效。

适用病症：糖尿病及其并发症脾肾虚、精微不固之腰膝酸软、夜尿频多、小便清长、阳痿早泄、脉沉等症。

用法用量：熟地10~24克，山药10~12克。

使用禁忌：脾虚便溏者不宜服用。

治疗糖尿病的中成药

⊙ 复方丹参胶囊

中药组成：丹参浸膏、三七、冰片。

主要功效：活血化淤、芳香开窍、理气止痛。

适用病症：糖尿病患者伴有胸闷、心烦、心前区疼痛、失眠等症状者。

用法用量：口服。每次3粒，每日3次，温水送服。

使用禁忌：孕妇禁用。服药期间忌食辛辣、刺激性食物。

⊙ 甘露消渴胶囊

中药组成：熟地黄、生地黄、党参、菟丝子、黄芪、麦冬、天冬、元参、山萸肉、当归、茯苓、泽泻等。

主要功效：滋阴补肾，益气生津。

适用病症：2型糖尿病。

用法用量：口服，每次1.8克，每日3次。

⊙ 固经丸

中药组成：龟甲、黄柏、白芍、香附、黄芩、椿皮。

主要功效：清热滋阴、养血固经。

适用病症：阴虚内热型糖尿病患者，亦可用于月经过多、崩漏、经血色紫黑且成块等症。

用法用量：口服。每次6~9克，每日2~3次，于空腹时用黄酒或温水送服。

使用禁忌：感冒患者慎用。

⊙ 龟芪参口服液

中药组成：龟甲胶、黄芪、人参、鹿茸、枸杞子、牛膝、丹参、山药、菟丝子、熟地黄、五味子、桑寄生。

主要功效：滋阴补阳。

适用病症：伴有体重下降、倦怠乏力、失眠等症状的糖尿病患者。

用法用量：口服。每次服用10毫升，每日2次，饭前服用。

使用禁忌：脾胃虚弱、消化不良、呕吐、

腹泻、腹胀、咳嗽痰多者慎用。

⊙ **金樱子颗粒**

中药组成：金樱子。

主要功效：补肾固精。

适用病症：脾肾不足型糖尿病患者，症见遗精、遗尿、尿频、滑精、带下过多、痢疾、消化不良等。

用法用量：口服。每次1袋，每日2次，开水冲服。儿童用量减半。

使用禁忌：相火妄动型遗精患者禁用。

⊙ **降糖宁**

中药组成：人参、石膏、知母、黄芪、天花粉、地黄。

主要功效：清肺胃，益气生津，止渴。

适用病症：2型糖尿病，烦渴引饮、口干舌燥，随饮随渴，舌边尖红，苔薄黄，脉大无力。

用法用量：口服，每次6~9克，每日3次。

⊙ **降糖舒**

中药组成：人参、生地黄、熟地黄、黄芪、黄精、刺五加、荔枝核、丹参等。

主要功效：益气养阴，生津止渴，对改善口干、便秘、乏力等临床症状及降低血糖有一定作用。

适用病症：2型糖尿病无严重并发症者。

用法用量：口服，每次6片，每日3~4次。

使用禁忌：1型糖尿病及有严重并发症者不宜服用。

⊙ **降糖甲片**

中药组成：黄芪、酒制黄精、地黄、太子参、天花粉。

主要功效：滋阴补气、生津止渴。

适用病症：气阴两虚型2型糖尿病之口渴多饮、神疲乏力、尿频而多、头晕耳鸣、腰酸无力、舌红少苔、脉沉细无力等症。

用法用量：口服。每次服用6片，每日3次。

使用禁忌：非气阴两虚者慎服。

⊙ **金芪降糖片**

中药组成：金银花、生黄芪、黄连等。

主要功效：清热益气，生津止渴。

适用病症：伴有气虚内热、口渴多饮、易饥多食、气短乏力等症状的轻、中度2型糖尿病。

用法用量：饭前30分钟口服，每次7~10片，每日3次，连服2个月为1个疗程。或遵医嘱。

使用禁忌：非气虚内热者慎服；偶见腹胀，继续服药后，自行缓解。

⊙ **金贞桂附地黄丸**

中药组成：肉桂、制附子、熟地黄、丹皮、山药、茯苓、泽泻、女贞子、金樱子。

主要功效：温补肾阳，滋阴补血，养肝补脾。

适用病症：糖尿病后期，阴阳俱虚，小便频多，混浊如膏，饮一溲一，或余沥不尽，伴有口干欲饮、腰酸不舒、腰以下冷感、面色黧黑、阳痿、形寒畏冷，舌淡，苔白，脉沉细无力。

用法用量：口服，每次9克，每日2~3次。

使用禁忌：感冒时停服。

⊙ **六味地黄丸**

中药组成：熟地黄、制山茱萸、牡丹皮、山药、茯苓、泽泻。

主要功效：补肾滋阴。

适用病症：肾阴不足型糖尿病，可见头晕、耳鸣、耳聋、腰膝酸软、骨蒸潮热、遗精、盗汗、五心烦热、小便淋沥等症状。

用法用量：口服。每次服用9克，每日2次。

使用禁忌：本品不能与感冒药同时服用。实热体质者以及对本品过敏者禁用。过敏体质者、孕妇、幼儿慎用。

⊙ **麦冬颗粒**

中药组成：麦冬、半夏、人参、大枣、甘草、粳米。

主要功效：生津养胃、理气降逆。

适用病症：伴有肺阴不足、咳痰不爽、咳逆上气、手足心热、气火上炎、咽喉干燥、口渴、胃阴不足、气逆呕吐、舌红苔少、脉虚数的糖尿病患者。

用法用量：口服。每次1袋，每日2~3次，温水送服。5日为1个疗程。

使用禁忌：虚寒证者禁用。

⊙ **明目地黄丸**

中药组成：熟地黄、生地黄、山药、泽泻、山茱萸、丹皮、柴胡、茯神、当归、五味子。

主要功效：滋补肝肾，平肝明目。

适用病症：糖尿病性视网膜病变及白内障。

用法用量：口服，每次1丸，每日2次。

⊙ **牛黄清胃片**

中药组成：牛黄、黄芩、黄柏、栀子、大黄、枳实、生石膏、冰片、菊花、连翘、元参、麦冬、甘草等。

适用病症：糖尿病，以多食易饥、形体消瘦、大便干燥、苔黄、脉滑实等胃热炽盛的中消证为主者。

用法用量：口服，每次4~6片，每日2次。

使用禁忌：孕妇忌服，年老体弱者慎用。

⊙ **清胃黄连丸**

中药组成：黄连、石膏、黄芩、栀子、黄柏、地黄、丹皮、赤芍、连翘、知母、天花粉、元参、甘草等。

主要功效：清胃泻火，解毒消肿。

适用病症：胃热炽盛型糖尿病。

用法用量：口服，每次9克，每日2次。

⊙ **生津消渴丸**

中药组成：天花粉、黄芩、地黄、知母、石膏、五味子、麦冬、北沙参等。

主要功效：清热润肺，生津止渴。

适用病症：糖尿病，烦渴多饮，口干舌燥，尿频量多。

用法用量：口服，每次6粒，每日3次，巩固期每次2粒，每日3次。

⊙ **首乌片**

中药组成：何首乌、熟地黄、牛膝、女贞子、桑椹、墨旱莲、桑叶、菟丝子、金樱子、补骨脂、黑芝麻、金银花、豨莶草。

主要功效：补益肝肾、滋阴补血。

适用病症：肝肾阴虚型糖尿病患者，症见头晕目眩、耳鸣、耳聋、腰腿酸软、须发早白、面色萎黄、舌红苔少、脉象沉细等。

用法用量：口服。每次4片，每日2~3次，于饭前温水送服。

使用禁忌：脾胃虚弱者慎用。

⊙ **山海丹胶囊**

中药组成：人参、三七、山羊血、丹参、海藻、灵芝、连翘心、葛根、苏合香等。

主要功效：活血化淤、补益气血、健脾通阳、通利经络。

适用病症：血瘀型糖尿病合并冠心病患者。

用法用量：口服。每次4~5粒，每日3次，饭后服用。

使用禁忌：孕妇慎用。

⊙ **参芪降糖片**

中药组成：人参皂苷、黄芪、五味子、山药、生地黄、麦冬等。

主要功效：益气养阴，滋脾补肾。

适用病症：2型糖尿病。

用法用量：口服，每次3~8片，每日3次。

使用禁忌：实热证者禁用。

⊙ **糖尿灵片**

成分组成：天花粉、葛根、生地黄、麦冬、五味子、甘草、炒黄糯米、南瓜粉。

主要功效：滋阴益肾、清热生津、除烦止渴。

适用病症：轻、中度2型糖尿病。

用法用量：口服。每次服用4~6片（每片0.3克），每日3次。

使用禁忌：服药期间忌食含糖食物。

⊙ **消渴丸**

中药组成：黄芪、生地黄、花粉、优降糖（每丸含 0.25毫克，即10粒消渴丸含1片优降糖）。

主要功效：滋肾养阴，益气生津，具有改善多饮、多尿、多食等临床症状及较好的降低血糖的作用。

适用病症：2型糖尿病。

用法用量：饭前30分钟服用，每次5~20粒，每日2~3次。

使用禁忌：由于本药内含优降糖，所以严禁与优降糖同时服用，以免发生严重的低血糖。严重的肝、肾疾病患者慎用，1型糖尿病患者不宜服用。

⊙ **下消丸**

中药组成：莲子、何首乌、山药、芡实、金樱子、菟丝子、龙骨、莲须、茯苓、泽泻等。

主要功效：补肾健脾，固涩缩尿，降浊导滞。

适用病症：糖尿病，尿量频多，舌淡，苔薄白，脉细。亦可用于治疗遗精、精浊、遗尿等病症。

用法用量：口服，每次6~9克，每日2次。

使用禁忌：阴虚火旺、湿盛便浊者不宜服用；服药期间忌酒、辛辣饮食，节房事，应坚持服药3~6个月始能收效。

⊙ 消渴平片

中药组成：人参、黄连、天花粉、天冬、黄芪、丹参、枸杞子、沙苑子、葛根、知母、五倍子、五味子。

主要功效：益气养阴，益肾缩尿，清热泻火、补肾缩尿。

适用病症：糖尿病，多饮，多食，多尿，身体消瘦，腰膝酸软，舌红苔黄，脉细数。

用法用量：口服，每次6~8片，每日3次。

使用禁忌：脾胃虚寒、气滞内停者慎服。

⊙ 消渴灵片

中药组成：地黄、五味子、麦冬、牡丹皮、黄芪、黄连、茯苓、红参、天花粉、石膏、枸杞子。

主要功效：滋补肾阴，生津止渴，益气降糖。

适用病症：轻、中度2型糖尿病。

用法与用量：口服，每次8片，每日3次。

使用禁忌：孕妇禁用。

⊙ 养阴降糖片

中药组成：黄芪、党参、葛根、枸杞子、玄参、玉竹、地黄、知母、牡丹皮、川芎、虎杖、五味子。

主要功效：滋阴补气、清热活血。

适用病症：气阴两虚、阴虚火旺型糖尿病患者。

用法用量：口服。每次服用8片，每日3次。

使用禁忌：脾胃虚寒、气滞满胀者慎用。

⊙ 益肾消渴胶囊

中药组成：生地黄、熟地黄、山药、枸杞子、麦冬、天冬、肉桂、山茱萸、牡丹皮、天花粉、北沙参、黄芪、牡蛎等。

主要功效：滋阴固肾、缩尿降浊。

适用病症：糖尿病之小便频多、便色浑浊、口渴心烦、腰酸乏力等症状。

用法用量：口服。治疗期每次服用7~8粒（每粒0.4克），巩固期每次服用3~4粒，每日3次。

使用禁忌：阴虚阳盛者慎用。

⊙ 玉泉丸

中药组成：葛根、天花粉、生地黄、麦

冬、五味子、糯米、甘草。

主要功效：益气生津，清热除烦，滋肾养阴。

适用病症：2型糖尿病轻、中型患者，老年糖尿病。

用法用量：口服，每次5克，每日4次。

不良反应：长期服用部分患者有胃肠道反应。

⊙ 玉泉片

中药组成：天花粉、葛根、人参、地黄、五味子、麦冬、茯苓、乌梅、黄芪、甘草。

主要功效：滋阴益气、清热生津、止渴除烦。

适用病症：气阴两虚型糖尿病，可见口渴多饮、易饥饿等症状。

用法用量：口服。每次服用8片，每日4次。

使用禁忌：实热证者禁用。

⊙ 玉竹冲剂

中药组成：玉竹。

主要功效：补益中气、生津润肺。

适用病症：热病伤津型糖尿病，可见咽喉干燥、口渴、肺痿干咳、气虚、食欲不振等。

用法用量：开水冲服。每次服用20克，每日3次。

使用禁忌：本品忌与感冒药同时使用。

⊙ 增液冲剂

中药组成：玄参、麦冬、地黄。

主要功效：清热生津、滋阴润燥。

适用病症：热病伤阴、津液不足型糖尿病，可见阴虚内热、口干咽燥、便秘等。

用法用量：口服。每次服用20克，每日3次。

使用禁忌：服药期间忌食辛辣刺激性食物。

治疗糖尿病的汤剂

⊙ 补阳还五汤

中药组成：黄芪120克，当归尾6克，赤芍5克，川芎3克，桃仁3克，红花3克，地龙3克。

主要功效：活血通络、补气健脾。

适用病症：伴有半身不遂、口眼歪斜、口角流涎、大便秘结、小便频数、遗尿等症状的糖尿病患者。

用法用量：水煎服。每日1剂，分2次服用。

⊙ **大补阴汤**

中药组成：黄柏、知母各12克，熟地黄、龟甲各18克。

主要功效：滋阴泻火。

适用病症：糖尿病之肝肾阴虚、虚火上炎。常表现为骨蒸潮热、盗汗、遗精、咳嗽、咳血、心烦、易怒、足膝疼热或足膝痿软、舌红少苔、脉数而有力等症状。

用法用量：炼蜜为丸，每丸约重15克。每次1丸，每日分早、晚2次服用，用淡盐水送服。

⊙ **二冬汤**

中药组成：麦冬9克，天冬6克，黄芩3克，天花粉3克，知母3克，荷叶3克，人参1.5克，甘草1.5克。

主要功效：滋阴清热、生津止渴。

适用病症：上消型糖尿病患者，症见口渴多饮、肺热咳嗽、痰少、舌红、脉细数等。

用法用量：水煎服。每日1剂，分2次服用。

⊙ **二至汤**

中药组成：女贞子、墨旱莲各12克。

主要功效：补益肝肾。

适用病症：肝肾阴虚型糖尿病患者，症见口苦咽干、头晕眼花、失眠多梦、腰膝酸软、下肢痿软、遗精、须发早白等。

用法用量：水煎服。每日1剂，分2次服用。

⊙ **龟鹿二仙汤**

中药组成：龟甲25克，鹿角5克，枸杞子15克，人参6克。

主要功效：双补阴阳、益气填精。

适用病症：阴阳两虚型糖尿病患者，症见腰膝酸软、精神委靡、倦怠乏力、形体羸瘦、遗精、阳痿、双目昏花、脉沉细无力等。

用法用量：水煎服。每日1剂，分2次服用。

⊙ **黄芪汤**

中药组成：黄芪15克，麦冬15克，人参10克，五味子10克，桑白皮10克，枸杞子5克，甘草3克，粳米15克。

主要功效：健脾益气、滋阴补肾。

适用病症：伴有气虚乏力、渴不欲饮、舌淡苔薄、脉细弱等症状的糖尿病患者。

用法用量：水煎服。每日1剂，分2次服用。

⊙ **人参白虎汤**

成分组成：人参10克，知母9克，生石膏30克，甘草3克，粳米9克。

主要功效：滋阴清热、清宣肺胃。

适用病症：肺胃热燥型糖尿病患者，症见口渴多饮、多食、多尿、形体消瘦、口干舌燥等。

用法用量：水煎服。每日1剂，分2次服用。

⊙ **杞菊地黄汤**

中药组成：熟地黄24克，枸杞子9克，菊花9克，山茱萸12克，干山药12克，泽泻9克，茯苓9克，牡丹皮9克。

主要功效：滋阴补肾、清肝明目、补益精髓。

适用病症：肝肾阴虚型糖尿病，症见头晕、目眩、视物不清、双眼干涩、迎风流泪等。

用法用量：水煎服。每日1剂，分2次服用。

⊙ **参苓白术散**

中药组成：人参16克，白茯苓16克，白术16克，甘草16克，山药16克，白扁豆12克，莲子肉8克，桔梗8克，砂仁8克，薏苡仁8克，陈皮8克。

主要功效：健脾补气。

适用病症：脾胃气虚、脾失健运型糖尿病患者，症见四肢无力、体质虚弱、形体羸瘦、纳食欠佳、大便溏薄、腹泻呕吐、胸脘痞闷、面色萎黄、舌苔白腻、脉象虚缓。

用法用量：水煎服。每日1剂，分2次服用。

⊙ **沙参麦冬汤**

中药组成：沙参10克，玉竹10克，麦冬10克，白扁豆10克，天花粉10克，桑叶6克，生甘草5克。

主要功效：滋阴清热、清肺润燥、生津益胃。

适用病症：糖尿病之燥伤肺胃、津液亏损，症见咽干口燥、干咳、少痰、舌红少苔等。

用法用量：水煎服。每日1剂，分2次服用。

⊙肾气丸

中药组成：熟地黄30克，山茱萸15克，山药15克，泽泻10克，茯苓10克，牡丹皮10克，肉桂6克，附子3克。

主要功效：补肾温阳。

适用病症：肾阳不足型糖尿病患者，症见腰腿酸软、下肢畏寒、少腹拘急、小便频数或小便不利、舌质淡旁、舌苔薄白、脉沉细等。

用法用量：水煎服。每日1剂，分2次服用。

⊙桃仁承气汤

中药组成：桃仁9克，大黄6克，桂枝6克，芒硝3克，甘草3克。

主要功效：活血化淤、清热泄下。

适用病症：淤热互结型糖尿病患者，症见大便秘结、多食善饥、胸腹疼痛、烦躁不安等。

用法用量：水煎服。每日1剂，分2次服用。

⊙消渴方

中药组成：天花粉30克，生地黄30克，黄连3克，姜汁、藕汁、蜂蜜、人乳各适量。

主要功效：清热润肺、生津止渴。

适用病症：肺热型糖尿病患者，症见烦渴多饮、尿频、舌边尖红、苔黄少津、脉细数等。

用法用量：水煎服。每日1剂，分2次服用。

⊙逍遥散

中药组成：柴胡10克，白芍15克，当归10克，白术60克，云茯苓10克，甘草6克，薄荷3克，生姜3克。

主要功效：疏肝解郁。

适用病症：伴有口渴多饮、多食善饥、尿多味甜、口苦咽干、胁胀疼痛、腹胀胸闷、心烦嗳气、舌红苔薄黄、脉弦或弦细等症状的糖尿病患者。

用法用量：水煎服。每日1剂，分2次服用。

⊙玉液汤

中药组成：山药30克，知母15克，黄芪15克，天花粉9克，五味子9克，鸡内金6克，葛根5克。

主要功效：益气润燥、生津止渴。

适用病症：表现为肾虚胃燥、口渴欲饮、小便频数、小便浑浊、气短乏力、脉虚细无力等症状的糖尿病患者。

用法用量：水煎服。每日1剂，分2次服用。

⊙玉泉汤

中药组成：天花粉、葛根各4.5克，人参、黄芪、茯苓、麦冬、乌梅肉、沙参、黄精、生地黄、五味子各3克。

主要功效：滋阴补气。

适用病症：气阴两虚型糖尿病患者，症见口渴多饮、倦怠乏力、舌红苔薄、脉细弱或细数等。

用法用量：水煎服。每日1剂，分2次服用。

⊙左归饮

中药组成：熟地黄24克，山茱萸、牛膝各9克，山药、菟丝子、鹿角胶、龟甲胶、枸杞子各12克。

主要功效：滋阴补肾。

适用病症：真阴不足型糖尿病患者，症见头晕目眩、腰腿酸软、滑精遗精、自汗盗汗、口舌干燥、口渴欲饮、舌光苔少、脉细数等。

用法用量：水煎服。每日1剂，分2次服用。

⊙增液汤

中药组成：玄参15克，生地黄12克，麦冬12克。

主要功效：滋阴清热、生津润燥。

适用病症：伴有津液不足、大便干燥、脉沉细无力等症状的糖尿病患者。

用法用量：水煎服。每日1剂，分2次服用。

⊙竹叶石膏汤

中药组成：石膏30克，竹叶15克，麦冬15克，半夏9克，人参5克，甘草3克，粳米15克。

主要功效：清热益气、生津养胃。

适用病症：气阴两伤型糖尿病患者，症见身热多汗、心烦胸闷、气逆欲呕、口干喜饮、虚烦不得眠、舌红苔少、脉虚弱等。

用法用量：水煎服。每日1剂，分2次服

用。

⊙ **知柏地黄饮**

中药组成：知母6克，黄柏6克，熟地黄24克，山茱萸12克，山药12克，茯苓9克，泽泻9克。

主要功效：滋阴降火。

适用病症：阴虚火旺型糖尿病患者，症见骨蒸劳热、虚烦、盗汗、腰脊酸痛、遗精等。

用法用量：水煎服。每日1剂，分2次服用。

⊙ **滋水清肝汤**

中药组成：熟地黄10克，山茱萸10克，山药10克，牡丹皮10克，泽泻10克，茯苓10克，白芍10克，当归10克，酸枣仁10克，栀子10克，柴胡6克。

主要功效：滋阴补肾、清肝降火。

适用病症：伴有耳鸣、耳聋、腰膝酸软、口苦口干、大便秘结、头晕目眩、骨蒸盗汗、视力下降、遗精、梦遗、牙齿松动、失眠、健忘、舌红苔少、脉弦细而数或脉弦细无力等症状的糖尿病患者。

用法用量：水煎服。每日1剂，分2次服用。

治疗糖尿病之古方

⊙ **半夏散方**

古方出处：《古今医统大全》

中药组成：半夏（半两汤洗七遍去滑），赤茯苓（一两），人参（一两去芦头），白术三分，木香（半两），甘草（半两炙微赤锉），陈橘皮（一两汤浸去白瓤焙）。

适用病症：消渴。饮水腹胀、烦热呕吐、不思食。

用法用量：上药，捣粗罗为散，每服三钱，以水一中盏，入生姜半分，竹茹一分，枣二枚，煎至六分，去滓，不计时候温服。

⊙ **陈橘皮散方**

古方出处：《太平惠民和剂局方》。

中药组成：陈橘皮一两，诃黎勒皮半两，赤茯苓半两，桂心半两，大腹皮半两，芎䓖半两，枳壳半两，赤芍药半两，甘草一分。

适用病症：消渴，饮水过多，心腹胀满，或胁肋间痛，腰腿沉重。

使用方法：上药，捣筛为散，每服四钱，以水一中盏，入生姜半分，煎至六分，去滓。每于食前温服。

⊙ **黄芪丸**

古方出处：《圣惠方》。

中药组成：黄芪一两，牡蛎（烧为粉）三两，瓜蒌根半两，甘草半两，炙麦门冬一两，地骨皮半两，白石脂半两，泽泻半两，知母半两，黄连半两，薯蓣半两，熟生地半两。

适用病症：消中渴不止，小便赤黄，脚膝少力，纵食不生肌肤。

用法用量：上为末蜜和，捣至二百杵，丸如梧桐子大，每服不计时候，以清粥饮下三十丸。

⊙ **黄连散**

古方出处：《普济方》。

中药组成：黄连一两，瓜蒌根一两半，麦门冬一两，知母二分，人参半两，地骨皮三分，黄芩三分，川升麻三分。

适用病症：消渴烦躁饮水不止。

用法用量：共为散，每服四钱，水一盏半，入生姜半分，淡竹叶二十七片，煎至六分，去渣不计时候服。

⊙ **黄连丸**

古方出处：《普济方》。

中药组成：苦参一斤，黄连七分，瓜蒌、知母、牡蛎、麦门冬各五两。

适用病症：消渴，中焦热渴。

用法用量：上捣筛，搅拌匀，以牛乳和并，捻丸如梧桐子大，晒干，日再服。饮食讫，以浆水下之，服二十丸。

⊙ **黄连牛乳丸**

古方出处：《圣济总录》。

中药组成：黄连一斤为末，麦门冬去心二两，研烂牛乳、地黄汁、葛根汁并一合。

适用病症：消渴。

用法用量：研丸如梧桐子大，每服二十丸，空心粥饮下，再日，渐加至四十丸。

⊙ **枸杞根汤**

古方出处：《圣济总录》。

中药组成：枸杞根、瓜蒌根、麦门冬、黄连各一两半，土瓜根、知母、车前子各一两。

适用病症：胃干渴，饮水不止。

用法用量：上锉如麻豆，每服五钱，水一盏半，入生地黄半分，同煎至八分，去渣温服，日三。

⊙ 苦参丸

古方出处：《普济方》。

中药组成：苦参二两，黄连、瓜蒌根、知母、麦冬、人参、牡蛎、黄芪、生地各一两。

适用病症：久病消渴，饮水不绝。

用法用量：共为末，以牛乳汁和成丸，如梧桐子大。每服三十丸，温水下，不拘时。

⊙ 鹿茸丸

古方出处：《世医得效方》。

中药组成：鹿茸七钱，麦门冬二两，熟地、黄芪、鸡内金、苁蓉、山茱萸、补骨脂、川牛膝、五味子各三分，白茯苓、地骨皮各半两，人参去芦三分。

适用病症：失治伤肾，肾虚消渴，小便无度。

用法用量：上药共研细末，水煎，分次服下。

⊙ 芦根汤

古方出处：《普济方》）。

中药组成：芦根一斤，黄芪、瓜蒌根、牡蛎煅各一两，生麦门冬六两。

适用病症：消渴，心脾中热，烦躁不止，下焦虚冷，小便多，羸瘦。

用法用量：水煎服。

⊙ 连梅汤

古方出处：《温病条辨》。

中药组成：黄连二钱，乌梅三钱，麦冬三钱，生地三钱，阿胶二钱。

适用病症：暑邪深入少阴，消渴者，连梅汤主之。人厥阴，麻痹者，连梅汤主之。心热烦躁，神迷甚者，先与紫雪丹，再与连梅汤。

用法用量：水5杯，煮取2杯，分2次服。脉虚大而芤者，加人参。

⊙ 牡蛎丸

古方出处：《圣济总录》。

中药组成：牡蛎、赤石脂、瓜蒌根各一两，黄连三两，肉苁蓉（酒浸一宿切焙干）一两，土瓜根锉黄芩、知母焙、泽泻、天门冬焙、鹿茸酒浸炙、五味子、桑螵蛸各三两，熟生地一两半。

适用病症：消中。食已即饥，手足烦热，背膊疼闷，小便稠浊。

用法用量：上药为末，炼蜜为丸，如梧桐

子大，每服十丸。

⊙ 人参汤

古方出处：《圣济总录》。

中药组成：人参、五味子、大腹皮各三分，赤茯苓、桑根白皮、黄芪各一两半，芍药、黄芩、葛根各一两，枳壳炒三分。

适用病症：消渴，饮水无节。

用法用量：每服三钱，水一盏，煎至七分，去渣温服，不拘时。

⊙ 三和甘露饮

古方出处：《古今医统大全》。

中药组成：滑石、石膏、人参、知母、白术、茯苓、猪苓、泽泻、甘草各等份。

适用病症：大治消渴，每日进二服，小便短涩者宜服之。

用法用量：每服五钱，水二盏煎一盏，食远温服。

⊙ 三黄丸

古方出处：《千金要方》。

中药组成：春三月，黄芩四两，大黄三两，黄连四两；夏三月，黄芩六两，大黄一两，黄连七两；秋三月，黄芩六两，大黄二两，黄连三两；冬三月，黄芩三两，大黄五两，黄连二两。

适用病症：男子五劳七伤，消渴，不生肌肉。妇人带下，手足寒热。

用法用量：上三味随时和捣，以蜜为丸如豆大，饮服五粒，日三。不效稍加至七粒。取效而已。

⊙ 肾气丸

古方出处：《金匮要略》。

中药组成：干地黄八两，山茱萸、薯蓣各四两，泽泻、茯苓、牡丹皮各三两，桂枝、附子炮，各一两。

适用病症：男子消渴，小便反多，以饮一斗，小便一斗。

用法用量：上八味。末之，炼蜜和丸梧桐子大，酒下十五丸，日再服（按：若用于治疗糖尿病，则可考虑选用水丸剂型）。

⊙ 神仙减水汤

古方出处：《普济方》。

中药组成：人参，枸杞根，知母，天花粉，苦参，宣连，扁豆，浮萍，麦门冬，黄丹各少许。

适用病症：三焦虚热。凡三焦渴疾，不问日夜，饮水无度。此药主之，不可轻用，其效如神。

用法用量：上十味各一两，加黄芪一两，为细末，每服一钱，新汲水调下，妙不可言。

⊙ 生津甘露汤

古方出处：《兰室秘藏》。

中药组成：升麻四分，防风、生甘草、汉防己、生地黄各五分，当归身六分，柴胡、羌活、炙甘草、黄芪、酒知母、酒黄芩各一钱，酒龙胆草、石膏、黄柏各一钱，红花少许，桃仁五个，杏仁10个。

适用病症：消中能食而瘦，口舌干，自汗，大便干燥，小便频数。

用法用量：都作一服，水二盏，酒一匙，煎至一盏，稍热服，食远。

⊙ 熟干地黄丸

古方出处：《鸡峰普济方》。

中药组成：熟干地黄二两，五味子、泽泻、远志、牛膝、玄参、车前子、桑螵蛸、山茱萸、桂心、人参、附子各半两，黄芪、枸杞子、肉苁蓉、薯蓣、牡丹、白茯苓、甘草各三分，麦门冬一两半，菟丝子、白石英各一两。

适用病症：消肾，烦渴，小便数多，脚弱，阴痿，唇干，眼涩，身体乏力。

用法用量：上为细末入石英研令匀，炼蜜和杵三五百丸，梧桐子大，每于食前以温酒下三十丸。

⊙ 知母丸

古方出处：《圣济总录》。

中药组成：知母焙、麦门冬焙各一两，犀角、铅霜、鸡内金炙、土瓜根各半两，白茯苓去黑皮、黄连各二分，金箔二十片。

适用病症：消渴消中，久不瘥。

用法用量：上为末，炼蜜为丸，如梧桐子大，每服十丸，煎人参汤下。

⊙ 滋脺饮

古方出处：《医学衷中参西录》。

中药组成：生黄芪五钱，大生地一两，生怀山药一两，净萸肉五钱，生猪胰子（切碎）三钱。

适用病症：消渴，证属脾虚（中焦脾病累及于脺）而见渴而多饮、多溲者。

用法用量：前四物煎汤，送服猪胰子一半，至煎渣时，再送服一半。若中上二焦实热脉洪大，用人参白虎汤后，再服此汤，亦能奏效。

⊙ 竹叶黄芪汤

古方出处：《医门法律》。

中药组成：淡竹叶、生地黄各二钱，黄芪、麦门冬、当归、川芎、炒黄芩、甘草、芍药、人参、半夏、煅石膏各一钱。

适用病症：消渴证，气血虚，胃火盛而作渴。

用法用量：水煎温服。

治疗糖尿病的时方

⊙ 百合丹参饮

中药组成：百合，丹参，白芍，炙甘草，白术，云苓，枳壳，川朴，内金，黄连，苏叶，磁石（先煎）。

主要功效：养阴益胃，柔肝平冲。

适用病症：消渴欲饮，尿频量多，胃中灼热疼痛，自觉有气上冲，饥而不能食，食则呕吐，大便偏干。舌红，苔黄，脉弦细或弦滑而数。

⊙ 补肾温阳汤

中药组成：生熟地、菟丝子、巴戟天、仙茅、仙灵脾各10克，炒淮山药20克，茯苓15克，山萸肉、淡附片、北五味各6克。

主要功效：温补命门，滋肾壮阳。

适用病症：糖尿病阴损及阳，肾阳亏耗。症见小便清长频数，尿有余沥，伴有泡沫，四肢清冷，腰膝酸软，面色潮红，舌质淡，苔薄腻而滑，脉沉细而弱。

⊙ 补肾健脾汤

中药组成：淫羊藿、巴戟天、当归、山药、鸡内金、苍术、茯苓、白玄参、天花粉各15克，益智仁、砂仁、肉桂各10克，熟地20克，黄芪30克。

主要功效：补肾健脾，益气补血。

适用病症：糖尿病脾肾两虚型。症见口渴多饮，心悸气短，纳呆，疲乏无力，面色无华，脘腹胀满，大便稀溏，四肢不温，苔白腻脉沉细。

⊙ 补肾活血方

中药组成：山药、山茱萸、熟地、金樱子、桃仁、红花、川芎。

主要功效：补肾活血。

适用病症：糖尿病及其并发症属肾虚血瘀者。症见口渴多饮，多食多尿，舌质紫黯或舌下静脉曲张，脉沉细涩。

辨证施治：气虚加黄芪、白术；阴虚加麦冬、知母；阳虚加锁阳、淫羊藿；烦渴明显加天花粉、桑白皮；易饥善食加黄连、栀子；伴高血压予天麻钩藤饮化裁；冠心病加服冠心通络丸。

⊙ 补气活血祛湿汤

中药组成：黄芪60克，桂枝10克，白芍、鸡血藤各20克，丹参30克，威灵仙、党参、当归、豨莶草各12克，大枣3枚。

主要功效：补气活血，祛风湿。

适用病症：糖尿病周围神经炎证属气虚血瘀，风湿侵袭者。

现代研究：黄芪、党参、豨莶草、大枣分别含多种氨基酸、维生素和大量蛋白质；桂枝、丹参、当归、川芎均可扩张血管，改善微循环。

⊙ 甘露消渴胶囊

中药组成：熟地，生地，党参，菟丝子，黄芪，麦冬，天冬，玄参，山萸肉，当归，茯苓，泽泻。

主要功效：补肾培本，清泄肺胃。

适用病症：2型糖尿病及并发症属肾亏肺胃燥热者。

辨证施治：虚热偏盛或时值盛暑，可用石膏30克，煎汤送服上药，或加川连10克泡水频服；舌赤者加青黛3克，冲服。

⊙ 固肾养阴汤

中药组成：生地、熟地、山药、山萸肉、枸杞子等。

主要功效：固肾育阴。

适用病症：糖尿病属肾阴受灼，阴热内扰致肾关开阖失于常度者。症见尿带甜味，如脂如膏，口干咽燥，形体消瘦，昏愦欲寐，舌红少苔，脉细数。

⊙ 黄芪六一加味汤

中药组成：黄芪60克，甘草、淮山药各10克，生地黄、菟丝子各20克，黄连6克，桑白皮、山茱萸各15克，丹参40克。

主要功效：益气养阴，清热和血。

适用病症：2型糖尿病及其并发症属气阴两伤者。

辨证施治：胸闷肢痛，手足麻木者加赤芍15克，鸡血藤30克；眩晕者加天麻10克，葛根15克；腰膝酸软者加枸杞子12克，桑寄生15克。

⊙ 黄芪桂枝八物汤

中药组成：生黄芪30~60克，桂枝10~18克，甘草、丹参、淮山药、苍术各15克，白芍、怀牛膝各20克。

主要功效：益气养阴，化湿活血。

适用病症：糖尿病周围神经病变证属气阴两虚，营卫失调，或兼湿淤阻滞者。症见四肢酸胀麻木、疼痛，或肢体活动不灵，身体肥胖，舌苔薄白，舌淡胖，脉沉细。

⊙ 活血降糖汤

中药组成：当归、丹参、山药各30克，赤芍、川芎、泽兰、五倍子、生鸡内金各10克，苍白术、莲子肉各12克，红花、枳实各6克。

主要功效：活血化淤，健脾除滞。

适用病症：糖尿病脾虚淤滞型。症见病程迁延，"三多"症状并不严重，尿糖、血糖增高，形体消瘦，乏力，肌肤甲错，或身体微胖，头昏头痛有定处，舌质淡紫黯红，有淤斑或淤点，脉沉涩者。

⊙ 加味肾气丸

中药组成：熟附子9克，肉桂5克，生地、山萸肉、丹参各15克，淮山药、生龙骨各30克，丹皮10克，黄芪20克，茯苓、泽泻、五倍子各12克。

主要功效：温肾养阴，益气活血。

适用病症：2型糖尿病证属肾气阴虚者。症见头晕乏力，四肢懈怠，心悸气短，自汗盗汗，舌质紫黯，舌体有淤斑、淤点，肢体麻木或疼痛，脉细涩。

辨证施治：燥热口干，消谷善饥加天花粉50克，生石膏60克，熟附子减至5克，肉桂减至3克；畏寒神疲、便清长加桑螵蛸、仙灵脾、巴戟天各15克，熟附子增至15克，肉桂增至10克；合并高血压加葛根20克，茺蔚子15克，槐米10克；合并冠心病加生牡蛎30克，赤芍20克，全瓜蒌、川芎各15克；伴视网膜病变加菟丝子或枸杞子15克，青葙子12克，水蛭9克；合并周围神经炎加丝瓜络、鸡血藤、忍冬藤各15克，威灵仙30克。

使用禁忌：凡命门火炽，强阳不痿，素有湿热，小便淋涩者慎用。

⊙ **加减玉液汤**

中药组成：黄芪，葛根，知母，淮山药，天花粉，五味子，生鸡内金。

主要功效：益气，养阴，生津。

适用病症：糖尿病2型证属气阴两伤型。

辨证施治：胃火加黄芩、黄连；脾虚加党参；血瘀加丹参；肺热加桑白皮；有湿加苍术。

⊙ **加味逍遥散**

中药组成：柴胡，薄荷，当归，白芍，荔枝核，玫瑰花。

主要功效：疏肝达郁养营。

适用病症：糖尿病证属肝失疏泄，津乏输化者。症见咽干口苦，多饮多食，尿次频多，孤僻寡欲，嗳噫太息，胁肋胀痛，舌淡红苔薄黄，脉弦细。

⊙ **加味二陈汤**

中药组成：茯苓、苍术、白术各15克，半夏10克，陈皮6克，草决明24克，丹参、葛根各30克。

主要功效：健脾化痰。

适用病症：2型糖尿病痰湿内阻型。症见口干而黏，纳谷不香，四肢倦怠，形体肥胖，舌体胖大，舌质淡，舌边有齿痕，苔白腻，脉缓或沉弦。

⊙ **加减六君汤**

中药组成：人参（或党参），黄芪，白术，山药，茯苓，陈皮，法半夏，香附，砂仁，甘草。

主要功效：健脾益气。

适用病症：2型糖尿病属脾胃虚弱者。

辨证施治：脾虚内有湿热者加黄连、黄芩、知母、黄柏；脾虚有湿寒者加苍术、白蔻仁、草果、藿香、佩兰。

⊙ **加减地黄汤**

中药组成：熟地60克，山茱萸、山药各30克，泽泻、丹皮、茯苓各15克，天花粉40克，石斛15克，砂仁10克。

主要功效：滋补肾阴。

适用病症：2型糖尿病症见口渴多饮，多食多尿，腰膝酸软，两目干涩，五心烦热，舌红少苔，脉细数。

辨证施治：口渴明显加芦根15克；饥饿突出加西洋参6克，玄参12克；多尿明显加五味子15克，生地30克。

⊙ **加味白虎人参汤**

中药组成：生石膏，北沙参，知母，忍冬藤，玉竹，黄柏，苍术，玄参，生地。

主要功效：清胃生津，益气养阴。

适用病症：糖尿病及其并发症属阴虚胃热型者。症见口渴多饮、多食、多尿，形体消瘦，口燥唇干咽干，胃脘灼热，心烦易怒，干咳少痰，痰少而黏，皮肤瘙痒，皮肤起风疹，尿黄量多，大便干燥，舌红少苔或苔黄燥，脉洪数或滑数。

现代研究：动物药理实验表明，方中忍冬藤、沙参、玉竹、生地具有明显降血糖作用；本方对正常动物血糖有调节作用，不致引起低血糖反应。

⊙ **健脾益肾活血汤**

中药组成：生黄芪30克，党参、苍术、白术、水蛭各10克，淮山药、何首乌、灵芝、丹参、制大黄各15克。

主要功效：健脾益肾活血。

适用病症：糖尿病肾病。

辨证施治：肾阳虚者加葫芦巴、仙灵脾；阴虚燥热加丹皮、生地、知母；瘀血明显，加制大黄、泽兰叶、桃仁、红花；水肿甚者，加车前子、泽泻、猪苓；痰浊内阻，恶心呕吐，加温胆汤。

⊙ **健脾化痰汤**

中药组成：苍术、白术、半夏、陈皮、泽泻各12克，茯苓15克。

主要功效：健脾化痰。

适用病症：老年糖尿病有痰湿征象。症见形体肥胖，头晕目眩，健忘痴呆，口眼散斜，肢体麻木或肿胀，或下肢水肿，便溏腹泻，舌苔厚腻，脉弦滑。

⊙ **降糖饮**

中药组成：白参10克，黄芪15克，麦冬20克，沙参20克，天冬20克，五味子5克，熟地15克，生地15克，枸杞子20克，天花粉30克，黄连4克，千里光10克。

主要功效：益气养阴，清热生津。

适用病症：2型糖尿病气阴两虚型。症见倦怠乏力，自汗盗汗，气短懒言，口渴喜饮，五心烦热，心悸失眠，溲赤便秘，舌红少津，舌体胖大，苔薄或花剥，脉弦细或细数无力。

研究发现：本方可明显降低患者空腹血糖水平。

⊙ 降糖活血冲剂

中药组成：黄芪，生地，知母，山药，太子参，女贞子，天花粉，葛根，丹参，赤芍。

主要功效：益气养阴，活血化淤。

适用病症：糖尿病及并发症属气阴两虚，内有瘀血者。

辨证施治：三多一少明显，加服石膏25克，黄连10克；肾阳虚、肢冷加服附片20克，仙灵脾、菟丝子各15克；伴高血压、头痛眩晕加夏枯草12克，石决明20克，钩藤12克；合并冠心病加苏合香丸；伴视网膜病变加青葙子、决明子各10克；伴肾病加泽泻、川断、金樱子各10克；伴神经炎加鸡血藤、络石藤、威灵仙各12克。

⊙ 降糖口服液

中药组成：黄芪，白术，山药，天花粉，生地，山萸肉，桑螵蛸，知母，丹参，川芎，黄连。

主要功效：益气养阴，活血化淤，补虚生津。

适用病症：2型糖尿病及并发症（如高血压、高血脂、冠心病、视网膜病变等）或继发降糖药治疗失败者证属气阴两伤夹有瘀血者。

⊙ 降糖消渴方

中药组成：生地、熟地、山药、黄芪、党参、玉竹各25克，女贞子、枸杞子、肉苁蓉、制首乌各20克，麦门冬、天花粉、川芎、赤芍、桔梗、桃仁、红花、牛膝、延胡索各15克，砂仁10克。

主要功效：滋肾生津，活血化淤。

适用病症：糖尿病及其并发症属肾津不足兼有瘀血者。

⊙ 降酮汤

中药组成：生芪40克，山药、生地各30克，玄参35克，苍术、栀子、当归、茯苓各20克，黄芩、黄连、黄柏、川芎、赤芍各15克，生牡蛎50克。

主要功效：清热和血，降浊化痰，益气养阴。

适用病症：糖尿病酮症。

辨证施治：头晕头痛加夏枯草、钩藤、生龙骨、菊花；视物模糊加青葙子、枸杞子、草决明、茺蔚子；渴饮无度加生石膏、知母、天花粉、海蛤粉；恶心呕吐加陈皮、半夏、竹茹、佩兰；小便频多加覆盆子、桑螵蛸、菟丝子、五倍子；尿中有蛋白加川续断、白花蛇舌草，重用黄芪；昏睡加菖蒲、郁金、远志。

⊙ 克糖灵

中药组成：黄芪，山药，天花粉，苍术，玄参，生地，丹参，葛根，乌梅。

主要功效：益气养阴，清热活血。

适用病症：糖尿病证属气阴两虚者。症见口渴引饮，心慌气短，汗多乏力，五心烦热等。

⊙ 六黄汤

中药组成：黄芩、大黄、黄精、黄连、党参、甘草各10克，黄柏15克，黄芪50克，玉竹、五味子、枸杞子各15克，桑椹子20克。

主要功效：滋阴补肾，生津清热。

适用病症：糖尿病2型肾阴亏虚型。症见尿频，尿多，尿液混浊，口唇干燥，舌红少苔，脉细数。

⊙ 宁风汤

中药组成：北黄芪、赤芍药、防风、沉香、牛膝、胆星、远志、首乌、桃仁、全蝎等。

⊙ 脾肾双补方

中药组成：党参、黄芪各30克，苍术、五味子、知母各15克，生地、枸杞子、白僵蚕各20克。

主要功效：脾肾双补，升清化浊。

适用病症：糖尿病证属脾肾不足者。症见倦怠乏力，心悸气短，口渴欲饮，头晕耳鸣，自汗盗汗，小便量多，舌质嫩红，苔薄白，脉细。

辨证施治：口干口渴加葛根、天花粉、玉米须；小便频数加益智仁、桑螵蛸；合并周围神经病变加当归、鸡血藤、海风藤；皮肤感染加赤芍、地丁、蒲公英。

⊙ 芪明归芍汤

中药组成：黄芪30克，草决明、当归各20克，赤芍、山楂、川芎、栀子各15克，大黄9克，泽泻12克，炙甘草6克。

适用病症：糖尿病伴脂代谢紊乱者。

⊙ 人参降糖丸

中药组成：黄芪、麦冬、天花粉、熟地、地骨皮、山药、茯苓、生石膏、玉米须各20克，人参、知母、甘草各10克。

主要功效：益气养阴，生津除热。

适用病症：糖尿病证属气阴两虚者。症见口渴多饮，多食，多尿，形体消瘦，全身乏力，腰膝酸软，肢体麻木，舌红苔白，脉细弱。

⊙ 三消汤

中药组成：天花粉、葛根、生地（或熟地）、玄参、丹参、山药各15~30克，生石膏、黄芪各15~50克，苍术、黄柏、知母、泽泻、麦冬、五味子各10~20克。

主要功效：滋阴清热，益气。

适用病症：糖尿病及其并发症属阴虚燥热型。

辨证施治：气阴两虚加黄精、太子参、人参，重用黄芪、山药；肾阳虚去石膏，酌减清热药量，加制附子、肉桂、干姜、淫羊藿等；血糖下降缓慢者加黄连、玉竹、乌梅，重用苍术、玄参；轻重酮症加黄芩、黄连。

⊙ 三黄参口服液

中药组成：黄芪，黄精，生地黄，西洋参，葛根，天花粉。

主要功效：益气养阴，生津止渴。

适用病症：2型糖尿病证属气阴两伤型。症见口渴喜饮，消谷善饥，头晕耳鸣，腰酸乏力，五心烦热，舌红少津，脉沉细。

⊙ 双补降糖胶囊

中药组成：黄芪、党参、茯苓、生地、枸杞子、熟地、山萸肉、山药各4克，泽泻、石斛、玄参、丹参、黄柏、知母、丹皮各3克，黄芩、黄连、苍术、附子、肉桂各2克。

主要功效：益气养阴，补脾固肾。

适用病症：2型糖尿病属气阴两虚夹淤者。

现代研究：本方具有降低血糖、尿糖、血脂、果糖胺水平，并可改善血流变性的作用。

⊙ 疏肝汤

中药组成：柴胡、当归、白芍、川芎、白术、葛根各9克，茯苓、鬼箭羽、马齿苋各12克，荔枝核20克，荷叶6克，黄芪15克。

主要功效：疏肝理气，和血柔肝。

适用病症：糖尿病2型及其并发症属肝气郁结者。

辨证施治：乏力加人参6克，黄芪增至30克；肝郁化火加栀子6克，丹皮9克；郁热伤阴加地骨皮及六味地黄汤；渴甚加芦根12克；胸闷胸痛加丹参15克，桂枝9克，山楂9克；水肿合八味肾气丸；手足麻木疼痛加桑枝30克，麻黄6克；眼疾加车前子12克，白蒺藜15克，菊花9克。

⊙ 十味龙胆泻肝汤

中药组成：黄芩，黄连，龙胆草，栀子，泽泻，木通，车前草，生地，柴胡，防己，蚕砂，莲子心。

主要功效：清热降火，分清湿浊。

适用病症：糖尿病及其并发症属湿热熏蒸者。症见肥胖体型，口渴多饮，头晕目眩，口苦咽干，倦怠无力，夜间多尿，舌质黯红或红，苔薄黄腻或黄腻，脉弦滑数。

⊙ 调补阴阳汤

中药组成：熟地黄、山药、鬼箭羽、丹参各30克，生地黄、茯苓各20克，山茱萸、莲子各15克，人参10克，熟附子5克，蚕茧5枚。

适用病症：2型糖尿病。

辨证施治：胸胁胀满者，加柴胡、川楝子；夜尿频数者，加五味子、桑螵蛸；皮肤瘙痒者，加苦参、川椒；水肿明显者，加车前子、怀牛膝；五更泄泻者，加补骨脂、肉豆蔻；耳鸣者，加枸杞子、菊花；失眠健忘、心悸者，加远志、炒酸枣仁；高血压病者，加夏枯草、钩藤；冠心病者，加瓜蒌、三七；血糖高难降者，加川芎、当归；四肢麻木刺痛者，加鸡血藤、赤芍。

⊙ 皮半夏香术汤

中药组成：黄精20克，丹参15克，葛根30克，淮山药15克，枸杞15克，太子参30克，地骨皮20克。

主要功效：补肾滋阴清热。

适用病症：糖尿病证属肾阴不足者。

⊙ 消渴地黄汤

中药组成：生地、熟地、天花粉各30克，何首乌、麦冬、玄参、丹参、泽兰各15克，山萸肉、玉竹、知母各10克，川楝子6克。

主要功效：填精养阴。

适用病症：老年糖尿病证属肝肾阴虚，肺胃津伤。症见三多一少，胸痹心痛，目视不明，痈疽疮疖，关节麻木疼痛，少气懒言，自汗乏力，动则心慌，易感冒等。

辨证施治：口干口渴甚加葛根、生石斛各10克；多饮多食加生石膏 30克；小便频而量多加益智仁30克；腰酸膝软或足跟痛加桑寄生15克，怀牛膝12克；少气懒言，畏寒肢冷加黄芪20克，肉桂6克；合并视网膜病变加菊花10克，草决明、枸杞子各15克；冠心病加延胡索12克，丹参30克；合并末梢神经炎加当归、海风藤、鸡血藤各15克；合并皮肤感染加赤芍 12克，地丁、蒲公英各30克，黄柏10克。

⊙ 消渴平

中药组成：黄芪30克，葛根、石膏、天花粉各15克，知母、黄连各3克，石斛、苍术、扁豆、沙参、丹皮各10克，炙甘草6克。

主要功效：益气养阴生津。

辨证施治：上消为主加黄芩、玄参；中消为主加大黄、石膏、石斛、栀子；下消为主加益智仁、五味子。

⊙ 消渴降糖胶囊

中药组成：黄芪，天花粉，知母，黄连，白术，山萸肉，生地，川芎，丹参。

主要功效：益气养阴，活血化淤。

适用病症：2型糖尿病属气阴两虚证者。症见口渴多饮多食，多尿，形体消瘦，手足麻木，眩晕乏力，视力下降或合并视网膜病变，月经不调或闭经，阳痿，便秘或泄泻。

⊙ 糖神方

中药组成：生地、丹皮、赤芍、桃仁、红花、紫草、玄参、蒲公英、连翘。

主要功效：凉血活血，清热解毒。

适用病症：糖尿病周围神经病变证属阴虚血燥、热毒内蕴者。症见四肢有蚁行感，皮肤奇痒，灼热、针灸、瘙痒等。

辨证施治：大便燥结加火麻仁、酒军；皮肤瘙痒加刺蒺藜、地肤子；瘀血痹阻加地龙、全虫、水蛭，甚则加穿山甲、皂刺、丝瓜络等。

⊙ 温肾化淤汤

中药组成：鹿角霜30~50克，生熟地各20克，甘把子、鳖甲（先煎）各15克，生黄芪30克，苍术、川芎、桃仁各10克，丹参30克。

主要功效：温肾活血。

适用病症：老年糖尿病证属肾虚血瘀者。

症见神疲乏力，口干不欲多饮，腰膝酸软，小便频数不痛，舌质淡紫，苔薄，脉沉细不数。

⊙ 温经活血方

中药组成：党参、当归各21克，桂枝3克，赤芍、木瓜各15克，鹿角霜、白芷、苍术、黄柏、地龙各10克，山药30克，制川、草乌各5克。

主要功效：温经活血。

适用病症：糖尿病性坏疽证属阳虚兼血瘀型。症见患趾怕冷、苍白、麻木，以致步履不便，继则疼痛剧烈，日久患趾坏死变黑，甚至趾节脱落，舌质黯，脉沉细无力。

辨证施治：夹湿加黄柏、苍术；夹痰加清半夏、白芥子；夹热加二花、玄参；合并高血压加龙胆草、生龙牡、菊花；合并冠心病加枣仁、菟丝子、川芎。

⊙ 五神四妙汤

中药组成：银花、丹参、鸡血藤各30克，紫花地丁18克，川牛膝、云苓、车前子、炒苍术、炒黄柏、赤芍、桃仁、红花各12克，生苡米24克。

主要功效：清热利湿，活血化淤。

适用病症：糖尿病坏疽进展期，属湿热内蕴型者。

⊙ 五倍子汤

中药组成：五倍子（冲）5克，黄芪、玄参各15克，山药、益母草各20克，五味子、太子参、葛根、生地黄各15克，丹参25克，黄连、知母各10克。

主要功效：滋阴清热，益气生津。

适用病症：2型糖尿病及并发症证属气阴两虚者。

辨证施治：口渴甚加生石膏30克，天花粉15克；失眠加酸枣仁15克，远志10克；瘀血表现加赤芍15克，水蛭10克；皮肤瘙痒加地肤子、苦参各10克；便溏加芡实、莲子肉各15克；视物昏花加枸杞子15克，菊花10克。

⊙ 益气养阴化淤汤

中药组成：生地30克，玄参25克，石斛、黄芪、丹参各30克，玉竹、天花粉各20克，黄精、太子参、虎杖、当归、赤芍各1.5克。

主要功效：益气养阴，活血化淤。

适用病症：2型糖尿病合并有血管并发症属气阴两虚夹有瘀血者。症见胸闷气短，乏力自汗，咽干口燥，视力模糊或减退，肢体麻木，舌黯有淤斑，舌下静脉青紫或怒张，脉细数。

⊙ **益气养阴活血汤**

中药组成：太子参10克，黄芪、山药、玄参、生地、丹参各20克，黄连、麦冬、天花粉、山萸肉、知母、川芎、柴胡各15克，三七（冲）5克。

主要功效：益气养阴，活血化淤。

适用病症：糖尿病合并末梢神经炎属气阴两虚，淤血内阻型。症见神疲乏力，动则气促，白汗，口咽干燥，大便干结，五心烦热，舌质红，苔少，脉细数或弦细，胸闷刺痛固定，四肢麻木或半身不遂等。

⊙ **益气滋肾汤**

中药组成：北黄芪30克，生熟地、淮山药、枸杞子、玄参各12克，麦冬15克，太子参15克，乌梅10克。

主要功效：益气滋肾。

适用病症：糖尿病证属肾气阴虚者。

辨证施治：渴饮甚加天花粉10克，五倍子3克；消谷善饥加知母15克；多尿加山萸肉12克；气虚神疲加白参10克，去太子参；大便燥结者加生首乌15克。

⊙ **益阳养阴汤**

中药组成：仙灵脾、仙茅、菟丝子、五味子、黄精、熟地黄、山药、泽泻、茯苓、制附子、肉桂。

主要功效：益阳养阴。

适用病症：糖尿病证属阴阳虚衰。症见形寒肢冷，双下肢水肿，多伴有合并症。

⊙ **益气活血胶囊**

中药组成：人参，黄芪，丹参，丹皮，虎杖，珍珠等。

适用病症：2型糖尿病及其并发症属气虚血瘀型。症见口渴多饮，倦怠乏力，心悸气短，胸闷，舌黯红，苔薄白，脉细。

⊙ **益气养阴汤**

中药组成：党参，白术，茯苓，甘草，寸冬，五味子，生黄芪，枸杞子，玉竹，黄精。

主要功效：益气扶正。

适用病症：糖尿病气虚型。症见"三多"不明显，消瘦乏力，血糖增高，尿糖阳性。

辨证施治：渴甚加葛根；腰膝酸软加首乌、枸杞；消瘦加苍术、鸡内金；大便稀溏加苍术、山药；便秘加肉苁蓉；手足心热加丹皮、白芍；恶心呕吐加藿香、佩兰；阴痒加茵陈、龙胆草。

⊙ **燥湿化痰方**

中药组成：白术、苍术各9~12克，茯苓15~20克，陈皮、半夏各9克，泽泻9~15克。

主要功效：燥湿化痰，降浊消脂。

适用病症：2型糖尿病属痰湿内阻型。症见胸闷脘痞，纳呆呕恶，形体肥胖，全身困倦，头胀肢沉。

辨证施治：脾虚明显加黄芪、山药；合并冠心病加瓜蒌、枳实、菖蒲、丹参；高血压加天麻、牛膝；胆囊炎加茵陈、鸡内金；白内障加菊花、茺蔚子；视网膜病变见有出血加三七粉、旱莲草；末梢神经炎加木瓜、鸡血藤、土元；中风后遗症加黄芪、川芎、赤芍、胆星；口干口渴明显加天花粉、玄参；多食易饥加黄连、生地；尿频加覆盆子、益智仁。

⊙ **泽兰汤**

中药组成：泽兰15克，当归、赤芍、川芎、黄连各10克，鬼箭羽30克，生地、天花粉各20克，桃仁20克，红花6克，黄芪30克。

主要功效：活血化淤，益气生津。

适用病症：2型糖尿病证属淤血内停型。

现代研究：本方可降低全血比黏度和血浆比黏度，降低血沉、红细胞压积，减少纤维蛋白原含量。

⊙ **滋阴消渴饮**

中药组成：黄柏、知母、泽泻各15克，生地30克，山药35克，龟板、天花粉、玄参各20克。

主要功效：滋阴益肾。

适用病症：糖尿病证属肝肾阴虚型。症见头晕耳鸣，多梦遗精，腰膝酸软，尿频量多，舌质红少苔，脉细数。

⊙ **滋阴润燥汤**

中药组成：生地、干芦根各15克，玄参、麦冬、黄芩、知母、北沙参、天花粉各10克，生石膏（先煎）20克，制军或瓜蒌仁10克。

主要功效：清泄肺胃，滋阴润燥。

适用病症：糖尿病证属肺胃燥热型。症见消谷善饥，心烦口渴，肢体倦怠，小便频数，色黄，大便干燥，舌质红，苔薄黄，脉沉弦带数者。

⊙ **滋肾生津汤**

中药组成：山萸肉30克，五味子、乌梅、苍术各20克。

主要功效：滋肾生津。

适用病症：2型糖尿病肾津亏虚者。

治疗糖尿病的验方秘方

普通糖尿病

⊙ **验方秘方1**

中药组成：莲子肉60克，芡实60克，党参60克，熟地黄60克，红参60克，天竺子60克，桑椹子60克，肉苁蓉60克，阿胶60克，黄精60克，西洋参30克，白芍60克，黄柏30克，生黄芪90克。

适用病症：糖尿病中医辨证为中消者。

用法用量：共研细末，雄猪肚1具，煮烂如泥，和为小丸，每服6克，每日3次。

⊙ **验方秘方2**

中药组成：生地黄30克，熟地黄30克，天冬12克，麦冬12克，党参30克，当归9克，山萸肉12克，菟丝子30克，元参12克，黄芪30克，泽泻15克。

适用病症：糖尿病。

用法用量：每日1剂，水煎2次，药液混合后分2~3次服。

辨证施治：阳虚，加用金匮肾气丸，桂枝、附子可用至10克；阳明热甚口渴者，加用白虎汤、黄连；腹胀，加大腹皮；腹泻，加用茯苓、泽泻，去生地黄，熟地黄减量；兼有冠心病者，加用瓜蒌、薤白、半夏；兼有高血压者，加用杜仲、牛膝。

⊙ **验方秘方3**

中药组成：人参（另煎）9克或党参27克，陈皮9克，黄芪30克，山药30克，茯苓30克，白术15克，甘草12克。

适用病症：糖尿病。

用法用量：水煎服，每日1剂，也可制成散剂服用。

辨证施治：并发血管病变，加丹参30克，桃仁12克；并发皮肤感染，加苦参18克，黄柏12克。

⊙ **验方秘方4**

中药组成：山药50克，生地黄25克，知母20克，玉竹15克，石斛20克，红花10克，制附子（先煎）5克，肉桂5克，沙苑子20克，猪胰1具。

适用病症：阴虚燥热型糖尿病，口渴多饮，多食，多尿，形体消瘦。

辨证施治：偏上消，加麦冬25克，天冬25克，沙参15克；偏中消，加生石膏50克，天花粉15克；中气不足，加人参（另煎）10克，黄芪30克；偏下消，加山萸肉15克，枸杞子15克，五味子15克。

用法用量：各药共煎3次，将煎出的药液和匀，早晚各服1次，猪胰分3次生吞。

⊙ **验方秘方5**

中药组成：山药30克，天花粉30克，丹参30克，生地黄20克，吴茱萸15克，丹皮15克，泽泻15克，麦冬15克，乌梅10克，桃仁10克，红花10克。

适用病症：糖尿病。

用法用量：水煎，分2次服，每日1剂，1个月为1个疗程。

辨证施治：头晕，合并高血压者，加夏枯草30克，钩藤30克；伴有皮肤瘙痒者，加地肤子30克；合并血脂高者，加生山楂30克；并胸痛、胸闷者，加瓜蒌15克，薤白15克。

⊙ **验方秘方6**

中药组成：白参10克，千里光10克，黄芪15克，生地黄15克，熟地黄15克，麦冬20克，沙参20克，天冬20克，枸杞子20克，五味子5克，天花粉30克，黄连4克。

适用病症：气阴两虚型糖尿病，倦怠无力，自汗盗汗，气短懒言，口渴喜饮，五心烦热，心悸失眠，尿赤便秘，舌红少津，舌体胖大，苔薄或花剥，脉弦细或细数无力。

用法用量：水煎服，每日1剂，3周为1个疗程，连续治疗2个疗程。

⊙ **验方秘方7**

中药组成：人参（另煎）9克，黄芪30克，黄精30克，生地20克，熟地20克，山药20克，玄参20克，知母10克，山茱萸10克，黄连10克，丹参10克，五味子10克。

适用病症：糖尿病。

用法用量：每日1剂，水煎服，20天为1个疗程，一般治疗2个疗程。

辨证施治：多食善饥者，加丹皮、生石膏、薏苡仁；口渴甚者，加天花粉、乌梅；便溏，水肿者，加茯苓、泽泻；头晕目眩者，加菊花、白蒺藜；瘀血阻络者，加赤芍、红花、水蛭。

⊙ 验方秘方8

中药组成：黄芪20克，山药20克，生地黄15克，熟地黄15克，苍术10克，麦冬10克，五味子8克，五倍子8克，生牡蛎（先煎）20克，茯苓10克，天花粉10克，葛根10克，山萸肉10克。

适用病症：糖尿病，口渴，多饮，多尿，善食而消瘦，舌红，苔薄黄，脉弦细数。

用法用量：水煎，分2次服，每日1剂。

辨证施治：口渴甚者，加石斛、乌梅；小便多者，加桑螵蛸。

⊙ 验方秘方9

中药组成：石膏20克，知母10克，甘草5克，北沙参15克，麦冬12克，石斛12克，地黄15克，丹皮6克，茯苓12克，泽泻12克，山药15克，天花粉12克，鸡内金6克。

适用病症：糖尿病属于热燥阴虚型，烦渴多饮，口干舌燥，善食，尿频，舌红少苔，脉洪数。

用法用量：将上药煎煮2次，药液混合均匀，分2次服，每日1剂。

辨证施治：胃热盛者，加黄连3克；便秘者，加大黄6克。

⊙ 验方秘方10

中药组成：生黄芪30克，党参15克，麦冬25克，天花粉20克，葛根15克，地黄25克，炙杷叶15克，石斛15克，乌梅肉10克，芦根20克。

适用病症：糖尿病，周身倦怠乏力，形体日渐消瘦，肌肤燥涩失荣，口干舌燥，虽渴而不多饮，胃纳日减，食后燥涩难下，或大便秘结，舌质红干，苔薄乏津，脉细数或细弱。

用法用量：水煎2次，药液对匀，分2次服，每日1剂。

辨证施治：烦渴欲饮冷水者，去党参、黄芪，加生石膏30克，西洋参15克；津伤而大便秘结者，加玄参10~20克，黑芝麻20~30克；心烦，胃脘灼热感者，去党参、黄芪，加栀子10~15克，竹茹15~25克。

⊙ 验方秘方11

中药组成：黄芪30克，生地黄30克，山萸肉15克，山药30克，枸杞子15克，地骨皮30克。

适用病症：糖尿病，精神倦怠，少气懒言，腰酸，心悸失眠，形体消瘦。

用法用量：将诸药煎煮2次，药液对匀，分2次服，每日1剂。

辨证施治：烦渴，多饮，多食明显，加人参叶30克，天花粉30克，黄连5克；尿频数而量多，加桑螵蛸15克，覆盆子15克。

⊙ 验方秘方12

中药组成：党参30克，黄芪30克，苍术15克，知母15克，五味子15克，生地黄20克，枸杞子20克，山萸萸20克，僵蚕20克。

适用病症：糖尿病，血糖、尿糖异常，倦怠乏力，心悸气短，口渴欲饮，头晕耳鸣，自汗盗汗，小便量多，舌质嫩红，苔薄，脉细。

用法用量：每日1剂，水煎，分早、午、晚服，1个月为1个疗程。

辨证施治：口干口渴明显者，加葛根、天花粉、玉米须；小便频数者，加益智仁、桑螵蛸；合并末梢神经炎者，加当归、鸡血藤、海风藤；合并皮肤感染者，加赤芍、紫花地丁、蒲公英。

⊙ 验方秘方13

中药组成：熟地黄24克，山药12克，山萸萸12克，丹皮9克，茯苓9克，泽泻9克，熟附子（先煎）6克，肉桂3克，黄芪20克，党参20克，葛根20克，白术15克。

适用病症：糖尿病，小便频数，混浊如膏，形寒肢冷，神倦乏力，足膝酸痛。

用法用量：配合服用降糖西药。每日1剂，水煎，分2次服，1个月为1个疗程，治疗3个疗程。

辨证施治：伴阴虚火旺者，加知母20克，玄参15克；有气滞血瘀者，加丹参30克，生地黄30克，山楂15克，何首乌15克。

⊙ 验方秘方14

中药组成：黄芪20克，茯苓20克，天花粉20克，苍术20克，山萸萸15克，威灵仙15克，山药15克，丹参25克，黄连10克，鸡内金10克。

适用病症：糖尿病。

用法用量：每日1剂，水煎，分2次服，病情稳定后改为丸剂以巩固疗效。

辨证施治：早期以阴虚燥热为主，去苍术、茯苓、威灵仙、鸡内金，加生地黄25克，麦冬10克，枸杞子15克；伴湿热内蕴者，加黄柏10克，知母10克；病久而见瘀血证者，加地龙10克，王不留行10克。

⊙ 验方秘方15

中药组成：天花粉30克，石斛30克，山药30克，熟地黄20克，麦冬20克，女贞子20克，旱莲草20克，桑寄生20克，黄芪20克，白芍20克，知母15克，牛膝10克，甘草8克。

适用病症：糖尿病。

用法用量：每日1剂，水煎服，1个月为1个疗程，连续服用2~3个疗程。服药期间控制饮食，定期检查血糖，血糖正常后可间断服本方以巩固疗效。

辨证施治：腰痛甚者，加续断20克，狗脊20克；消谷善饥者，加石膏15克；四肢麻木者，加当归20克，何首乌15克。

⊙ 验方秘方16

中药组成：熟地黄12克，山药12克，枸杞子12克，黄精12克，牡蛎（先煎）12克，山萸肉9克，覆盆子9克，五味子6克，丹皮6克，茯苓4.5克。

适用病症：糖尿病，证属肾虚精亏、固摄无权者。

用法用量：每日1剂，水煎，分2次服。

辨证施治：阴虚火旺，五心烦热者，加黄柏6克，龟板15克；阴损及阳，尿清足冷，脉细迟，去黄精，加制附子（先煎）9克，肉苁蓉9克，肉桂（后下）5克。

⊙ 验方秘方17

中药组成：麻子仁18克，白芍12克，杏仁10克，枳实10克，厚朴10克，黄精20克，生地黄20克，天花粉30克，山药30克，生大黄（后下）10克。

适用病症：糖尿病证属阴虚内热者。

用法用量：水煎2次，药液混合，分2次服，每日1剂。畏寒肢冷，腰膝酸软，饮一溲二者，忌用本方。

辨证施治：肾阴虚，加山萸肉、五味子；肺燥明显，加生石膏、知母；胃热甚，加黄连、葛根。

⊙ 验方秘方18

中药组成：山药30克，生黄芪15克，知母18克，鸡内金6克，葛根5克，五味子9克，天花粉9克。

适用病症：糖尿病。

用法用量：加水800毫升，煎至200毫升，分2次服，每日1剂。同时服用消渴丸。

⊙ 验方秘方19

中药组成：柴胡6克，白芍20克，香附20克，益母草20克，黄芪20克，丹参15克，丹皮15克，生地黄12克，知母12克，玉竹12克，薏苡仁30克，山药30克，甘草6克。

适用病症：糖尿病。

用法用量：每日1剂，水煎服，20天为1个疗程。

辨证施治：阴虚燥热，加地骨皮、胡黄连；兼见脾肺气虚，加黄精、党参。

⊙ 验方秘方20

中药组成：西洋参6克，黄连6克，黄芪30克，黄精30克，山药15克，黄芩15克，沙参15克，麦冬15克，桑螵蛸15克，天花粉15克，生石膏20克，田七3克。

适用病症：糖尿病。

用法用量：水煎，分2次服，每日1剂。

⊙ 验方秘方21

中药组成：山萸肉15~30克，山药15~30克，生地黄15克，五味子10~20克，五倍子10~20克，苍术10~20克，玄参15~30克，生黄芪30~60克，乌梅10~20克，桑螵蛸10~20克，天花粉15克。

适用病症：各型糖尿病。

用法用量：水煎服，每日1剂，1个月为1个疗程。

辨证施治：尿多者，加益智仁、覆盆子；体衰较甚，血糖或尿糖高者，加人参；口渴多饮者，加麦冬、石斛；多发疖肿者，加金银花、生何首乌。

⊙ 验方秘方22

中药组成：生山药60克，生白术12克，生鸡内金12克，玄参10克，牛蒡子10克。

适用病症：糖尿病气阴两虚兼热型。

用法用量：每日1剂，水煎，分2次服，1个月为1个疗程。

辨证施治：气阴两虚者，加西洋参6克，麦冬10克；脾肺气虚者，加黄精20克，黄芪20克；阴虚燥热者，加地骨皮10克，生地黄10

克，知母10克。

⊙ 验方秘方23

中药组成：黄连5克，石膏30克，知母10克，天花粉10克，芦根10克，参须10克，五味子6克，甘草3克。

适用病症：糖尿病之肺胃热盛型，口渴多饮，消谷善饥，咽干舌燥，心烦易怒，尿白或黄，大便秘结，舌红苔黄，脉弦数或滑数。

用法用量：水煎服，每日1剂。

辨证施治：神疲乏力，五心烦热，出汗，气阴两虚较明显，加黄芪10~20克，黄精10~20克。

⊙ 验方秘方24

中药组成：绞股蓝15克，天花粉15克，葛根15克，焦山楂15克，玄参15克，丹参20克，黄芪30克，白茅根30克，苍术10克。

适用病症：糖尿病。

用法用量：每日1剂，水煎服。

⊙ 验方秘方25

中药组成：黄芩15克，猪苓15克，玄参15克，茵陈20克，滑石20克，茯苓20克，大腹皮20克。

适用病症：糖尿病。

用法用量：每日1剂，水煎取药液400~500毫升，分2次服，每月服药28天，休息2天，服药期间根据血糖情况配合口服降糖药物。

辨证施治：热重于湿者，加黄连、栀子、丹皮；湿重于热者，加苍术、石菖蒲、陈皮、制半夏、厚朴；兼有表证者，加藿香、佩兰。

⊙ 验方秘方26

中药组成：葛根60克，黄芪100克，当归10克，红花10克，川芎10克，赤芍15克，地龙15克，天花粉50克，丹参30克，生地黄30克。

适用病症：糖尿病。

用法用量：每日1剂，加水煎至200毫升，分2次温服，1个月为1个疗程。

⊙ 验方秘方27

中药组成：黄芪50克，黄精50克，黄连10克，生地黄50克，天花粉50克，生石膏30克，丹参20克，益母草30克。

适用病症：糖尿病之阴虚燥热型。

用法用量：水煎服，每日1剂，1个月为1个疗程，一般治疗2~3个疗程。

辨证施治：气阴两虚者，加玄参、麦冬、太子参；阴虚火旺者，加知母；阴阳两虚者，去生石膏，加制附子、肉桂、枸杞子；血糖下降慢者，加苍术、玄参；血瘀者，加当归、赤芍。

⊙ 验方秘方28

中药组成：天花粉30克，葛根15克，苍术10克，山萸肉6克，五味子10克，川楝子4克，丹参10克，鲜芦根30克。

适用病症：糖尿病之阴虚燥热型。

用法用量：水煎服，每日1剂。

辨证施治：多食易饥，形体消瘦，大便秘结，苔黄，脉滑实者，加生地黄、牛膝、玄参；烦渴引饮，舌苔黄燥，脉洪大者，加石膏；虚烦失眠，遗精，舌红，脉细数者，加龙骨、牡蛎、黄柏、知母、桑螵蛸；病程日久，小便频数，混浊如膏，饮一溲一，腰膝酸软，阳事不举，舌淡，脉细，加制附子、肉桂、鹿茸、覆盆子。

⊙ 验方秘方29

中药组成：生地黄20克，山药30克，天花粉30克，葛根20克，僵蚕12克，丹参20克，参三七10克。

适用病症：糖尿病之气阴两虚、热盛者。

用法用量：每日1剂，水煎，分2次服，1个月为1个疗程。血糖正常后将上药研末，装胶囊，每次4~6粒，每日服3次。

辨证施治：消谷善饥属胃火灼津者，加石膏、川楝子；尿多如膏属肾虚相火亢盛者，加黄柏、知母；口渴引饮属肺热伤津者，加乌梅、黄芩；肾虚不固者，加桑螵蛸、五味子。

⊙ 验方秘方30

中药组成：生山药30克，党参15克，黄芪15克，知母15克，麦冬10克，天花粉10克，鸡内金10克，葛根5克，五味子5克。

适用病症：糖尿病。

用法用量：水煎服，每日1剂。

辨证施治：伴夜盲者，加苍术、玄参；并发疮疖者，加鱼腥草；兼肺结核者，加冬虫夏草、女贞子、旱莲草。

⊙ 验方秘方31

中药组成：党参15克，黄芪15克，天花粉15克，山药15克，生地黄15克，茯苓10克，玄参10克，葛根10克，麦冬10克。

适用病症：糖尿病。

用法用量：水煎，分2次服，每日1剂。

辨证施治：燥热，加生石膏、知母；尿酮体，加黄芩、黄连、竹叶；血瘀，加丹参、桃仁、红花；合并末梢神经炎，加地龙、僵蚕；血压偏高，头晕，视物昏花，加天麻、菊花、枸杞子。

⊙ 验方秘方32

中药组成：生石膏24克，知母12克，黄连3克，山药30克，天花粉30克，沙参15克，生地黄15克，金银花15克，黄芪15克，黄精15克，枸杞子15克，麦冬15克，蒲公英10克。

适用病症：糖尿病。

用法用量：每日1剂，水煎服。血糖升高明显者加服消渴丸，每次10粒，每日3次。主食控制在每日300~350克，动物蛋白适量，禁食含糖、含淀粉多的食物。

⊙ 验方秘方33

中药组成：黄芪30克，山药30克，丹参30克，天花粉15克，知母15克，红花10克，川芎10克，仙灵脾10克，三七粉（冲服）10克，苦瓜仁（研末冲服）10克，人参（另煎）6克，全蝎（研末冲服）6克。

适用病症：糖尿病。

用法用量：水煎服，每日1剂，1个月为1个疗程。

⊙ 验方秘方34

中药组成：黄芪20~30克，党参15克，山萸肉15克，山药12克，何首乌12克，枸杞子12克，当归12克，赤芍12克，泽泻12克，丹皮12克，天花粉30克，丹参30克，麦冬9克，红花9克。

适用病症：糖尿病。

用法用量：每日1剂，水煎服，15日为1个疗程，一般治疗3个疗程。

⊙ 验方秘方35

中药组成：鹿角霜30~50克，生地黄20克，熟地黄20克，生黄芪30克，丹参30克，枸杞子15克，鳖甲（先煎）15克，苍术10克，川芎10克，桃仁10克。

适用病症：糖尿病。

用法用量：水煎2次，药液混合，分2次服，每日1剂。

⊙ 验方秘方36

中药组成：黄芪30~60克，太子参20~30克，白术20~30克，茯苓20~30克，枸杞子20~30克，山药20~30克，丹参20~30克，白芍20~30克，玉米须30克。

适用病症：糖尿病及其并发症属脾虚者。

用法用量：水煎，分2次服，2日1剂。

辨证施治：烦热或低热，加地骨皮、胡黄连；恶心呕吐，加白豆蔻、半夏；肢冷，加制附子；下肢麻木疼痛，加木瓜、牛膝。

⊙ 验方秘方37

中药组成：熟地黄15克，知母10克，枸杞子15克，生地黄20克，麦冬15克，黄柏6克，天花粉20克，牡蛎（先煎）30克，金樱子20克，山萸肉20克。

适用病症：糖尿病。

用法用量：水煎，分2次服，每日1剂。

辨证施治：肾阳虚者，去黄柏、知母，加制附子、巴戟天、益智仁；眩晕者，加菊花、钩藤；胃热者，加生石膏；多梦不寐者，加酸枣仁、远志；血压高者，加杜仲、磁石。

⊙ 验方秘方38

中药组成：生地黄15克，茯苓15克，山药30克，天花粉30克，枸杞子20克，泽泻10克，牛膝10克，丹皮10克，玄参10克。

适用病症：糖尿病及其并发症属肾虚血瘀者，口渴多饮，多食，多尿，腰膝酸软，五心烦热，以下肢水肿，大便溏，舌质暗，苔薄白，脉沉细涩。

用法用量：水煎，分2次服，每日1剂。

辨证施治：苔腻夹湿，加苍术15克；气虚，加黄芪15克，太子参15克，白术10克；胃热肺燥，加石膏30克，麦冬10克。

⊙ 验方秘方39

中药组成：黄芪20克，白术12克，山药30克，苍术12克，何首乌15克，玉竹15克，玄参12克，天花粉30克，红花12克，三七10克，丹皮12克，丹参15克，生山楂30克，大枣6克。

适用病症：糖尿病及其并发症属气阴两虚，夹有血瘀者。

用法用量：每日1剂，水煎服，6~8周为1个疗程。

辨证施治：口渴甚者，加生石膏、知母；多食，加黄连、石斛；血压高，加桑寄生、牛膝；心悸，加酸枣仁、苦参；尿多，加生地黄、山萸肉、菟丝子。

⊙ **验方秘方40**

中药组成：丹参30克，当归12克，水蛭10克，麦冬10克，天花粉10克，山楂15克。

适用病症：糖尿病及并发症以瘀血证候为主要表现，症见胸闷刺痛，四肢麻木或疼痛，舌质暗红或有淤斑，苔薄白，脉细涩。

用法用量：水煎，分2次服，每日1剂。

辨证施治：饥饿难忍，加熟地黄、玉竹；气虚，加黄芪；血糖不降，加人参；尿中出现酮体，加黄连；尿糖不降，加乌梅。

⊙ **验方秘方41**

中药组成：知母50克，生地黄50克，天花粉20克，山药30克，葛根15克，鸡内金15克，川芎10克，红花5克，龟板15克，鳖甲15克，麦冬50克，泽泻20克，石斛20克。

适用病症：糖尿病属气阴两虚兼血瘀者。

用法用量：每日1剂，水煎，于饭后半小时服，50天为1个疗程。

辨证施治：气虚，加黄芪30克，党参15克；阴虚，加玉竹15克；阳虚，加仙灵脾15克，山萸肉10克。

⊙ **验方秘方42**

中药组成：党参30克，炙黄芪30克，枸杞子30克，生地黄30克，山药30克，葛根30克，生牡蛎（先煎）30克，五味子12克，川楝子12克，焦栀子12克，黄连8克，天花粉10克。

适用病症：糖尿病属气阴两虚，燥热偏盛者。

用法用量：每日1剂，水煎，分3次服，15天为1个疗程。

辨证施治：转氨酶高者，加垂盆草30克，板蓝根15克；有黄疸者，加茵陈30克，蒲公英20克；症状改善，血糖下降缓慢者，加玉竹30克，熟地黄30克。

⊙ **验方秘方43**

中药组成：熟地黄15克，山萸肉15克，枸杞子15克，补骨脂15克，巴戟天15克，白术15克，苍术15克，莲子肉15克，山药30克，生鸡内金10克，五倍子10克，干姜10克，制附子（先煎）10克。

适用病症：糖尿病脾肾两虚型，口渴多饮，小便频数量多，或如脂膏，胃中饥饿，面色紫黑，头晕耳鸣，腰膝酸软，疲乏无力，大便不实，或形寒肢冷，五更泄泻，男子阳痿，舌淡，脉沉细弱。

用法用量：水煎服，每日1剂。

⊙ **验方秘方44**

中药组成：山药10克，茯苓10克，枸杞子10克，生地黄10克，五味子10克，麦冬10克，竹叶10克，石膏30克，天花粉30克，葛根30克，肉苁蓉15克，知母15克。

适用病症：糖尿病肾阴亏虚，肺胃燥热型。

用法用量：水煎，分2次服，每日1剂。

⊙ **验方秘方45**

中药组成：山药40克，熟地黄20克，生地黄20克，玄参20克，枸杞子30克，何首乌30克，黄芪30克，白术30克，山萸肉18克，桑螵蛸12克，黄柏12克，天花粉60克。

适用病症：糖尿病属真阴不足，下元不固者，小便频数量多，或饮一溲一，或如脂膏，形体消瘦，腰膝酸软，倦怠乏力，舌红或绛少苔，脉细数。

用法用量：水煎服，每日1剂。

⊙ **验方秘方46**

中药组成：黄芪24克，丹参24克，山药24克，高丽参（另煎）8克，石斛12克，沙参12克，茯苓12克，苦参10克，黄精10克，五味子10克，酸枣仁10克，龙眼肉10克。

适用病症：糖尿病及其并发症属气阴两虚型，口渴多饮，神疲乏力，汗出，五心烦热，便秘，舌红少苔，脉细无力。

用法用量：水煎服，每日1剂。

⊙ **验方秘方47**

中药组成：生地黄15克，山茱萸15克，茯苓15克，泽泻15克，葛根15克，山药12克，丹皮12克，麦冬12克，乌药12克，益智仁12克，桑枝12克，天花粉10克，五味子10克，乌梅7枚。

适用病症：糖尿病及其并发症属阴虚阳亢型。

用法用量：水煎，分2次服，每日1剂。

⊙ **验方秘方48**

中药组成：炙黄芪30克，巴戟天10克，沙苑子10克，五味子10克，鹿角霜10克，丹参10克，熟地黄15克，菟丝子10克，鳖甲（先煎）

10克，枸杞子5克，山药20克。

适用病症：糖尿病及其并发症属肾虚血瘀者，头晕耳鸣，胸闷疼痛，腰酸膝软，肢体麻木疼痛，眼目昏花，语謇偏瘫，舌质紫暗，脉迟涩。

用法用量：水煎，分2次服，每日1剂。

⊙ **验方秘方49**

中药组成：生地黄25克，熟地黄25克，山药25克，党参25克，黄芪25克，玉竹25克，女贞子20克，枸杞子20克，肉苁蓉20克，制首乌20克，麦冬15克，天花粉15克，川芎15克，赤芍15克，桔梗15克，桃仁15克，红花15克，牛膝15克，元胡15克，砂仁10克。

适用病症：糖尿病及其并发症属肾阴不足兼血瘀者。

用法用量：上药加水煎煮2次，药液混合，分2次服，每日1剂。

⊙ **验方秘方50**

中药组成：熟地黄20克，炒山药20克，覆盆子15克，巴戟天15克，菟丝子15克，山萸肉15克，五味子10克，制附子（先煎）8克，炙黄芪25克，砂仁5克。

适用病症：糖尿病属肾阳亏虚者，小便清利而频数，尿有余沥，上浮泡沫，入夜尿频更甚，肢端清冷，足跟作痛，面色浮红，舌淡，苔滑，脉沉微弱。

用法用量：水煎，分2次服，每日1剂。

辨证施治：心悸怔忡，加炒枣仁、远志、柏子仁、茯神；腰膝酸软，加桑寄生、续断、仙灵脾、肉桂。

⊙ **验方秘方51**

中药组成：黄芪30克，玄参12克，生地黄12克，麦冬12克，桃仁9克，大黄6克，桂枝6克，玄明粉3克，甘草3克。

适用病症：糖尿病。

用法用量：上药加水煎煮2次，将两煎药液混合均匀，每次饭后2小时服150毫升，每日1剂，30天为1个疗程。

⊙ **验方秘方52**

中药组成：黄芪30克，熟地黄30克，山药30克，山萸肉10克。

适用病症：糖尿病。

用法用量：上药加水煎煮2次，将两煎药液混合均匀，分为2次服用，每日1剂。

辨证施治：上消症状明显，加乌梅20克，麦冬15克，天花粉12克，五味子5克；中消症状明显，加知母12克，石斛12克；下消症状明显，加覆盆子12克，桑螵蛸10克。

⊙ **验方秘方53**

中药组成：带叶南瓜藤30克，荔枝核15克，桑叶12克，冬瓜皮12克，黑芝麻12克，扁豆9克，冬瓜子6克。

适用病症：糖尿病。

用法用量：上药加水煎煮2次，将两煎药液混合均匀，分为2次服用，每日1剂。

辨证施治：重症，加蚕茧、丝瓜子；目暗畏光，加蚕沙、枸杞子。

⊙ **验方秘方54**

中药组成：黄芪30克，山药30克，生地黄20克，天花粉12克，知母12克，茯苓12克，玄参12克，黄柏10克，丹皮10克，五倍子10克。

适用病症：糖尿病。

用法用量：每日1剂，水煎，分2次服。

⊙ **验方秘方55**

中药组成：桑叶50克，乌梅20克，菟丝子20克，覆盆子20克，枸杞子10克，女贞子10克，沙苑子10克，五倍子10克，五味子10克。

适用病症：肾阴不足之糖尿病。

用法用量：每日1剂，水煎，分2次服。

辨证施治：全身瘙痒，加白蒺藜、地肤子；消谷善饮，加石膏、知母；心悸怔忡，加炒枣仁、柏子仁；疮疡肿毒，加金银花；血糖不降，加黄芪、熟地黄。

⊙ **验方秘方56**

中药组成：太子参10克，猪苓10克，黄芪30克，木瓜30克，黄精15克，山药15克，丹参25克，水蛭6克。

适用病症：气阴不足之糖尿病。

用法用量：每日1剂，水煎，分2次服。

辨证施治：阴虚内热甚，加黄柏、知母、麦冬、玉竹；气滞明显，加檀香、佛手；瘀血甚，加桃仁、红花、川芎。

⊙ **验方秘方57**

中药组成：生地黄30克，生石膏30克，天花粉30克，黄芩12克，知母15克，天冬15克，麦冬15克，玄参15克，葛根9克，五味子9克，石斛9克。

适用病症：糖尿病，口干舌燥多饮，食量

增多，尿频量多，面色无华，形体消瘦，手足心热，空腹血糖及尿糖升高。

用法用量：每日1剂，水煎，分2次服。

⊙ **验方秘方58**

中药组成：山药25克，茯苓25克，玉竹25克，沙参25克，麦冬25克，天花粉25克，生地黄35克，丹皮15克，石斛15克，五味子10克，菟丝子20克，葛根20克。

适用病症：糖尿病肝肾阴虚型，口渴多饮，尿多，尿浑如脂，泡沫多，以后症状逐渐加重，血糖及尿糖明显增高。

用法用量：每日1剂，水煎，分2次服。

⊙ **验方秘方59**

中药组成：葛根9克，玄参9克，天花粉9克，麦冬9克，半夏9克，橘络9克，川贝母（研末冲服）6克，竹茹6克，石膏12克，茯苓12克，薏苡仁12克。

适用病症：糖尿病，证属脾肾阴虚，胃火炽盛型，症见口渴，小便频数，夜间尤甚，尿色黄浊，似油脂浮于其上，身困重。

用法用量：上药加水煎煮2次，将两煎药液混合均匀，分为2次服用，每日1剂。

⊙ **验方秘方60**

中药组成：黄芪30克，草决明20克，当归20克，赤芍15克，山楂15克，川芎15克，栀子15克，大黄9克，泽泻12克，炙甘草6克。

适用病症：糖尿病伴脂代谢紊乱，或有肢体麻木或疼痛，头晕胸闷，少气乏力，大便秘结。

用法用量：水煎，分2次服，每日1剂，2个月为1个疗程。

⊙ **验方秘方61**

中药组成：桑寄生10克，狗脊10克，续断10克，牛膝10克，木瓜15克，秦艽15克。

适用病症：糖尿病，腰腿酸痛，下肢沉重、麻木、转筋、怕冷，甚则出现蚁行感。

用法用量：水煎服，每日1剂。

辨证施治：重度患者，酌加蜈蚣、全蝎、穿山甲、皂角刺、鹿角、鹿茸等。

⊙ **验方秘方62**

中药组成：红花12克，丹参15克，川芎6克，红景天9克，鸡血藤15克，赤芍12克，桃仁10克，沙枣15克，石斛15克。

适用病症：糖尿病。

用法用量：将上药水煎，分2次口服，每日1剂，30剂为1个疗程。

辨证施治：气虚者，加西洋参10克，黄芪15克；渴甚者，加天花粉15克；湿重者，加泽泻15克；冠心病者，加茶树根15克。

⊙ **验方秘方63**

中药组成：黄精20克，丹参15克，葛根30克，山药15克，枸杞子15克，太子参30克，地骨皮20克，薏苡仁20克，茯苓15克，扁豆15克，大黄6克，三七3克。

适用病症：糖尿病。

用法用量：水煎2次，药液混合后，分2次口服，每日1剂，30天为1个疗程。

⊙ **验方秘方64**

中药组成：桑叶50克，乌梅20克，菟丝子20克，覆盆子20克，枸杞子15克，女贞子15克，沙苑子15克，五倍子15克，五味子15克。

适用病症：糖尿病。

用法用量：将上药水煎2次后合并药液，分2~3次口服，每日1剂。

辨证施治：雀盲失明者，加青葙子、谷精草、菊花、决明子等；心悸怔忡者，加酸枣仁、柏子仁；对少数患者血糖不降者，加黄芪、熟地黄；有疮疡者，加金银花、连翘。

⊙ **验方秘方65**

中药组成：肉桂末1.5克，熟地黄15克，山萸肉10克，菟丝子10克，泽泻10克，五味子10克，熟附子（先煎）10克，枸杞子10克，白茯苓10克，覆盆子15克，山药15克，楮实子10克，西洋参（另煎）10克。

适用病症：糖尿病，渴饮无度，小便频数，随饮随消，饮一溲一，舌淡，苔薄白，脉沉数。

用法用量：上药加水煎煮2次，将两煎药液混合均匀，分为2次服用，每日1剂。

⊙ **验方秘方66**

中药组成：生地黄30克，北沙参30克，白芍15克，麦冬15克，天花粉15克，阿胶（烊化冲服）15克，当归10克，甘草10克，知母10克，生石膏粉25克，玄参25克，白粳米30克。

适用病症：糖尿病，饭量较正常加倍，食后不到2小时即感腹中饥饿，心慌气短，多饮多尿，大便数日一行。

用法用量：每日1剂，水煎，分2次服。

⊙ 验方秘方67

中药组成：黄芪50克，党参30克，生地黄25克，山药25克，玉竹20克，枸杞子20克，天冬20克，玄参20克，菟丝子15克，女贞子15克。

适用病症：糖尿病。

用法用量：上药用水浸泡半小时，再煎半小时，每剂煎2次，将2次煎出的药液混合，分2次服，每日1剂。

⊙ 验方秘方68

中药组成：人参（另煎）9克，黄芪15克，葛根30克，山萸肉30克，山药30克，生地黄30克，石斛30克，知母20克，天花粉30克。

适用病症：糖尿病日久不愈，脾肾两虚，元气不足，气化失司，口渴少津，多食而瘦，饮一溲二，神疲乏力，肌肤干枯，舌质暗红，苔白而干或少苔，脉虚大无力。

用法用量：每日1剂，水煎，分2次服。

辨证施治：上焦火盛，加黄连6克；血瘀明显，加丹参30克，三七（研末冲服）3克。

⊙ 验方秘方69

中药组成：党参50克，生地黄25克，熟地黄25克，地骨皮20克，泽泻20克，丹参20克，枸杞子20克。本方降低血糖、尿糖起效时间较慢，需20~30天，但改善"三多"症状起效时间较快，仅2~7天，无不良反应。

适用病症：2型糖尿病。

用法用量：水煎2次，药液混合，早晚分服，每日1剂。

辨证施治：偏气虚者，加黄芪25克，白术20克；偏于热盛口渴者，加天花粉20克，知母15克；有阳虚者，加熟附子（先煎）5克，肉桂5克。

⊙ 验方秘方70

中药组成：黄芪30~40克，太子参20克，沙参20克，山药18克，麦冬18克，山茱萸15克，党参12克，白芍12克，五味子12克，乌梅12克，苍术10克。

适用病症：糖尿病。

用法用量：每日1剂，水煎2次，药液混合后分2次服，15天为1个疗程。

辨证施治：舌苔白厚腻者，加薏苡仁；舌质红明显者，加知母、丹皮；口渴甚者，加玉竹、芦根；腹泻者，加补骨脂、益智仁。

⊙ 验方秘方71

中药组成：黑豆20克，蚕蛹20克，天花粉15克，萆薢15克，玄参15克，熟地黄15克，覆盆子10克，柿皮10克，黄连7.5克。

适用病症：成年型糖尿病。

用法用量：先用温水浸泡黑豆半小时，与柿皮先煎15分钟后取汁，再加各药同煎半小时，每日1剂，分2次服，20天为1个疗程。

⊙ 验方秘方72

中药组成：元参90克，苍术30克，麦冬60克，杜仲60克，茯苓60克，生黄芪120克，枸杞子90克，五味子30克，葛根30克，二仙胶60克，熟地黄60克，山药120克，山萸肉60克，丹皮30克，人参60克，玉竹90克，冬青子30克。

适用病症：成年人糖尿病，血糖尿糖控制不理想者。

用法用量：研为细末，另用黑大豆1000克，煎成浓汁去渣，共和为小丸，每次6克，每日3次。

⊙ 验方秘方73

中药组成：熟地黄30克，黄芪30克，山药30克，覆盆子15克，桑螵蛸15克，山萸肉12克，茯苓10克，丹皮10克，泽泻10克，制附子（先煎）10克，肉桂4克。

适用病症：危重型糖尿病。

用法用量：上药先用清水浸泡半小时，煎煮2次，药液对匀后分2次服，每日1剂。

妊娠合并糖尿病

⊙ 验方秘方1

中药组成：人参（另煎）10克，天冬15克，麦冬15克，沙参15克，天花粉15克，黄芩10克，知母10克，荷叶10克，甘草10克，菟丝子15克。

适用病症：妊娠合并糖尿病气阴两虚型，妊娠期口渴引饮，咽干舌燥，神疲乏力，消瘦，气短懒言，头晕目眩，手足心热，午后潮热，腰酸腿软，尿少便结，胎儿宫内生长迟缓，舌质红绛，少苔或无苔，脉细数无力。

用法用量：上药先用冷水浸泡半小时，煎煮2次，药液对匀后早晚分服，每日1剂。

⊙ 验方秘方2

中药组成：人参（另煎）10克，白术12克，茯苓15克，木香10克，藿香10克，葛根12

克，甘草10克，山萸肉10克，菟丝子12克。

适用病症：妊娠合并糖尿病脾胃虚弱型，妊娠后口渴喜饮，食多而便溏，精神不振，四肢乏力，下肢水肿，或胎水肿满，胎儿过大，舌质淡，苔白少津，脉细弱。

用法用量：上药加水煎煮2次，药液对匀，分3次温服，每日1剂。

⊙验方秘方3

中药组成：天花粉15克，葛根12克，麦冬15克，人参（另煎）6克，茯苓12克，甘草10克，乌梅12克，生黄芪10克，蜜炙黄芪12克。

适用病症：妊娠合并糖尿病肺胃燥热型，妊娠期口渴引饮，咽干舌燥，消谷善饥，小便频多，身体渐瘦，舌质红少苔，脉滑数。

用法用量：水煎，分2次服用，每日1剂。

辨证施治：大便燥结，加玄参12克，知母10克。

⊙验方秘方4

中药组成：黄芪10克，生地黄15克，熟地黄15克，人参（另煎）10克，石斛12克，天冬15克，麦冬15克，枳壳10克，枇杷叶10克，泽泻10克，甘草10克，山萸肉12克。

适用病症：妊娠合并糖尿病肝肾阴虚型，妊娠期小便频多，头晕耳鸣，腰膝酸软，皮肤干燥，胎儿宫内生长迟缓，舌质红，少苔，脉细数。

用法用量：水煎服，每日1剂。

老年糖尿病

⊙验方秘方1

中药组成：麦饭石（先煎）30~60克，生石膏30~60克，乌梅20克，天冬15~30克，玄参15~30克，枸杞子20克，苍术10~20克，僵蚕15~30克，地骨皮15~30克，羊带归10~20克，鸡内金15克，金刚刺15~30克，玉竹20~50克。

适用病症：老年糖尿病之气阴两虚型。

用法用量：水煎，分2次服，每日1剂。

辨证施治：咳嗽咽干，加桑叶、桑白皮；疲乏易汗，加黄芪、黄精；多食易饥，加熟地黄、黄连；眼底出血者，加紫草、生地黄；并发白内障者，加木贼、谷精草；大便溏薄，加薏苡仁、白术、芡实；皮肤瘙痒者，加白鲜皮、地肤子；生疮疖者，加金银花、蒲公英；并发肺结核者，加百部、白及；血压偏高者，

加葛根、夏枯草；血酮偏高者，加生地黄、黄连；尿中出现酮体，加生地黄、白术、茯苓；尿糖不稳定者，加黄精、生地黄、黄芪；尿糖不降者，重用乌梅，加生地黄、五味子；大便干结，加肉苁蓉或紫菀；尿多频数，加桑螵蛸、山萸肉。

⊙验方秘方2

中药组成：黄芪50克，山药50克，苍术20克，桑螵蛸20克，玄参20克，五味子20克，山茱萸20克，生地黄25克，丹皮25克，益母草25克，丹参30克，泽兰15克。

适用病症：老年性糖尿病，口干口渴欲饮，尿频量多，以夜尿多尤甚，小便浑浊如脂膏，腰膝酸软，气短神疲，乏力，或日渐消瘦。

用法用量：水煎2次，药液混合，分2次服，每日1剂。

辨证施治：偏阳虚者，加制附子（先煎）10克，肉桂6克；视物模糊者，加石斛30克，菊花15克，谷精草15克，枸杞子20克；眩晕者，加钩藤35克，石决明（先煎）25克，天麻15克，牛膝15克，杜仲20克；燥热偏盛者，加石膏30克，黄连15克；肢麻疼痛者，加全蝎10克，水蛭10克；痈疽者，加蒲公英30克，紫花地丁30克，金银花30克；胸痹者，加桃仁15克，红花15克，柴胡15克，桔梗15克。

⊙验方秘方3

中药组成：熟地黄25克，黄精25克，山茱萸15克，山药15克，泽泻10克，桃仁10克，茯苓12克，丹皮12克，人参（另煎）12克，大黄7.5克，桂枝7.5克，制附子（先煎）7.5克，甘草10克。

适用病症：老年糖尿病证属肾虚者。

用法用量：水煎2次，分2次服，每日1剂，2个月为1个疗程。

辨证施治：阴虚甚者，加天冬、麦冬、玄参；肝肾阴虚者，加女贞子，改熟地黄为生地黄；口渴者，加天花粉、知母；燥热苔黄者，去制附子。

⊙验方秘方4

中药组成：当归10克，白芍10克，西洋参粉（冲服）6克，麦冬10克，五味子6克。

适用病症：老年糖尿病之气阴两虚兼燥热伤阴型，口干渴，多饮，神疲乏力，腰酸肢

软，尿频数，舌红或暗红，脉沉细。

用法用量：每日1剂，水煎2次，药液混合，分2次服，1个月为1个疗程。

辨证施治：阴虚燥热者，加天花粉、沙参、栀子；眩晕者，加天麻、钩藤、夏枯草；视物昏花者，加菊花、石决明、枸杞子；双下肢水肿者，加苍术、防己、牛膝；肢体麻木者，加地龙、全蝎、蛤蚧、鸡血藤；胸闷痛者，加元胡、郁金、丹参、枳壳；胃热甚者，加石膏、知母；肥胖者，加草决明、泽泻、山楂；心悸气短者，加酸枣仁、远志、柏子仁。

⊙ 验方秘方5

中药组成：黄芪20克，苍术20克，茯苓20克，天花粉15克，葛根15克，黄精10克，山药10克，玄参10克，丹参10克，桃仁10克，红花6克，益母草20~30克，水蛭3克。

适用病症：老年糖尿病及其并发症，痰淤明显者。

用法用量：水煎2次，药液混合，分2次服，每日1剂。

辨证施治：痰湿蕴肺，兼见咳嗽、痰多者，加半夏、杏仁、葶苈子；痰淤痹阻胸阳，心痛，加瓜蒌皮、郁金；手足肌肤麻木，加鸡血藤、当归；饮在下焦，水肿，小便不利，加瞿麦、泽泻、大黄；目翳内障，加菊花、草决明；中风偏瘫或神昏，加大黄、竹茹、胆南星、郁金、水牛角；痈疽，加黄连、蒲公英。

⊙ 验方秘方6

中药组成：黄芪30克，丹参30克，太子参15克，山药15克，山茱萸10克，生地黄10克，黄连10克，苍术10克，牛膝10克。

适用病症：老年性糖尿病。

用法用量：水煎，分2次服，每日1剂。

辨证施治：口渴较明显者，加黄精30克，天花粉30克；有明显高脂血症者，加何首乌15克，枸杞子15克；合并周围神经病变者，加白芍30克，鸡血藤30克；合并肾脏病变者，加益母草30克，车前子（包）30克。

⊙ 验方秘方7

中药组成：熟附子（先煎）6克，肉桂6克，木瓜10克，肉苁蓉15克，枸杞子15克，仙灵脾15克，金樱子15克，覆盆子15克，桑螵蛸15克，山萸肉15克，乌梅15克，葛根24克，天花粉30克，黄连6克，炙甘草10克。

适用病症：老年糖尿病属肾气虚型。

用法用量：水煎服，每日1剂。

辨证施治：脾气虚，去肉苁蓉，加红参（另煎）10克，白术10克，扁豆15克，山药15克；阴阳两虚，加熟地黄24克，黄精30克，玄参15克，僵蚕15克；肺气虚，加黄芪30克，五味子15克，干姜6克，炙甘草加至15克。

⊙ 验方秘方8

中药组成：天花粉50克，葛根30克，生地黄15克，麦冬15克，五味子6克，甘草6克。

适用病症：老年性糖尿病之气阴两虚型。

用法用量：水煎服，每日1剂，20天为1个疗程。

辨证施治：口渴喜饮，尿频量多，加枸杞子15克，何首乌20克，山药20克；口渴多饮，咽干灼热，加沙参15克，地骨皮15克，石斛15克；阴虚甚，加麦冬15克，玄参20克；气虚，加人参（另煎）10克，黄芪15克；多食善饥，大便秘结，加知母15克，玉竹15克，火麻仁15克，制大黄10克。

⊙ 验方秘方9

中药组成：磁石（先煎）50克，白术30~50克，五味子5克，黄芪30~50克，知母10克，黄连10克，麦冬10克，石斛10克，甘草5克。

适用病症：老年糖尿病属肾阴亏虚，燥热伤津者。

用法用量：每日1剂，水煎2次，药液混合，分2次服。

⊙ 验方秘方10

中药组成：黄芪30克，山药15克，葛根15克，虎杖15克，桃仁15克，天冬15克，玄参15克，生地黄15克，丹皮15克，山茱萸10克，五味子10克，桑叶10克。

适用病症：老年性糖尿病。

用法用量：水煎2次，药液混合，分2次服，每日1剂。

辨证施治：燥热偏盛便秘者，加黄连、大黄、玄明粉；气虚甚者，重用黄芪、山药，加西洋参；脾虚者，加白术、黄精；肾阳虚者，加肉桂、熟附子，或加服金匮肾气丸；下肢疼痛者，加元胡、制没药、制乳香、水蛭、蜈蚣；并发周围神经炎，下肢冷麻者，加牛膝、桂枝、细辛；有高血压者，加石决明、天麻、钩藤、白芍；有冠心病者，加丹参、瓜蒌；并发痈疽者，加紫花地丁、蒲公英、金银花；尿多者，加乌梅、桑螵蛸、金樱子。

⊙ 验方秘方11

中药组成：黄芪15克，党参15克，茯苓15克，半夏9克，枳实9克，陈皮9克，苍术12克，竹茹12克，麦冬20克，生山药20克，鸡血藤30克，丹参30克，天花粉30克。

适用病症：老年糖尿病及并发症属气虚痰瘀阻络者，形体肥胖，头晕，全身乏力，自汗，阳痿，小便频多，舌体胖，舌质暗，苔薄白，脉弦无力。

用法用量：水煎服，每日1剂。

⊙ 验方秘方12

中药组成：珠儿参30克，天花粉30克，桃树胶30克，知母30克，黄柏10克，枸杞子15克。

适用病症：老年糖尿病属气阴两虚型。

用法用量：水煎，分2次服，1个月为1个疗程。

辨证施治：口干甚者，加麦冬15克，生地黄15克；消谷善饥者，加黄连3克，石膏30克；神疲倦怠者，加黄芪15克，山药30克；小便频数者，加覆盆子30克。

⊙ 验方秘方13

中药组成：生地黄120克，天冬60克，红参60克，首乌180克，胎盘1具或河车粉60克。

适用病症：老年糖尿病，热证不明显，气阴两虚者。

用法用量：诸药共研为细末，炼蜜为丸，每日2次，每次1丸。

第五章
糖尿病的食疗

茶饮

⊙ 扁豆木耳饮

功能效用：清热益气、燥湿利水。适用于气阴两虚型糖尿病患者食用。

材料组成：扁豆50克，黑木耳30克。

制作方法：将扁豆、黑木耳分别洗净，晒干，一同研为细末，冲入开水即可。

用法用量：每次取9克细末，开水冲服。

⊙ 冬瓜汁

功能效用：清热利水。用于糖尿病。

材料组成：鲜冬瓜1000克（洗净）。

制作方法：加水适量煮熟，绞取汁。

用法用量：做茶饮。

⊙ 番石榴汁

功能效用：降血糖。用于糖尿病。

材料组成：番石榴1000克（洗净）。

制作方法：压榨取汁。

用法用量：饮用。每次1杯，每天3次。

⊙ 葛根麦冬饮

功能效用：滋阴补肾，生津止渴。用于下消。

材料组成：葛根15克，麦冬15克，牛奶10克。

制作方法：前2味药加水煎取汁，兑入牛奶，煮沸即成。

用法用量：每日1剂，早餐饮完。

⊙ 杞枣豆汁饮

功能效用：健脾，养阴。适用于糖尿病低血糖出现的头晕、心悸、出虚汗等。

材料组成：枸杞子15克，大枣15克，鲜豆浆500毫升。

制作方法：将枸杞子、大枣洗净，入锅加水300毫升，用小火煎煮15分钟，再倒进豆浆煮沸取汁即可。

用法用量：作为汤饮，一餐食用。

⊙ 瓜皮白霜饮

功能效用：清热利尿。适用于各种类型的糖尿病患者饮用。

材料组成：冬瓜1个。

制作方法：用小刀轻轻刮去冬瓜皮上的白霜。每次刮下如弹丸大的白霜即可。

用法用量：以开水冲服。每日服用2次，连续服用2~3天。

⊙ 瓜皮花粉茶

功能效用：清热，生津止渴。用于糖尿病。

材料组成：西瓜皮10克，冬瓜皮10克，天花粉10克。

制作方法：分别洗净，切成小片，加水煎煮10~15分钟。

用法用量：每日1剂，做茶饮。

⊙ 红薯叶冬瓜饮

功能效用：清热利水。适用于各种类型的糖尿病患者饮用。

材料组成：新鲜红薯叶100克，冬瓜50克。

制作方法：将冬瓜去皮，洗净备用。将新鲜红薯叶洗净，与冬瓜同入锅中，加入适量清水，煮20~30分钟即可出锅。

用法用量：饮汤吃冬瓜。每日饮用1次。

⊙ 苦菊芹菜饮

功能效用：清热降压，降糖消脂。用于糖尿病及并发高血压、高脂血症患者。

材料组成：鲜苦瓜60克（洗净），菊花10克，鲜芹菜250克（洗净，切段）。

制作方法：将以上3味加水煎煮20分钟去渣即成。

用法用量：做茶饮。

⊙萝卜绿豆饮

功能效用：清热行气。用于上消证。

材料组成：绿豆200克（洗净），梨1个（洗净切碎），青萝卜250克（洗净切碎）。

制作方法：将绿豆加水煮至将熟时，放入后2味（血糖控制不佳时不加梨）同煮熟即成。

用法用量：每日1剂，分2次趁热喝汤吃绿豆、梨及青萝卜。

⊙杞子五味茶

功能效用：养阴生津。用于糖尿病口渴津少。

材料组成：枸杞子15克，五味子15克。

制作方法：沸水冲泡，加盖闷10分钟。

用法用量：做茶频饮，每日1剂，冲泡3~5次。

⊙羌活扁豆瓜花茶

功能效用：健脾生津止渴。用于糖尿病上中消。

材料组成：羌活10克，白扁豆15克，南瓜花20克（切碎）。

制作方法：沸水冲泡，加盖闷15分钟。

用法用量：每日1剂，冲泡3~5次，做茶饮。

⊙芹菜饮

功能效用：清热平补，利水降压，降脂降糖。用于肥胖型糖尿病。

材料组成：鲜芹菜500克（洗净，捣烂）。

制作方法：榨取菜汁。

用法用量：每日1剂，分2次服。

⊙桑白糯米饮

功能效用：补益中气、清热利水。

材料组成：桑白皮根30克，糯米50克。

适用病症：适用于气虚型糖尿病患者食用。

制作方法：将桑白皮洗净，切为寸段。将糯米爆为米花。取锅，倒入清水，并将桑白皮、糯米花一同放入锅中，煮熟即可。

用法用量：每日分早、晚2次服用。

⊙沙参乌梅茶

功能效用：养阴润燥，生津止渴。用于上消。

材料组成：北沙参10克，麦冬10克，石斛10克，玉竹10克，乌梅5枚。

制作方法：研为粗末，加冰糖少许。

用法用量：每日1剂，沸水冲泡，加盖闷15分钟，做茶饮。

⊙山药花粉茶

材料组成：山药（切薄片）200克，生花粉200克（洗净，切薄片）。

功能效用：清热健脾，生津止渴。用于消渴。

制作方法：沸水冲泡，加盖闷15分钟。

用法用量：每日1剂，冲泡3~5次，做茶饮。

⊙上消茶

功能效用：滋阴润肺，清热生津。用于肺热伤津型上消。

材料组成：沙参15克，玄参12克，天冬15克，麦冬15克，生地黄30克，天花粉30克，生石膏30克，葛根15克，黄芩10克，知母12克，石斛10克，五味子10克，普洱茶30克。

制作方法：将前12味药洗净，装入纱布袋内，与茶叶同放茶壶内，加水1000毫升，用大火煮沸，改小火煎煮15分钟，滤出汁液，再加水600毫升，煎煮10分钟，滤出汁液，合并两次汁液，过滤即成。

用法用量：每日1料，分3次饮完。

⊙参杞茶

功能效用：补肾益气，生津止渴。用于糖尿病。

材料组成：西洋参片6克，枸杞子15克。

制作方法：均洗净，放入炖杯内，加清水200毫升，大火煮沸，改小火煎40分钟即成。

用法用量：每日1料，分次饮服。

⊙熟地苁蓉双参茶

功能效用：补益肝肾，益气生津。用于糖尿病。

材料组成：熟地黄25克，苁蓉15克，党参25克，西洋参6克。

制作方法：加水煎15分钟。

用法用量：沸水冲泡，做茶饮，每日1剂。

⊙石斛生地黄茶

功能效用：清胃养阴，止渴通便。适用中消型糖尿病之能食善饥、身体消瘦、口干欲饮、头昏无力、腰痛、尿频、便秘等症。

材料组成：石斛9克，生地黄9克，熟地黄9克，天冬9克，麦冬9克，沙参9克，女贞子9克，茵陈9克，生枇杷叶9克，炒黄芩4克，炒枳实4克，西瓜汁100毫升。

制作方法：将以上药物用纱布袋包好，扎紧口，放入锅内，加水800毫升，煎煮2次，每次20分钟，合并煎液，过滤。将西瓜挖去瓤，用纱布绞出汁液，把药汁与西瓜汁混匀即成。

用法用量：每日2次，每次饮100毫升。

⊙ 天花瓜皮饮

功能效用：清热利水。适用于各种类型糖尿病患者饮用。

材料组成：天花粉12克，冬瓜皮、西瓜皮各50克。

制作方法：将冬瓜皮、西瓜皮分别洗净，切为条状，随后与天花粉一同放入锅中，加入适量清水，煮15~20分钟即可。

用法用量：每次服用150毫升，每日2次。

⊙ 乌梅黄连饮

功能效用：清热利水、生津止渴。适用于各种类型的糖尿病患者饮用。

材料组成：鲇鱼涎30毫升，黄连末30克，乌梅15克。

制作方法：取鲇鱼口中或身上的滑涎，与黄连末搅拌均匀，捏为绿豆大小的丸状，晒干。将乌梅放入锅中，加入适量清水，煎15~20分钟后，留取汁液。

用法用量：每次服用3~6粒黄连丸，以乌梅汤送服。每日服用3次。

⊙ 鲜奶玉露

功能效用：补脾益肾，温阳滋阴。适用于糖尿病阴阳两虚型，临床表现为小便频数，混浊如膏，甚或小便无度，尿量多于所饮，面色黧黑，耳轮焦干，腰膝酸软，形寒畏冷，舌淡少苔，脉沉细无力。

材料组成：牛奶1000毫升，炸胡桃仁40克，生胡桃仁20克，粳米50克。

制作方法：将粳米淘净，用水浸泡1小时，捞起沥干水分，将四物放在一起搅拌均匀，用小石磨磨细，再用细筛滤出细茸待用。

锅内加水煮沸，将牛奶胡桃茸慢慢倒入锅内，边倒边搅拌，稍沸即成。

用法用量：早晚服食，连服3~4周。

⊙ 鲜李汁

功能效用：平肝清热、生津利水。适用于各种类型的糖尿病患者食用。

材料组成：新鲜李子200克。

制作方法：将李子去核，取肉，再将李子肉剁碎，装入纱布袋中，绞挤取汁。

用法用量：每次饮用1匙，每日3次。

⊙ 养脾饮

功能效用：滋阴补肾，生津止渴。用于糖尿病。

材料组成：生地黄20克，枸杞子15克，五味子10克，山药15克，黄芪15克，天花粉15克。

制作方法：加水煎取汁。

用法用量：每日1剂，做茶饮。

⊙ 益胃生津茶

功能效用：益胃生津。用于上消证。

材料组成：北沙参15克，麦冬15克，生地黄15克，玉竹10克。

制作方法：共研为粗粉，水煎取汁。

用法用量：每日1剂，分2~3次做茶饮。

⊙ 鱼胆干姜饮

功能效用：清热疏肝、和中燥湿。适用于各种类型的糖尿病患者饮用。

材料组成：鲫鱼胆汁2个，生姜30克。

制作方法：将生姜洗净，阴干，切为细末，与鲫鱼胆汁和为绿豆大小的丸。

用法用量：每次服用3~6丸，以米汤送服。

⊙ 玉米须桃胶饮

功能效用：平肝清热、燥湿利水。适用于各种类型的糖尿病患者饮用。

材料组成：玉米须50克，桃树胶20克。

制作方法：将玉米须、桃树胶分别处理干净，同入锅中，加入适量清水，以小火煎煮20~30分钟，即可出锅。

用法用量：代茶饮。每日不拘时饮用。

⊙ 玉竹银耳饮

功能效用：滋阴清热。适用于阴虚火旺型糖尿病患者饮用。

材料组成：玉竹50克，银耳30克。

制作方法：将银耳用清水泡发，洗净，随即与玉竹同入锅中，加入适量清水煎煮至银耳烂熟后，即可出锅。

用法用量：喝汤吃银耳。每日饮2次。

⊙ 止消渴速溶饮

功能效用：清热，生津，止渴。适用糖尿病。

材料组成：鲜冬瓜皮1000克，西瓜皮1000

克，瓜蒌根250克，白糖500克。

制作方法：将鲜冬瓜皮、西瓜皮削去外层硬皮，切成薄片，瓜蒌根捣碎，先以冷水泡透，再同放入锅中，加水适量，煎煮1小时，去渣，再以小火继续加热煎煮浓缩，至较黏稠将要干锅时停火，待温，加入干燥的白糖，把煎液吸净，拌匀，晒干，压碎，装瓶备用。

用法用量：每次10克，以沸水冲化，频频代茶饮用，每日数次。

⊙中消茶

功能效用：清胃养阴，止渴润肠。用于中消。

材料组成：生地黄10克，天冬10克，麦冬10克，沙参10克，石斛10克，茵陈10克，女贞子10克，炒黄芩5克，炒枳实5克，生枇杷叶10克（布包），西瓜汁100毫升。

制作方法：将前10味药用纱布袋包好，放入锅内，加水1000毫升，煎煮2次，每次20分钟，合并煎汁，滤出汁液，混入西瓜汁即成。

用法用量：每次饮100毫升，每日2次。

⊙中消消渴茶

功能效用：清胃泻火，养阴保津。用于中消。

材料组成：葛根50克，干姜50克，桑白皮50克，牛蒡根150克，生地黄30克，地骨皮30克，银花藤30克，薏苡仁30克，菝葜24克。

制作方法：共研粗末。另取黄白楮皮白皮根切细，煮取浓汁，和入药末，捻成饼子，1个5克，中心穿孔，晒干，挂于通风处。

用法用量：1次1个，放炭火上炙，令香熟，勿令焦，捣成碎末，煎以代茶，也可放少量食盐。

粥

⊙绿豆百合粥

功能效用：清热解毒。适用于糖尿病合并肺部感染引起的炎症。

材料组成：绿豆30克，百合15克，玉竹12克，款冬花10克（鲜品15克），粳米100克。

制作方法：将粳米、绿豆、百合、玉竹、款冬花洗净，先把绿豆、粳米、百合放进煮锅，加水800毫升慢慢熬煮，另将玉竹、款冬花用锅加水300毫升煎至150毫升，待米、豆煮熟后加进药液，将绿豆煮熟烂即可。

用法用量：做为饭粥，1~2餐食用。

⊙百合葛根粳米粥

功能效用：补肺清热，止渴生津。用于上消。

材料组成：百合15克（洗净，撕成瓣），葛根10克（洗净，切片），粳米100克（淘洗干净）。

制作方法：将葛根加水500毫升，煎煮30分钟，滤去渣，投入粳米、百合，用大火煮沸，再用小火煮至粥熟即成。

用法用量：每日1剂，分3次食完。

⊙大蒜粥

功能效用：降低血糖、血脂，消炎止泻。适用于糖尿病诸症以及糖尿病肠病。

材料组成：紫皮大蒜30克，绿豆30克，小米100克。

制作方法：大蒜去皮，绿豆、小米淘净，放入砂锅内，加水适量，文火煮粥。

用法用量：每日1剂，早、晚分食。

⊙冬瓜粳米粥

功能效用：健脾利水，清热止渴。用于脾虚湿盛型糖尿病。

材料组成：新鲜连皮冬瓜100克（洗净，切成小块），粳米50克（淘洗干净）。

制作方法：如常法加水同煮成粥。

用法用量：每日1剂，做早、晚餐代主食食用。

⊙二冬粥

功能效用：滋阴润燥、清热止渴。适用于糖尿病证属上、中消者。

材料组成：天冬、麦冬各50克，大米、小米各60克。

制作方法：天冬、麦冬洗净（同布包），大米、小米淘净，一同放入锅内，加水适量，用大火烧沸，改为小火煎煮25~30分钟，除去药渣即可。

用法用量：供早、晚餐食用。

⊙葛根粉粥

功能效用：清热生津，止渴，降血压。适用于糖尿病伴高血压、冠心病、心绞痛。

材料组成：葛根粉30克，粳米100克。

制作方法：将新葛根洗净切片，经水磨后澄取淀粉，晒干备用。用时先以水将米浸一夜，滤出，与葛根粉同煮粥。

用法用量：做早晚餐食用。

⊙ 葛根降糖粥

功能效用：适用于糖尿病有血瘀之征者以及糖尿病合并冠心病者。

材料组成：葛根60克，丹参100克，红曲30克，粳米100克。

制作方法：葛根、丹参（同布包），与红曲、粳米一同入锅，加水适量，煮为粥状。

用法用量：早、晚分别食用。

⊙ 枸杞山药粳米粥

功能效用：补肾益精。用于下消。

材料组成：枸杞子15克（洗净），山药30克（洗净，切薄片），粳米50克（淘洗干净）。

制作方法：共入锅内，加水500毫升，先用大火煮沸，再用小火煮至粥熟即成。

用法用量：每日1剂，作早餐食用。

⊙ 海带粳米粥

功能效用：降压、降脂、降糖。用于肥胖型糖尿病。

材料组成：海带30克（洗净切丝），粳米50克（淘洗干净）。

制作方法：如常法煮成粥。

用法用量：每日1剂，做早餐代主食温热食用。

⊙ 荷叶绿豆粳米粥

功能效用：降脂减肥，降压降糖。用于糖尿病伴肥胖、高血压、高脂血症者。

材料组成：绿豆20克（泡发），粳米（洗净），荷叶1张（洗净）。

制作方法：将绿豆加水煮至豆开，加入粳米如常法煮成稠粥，半熟时将荷叶盖粥上，15分钟后取出荷叶即成。

用法用量：每日1剂，代早餐食用。

⊙ 黑米南瓜粥

功能效用：健脾养胃、补气和中。适用于中消型糖尿病患者食用。

材料组成：黑米100克，南瓜150克。

制作方法：将南瓜去皮，洗净，切为小块。将黑米淘洗干净，用清水充分浸泡后，与南瓜一同放入锅中，加入适量清水，熬煮至黑米开花后即可出锅。

用法用量：代主食食用。

⊙ 黄芪降糖粥

功能效用：补脾益肾，敛脾精降尿糖。适

用于糖尿病证属脾肾两虚者；糖尿病尿糖久久不除者；糖尿病肾病肾功能不全、尿蛋白久久不除者。

材料组成：生黄芪60克，怀山药60克，枸杞子30克，小米100克。

制作方法：黄芪、山药（同布包），小米淘净，与枸杞子一并放入锅内，加水适量，共煮成粥。

用法用量：早、晚食用（食用时去其黄芪、山药）。

⊙ 黄芪山药小米粥

功能效用：健脾益胃。用于上下消。

材料组成：黄芪15克（洗净，切片），山药30克（洗净，切片），小米100克（淘洗干净）。

制作方法：放入锅内，加水500毫升，先用大火煮沸，再用小火煮至粥熟即成。

用法用量：每日1剂，做早餐食用。

⊙ 鸡内金菜根粥

功能效用：润燥养胃、生津止渴。适用于各种类型的糖尿病患者食用。

材料组成：鸡内金10克，菠菜根100克，粳米50克。

制作方法：将菠菜根洗净，切碎。将粳米淘洗干净。随后，将菠菜根与鸡内金一同放入锅中，加入适量清水，煎煮约35分钟后，下入粳米，待粳米烂熟后即可出锅。

用法用量：每日食用2次。

⊙ 苦瓜粥

功能效用：降低血糖、清热止渴。适用于各型糖尿病。

材料组成：苦瓜150克，粟米50克。

制作方法：将苦瓜洗净，去子与内瓤，皮切碎，粟米淘净，一同放入砂锅内，加水适量，大火煮沸后，改为小火煨煮成粥。

用法用量：佐餐食用，每日1~2次。

⊙ 芦笋红枣粳米粥

功能效用：滋阴清热、平肝降压。适用于糖尿病合并高血压者。

材料组成：芦笋100克，大红枣10~20克，粳米100克。

制作方法：将芦笋洗净切段备用，将红枣等洗净，与淘净的粳米一同放入锅内，加水适量，用旺火煮沸后改为小火，煨煮成粥。待粥将熟时，把芦笋段加入，再煨煮5~10分钟即可。

用法用量：供早、晚餐食用。

⊙ **绿豆薏苡仁粥**

功能效用：益脾胃、促运化、解毒热、止消渴。适用于糖尿病证属上消诸症者。

材料组成：绿豆30~50克，薏苡仁30~90克。

制作方法：绿豆、薏苡仁淘净，放入锅内，加水适量共煮成粥。

用法用量：供早、晚餐食用。

⊙ **萝卜糯米粥**

功能效用：止渴利浊行气。用于糖尿病。

材料组成：新鲜白萝卜750克（洗净，切成薄片，捣碎取汁，每次100毫升，或鲜萝卜200克，切碎即可），糯米10克（淘洗干净）。

制作方法：加水如常法煮成粥。

用法用量：每日1剂，做早、晚餐代主食温热服用。

⊙ **螺肉桑葚粳米粥**

功能效用：补肝益肾，清热除烦。用于下消。

材料组成：鲜活田螺肉50克（洗净，切碎），桑葚30克（洗净，去杂质），粳米50克（淘洗干净），盐5克。

制作方法：将前3味加水500毫升，煮至粥熟，加入盐拌匀即成。

用法用量：每日1次，每次50克，做早餐食用。

⊙ **马齿苋粥**

功能效用：清热解毒、降低血糖。适用于糖尿病肠病以及急性肠炎、痢疾。

材料组成：鲜马齿苋60~100克，小米120克。

制作方法：将马齿苋洗净，切成小段备用。把小米淘净放入锅内加水适量，并加入备好的马齿苋，共熬成粥即可。

用法用量：早、晚各食1次。

⊙ **南瓜山药粥**

功能效用：健脾、益气、止渴。适用于糖尿病诸症。

材料组成：南瓜50克，山药30克，粳米100克。

制作方法：南瓜、山药洗净，切为小丁，与粳米共煮成粥。

用法用量：供佐餐食用，每日1~2次。

⊙ **南瓜粥**

功能效用：补中健脾、降低血糖、减肥降脂、通便。用于各型糖尿病。

材料组成：鲜青南瓜250克（洗净切块）。

制作方法：加水，煮成稀糊状。

用法用量：早晚分2次代主食用，病情稳定后，间歇食用。

⊙ **芹菜红枣粥**

功能效用：降低血压，降脂通便。适用于糖尿病高血压病和糖尿病高脂血症。

材料组成：芹菜150克，大红枣15~30枚，枸杞子30克，粳米100克。

制作方法：将芹菜洗净、切碎，红枣、枸杞子、粳米洗净，一同放入锅内，加水适量，大火烧沸后改为小火煮熟呈糊状即可。

用法用量：早、晚餐食用，每日1~2次。

⊙ **沙参莲子粳米粥**

功能效用：滋阴健脾，生津止渴。用于上消。

材料组成：北沙参15克（洗净，润透，切小段），莲子30克（洗净，浸泡1夜，去心），粳米10克（淘洗干净）。

制作方法：将上三味同入锅内，加水1000毫升，用大火煮沸，再小火煮至粥熟即成。

用法用量：每日1剂，做早餐食用。

⊙ **山药茯苓粥**

功能效用：健脾益气，调节血糖。适用于各型糖尿病。

材料组成：山药30克，茯苓30克，粳米100克，盐3克。

制作方法：将粳米、山药、茯苓淘洗干净，放入锅内，加水适量，用旺火烧开，煎熬成粥，加入食盐拌匀即成。

用法用量：做早餐食用。

⊙ **山药莲子粥**

功能效用：滋阴补肾。适用于脾肾两虚型肾病。

材料组成：山药30~60克，莲子10克，粳米100克。

制作方法：将山药切碎，加适量清水煎汁，去渣，取汁与莲子、粳米同煮成稀粥，熟后服用。

用法用量：佐餐食用。

⊙ 山药桂圆粥

功能效用：补益心肾，止渴固涩。适用于心肾阴虚引起的消渴，小便频数，心悸，失眠。

材料组成：鲜生山药100克，桂圆肉15克，荔枝肉3~5个，五味子3克。

制作方法：将生山药去皮，切成薄片，与桂圆肉、荔枝肉、五味子同以水煮为粥。

用法用量：早、晚食用。

⊙ 山药粳米粥

功能效用：补脾养肺，固肾益精。用于糖尿病。

材料组成：怀山药40克（研为细粉），粳米60克（淘洗干净）。

制作方法：先将粳米常规煮至粥将熟时，加入山药粉，待熟即成。

用法用量：每日1剂，做早餐食用。

⊙ 生地酸枣粥

功能效用：清心安神。适用于伴有心烦失眠等症状的糖尿病患者食用。

材料组成：生地黄30克，酸枣仁20克，大米80克。

制作方法：将生地黄、酸枣仁入锅中，加入适量清水，煎20~30分钟后，留取药汁，撇去药渣。将煎好的药汁与淘洗干净的大米同入锅中，加入适量清水，熬煮至米粒开花后即可出锅。

用法用量：不拘时代粥食用。

⊙ 熟地山萸粥

功能效用：大补元气、强阴益精。适用于老年人糖尿病，证属气虚精亏者。

材料组成：熟地黄30~60克，山萸肉30克，生山楂30克，粳米100~150克。

制作方法：熟地黄、山萸肉、山楂（同布包），粳米淘净，一并放入锅内，加水适量共煮成粥。

用法用量：早、晚分次食用。

⊙ 双耳粳米粥

功能效用：滋阴润肺，生津止渴。用于上下消。

材料组成：银耳5克（泡发，去杂质，撕成小瓣），木耳5克（泡发，去杂质，撕成小瓣），粳米100克（淘洗干净）。

制作方法：共入锅内，加水1000毫升，用小火煮至粥熟即成。

用法用量：每日1剂，做正餐食用。

⊙ 天花粉山药粥

功能效用：健脾益肾，补虚安中，清热降火，生津止渴。适用于糖尿病上消型。

材料组成：天花粉15克，山药10克，粳米30克，蜂蜜半匙。

制作方法：将天花粉、山药洗净，滤干，打碎，备用。粳米洗净，并将天花粉、山药一起倒入锅内，加冷水三大碗，旺火烧开，煮20分钟，离火，再加蜂蜜半匙，拌匀。

用法用量：做早餐或当点心吃，每次1碗，每日2次，2个月为1个疗程。

⊙ 天花粉粳米粥

功能效用：清热生津。用于糖尿病。

材料组成：天花粉20克（洗净），粳米100克（淘洗干净）。

制作方法：取天花粉水煎，去渣取汁，加入粳米煮至粥熟即成。

用法用量：每日1剂，做早餐食用。

⊙ 西瓜子大米粥

功能效用：清热养胃、生津止渴。适用于中消型糖尿病患者。

材料组成：西瓜子50克，大米60克。

制作方法：将大米淘洗干净备用。将西瓜子入水中捣烂，随即以小火煎煮15分钟后，留汁去渣。将煮好的西瓜子与大米一同放入锅中，加入适量清水，熬煮至米粒开花后，即可出锅。

用法用量：不拘时代粥食用。

⊙ 燕麦山药粥

功能效用：健脾补肾。用于脾肾两虚型消渴证。

材料组成：燕麦片50克，鲜山药10克（洗净去皮）。

制作方法：加水共煮成粥。

用法用量：每日1剂，做早餐代主食食用。

⊙ 燕麦芝麻粥

功能效用：糖尿病证属肝肾两虚者。

材料组成：燕麦100克，黑芝麻30克，小米60克，枸杞子30克。

制作方法：燕麦洗净，黑芝麻拣去杂质，与小米、枸杞子一同放入锅内，加水适量，文火（小火）煮熟成糊状即可。

用法用量：供早、晚餐食用。

⊙ 羊胰粥

功能效用：清肺热，止消渴。适用于中消型糖尿病。

材料组成：羊胰1具，大米100克，绍酒10毫升，葱5克，盐5克。

制作方法：把羊胰洗净，切成3厘米见方的块状；大米淘洗干净，同放入锅内，加水600毫升，加入葱、盐、绍酒，用旺火烧沸后，再用文火煮30分钟即成。

用法用量：每日1次，当早餐食用，每次吃羊胰30~50克。

⊙ 玉竹粥

功能效用：滋阴润肺，生津止渴。适用于糖尿病之烦渴、口干舌燥、阴虚低热不退等症。

材料组成：玉竹15~20克（鲜品30~60克），粳米100克，冰糖少许。

制作方法：先将新鲜玉竹洗净，去掉根须，切碎煎取浓汁后去渣，或用于玉竹煎汤去渣，入粳米，加水适量煮为稀粥，粥成后放冰糖，稍煮一二沸即可。

用法用量：每日食用2次，5~7天为1个疗程。

⊙ 苡仁生地粳米粥

功能效用：清热利湿，健脾补肺。用于上消。

材料组成：薏苡仁30克（淘洗干净），生地黄30克（洗净，切小块），粳米100克（淘洗干净）。

制作方法：将上三味加水1000毫升，用大火煮沸，再用小火煮至粥熟即成。

用法用量：每日1剂，做早餐食用。

饭、饼、糕

⊙ 八珍糕

功能效用：补肾固精，健脾祛湿。用于糖尿病。

材料组成：人参10克，山药30克，茯苓30克，白术30克，莲肉30克，薏苡仁30克，白扁豆30克，米粉500克，甜味剂适量。

制作方法：将前7味药共研细粉，加入米粉拌匀，加水做成糕，蒸熟即成。

用法用量：做主餐食用。

⊙ 淡菜粳米饭

功能效用：益五脏、补精血、止虚汗。用于糖尿病。

材料组成：淡菜100克（拣净，浸软），鲜姜10克，料酒5克，豆豉5克，花生油5克，粳米100克（淘洗干净）。

制作方法：将淡菜用料酒、花生油、豆豉及姜汁浸腌。粳米按常规煮成饭，将淡菜捞出，摆在饭上，再用小火焖至熟烂，拌匀。

用法用量：做主食。

⊙ 杜蒲银杏饭

功能效用：降糖，降脂，降压。适用于糖尿病并发脑动脉硬化、高血压、高血脂、老年痴呆等症。

材料组成：杜仲10克，石菖蒲8克，籼米150克，白果仁粉5克。

制作方法：将前三味洗净，取一煮锅，放入杜仲、石菖蒲，加水250毫升，用慢火煎煮，待药液煎至约50毫升时停火，取液倒入蒸锅，并加入淘洗好的籼米及适量水，将蒸锅置于旺火上煮沸，加入白果粉，改慢火煮熟即可。

用法用量：做为主食，一餐食用。

⊙ 枸杞南瓜粳米饭

功能效用：补肾明目。用于糖尿病。

材料组成：枸杞子15克（洗净），青南瓜100克（洗净，去皮、瓤，切成小方丁），粳米100克（淘洗干净）。

制作方法：共入锅内，常规煮至饭熟即成。

用法用量：每日1剂，做主食食用。

⊙ 枸杞山药粳米饭

功能效用：补气健脾，固肾壮腰。用于糖尿病。

材料组成：枸杞子15克（洗净，去杂质），五味子6克（洗净），怀山药30克（洗净，切小丁），桂圆肉10克（切小丁），粳米100克（淘洗干净）。

制作方法：共入锅内，常规煮至饭熟即成。

用法用量：每日1剂，做主食食用。

⊙ 花粉绿豆饭

功能效用：降糖，软坚。适用于糖尿病并发高血压、动脉硬化等症。

材料组成：松花粉10克，绿豆20克，粳米100克。

制作方法：先将松花粉用箩筛过，去除松叶等杂质待用；另将绿豆、粳米淘洗干净，取蒸锅放入绿豆、粳米，加水500毫升煮沸，加进松花粉改慢火煮熟即可。

用法用量：做为主食，一餐食用。

⊙ **黄鳝饭**

功能效用：补阴血，健脾胃。用于糖尿病。

材料组成：黄鳝肉100克（洗净，切成段），姜汁10毫升，花生油5克，食盐5克，粳米100克（淘洗干净）。

制作方法：将黄鳝肉放入碗中，调入姜汁、花生油、食盐。粳米按常规煮至饭将熟时，再将黄鳝肉取出放于米饭表面，用小火煮熟即成。

用法用量：做主餐食用。

⊙ **黄精荞麦面**

功能效用：滋阴补血，止渴降糖。用于胃热津伤型糖尿病。

材料组成：黄精30克（洗净，切成碎丁），豆腐干50克（洗净，切成碎丁），荞麦挂面100克，葱花、姜末、大蒜末、精盐、味精、植物油各适量。

制作方法：将油锅加热，放葱花、姜末煸炒，加入黄精、豆腐干，熘炒片刻，加鸡汤或水适量，再加入大蒜末、精盐、味精等调料，盛起作为面汤料；将荞麦面下入沸水中，煮至熟透，捞起放汤料中即成。

用法用量：做主食食用。

⊙ **苦蒂茵陈饭**

功能效用：清热解毒。适用于糖尿病并发肝功能障碍、脂肪肝等。

材料组成：鲜苦菜50克，鲜茵陈50克，精盐1克，籼米100克。

制作方法：将苦菜和茵陈洗净，用沸水余透，捞出放冷水中过滤去热，挤去水分，切成碎末倒进蒸锅，加进米、精盐及适量水，用旺火煮沸，改慢火蒸成米饭即可。

用法用量：做为主食，一餐食用。

⊙ **莲子茯苓糕**

功能效用：健脾宁心，滋阴降糖。用于脾气虚弱、心阴不足型糖尿病。

材料组成：莲子（温水泡后去皮、心）、茯苓（切片）、麦冬各等份，桂花适量。

制作方法：将前3味研磨成细粉，加水揉和，制成糕坯，撒上桂花，上笼蒸20分钟即成。

用法用量：做早、晚餐主食或作点心食用。

⊙ **粟米糕**

功能效用：清热祛烦，补虚止渴。用于糖尿病。

材料组成：粟米500克（洗净，晒干，研磨成粉），黄豆粉300克。

制作方法：将以上配料加水及适量碱水揉合，平铺于蒸笼上，表面撒上黑芝麻，淋上麻油少许，大火蒸30分钟，待熟后取出切块即成。

用法用量：做主食食用。

⊙ **苓仁桂花包**

功能效用：健脾养血，安神。适用于糖尿病伴心脏病、失眠倦怠、心悸气短、面部或眼睑水肿。

材料组成：茯苓粉50克，松子仁30克，酸枣仁30克，核桃仁100克，鲜桂花10克（干品5克），菊糖1克，发酵粉5克，山药面100克，玉米面200克，糯米面200克，面粉50克。

制作方法：将松子仁、酸枣仁炒黄，与核桃仁一并研成小粒，放在汤碗内，加桂花、菊糖拌匀备用。将山药面、玉米面、糯米面、茯苓粉放入面盆拌匀，用温水溶化发酵粉，将面和成发酵面坯，稍放待发酵，待面醒后用干面粉揉匀下20个剂子，擀成包子皮，包上馅，捏成小包，用旺火蒸25分钟即可。

用法用量：做为主食，分多餐食用。

⊙ **南瓜饼**

功能效用：降低血糖。用于糖尿病。

材料组成：青嫩南瓜50克（煮熟，剥去皮，捣烂），面粉100克或米粉100克。

制作方法：共揉成饼，蒸熟即成。

用法用量：每日1剂，做主食食用。

⊙ **荞麦饼**

功能效用：清热解毒，补虚健脾、降糖降脂。用于各型糖尿病，特别适合于合并便秘的中老年糖尿病患者。

材料组成：荞麦面250克，粗麦粉100克，天花粉50克（洗净，晒干，研成粉末），薏苡仁60克（洗净，晒干，研成粉末），葱花、姜末、精盐、味精、植物油各适量。

制作方法：将荞麦面、粗麦粉拌匀，加水、麻油、葱花、姜末、精盐、味精等拌匀，调成糊状。将油锅烧至六成热，将面糊逐个煎成松脆圆饼即成。

用法用量：做主食食用。

⊙ 山药蛋炒饭

功能效用：健脾和胃，补气益血。用于糖尿病。

材料组成：鲜山药30克（洗净，去皮，煮熟，切小丁），鸡蛋1个，葱花5克，食盐3克，熟粳米饭50克。

制作方法：将山药丁放入碗中，打入鸡蛋，放入葱花、食盐，拌匀。将适量植物油放入锅内，烧至热时，将山药、鸡蛋倒入锅内，煎炒至熟，再倒入粳米饭共炒香即成。

用法用量：每日1剂，做主食食用。

⊙ 山药益脾饼

功能效用：健脾开胃，调节血糖。适用于各型糖尿病。

材料组成：山药50克，白术30克，干姜6克，鸡内金15克，面粉500克，菜油50毫升，盐3克。

制作方法：把白术、山药、姜用纱布包成药包，入锅内加水适量，先用旺火烧沸，后用文火熬煮1小时，除去药包，取药汁备用。将鸡内金研成细粉，与面粉混合均匀，再将药汁倒入加水适量，和成面团，分成若干小团，做成薄饼，用文火烙熟即成。

用法用量：每日1次，做早餐食用。

⊙ 山药汤圆

功能效用：补脾益肾。用于脾虚肾亏型糖尿病。

材料组成：山药50克（洗净，捣碎，蒸熟），胡椒粉适量，糯米粉250克。

制作方法：将山药加入胡椒粉调成馅，糯米粉加水揉成面团，纳入山药馅，包成汤圆，倒入热水锅中煮熟即成。

用法用量：做早餐食用。

⊙ 山药芝麻糕

功能效用：滋补肝肾，生津润燥，止渴降糖。用于肾阴亏虚型糖尿病。

材料组成：山药200克，薏苡仁100克，黄精50克，黑芝麻500克，葛根粉50克，黄芪50克，天花粉50克，植物油适量。

制作方法：将前4味配料洗净，晒干，共研为细粉，加入葛根粉拌匀成糕粉。将黄芪、天花粉洗净，加水煎，滤取浓汁，与糕粉拌匀，加水适量及植物油，揉成面团，糕模定形，上笼蒸20分钟即成。

用法用量：做早餐或夜宵用。

⊙ 山药泥

功能效用：健脾和胃，降低血糖。适用于各型糖尿病。

材料组成：山药200克，豆沙150克，京糕100克，水淀粉50克，食盐2克，猪油30毫升。

制作方法：把山药粉碎成细末，加盐2克，加水少许，搅拌成细泥；京糕加工成细泥，另置碗内，加少许食盐拌匀，豆沙另置碗中，均上笼蒸熟，取出待用。将砂锅置火上，加清水少许，用水淀粉勾成汁，浇在三泥面上即成。

用法用量：做早餐食用。

⊙ 山药羊肉鸡蛋面

功能效用：健脾补肺，固肾益精。用于脾胃虚弱、肾阴亏虚型糖尿病。

材料组成：山药粉100克，面粉250克，豆粉10克，鸡蛋1个，羊肉适量（切丁），葱花、姜末、精盐、味精适量。

制作方法：将前4味和精盐加水和好，揉面，切条，入沸水中煮沸。羊肉丁炒透，加姜末、葱花、精盐、味精，拌入面条。

用法用量：做主食食用。

⊙ 丝瓜馅饼

功能效用：止渴充饥，降低血糖。适用于糖尿病诸症。

材料组成：嫩丝瓜350克，南瓜250克，葱10克，精盐9克，味精2克，花生油10克，面粉650克。

制作方法：取面粉500克，加水和出面坯，待面醒后备用；丝瓜、南瓜洗净去外皮，切成细丝，放入调馅盆中，加盐5克拌匀，挤出水分，剁碎后再放入盆中，并加葱末、盐、味精、花生油，搅拌均匀，制成馅料；将醒好的面揉成团，分为小剂子，将面剂按扁，擀成圆皮儿，将菜馅摊在面片上、包瓣、压实周边，摆放平底锅内，慢火烙熟。

用法用量：做主食或配餐之用，每餐100~200克。

⊙ 菟丝鸡蛋饼

功能效用：滋补肝肾。用于糖尿病。

材料组成：菟丝子30克（研为细末），面粉200克，鸡蛋1个，精盐10克，葱花10克，植物油10克。

制作方法：将以上配料前5味拌匀，加清水适量调成糊状。锅内加入植物油，用大火烧至六成热时，将菟丝子糊匀制成饼状，放入锅内，用中火将其两面煎黄即成。

用法用量：每日1次，做主餐食用。

⊙ 一品山药饼

功能效用：滋阴补肾。用于肾阴亏虚型糖尿病。

材料组成：山药500克（洗净、去皮、煮熟、切碎），面粉150克，核桃仁、什锦果料、猪油、芡粉各适量。

制作方法：将山药加入面粉揉成面团，制成圆饼状，上置核桃仁、什锦果料，上笼蒸20分钟，出锅后淋上已加热过的猪油和芡粉即成。

用法用量：做早点或夜宵食用，每日1次，每次适量。

⊙ 苡仁蛋炒饭

功能效用：清热利湿，补气益血。用于糖尿病。

材料组成：薏苡仁30克（洗净），鸡蛋1个，精盐2克，味精2克，葱花3克，花生油10克，粳米100克。

制作方法：将薏苡仁、粳米按常规煮成饭。再将鸡蛋打入碗中，加入精盐、味精、葱花、花生油拌匀，倒在已煮熟的饭上，煮5分钟即成。

用法用量：每日1剂，做主食食用。

⊙ 薏葛白果馍

功能效用：降糖，降压。适用于糖尿病并发高血压病。

材料组成：薏米面50克，葛根粉20克，白果粉10克，干面粉50克，发酵面500克。

制作方法：取发酵面放置在面桌上，加上前3味药粉揉匀，下10个面剂，用干粉揉成圆头平底，摆在蒸笼上，用旺火蒸25分钟即可。

用法用量：每餐100克做为主食，分多餐食用。

汤

⊙ 白萝卜山药绿豆汤

功能效用：生津润燥，健脾止漏，利尿解毒。适用于糖尿病证属上消者。

材料组成：白萝卜250克，鲜山药150克，绿豆100克。

制作方法：白萝卜洗净切成细丝，鲜山药洗净去皮切成片，绿豆淘净，一并放入砂锅中加水适量，煮熟呈糊状即可。

用法用量：供佐餐分次食用。

⊙ 百合莲子鲜藕汤

功能效用：清心润肺，健脾止渴。用于糖尿病。

材料组成：百合30克（洗净，撕成瓣），莲子30克（去心），鲜莲藕200克（洗净，去皮，切薄片），精盐3克，味精1克，胡椒粉2克，花生油15克。

制作方法：将百合、莲子、鲜莲藕共入锅内，用大火煮沸，再用小火煮45分钟，加入精盐、味精、胡椒粉、花生油调味即成。

用法用量：佐餐食用，每日1次。

⊙ 鳖鱼滋肾汤

功能效用：滋补肝肾，滋阴养血。适用于糖尿病。

材料组成：鳖鱼1只（500克左右），枸杞子30克，熟地黄15克，料酒适量。

制作方法：将鳖鱼切块，加枸杞子、熟地黄、料酒和清水适量，先用武火烧开后改用文火煨炖至肉熟透即可。

用法用量：可佐餐食用或单食。

⊙ 冬瓜鸡丝汤

功能效用：益气补中；利尿止渴、消除尿糖。适用于糖尿病证属气阴两虚、尿糖不除者以及糖尿病肾病诸症。

材料组成：冬瓜350克，鸡胸脯肉150克，生黄芪30克，怀山药30克，精盐、黄酒、味精各适量。

制作方法：冬瓜去皮、瓤、子，洗净切成薄片；山药去皮、洗净切成薄片；冬瓜、山药片在沸水中烫过备用；鸡脯肉切成细丝，生黄芪布包，一同放入锅中加水500毫升，炖至八成熟时，放入冬瓜、山药，共煮至熟，再加入适量精盐、黄酒、味精调味后稍煮片刻即可。

用法用量：供佐餐食用。吃肉，喝汤，每日1剂，分2次吃完。

⊙ **冬瓜草鱼汤**

功能效用：利尿消肿、减肥降压。适用于糖尿病诸症以及肥胖症、高脂血症、高血压病。

材料组成：冬瓜450克，草鱼肉350克，料酒、精盐、葱、姜、植物油各适量。

制作方法：冬瓜去皮、瓤、子，洗净切成方块；草鱼肉洗净，切成小块；砂锅加油烧热，放入鱼块稍煎，再加入料酒、冬瓜、精盐、葱、姜、清水煮至鱼熟烂入味即可。

用法用量：供佐餐食用，吃肉、喝汤。

⊙ **党参梅枣汤**

功能效用：健脾养胃、生津止渴。适用于脾胃不和型糖尿病患者饮用。

材料组成：党参25克，乌梅4枚，大枣8枚，冰糖5克。

制作方法：将党参、乌梅、大枣同入锅中，加入适量清水，待水煮沸后，再煮20分钟，随即下入冰糖，煮至汤汁黏稠后，即可出锅。

用法用量：每次服用3匙，亦可同时食用乌梅、大枣。

⊙ **党参萝卜黑鱼汤**

功能效用：补中益气，生津利水。用于脾胃虚弱、气血两虚型糖尿病。

材料组成：党参15克（润透，切小段），胡萝卜150克（洗净，切小方块），黑鱼1条（约300克，宰杀后去鳞、腮、肠杂，洗净，沥干，切片），料酒10克，酱油10克，姜片10克，葱段10克，精盐5克，味精3克，植物油50克，芫荽30克（洗净，切小段），上汤200毫升。

制作方法：将鱼片加入淀粉、精盐、料酒、蛋清腌渍，放入六成热油锅内滑一下，捞起，沥干油。将油锅烧至六成热时，加入姜片、葱段爆香，加入上汤、鱼片、料酒、党参、胡萝卜、酱油，烧熟，调入精盐、味精，撒入芫荽即成。

用法用量：佐餐食用，每日1次。

⊙ **党参百合猪肚汤**

功能效用：清心润肺，益气补血。用于中消。

材料组成：党参15克（润透，切片），百合30克（洗净，撕成瓣状），猪肚200克（用盐洗净，切成小方块），姜3克（拍松），葱段5克，红枣10枚（去核），绍兴黄酒10克，盐5克。

制作方法：将猪肚放锅内，加入上汤，放入姜、葱、绍兴黄酒、盐、红枣、百合、党参，用大火煮沸，再用小火炖1小时即成。

用法用量：每日1次，食猪肚30~50克，随意食百合、党参，喝汤。

⊙ **荸荠蕹菜汤**

功能效用：清热解毒，凉血通便。用于糖尿病或合并便秘、便血、痔疮等。

材料组成：荸荠10枚（去皮，洗净），鲜蕹菜200克（去杂质，洗净，切小段），葱末5克，姜丝5克，料酒3克，精盐5克，味精3克，熟猪油10克，肉汤500毫升。

制作方法：将锅烧热，加入猪油、葱、姜爆香，放入蕹菜、精盐、料酒、味精，翻炒片刻，加入肉汤，放入荸荠同煮熟。调味后即成。

用法用量：佐餐食用。

⊙ **葛根红枣绿豆汤**

功能效用：补养脾胃，清热降火，生津止渴。适用于糖尿病中消型。

材料组成：葛根30克，红枣10个，绿豆50克。

制作方法：将葛根洗净，滤干。红枣用温水浸泡片刻，洗净，与葛根一起倒入砂锅内先煎汤，再加冷水二大碗，用小火煎半小时，离火，滤出汁水，取出红枣，去葛根渣。绿豆洗净后倒入有红枣药汁的砂锅内（如药汁量少，可再加适量水），用小火慢炖40~60分钟，离火。

用法用量：淡食，每次1碗，每日2次，当天吃完。

⊙ **鬼针草鸡蛋汤**

功能效用：补中益气、清热利水。适用于各种类型糖尿病患者食用。

材料组成：鬼针草30克，鸡蛋1枚。

制作方法：将鬼针草洗净、晾干，并用适量清水煮熟后，打入鸡蛋，待鸡蛋煮熟即可出锅食用。

用法用量：每日分早、晚2次服用。

⊙ 枸杞杜仲鹌鹑汤

功能效用：补益肝肾，养血生精。用于肝肾亏虚型糖尿病。

材料组成：枸杞子30克（洗净，去杂质），杜仲10克（洗净），鹌鹑1只（宰杀去毛、内脏，洗净）。

制作方法：共入锅内，加水煎煮至熟，去药渣。

用法用量：喝汤食肉。

⊙ 枸杞银耳香菇汤

功能效用：补肝益肾，和中养血。用于肾阴亏虚型糖尿病。

材料组成：枸杞子30克（洗净，去杂质），银耳30克（温水泡发，洗净，切细丝），天花粉30克（洗净，晒干，研成细粉），香菇30克（温水泡发，洗净，切细丝），精盐、味精、淀粉、芝麻油适量。

制作方法：锅内加水1000毫升，用大火煮沸，加入枸杞子、银耳、香菇，改小火煨煮30分钟，倒入天花粉末，加精盐、味精、拌匀，并用淀粉少量勾芡，淋上芝麻油即成。

用法用量：佐餐食用。

⊙ 枸杞黄瓜蛋汤

功能效用：清热养阴，利咽明目，降糖止渴。用于肾阴亏虚型糖尿病。

材料组成：枸杞子30克（洗净，去杂质），鲜嫩黄瓜300克（洗净，切片，加盐少许腌渍30分钟），鸡蛋1个，葱花、精盐、味精等调料。

制作方法：锅内加水800毫升，用大火煮沸，加入枸杞子、黄瓜，调入打匀的鸡蛋，炖煮数分钟，再加入葱花、精盐、味精等调料，并用淀粉少许勾芡，淋上麻油即成。

用法用量：佐餐食用。

⊙ 枸杞海参猪胰汤

功能效用：滋阴润燥，止渴降糖。用于肾阴亏虚、胃燥津伤型糖尿病。

材料组成：海参4只（水发，洗净，切段），枸杞子30克（洗净），猪胰1具（洗净，切片），鸡蛋1个，黄酒、精盐、味精、五香粉适量。

制作方法：将猪胰和海参加入打匀的鸡蛋液，拌匀，上笼蒸熟后倒入砂锅，加清水适量，大火煮沸后加黄酒，倒入枸杞子，改小火煨炖30分钟，加少量精盐、味精、五香粉，拌匀即成。

用法用量：喝汤食肉。

⊙ 枸杞荞麦汤

功能效用：补肝、肾，调节血糖。适用于各型糖尿病。

材料组成：枸杞子20克，荞麦粉150克，草果半个，羊肉50克，食盐2克，鸡精2克。

制作方法：将枸杞子洗净，羊肉洗净切2厘米见方的小块，草果洗净，荞麦粉用冷水调匀，备用。将草果、枸杞子、羊肉放入锅内，加水，用旺火烧沸，用文火炖煮15分钟，再加入荞麦粉、盐、鸡精，搅匀即成。

用法用量：每日1次，做早餐食用。

⊙ 枸杞猪腰汤

功能效用：滋阴补肾，止渴明目。用于下消。

材料组成：枸杞子15克（洗净，去杂质），猪腰1只（切为两半，去白色臊膜，洗净，切片），葱段10克，姜片5克，料酒10克，精盐5克，胡椒粉3克，菜胆100克（洗净，切小段），植物油20克。

制作方法：将油入锅内烧热，加入葱、姜爆香，加入上汤或鸡汤500毫升，煮沸，再加入猪腰、枸杞子、菜胆、精盐、胡椒粉，煮熟即成。

用法用量：佐餐食用，每日1次，每次食猪腰50克，喝汤。

⊙ 枸杞西芹白菜汤

功能效用：滋阴补肾，生津止渴。用于下消。

材料组成：枸杞子15克（洗净，去杂质），西芹50克（洗净，切小段），瘦猪肉50克（洗净，切薄片），白菜100克（洗净，切小段），葱段10克，姜片5克，料酒10克，精盐5克，味精2克，植物油30克。

制作方法：油锅烧至六成热时，投入姜、葱爆香，放入上汤500毫升，煮沸，加入瘦猪肉、枸杞子、西芹、白菜、料酒、精盐，煮熟即成。

用法用量：佐餐食用，每日1次。

⊙ 海蜇马蹄汤

功能效用：清热泄火，滋阴生津。用于糖

尿病。

材料组成：海蜇60克（漂洗去咸味，切丝），生荸荠60克（洗净，去皮，切片）。

制作方法：共入锅内，加水煮熟即成。

用法用量：喝汤吃海蜇、荸荠。

⊙ 荷叶泥鳅汤

功能效用：清热燥湿、补虚益肾。适用于肾阴不足型糖尿病患者食用。

材料组成：干荷叶3张，泥鳅6条。

制作方法：将泥鳅阴干，去除头、尾，烧为灰烬后碾成细末备用。将干荷叶研为细末，与同等量的泥鳅末混合后，分为数等份，一份10克。

用法用量：每次服用1份，以凉开水送服。感到口渴时再服，直至不渴为止。

⊙ 荷叶苦瓜牛蛙汤

功能效用：清热解毒，生津止渴。用于上中消。

材料组成：鲜荷叶半张（洗净，切成块），苦瓜100克（洗净，去瓤，切成小块），牛蛙100克（去皮、内脏、爪，切成4块），葱段10克，姜片10克，料酒10克，精盐5克，胡椒粉3克。

制作方法：将牛蛙、葱、姜、料酒、精盐、胡椒粉共入碗内，腌渍30分钟。将苦瓜、荷叶、牛蛙放入锅内，加水1000毫升，用大火煮沸，再用小火煮至熟，去除荷叶即成。

用法用量：佐餐食用，每日1次，每次食蛙肉30克，喝汤。

⊙ 胡萝卜枸杞汤

功能效用：降低血糖、血压，明目。适用于糖尿病诸症及糖尿病眼病。

材料组成：胡萝卜60克，雏鸡2只，枸杞子30克，调料适量。

制作方法：将雏鸡去毛，开膛去内脏，然后放入开水中烫透捞出，去掉血沫，置于盘中，加入葱、姜；胡萝卜洗净切成小块，与雏鸡肉放在一起，再加入鸡汤、枸杞子，上屉蒸1.5小时左右，出锅后加鸡精、精盐、胡椒粉等调料即可。

用法用量：供佐餐食用。

⊙ 黄精黑豆汤

功能效用：补中益气，强肾益胃，降血糖，降血压。适用于糖尿病之中消型，食多易饥，形体消瘦。另外，糖尿病恢复期用此方进行调养，也甚相宜。

材料组成：黄精30克，黑豆30克，蜂蜜半匙。

制作方法：将黄精与黑豆洗净，倒入砂锅内，加水浸泡10分钟，再用小火慢炖2小时，离火，最后加蜂蜜半匙。

用法用量：当点心吃，黄精与黑豆同食，每日2次，每次1小碗。

⊙ 黄芪山药胰片汤

功能效用：补肾气，降血糖。适用于下消型糖尿病。

材料组成：黄芪20克，山药15克，天花粉15克，麦冬10克，生地黄15克，猪胰1只，绍酒10毫升，葱10克，姜5克，盐5克。

制作方法：把猪胰洗净，切成薄片；将药物除生地黄、山药外装入纱布袋中；姜拍松，葱切段。把猪胰、药袋、山药、生地黄、姜、葱、盐、绍酒同放锅内，加水或鸡汤1000毫升，用旺火烧沸，再用文火炖煮40分钟即成。

用法用量：每日1次，每次吃猪胰1只。

⊙ 黄芪薯叶冬瓜汤

功能效用：清热解毒，利水消肿。用于下消。

材料组成：黄芪30克（润透，切片），鲜番薯叶50克（洗净，切小段），冬瓜200克（洗净，去瓤不去皮，切小长块），精盐5克。

制作方法：共入锅内，加入清水1000毫升，用大火煮沸，再用小火煮至瓜熟即成。

用法用量：每日1剂，喝汤吃瓜。

⊙ 荠菜猪胰汤

功能效用：滋阴止血，降低血糖。用于上下消。

材料组成：荠菜100克（洗净），猪胰1具（洗净，切薄片），鸡蛋1个，姜丝5克，葱花10克，料酒10克，精盐5克，酱油10克，植物油30克，生粉20克。

制作方法：将猪胰放入料酒、精盐、酱油、鸡蛋、生粉碗内，加清水拌成糊状。油入锅内，烧至六成热时，加入姜、葱爆香，加入上汤1000毫升，煮沸，放入猪胰、荠菜煮熟即成。

用法用量：佐餐食用，每日1次，每次吃猪胰50克，随意食荠菜，喝汤。

⊙ 豇豆汤

功能效用：健脾补肾。适用于糖尿病，口渴喜饮之小便频多、饥不欲食、食后腹胀、腰腿酸软、眼花耳鸣。

材料组成：带壳豇豆100~150克。

制作方法：将豇豆洗净入锅，加水煮至熟即成。

用法用量：吃豆喝汤，每日1次，常吃。

⊙ 菌蘑佛手汤

功能效用：疏肝理气。适用于糖尿病合并的各种肝病。

材料组成：密环菌蘑50克，佛手100克，腊梅花10克（干品5克），精盐1克，鸡精1克，芝麻油1毫升。

制作方法：将菌蘑、佛手洗净，佛手切成3厘米见方的薄片，菌蘑用刀平片成薄片，取煮锅加水500毫升，加进菌蘑、佛手片以及精盐、腊梅花，用旺火煮沸，待瓜菜熟后盛入汤碗中，加上鸡精、芝麻油即可。

用法用量：作为菜肴，佐餐食用。

⊙ 苦瓜降糖汤

功能效用：清热泻火、降低血糖。适用于糖尿病血糖过高，久久不降者。

材料组成：苦瓜450克，玄参30克，炒苍术15克，精盐、味精各适量。

制作方法：苦瓜去瓤、洗净、切成小片；玄参、苍术（同布包）；一起放入锅中，加水适量，煮汤，待冬瓜煮熟后加入精盐、味精调味。

用法用量：捞出苍术、玄参，吃菜喝汤，供佐餐食用。

⊙ 莲子苡仁番茄汤

功能效用：健胃消食，生津止渴。用于中消。

材料组成：莲子30克（发透，去心），薏苡仁30克（发透，洗净），番茄100克（洗净，切薄片），葱段10克，姜片5克，绍兴黄酒10克，味精5克，精盐5克，鸡蛋1个，植物油50克。

制作方法：将莲子、薏苡仁用大火蒸熟。取植物油入锅内烧至六成热时，打入鸡蛋，两面煸黄，加入清水1000毫升，再加入熟莲子、熟薏苡仁，投入姜片、葱段、绍兴黄酒、味精、精盐、番茄，煮沸5分钟即成。

用法用量：佐餐食用，每日1次。

⊙ 六味滋脾肝胰汤

功能效用：滋补肝肾，生津止渴。用于糖尿病。

材料组成：生地黄20克（洗净），山药30克（洗净），黄芪15克（洗净），天花粉15克（洗净），五味子6克（洗净），枸杞子15克（洗净），猪肝50克（洗净，沥干血水），猪胰1具（洗净，沥干血水），鸡蛋1个，姜片10克，葱段10克，生粉20克，料酒10克，酱油10克，精盐5克，味精5克，胡椒粉2克。

制作方法：将前6味药用纱布袋装好并扎紧袋口。将猪肝、猪胰加入鸡蛋、生粉、精盐、酱油、料酒、味精，腌渍15分钟，加水调成糊状。将药袋放入锅内，加水1000毫升，用大火煮沸，再用小火煮30分钟，去药包，加入鸡汤500毫升，煮沸，放入猪肝、猪胰、葱、姜，煮沸至熟，加入精盐、胡椒粉即成。

用法用量：佐餐食用，每日1次，每次共吃肝、胰50克，喝汤。

⊙ 绿茶姜盐汤

功能效用：清热润燥。适用于各种类型糖尿病患者饮用。

材料组成：绿茶5克，生姜2片，食盐1克。

制作方法：将绿茶、生姜、食盐一同放入锅中，加入适量清水，煮15分钟即可。

用法用量：每日饮用1000毫升，不拘时分次饮完。

⊙ 芦笋鲤鱼汤

功能效用：滋阴清热、降压止渴。适用于糖尿病并发高血压者。

材料组成：芦笋150克，鲤鱼1条（约450克），黄酒、葱、姜、盐、味精、胡椒粉各适量。

制作方法：将芦笋洗净、切成小段，放入沸水中稍烫后捞出，放入冷开水中备用；将鲤鱼宰杀去鳞、鳃、内脏，洗净后放入砂锅中加水适量，先用大火煮沸，撇去浮沫，加黄酒、葱、姜后改用小火煨炖，待鱼将熟时加入芦笋，以及精盐、味精、胡椒粉等调料，用小火再煮片刻即可。

用法用量：当菜佐餐，随意食用。

⊙ 三粉银耳汤

功能效用：润肺健脾，降糖止渴。用于阴

虚阳浮、燥热伤肺型糖尿病。

材料组成：南瓜粉50克，山药粉30克，猪胰粉30克，银耳30克（泡发后去蒂，撕成小片），海带15克（洗净，切成小片），葱花、姜末、黄酒、精盐、味精、五香粉等调料适量。

制作方法：油锅加热，加入葱花、姜末爆香，加清水适量，倒入银耳，用小火煨煮30分钟，调入海带、猪胰粉、山药粉、南瓜粉，加黄酒拌匀再煮沸，撒入精盐、味精、五香粉，拌匀即成。

用法用量：做汤，佐餐食用。

⊙ **沙参养胃汤**

功能效用：益气和胃，止渴降糖。用于中消。

材料组成：北沙参15克（润透，切片），山药15克（洗净，切片），玉竹15克（洗净，切小段），鹅肉200克（洗净，去骨），蘑菇30克（发透，去蒂），姜5克（拍松），葱段10克，绍兴黄酒10克。

制作方法：共入锅内，加水1000毫升，先用大火煮沸，再以小火煮2小时即成。

用法用量：每日1次，每次吃鹅肉50克，喝汤。

⊙ **三子黑鱼汤**

功能效用：健脾益胃，除湿消肿。用于上中消。

材料组成：赤小豆30克（洗净，泡发），莲子15克（洗净，去心），薏苡仁30克（洗净），山药30克（洗净，切片），黑鱼1条（约500克，去内脏，洗净），葱段10克，姜片6克，精盐5克，料酒10克。

制作方法：将黑鱼放入料酒、精盐、葱、姜腌渍30分钟。将前4味放入锅内，加水1000毫升，先用大火煮沸，再用小火煮50分钟，加入黑鱼，煮熟即成。

用法用量：佐餐食用，每日1次，每次吃鱼50克。

⊙ **生地石斛蛤蜊汤**

功能效用：益胃生津，养阴清热。用于热病伤津型糖尿病。

材料组成：生地黄30克（洗净，切薄片），石斛15克（洗净，切小段），蛤蜊肉200克（洗净，切薄片），料酒10克，姜片5克，葱段10克，精盐3克，味精2克，香油15克，胡椒粉2克。

制作方法：将前6味共入锅内，加水1000毫升，先以大火煮沸，再用小火煮至肉熟，加入其余调料搅匀即成。

用法用量：佐餐食用，每日1次。

⊙ **山药兔肉汤**

功能效用：滋阴清热、健脾益气。适用于气阴两虚型糖尿病患者饮用。

材料组成：山药60克，兔肉150克。

制作方法：将兔子去毛、内脏，清洗干净，与山药同入锅中，加入适量清水，先用大火煮沸，再改用小火炖至兔肉烂熟即可。

用法用量：吃肉喝汤，放凉后饮用更佳。

⊙ **山药玉竹鸽子汤**

功能效用：滋补肝肾，养阴固精。用于肝肾亏虚型糖尿病。

材料组成：怀山药50克（洗净，切片），玉竹50克（洗净），鸽子1只（约500克，宰杀后去毛、内脏，洗净，切小块），精盐3克。

制作方法：共入锅内，加水煎煮至鸽肉熟烂后，加入精盐即成。

用法用量：喝汤食肉，佐餐。

⊙ **山药冬瓜汤**

功能效用：补脾胃，清肺热。用于糖尿病。

材料组成：鲜山药50克（去皮，洗净，切片），冬瓜300克（洗净，去瓤不去皮，切小方块）。

制作方法：共入锅内，加清水适量，用大火煮沸，再用小火煮熟即成。

用法用量：佐餐食用。

⊙ **参叶鸡汤**

功能效用：补气益血，生津止渴。用于糖尿病。

材料组成：人参叶20克（洗净，润透），母鸡1只（约300克，宰杀后去毛、内脏），葱段10克，生姜5克（拍松），精盐5克，味精2克，料酒10克。

制作方法：将葱、姜放入鸡腹内，料酒、精盐涂擦于鸡身上，放入锅内，加水2000毫升，放入人参叶，用大火煮沸，再用小火煮至熟透，调入味精即成。

用法用量：佐餐食用，每日1次。

⊙ 熟地杞子甲鱼汤

功能效用：滋阴补肾。用于肾阴亏虚型糖尿病。

材料组成：枸杞子30克（洗净，去杂质），熟地黄30克，鳖1只（约300克，放入沸水中烫死，去头爪，揭去鳖甲，洗净切块）。

制作方法：共入锅内，加水适量，先用大火煮沸，再用小火煨炖至鳖肉熟透即成。

用法用量：喝汤食鳖肉。

⊙ 双耳牡蛎汤

功能效用：滋阴，润肺，补肾。用于肾阴虚型下消。

材料组成：银耳10克（发透，去杂质，撕成瓣状），黑木耳10克（发透，去蒂头，撕成瓣状），牡蛎肉200克（洗净，切薄片），葱段10克，姜片6克，料酒10克，精盐3克，味精2克，胡椒粉2克，鸡油15克。

制作方法：将前6味共入锅内，加水1000毫升，先以大火煮沸，再用小火煮熟，加入精盐、味精、胡椒粉、鸡油，搅匀即成。

用法用量：佐餐食用，每日1次。

⊙ 丝瓜山药汤

功能效用：健脾补肾、养阴生津。适用于糖尿病诸症。

材料组成：丝瓜150克，山药50克，枸杞子15克，调料适量。

制作方法：丝瓜、山药去皮，洗净，切成小块，与枸杞子一同放入锅中，加入水适量，共炖为汤，再加入调料即成。

用法用量：供佐餐用，吃菜喝汤，每日1~2次。

⊙ 蕹菜鲤鱼汤

功能效用：滋阴止渴、平肝降压。适用病症于糖尿病证属阴虚火旺者和糖尿病合并高血压者。

材料组成：鲜蕹菜250克，活鲤鱼1条（约450克），枸杞子30克，黄酒、葱、姜、五香粉、盐、味精、香油各适量。

制作方法：将新鲜嫩蕹菜洗净，入沸水中烫一下，捞出后备用；将鲤鱼宰杀，去鳞、鳃、内脏，洗净后放入砂锅，先用清水煮沸，撇去浮沫，加黄酒、葱、姜、枸杞子，改为小火煨煮至鲤鱼熟烂，鱼汤呈乳白色，再加入蕹菜，再煮至沸，加入盐、味精、五香粉，拌匀，淋入香油少许即成。

用法用量：当菜佐餐，随意食用。

⊙ 乌梅猪肺汤

功能效用：清肺热，止消渴。用于上消。

材料组成：乌梅10克（洗净），猪肺100克（洗净，切成小方块），红枣10枚（洗净，去核），绍兴黄酒10克，葱段10克，姜5克（拍松），精盐5克。

制作方法：共入锅内，用大火煮沸，再用小火煮熟即成。

用法用量：佐餐食用，每日1次。

⊙ 雪蛤乌鸡汤

功能效用：滋阴润肺，清热利尿。

材料组成：雪蛤6克（去筋皮，洗净，用温水泡发2小时），乌鸡300克（宰杀后去毛、爪、内脏，洗净，切块，入沸水中氽去血水），姜片15克，葱段15克，胡萝卜200克（洗净，切小方块），精盐3克，味精2克，料酒6克，胡椒粉2克。

制作方法：将鲜汤放入锅内，投入乌鸡、胡萝卜、姜片、葱段、料酒，煮1小时，再加入雪蛤，煮15分钟，再加入精盐、味精、胡椒粉即成。

用法用量：佐餐食用，每日1剂，每次食鸡肉50克，喝汤，吃雪蛤。

⊙ 洋参红枣黑鱼汤

功能效用：生津止渴，清热利水。用于上消。

材料组成：西洋参10克（洗净，切片），红枣10枚（洗净，去核），黑鱼300克（洗净，去内脏），姜、葱、盐、味精、胡椒粉、料酒、淀粉各适量。

制作方法：将黑鱼放入锅内，加入上汤500毫升、红枣、西洋参，用大火煮沸，加入调料，再用小火煮25分钟即成。

用法用量：每日1次，喝汤吃鱼肉50克。

⊙ 洋参石斛鸡肉汤

功能效用：养胃清胃，生津止渴。用于糖尿病。

材料组成：西洋参10克（洗净，切片），石斛15克（洗净），鸡肉200克（洗净），葱段5克，姜片5克，精盐3克，味精2克，料酒5克。

制作方法：将前5味及料酒共入锅内，加清水适量，先用大火煮沸，再改小火煮1小时，加入精盐、味精即成。

用法用量：佐餐，喝汤吃肉，每周1~2次。

⊙ 洋参鲫鱼汤

功能效用：清热消肿，生津止渴，降低血糖。用于胃燥津伤型糖尿病。

材料组成：西洋参片6克，黄精30克（洗净，切小段），鲫鱼300克（宰杀后去鳞、内脏，洗净，入油锅内煸炒片刻），红枣10枚（洗净，去核）。

制作方法：砂锅内加水1000毫升，用大火煮沸后，放入鲫鱼、红枣，改小火煨炖30分钟，加入西洋参、黄精煮沸即成。

用法用量：喝汤吃肉，嚼食西洋参、黄精、红枣。

⊙ 苡仁黄瓜汤

功能效用：健脾补肺，清热利湿。用于上中消。

材料组成：薏苡仁30克（泡发，洗净），黄瓜200克（洗净，切小方块），姜片5克，葱段10克，料酒5克，精盐3克，味精2克。

制作方法：将薏苡仁、姜、葱、料酒共入锅内，加水1000毫升，先用大火煮沸，再用小火煮30分钟，加入黄瓜、精盐、味精，煮至黄瓜熟即成。

用法用量：佐餐，每日1次。

⊙ 银耳菠菜根汤

功能效用：滋阴润燥、生津止渴。适用于阴虚火旺型糖尿病患者食用。

材料组成：银耳10克，菠菜根100克。

制作方法：将银耳用清水充分浸泡备用。将菠菜根洗净，切为寸段，与银耳同入锅中，加入适量清水，煮至银耳烂熟后即可出锅。

用法用量：喝汤吃银耳。每日食用2次。

⊙ 竹笋蘑菇汤

功能效用：养阴清热。适用于糖尿病。

材料组成：新鲜蘑菇100克，新鲜竹笋100克，西红柿60克，精盐、味精、姜末、香油各适量。

制作方法：将新鲜竹笋洗净，切成薄片；将新鲜蘑菇洗净，撕成小片；西红柿洗净、去皮，切成小块；将砂锅烧热加少量香油，将西红柿、竹笋、蘑菇一并倒入，炒热，再加水适量，接着加入姜末、精盐，煮3~5分钟，最后放入味精，淋少量香油即可。

用法用量：供佐餐食用，吃菜喝汤。

⊙ 猪胰薏苡仁汤

功能效用：滋阴清热、利水燥湿。适用于各种类型糖尿病患者食用。

材料组成：猪胰1具，薏苡仁50克。

制作方法：将猪胰清洗干净，与薏苡仁一同放入锅中，加入适量清水，先用大火煮沸，再改用小火煮至猪胰烂熟即可。

用法用量：每日食用1次，连续服用10天。

⊙ 猪脊汤

功能效用：滋阴清热、健脾理气。适用于中消型糖尿病患者食用。

材料组成：猪脊骨1具，木香3克，莲子肉80克，大枣肉50克，甘草10克。

制作方法：将猪脊骨洗净、剁碎备用。将木香、甘草装入纱布袋中，扎紧袋口。随后，将猪脊骨、莲子肉、大枣肉及纱布袋一同放入锅中，加入适量清水，先用大火煮沸，再改用小火炖4小时左右，即可出锅。

用法用量：喝汤吃肉、枣、莲子。每日食用1次。

⊙ 猪胰蚌肉煨汤

功能效用：清补五脏，除热解渴。适用于糖尿病。

材料组成：猪胰200~300克，鲜蚌肉250克，植物油、黄酒、细盐各适量。

制作方法：将猪胰洗净，切块。活河蚌去壳，取出蚌肉，洗净，切块。起油锅，放植物油2匙，用中火烧热油后倒入蚌肉，翻炒5分钟，加黄酒1匙，然后焖烧5分钟，至散发出香味时盛入砂锅内。将猪胰倒入砂锅内，加冷水浸没，用中火烧开后加黄酒1匙，再改用小火慢煨2小时，然后加细盐半匙，继续慢煨1小时，直至蚌肉软烂离火。

用法用量：每日2次，每次1小碗，以饮为主，也可佐餐食。

⊙ 猪胰海参汤

功能效用：补肾益精，除虚热。适用于糖尿病。

材料组成：海参3只，鸡蛋1个，猪胰1个，地肤子10克，向日葵秆芯10克。

制作方法：将海参泡发，去内脏洗净切块，猪胰切片，鸡蛋打入盘中，打匀放入食盐，调入海参和猪胰，上屉蒸熟，出锅后倒入砂锅中，加水煎煮，煮沸后，将用纱布包好的地肤子和向日葵秆芯放入锅内同煮40分钟即可。

用法用量：可做辅食或做点心食用。

羹

⊙ 莲子芡实雪蛤羹

功能效用：滋阴补血。用于糖尿病。

材料组成：莲子15克（浸泡，去心），芡实15克（浸泡发透，洗净），雪蛤膏5克（温水泡发，涨大后去黑子、筋膜），葱花5克，姜片5克，精盐3克，味精1克，胡椒粉1克。

制作方法：将莲子、芡实放入锅内，加水适量，煮30分钟，加入雪蛤膏、葱花、姜片、精盐、鸡汤200毫升，再煮20分钟，加入味精、胡椒粉即成。

用法用量：佐餐食用。每日1次。

⊙ 枇杷百合藕羹

功能效用：滋阴润肺，清热生津。用于肺胃燥热型糖尿病。

材料组成：鲜百合50克（洗净），枇杷30克（去核，洗净），鲜荷藕30克（洗净，切片），淀粉3克，桂花2克。

制作方法：将前3味共入锅内，加水煎煮，将熟时用淀粉勾芡，煮熟即成。

用法用量：做早餐食用。

⊙ 人参米粉羹

功能效用：补气养阴。适用于糖尿病低血糖昏迷等。

材料组成：人参粉10克，冻粉（琼脂）5克，鲜牛奶200毫升，菊糖0.31克。

制作方法：取煮锅加进牛奶，置小火上慢煮，并加入人参粉、冻粉、菊糖，边煮边搅至沸成汤羹即停火，倒入汤碗。

用法用量：作为汤饮，一餐食用。

⊙ 玉液羹

功能效用：补气益阴。用于气阴两虚型糖尿病。

材料组成：生山药粉30克，天花粉15克（研细末），生鸡内金粉10克，黄芪20克，五味子10克，知母15克，淀粉5克，葛粉10克。

制作方法：先将黄芪、知母、五味子放入锅内，加水500毫升，煎至300毫升，去渣。再将山药粉、天花粉、生鸡内金粉、葛粉用冷水调成糊状，趁药液沸滚时倒入，搅拌为羹。

用法用量：每次100毫升，每日3次。

⊙ 紫河车银耳羹

功能效用：养阴润肺，调节血糖。适用于肺阴虚型糖尿病。

材料组成：紫河车粉15克，水发银耳50克。

制作方法：将紫河车粉和银耳放锅内，加水500毫升，用旺火烧沸，再用文火炖煮45分钟即成。

用法用量：每日1次，做早餐食用。

⊙ 猪胰菠菜蛋羹

功能效用：补脾益肺，润燥止渴。适用于糖尿病胃燥津伤型。

材料组成：猪胰1个，鸡蛋3个，菠菜60克。

制作方法：将猪胰切成薄片备用，鸡蛋打入碗内拌匀，菠菜切碎备用。先将猪胰入锅煮熟，再把拌匀的蛋慢慢调入，成蛋花样，加入切碎的菠菜，煮沸后加入葱、姜、食盐调味即成。

用法用量：佐餐食用，可常食。

煲

⊙ 牡蛎龟草煲

功能效用：软坚散结。适用于糖尿病性心脏病。

材料组成：鲜牡蛎肉100克，生龟甲15克，白芷15克，甘草3克，胡萝卜200克，精盐、味精、酱油、芝麻油各适量。

制作方法：将牡蛎肉、胡萝卜、龟甲等原料洗净，胡萝卜切成小丁块，一起放入煲锅，加上白芷、甘草、精盐、酱油，并加入1000毫升水，用慢火煲熟，加入味精、芝麻油即可。

用法用量：作为汤菜，分1~2餐食用。

⊙ 芹菜蚬肉煲

功能效用：滋肝养肾，利水降压。用于糖尿病肺肾阴虚期。

材料组成：芹菜150克（洗净，切小长段），蚬肉100克（洗净，沥干），葱花10克，姜丝10克，料酒10克，精盐5克，味精3克，植物油10克。

制作方法：油锅烧热，加入葱、姜爆香，加入蚬肉炒熟，再加入芹菜炒匀，取出放入煲内，加清水适量，煲至熟烂，加入精盐、料酒即成。

用法用量：佐餐食用，每2天进食1次。

⊙ 山药枸杞煲苦瓜

功能效用：补肺肾，止消渴。适用于糖尿病。

材料组成：山药100克，枸杞子12克，苦瓜100克，葱10克，姜5克，盐5克，酱油10毫升，猪瘦肉50克，味精5克，鸡汤200毫升，素油50毫升。

制作方法：把山药洗净切片，枸杞子洗净去杂质；苦瓜去瓤，切3厘米见方的块；猪肉洗净，切3厘米见方的块；葱切段，姜切丝。把锅置中火上，加入素油，烧六成热时加入猪肉，炒变色，下入苦瓜、山药片、枸杞子、葱段、姜丝、酱油、鸡汤，用文火煲至汤稠，加入味精即成。

用法用量：每日1次，佐餐食用，每次吃猪肉30~50克。

⊙ 山药枸杞煲苦瓜

功能效用：补肺肾、止消渴。用于上下消。

材料组成：山药15克（洗净，切片），枸杞子15克（洗净，去杂质），苦瓜100克（去瓤，切小方块），瘦猪肉50克（洗净，切小方块），姜丝5克，葱段10克，精盐5克，味精5克，酱油10克，植物油50克。

制作方法：油锅烧至六成热时，加入猪肉，炒变色，加入苦瓜、山药、枸杞子、葱段、姜丝、精盐、酱油、鸡汤300毫升，用小火煲至汤稠，起锅前加入味精，拌匀即成。

用法用量：佐餐食用，每日1次，每次吃猪肉50克。

⊙ 沙参玉竹煲猪腰

功能效用：滋阴补肾。用于糖尿病。

材料组成：北沙参15克（润透，切片），玉竹15克（润透，切片），山药15克（润透，切片），茯苓10克（润透，切片），猪腰2只（洗净，一切两半，去除白色臊腺，切成腰花），姜片5克，葱段10克，料酒10克，酱油10克，精盐5克，味精5克。

制作方法：将腰花放入蒸盆内，加入料酒、精盐、葱、姜、酱油、味精，拌匀，加入鸡汤300毫升，再将北沙参、山药、玉竹、茯苓

放在腰花上面，置于蒸笼内，用大火大气蒸45分钟即成。

用法用量：佐餐食用，每日1次，每次吃猪腰30克，喝汤。

⊙ 天冬鲜藕煲兔肉

功能效用：滋阴补肺，清热解毒。用于肺热伤津型糖尿病。

材料组成：天冬15克（洗净，切片），鲜荷藕150克（洗净，切小块），兔肉100克（洗净，切小方块），姜片5克，葱段10克，料酒10克，精盐3克，味精2克，胡椒粉2克，植物油10克。

制作方法：油锅加热，放葱、姜爆香，放入兔肉炒变色，加清水适量及天冬、鲜荷藕、料酒、精盐，用大火煮沸，再改小火煲至汤浓稠时，撒上味精、胡椒粉拌匀即成。

用法用量：做佐餐食用，每日1次，喝汤，吃兔肉50克，随意吃荷藕。

⊙ 鱼腥草煲龟鱼

功能效用：清热，补阴，宣肺。适用于糖尿病合并肺结核所致骨蒸潮热，久咳，痰中带血。

材料组成：嫩鱼腥草茎叶30克（干品15克），石斛10克，百部6克，乌龟1只（约500克），葱、姜、精盐、味精、芝麻油、酱油、葡萄酒各适量。

制作方法：将鱼腥草、百部、石斛洗净，另将乌龟剁去头、尾，去内脏，洗净放入煲锅，加入石斛、百部、葱段、姜片、盐、酱油和水500毫升，用慢火炖煮，待龟肉熟后加进鱼腥草、葡萄酒再煮，至肉烂时加入味精、芝麻油即可出锅。

用法用量：作为菜肴，一餐或多餐食用。

⊙ 玉竹煲兔肉

功能效用：润肺，生津，止渴。用于上消。

材料组成：玉竹20克（洗净，切小段），西芹50克（洗净，切长段），香菇15克（发透，洗净，去蒂，切为两半），火腿肉50克（切薄片），兔肉150克（切小方块），姜5克（榨取汁），葱段10克，料酒10克，精盐5克。

制作方法：将玉竹、西芹、兔肉、香菇、姜汁、葱段、料酒放入煲锅内，加入鸡汤500毫升，先用大火煮沸，加入精盐，再用小火煲1小

时即成。

用法用量：佐餐食用，每日1次，每次吃兔肉50克。

⊙ 玉竹沙参煲猪腰

功能效用：滋阴补肾。适用于糖尿病。

材料组成：玉竹20克，南沙参15克，山药10克，茯苓10克，猪腰2只，绍酒10毫升，盐5克，葱10克，姜5克，酱油10克，味精5克，鸡汤300毫升。

制作方法：把玉竹润透，切4厘米长的段；南沙参、山药、茯苓润透切片；将猪腰洗净，一切两半，除去臊腺，切腰花；葱切段，姜切片。把腰花放入蒸盆内，加入绍酒、姜、葱、盐、酱油、味精拌匀，加入鸡汤，猪腰上面放南沙参、山药、茯苓、玉竹，把蒸盆放蒸笼内，用旺火蒸45分钟即成。

用法用量：佐餐食用，每次吃猪腰30克，每日1次。

菜肴

⊙ 白果莲子猪肚

功能效用：健脾益胃，调节血糖。适用于各型糖尿病。

材料组成：白果仁30克，猪肚1个，莲子40粒，香油35毫升，盐5克，葱10克，生姜5克，蒜5克。

制作方法：将猪肚洗净，白果仁、莲子去心后装入猪肚内，用针线把口缝合，放入锅内，加水炖熟，捞出凉凉，将猪肚切成细丝，同白果仁、莲子心同放入盘中，加香油、葱、姜、盐、蒜拌匀即成。

用法用量：可单食，或佐餐。

⊙ 百合莲子煨猪肉

功能效用：益脾胃，养心神，调节血糖。适用于糖尿病。

材料组成：百合50克，莲子50克，猪瘦肉250克，姜5克，葱10克，食盐3克，料酒10克，鸡精3克。

制作方法：将莲子去心，用清水把莲子、百合洗净；将猪肉洗净，切成小块。将莲子、百合、猪肉放入锅内，加水1200毫升，再加入葱、姜、食盐、料酒，用旺火烧沸，文火煨炖1小时即成。

用法用量：加入少量鸡精，吃莲子、百合、猪肉，喝汤。

⊙ 陈皮炸全蝎

功能效用：通络，降脂。适用于糖尿病并发高脂血症，并有头晕头痛，胸胁闷痛，手足麻木，脑卒中偏瘫等。

材料组成：活全蝎50克，陈皮粉3克，盐1克，花生油500毫升（实耗50毫升）。

制作方法：将全蝎冲洗，用沸水焯烫，捞出沥去水分待用。取砂锅置旺火上，加花生油，待油温80℃左右时投入全蝎，炸至黄酥捞出，沥尽油码在盘中，均匀地撒上陈皮粉和盐即可。

用法用量：作为菜肴，一餐食用。

⊙ 翠衣爆鳝

功能效用：清暑解热，平肝补虚。是糖尿病、高血压、营养不良患者夏季理想的菜肴。

材料组成：西瓜皮20克（洗净，榨取汁），芹菜50克（洗净，切丝），黄鳝100克（去骨、肠杂，洗净，撕成丝），鸡蛋清半个，葱丝2克，姜丝2克，大蒜丝2克，精盐、味精、酱油、醋、黄酒、胡椒粉、麻油各适量。

制作方法：将黄鳝加适量淀粉、精盐、味精及一半西瓜汁，拌匀后下油锅翻炒几下，沥油捞出。原锅重加热，投入芹菜、葱、姜、蒜，翻炒几分钟，放入黄鳝共同爆炒至肉熟，取剩下一半西瓜汁、黄酒、酱油、淀粉、胡椒粉、肉汤兑成汁，最后加入麻油、醋即成。

用法用量：做佐餐主菜。

⊙ 党参山药烧鸡腿

功能效用：补气益血，健脾益胃。用于气血亏虚、脾胃虚弱型糖尿病。

材料组成：党参30克（润透，洗净，切小长段），山药30克（润透，洗净，切薄片），胡萝卜100克（去皮，洗净，切成小方块），鸡腿2只（洗净，剁成小方块，用精盐、料酒腌渍10分钟），姜片10克，葱段10克，精盐3克，味精3克，料酒10克，酱油10克，淀粉5克，植物油50克。

制作方法：起油锅，加入姜、葱爆香，投入鸡腿炒至七成熟，加入上汤300毫升、料酒、酱油，炒变色，放入党参、山药、胡萝卜，烧熟，调入精盐、味精，用湿淀粉勾芡即成。

用法用量：做佐餐食用，每日1次，每次吃鸡腿肉50克，喝汤。

⊙ 党参莴苣炒虾仁

功能效用：补中益气，生津壮阳。用于气血两虚、糖尿病阳痿患者。

材料组成：党参15克（洗净，润透，切小段），莴苣100克（去皮，切丁），虾仁100克（洗净，去壳皮），姜片10克，葱段10克，精盐3克，味精3克，料酒10克，植物油50克。

制作方法：起油锅，加入姜、葱爆香，投入虾仁、料酒，炒变色，加入党参、莴苣、精盐、味精，炒熟即成。

用法用量：佐餐食用，每日1次。

⊙ 党参葛根蒸鳗鱼

功能效用：滋阴补气。用于气阴两虚型糖尿病。

材料组成：党参30克（润透，切薄片），葛根30克（润透，切薄片），鳗鱼肉300克（洗净，切段），葱段10克，姜片5克，精盐3克，味精3克，料酒10克，酱油10克。

制作方法：将鳗鱼放入蒸盆内，加入料酒、酱油、精盐、姜、葱拌匀，腌渍30分钟，放入党参、葛根、上汤300毫升，置于蒸笼内，用大火大气蒸30分钟，调入味精即成。

用法用量：佐餐食用，每日1次，每次食鳗鱼肉50克。

⊙ 党参莴苣炒鸡丝

功能效用：补中益气，生津补血。用于脾胃虚弱、气血两虚型糖尿病。

材料组成：党参15克（润透，切小段），鸡胸脯肉200克（洗净，切丝），莴苣50克（去皮，洗净，切丝），姜丝10克，葱丝10克，精盐3克，味精3克，料酒10克，植物油50克。

制作方法：起油锅，加入葱、姜爆香，加入鸡丝、料酒炒变色，再加入党参、莴苣、精盐、味精，炒熟即成。

用法用量：作佐餐主菜，每日1次，每次吃鸡肉50克。

⊙ 党参蘑菇烧鸡肉

功能效用：补气益血。用于气血两虚型糖尿病。

材料组成：党参30克（润透，切小段），蘑菇50克（洗净，切薄片），鸡肉200克（洗净，切小方块），姜片10克，葱段10克，精盐3克，味精3克，酱油10克，料酒10克，植物油40克。

制作方法：起油锅，加入姜、葱爆香，投入鸡肉、酱油、料酒，炒变色，再加入党参、蘑菇、精盐、味精、上汤200毫升，烧熟即成。

用法用量：佐餐食用，每日1次，每次食鸡肉50克。

⊙ 冬瓜炒竹笋

功能效用：减肥降压、利湿止渴。适用于糖尿病并发高血压，肥胖者。

材料组成：冬瓜450克，竹笋罐头250克，植物油25克，黄豆芽汤少许，精盐、味精、湿淀粉各适量。

制作方法：将罐头打开取出竹笋放在盘中；将冬瓜洗净，去皮、子，放入沸水锅中淖透捞出，放入凉水中浸泡，再捞出沥干水分，与竹笋放在一起；将砂锅置火上烧热，放入植物油25克，待油烧至六成热时，再加入竹笋和冬瓜，翻炒片刻，再放入少量盐与黄豆芽汤，见汤汁浓稠时用湿淀粉勾芡，再加入味精拌匀即可出锅。

用法用量：供佐餐食用。

⊙ 杜仲蚕蛹蒸猪腰

功能效用：补益肝肾，止渴缩尿。用于糖尿病。

材料组成：杜仲粉20克，鲜蚕蛹30枚（洗净），猪腰2只（洗净，切为两半，去除白色臊腺，切成腰花），姜片10克，葱段10克，精盐5克，味精3克，酱油10克，料酒10克，鸡蛋1个。

制作方法：将猪腰放入蒸盆内，加入杜仲粉、蚕蛹、葱、姜、料酒、酱油、鸡蛋、精盐，拌匀，加入鸡汤200毫升，置于大火大气笼内蒸35分钟，加入味精即成。

用法用量：佐餐食用，每日1次。

⊙ 杜仲腰花

功能效用：补肾益精。用于下消。

材料组成：杜仲15克（加清水熬成浓汁50毫升），猪腰250克（洗净，一切两半，去白色臊膜，切成腰花），葱花50克，姜片10克，精盐5克，味精2克，酱油10克，醋10克，料酒20克，干淀粉20克，大蒜片10克，花椒1克，植物油20克。

制作方法：杜仲汁加入淀粉及各种调料兑成芡汁，分为两份，将猪腰放入盘中，调入一份芡汁。

用法用量：佐餐食用。

⊙ 炖海蚌

功能效用：降低血糖。用于糖尿病。

材料组成：鲜海蚌适量（在清水中浸1夜，漂去泥沙）。

制作方法：取蚌肉捣烂，炖熟。

用法用量：每日数次温食，每次50~100克。

⊙ 二冬炖牡蛎肉

功能效用：滋阴清热，养胃润肺。用于中消。

材料组成：天冬15克（润透，切薄片），麦冬15克（润透，去内梗），牡蛎肉200克（洗净，切薄片），姜片10克，葱段10克，精盐3克，味精2克，料酒10克，胡椒粉2克，鸡油15克。

制作方法：将天冬、麦冬、牡蛎肉、姜、葱、料酒共入炖锅内，加水1000毫升，先用大火煮沸，再用小火炖熟，加入精盐、味精、胡椒粉、鸡油，搅匀即成。

用法用量：佐餐食用，每日1次，每次食牡蛎肉50克。

⊙ 茯苓莴苣炒虾仁

功能效用：渗湿利水，益脾和胃，宁心安神。用于糖尿病合并痰饮咳嗽、水肿胀满、惊悸健忘、泄泻、遗精、阳痿。

材料组成：白茯苓30克（研为细末），莴苣100克（去皮洗净，切丁），虾仁100克（洗净，去壳皮），姜片10克，葱段10克，精盐3克，味精3克，料酒10克，植物油50克。

制作方法：起油锅，投入姜、葱爆香，加入虾仁、料酒，炒变色，放入莴苣、精盐、味精、茯苓，炒熟即成。

用法用量：佐餐，每日1次，每次食虾仁50克。

⊙ 大蒜炖雏鸡

功能效用：降血糖、血脂，延缓衰老。适用于糖尿病体质虚弱者及高脂血症。

材料组成：大蒜60克，雏鸡500克，枸杞子60克，鸡汤若干，葱、姜、胡椒粉、盐、料酒各适量。

制作方法：将雏鸡去毛、开膛去内脏洗净、切成小块，放入开水中淖透捞出；余汤除去血沫，放入砂锅中，再加入枸杞子与其他调料，加鸡汤、水各适量，煮至肉烂即可。

用法用量：供佐餐食用，吃肉喝汤，用量自行掌握。

⊙ 茯苓山药肚

功能效用：补肾益胃，健脾渗湿，平解虚热，缓降血糖。适用于糖尿病下消型。

材料组成：茯苓200克，山药200克，猪肚1只，细盐、黄酒各适量。

制作方法：将茯苓、山药洗净，加冷水一小碗、黄酒1匙，浸泡2小时，使之发涨，备用。在浸泡过程中须翻拌2次。将猪肚洗净，用盐反复擦其内外壁，用线将两头扎牢，再将猪肚切开一个口子，将茯苓、山药连同浸液倒入肚内，用线将切口缝好。将全肚放入大砂锅内，缝口朝上，加冷水浸没，用中火烧开后加黄酒2匙、细盐半匙，再改用小火慢炖4小时，至猪肚酥烂离火。将猪肚剖开，拆除线，倒出茯苓、山药，冷却后烘干，研为细末，装瓶。猪肚切厚片，仍入砂锅内，再煨片刻，以供食用。

用法用量：茯苓山药粉每次6~10克，每日2~3次，饭后开水送服，猪肚及肚汤均可佐餐，肚片可蘸酱油食用。

⊙ 葛根山楂炖牛肉

功能效用：降糖、降压，化痰行滞。适用于糖尿病，证属络道不畅，血脉淤滞者。

材料组成：葛根30克，生山楂60克，牛肉250克，白萝卜250克，料酒、精盐、生姜、大料、花椒各适量。

制作方法：葛根、山楂、花椒、大料同布包；牛肉、白萝卜洗净，切成3厘米见方的小块；一同放入锅中，加水和料酒适量，用武火烧沸，改用文火炖1小时即成。

用法用量：供佐餐分次食用。

⊙ 枸杞韭菜爆虾仁

功能效用：补益肝肾，滋养气血。用于阴阳两虚型糖尿病。

材料组成：枸杞子15克（洗净，温水浸泡片刻，沥去水分），韭菜100克（洗净，切段），虾仁50克（洗净），葱花、姜末、精盐、味精、黄酒、植物油适量。

制作方法：起油锅，投入葱、姜爆香，加入虾仁，急火熘炒，烹入黄酒，加入韭菜、枸杞子，翻炒几下，加入精盐、味精，炒匀入味即成。

用法用量：做主菜佐餐。

⊙ **枸杞炒苦瓜**

功能效用：补肾养肝，清火明目。用于肝肾阴虚型糖尿病。

材料组成：枸杞子30克（洗净，用温水泡软），苦瓜200克（去子，洗净，切丝），葱花、精盐、味精、植物油各适量。

制作方法：起油锅，投入葱花爆香，加入苦瓜、枸杞子，炒至将熟时，加入精盐、味精再炒几下即成。

用法用量：做佐餐主菜。

⊙ **枸杞肉丝**

功能效用：滋阴补血，益肝补肾。用于糖尿病、贫血、神经衰弱等症。

材料组成：枸杞子15克（洗净），熟青笋50克（切细丝），瘦猪肉100克（洗净，切丝），料酒10克，精盐5克，味精1克，淀粉2克，麻油15克。

制作方法：起油锅，加入肉丝、笋丝翻炒，加入料酒、精盐、味精、淀粉、枸杞子，翻炒均匀即成。

用法用量：做主菜佐餐。

⊙ **海带烧芹菜**

功能效用：降血压、血脂。适用于糖尿病高血压及糖尿病高脂血症。

材料组成：海带200克，芹菜150克，老陈醋10克，精盐、味精、植物油、葱、姜片、料酒各适量。

制作方法：将海带洗净，切成细丝，用沸水烫过；芹菜洗净，切成小段，在沸水中烫过；将锅置于火上，加植物油适量，待油烧热后，加入葱、姜，炒出香味时将海带丝倒入，加水、盐、糖、醋、料酒适量；烧煮半小时，再倒入芹菜，烧煮片刻，加味精适量调味即可。

用法用量：供佐餐食用。

⊙ **黑蚁炒苦瓜**

功能效用：清热泄火，降低血糖。用于糖尿病。

材料组成：拟黑多刺蚁30克（用沸水烫起，漂洗干净，沥去水分），苦瓜250克（洗净，入沸水中烫1分钟，切成丝），葱花、姜丝、精盐、味精、五香粉、植物油各适量。

制作方法：起油锅，投入葱花，姜丝爆香，放入黑蚁煸炒数下，倒入苦瓜、精盐、味精、五香粉，爆炒片刻即成。

用法用量：做佐餐主菜。

⊙ **黄瓜炒木耳**

功能效用：清热凉血，补血益气，养阴润肺，降低血糖、血脂。适用于糖尿病并发高脂血症。

材料组成：黄瓜100克，黑木耳100克，虾仁25克，黄花菜30克，葱、生姜丝、味精、精盐、芝麻油、猪油、清汤各适量。

制作方法：木耳用温水浸泡，除去根蒂；虾仁用冷水泡软、洗净；黄瓜洗净切成片；砂锅用旺火烧热，加入猪油少许，放入黑木耳、虾仁、黄花菜煸炒，加入精盐、清汤，烧沸后再加入黄瓜片、葱、姜、味精，再烧沸后淋上芝麻油，出锅即成。

用法用量：供佐餐用。

⊙ **黄芪山药烧鸡肉**

功能效用：补气益血，健脾补胃。用于气血两亏、脾胃虚弱型糖尿病。

材料组成：黄芪30克（润透，切薄片），鲜山药50克（洗净，去皮，切片），胡萝卜100克（去皮，洗净，切小方块），鸡肉200克（洗净，切小方块），精盐5克，味精3克，料酒10克，酱油10克，植物油40克。

制作方法：起油锅，加入姜、葱爆香，投入鸡肉、料酒、酱油，炒变色，再加入黄芪、山药、胡萝卜、精盐、味精、上汤300毫升，烧熟即成。

用法用量：佐餐食用，每日1次，每次食鸡肉50克。

⊙ **黄芪马铃薯烧猪爪**

功能效用：补中益气，利水消肿。用于气衰血虚型糖尿病或并发内伤劳倦、脾虚泄泻、脱肛等。

材料组成：黄芪30克（润透，切片），马铃薯50克（去皮，洗净，切小方块），猪爪2只（洗净，去毛，剁小方块），姜片10克，葱段10克，精盐5克，味精3克，酱油10克，料酒10克，植物油50克。

制作方法：起油锅，加入姜、葱爆香，投入黄芪、马铃薯、猪爪、精盐、味精、酱油、料酒、上汤300毫升，烧熟即成。

用法用量：佐餐食用，每日1次，每次吃猪爪50克。

⊙ 黄芪蒸黄鳝

功能效用：补肾气，降血糖。用于糖尿病。

材料组成：黄芪30克（润透，切片），枸杞子30克（洗净，去杂质），黄鳝100克（去骨、内脏、切片），姜片10克，葱段10克，精盐3克，味精3克，胡椒粉2克。

制作方法：将黄鳝在沸水锅中焯一下，放入蒸杯内，加入枸杞子、黄芪、姜、葱、精盐、味精、料酒，放入大火大气蒸笼内蒸40分钟，撒入胡椒粉即成。

用法用量：作佐餐食用，每日1次，每次吃黄鳝50克。

⊙ 黄芪枸杞蒸子鸡

功能效用：滋补肝肾，补益气血。用于糖尿病。

材料组成：黄芪15克（洗净，切片），枸杞子15克（洗净，去杂质），子鸡300克（宰杀后去毛、爪、内脏），姜片5克，葱段10克，精盐3克，味精2克，料酒10克，胡椒粉2克。

制作方法：将料酒、酱油、精盐抹于鸡身上，将姜、葱、黄芪、枸杞子纳入鸡腹内，加入清汤适量，置于大火大气蒸笼内蒸45分钟取出，调入味精、胡椒粉即成。

用法用量：佐餐食用，每日1次，每次吃鸡肉50克。

⊙ 黄精天冬蒸白鸽

功能效用：清热滋阴，滋补脾胃。用于中消。

材料组成：黄精30克（洗净，切片），天冬30克（洗净，切片），白鸽1只（宰杀后去毛、爪尖、内脏），葱段10克，姜片5克，精盐3克，味精3克，料酒10克。

制作方法：将精盐、料酒抹于白鸽上，放入蒸盆内，加入黄精，天冬、姜、葱、味精、鸡汤200毫升，放入蒸笼内，用大火大气蒸50分钟即成。

用法用量：做佐餐食用，每日1次，每次吃鸽肉50克，随意喝汤，吃黄精及天冬。

⊙ 金银豆腐

功能效用：清肺养胃，降脂降糖。用于肺胃阴虚型糖尿病或糖尿病并发肺结核、支气管炎、便秘者。

材料组成：金针菜20克（洗净，切细丝），银耳10克（洗净，发透，撕成瓣），冬菇50克（洗净，发透，切丝），豆腐200克（洗净，切小方块），粉条30克（洗净，泡软），葱丝5克，精盐3克，味精3克，胡椒粉适量，猪油15克。

制作方法：将猪油放入锅内烧热，投葱丝、豆腐煎香，加清水适量，加入金针菜、银耳、冬菇，用小火炖出香味时，放入粉丝炖熟，再加入精盐、味精、胡椒粉即成。

用法用量：佐餐食用，每日1次。

⊙ 空心菜炒肉丝

功能效用：清热解毒，补虚降糖。用于糖尿病。

材料组成：空心菜300克（洗净，切段，入沸水焯一下，沥去水分），瘦猪肉100克（洗净，切丝），鸡蛋清1个，葱花、姜末、黄酒、淀粉、精盐、味精、植物油各适量。

制作方法：将猪肉加少许精盐、黄酒、淀粉、鸡蛋清，拌匀后下油锅熘炒数下，沥油捞出。原锅加热，投入葱花、姜末爆香，加入肉丝熘炒，烹入黄酒，加入空心菜及酱油、清汤适量，翻炒至肉熟，撒上精盐、味精，拌匀，用淀粉适量勾芡，淋上麻油即成。

用法用量：做佐餐主菜。

⊙ 苦瓜山药烧豆腐

功能效用：补脾益气，清热去火，生津止渴，降低血糖。适用于糖尿病诸症。

材料组成：苦瓜150克，山药120克，豆腐100克，植物油、葱、生姜、精盐各适量。

制作方法：将苦瓜洗净、去瓤、切片；山药洗净、去皮、切片；将砂锅置于火上，加入植物油适量，待油烧热后，放入山药片先炒，再放入苦瓜片；最后放豆腐、精盐、葱、生姜烧熟。

用法用量：供佐餐用。

⊙ 苦瓜焖鸡翅

功能效用：清热解毒，止渴降糖。适用于糖尿病诸症。

材料组成：苦瓜250克，鸡翅1对，调料适量。

制作方法：先将锅烧热，放入鸡翅，炒至9成熟时，再放入苦瓜片、调料焖熟。

用法用量：供佐餐食用。

⊙ **苦瓜拌海米**

功能效用：降血糖、血脂、血压。适用于糖尿病并发高血压、高脂血症。

材料组成：苦瓜250克，海米75克，豆豉50克，香菜少许。

制作方法：海米用温水浸泡1小时，切成细末；苦瓜对切，去瓤、子，切为细丝，用沸水烫过；将海米、苦瓜放入碗中，再放入豆豉拌匀；待锅烧热后放入锅里，然后加入精盐、味精、蒜泥、花椒油、醋，并加入少量开水，煮沸后加香菜少许，即可出锅。

用法用量：供佐餐用。

⊙ **莲子瘦肉蒸豆腐**

功能效用：健脾益胃，补气益血。用于糖尿病。

材料组成：莲子15克（烘干，研细粉），猪瘦肉50克（洗净，剁成肉糊），豆腐200克（切成20块），红枣20枚（洗净，去核），鸡蛋1个，淀粉20克，精盐3克。

制作方法：将肉糊中加莲子粉、淀粉、精盐，打入鸡蛋，加水适量调拌成稠肉糊，制成丸子20只，在每块豆腐中间挖一个孔，放入肉丸，上面再放一枚红枣，排列于蒸盘内，加入鸡汤200毫升，放于蒸笼内，用大火大气蒸熟即成。

用法用量：佐餐食用，每日1次，每次吃豆腐5块。

⊙ **凉拌黄瓜**

功能效用：清热止渴，降低血糖。适用于糖尿病证属上消者以及糖尿病并发高血压、高血脂、肥胖症者。

材料组成：黄瓜250克，芝麻油3克，酱油3克，蒜末2克，葱白2克，精盐4克。

制作方法：将黄瓜烫洗干净，切成细丝，盛入盘中，浇上作料拌匀即可。

用法用量：供佐餐用。

⊙ **绿茶蒸鲫鱼**

功能效用：健脾燥湿，清热利水。适用于各种类型糖尿病患者食用。

材料组成：鲫鱼1条，绿茶10克。

制作方法：将鲫鱼去鳞、鳃、内脏，在鱼腹中填入绿茶，放入盘中，上锅蒸至鱼肉熟透即可。

用法用量：每日食用1次。

⊙ **芡实煮老鸭**

功能效用：滋阴养胃，固肾涩精。适用于糖尿病肾病之水肿、尿频量多。

材料组成：芡实200克，鸭子1只（约1000克），食盐5克，黄酒适量。

制作方法：将鸭子宰杀好，去毛洗净，将芡实填于鸭腹中，放砂锅内加水煮，煮沸后加入黄酒，改文火煮2小时，至肉烂，加盐即可。

用法用量：佐餐食用。

⊙ **清水煮南瓜**

功能效用：补中益气，健脾养胃。适用于中消型糖尿病患者食用。

材料组成：南瓜400克。

制作方法：将南瓜去皮，洗净，放入锅中，加入适量清水，以小火煮至南瓜熟透即可。

用法用量：每日分早、晚2次食用。

⊙ **清蒸冬瓜瓤**

功能效用：清热解毒，利水祛痰。适用于各种类型糖尿病患者食用。

材料组成：冬瓜500克。

制作方法：将冬瓜去皮，洗净，入蒸锅中蒸至冬瓜肉熟透即可。

用法用量：每次食用100克，于饭后食用。

⊙ **清蒸山药**

功能效用：健脾补气，补肾止泻。适用于脾肾两虚型糖尿病患者食用。

材料组成：山药100克。

制作方法：将山药去皮，洗净，入蒸锅中，蒸至烂熟即可。

用法用量：每日食用2次，于饭前食用。

⊙ **清水蘑菇**

功能效用：开胃和中，理气化痰。适用于各种类型糖尿病患者饮用。

材料组成：蘑菇100克。

制作方法：将蘑菇洗净，入锅中，加入适量清水，以小火煎煮30分钟即可。

用法用量：不拘时代茶饮。

⊙ **清蒸参芪鸡**

功能效用：养五脏，除消渴，补气益胃，补虚固脱。适用于糖尿病中消型。

材料组成：党参30克，炙黄芪60克，母鸡1只（重约1000克），细盐、黄酒各适量。

制作方法：将母鸡活杀，去毛，剖腹，洗

净，切成小块，与党参、黄芪倒入大瓷盆中，拌匀，再撒上细盐，淋上黄酒，用旺火隔水蒸3小时（瓷盆不加盖，让水蒸气进入），至鸡肉熟烂离火。

用法用量：饭前空腹食，每日2次，每次1小碗，党参与黄芪片可嚼渣后吐弃。如佐膳食也可，但不宜过量，分2~3天吃完。

⊙ 清蒸枸杞鸽

功能效用：补肾益精，养肝润肺。适用于糖尿病。

材料组成：枸杞子30克，鸽子1只，黄酒、细盐各适量。

制作方法：将鸽活杀，去毛，剖腹，洗净，把枸杞子洗净后放入鸽腹内，淋上黄酒、冷水，加细盐，用线将鸽身扎牢，放入瓷盆中，不加盖，让水蒸气进入，用旺火隔水蒸2小时离火。

用法用量：喝汤吃肉，分2次吃完，枸杞子也可食，或细嚼后弃渣。

⊙ 清蒸茶鲫鱼

功能效用：补虚弱，止消渴。用于上消。

材料组成：鲫鱼500克（宰杀后去鳞、肠杂，洗净），绿茶20克，姜片10克，葱段10克，精盐5克，味精3克，植物油30克。

制作方法：将绿茶放入鱼腹内，置于蒸盘内，放上姜、葱，撒上精盐、味精，淋上植物油，上笼蒸熟即成。

用法用量：佐餐食用，每日1次。

⊙ 忍冬拌腐皮

功能效用：清热，通络。适用于肢体麻木，筋骨疼痛，皮肤有烧灼感、蚁行感等，糖尿病自主神经病变及末梢神经炎等症。

材料组成：嫩忍冬（金银花）茎叶75克，嫩首乌茎叶75克，豆腐皮50克，姜末2克，精盐1克，味精1克，酱油2克，醋1克，芝麻油1克。

制作方法：将前3味洗净，用沸水将忍冬茎叶、首乌茎叶焯一下，捞出过凉水去热，切成3厘米长段，放进菜盆，豆腐皮也切成丝与忍冬等合并，加进姜末、精盐、味精、芝麻油、醋等调拌均匀。

用法用量：作为菜肴食用。

⊙ 生地麦冬炖甲鱼

功能效用：滋阴润肺，清热生津。用于糖尿病。

材料组成：生地黄30克（洗净，切片），麦冬15克（洗净），甲鱼1只（宰杀后去头、爪、内脏，刮去粗皮，入沸水中余去血水），生姜片10克，葱段10克，精盐4克，味精3克，料酒10克，胡椒粉3克，香油25克。

制作方法：将生地黄、麦冬、甲鱼、葱、姜、料酒共入炖锅内，加水2000毫升，先用大火煮沸，再改小火炖至熟，加入精盐、味精、胡椒粉、香油即成。

用法用量：佐餐食用，每日1次，每次吃甲鱼肉50克，喝汤。

⊙ 生地石斛炖蛤肉

功能效用：清热养阴，益胃生津，用于中消。

材料组成：生地黄30克（洗净，切薄片），石斛10克（洗净，切小段），蛤蜊肉200克（洗净，切薄片），姜片10克，葱段10克，精盐3克，味精2克，料酒10克，胡椒粉2克，鸡油15克。

制作方法：将生地黄、石斛、蛤蜊肉、姜、葱、料酒共入炖锅内，加水1000毫升，先用大火煮沸，再改用小火炖煮至熟，加入精盐、味精、胡椒粉、鸡油，搅匀即成。

用法用量：作佐餐食用，每日1次，每次食蛤蜊肉50克。

⊙ 三子银耳炖猪腰

功能效用：滋阴润肺补肾。用于糖尿病。

材料组成：五味子15克（洗净），枸杞子15克（洗净，去杂质），黑豆30克（浸泡一夜，洗净），银耳10克（发透，去蒂头，撕成瓣），猪腰2只（洗净，切为两半，去除白色臊腺，切成腰花），姜片10克，葱段10克，精盐5克，味精3克，料酒10克，香油25克。

制作方法：将五味子、枸杞子、黑豆、猪腰、银耳、葱、姜、料酒共入炖锅内，加水1000毫升，先用大火煮沸，再用小火煮熟，加入精盐、味精、香油即成。

用法用量：作佐餐食用，每日1次，每次食猪腰50克。

⊙ 沙参枸杞炖乌鸡

功能效用：滋阴补肾，调节血糖。适用于糖尿病。

材料组成：沙参30克，枸杞子20克，乌骨鸡1只（1000克左右），料酒10克，姜5克，葱

10克，盐3克，鸡精2克，鸡油30克。

制作方法：将沙参润透，切3厘米长的段；枸杞子洗净；乌鸡宰杀后去毛、内脏及爪；姜拍松，葱切段。将沙参、枸杞子、乌鸡、料酒同放入炖锅内，加水2800毫升，置旺火上烧沸，再用文火炖煮35分钟，加入盐、鸡精、鸡油即成。

用法用量：每日1次，佐餐食用。

⊙ **沙参荸荠炖猪肚**

功能效用：益胃生津，止燥止渴。适用于中消型糖尿病。

材料组成：北沙参10克，荸荠30克，猪肚50克，绍酒10毫升，葱10克，姜5克，盐5克。

制作方法：将猪肚洗净，切块；荸荠去皮，一切两半；沙参切片；姜拍松，葱切段。把猪肚、荸荠、姜、葱、盐、绍酒放入锅内，加水1000毫升，用旺火烧沸，再用文火炖煮1小时即成。

用法用量：每日1次，佐餐食用。

⊙ **沙参石斛炖猪肺**

功能效用：清肺热，止消渴。用于糖尿病。

材料组成：沙参15克（润透，切片），石斛10克（洗净，润透，切小段），猪肺200克（洗净，切小方块），姜片10克，葱段10克，精盐3克，味精2克，料酒10克，胡椒粉适量。

制作方法：将沙参、石斛、猪肺、姜、葱、精盐放入锅内，加清水适量，用大火煮沸，再用小火炖熟即成。食前加入味精、胡椒粉。

用法用量：佐餐食用，每日1次，吃肺，喝汤。

⊙ **沙参炖燕窝**

功能效用：滋阴润肺，清热生津。用于肺热伤津型糖尿病。

材料组成：沙参15克（润透，洗净，切薄片），燕窝2克（温水发透，去除燕毛），精盐3克。

制作方法：共入蒸杯内，加入鸡汤50毫升，放于蒸笼内炖1小时即成。

用法用量：做早餐，每日1次。

⊙ **沙参百合炖鱼翅**

功能效用：润肺止咳，益胃生津。用于糖尿病。

材料组成：北沙参30克（润透，切片），鲜百合30克（洗净，撕成瓣），鱼翅50克（发透，洗净，撕成条），精盐5克，菜胆100克（洗净，切小段），味精2克，料酒10克，胡椒粉2克。

制作方法：将菜胆加精盐水煮熟。取北沙参、百合放入炖盅内，加入高汤适量，投入鱼翅，隔炖1.5小时，加入熟菜胆、精盐、味精、料酒、胡椒粉即成。

用法用量：佐餐食用，每日1剂，分2次食完。

⊙ **沙参天冬蒸鲫鱼**

功能效用：健脾和胃，利湿消肿。用于糖尿病。

材料组成：北沙参15克（洗净，润透，切片），天冬15克（洗净，润透，切片），鲫鱼300克（去鳃、鳞、内脏，刮净鱼腹中黑膜），姜片10克，葱段10克，精盐3克，味精2克，料酒10克。

制作方法：将北沙参、天冬加水50毫升，入笼蒸半小时取出。将精盐、料酒抹于鱼上，放入蒸盆内，将北沙参、天冬放在鱼身上，连汁液倒入鱼盆，再将姜、葱盖在鱼上，置于蒸笼内，用大火大气蒸12分钟即成。

用法用量：佐餐食用，每日1次。

⊙ **沙参天冬炖老鸭**

功能效用：滋阴补肺，祛热解毒。用于上消。

材料组成：北沙参15克（洗净，切片），天冬15克（洗净，切片），黄精15克（洗净，切片），老鸭1只（宰杀后去毛、内脏，洗净），香菇20克（水发透，切为两半），葱段10克，姜片10克，精盐5克，味精3克，料酒10克。

制作方法：将北沙参、天冬、黄精、老鸭、香菇、葱、姜共入砂锅内，加入水适量、精盐、料酒，用大火煮沸，去除浮沫，用小火煨炖至熟烂即成。

用法用量：佐餐食用，每日1次，每次吃鸭肉50克。

⊙ **山药炖羊肚**

功能效用：补脾胃，益气阴。适用于糖尿病之口渴不饮、小便频数清长、食欲不振、形体消瘦、大便稀溏、腰膝酸软、头晕耳鸣等症。

材料组成：山药200克，羊肚300克，生姜、葱、盐、味精、绍酒各适量。

制作方法：将羊肚洗净，切成小块，山药洗净切片。将山药、羊肚与诸味调料同入砂锅中，加水4000~5000毫升，先用旺火烧沸，再用文火炖熬羊肚至熟。

用法用量：食时加入少许味精，每日2次，连续服用。

⊙ 山药炒豆芽

功能效用：补肾明目，健脾除湿。适用于糖尿病。

材料组成：山药12克，黄豆芽100克，枸杞子12克，素油30克，葱5克，盐5克，醋3克。

制作方法：将黄豆芽洗净，去须根；山药润透，切丝；枸杞子洗净，葱切段。把砂锅置火上烧热，加入素油，六成热时下入葱花爆香，随即下入豆芽、醋、盐、枸杞子、山药丝，炒熟即成。

用法用量：每日1次，佐餐食用。

⊙ 山药炖萝卜

功能效用：健脾胃，清肺热。适用于糖尿病。

材料组成：山药20克，白萝卜200克，胡萝卜200克，盐10克，猪瘦肉100克，姜5克，葱10克。

制作方法：将白萝卜、胡萝卜洗净，切成3厘米见方的块；山药洗净切片；猪肉切块；姜拍松，葱切段。把猪肉、胡萝卜、白萝卜、盐、姜、葱、山药同入锅内，加水1000毫升，用旺火烧沸，再用文火炖煮40分钟即成。

用法用量：每日1次，佐餐食用，每次吃猪肉30~50克。

⊙ 山药莴苣炒虾仁

功能效用：健脾补肺，固肾壮阳。用于糖尿病并发虚劳咳嗽、脾虚泄泻、遗精、阳痿、带下。

材料组成：山药30克（浸透，切片），鲜虾仁100克（洗净，去壳皮），莴苣10克（洗净，去皮，切丁），姜片10克，葱段10克，精盐3克，味精3克，料酒10克，植物油50克。

制作方法：起油锅，加入葱、姜爆香，投入虾仁、料酒，炒变色，加入山药、莴苣、精盐、味精，炒熟即成。

用法用量：佐餐，每日1次，每次食虾仁50克。

⊙ 山药炒猪腰

功能效用：滋阴润燥，滋补肝肾。用于肝肾阴虚型糖尿病。

材料组成：鲜山药50克（去皮，洗净，切片），猪腰1只（洗净，切为两半，去除白色臊腺，切成腰花），葱段10克，姜片10克，精盐5克，味精2克，料酒10克，酱油10克，淀粉10克，植物油30克。

制作方法：将猪腰加入精盐、料酒、淀粉腌渍30分钟。起油锅，加入姜、葱爆香，投入猪腰、山药、精盐、味精、料酒、酱油，用淀粉勾芡，炒熟即成。

用法用量：佐餐食用，每日1次，每次食猪腰50克。

⊙ 山药炒螺肉

功能效用：清热解毒，健脾利尿。用于糖尿病。

材料组成：鲜山药50克（洗净，切丝），田螺肉100克（洗净，切片），姜片10克，葱段10克，精盐3克，酱油10克，料酒10克，韭菜50克，味精3克，植物油50克。

制作方法：起油锅，下姜、葱爆香，加入田螺肉、韭菜、精盐、酱油、料酒、山药炒熟，再加入味精即成。

用法用量：佐餐食用，每日1次，每次吃螺肉50克。

⊙ 山药枸杞炒金钩

功能效用：补肾明目，健脾除湿。用于糖尿病。

材料组成：鲜山药50克（洗净，切丝），枸杞子15克（洗净，去杂质），黄豆芽10克（洗净，去根须），精盐5克，葱花10克，醋3克，植物油30克。

制作方法：起油锅，加入葱花爆香，投入黄豆芽、山药、枸杞子、醋、精盐，炒熟即成。

用法用量：佐餐食用，每日1次。

⊙ 山药炖胡萝卜

功能效用：健脾补肺，固肾益精。用于上消。

材料组成：鲜山药200克（去皮，洗净，切小方块），胡萝卜1200克（洗净，切小方块），精盐3克，味精2克，鸡油12克。

制作方法：将山药、胡萝卜共入锅内，加水1000毫升，用大火煮沸，再改小火炖熟，加入精盐、味精、鸡油煮沸即成。

用法用量：佐餐食用，每日1次。

⊙ 山药胡萝卜烧鸡腿

功能效用：健脾和胃，补气益血。用于气血两虚、脾胃虚弱型糖尿病。

材料组成：鲜山药50克（洗净，去皮，切片），胡萝卜100克（去皮，洗净，切小方块），姜片10克，葱段10克，鸡腿2只（洗净，切小方块），精盐5克，味精3克，料酒10克，植物油50克。

制作方法：起油锅，下姜、葱爆香，投入鸡腿、山药、胡萝卜、料酒、精盐、味精、上汤300毫升，烧熟即成。

用法用量：佐餐食用，每日1次，每次吃鸡肉50克。

⊙ 山药南瓜煮牛肉

功能效用：补中益气，生津止渴。用于中消。

材料组成：山药30克（洗净，润透，切片），青南瓜200克（洗净，去瓤，切小方块），牛肉100克（洗净，切小块），姜片10克，葱段10克，精盐5克，料酒10克，植物油50克。

制作方法：起油锅，加入葱、姜爆香，投入牛肉，炒变色，放入南瓜、山药、上汤1000毫升，先用大火煮沸，再用小火煮熟即成。

用法用量：佐餐食用，每日1次，每次吃牛肉50克，南瓜50克，随意喝汤。

⊙ 参芪花粉蒸甲鱼

功能效用：滋补肾阴，补气益血。用于糖尿病。

材料组成：人参10克（洗净，润透，切片），黄芪30克（洗净，润透，切片），天花粉30克（洗净，润透，切片），甲鱼500克（宰杀后去头、内脏，刮去粗皮，切成八块，入沸水锅内汆去血水），白术10克（洗净，润透，切片），山药30克（洗净，润透，切片），姜片10克，葱花10克，精盐5克，味精5克，料酒10克，酱油10克。

制作方法：将甲鱼放于蒸盆内，在甲鱼上抹上料酒、酱油、精盐、味精，放入葱、姜、五味药，盖上甲鱼壳，加入鸡汤300毫升，置于

蒸笼内，用大火大气蒸1.5小时左右即成。

用法用量：佐餐食用，每日1次。

⊙ 双耳煮肉

功能效用：滋阴，润肺，补肾。用于阴虚型下消。

材料组成：白木耳10克（发透，去蒂，撕成瓣），黑木耳10克（发透，去蒂，撕成瓣），瘦猪肉200克（洗净，切薄片），姜片5克，葱段6克，精盐3克，味精2克，胡椒粉2克，鸡油15克，料酒10克。

制作方法：将白木耳、黑木耳、瘦猪肉、葱、姜、料酒共入炖锅内，加水1000毫升，先用大火煮沸，再用小火煮熟，加入精盐、味精、鸡油、胡椒粉，搅匀即成。

用法用量：佐餐食用，每日1次，每次吃猪肉50克，喝汤吃双耳。

⊙ 丝瓜炒蘑菇

功能效用：降血糖，降血脂，降血压。适用于糖尿病诸症、糖尿病合并高脂血症以及高血压病。

材料组成：嫩丝瓜350克，蘑菇200克，植物油、味精、精盐、湿淀粉各适量。

制作方法：将蘑菇洗净，嫩丝瓜洗净，去皮、去两头，切成小段；将砂锅置于火上，用中火烧热后，加入植物油适量，烧至六成熟时，放入丝瓜煸炒，呈绿色时，出锅倒入漏勺、沥油；再将砂锅内放入丝瓜段、味精、精盐，用湿淀粉勾芡、出锅。

用法用量：供佐餐食用。

⊙ 天冬蒸鹅肉

功能效用：生津止渴，健脾和胃。用于糖尿病。

材料组成：天冬30克（洗净，切薄片），白鹅肉200克（洗净，切小方块），葱段10克，姜片10克，精盐3克，味精3克，料酒10克，酱油10克。

制作方法：将酱油、料酒、精盐、味精调匀，抹在鹅肉上，将葱、姜、天冬盖在鹅肉上，加入上汤300毫升，置于蒸笼内，用大火大气蒸2小时即成。

用法用量：佐餐食用，每3日1次。

⊙ 茼蒿炒萝卜

功能效用：健脾补中，行气消食。用于脾虚气滞、肥胖型糖尿病兼有腹胀者。

材料组成：白萝卜200克（洗净，切条），茼蒿100克（洗净，切段），精盐、味精、植物油适量。

制作方法：起油锅，投入萝卜炒至七成熟时加入茼蒿、精盐、味精，熟透后即可。

用法用量：做佐餐主菜。

⊙ 土豆炖鸡鸭胰

功能效用：补益气、生津液、止干渴、降血糖。适用于各种类型糖尿病均宜。

材料组成：土豆250克，鸡、鸭胰脏各3~5个，白芷、八角、肉豆蔻各0.5克，葱、姜各2克，精盐3克，黄酒2毫升，味精、植物油各适量。

制作方法：先用清水将鸡、鸭胰脏洗净；土豆洗净、去皮，切成小方块；砂锅置于火上，待烧热后加入植物油适量，当油烧热后加入葱、姜，炒出香味，先将土豆块倒入煸炒片刻，再加清水、调料；改为文火，炖至土豆烂熟为止，最后加入味精适量，调味后即可出锅。

用法用量：供佐餐食用，吃土豆、鸡鸭胰子，喝汤。

⊙ 西芹百合炒乳鸽

功能效用：清热解毒，降压降脂，降低血糖。用于上消。

材料组成：鲜百合30克（洗净，撕成瓣），西芹100克（洗净，切丁），乳鸽1只（宰杀后去毛、爪、内脏，切小块），姜片10克，葱段10克，精盐5克，味精3克，酱油10克，料酒10克，淀粉10克，胡椒粉2克，麻油10克。

制作方法：将乳鸽加入酱油、淀粉腌渍30分钟。百合、西芹共入锅内炒熟，起油锅，加入乳鸽，爆炒变色，洒入料酒，加入西芹、百合、姜、葱、精盐、味精、酱油、麻油，炒匀，撒入胡椒粉即成。

用法用量：做佐餐食用，每日1次，每次食鸽肉50克。

⊙ 鲜荷蒸鸡肉

功能效用：清热解暑，升运脾气。用于糖尿病。

材料组成：鲜荷叶2张（洗净，用沸水焯一下，去蒂梗，切成10个等边三角形），香菇30克（泡发，切片，入沸水焯透），火腿肉30克（切成10片），乌鸡肉150克（洗净，切厚片），姜片10克，葱段10克，精盐3克，味精3克，料酒10克，胡椒粉2克，淀粉10克，麻油3克，植物油15克。

制作方法：将香菇、乌鸡肉共入蒸盆内，加入姜、葱、料酒、精盐、胡椒粉、麻油、植物油、淀粉拌匀，再将其分为10等份放在荷叶上，各加火腿1片，包成长方形，摆于蒸盘内，置于蒸笼内大火大气蒸2小时即成。

用法用量：供佐餐食用，每3日1次。

⊙ 洋葱炒猪肉

功能效用：益肾降糖。用于下消。

材料组成：鲜洋葱100克（洗净，切条），瘦猪肉50克（洗净，切丝），精盐、味精、植物油适量。

制作方法：起油锅，加入猪肉炒熟，再放入洋葱、精盐、味精煸炒，以嫩脆为佳。

用法用量：做佐餐主菜。

⊙ 洋葱炒鸡丝

功能效用：降血压，降血脂，降血糖。适用于糖尿病诸症以及糖尿病并发高血压病、高脂血症。

材料组成：洋葱150克，鸡丝100克，黄酒、盐、味精、酱油、植物油、姜、湿淀粉各适量。

制作方法：将洋葱洗净、切成细丝；鸡胸脯肉切成细丝，湿淀粉勾芡待用；砂锅置于火上，待锅烧热时加入植物油适量，当油烧至六成热时加葱末、姜丝，煸炒出香味后，加入鸡丝、黄酒，熘炒至九成熟时，加入洋葱丝，再同炒片刻，加盐、味精、酱油，炒匀即可。

用法用量：佐餐当菜食用。

⊙ 苡仁黄瓜拌海蜇

功能效用：滋阴润肺，清热解毒。用于上消。

材料组成：薏苡仁30克（洗净，蒸熟），黄瓜300克（洗净，去皮、子，切小长条，用精盐5克腌渍，除去水分），海蜇150克（洗净，加水浸泡2日，注意换水，浸透后再洗净，切成丝状，放入沸水锅内焯透，用凉水散开，沥干水分），姜丝5克，葱花10克，味精5克，酱油10克，料酒10克，麻油15克。

制作方法：将薏苡仁、黄瓜、海蜇、葱花、姜丝、酱油、麻油、味精、料酒拌匀即成。

用法用量：做佐餐食用，每日1次，每次食青瓜60克、海蜇30克。

⊙ 苡仁大蒜拌茄子

功能效用：健脾除湿，清热和胃。用于中消。

材料组成：薏苡仁30克（洗净，蒸熟），大蒜20克（去皮，捣茸），茄子300克（洗净，蒸熟），葱花10克，精盐5克，酱油10克，醋10克，味精5克，麻油15克。

制作方法：将薏苡仁、大蒜、茄子、葱花、精盐、酱油、醋、味精、麻油拌匀即成。

用法用量：做佐餐食用，每日1次，每次食薏苡仁、茄子共50克。

⊙ 苡仁拌银芽

功能效用：清热解毒，生津止渴。用于糖尿病。

材料组成：薏苡仁30克（洗净，蒸熟），绿豆芽200克（放沸水锅内焯熟，捞起沥干水分），葱花10克，蒜茸10克，精盐5克，味精5克，醋5克，麻油10克。

制作方法：将薏苡仁、绿豆芽放入盆内，加入精盐、葱花、蒜茸、味精、醋、麻油，拌匀即成。

用法用量：佐餐食用，每日1次。

⊙ 薏苡仁拌绿豆芽

功能效用：清热解毒，生津止渴。适用于糖尿病。

材料组成：薏苡仁12克，绿豆芽250克，葱10克，盐5克，芝麻油10克，味精3克，醋5克。

制作方法：把薏苡仁洗净，用碗盛好，放入蒸笼内蒸40分钟；绿豆芽放沸水锅内焯熟，二者放入盆内，加醋、盐、葱花、芝麻油拌匀即成。

用法用量：每日1次，佐餐食用。

⊙ 蕹菜荠菜炒虾仁

功能效用：补虚疗损，养阴止渴，降低血压。适用于糖尿病合并高血压者。

材料组成：鲜蕹菜250克，鲜荠菜100克，鲜虾仁100克，鸡蛋清30克，黄酒、精盐、湿淀粉、味精、植物油各适量。

制作方法：蕹菜、荠菜洗净，切成段备用；将鲜虾仁洗净后，用黄酒、精盐、蛋清、湿淀粉拌匀；在砂锅中加入植物油适量，当油烧至七成热时放入虾仁，快速划散，炒熟捞出；在锅中加入蕹菜、荠菜，翻炒几下后，再加入虾仁，并稍加水，煮沸后加味精适量，用湿淀粉勾芡即可。

用法用量：当菜佐餐，随意食用。

⊙ 玉竹麦冬鸭

功能效用：养阴润燥，生津止渴，强心利尿，清肺热，降血糖。适用于上消型糖尿病。

材料组成：玉竹50克，麦冬50克，老母鸭1只（重约1000克），黄酒、盐各适量。

制作方法：将玉竹、麦冬装入纱布袋中，扎牢袋口，放入冷水浸泡3分钟，取出药袋备用。将鸭子活杀，去毛，剖腹，洗净，放入大瓷盆中，鸭背朝下，并将湿药袋放入鸭腹内，淋上黄酒及适量冷水，再将鸭头弯入鸭腹内，用白线在鸭身上绕扎几圈。用旺火隔水蒸4小时，瓷盆不加盖，让水蒸气进入，至鸭肉酥烂离火。拆除白线，取出药袋，再将药汁倒入鸭汤中，去药袋。

用法用量：每日2次，每次1小碗，先喝淡汤，后吃鸭肉。

⊙ 玉米须龟

功能效用：滋阴补肾，降糖，降压。适用于肾阴亏损所致的糖尿病、高血压。

材料组成：玉米须120克，龟1只（500克左右）。

制作方法：将龟放入盆中，倒入40℃温水排龟尿，洗净，宰去头、爪，除去内脏，放入炖锅内。将玉米须放入盛龟肉的炖锅内，加水适量，先用旺火煮沸，再用文火慢煮至熟透即成。

用法用量：吃乌龟肉喝汤。

⊙ 玉竹银耳炖鲍鱼

功能效用：滋阴润肺，生津止渴。用于上下消。

材料组成：玉竹15克（洗净，切片），银耳10克（发透，洗净，去蒂头，撕成瓣），鲍鱼60克（洗净，切薄片），姜片5克，葱段6克，精盐3克，味精2克，料酒10克，胡椒粉1克，鸡油10克。

制作方法：将玉竹、银耳、鲍鱼、姜、葱、料酒同入炖杯内，加入清水50毫升，用大火煮沸，再用小火炖熟，加入精盐、味精、鸡油、胡椒粉即成。

用法用量：佐餐食用，每日1次，每次吃鲍

鱼30克。

⊙ **玉竹蒸甲鱼**

功能效用：滋阴润燥，生津止渴。用于糖尿病。

材料组成：玉竹50克（洗净，润透，切小长段），甲鱼500克（宰杀后去肠杂，入沸水中余去血水），姜片10克，葱段10克，精盐5克，味精4克，料酒10克。

制作方法：将甲鱼放于蒸盆内，加入姜、葱、料酒腌渍30分钟，加入玉竹，置于蒸笼内，用大火大气蒸60分钟，调入精盐、味精即成。

用法用量：佐餐食用，每日1次。

⊙ **玉竹枸杞蒸乳鸽**

功能效用：滋阴补肾。用于糖尿病。

材料组成：玉竹30克（洗净，切小段），枸杞子30克（洗净，去杂质），乳鸽1只（宰杀后去毛、内脏，入沸水锅中余去血水），葱段10克，姜片5克，精盐3克。

制作方法：将玉竹、枸杞子、乳鸽、姜、葱共入蒸盆内，加入鸡汤300毫升，置于蒸笼内，用大火大气蒸45分钟，放入精盐、味精即成。

用法用量：佐餐食用，每日1次，每次吃鸽肉50克。

⊙ **玉米须炖蚌肉**

功能效用：清热解毒，平肝降压，降脂降糖。用于糖尿病、高血压、肾病。

材料组成：玉米须50克（洗净），蚌肉200克（洗净），精盐3克。

制作方法：共入砂锅内，加水适量，用小火煮至熟烂，加入精盐即成。

用法用量：佐餐食用，每日1次。

⊙ **玉竹胡萝卜炒藕**

功能效用：养阴润燥，生津止渴。用于糖尿病。

材料组成：玉竹15克（洗净，润透，切小段），胡萝卜50克（洗净，去皮，切丝），莲藕100克（洗净，切薄片，放入沸水锅内焯一下，沥去水分），姜片10克，葱花10克，精盐3克，味精3克，料酒5克，胡椒粉2克，植物油20克。

制作方法：起油锅，加入莲藕、玉竹、胡萝卜，炒至均匀，投入姜、葱、精盐、味精、料酒、胡椒粉，炒匀即成。

用法用量：佐餐食用，每日1次。

⊙ **竹参心子**

功能效用：补心益肺，滋阴安神。用于糖尿病、冠心病、肺结核等。

材料组成：玉竹15克（洗净，切段，加水煮1小时，滤取汁约500毫升），猪心100克（剖开，洗净），姜丝2克，葱花2克，精盐2克，花椒3粒，味精2克，卤汁适量，麻油2克。

制作方法：将猪心加水、葱、姜、花椒，用大火煮沸后，加入玉竹汁，至猪心八成熟时捞出，弃去汤汁。锅内倒入卤汁，加入猪心，小火煨炖至酥烂，取出装盘。在锅内加卤汁、精盐、味精，煮成热汁，浇在猪心上，再淋上麻油即成。

用法用量：佐餐食用。

第六章
糖尿病的运动疗法

运动对机体葡萄糖调节的影响

运动疗法在糖尿病的防治当中起着很重要的作用，它与饮食、药物、教育并称为治疗糖尿病的"四驾马车"。长期有规律的科学性体育运动，再配合饮食治疗和药物治疗等疗法，能使糖尿病的治疗达到最佳的效果。运动疗法对治疗糖尿病最大的作用体现在对糖尿病患者机体葡萄糖的调节上，运动可使患者全身组织对葡萄糖的利用增加，从而可以不同程度地降低血糖水平，有效控制糖尿病。

运动对机体葡萄糖的调节主要是通过调节胰岛素来实现的，胰岛素是机体内唯一能够降低血糖的激素，胰岛素能促进全身组织对葡萄糖的摄取和利用，并抑制糖原的分解和糖原异生。胰岛素分泌不足或胰岛素受体缺乏常导致血糖升高，若超过肾糖阈值，则糖从尿中排出，引起糖尿，导致糖尿病的发生。

运动可以增加人体全身组织对胰岛素的敏感性，改善糖代谢紊乱。肌肉组织是胰岛素敏感性增加的最主要部位，运动锻炼可以增加肌肉组织对胰岛素的敏感性：

（1）运动可以增加肌细胞膜上胰岛素受体的数量，提高胰岛素与受体的结合力；

（2）运动可以增加肌细胞内葡萄糖转运蛋白4（GLUT4）的含量；

（3）运动可以提高肌细胞内糖原合成酶和氧化代谢酶的活性，使肌糖原的储存能力和氧化代谢能力增强。

运动提高了机体对胰岛素的敏感性，降低了对胰岛素的抵抗性，胰岛素分泌增加。而胰岛素的增加可以提高机体对葡萄糖的利用，抑制糖原的分解和糖原异生，改善血液循环，从而有效降低血糖水平。胰岛素对葡萄糖的调节

主要是通过以下几个方面得以实现的：

（1）促进肌肉、脂肪组织等处的靶细胞细胞膜载体将血液中的葡萄糖转运入细胞。

（2）通过共价修饰增强磷酸二酯酶活性、降低环磷酸腺苷（cAMP）水平、升高环磷酸鸟苷（cGMP）浓度，从而使糖原合成酶活性增加、磷酸化酶活性降低，加速糖原合成、抑制糖原分解。

（3）通过激活丙酮酸脱氢酶磷酸酶而使丙酮酸脱氢酶激活，加速丙酮酸氧化为乙酰辅酶A，加快糖的有氧氧化。

（4）通过抑制PEP羧激酶的合成以及减少糖原异生的原料，抑制糖原异生。

（5）抑制脂肪组织内的激素敏感性脂肪酶，减缓脂肪动员，使组织利用葡萄糖增加。

由以上可以看出，运动疗法是通过增加全身组织对胰岛素的敏感性来达到调节机体葡萄糖水平的作用的，从而有效降低糖尿病患者的血糖水平。因此，对于糖尿病患者来讲，坚持运动疗法，对其治疗糖尿病有着很重要的作用。

糖尿病患者与运动

运动对于葡萄糖有调节作用，对于糖尿病患者来说，运动疗法的作用与益处远非如此。运动不仅可以降低糖尿病患者的血糖水平，还在改善脂类代谢、心肺功能、降低血压、降低体重、防止骨质疏松，陶冶情操等方面有着非常重要的作用。因此，糖尿病患者应该积极参加体育锻炼，并持之以恒。我们可以从下面的内容了解到运动对糖尿病患者的益处与治疗作用。

·改善脂类代谢。运动可以加速脂肪的分解，降低血脂和控制肥胖。可以提高肌肉脂蛋

白酶的活性，加速极低密度脂蛋白的降解，使部分极低密度脂蛋白的密度达到高密度脂蛋白水平，增加高密度脂蛋白的含量，提高高密度脂蛋白与低密度脂蛋白的比值，使低密度脂蛋白胆固醇和三酰甘油水平下降，这对预防动脉粥样硬化、冠心病及周围血管病变等严重并发症有着重要意义。

·改善心肺功能，降低血压。运动能提高最高摄氧量，增加血管弹性，降低血压；使血液循环和呼吸功能加强，氧供应量增加，使人的心肺功能得到锻炼。因此，运动对糖尿病并发高血压有一定的防治作用，尤其是轻中度的高血压。

·降低体重。相关数据表明，有将近80%的2型糖尿病患者体重超过标准值，肥胖妨碍了胰岛素在体内的作用。而长期运动可减少体内脂肪，从而达到减轻体重的效果。体重的降低可以使胰岛素受体数上升，机体对胰岛素敏感性提高，有效减轻胰岛素血症和胰岛素抵抗。此外，长期锻炼还可以使脂肪组织中的肥胖基因表达增加，瘦素产生增加，抑制下丘脑饮食中枢，减少食物摄入，使机体产热，起到减肥降脂的作用。

·防治骨质疏松。随着年龄的增加，女性绝经以后经常会出现骨质疏松，糖尿病会使这种状况更加恶化，但体育运动可以防止这一情况的进一步恶化。

·改善凝血功能。对于糖尿病患者来讲，体育运动会增加血小板数量和血小板活性，激活其凝血机制。更重要的是，体育运动可以促进凝血酶生成和纤溶酶活性，减少血小板聚集和血栓形成。

·消除压力、增强患者战胜疾病的信念。过大的精神压力可能会诱发糖尿病的产生或使糖尿病进一步恶化。运动则会改善这一情况，研究显示，运动时，糖尿病患者脑部会分泌一种名为β-内啡呔的激素，这种物质能激活脑细胞、振奋精神，使人心情愉快，保持良好的心理状态，防止细胞老化，并提高身体的免疫力和自愈力。

·运动还可以陶冶情操，培养生活情趣，放松紧张情绪，提高生活质量。

总之，适当的体育运动能促进人体新陈代谢，降低血糖、血脂，提高糖尿病患者的身体抵抗能力，促进糖尿病的治疗。所以，应鼓励所有糖尿病患者积极参加体育锻炼，并持之以恒。

运动治疗的原则

准备活动必不可少

采用运动疗法的糖尿病患者在进行体育运动前，首先要做的一件事便是准备活动。必须先做15分钟左右的热身运动，使全身肌肉活动起来，避免运动时肌肉拉伤。例如，在跑步或快走前可以先做一些伸腰、踢腿动作，再慢走10分钟，使身体活动起来，心率达到运动要求的频率。还要注意的是，在运动快结束时不要骤然停止，也要做一些整理运动，最好是10分钟左右的恢复运动。如慢跑半个小时后，可以逐渐变为快走、慢走、逐渐放慢脚步，然后伸伸腰、压压腿，再坐下休息。记住，突然开始运动或骤然结束运动容易导致事故的发生。

循序渐进量力而行

糖尿病患者在进行体育锻炼活动时应遵守循序渐进的原则，运动量要由小到大，运动时间由短到长，动作由易到难，这样可以保证机体逐步适应。在开始时，可以先保持小量运动5~10分钟，然后再逐渐加量，持续20~30分钟，一般在1~2个月内逐渐将运动时间从5~10分钟延长到20~30分钟。此外，运动也要保持适度，不片面追求运动时间和强度，否则可能会适得其反。如果遇到身体不适或天气不好，可以暂停运动或移到室内进行，运动要量力而行，以舒适为度。

坚持锻炼持之以恒

糖尿病患者在身体不适或天气不好时可灵活地选择休息或进行其他活动，但这并不意味着在采用运动疗法时可以随时中断。运动疗法要想取得一定的效果，必须遵守长期坚持、持之以恒的原则，决不能三天打鱼、两天晒网。只有坚持下去才能达到降糖、降脂、降血压、降低血液黏度等效应，达到治疗糖尿病的目的。

配合治疗效果更好

长期坚持运动疗法能起到治疗糖尿病的功效，但也不能过分依赖运动疗法，它并不是万能的，必须与饮食或药物治疗等疗法有机结合，才能起到相应的效果。比如，糖尿病患者在进行体育运动后，血糖有所下降，就以为达到治疗的效果了，而放松了饮食控制，随意增加含量，或者随意减少药物用量甚至停药，这样就会导致运动疗法前功尽弃，病情也可能进一步恶化。

不适合采用运动疗法的情况

对糖尿病患者来讲，运动疗法在其治疗过程中十分重要。但是，并不是所有的糖尿病患者都适用运动疗法。在很多的情况下，运动疗法可能会使患者病情进一步恶化。因此，对这些情况必须加以重视。

（1）严重代谢异常；

（2）患有糖尿病并发症，如患有糖尿病性神经病变、视网膜病变、肾病、高血压和动脉硬化等症状时不宜采用运动疗法；

（3）患有心律失常、心绞痛等心脏疾病；

（4）四肢麻木或走路时感到脚部剧烈疼痛；患有神经痛、腰痛等疾病；

（5）由糖尿病性视网膜病变而引起眼底出血的情况；

（6）患有足部坏疽；

（7）氮质血症和血肌酐增多；

（8）由于感冒而引起发热；

（9）膝盖和足部关节障碍。

（10）其他应激情况。包括各种感染、心脑血管病变尚未稳定时，糖尿病酮症酸中毒或高渗性非酮症糖尿病昏迷的恢复期。

糖尿病的运动治疗方法

运动的形式多种多样。糖尿病患者的运动疗法中涉及的运动基本上都是一些不太剧烈、任何人都可以进行的运动。在糖尿病的治疗中，最好选择有氧运动，因为，医学研究证明，有氧运动在治疗糖尿病的运动疗法中是最为有效的，患者在运动时不断吸入氧气，能使体内的糖分和脂肪充分燃烧，可以达到明显控制血糖的功效。治疗糖尿病的有氧运动包括散步、慢跑、体操、游泳、瑜伽等，下面将对此进行相关的介绍。

⊙ **散步健身法**

散步是一种简便易行且十分有效的锻炼方法。其优点是不受时间地点的限制，运动强度较小，对年龄较大、身体较弱的糖尿病患者来讲是一种十分安全的健身方法。糖尿病患者如果长期坚持散步，对其身体代谢、降低血糖等有良好的功效。据相关报道，中老年人以3000米每小时的速度散步1.5~2个小时，其代谢率增高48%；糖尿病患者经一天的徒步旅行，其血糖水平可降低3.4毫摩尔/升。散步能促使肌糖原和血液中葡萄糖的利用，因而有降低血糖的功效。研究证明，饭后血糖的升高与运动强度成反比。因此，糖尿病患者每天进行1~3次，每次持续20~30分钟散步运动，对糖尿病的治疗是十分有益的。下面介绍一种定量散步法：在30°斜坡的路上散步100米，以后逐渐增加在50°斜坡的路上散步2000米，或在30°~50°斜坡的路上散步15分钟，接着在平地上散步15分钟。

⊙ **慢跑健身法**

慢跑也是一种比较轻松的锻炼方法，其运动强度大于散步，适合年轻、身体条件较好、有一定锻炼基础的糖尿病患者。其优点是不需任何器械，不受时间、地点限制，运动效果好，运动量易控制。缺点是下肢关节受力较大，容易引起膝关节和踝关节疼痛。慢跑以清晨进行最好，开始前做3~5分钟准备活动，速度以每分钟100~200米为宜，每次时间半个小时左右。结束后，不要突然停下来，要缓行或原地踏步，调匀呼吸。

⊙ **保健操**

第一节扩胸运动：两臂置胸前屈肘，掌心向下。两臂经前向后摆，还原成立正姿势。重复8次。

第二节振臂运动：左臂上举，同时右臂向后摆，左臂经前向下，向后摆，同时右臂经前向上举。重复16~20次。

第三节踢脚运动：两手叉腰，左脚前踢，与上体成90°，左腿还原；右腿前踢，与上体成90°，右腿还原。交替重复16~20次。

第四节体侧运动：左脚侧出一步，脚尖点地，同时两臂侧举。左臂弯曲至背后，前臂贴于腰际；同时右臂上举，身体向左侧屈两次，还原。出右脚，换相反方向做，动作相同。重复8次。

第五节腹背运动：两臂经体前上举，掌心向前，抬头，体后屈。体前屈，手指尽量触地。上体伸直，屈膝半蹲，同时两臂前举。

第六节原地跳跃：两脚跨并立，同时两手

叉腰。连续跳20~30次。

第七节原地踏步：两臂自然放松，随踏步做前后摆动。连续踏步30次左右。

⊙ 登山、登楼梯

户外登山可以显著提高腰、腿的力量，增强心、肺功能，增强抵抗能力，促进新陈代谢。此外，对于糖尿病患者，可以提高身体对胰岛素的敏感性，增强其控制血糖的能力。对于病情较严重、体质较弱的中老年人可改为登楼梯，同样能达到类似功效。登山、登楼梯运动的时间最好是在饭后半小时，可以有效防止发生低血糖。

⊙ 游泳

游泳是一种全身性运动，它可以有效增强人体神经系统的功能，改善血液循环，提高人体对营养物质的消化和吸收，增强体质，提高抵抗能力。要科学地掌握游泳的运动量，这样既可达到锻炼目的，又不至于过于疲劳而使身体发生不良反应。对于糖尿病患者，采取游泳方式来锻炼身体，要根据年龄、体质来控制运动量。年轻、身体强壮者可每周进行2次大运动量的游泳锻炼，中年人宜中运动量，老年人则适宜小运动量的游泳锻炼。

⊙ 太极拳

太极拳是我国传统的健身运动，它对于体质较弱、不适宜进行大运动量的糖尿病患者而言是一种比较好的锻炼方式。而且太极拳能疏通经络，调理气血，促进血液循环，对防治糖尿病并发症有着良好作用。

⊙ 骑自行车

骑自行车是一项中等强度的运动，简便有效，适合身体条件较好的糖尿病患者。不宜在马路上进行，因为一来速度不快，运动强度不是很大，另外在马路上车来车往很不安全。可以应用功率自行车在室内锻炼，也可在运动场内进行，速度以8.5~15千米/小时为宜。

适应人群和禁忌人群

适应人群

（1）运动疗法适合于2型糖尿病患者，尤其是肥胖的患者。此类患者采取适当的运动，可消耗体力和热能，从而抑制热能转换为脂肪，有效减轻肥胖患者的负担。

（2）运动疗法适于胰岛素治疗，病情比较稳定的1型糖尿病患者。适当的运动有助于提高此类患者的生活质量。

（3）运动疗法适合于有动脉硬化、高血压、冠心病等并发症但不严重的糖尿病患者，运动有助于此类患者控制并发症的发展。

（4）空腹血糖一般在11.0~16.7毫摩尔/升以下的糖尿病患者可采取适当的体育锻炼。

禁忌人群

（1）血糖控制不佳、不稳定型糖尿病患者。特别是空腹血糖水平大于16.7毫摩尔/升的1型糖尿病患者更不宜采取运动，因为运动会降低血糖，在胰岛素作用的高峰时刻，如上午11点，很容易引起患者低血糖而昏迷。

（2）胰岛素严重缺乏的1型糖尿病患者。此类患者不宜参加体育运动，因为运动会使其肝糖原输出增多，但胰岛素缺乏，肌肉对葡萄糖的利用不能相应增加，会引起血糖增高，使病情加重，严重的还会出现酮症酸中毒。

（3）并发IV期以上视网膜病变、眼底有活动性出血的患者。运动时容易使其血压升高，诱发眼底再次出血，严重的大出血会导致失明。

（4）并发较重的糖尿病肾病、肾功能不全、大量尿蛋白患者。运动会使此类患者血压升高，增加其尿蛋白排出，加重肾病的发展。

（5）并发严重高血压、缺血性心脏病、近期有心绞痛的糖尿病患者。运动会加重其心脏负担、诱发心绞痛，严重的可能会导致心肌梗死。

（6）有严重感染、发热、活动性肺结核的糖尿病患者。

（7）注射胰岛素后未进食者以及口服降糖药后经常出现低血糖的糖尿病患者，不宜参加体育运动，尤其在胰岛素作用最强的时候，很容易出现低血糖。

（8）有严重的糖尿病神经病变、下肢感觉缺失、足部溃疡（坏疽）者，不宜参加体育运动。

（9）伴有急性感染、酮症酸中毒等急性并发症的糖尿病患者。

（10）妊娠、呕吐、腹泻及有低糖倾向的糖尿病患者。

（11）老年人糖尿病合并老年痴呆症患者不宜单独进行户外体育锻炼。

运动前的身体检查评诂

运动对糖尿病患者有着特殊的作用，但因为糖尿病患者本身的特殊性，这就限制了其运动的随意性。糖尿病患者如果要进行运动，必须考虑一系列的问题，如是否适合运动，运动量多大最合适，哪种运动更适合，运动中需要注意什么等。因此，在运动之前，糖尿病患者必须进行身体的检查评估，如果随便选择不适当的运动，可能会使病情更加恶化。

应该到医院做一次全面的检查，包括血糖、糖基化血红蛋白、血压、心电图、眼底、肾功能、心功能和神经系统检查。如果年龄已经超过40岁，最好做运动激发试验后的心电图，以此来判断心功能是否适合运动。

要时刻监测身体血糖水平。在血糖控制不良的情况下，不宜参加运动。如果患者在一段时间内出现多吃、多饮、多尿、体重减少，甚至出现脱水情况，则代表其血糖过高，应该停止一切运动，直到血糖水平得到平衡控制。如果患者出现饥饿、头昏眼花、四肢无力、冒冷汗等症状，则表示其血糖过低，在这种情况下如果进行运动，很容易使脑部和心脏受到损伤。

生理功能评估。糖尿病患者的生理功能评估主要包括三项：体能、体重指数（BMI）和代谢功能。体能包括耐力、心肺功能、肢体关节、平衡协调能力等，如果患者体能状况不很理想，运动就应该从轻量级开始，不可贸然开始剧烈运动。体重指数（BMI）是利用身高和体重的比例来衡量体型，太胖的患者应该注意避免剧烈运动，以防膝盖和关节部位受伤。代谢功能的评估主要是血脂、血压和尿酸三项。

除了血糖不稳定或其他糖尿病症状，另外的一些问题也需要引起糖尿病患者的注意。如气喘、癫痫、怀孕等，这些在运动前或运动中都要特别注意，以免引起不必要的麻烦。

运动时间的选择

以进食来选择运动时间

一般来讲，糖尿病患者在每次进食后半小时到一小时之间，血糖会升到最高点，然后才缓慢下降，直到下一次进食再回升。因此，从事运动最佳的时间，便是进食后半小时到一小时之间，因为在这段时间运动，可以快速消耗糖质，维持血糖的稳定。反过来，糖尿病患者在空腹时不宜做运动，因为空腹时体内的葡萄糖几乎全都消耗，而运动会加速血糖下降，从而可能造成低血糖。另外，在胰岛素作用最强的时候也不宜做运动，如上午11点，也容易引起低血糖。

以血糖的变化来决定运动时间

时刻监测血糖值。当血糖在3.89毫摩尔/升以下，应停止运动，吃15克碳水化合物，等20分钟再量一次；如果在4.44毫摩尔/升以下，再吃15克碳水化合物，等20分钟再量一次；若血糖在4.44~6.67毫摩尔/升，可以开始缓慢运动，运动中如果需要，还可补充一些碳水化合物。

若血糖在3.89~5.56毫摩尔/升，吃15克碳水化合物，继续运动，在运动中如果需要，可补充一些碳水化合物；若血糖在4.44~5.56毫摩尔/升，继续运动，在运动中如果需要，可补充一些碳水化合物；若血糖超过5.56毫摩尔/升，继续运动，在运动中如果需要，可补充一些碳水化合物；若血糖超过13.89毫摩尔/升，停止运动直到血糖恢复稳定。

（注：15克碳水化合物相当于一个小苹果或小桃子，一小袋水煮马铃薯条，一片饼干，一杯不含酒精的饮料。）

⊙ **糖尿病患者不宜晨练**

很多人认为早上空气新鲜，这时候锻炼效果最好。但对于糖尿病患者来讲，清晨锻炼并不是一个很好的选择。第一，清晨气温比较低，部分糖尿病患者并发心脑血管功能不全者，在冷刺激下血管会强烈收缩，容易引起心脑血管病发作。第二，清晨锻炼大都处于空腹状态，糖尿病患者自身调节血糖稳定的能力较差，容易引发低血糖。第三，清晨近地面逆温层使空气在早6时之前最不易扩散，空气污染物深度很高，经呼吸道吸入的灰尘、细菌、污染微粒会显著增加，而糖尿病患者抵抗力比较差，容易引起呼吸道感染。

运动强度的选择

糖尿病患者在进行运动时，除了要注意时间上的选择，还要注意运动强度和运动频率的选择，因为运动的强度与频率直接影响到运动疗法的效果。运动强度过低，对血糖影响较小，强度过高，容易引起低糖反应，因此，糖尿病患者应该以中等强度的运动为宜，这样才会对降血糖和尿糖有明显作用。运动频率因人而异，但有一个要求就是要持之以恒，最好是每天都能进行，如果做不到每天坚持，则每个星期至少坚持3天或者隔一天进行一次。

那么，糖尿病患者如何来衡量自己适合什么强度的运动呢？一般来说，有两个标准：一方面是生理的承受能力，另一方面则是心理的承受能力。下面就介绍两种测量方法来衡量运动强度是否适合自己的身体状况。

⊙ **心率测量法**

心率测量法是一种比较简单但实用的衡量自己适合什么运动强度的方法。糖尿病患者在运动前，佩戴一个有秒针的手表或秒表，在运动进行中，每5~10分钟便测量一次，然后将脉搏数进行以下计算：

最大心率=220－年龄

储备心率=最大心率－休息时的心率

目标心率=储备心率×各型运动百分比＋休息时心率

这三个数值中储备心率代表长时间内可维持的心跳数，目标心率代表理想运动时的心跳数。举个例子：假设王先生的年龄是50岁，休息时的心率是65。那我们就可以算出他的最大心率为170，储备心率为105。如果王先生想进行轻量级的运动时，那他就应该把自己的心率控制在一分钟96.5次（目标心率=105×30%＋65=96.5）。其他的运动强度心率值依照公式计算即可得出。

在临床工作中为了方便，常按年龄计算出靶心率（靶心率最简单的计算公式为：靶心率=170－年龄），如果运动中的心率接近靶心率，说明运动强度适度，如果运动中的心率明显快于靶心率，应当减小运动强度，反之可适当加大运动强度。

⊙ **自觉运动强度测量法**

判断运动量是否适度，除了测量心率外，还应该根据患者运动后的反应综合判定。我们可以采用自觉运动强度测量法进行评判。在糖尿病患者运动后，请他按照自己所感觉的难度对运动强度打分。分值以0~10表示，0表示一点感觉都没有，后面数字越大，表示感觉运动强度越难。

一般最适合糖尿病患者的运动，运动强度最适当的范围应在2~5之间，超过此范围，可能会使患者在运动过后感到精神不振、疲乏无力、心率加快，应该重新调整运动强度。

制订一套运动计划

⊙ **制订运动计划的原则**

内容明确：计划的内容应该包括做什么运动，何时运动，何地运动，怎么运动等方面。

量力而行：运动计划要根据自己的病情、体质以及其他情况来确定，不能片面追求运动时间与运动量，要合理科学，以身体舒适为度。

长短结合：计划可明确到每一天，在此基础上做好长期运动的计划。

弹性原则：可以在适当的时候对计划的内容进行修改，加入新的可行性运动内容，以达到最佳的锻炼效果。

⊙ **运动时间的安排**

对于糖尿病患者来讲，运动的频率每周应保持3次或以上，最好每天一次，这样坚持下去，运动疗法才能达到应有的效果。开始时，可能不是很习惯，但慢慢适应下来，运动疗法的好处就会开始慢慢显现出来。据有关专家研究得出的结论，糖尿病患者每周进行5次运动，每次运动时间持续30分钟，可以减少糖尿病患者的死亡率。运动的时间也并不是固定不变的，糖尿病患者可根据自己病情、体质的不同适当调整，让自己保持在舒适、没有疼痛和负担的状态。除了时间计量外，糖尿病患者也可采取热量值来选择运动量。一般来讲，运动疗法最理想的目标是患者一天消耗240千卡的热量，可根据下表来计算消耗热量所需的时间（运动时间=240/换算值）。假设王先生体重是70千克，那么他慢跑时间=240/9.7=24.74，大约25分钟。

⊙ **时刻记录，自我监测**

糖尿病患者运动时，应该及时记录下自己的血糖、心跳等数值，这样可以更好地监测自己的病情，并随时做出调整。

每天可以依据下表来填写：

运动治疗的风险

适当的运动对每个人都是非常有益的，而对糖尿病患者来讲，适当的运动既是保健又是治疗，它不但可以增强体质，还有利于控制血糖，减少心血管病的发作，同时还可以起到防止骨质疏松、放松紧张的情绪等作用。然而不恰当的运动也有风险，运动疗法潜在的不良反应也应引起重视。

（1）运动增加心脏负担，可能会使缺血性心脏病或高血压恶化，引起心脏功能不全或心律不齐，严重的可能引发心绞痛甚至心肌梗死。因此，并发缺血性心脏病或高血压的糖尿病患者必须在医生的严密监测和指导下进行体育锻炼。

（2）运动时糖尿病患者心率加快，同时外周血管阻力增高，使血压升高。运动后，皮肤血管处于显著扩张状态，产生体位性低血压。

（3）运动时血压升高，再加上某些运动如头低位、提举重物，可能会引起伴有眼底病变的糖尿病患者玻璃体和视网膜出血，增殖视网膜病变性进展。

（4）对于糖尿病肾病的患者，运动时会降低其肾血流量，容易引起缺血性损害，再加上毛细血管对蛋白质通透性增高，会造成尿蛋白排出增多，导致糖尿病肾脏病变。

（5）严重的糖尿病患者，特别是1型糖尿病患者，在没有很好地控制血糖的情况下，运动会使胰岛素缺乏和拮抗激素分泌增加，导致血糖升高。当胰岛素缺乏时，脂肪分解增加，肝糖异生和糖原分解增加，酮体生成过多，导致尿酮体，甚至发生酮症酸中毒。

（6）1型糖尿病患者运动时皮下注射的胰岛素吸收加速，胰岛素处于相对的高水平，会抑制肝糖异生和肝糖原分解，同时部分病人的儿茶酚胺分泌和胰高血糖素分泌受损，导致低血糖的发生。2型糖尿病患者运动时一般不会发生低血糖，但当应用胰岛素和口服降糖药时，胰岛素会抑制肝糖异生，从而导致低血糖。

（7）对下肢感觉减退的糖尿病患者，因其四肢感觉迟钝，运动可能会造成创伤。

以上就是糖尿病患者在实施运动疗法过程中，非常容易发生的一些风险。面对这些情况，我们必须有一个好的预防措施，只要掌握运动的适应证，并且加强对糖尿病患者体育运动的指导与监护，是完全可以避免上述风险的。

运动治疗的注意事项

运动治疗与饮食治疗、药物治疗有机结合，能够使疗效更加显著。但是我们应该认识到，并不是所有的糖尿病患者都能进行体育运动，在某些情况下，要禁止进行运动锻炼。由于糖尿病患者的病情、体质等具体情况的不同，在运动时应该注意以下问题：

·运动项目的选择。糖尿病患者应根据自己的病情、年龄和体质等因素选择适当的运动项目。应该选择一些有氧运动，如行走、慢跑、骑车、爬楼、游泳、打太极拳、做广播操等，而不是无氧运动。重症糖尿病患者要避免做剧烈运动，应选择一些轻松的体育活动。

·运动前的准备和运动后的整理。糖尿病患者进行体育运动前应先做5~10分钟的准备活动，然后再开始运动，运动强度要缓慢增加，快结束时要缓慢减低强度。突然开始运动或骤然结束运动容易导致事故的发生。运动后，要做舒缓的整理活动来缓解运动后的肌肉紧张。

运动前伸展运动的要点
（1）有意识地活动身体某些部位的肌肉。
（2）强度要由弱到强。
（3）伸展运动以"感觉舒服"为标准。
（4）运动时不要用力过猛。
（5）放松、自然呼吸。

·运动着装应该轻松、舒适。选择透气性好、底子厚、弹性好的鞋子，以保证运动中具有一定的缓冲力。此外，鞋帮要软、被子要松紧适宜，以免擦伤皮肤。

·及时补充水分。在运动过程中应及时补充水分，不然有可能会大量出汗而导致脱水。糖尿病患者可饮用矿泉水、茶或运动饮料来补充水分，但注意不要饮用含糖过高的饮料。

·量力而行，不要勉强自己。运动要适度，不要片面追求运动强度与时间，否则可能会适得其反。也不要勉强自己，如果身体不适或天气不好时，应选择休息或移到室内进行。另外，晚上室外光线比较昏暗，亦尽量不要在晚上运动。

·运动后不要马上冲浴。运动后，不能马上就用冷水或热水冲浴，要休息一段时间，待心率恢复到正常时再进行温水淋浴。因为，刚运动完皮肤的毛孔处于开放状态，若用冷水冲洗，毛孔会迅速收缩、闭合，体内热量不能散发出来，滞留在体内容易引起高热症，导致抵抗力下降；而用热水冲浴的话会使外周血容量增加，导致回心血量减少，体质较差者可能会出现头晕、恶心等症状。

·不要空腹运动。一般情况下，糖尿病患者不要在空腹的状态下进行运动。早晨起床时，血液黏稠度比较高，如果此时运动，出汗和水分的消耗会使血液更为黏滞，很容易发生心脑血管意外。

·结合其他疗法。运动疗法应与饮食或药物治疗相结合，否则单纯的运动疗法是起不到明显效果的。同时也应该认识到运动疗法是一个长期的过程，不要急于求成，要长期坚持、持之以恒、不可随意间断。只有坚持才能达到降血糖、降血脂、降血压、降低血液黏度的效应。

运动治疗的安全性

糖尿病患者进行适当的运动其目的就是为了辅助治疗，达到控制病情、减少并发症的发生。如果在运动中出现安全问题，危及到身心健康，那就得不偿失了。因此，必须重视安全问题，听从专业医生的指导，不能自作主张。

总的来说，糖尿病患者在进行运动时要注意以下一些安全问题：

（1）按时检测血糖。糖尿病患者在运动前后容易出现较大的血糖波动，因此，应该时刻监测血糖水平，保证运动安全。

（2）糖尿病患者进行室外运动时应随身携带一些糖果、饼干、甜饮料等食物，以便在运动中发生低血糖反应时可以及时服用。

（3）糖尿病患者外出运动时，应随身携带糖尿病救助卡和电话，以便在出现问题时可随时通过电话与家人或急救站取得联系，争取抢治时间。

（4）年龄较大的患者，尤其有冠心病的糖尿病患者应随身准备急救药物，以防意外。

（5）尽量避免在恶劣的天气运动，如酷暑、严寒或大雨中。

（6）糖尿病患者在进行体育锻炼时应避免一些剧烈的对抗性运动、用力过猛的运动和倒立性的运动，防止这些剧烈性运动引起血压急剧升高而造成心、脑血管意外。

（7）在运动过程中，如果出现如腿痛、胸痛、胸闷、憋气、眩晕、眼睛模糊、恶心等症状，应赶快停止运动，在原地休息或尽快到附近的医院进行治疗。

（8）糖尿病患者足部容易受损，所以在运动时，应使用适当的鞋具。每天要坚持洗脚并检查双脚，看有没有磨破、感染、红肿、青紫、水泡或血疱等症状，这些都是糖尿病足的发病基础，一旦发现要及时在医生的指导下治疗。

第七章
糖尿病的心理疗法

心理疗法的重要性

现代医学和心理学研究证明，许多疾病的发生与不良心理因素有着密切关系。糖尿病是一种多因素引起的身心疾病，其中心理状态对其有着重要的影响。因为不良的心理与情绪会使人体内产生各种应激性激素，从而造成神经系统、骨骼肌肉系统、内分泌系统，生殖系统等功能出现相应的生理变化，导致疾病的产生。诱发糖尿病的心理因素主要有不良情绪和心理应激两方面。

糖尿病的发生和发展与不良情绪有着密切的联系。生活中的不良情绪会影响人体的糖代谢水平，当情绪波动过大时，会出现不同程度的血糖升高。血糖升高又使人烦躁不安，情绪不稳定，导致人体对血糖更加难以控制。比如愤怒会使肝脏的疏泄功能失调，肝糖原储备能力下降，从而导致血糖升高；而过于忧虑会使脾胃运化失健，造成胃肠蠕动和消化腺分泌受抑制，甚至还会造成神经系统的失常，使内分泌系统紊乱，这些都不利于对血糖的控制。

导致糖尿病产生与发展的另一方面的因素则是心理应激。心理应激是指人体在特殊情况下所出现的不良心理表现。研究表明，心理应激是糖尿病致病的一种主要应激原，反过来，当糖尿病患者处于长期治疗过程中时，又会容易使其处于心理应激状态，十分不利于疾病的治疗。

还有些糖尿病患者，为了治疗，肯定需要改变自身长期已经形成的饮食、生活习惯等，这也容易导致患者的心理状态的变化，出现各种不良心理，这对糖尿病的治疗十分不利。

从以上可以看出，不良的心理状态与糖尿病的发生、发展有着密切的关系，因而，心理治疗对糖尿病的防治就显得尤为必要。但是，在过去对糖尿病的研究和治疗当中，只是单纯认为糖尿病的产生是由于遗传基因的障碍、免疫功能低下以及胰岛素抵抗等原因造成的，往往忽视了社会环境对患者心理所造成的影响这一方面的原因。因此，单纯地进行药物治疗的时候，其疗效并不十分理想。

随着现代医学的发展，对糖尿病的研究也越来越深入。大量的事实证明，心理治疗是糖尿病治疗过程中一个不可或缺的重要环节。恰当的心理治疗有效配合药物治疗，可以改善糖尿病患者在发病过程中紧张、压抑、烦躁等不良情绪，使其能够在积极、乐观的心态下接受治疗，能达到事半功倍的疗效。此外，它还能有效防止糖尿病的发生。

心理障碍的表现

急躁易怒

糖尿病患者因为需要长期治疗，而且需要改变以往长期养成的各种生活习惯，难免出现心烦、郁闷等情绪，这也十分容易导致患者常因一点小事就生气发火。愤怒容易伤肝，致使肝气横逆，肝脏疏泄功能失调，使肝糖原的储备能力下降，导致血糖升高，致使病情加重。

焦虑不安

糖尿病通常需要终身治疗，有些患者对糖尿病缺乏正确的认识，对治疗没有耐心，总希望在短时间内治愈，而不会注意饮食控制和长期的药物治疗。当短时间内没有出现明显的疗效和改善时，就会心烦、焦虑，特别是糖尿病的许多并发症更会加重其心理负担。这种心理状态对糖尿病的治疗极为不利，因此，除了耐心进行心理疏导外，可让病人服用少量的安定剂，帮助其度过焦虑期。

忧思过度

当患者得了糖尿病后，其心理会发生异常，可能整天都会在顾虑病治不好怎么办，会不会出现并发症等问题。这样左思右想，瞻前顾后，容易陷入过度忧思的状态。过度忧思会使气机郁结，脾胃运化失健，抑制胃肠蠕动和消化腺分泌，导致内分泌系统紊乱，不利于人体对血糖的控制，加重病情。

紧张恐惧

由于一些广告的不恰当宣传，夸大了糖尿病的危害，使得很多人对糖尿病闻之而色变。当自己患上糖尿病时，就会十分紧张，认为已经得了不治之症，惶惶不可终日。当再听到有关于一系列糖尿病并发症的严重危害性时，就更加沉闷、抑郁，吃饭、睡觉都不能正常进行，长期下去，导致身体日益消瘦、病情加重，增加治疗的难度。

消极悲观

一些糖尿病患者由于对糖尿病不是很了解，当被确诊后，往往会有很大的精神压力，产生焦虑悲伤情绪，认为自己再也不能同正常人一样生活、学习了，从而情绪沮丧、消极悲观。而悲伤容易便肺气郁结，引起血糖的上升，不利于治疗。因此，糖尿病人应保持情绪稳定，乐观积极，同时注意精神内守，情绪舒畅，这样才有利于疾病疗养。

大喜暴喜

糖尿病患者不宜大喜暴喜，因为每逢喜事，人的食欲往往会大增，饮食不能得到有效控制，也就难以控制血糖。再者，大喜伤心，会使机体交感神经兴奋，释放大量的肾上腺素，引起心率、呼吸加快、血压升高，导致血糖水平上升。

心理治疗的原则

真挚热情

医护人员对待糖尿病患者应如亲人一般，不能使他们在心理上感到非正常，消除其恐惧、沮丧的感觉。同时，应以热情、饱满、愉快的情绪体贴和爱护患者，认真听取病人的叙诉，了解病情经过，听取病人的意见、想法和自我心理感受，时常鼓励患者，增强其战胜疾病的信心。

一视同仁

对所有求治的病人，不论其年龄的大小、地位的高低、初诊再诊都应一视同仁，诚心接待，耐心倾听，热心疏导，全心诊治。使患者不会因差别对待而心生不满，还会对医护人员的尽心尽责而产生一种信任感，会更好地配合治疗，取得更好的疗效。

敏锐的观察力

医护人员不能仅凭机械地听取患者的叙述，应注意其言谈和态度所表达的心理症结是什么，深入了解他们的内心世界。并且随时观察患者的心理变化，根据相关的变化制定相应的治疗措施，引导患者克服各种不良的心理状态，给予患者精神上的支持和鼓励，增强患者战胜疾病的信心。

根据个体情况区别对待

每个糖尿病患者都有着自己的生活习惯以及不同的家庭、职业、年龄、经济状况等，其心理状态肯定不会相同。这也就要求医护人员要"因材施治"，对不同的患者，有针对性地采取适合他的方法，而不能一把抓，只有这样，才能起到事半功倍的效果。

心理治疗的方法

医护人员及家属对糖尿病患者的心理治疗方法包括以下几个方面：

⊙ **闲聊谈心**

医护人员可通过闲谈、聊天的方式，了解糖尿病患者的所思所想，摸透其心理活动的特点，做到心中有数，进行有针对性的引导，消除患者的各种消极思想，帮助患者建立良好的心理状态，为治疗糖尿病做好心理上的准备。

⊙ **支持性心理疗法**

医护人员要根据糖尿病患者的疑惑，进行针对性的开导，把相关的医学知识传达给患者，使其明白相关原理，甩掉思想包袱，增强信心。同时应注意多给患者一些鼓励与安慰，可适当时向病人做一些保证等，加强与患者的沟通与交流。

⊙ **说理开导**

把一些不良情绪不利于糖尿病治疗的危害通过说理的方式让患者认知，使其清楚地认识到其中的利害关系，从而引导和帮助患者自觉地培养良好的心态，戒除一些不良的习惯和情绪，使其心情得以平静，保持愉快。

⊙ 认知疗法

治疗糖尿病首先得让患者知道是怎么回事，所以先得进行相关知识的教育。医护人员或家属应向患者介绍糖尿病的性质及治疗方法，使其明白如何防治、如何自我调整，提高自控能力，配合医护人员，提高治疗的效果。

糖尿病患者自己进行心理治疗的方法

⊙ 交流沟通

在日常生活中，糖尿病患者不能采取自我封闭、孤独的态度，而应该常与家人、朋友以及病友们多沟通交流。可以参加一些社区间的活动，听糖尿病的专题讲座，与同龄人一块儿下棋、打牌等。多交一些朋友，遇到烦恼的事情可以主动向他们倾诉，以求得相关帮助，避免困惑导致焦虑、消极等不良情绪的产生。

⊙ 转移思路

当遇到不顺心的事情或身体不适时，糖尿病患者可用转移法来求得解脱。应努力把不愉快的情绪迅速转移到其他让人高兴的事情或活动上，如去看电影、运动、听歌等。要培养一种"既来之则安之"的良好心态，同时安排充实的生活，让自己没有空余时间去想那些烦心的事情，等事情过后，心情便会慢慢平复下来，不至于出现较大的情绪波动。

⊙ 培养爱好

培养良好的兴趣爱好是转移不良精神刺激的一种良好的方法。糖尿病患者要多方面培养自己的兴趣爱好，如唱歌、跳舞、钓鱼、饲养宠物等，这些爱好可以使患者寄情其中，从而有效避免不愉快的心情，并能培养对生活、生命的关爱。

⊙ 抒发宣泄

如果有什么不愉快不宣泄出来，而是郁结在心中，十分不利于糖尿病的治疗。因此，当心中有抑郁的不快时，要尽快把它发泄出去，使心理恢复平衡。宣泄的方法一般有发牢骚、向家人及亲友倾诉、唱歌或哭泣等。

⊙ 瑜伽辅助心理疗法

糖尿病患者可通过以下这套瑜伽训练放松身心，缓解心理压力。

第一阶段

准备：找一个安静的环境，卧立，放松全身。依次为：头颈→前额→双眼皮→面部→下巴→颈部→双肩→双上肢→双上臂→手指→胸部→腰部→双大腿→双小腿→双踝部→足趾。反复3次。

开始：轻而长地吸气，吸到不能吸为止，然后慢慢呼出来，呼到不能呼为止。注意此呼吸不是深呼吸。

次数：每天1~2次，每次呼吸10~20次，反复练习15天再开始第二阶段的训练。

第二阶段

准备：同第一阶段。

开始：复习第一阶段的练习20次。吸气由轻到重，由浅入深，同时绷紧全身肌肉，僵直到极点后开始呼气，并将全身肌肉彻底放松。

次数：每天1~3次，每次呼吸20次，30天后进行第三阶段训练。

第三阶段

准备：同第一阶段。

开始：复习第一、第二阶段的练习。慢慢地吸气，然后屏气，憋到不能憋为止，以最慢的速度呼气，呼到不能呼为止，再重新吸气，屏气。

次数：每天1~2次，每次呼吸20次。

心理疗法的注意事项

从医护人员方面来讲，首先要建立良好的医患关系，要求医生有良好的服务态度，在各个方面热情地关怀糖尿病患者，视其为知己。还要具备较为熟练和丰富的业务技术，有良好的语言表达能力。与患者交流时诚恳坦率、冷静耐心，使其产生信赖感和乐观感。在取得患者的信任之后，还要争取其周围人的合作。因为患者与亲属和同事联系较密切，若他们对患者冷淡、厌恶或不适宜地过分关心，都不利于心理治疗的顺利进行。所以医生也要向他们介绍疾病的常识以及打算采取的治疗措施和对康复对象应有的态度，以求得他们的密切合作。这样可以创造一种良好的心理治疗气氛，提高心理治疗的效果，进而取得更好的康复效果。

一些患病时间长，并发症多且重，治疗效果不佳的患者，可能对治疗产生对立情绪，认为无药可医，迟早都是死，自暴自弃，不配合治疗，甚至会做出自杀的举动。对于这一类的患者，医护人员应主动与患者谈心，合理提供治疗信息，对病情变化、检验结果主动向其做科学的、保护性的解释，帮助患者重新树立治疗信心。同时用正确的人生观、社会观鼓励患者，促使患者克服厌世的心理。特别注意的是，在患者自杀念头存在期间，要严防患者的自杀行为。

从糖尿病患者家属方面来讲，要学会控制自己的情绪和言行，因为糖尿病患者对家属的表情、态度以及举止言行都十分敏感，无论亲人的病情如何，家属在患者面前都要镇静自若，使患者得到心理上和精神上的支持，为患者创造一个良好的生活环境。

患者由于需要长期控制饮食或用药，尤其是注射胰岛素的患者，或其他各种原因，有时可表现性情急躁、情绪低落等，家属要配合医护人员尽最大可能劝说和鼓励患者，树立起他与疾病长期决战的信心。在遵守糖尿病饮食治疗原则的基础上尽可能做出品种多样，患者爱吃而富有营养的饭菜。鼓励患者少食多餐。家属还应督促患者按时按量服药，不要乱出主意乱投医，以免耽误了治病的良机。

第八章
糖尿病的针灸疗法

针灸疗法的作用机制

针灸（针刺）治疗糖尿病有着悠久的历史，我国中医古籍中就有许多关于针灸治疗糖尿病的记载。如《医学心悟·三消》中就记载有"治上消者，宜润其肺，兼清其胃；治中消者，宜清其胃，兼滋其肾；治下消者，宜滋其肾，兼补其肺。"近些年来，国外许多学者也对针灸治疗糖尿病进行了广泛的研究。如罗马尼亚学者研究证明了针灸糖尿病患者三阴交穴，可以调节生理功能正常的胰脏的胰岛素分泌。

针灸对糖尿病的治疗具有疗效可靠、不良反应轻微、简便易行等特点，其作用机制主要有以下几个方面：

针灸相关穴位可调节胰脏的分泌功能，使胰岛素分泌增加，增强胰岛素靶细胞受体功能，加强胰岛素对糖原的合成代谢及氧化酵解和组织利用能力，从而降低血糖水平。糖尿病患者进行针灸治疗后，体内T3（三碘甲腺原氨酸）、T4（四碘甲腺原氨酸）含量下降，血液中甲状腺素含量降低，减少了对糖代谢的影响，也有利于血糖水平的降低。

针灸能起到通经活络、活血化淤的作用，可以改善糖尿病患者血液的浓黏凝聚状态，降低血液黏滞性，减少糖尿病神经病变及血管病变，对脑梗死、心绞痛、肢体疼痛、下肢闭塞性血管病变、自主神经功能紊乱等糖尿病并发症有重要的实用价值，早期疗效更佳。

此外，针灸作用于周围神经，可以通过兴奋迷走神经和抑制交感神经调节自主神经功能，可以纠正糖尿病患者内分泌混乱状况，恢复其胰岛素的正常功能。针灸能够调节中枢神经系统，影响胰岛素、甲状腺素、肾上腺素的分泌，可以纠正糖代谢紊乱，达到降血糖的目的。

由以上可以看出，针灸疗法对防治糖尿病有着显著效果。但是，并不是任何类型的糖尿病患者都适合于针灸疗法。一般来说，糖尿病针灸疗法主要适用于以下几类患者：

（1）中等体型或肥胖型的2型糖尿病患者。

（2）病程较短的轻、中度糖尿病患者，针灸疗法对此类患者疗效最理想。

（3）部分糖尿病并发症患者，如糖尿病性高血脂、动脉粥样硬化、肢体疼痛、心绞痛、植物神经功能紊乱、皮肤痛痒、早期神经源性膀胱等并发症，针灸疗法对这些糖尿病并发症有较好的疗效。

运用针灸疗法不仅要了解适应证，而且在治疗的过程中要配合药物、饮食、运动等多种治疗方式，处理好各种疗法之间的关系，以保证良好的治疗效果。

三消分型论治

糖尿病的针灸治疗，中医是以三消辨证为主，也有按阴阳、脏腑、气血、津液辨证施治。

⊙ 上消型糖尿病

症状：烦渴多饮，口干舌燥，善食易饥，尿频量多，舌红、苔薄黄，脉细滑数。

治疗法则：清热润肠，生津止渴。

取穴：（1）肺俞、胰俞、脾俞、鱼际；（2）心俞、胰俞、脾俞、少府；（3）身柱、八椎下。

操作：针灸肺俞、心俞、胰俞、脾俞时以平补平泻手法向上或向下斜刺0.5~1寸，或向脊柱方向斜刺0.5~1.2寸；鱼际直刺0.5~0.8寸，用泻法；少府针灸0.3~0.8寸，用泻法；斜向上刺身柱穴0.5~1寸；斜向前上方刺八椎下1~1.5寸，令针感向前胸放散为佳。

加减：如果患者出现咽喉干燥、疼痛、严重口渴等症状，可以加刺少商、金津、玉液等穴位。

作用：对肺俞、胰俞、脾俞、鱼际施针，可以达到调和、激发脏腑功能的作用，以及养阴清肺、清热润燥、健脾养胃的促进脾胃运化、降血糖等作用。对心俞、胰俞、脾俞、少府施针，可以起到清心火、宣肺气、消肿痛、降浊利咽等作用。对身柱、八椎下施针，可以起到清热宣肺、安神止痛、调理内脏功能等作用。

⊙ **中消型糖尿病**

症状：多食易饥，胃脘不适，口渴多饮，形体消瘦，便秘尿频，舌红苔黄，脉滑有力。

治疗法则：清胃泻火，生津止渴。

取穴：（1）胰俞、脾俞、胃俞；（2）胰俞、中脘、足三里；（3）胰俞、足三里、三阴交；（4）胰俞、至阳、脊中。

操作：针灸肺俞、胰俞、脾俞时以平补平泻手法向上或向下斜刺0.5~1寸，或向脊柱方向斜刺0.5~1.2寸；对中脘直刺1~1.2寸，针灸手法不宜过重，否则容易导致呕吐；足三里直刺1~1.2寸，用艾条灸5~10分钟；三阴交从内向外直刺0.5~1寸，用艾条灸5~10分钟；至阳和脊中穴是向前上方斜刺1~1.5寸，令针感向胃脘处放散为佳。

作用：对胰俞、脾俞、胃俞施针，可以降血糖、改善脾胃不和，起到健脾养胃、促进脾胃运化功能、燥湿利水等作用。对胰俞、中脘、足三里施针，可以燥湿导滞、调养胃气、行气止痛。中脘与足三里并用对于糖尿病患者多食晚饥、口渴欲饮等症状疗效很好。对胰俞、足三里、三阴交施针，可以有效改善糖尿病患者的脾胃功能，促进脾胃运化，降低血糖。

⊙ **下消型糖尿病**

症状：尿多尿频，尿色浑浊，口舌干燥，面色无华，口渴心烦，腰膝酸痛，肢冷畏寒，头晕眼花，男子不育，女子月经不调，舌淡苔白，脉沉细无力。

治疗法则：滋补肾阴、补气固精。

取穴：（1）胰俞、肾俞、太溪；（2）胰俞、肝俞、太冲；（3）中脘、气海、三阴交；（4）命门、太溪。

操作：胰俞、肝俞先直刺0.5~1寸，在得气、守气的基础上施以捻转、提插补泻手法，再斜向椎体方向刺1寸左右，留针半小时，每隔10分钟行针1次；肾俞采用平补平泻手法直刺0.8~1.2寸；太溪采用同步行针法，直刺0.3~0.5寸，或斜向外踝前方刺0.3~0.5寸，并留针半个小时，若阳虚者，加艾条灸5~10分钟；太冲采用同步行针法直刺0.5~1寸，并留针半个小时；命门直刺1寸左右，灸5~10分钟。

作用：对胰俞、肾俞、太溪施针，可起到疏通经络、激发肾气、活血祛淤的作用，是治疗下消型糖尿病常用的方法。对命门、太溪施针，可以有效治疗命门衰型糖尿病，有培元补肾、壮阳固精、强健腰膝的功效。对胰俞、肝俞、太冲施针，可以有效治疗肝气郁结型糖尿病，能够起到疏肝解郁、理气活血的作用。

阴阳辨证论治

⊙ **阴虚热盛型**

症状：消谷善饥，渴嘉热饮，心烦易怒，口干舌燥，咽喉干燥，面色潮红，小便短赤，大便秘结，舌红苔黄，脉弦数。

治疗法则：滋阴清热。

取穴：（1）鱼际、太溪；（2）内关、三阴交；（3）胰俞、膈俞、肾俞、太溪。

操作：鱼际采用泻法直刺0.3~0.5寸；太溪采用补法直刺0.3~0.5寸；内关采用同步行针法直刺0.5~1寸；膈俞、胰俞采用平补平泻法向上或向下斜刺0.5~1寸，或向脊柱方向斜刺0.5~1.2寸；肾俞施以平补平泻手法直刺0.8~1.2寸。

作用：对鱼际、太溪施针，一补一泻，既能宣肺又能滋肾，可起到滋阴润燥、清热的作用。对内关、三阴交施针，既能清上又能滋下，因为针灸内关穴能起到宽胸理气、养胃降逆、清心安神的作用，而针灸三阴交能起到健脾养胃、利水燥湿、疏通下焦的作用。对胰俞、膈俞、肾俞、太溪施针，可以有效治疗脾胃两虚、血脉淤滞型糖尿病，能够起到滋阴清热、补肾的作用。

⊙ **气阴两虚型**

症状：头晕耳鸣，心慌气短，咽喉干燥，

疲乏无力，失眠多梦，五心烦热，小便赤黄，大便秘结，舌红苔少，脉弦数。

治疗法则：益气养阴、生津止渴。

取穴：关元、列缺、照海。

操作：关元穴采用补法直刺0.8~1寸；残缺采用泻法斜向肘部刺0.2~0.3寸；照海采用补法直刺0.3~0.5寸。

作用：对关元穴施针，能有效起到补肾固脱、培元固本的作用。再配合针灸列缺、照海则能补肾水、降虚火、通调水道。

⊙ **阴阳两虚型**

症状：面色无华，肢冷畏寒，耳鸣耳聋，腰腿酸软，尿频腹泻，毛发干枯，性功能下降，舌淡胖，脉沉细无力。

治疗法则：补阴育阳。

取穴：（1）命门、太溪；（2）气海、三阴交；（3）肾俞、命门。

操作：对命门穴直刺0.5~1寸，然后用艾条灸10~20分钟，艾炷灸5~15分钟；太溪采用同步行针法，直刺0.3~0.5寸，或斜向外踝前方刺0.3~0.5寸，并留针半个小时，若阳虚者，加艾条灸5~10分钟。

作用：对命门、太溪施针，可以有效起到滋阴壮阳、培元固本、补肾填精、疏通经络等作用。对肾俞、命门施针，可以培元固本、滋阴育阳、缩尿止浊，利水渗湿，还兼具疏肝理气、疏经活血的功效。

针灸疗法的常用针具

⊙ **毫针**

毫针是用金属制作的，一般以不锈钢所制者为佳，因为不锈钢毫针具有较高的强度和韧性，针体挺直滑利，能耐热和防锈，且不易被化学物品腐蚀，所以目前被临床上广泛采用。毫针的长短，原来以"寸"计算，现在按法定单位"mm"（毫米）表示，临床上以25~75毫米的毫针较为常用。毫针的粗细，原来用"号数"表示，现在按法定单位"mm"表示，临床上以0.32~0.38毫米的毫针最为常用。

⊙ **管针**

管针系一种用金属或塑料制成的小圆管，毫针置于管内，管身应略短于选用的毫针。使用时左手将管按在穴位上，右手指弹压管腔内毫针所露出的针尾，使针迅速刺入皮内，随后去管再进行运针。此法可避免进针时的痛感。

⊙ **芒针**

芒针是一种特制的长针，一般用较细而富有弹性的不锈钢丝制成，因形状细长如麦芒，故称之为芒针。它是由古代九针之一的"长针"发展而来，其长度分5寸、7寸、10寸、15寸等数种，临床应用一般以5~8寸长较多，8寸以上应用较少。芒针多用于深刺和沿皮下横刺法。

⊙ **皮内针**

皮内针是用极细的不锈钢丝特制的小针，针身长仅1~2分，它把一小段极细的针灸入皮内，供穴位皮下埋针治疗各种慢性病。有颗粒型、揿钉型两种：颗粒型皮内针一般针长约1厘米，针柄形似麦粒或呈环形，针身与针柄成一直线。揿钉型皮内针状如图钉，一个金属圆粒下垂出个细针尖，适合久留针，适用于耳郭穴位垂直浅刺埋针治疗各种慢性疾病。

⊙ **皮肤针**

皮肤针是针头呈小锤形的一种针具，一般针柄长15~19厘米，一端附有莲蓬状的针盘，下边散嵌着不锈钢短针。根据所用针的数目多少不同，又分别称为梅花针（五支针）、七星针（七支针）、罗汉针（十八支针）等。这种针具针灸时，一般疼痛较轻微，尤适用于小儿，故又称"小儿针"。

⊙ **现代九针**

现代九针即师氏新九针，包括镵针、磁圆针、鍉针、锋勾针、铍针、梅花针、火针、毫针、三棱针九种针具，是山西师怀堂先生在《灵枢》"九针"基础上，历时40余年反复临床研究应用、研制、革新后而成，故名曰"新九针"。

在进行针灸疗法选择针具时，应根据病人的性别、年龄的长幼、形体的肥瘦、体质的强弱、病情的虚实、病变部位的表里浅深和所取俞穴所在的具体部位，选择长短、粗细适宜的针具。如男性、体壮、形肥，且病变部位较深者，可选稍粗稍长的毫针；反之若女性、体弱、形瘦，而病变部位较浅者，就应选用较短、较细的针具。

针灸疗法的注意事项

⊙ **注意消毒**

针具消毒：采用针灸疗法时，事先必须对

针具进行消毒。有条件时，可用汽锅消毒。或者可以用75％酒精消毒，将针具置于75％酒精内，浸泡30分钟，取出拭干后再用。置针的用具和镊子等，可用2％来苏溶液与1：1000的升汞溶液浸泡1~2小时后应用。对某些传染病患者用过的针具，必须另行放置，严格消毒后再用。

穴位消毒：在需要针灸的穴位，用75％酒精棉球拭擦即可。或先用25％碘酒棉球拭擦，然后再用75％酒精棉球涂擦消毒。

医者手部消毒：在施术前，医者应先用肥皂水将手洗刷干净，待干后再用75％酒精棉球擦拭即可。施术时医者应尽量避免手指直接接触针体，如必须接触针体时，可用消毒干棉球做间隔物，以保持针身无菌。

⊙ 针灸切勿过深

采用针灸疗法需要注意对某些穴位不宜刺太深，不然有可能引发事故。

（1）针灸胸背穴位时，尤其要注意肺俞、膏肓、肩井等穴，不能刺太深，否则容易引发人工气胸，出现危险。

（2）对一些靠近脏器及大血管部位的穴位应该慎重，针章门、期门等穴，应该进行扣诊，保护肝脾。

（3）针风府、哑门等穴不可刺太深，尤其注意不能捣针。

（4）针灸腹部穴位时，应注意消毒，以免引起腹膜炎。对孕妇，慎刺腹部穴位。

⊙ 有些穴位禁止针灸

我国古代留传下来的《针灸大成》中的禁针歌提出脑户、囟会、神庭、玉枕、承灵、角孙、承泣、神道、灵台、脑中、水分、会阴、横骨、气冲、箕门、承筋、手五里、三阴络、青灵、乳中等穴属于禁刺穴位。此外，还指出云门、鸠尾、缺盆、肩井不宜深刺，否则会引起晕针。对孕妇应禁刺合督、三阴交等穴。

⊙ 应注意患者的身体状态

根据针灸一般的治疗经验，如果在患者处于精神兴奋或饥饿、过饱、疲劳、口渴的状态下施行针灸疗法，很容易导致患者晕针。《灵枢·终始》中明确指出在大怒、大惊、过劳、过饱、过饥、过渴、房事、醉酒等状态下不宜进行针灸。当然，如果患者病情严重，必须进行施治，可在医生认为许可的情况下灵活掌握。

⊙ 异常情况的处理

（1）晕针：晕针是针灸疗法中比较常见的异常情况，主要是因患者紧张、姿势不正确或针灸手法不熟练而引起的。当出现晕针现象时，医者应立即停止针灸，起出全部留针，令患者平卧，闭目休息，并饮少量温开水，周围环境应避免嘈杂。

（2）滞针：在针灸行针及起针时，术者手上对在穴位内的针体有涩滞、牵拉、包裹的感觉称滞针。出现滞针后，不要强行行针、起针，应令患者全身放松，并用手按摩针灸部位，使局部肌肉松弛。然后，轻缓向初时行针相反方向捻转，提动针体，缓慢将针起出。

（3）弯针：皮外弯针时，起针时应注意用手或镊子持住弯针曲角以下的针体，缓慢将针起出。皮下弯针时，应先令患者恢复到原来进针时姿态，并进行适当按摩，然后捏住针柄做试探性、小幅度捻转，找到针体弯曲的方向后，顺着针体弯曲的方向起针，切忌强行起针，以免钩撕肌肉纤维或发生断针。

（4）断针：当部分针体仍暴露在皮肤外，可立即用手或镊子起出残针。对于皮下断针，可用左手拇指、食指垂直下压针孔旁的软组织，使皮下断针的残端退出针孔外，并右手持镊子捏住断针残端起出断针。

（5）血肿：当出现皮下血肿时，应先持酒精棉球压按在针孔处的血肿上，轻揉片刻。如血肿不再增大，不需处理，到时会逐渐消失。

常用针法介绍

针灸疗法的针法有很多，其中最常用的是补泻法。补泻法又有许多种手法，下面就介绍几种常用的施针手法：

⊙ 徐疾补泻法

进针时缓慢地刺入，少捻转，出针时非常迅速，这种手法为补法。进针时迅疾地刺入，多捻转，徐徐出针的手法是泻法。

⊙ 提插补泻法

将针尖插入一定深度后，使针在穴内进行上、下进退的操作。针下"得气"后，先浅后深，重插轻提，提插幅度小，频率慢，操作时间短者为补法；先深后浅，轻插重提，提插幅度大，频率快，操作时间长者为泻法。

⊙ 捻转补泻法

将针灸入一定深度后，以右手拇指和中、食二指持住针柄，进行一前一后的来回旋转捻动。当捻转中、拇指向前，实际是捻中带按为补；拇指向后，实际是捻中带提，为泻法。

⊙ 复式补泻法

复式补泻法又分为两种：（1）烧山火法：以爪切速刺，得气（酸胀感）后，搓针或行针，慢提紧按，三进到地部，产生发热后针由地部缓慢退出，急闭针孔；或将针速刺，入针得气后向一方搓针，针被裹紧后用力插针；或用爪甲向下刮针也能使全身产生发热的感觉。（2）透天凉法：以爪切速刺，随吸气后缓缓进针到地部得气（麻感）后，捻转或紧提慢按，将针向上提急速出针，不闭针孔。

⊙ 平针法

平针是介于补与泻之间的操作手法，不快不慢的左右捻转和上下提插，以得气为度，刺激量比较小。

电子治疗仪

目前在临床上使用的电子针灸治疗仪虽然种类很多，但原理都是以其所发出的电脉冲来加强穴位针灸作用。操作时，先针灸穴位得气，然后将电子针灸治疗仪的两极分别接在已刺入穴位的针柄上，选择好需要的波型，开启电源开关，将输出电位由0度逐渐调高至需要或所能忍受的强度，至预定治疗时间后，再将输出电位回复到0度，关闭电源，除去电极。

⊙ 电子治疗仪种类

电子针灸治疗仪种类很多，从原理上主要有以下几种类型：

（1）蜂鸣式电子治疗仪：是一种利用电铃振荡原理，将直流电转换成脉冲电流。这种脉冲电流波形较窄，如针尖状，且不对称。由于耗电量大，有噪音，现在已很少使用。

（2）降压式交流电子治疗仪：是一种以一般市电交流电源，经变压器将电压降至25伏以下，再经电阻和电位器加以调控输出，以获得适当的刺激强度。由于频率不可调，现在也很少使用。

（3）音频振荡电子治疗仪：是一种利用音频振荡器，在20~200赫兹范围内，产生频率可调的正弦波电针仪，虽然频率与输出强度可调，但波形单纯，疗效较差。这种电针仪目前亦很少应用。

（4）晶体管噪音式电子治疗仪：此种电针仪的电源为直流6伏，噪音频率为15000~20000赫兹，调制频率为3~30赫兹，输出电压为0~50伏。

（5）声波电子治疗仪：是将音波发生器所产生的多种声源，如音乐、戏剧、歌曲、广播等声波输入电针仪，输出通过导线与刺入穴位的针灸相联，从而产生一种错综复杂、参差不齐、随机瞬变的复合声电波刺激，故不易引起人体的适应性，从而长时间治疗时其作用不衰减。由于没有较强的基波干扰，刺激较为舒适，患者易接受。声电流比一般脉冲波镇痛效果好。

（6）脉冲式电针仪：此种电针仪近年来在国内外应用最广。采用间歇振荡器为脉冲发生器，由可变电阻改变电路的时间常数，控制脉冲频率。在振荡变压器上绕有多组相互隔离的输出绕组，各绕组的输出经电位器分压后输出。由多谐振荡器输出方波，可获疏密波及断续波与脉冲波型。但是这两种波形的频率是不可调的，方波产生的起伏信号可调制其幅度，可获起伏波及锯齿波等脉冲列波型。

市面上比较常见的电子治疗仪有海华速效治疗仪、肥胖症治疗仪、无针型针灸按摩治疗仪等。

⊙ 电针灸激与手法运针灸激的比较

电针和手法运针是两种不同性质的刺激，电针是依赖电流的作用来兴奋穴位组织，而手法运针则是借助提插捻转等机械动作达到刺激穴位组织的目的。

实验证明，电针与手法运针的针感与传入神经纤维类别不同，前者以麻为主，主要经以Ⅱ类为主的粗纤维传入中枢，手法运针以酸胀感为主，主要经以Ⅲ类为主的细纤维传入中枢。电针和手法运针的针灸效应也不尽相同。因此，电针和手法运针应根据具体情况，分别采用。

需要注意的是如果电疗仪最大输出电压在40伏以上，那么最大输出电流应控制在1毫安以内，避免发生触电事故。调节电流量时，应逐渐从小到大，切勿突然增强，以防引起肌肉强烈收缩，患者不能忍受，或造成弯针、断针、晕针等意外。另外，对孕妇应该慎用电子针灸治疗仪。

耳针疗法

耳针疗法是采用针灸刺激耳郭上的穴位或反应点，通过经络传导，以达到防治疾病的一种方法。治病范围较广，操作方便，并可用于某些外科手术麻醉，对糖尿病的治疗有积极作用。

⊙ **操作方法**

（1）耳穴探查：可分观察法、按压法、电阻测定法3种。

观察法：用肉眼在自然光线下，对耳郭由上而下，从内至外，直接观察耳穴部有无变形、变色、丘疹、脱屑、结节、充血、凹陷、水泡等阳性反应。

按压法：经初步诊断后，在病变的相应耳穴用探针、毫针柄或火柴棒等物，用轻、慢而均匀的压力寻找压痛点。

电阻测定法：用特制的电子测定仪对耳穴皮肤电阻进行测定。

（2）核对穴位后，常规消毒，消毒范围视耳郭大小而定。用75%的酒精或先用2%碘酒，然后以75%酒精脱碘。

（3）刺激方法：

毫针灸法：用左手固定耳郭，右手进针，深度以穿入软骨但不透过对侧皮肤为度。

穴位注射：将药液注射在皮肤与软骨之间，使皮肤呈一小皮丘，每次注射药液0.1~0.3毫升。

埋针法：具体方法见皮肤针。

压丸法：即用小颗粒状药物贴敷于耳穴表面的一种简易刺激法。临床上多采用王不留行子、菜籽、磁珠、绿豆等物，用小方块胶布固定在相应耳穴部位，俗称"埋豆"，留埋期间，嘱患者用手反复按压以刺激局部俞穴，每次1~2分钟，每日按压2~3次，以加强疗效，夏季可留置1~3天，冬季留置3~7天（本法临床应用最为广泛）。

刺血法：用三棱针在耳穴处点刺出血的一种治疗方法。具有祛瘀生新，镇静泄热，止痛的作用。

（4）留针：毫针一般留针10~30分钟，痛症可留针1~2小时或更长。留针期间可间歇捻

针。

（5）出针：出针后用消毒干棉球按压针孔片刻，防止出血，或再涂以碘酒或酒精，以防感染。

（6）疗程：急性病每天1~2次，慢性病每日或隔日1次。8~12次为一疗程，间隔5~7天。

在针灸及留针过程中，患者感到局部热、麻、胀、痛或感觉循经络放射传导为"得气"，告之患者其为治疗作用，不要紧张，并密切观察有无晕针等不适反应。

⊙ **临床应用注意事项**

（1）严密消毒，预防感染。起针后如针孔发红，应及时处理，严防引起软骨膜炎。

（2）患者在过于饥饿、疲劳、精神紧张状态下，不宜立即进行。对年老体弱及高血压患者，针灸前后应适当休息，刺激量宜小，发生晕针，应及时处理。

（3）耳郭上有湿疹、溃疡、冻疮、感染、疤痕等，不宜耳针治疗，孕妇禁用耳针。

（4）对扭伤或肢体活动障碍的病人，进针后待耳郭充血发热时，嘱病人活动患部，并在患部按摩，加艾条等，可提高疗效。

⊙ **糖尿病患者的耳针疗法**

取穴：肺、胰、胆、脾、肾、交感、内分泌，三焦、渴点、饥点。

操作：每次选3~5处穴，常规消毒后，快速刺入，小幅度捻转行针，直到患者耳郭局部或全部充血、发热、胀麻为止。留针30分钟，每间隔10分钟行针1次。隔日治疗1次，10次为1疗程。

糖尿病为慢性病症，更宜用揿型皮内针进行埋线法施治，将揿针置于相关穴位，并用胶布固定。留针的时间可根据季节不同而定，夏天一般1~2天，冬天则可3~7天。留置期间，每隔4小时左右用手按压埋针处1~2分钟，以加强刺激，提高疗效。

皮肤针疗法

皮肤针又可称梅花针，是一种丛针浅刺法，它以多支短针同时浅刺人体一定穴位，以达到防治糖尿病功效。

⊙ **方法1**

取穴：（1）任、督二脉，于胸腹背腰的循行段；（2）足太阳膀胱经第1、2侧线在背、腰

部的循行段；（3）足阳明胃经、足太阴脾经循行膝关节以下部位。

操作：糖尿病患者采取俯卧位，医者先叩刺督脉、足太阳膀胱经第1、2侧线，各叩刺3遍，直到局部皮肤潮红但无渗血，患者稍感到疼痛为止。接着再以同样的方法叩刺任脉、足太阴脾经、足阳明胃经的皮部。

⊙ **方法2**

取穴：胸6~12夹脊，腰1~5夹脊。

操作：用梅花针轻叩或中等强度叩刺，每次5~10分钟，隔日1次，10次为1疗程。

⊙ **方法3**

取穴：脊柱两侧、下腹部、腹股沟区（重点刺激腰骶部及其两侧与发现异常部位，并根据患者的症状，适当刺激局部）。

操作：用轻刺法或正刺法。先叩刺脊柱两侧3行各3遍，再重点刺激腰骶部及其两侧5行各4~5遍，发现异常的部位来回叩刺5遍，再行下腹部、腹股沟区作局部叩刺。每日1次，10次为1个疗程。

⊙ **方法4**

取穴：（1）肺俞、肝俞、神门；（2）肾俞、中脘、太渊；（3）脾俞、廉泉、三阴交、然谷；（4）关元、命门。

操作：用轻刺或正刺法。1~3组穴位，每次取1组，各叩刺20~30下，并每日艾灸每4组穴位。此法每日1次，10次为1疗程。

⊙ **方法5**

取穴：脊柱两侧、腹股沟区、肺俞、肾俞、中脘、关元、小肠俞、脐周围区、腰骶椎及其两侧发现异常的部位。

操作：用轻刺或正刺法。先叩刺脊柱两侧3行2遍，再重点刺激腰骶椎及其两侧5行各3遍，然后对腹股沟区、脐周围区与上述穴位皮区作局部刺激。此法每日1次，10次为1个疗程，连续治疗半年以上。

⊙ **皮肤针的注意事项**

（1）针具必须平齐、无钩，如有钩曲、不齐、缺损等，应及时修理或更换，方可使用。

（2）针灸前皮肤必须消毒。叩刺后皮肤如有出血，须用消毒干棉球擦拭干净，保持清洁，以防感染。

（3）操作时针尖须垂直上下，用力均匀，避免斜刺或钩挑。

（4）局部皮肤如有创伤、溃疡、疤痕形成等，不宜使用本法治疗。

水针疗法

水针又称穴位注射，将水剂药物注入穴位，利用穴位的刺激作用和药物的药理作用发挥综合效能，以达到防治疾病的一种注射方法。

水针疗法是针灸疗法与现代医学肌肉注射方法相结合的产物。它是根据病症的不同，选择相应的穴位，利用带有长针头的注射器具代替毫针灸入人体一定的穴位、痛点或敏感点，再施行手法后，将一定数量的大分子液体注入穴位，延长针灸作用，以达到改善俞穴局部血液循环，使经气流畅，代谢增加，营养加强，有利于组织修复、疾病治疗。

⊙ **针具**

穴位注射一般可用1毫升、2毫升、5毫升注射器，若肌肉肥厚部位可使用10毫升、20毫升注射器。针头可选用5~7号长针头，临床上一般以长5号针头最常用。

⊙ **常用药物和剂量**

（1）常用药物

穴位注射法常用药物有：中药注射液，如复方当归注射液、丹参注射液、柴胡注射液、川芎嗪注射液、鱼腥草注射液、清开灵注射液等；西药注射液，如维生素B_1、维生素B_{12}注射液、维生素C、硫酸阿托品、强的松龙、盐酸普鲁卡因、利血平等。

（2）注射剂量

穴位注射用药剂量决定于注射部位、药物性质及浓度。一般耳穴每穴注射0.1毫升，头面部0.3~0.5毫升，四肢部1~2毫升，胸背部0.5~1毫升，腰臀部2~5毫升，5%~10%葡萄糖液每次可注射10~20毫升，而刺激性较大的药物和特异性药物（如激素、阿托品等）一般用量较小，每次用量多为常规量的1/10~1/3，中药注射液穴位注射常规量为1~4毫升。

⊙ **操作步骤**

取穴：（1）第3胸椎夹脊、胰俞、脾俞；（2）第10胸椎夹脊、胰俞、肾俞；（3）第8胸椎夹脊，第2腰椎夹脊、胰俞；（4）足三里、三阴交。

操作：左手绷紧皮肤，右手持注射器（吸药并已排除空气），针尖对准穴位，迅速刺入皮下，然后用针灸手法将针身刺至一定深度，并上下提插，得气后若回抽无血，即将药液缓慢注入，注入速度根据治疗需要，燥热较甚者，可快速注入；正虚体弱者，注放宜缓。在注射过程中，应密切观察患者病情，如出现晕针、折针等意外，应紧急处理。

疗程：病情急重者，每日1~2次；一般状况，每日或隔日1次，10次为1疗程。

⊙ **注意事项**

（1）严格执行无菌操作，防止感染。

（2）注意药物的性能、药理作用、剂量、药物的有效期、配伍禁忌、不良反应及有无过敏反应，凡能引起过敏反应的药物，必须先做皮肤过敏试验，结果为阴性后，方可使用，不良反应大或刺激性较强的药物不宜做穴位注射。

（3）选穴要准确，深浅度适宜，注药前应回抽，以免药液注入血管内、关节腔和脊髓腔。

（4）孕妇禁针穴位，不宜水针，年老体弱者选穴宜少，药液剂量酌减。

（5）选穴宜少而精，一般以1~2穴为宜，最多不超过4个穴。选择肌肉丰满的穴位，穴位应交替轮换，一穴不宜连续使用。

埋线疗法

埋线疗法是针灸的延伸，它是一种将人体可吸收的生物可降解线（羊肠线）埋入穴位，通过羊肠线这种异种蛋白组织对穴位产生持久而柔和的生理、物理和生物化学的刺激，达到长效刺激穴位，疏通经络，从而防治疾病的现代针灸替代疗法。埋线疗法对治疗糖尿病有着不错的效果，埋线的方法很多，现在主要采用注射或植线法。

在实施埋线疗法之前，得准备相关材料。需要准备的材料有：9号腰椎穿刺针1支，并将针心的前端磨平；把羊肠线（0~3号）剪成0.5厘米长的线段。

取穴：肺俞、胰俞、脾俞、三焦俞、肾俞、足三里、三阴交（均双侧取穴）

操作：（1）戴消毒手套，按无菌操作标准进行相关操作。选取俞穴，用甲紫标记，然后对相应穴位皮肤进行消毒，将剪好的羊肠线段旋转于消毒过的腰穿针的前端，然后将针心插入。

（2）在标记好的穴位上先注入0.5%利多卡因局部麻醉，左手拇、食指夹紧或捏起皮肤，右手执笔式持穿刺针，对准穴位，迅速刺入，缓慢送针，得气后，一边退针，一边用针心将羊肠线推入组织内，拔针后用创口贴覆盖针眼处，1天后取下。

（3）每次选穴2~3处，10~15天埋线1次，2个月为1疗程。

第九章
"三一二"经络锻炼法

什么是"三一二"经络锻炼法

"三一二"经络锻炼法是一套由"三"个穴位按摩、"一"个腹式呼吸和"二"条腿为主的体育运动三种方式组成的比较完整的经络锻炼方法。"三一二"经络锻炼法的"三"即合谷、内关、足三里3个穴位的按摩，"一"即意守望丹田的腹式呼吸，"二"是指以两条腿为主的下蹲或其他体育运动。

"三"即合谷、内关、足三里3个穴位的按摩，具体方法见下表。

"一"即意守望丹田的腹式呼吸：腹式呼吸实际上是一种基本的气功锻炼，即内养功，顺式腹式呼吸。操作时要全身放松，可以在平卧，也可在端坐姿势下进行。意念集中在丹田，周身放松，尽量消除杂念，保持胸部不动。吸气时用鼻，慢慢地吸，意想所吸之气慢慢地到达丹田（小腹）。呼气时，腹肌尽量收缩，小腹凹进去。呼吸频率在初练时可每分钟10次左右，以后逐渐减少到每分钟4~5次为好。呼吸时要自然，不要紧张。每天早晚做2次，每次5分钟即可。

腹式呼吸主要是调动腹部九条经脉（双侧肾经、胃经、肝经、脾经及中间任脉）充实先天之气，促使肺泡通气量的增加，对腹腔各个脏腑起到天然按摩作用，刺激腹部经络气血活动。其中对胰脏等器官的按摩可以促进胰岛β细胞功能的恢复，对防治糖尿病有重要作用。

"二"即双下肢为主的下蹲运动：人的两腿各有足三阴、三阳六条正经运行，这十二条经脉，加上奇经八脉，包括主管人体活动的阴跷和阳跷，主管阴阳平衡的阴维和阳维等。两条腿的下蹲活动，自然地激发了这近20条经脉的经气。另外腿部的肌肉运动，也通过神经的反射作用引起上肢躯干和全身运动，并刺激心血管呼吸中枢，增加心脏的输出量和肺的通气量，使全身气血的畅通，脏腑的功能达到一种新的平衡。

"三一二"这三种方法就是一个完整的科学体系，三种锻炼方式缺一不可，长期坚持，对糖尿病及其并发症（高血压、心脏病等）有显著疗效。

穴位按摩的康复作用

人体的14条经脉是相互通连的立体网络系统，通过按摩任何一个穴都可以激活整个经络系统的功能。"三一二"经络锻炼法通过对合谷、内关、足三里三个穴位的按摩，可以激发这三个穴位所在的大肠经、心包经、胃经三条经络，使经络气血运行恢复正常。

合谷穴是手阳明大肠经的一个重要穴位，这条经脉从手走头，凡是头上的病，例如头痛、发热、口干、鼻炎、面麻、鼻血、咽喉和牙痛以及五官各种疾病都可以治。除了头痛外，大肠经循行部位的病都和这条经的气血运转不正常有关。像关节炎、肩周炎、网球肘也可以通过按摩合谷、激发大肠经的气血得到治疗。

内关穴属心包经，这条经从胸走手，直达心脏和肺脏，因此对心、肺疾病有特效。可以预防心梗。同时对手心热、肘臂疼痛、腋下肿也有很好的治疗效果。

足三里属足阳明胃经，这条经从头走脚，纵贯全身，对五脏六腑的疾病，特别是脾胃失调，运化失控，消化系统的病有特效。同时胃经所经之处的病，如头痛、牙痛、精神失常、发热、鼻炎、口眼歪斜、颈肿、喉痹、胸闷、哮喘、高血压以及泌尿生殖系统病、下肢和全身关节炎都可以得以治疗。

按摩上述三个穴位，通过刺激可以加快经络的物质代谢和能量代谢，加快二氧化碳的排出和血液循环，减少代谢产物在体内的蓄积，使组织和细胞有一个良好的生活环境和更强的生命力。对于糖尿病患者来讲，穴位按摩可以有效改善胰脏等器官的血液供应和新陈代谢，改善胰岛细胞的功能，使血糖的调节恢复正常。

腹式呼吸的康复作用

在腹部有九条重要的经络对人体的健康有着至关重要的作用，它们分别是正中的任脉，两旁相对称的肾经、胃经、肝经、脾经。胃经和脾经是后天之本，主管消化、营养；肾经是先天之本，主管人的精气、大脑和内分泌；肝经可以调节情志，与神经系统有关；任脉总管全身的阴脉。做意守丹田的腹式呼吸时，随着腹部的起伏，这九条经络都受到激发，加快了气血的运行，使先天和后天之气都得到加强，使人体的各器官都处于稳定平衡状态。

此外，腹式呼吸还可以增强局部血液循环和淋巴循环，增强肺通气量，改善缺氧状况；腹式呼吸直接对胸、腹腔各个脏腑起自然按摩作用，从而促进脏腑与经络的气血运行，促进血液循环和新陈代谢。对胰脏等器官的按摩，可以促进胰岛 β 细胞功能的恢复，使其分泌胰岛素和调节血糖的功能逐渐恢复，对防治糖尿病有着比较显著的作用。

临床实验证明，每天做一做意守丹田的腹式呼吸，可以便副交感神经兴奋性增强，从而调节消化系统功能，加快胃肠蠕动，促进食物的消化与吸收，促进血糖在肝脏转变为糖原储存起来。

做腹式呼吸时，一定要全身都放松，排除杂念。只有这样，才能加快肾上腺素、血管紧张素等化学物质的消除，使血压平衡、心跳和缓、血糖下降。

值得注意的是，对糖尿病并发心脑血管病的患者，要慎重把握呼吸的深度和频率，不要过度呼吸，避免出现头晕、心慌等不良反应。总之，糖尿病患者要根据自己的病情、体质来决定，不要刻意追求达到某种标准。

下蹲运动的康复作用

无数事实证明，下蹲运动对糖尿病及高血压、冠心病等并发症有着比较好的康复作用。这是因为下蹲可以扩张微、小动脉血管，减少心脏外周阻力，从而改善微、小动脉血管壁的弹性，有效降低血压。

下蹲时下肢肌肉的收缩刺激腿上的6条主要经脉（足三阴经和足三阳经），通过这6条经脉可激发全身经络的气血运行。当下蹲时，身体的重量向下压挤腿部肌肉的血管，加快下肢静脉血液流向心脏；当起来时，身体重量对下肢肌肉的挤压解除，心脏泵中的动脉血又会快速进入下肢。如此反复，加快了血液循环和新陈代谢。血液循环加快，可使胰腺等脏腑器官的营养和氧气供应得到充分改善，从而使糖尿病患者的胰岛素分泌细胞的功能恢复正常，可有效地控制糖尿病。

此外，下蹲运动能使脾经运化功能得到增强，从而促进血管壁粥样斑块的分解，降低血液的黏稠度，减少血液中的三酰甘油和低密度脂蛋白，增加血液中的高密度脂蛋白，促进脂代谢，可以有效防止动脉粥样硬化，对预防糖尿病并发心、脑血管有着积极作用。

正确掌握"三一二"经络锻炼方法

"三一二"经络锻炼法是一种比较科学且系统的锻炼方法，科学、持续地练习，对糖尿病的治疗有着良好的辅助疗效。当然，前提就是必须正确掌握"三一二"经络锻炼的操作方法。

⊙ 正确掌握穴位按摩的时间与力度

按摩合谷、内关、足三里三个穴位的时间，要根据糖尿病患者的病情、体质来决定。一般来说，3个穴位应该每天按摩两次，每次共5分钟。对糖尿病并发高血压的患者可以延长在这3个穴位上的按摩时间，可将按摩次数由每天的两次增加到每天3~5次。同时，加强对合谷穴、足三里穴的按摩。

一般的保健治疗，对合谷、内关、足三里这3个穴位的按摩采取每2秒钟一下的频率。因为每个人对穴位刺激的敏感度不同，可根据患者的可承受感觉来决定。若感觉不够强，可在穴位上左右、上下稍微移动手指，找到感觉最敏感的部位进行刺激。可以将每次按压穴位的时间延长，频率减少，边按边揉，使力达深处。

对合谷、内关、足三里3个穴位按摩，最好能达到有针灸一样的酸、麻、胀、窜的感觉，即所谓的"得气"，这样才能达到最佳的治疗效果。

⊙ 正确掌握腹式呼吸的深度与意念

腹式呼吸仰卧位或坐位都可以，因仰卧位身体能放松全身，故采取仰卧位效果最佳。呼吸要自然、均匀、平缓，不故意憋气。吸气时用鼻子慢慢地吸，呼气时，腹肌尽量收缩，小腹凹进去。呼吸的深度和频率要因人而异，一般来讲，糖尿病患者在开始时，呼吸频率可以达到每分钟10次，以后可逐渐减到每分钟4~6次，每天早晚做两遍，每遍5~10分钟左右。

做腹式呼吸时要排除杂念，心神入静，才能达到最佳的效果。只有在放松、入静的状态下，才能使紧张的大脑、神经得到休息，使交感神经的兴奋性下降，从而改善血液循环和新陈代谢，加快肾上腺素、血管紧张素等化学物质的消除，使血压平稳、心跳和缓、血糖下降。

要想尽快做到"心无杂念"，必须先做到"意守丹田"。在做腹式呼吸时，要想着小腹部脐下三寸的地方，做到胸部、肩部完全不动。如果实在不能集中精神，可把两只手轻轻放在小腹部，有意地吸引自己注意自己的丹田穴。

对于糖尿病全并心脑血管、哮喘病的患者，注意不可强迫使自己的呼吸频率达到4~6次，不然可能发生不良反应，这类患者应根据自己的病情灵活掌握，只要比以前有进步就行了。

⊙ 正确把握下蹲的频率与运动强度

做下蹲运动时，要注意运动的频率与强度，应根据患者的体质、病情等因素进行综合考虑。对于身体虚弱的患者来讲，下蹲的幅度要小，频率应该放慢，当身体逐渐适应后可慢慢加大下蹲的幅度和频率，可先由半蹲到全蹲，逐渐过渡。运动强度一般以自己感觉到

双腿发酸、心跳加快，有些气喘，但休息一二分钟可自行恢复为准。患有严重高血压、冠心病等并发症的糖尿病患者，严禁做全蹲，并且下蹲的时间不宜过长，一定要根据自我感觉来定。

⊙ 正确把握其他运动方式的强度

运动锻炼时，要适当掌握运动强度。运动强度过大或时间过长，会引起劳累，使病情加重。运动强度过小，又达不到锻炼的效果。一般来讲，运动强度应以运动中和运动后感到全身发热、出汗或略微有些出汗、心跳加快、有些气喘，但休息片刻便可自行恢复为度。

找到合适自己的穴位

中医治病讲究辨证论治，不同的人，不同的病，不同的时间，要用不同办法处理。"三一二"经络锻炼也不例外。初次自己按摩，可能感觉不明显，就要改变自己的操作，如增加揉的动作，改变部位、循经找敏感点等；腹式呼吸和下蹲锻炼也要通过练习不断提高疗效，找到适合自己的力度和操作时间，甚至改变一种体育锻炼方式等。所以"三一二"不是一成不变的，而是根据经络理论逐渐找到能够给自己治病保证健康的方法，即找到自己的"三一二"。

那么应该如何找准合适自己的穴位呢？首先，要不断提高认识。"三一二"经络锻炼疗法是一种以经络理论为依据的实际操作，因此在锻炼过程中要时刻想到为什么要这样做，每一操作又和经络有什么关系，以及"三一二"的特点等。带着经络意识的操作有助于发现和体会到身体、症状的细微变化，从而不断提高对自己身体及病情的认识。其次，进行适当调整。在进行"三一二"经络锻炼的过程中，不断总结和提高锻炼的效果，在掌握"三一二"基本方法和理论的前提下，可适当调整穴位按摩的力度，腹式呼吸的时间、深度和频率，下蹲或其他运动的时间与强度，以达到在锻炼后精力充沛、全身舒适、精神愉快为准。

总而言之，糖尿病患者通过"三一二"经络锻炼疗法，使自己的病情得到改善，那就说明已经找到了自己的"三一二"。

第十章
经穴叩击法

什么是经穴叩击法

人身上有12条正经、8条奇经、12条经别、15条别络，以及无数条浮络和孙络。这些经络纵横交错，联络人体各个器官，它们不仅由表及里，贯通上下左右，把人体联络成一个统一的整体，而且还靠它们运行气血来供养和护卫人体内外所有的器官。在这些经络上，有360多个经穴，是气血出入和聚结之处，属于一定的经脉和脏腑。经穴叩击法就是指用手或某些特制的器具对身体一定部位进行反复叩击、辅以按、点、揉、摩等手法来刺激、震动、激发相关的经络、穴位、反应点，使其畅通、气血旺盛，促进高级神经系统对其他系统的调节作用，从而更好地发挥人体各器官的生理功能，增强抗御疾病的能力。

具体来讲，经穴叩击法对人体的影响有以下几方面：

⊙ 疏导经络、行气活血

施行经穴叩击法时，人的手或相关器具直接作用于经络、穴位上，使局部会产生酸、麻、胀、痛感，这些感觉可以刺激血管，促进血液的循环，可以将体表病灶乃至深层组织器官的痹症——风、寒、湿气及体内淤症等各种邪气快速运走，从而廓清经络、穴位。此外，局部的刺激还可以激发经穴乃至整个经络系统的特异功能，使全身的气血运行通畅，使经气所至之处的内脏及组织得到充分给养，从而使脏腑组织的生理功能恢复正常。

现代医学研究证明，叩击可以使局部组织血液循环加快、新陈代谢旺盛、营养状况改善、血管的紧张与黏膜的渗透性改变、淋巴循环加速、细胞吞噬作用加强，从而达到提高机体免疫力、增强体力、抵抗疾病的目的。

⊙ 平衡阴阳、调整脏腑

经穴叩击法具有明显的平衡阴阳、调整脏腑的作用。当气血凝滞或经脉空虚时，通过叩击刺激，可以引导营卫之气始行输布，鼓动经脉气血，濡养脏腑组织器官，同时使虚衰的脏腑功能得以振奋，鼓舞正气，达到泻其有余，补其不足的状态，从而加强身体的抵抗能力。

⊙ 解痉镇痛、祛淤排毒

在人体损伤部位以及相关穴位进行叩击疗法后，可以打断痛循环，达到祛散血肿、加快组织对瘀血的吸收和局部致痛物质的排泄，起到缓解疼痛的作用。另外，叩击可以刺激人体深层组织的感受器和神经纤维，使粗神经纤维兴奋，并且抑制细神经纤维的传导的痛觉信号，起到镇痛的效果。

经穴叩击法的特点

经穴叩击法具有悠久的历史，千百年来人们一直在应用它来防治疾病。正是因为它具有简便易行、安全可靠、疗效灵验等特点，所以历来为我国人民所接受，并广为流传。

⊙ 简便易行

经穴叩击疗法在操作时一般不需要药物和特殊的设备，也不需要有固定的场所，操作比较简便，一般人通过一定的学习都能掌握。就是需要运用器具进行叩击时，也是比较简单的，因为一般叩击器具本身也比较简单，可随时随地进行。

⊙ 适应范围广

经穴叩击疗法适应范围很广，除了对糖尿病有着显著疗效外，对其他疾病也有着很好的疗效，包括内科、妇科、骨伤科、儿科等科的多种疾病。如内科中的咳嗽、感冒、支气管哮喘、高血压、胃下垂、胆绞痛、脑卒中后遗症等；妇科中的痛经、急性乳腺炎、不孕症等；骨伤科中的落枕、肩周炎、慢性腰痛、坐骨神经痛、腰椎间盘突出症；儿科中的小儿脑性瘫痪、臀肌挛缩、小儿斜视等。

⊙ **效果可靠**

经穴疗法作为一种自然疗法，无不良反应，比较安全。只要选用适当的穴位和手法，并且认真仔细地按规定的程度操作，可以对糖尿病产生很好的治疗效果。此外，对其他许多病症的疗效也比较明显。

经穴叩击法的常用手法

⊙ **中指单叩法**

（1）操作：一手中指半屈，其余指做握空拳状，通过腕关节自然的伸屈动作对人体的穴位进行有节奏的叩击。

（2）动作要领：中指自然弯曲，但指端须蓄劲，且对准穴位，腕关节要放松；中指端的叩击力均由腕关节的灵活屈伸运动所产生。

⊙ **中指夹持叩法**

（1）操作：一手中指自然半屈，拇指和食指分别抵住中指的腹侧和背侧，即夹持住中指，以腕关节自然的伸屈动作对人体的穴位进行有节奏的叩击。

（2）动作要领：中指自然弯曲，拇指和食指同时蓄劲分别夹持在中指的腹侧和背侧，使中指坚硬有力。腕关节自然放松，伸屈灵活。

⊙ **三指叩法**

（1）操作：一手中指、无名指、小指半屈并拢，以腕部自然的上下屈伸带动三指指端叩击治疗部位。

（2）动作要领：中指、无名指、小指自然屈伸后指端并齐，然后三指蓄劲并拢，食指与拇指指端自然对捏成圆形、腕部放松，以腕部灵活的屈伸动作带动三指进行叩击。

⊙ **四指叩法**

（1）操作：一手食指、中指、无名指、小指自然弯曲并拢，以腕关节自然的伸屈动作对人体的穴位进行叩叩击。

（2）动作要领：食指、中指、无名指、小指自然弯曲后，四指指端平齐并拢，然后蓄劲，拇指自然弯曲，其尺侧缘贴于掌心边缘，腕部放松；以腕部灵活的上下运动带动四指端叩击治疗部位。

⊙ **五指爪形叩法**

（1）操作：五指微屈，分开成爪形，运用腕部的屈伸运动，使五指指端轻轻地叩击治疗部位，可单手操作，也可两手交替上下左右轻叩。

（2）动作要领：五指分开微屈成爪形，指端蓄劲，腕部放松，即运用腕力轻叩穴位。

⊙ **五指梅花叩法**

（1）操作：五指半屈，聚拢成梅花形，以腕部自然的上下屈伸摆动带动指端叩击治疗部位。

（2）动作要领：五指半屈聚成梅花形，指端蓄劲，腕部放松，腕部上下摆动要灵活，并有节奏地在穴位上叩击。

⊙ **拳叩法**

（1）操作：手握空拳，腕关节伸直，用拳背平叩治疗部位。

（2）动作要领：腕关节要挺直，不能有屈伸动作；运用肘关节的伸屈力量带动前臂发力，进行叩击；叩击时，应使整个拳背平稳地接触体表部位。

⊙ **掌叩法**

（1）操作：手指自然放松、微屈，腕关节伸直或略背伸，以掌根部或大鱼际部为着力点叩击治疗部位。

（2）动作要领：腕部和掌部要蓄力挺住，不能有屈伸动作，操作时主要运用上臂的力量进行叩击。

⊙ **掌侧叩法**

（1）操作：掌指部伸直，腕部自然放松，用单手或双手小鱼际部交替叩击治疗部位。

（2）动作要领：掌指蓄劲伸直，腕部放松；以肘关节的屈伸和挥臂动作带动腕部，使掌侧小鱼际部接触体表，进行叩击。

⊙ **捣叩法**

（1）操作：食指或中指屈曲，其他手指相握，以近端指间关节的突起部分叩击穴位。

（2）动作要领：腕关节放松，捣叩穴位要准确，用力要稳。

⊙ **捶叩法**

（1）操作：单手或双手食、中、无名、小指屈包拇指呈自然握拳状，在治疗部位上进行有规律的轻巧灵活的捶叩。

（2）动作要领：五指松握呈虚拳，手腕

放松，以拳之小指侧捶叩治疗部位，力量要适中，速度要和缓。

⊙弹叩法

（1）操作：一手拇指指腹紧压食指指甲，然后将食指迅速弹出；或用食指指腹压住中指指背，然后将中指迅速弹出，连续弹叩治疗部位。

（2）动作要领：弹叩动作要灵活连续，弹叩力要均匀。

⊙拍叩法

（1）操作：五指自然并拢，掌指关节微屈，使掌心空虚，然后用虚掌有节奏地拍叩治疗部位。

（2）动作要领：腕部放松，动作灵活，主要应用腕力进行拍叩。个别需要重刺激者，可应用肘关节屈伸和挥臂的力量。拍叩动作须平稳。要使整个手掌同时接触体表，做到声音清脆而无疼痛。

糖尿病人的经穴叩击治疗

从个人的体质和经络运行情况来分析，中医发现有这样几类人容易得糖尿病：一类是胃经亢奋，也就是胃热体质的人，他们的特点是吃得多，容易饿；第二类是肾经虚弱，也就是肾虚体质的人，他们比较明显的特点是身体虚弱，容易感到疲劳；第三类是肝经亢奋，也就是肝旺体质的人，他们的典型特征是脾气暴躁或患有高血压；第四类是胆经堵塞淤滞，也就是肝郁体质的人，他们的特点是爱生闷气，老是心情郁闷，心里好像有解不开的结；第五类是脾经虚弱，也就是脾虚体质的人，他们的特点是消化能力比较差，食欲不太好。当然，这种分类是相对的，有些人可能同时出现两三种体质特征（综合性体质），这种人得糖尿病的可能性就更大一些。

从上面的分析可以看出，经络气血运行不正常是糖尿病的根本原因，所以要想从根本上防治糖尿病，还得从经络上下手。既然经络气血不正常，那么我们就要刺激它，调理它，如果经络气血恢复正常了，人体就会进行自我的检修，那么糖尿病就可以康复。那么，如何敲经络呢？每个人可以对照上面的介绍，看看自己属于什么体质类型，哪几条经不对劲，然后就敲相应的经络，刺激重点的穴位。比如，胃经有问题的人就敲胃经，按足三里等；肝经不合适的人就敲肝经，揉太冲穴等；肾经不正常的人就敲肾经，点太溪，揉涌泉等。病情控制得如何，就看你经络敲得认不认真，穴位揉得到不到位。

或许有人觉得这不可信，糖尿病这种病，敲经络就管用？没关系，时间是检验真理的标准，不信你可以试试——该吃的药继续吃，原来用的治疗办法继续用，外加敲经络，揉选穴，然后还是按照原计划，定期去医院检查，看看刺激经络穴位后的治疗效果与先前有什么不同，一切你就明白了。不相信经络穴位能治病防病的人，都可以先按这样的方式去做，毕竟，自己的体会才是最真实的。况且，最适合自己的经络穴位疗法，也要靠自己去摸索、实践才能得到，每个人的体质特点、实际病情都是不一样的，别人说的方法再好，却并不一定适合你。

基本治法

患者俯卧位，医者坐或站其身旁。先用四指叩法轻叩背部两侧膀胱经第一侧线上，自膈俞至肾俞，往返操作3遍；再以中指夹持叩法轻叩胰俞、肝俞、胆俞、脾俞、胃俞、肾俞、命门，每穴30次；然后用大鱼际揉法轻揉上述穴位，每穴半分钟；接着用拳叩法轻叩大椎10次；最后以一指禅式进行气功叩胰俞、肾俞穴，每穴2分钟。

患者仰卧位，医者坐或站立其身旁。先用中指路单叩法轻叩中脘、气海、关元，每穴60次；再用按揉法按揉双侧曲池各1分钟，接着用中指夹持叩法轻叩三阴交、涌泉，每穴30次；然后用劳宫叩穴式气功叩穴叩气海、关元穴，每穴3分钟；接着用中指单叩法轻叩手部反射区穴位胰、脑、垂体，每处30次；最后用中指夹叩法轻叩足部反射区穴位肾上腺、膀胱、胰腺，每处30次。

配穴

如果患者口渴比较厉害，可加中指单叩法轻叩膻中、中府、云门、气户，每穴30次；中指夹持叩法轻叩手三里30次，拿肩井5次。

如果患者感觉比较饥饿，可加中指单叩法轻叩天枢、期门、章门，每穴30次。

对多尿明显的患者，可加中指夹持叩法轻叩志室、上骨髎，每穴1分钟。

此外，患者平时可用中指单叩法轻叩中脘、气海、关元穴，每穴60分钟，以中指夹持叩法轻叩足三里、三阴交和手部反射区穴位胰和足部反射区穴位胰腺，每穴30分钟，每天1~2次。

经穴叩击治疗的注意事项

（1）在进行经穴叩击疗法之前，医者的指甲要修剪，甲缘要与指尖背面边缘保持齐平，这样才既有利于操作，又不容易损伤患者的皮肤。

（2）医者在操作时，手法不宜过重，一般以患者感到轻微酸痛或局部皮肤微红即可。一般每个穴位均以叩击30次为宜，叩击力量一般应先轻后重，穴位也是先少后多，逐渐增加。

（3）宜采取室内治疗，并保持室内温度在25℃左右，同时要注意室内空气流通，但要避免患者直接受风吹。夏秋季节，患者可穿衬衫接受治疗；冬春季节，患者应穿羊毛衣等保暖衣物接受治疗。

（4）叩击后出现热、胀、酸、麻、痛等感觉，是激活皮肤、深层次软组织、肌肉、血管、神经、骨骼和内脏活力的反应；偶尔出现倦怠乏力、口干等不适，这是叩击后体内毒素排出、新陈代谢的现象，患者不用紧张，治疗后多喝水、少运动、注意休息，症状便会好转，逐渐恢复正常。

（5）对于危重病症，忌用叩击疗法，如急性传染病、严重心脏病。另外，皮肤损伤或皮肤病者；空腹、年老体弱、过度疲劳、熬夜过度者；孕妇、经期妇女，均需慎用经穴叩击疗法。

（6）在进行经穴叩击治疗的同时，应配合其他如药物、食物、运动疗法，以取得更好的疗效。要继续服用相关降糖药物，同时密切注意患者血糖、尿糖和临床体征的变化。同时，要进行食物控制，并参加适量的体育运动，这样才有利于糖尿病患者取得更好更快的疗效。

第十一章
糖尿病的经络俞穴外治法

按摩九法

⊙ **方法1**

（1）患者俯卧，医者施一指禅推法在背部两侧膀胱经每一侧线上进行治疗，自膈俞至肾俞，往返操作约10分钟，然后用拇指按揉胰俞、肝俞、胆俞、脾俞、胃俞、命门和局部阿是穴，以胰俞和局部阿是穴为重点，每处2~3分钟，其余穴位1分钟。接着，用轻柔而快速的滚法在背部脊柱两侧进行治疗，重点在胰俞穴，时间约5分钟，然后直擦督脉和膀胱经第一侧线，横擦腰部肾俞和骶部八髎区，以透热为度；最后施振法于大椎穴约1分钟。

（2）患者仰卧，医者先以一指禅推法推中脘、气海、关元，每穴约2分钟，然后用掌平推两胁肋、上腹及少腹部，约6分钟；接着在脐部用振法，操作约1分钟，用拇指指端按揉双侧曲池穴，每侧约1分钟；捏揉掌心第四掌骨与掌中纹相交处（手部胰反射区）5分钟，然后再用拇指指端按揉生殖腺测量穴1~2分钟；按揉双三阴交穴各2分钟；捏揉足底内缘，每一趾骨小头下方区域（足部胰反射区）5分钟，最后擦涌泉，以透热为度。

⊙ **方法2**

（1）起势：平行站立，两脚分开与肩同宽，松静自然，舌抵上腭，两眼平行，轻轻闭合，安静3分钟。双掌从身体两侧向中合拢按于中丹田，做3个长嘘息，然后双手相对外分开约60厘米，再反转掌心相对，合回至丹田处，连续3次。

（2）按摩承浆穴：接起势，两手以剑指相结合，中指尖轻置于承浆穴上，先左转后右转，各按摩18~36次，然后三按三呼吸。

（3）按摩中脘穴：两手相叠，置中脘穴上，先左转后右转，各按摩18~36次，然后三按三呼吸。

（4）按摩关元穴：两手相叠，置关元穴上，先左转后右转，各按摩18~36次，然后三按三呼吸。

（5）按摩期门穴：两手分开置胁下，以手心抚于期门穴，先由外向内转后由内向外转，各按摩18~36次，然后三按三呼吸。

（6）按摩肾俞穴：两手内劳宫穴置背后腰侧肾俞穴上，先由内向外转后由外向里转，各按摩18~36次，然后三按三呼吸。

（7）收式：中丹田开合3次，三嘘息。

上述步骤连续做3遍，每日早晚各练1次，每次1小时左右。

⊙ **方法3**

（1）按穴位：取肾俞、肺俞、脾俞、胰俞、合谷、曲池、足三里、三阴交等穴，用拇指在上述穴位上揉按，每穴按摩1分钟，力量由轻渐重，先躯干后四肢，以有酸胀感为度。

（2）拿四肢：四指与拇指相对应放于大腿上，由上而下，轻轻拿捏，一般从腹股沟拿到踝关节部。前面可拿捏5~10遍，后面再拿捏5~10遍，然后右手拿捏左上肢，从肩部拿至腕部，左手拿捏右上肢，从肩拿至腕部，10~20遍为宜，每日2~3次。

揉廉泉：端坐位，头稍向后仰，将拇指指腹放在廉泉穴处，食指放于承浆穴，做顺时针方向揉按，力量由轻渐重，局部酸胀为宜，每日2~3次。

⊙ **方法4**

（1）摩腹：仰卧，两手掌根交替着力，以肚脐为中心，做顺时针方向或逆时针方向环转摩动100圈。

（2）推腹：两掌着力，分别置于两侧腹

部，自上而下直推腹部约2分钟。

（3）擦腰骶：坐位，两手掌根着力，紧贴腰部，用力向下擦到骶部，反复操作持续1分钟。

（4）按摩穴位：坐位，两手拇指端着力，分别按摩承浆、百会、攒竹、太阳、劳宫、内关、合谷、足三里、三阴交、公孙穴，共操作3分钟。

（5）按揉膀胱经：患者俯卧，医者两手掌根交替着力，边推边揉，沿脊柱两侧膀胱经，从上至下反复操作3分钟，将胰俞、膈俞、肝俞、脾俞、肾俞作为重点治疗的部位。

（6）捏脊：患者俯卧，裸露脊背，医者两手自然屈曲成虚拳状，拇指伸张在拳眼上面，食指和中指横抵在患者尾骨上，两手交替沿脊骨背正中向颈部方向推进，随捏随推，如此反复3遍。

⊙ **方法5**

（1）开天法：四指并拢，从印堂往后推过百会穴，每次推200次，频率为70~100次/分。

（2）分顺法：四指并拢，从攒竹穴往颞部方向推，然后从耳上、耳后绕过风池穴，边续推200次，频率一般为60~100次/分。

（3）展翅法：大拇指尖部压在风池穴上，其他四指自由摆动，犹如仙鹤展翅，微微用力，连续做200次，频率一般在100次/分。

（4）振顶法：双手的手指紧紧按着头的顶部，微微颤动用力，连续做300次，频率在100次/分以上，速度要快而有力。

（5）回推上肢：一只手放在另一臂的内侧，从手腕部起往里推到腋部，每次3分钟，频率70~100次/分。

（6）回推下肢：双手从大腿内侧的根部往下推到脚踝部，然后再从足后跟部往上回推，每次5分钟，频率50~80次/分。

（7）摩腹：取仰卧位，两手掌指重叠着力，置于上腹部，从左向右自上而下，反复摩动约7分钟，操作时手法要轻柔，深度适宜，以腹部温热舒适为度。

（8）按足三里穴：用双手的拇指尖部按在足三里穴，徐徐用力。

（9）捏揉掌心：拇指与四指相对，捏揉另一手掌心的第4掌骨与掌中横纹相交界处约5分钟。

（10）捏揉足底：用手捏揉足底内缘第一跖、趾关节下方区域约5分钟。

⊙ **方法6**

（1）患者仰卧位，医者以双手在其腹部从上向下做拿法和揉法的治疗，反复5次，操作时将腹肌拿起后，要轻轻地向上提起并颤动，然后在其双小腿内侧做揉法、拿法、振法和擦法的治疗，约5分钟。

（2）患者俯卧位，医者在其腰背部两侧做揉法、振法、按法和滚法的治疗，约5分钟，然后在腰背部督脉和膀胱经循行的部位做掌擦法的治疗，反复5次。

（3）点穴：章门、期门、中脘、下脘、建里、水分、关元、中极、肺俞、胆俞、脾俞、胰俞、肝俞、胃俞、肾俞、梁门、阴陵泉、足三里、地机、三阴交、行间、涌泉。

⊙ **方法7**

（1）患者俯卧们，医者先用轻快柔和的滚法在背部沿膀胱经自上而下往返治疗5分钟，再分别按揉肺俞、膈俞、肾俞、胰俞、肝俞、胃俞、三阴交、血海诸穴，约10分钟。着重治疗肾俞、命门两穴。

（2）患者取坐位，医者先用推法平推胸腹部，兼用中指按揉膻中、鸠尾、中脘、关元诸穴，再斜推两胁肋，并配合按揉期门、章门穴、最后平推、搓抖双上肢。

⊙ **方法8**

取穴：章门、期门、中脘、下脘、建里、水分、关元、中极、梁门、阴陵泉、足三里、地机、三阴交、行间、涌泉。

操作：患者用双手在其腹部从上往下做拿法和揉法的治疗，然后在其双小腿内侧做揉法、拿法、振法和擦法的治疗。

⊙ **方法9**

（1）用手掌在胸部行揉推法20~30次，重点在胸部左侧的心前区。

（2）将一手放在另一手臂内侧，以手腕部至腋部行推法20~30次，两臂交替进行。

（3）用手掌自剑突至脐部行直线推法20~50次，再用手掌以丹田为中心行顺时针的环行推摩法50~100次。取穴：内关、中脘、期门、梁门、水分、天枢、气海、关元、中极。腹部穴位用中指按压，每穴1分钟。

（4）用双拇指揉按小腿内侧，操作时需一条腿屈膝并搭在另一条腿上，痛点部位多施手法。取穴：阴陵泉、足三里、三阴交、然谷、涌泉，各1分钟。

贴敷疗法

贴敷疗法是我国中医独特的疗法之一，它是以中医基本理论为指导，将中草药制剂，贴敷于相关穴位及病变局部的治病方法。贴敷疗法通过药物直接作用于患处，并通过透皮吸收，使局部药物浓度明显高于其他部位，作用较为直接，直达病所，作用较强。同时，因药物贴敷于体表，可以随时观察、了解病情变化，并随时加减更换，很少发生不良反应，具有稳定可靠的特点。因而贴敷疗法从古至今深受医者和广大民众的喜爱。

⊙贴敷方法

（1）根据所选穴位，采取适当体位，使药物能敷贴稳妥。贴药前，定准穴位，用温水将局部洗净，或用乙醇棉球擦净，然后敷药。

（2）对于所敷之药，无论是糊剂、膏剂或捣烂的鲜品，均应将其很好地固定，以免移动或脱落，可直接用胶布固定，也可先将纱布或油纸覆盖其上，再用胶布固定。

（3）一般情况下，刺激性小的药物，每隔1~3天换药1次，不需溶剂调和的药物，还可适当延长至5~7天换药1次；刺激性大的药物，应视患者的反应和发泡程度确定贴敷时间，数分钟至数小时不等，如需再贴敷，应待局部皮肤基本正常后再敷药。

⊙糖尿病患者的贴敷疗方

（1）糖尿病脐腰康复治疗带

药物：

脐部康复带：太子参30克，丹参30克，生地黄30克，山茱萸10克，玄参10克，菟丝子10克，黄连10克，黄芩10克，黄芪30克，山药15克，苍术10克。

腰部康复带：熟地黄15克，太子参15克，枸杞子15克，茯苓10克，泽泻10克，山茱萸10克，附子10克，鹿角10克，干姜10克。

用法：将上述药物分别研成细末。每次分别取适量药末（或加入二甲双胍40毫克研匀）装入12厘米大小的药袋内，分别覆盖脐部和腰部（以命门、肾俞为主），连续佩戴，临睡前

可用热水袋盖在药袋上加温。中药粉1个月更换1次，3个月为一疗程。

（2）吴茱萸贴法

药物：吴茱萸10克，醋3克。

用法：将吴茱萸捣烂，用醋调贴敷于足底涌泉穴，外用胶布贴住，每日换2次。

此法对糖尿病合并高血压、牙痛、赤眼等症有特殊疗效。

（3）贴玉簪叶法

药物：鲜玉簪叶5~6片。

用法：先用清水把脚洗干净，然后将鲜玉簪叶两片遍贴肿胀处，外穿宽松袜子，或用纱布将足部包裹，连贴数日。此法对糖尿病合并足癣症有显著疗效。

⊙贴敷疗法的注意事项

（1）对久病体弱消瘦以及有严重心脏病、肝脏病等的糖尿病的患者，使用药量不宜过大，贴敷时间不宜过久，并在贴敷期间注意病情变化和有无不良反应。

（2）对于孕妇、幼儿，应避免贴敷刺激性强、毒性大的药物。

（3）对刺激性强、毒性大的药物，贴敷穴位不宜过多，贴敷面积不宜过大，贴敷时间不宜过长，以免发泡过大或发生药物中毒。

（4）对于残留在皮肤的药膏等，不可用汽油或肥皂等有刺激性物品擦洗。

脐疗法

脐疗法又称敷脐疗法，从严格意义上讲，它是贴敷疗法的一种。脐疗法将药物贴敷于脐部（神阙穴），通过脐部吸收或刺激脐部以达到治疗疾病的功效。脐疗法通过皮肤吸收药物，药物极少通过肝脏，也不经过消化道，一方面可避免肝脏及各种消化酶、消化液对药物成分的分解破坏，从而使药物保持更多的有效成分，更好地发挥治疗作用；另一方面也避免了因药物对胃肠的刺激而产生的一些不良反应。下面就介绍几种治疗糖尿病的脐疗法：

⊙十味消渴膏

药物及剂量：生石膏50克，知母20克，玄参10克，生地黄6克，党参6克，黄连3克，天花粉2克，粳米少许。

用法：将上述药物共研成细末。每次取药粉250毫克，加入二甲双胍40毫克，混合研匀，

然后将其纳入患者脐孔，盖以棉球，外用胶布固定。每3天换药1次。

⊙ **益元滋阴膏**

药物及剂量：党参30克，黄芪30克，生地黄30克，熟地黄30克，天冬30克，麦冬30克，五味子30克，苦参30克，枳壳30克，黄连30克，知母30克，泽泻30克，山药30克，牡蛎30克，乌梅30克，葛根30克，浮萍30克，天花粉30克，白茯苓30克，猪肚1个，麻油、黄丹各适量。

用法：除黄丹外，把其余药物装入猪肚内，浸入麻油中半天，然后再放入锅中，用文、武火煎熬，当颜色变成枯黄色后，过滤去渣，再熬油至滴水成珠，慢慢加入黄丹和益元散（滑石36克，炙甘草6克），用力搅拌至白烟冒尽，收膏。然后倒入冷水中浸泡3~5天去毒，每天换水1次，之后取出膏药置阴冷处贮存。用时将膏药置水浴上融化，摊涂布上，每贴重20~30克。上消贴脐部和第6、7胸椎处；中消贴脐部及胃脘处；下消贴脐部。每3天更换1次。

⊙ **消风散**

药物及剂量：当归30克、生地30克，防风30克，蝉蜕30克，知母30克，苦参30克，胡麻仁30克，荆介20克，苍术30克，牛蒡子30克，石膏30克，甘草15克，木通15克。

用法：将上述药物共研成细末，每次取药末5克，酒精调和敷脐，外用胶布固定，每日换药1次。此药方对糖尿病合并皮肤瘙痒、风疹等有明显疗效。

⊙ **其他脐疗法**

（1）上消敷脐糊

取天花粉30克，研成细末。然后取生萝卜、鲜藕各等量共捣取汁，与天花粉末调和成糊状，敷于脐部，外用塑料薄膜、胶布固定，每天换药1次。

（2）中消敷脐糊

取石膏30克，黄连10克，麦冬10克，天花粉60克，山药60克，芒硝10克。将石膏、黄连、麦冬、芒硝共研成细末，山药、天花粉水煎取浓汁。然后将药末与药汁调和成糊状，取适量敷于脐部，外用塑料薄膜、胶布固定，每天换药1次。

（3）下消敷脐糊

取黄芪30克，太子参15克，生地黄20克，黄精15克，荔枝核60克，山药60克，天花粉60克。将前4味药混合研成细末，后2味药水煎取浓汁。然后将药末和药汁调和成糊状，取适量敷于脐部，外用塑料薄膜、胶布固定，每天换药1次。

（4）胰糊

取适量猪胰，低温烘干，研成细末。每次取猪胰粉6克，用人乳汁调成糊状，敷于脐部，塑料薄膜、胶布固定，每日换药1次。

温熨疗法

温熨疗法是我国中医传统的自然疗法之一，这是以具有一定温度的物体或是加热药物置于人体的特定部位，运用温热来刺激人体功能，从而达到治疗疾病的一种方法。

⊙ **适合糖尿病患者的温熨方**

（1）盐熨法

药物及剂量：大青盐500克，花椒20克。

用法：将大青盐混合花椒炒熟，然后装入布袋，用绳子将袋口系紧，置于腹部、腰部或四肢关节处。

主治：因体虚而造成的腹痛、腰痛、四肢关节痛或小腹冷痛、小便清长、慢性腹泻等症。

功效：温通经络、活血行气、散寒止痛。

（2）蚕沙熨法

药物及剂量：晚蚕沙500克，黄酒200毫升。

用法：将晚蚕沙与黄酒拌匀，分装在两个布袋里，放在锅内蒸10分钟，然后取出趁热置于脘腹、四肢及腰部。

主治：消化不良、脘腹胀痛、风寒湿痹、四肢关节肿胀疼痛。

功效：温通经络、调理脏腑、祛风散寒。

⊙ **注意事项**

（1）温熨过程中，药物或其他物体的温度不能太高，要防止烫伤等事故发生。

（2）阳证、热证、实证以及疮疡、疖肿等应禁用温熨疗法。

刮痧疗法

⊙ **刮痧疗法的作用机制**

刮痧疗法是中国传统的自然疗法之一，它以中医皮部理论为基础，用光滑扁平的器具（如牛角、玉石、火罐）等（必要时可蘸上润滑液）在皮肤相关部位刮拭或是用手指对相关部位进行钳拉，以达到疏通经络、活血化淤的效果。

刮痧疗法作用部位是体表皮肤，皮肤是机体暴露于外的最表浅部分，直接接触外界，且对外界气候等变化起适应与防卫作用。而且皮肤中有大量的血管、淋巴管、汗腺和皮脂腺，它们参与机体的代谢过程。刮痧可使局部皮肤充血，毛细血管扩张，血液循环加快；刮痧的刺激可通过神经–内分泌调节血管舒缩功能和血管壁的通透性，增强局部血液供应而改善全身血液循环。

此外，刮痧对内脏功能有明显的调整阴阳平衡的作用，如肠蠕动亢进者，在腹部和背部等处使用刮痧手法可使亢进者受到抑制而恢复正常。反之，肠蠕动功能减退者，则可促进其蠕动恢复正常。由此可见，刮痧可以改善和调整脏腑功能，使脏腑阴阳得到平衡。

刮痧出痧的过程是一种血管扩张渐至毛细血管破裂，血流外溢，皮肤局部形成淤血斑的现象，这样的血凝块（出痧）不久即能溃散，而起自体溶血作用，形成一种新的刺激素，能加强局部的新陈代谢，不但可以刺激免疫功能，使其得到调整，还可以通过向心性神经作用于大脑皮质，继续起到调节大脑的兴奋与抑制过程和内分泌系统的平衡。而糖尿病是由于体内胰岛素的绝对或相对的分泌不足而引起以糖代谢紊乱为主的全身性疾病，刮痧疗法通过调节神经系统和内分泌系统，在一定程度上可以帮助人体内胰岛素的分泌恢复正常，从而达到控制血糖水平，治疗糖尿病的效果。

刮痧疗法对皮肤有一定的损伤，所以一次刮完后要等过一段时间，一般为5~7天，再进行第二次刮痧。刮痧疗法和针灸、按摩等方法是一样的，都是对人体的穴位进行刺激，只不过使用的工具不同而已。所以刮痧也和针灸一样，有可能像晕针一样出现晕刮。因此，对空腹、过度疲劳者，低血压、低血糖、过度虚弱和神经紧张特别怕痛的患者要慎重使用刮痧疗法。

⊙ **糖尿病的刮痧疗法**

取穴：

背部：大椎、肺俞、胰俞、肝俞、脾俞、命门、三焦俞、肾俞；

腹部：中脘、关元；

上肢部：曲池、太渊、鱼际、合谷；

下肢部：足三里、三阴交、内庭、太溪、太冲。

操作：腹部中脘、关元穴进行点揉，其他穴位采用刮法。

使用禁忌：刮痧可作为轻度糖尿病的辅助疗法，应同时配合适当的降糖药物以及进行饮食控制。另外，刮痧时要严格消毒、以防止局部感染；出痧半个小时内不要洗凉水澡；在刮痧过程中，皮肤会出现红、紫、黑斑现象，这是一种正常的刮痧效应，不需要做特别处理。但若是患者出现四肢发冷、面色苍白等现象，应即刻停止，让患者休息。

第十二章
糖尿病的气功疗法

气功疗法概述

气功疗法是我国古代医学留传下来的一种行为医疗保健方法，古称吐纳、调息等。它一般是通过姿势（身）、呼吸（息）、意念（心）三方面的锻炼，调整人机体内部功能、提高抵抗力和免疫力、修补再生能力和对环境的适应能力，从而达到治病保健的目的。气功的功法种类很多，按练功时肢体是否运动可分为静功、动功和动静功3种。肢体不运动的功法称静功，静功有松静功、内养功、强壮功等；肢体运动的功法称动功，动功有太极拳、五禽戏、八段锦、峨嵋桩、鹤翔桩等；动静功则是将静功和动功有机地结合起来，或先静后动，或先动后静。

气功疗法对糖尿病的治疗主要体现在能够加强患者的元气。糖尿病的主要病因是由于肾气不足，而肾气是元气的主要组成部分。糖尿病致病的另一个原因则是长期的精神紧张使肝气郁结，化炎伤阴。气功疗法通过调整姿势、呼吸、意念，将三者有机结合，促进和加强脏腑功能的气化，通过气的运行，增强糖尿病患者的元气，调和气血，疏通经络，稳定和调节其中枢神经的功能，从而达到治疗糖尿病的目的。

练气功的一般方法

气功可分为静功、动功和动静功3种，但不管你练哪种功，都得通过调心、调身、调息这3种方法的有机结合。

⊙1.调心

调心亦可称调意，即调整自己的意念，是三调中最主要的环节。其基本要求，就是要排除杂念，头脑什么都不想，达到"入静"状态。排除杂念入静的方法主要是"意守"，就是把注意力集中于体内某一特定部位或某种活动，或意想某种对身体有益的事情。意守丹田是常用的意守的方法，意守呼吸与意守丹田结合，就可能达到"气贯丹田"的状态，从而排除外界各种干扰，放松全身，做到真正的入静。气贯丹田的一般方法是：行腹式呼吸，吸气时膈肌下降，腹压增加，使小腹外鼓，好像气经肺吸入丹田；呼气时小腹回缩，好像气从小腹经肺而出。

⊙2.调身

调身就是自觉控制身体的姿势与动作，总的要求就是宽衣解带，舒适自然，不拘形式，使自己的头颈、躯干、四肢肌肉和关节都处在一个相当松弛的状态，达到随心所欲的地步。调身一般分行、立、坐、卧。

⊙3.调息

调息是指调节自己的呼吸，有意识地进行呼吸训练，延长吸气或呼气的时间。常用调息的方法有数息、随息、止息、观息、静息等。

糖尿病患者常用的几种功法

⊙松静功

松静功又称为放松功，是古代用于修身养性的一种静坐功法。现在医学研究证明，长期练习松静功可以益气补肾、降低血压、平衡阴阳，对老年糖尿病患者十分适用，尤其是对糖尿病合并高血压的患者有显著疗效。

练习松静功可按照以下几个步骤进行：

第一步：进行准备活动，选择适当的场所，放松全身，持续20分种左右，安定心神。

第二步：选择练功姿势，松静功的练功姿势有坐式、卧式、站式3种。坐式可以坐于椅子或板凳上，两脚左右分开同肩宽，两手放于大腿部，头颈和上身坐直，也可盘膝坐，两手相握或两手重叠向上，贴于小腹前或小腿上。卧式采用仰卧式，两手放在身体两侧，手指微曲放在大腿两侧或两手交叉相握放于小腹上，两腿自然平伸、分开。站式身体自然站直，两膝微屈，双脚平行分开同肩宽，上身保持端正，腰脊放松，两臂自然下垂。

第三步：放松法。从头部、颈部、两上肢、胸腹、腰背、两大腿、两小腿、双脚，自上而下练功放松，每一个部位练习2~3次。

第四步：呼吸法。吸气时默念"静"字，呼气时默念"松"字，使呼吸自然柔和，气沉丹田，每次练习20~30分钟即可。

第五步：静坐法。开始时杂念较多，思想难以集中，用意守丹田，让杂念自来自消，直到杂念全消，就是入静了。排除杂念还可采取听呼吸的方法，将听觉的注意力集中于一呼一吸的下落，慢慢听至杂念完全消失。

第六步：收功法。练功完了以后，不要急于起来。用一只手掌心按在肚脐上，另一只手掌心在这只手的手背上，两手同时由内向外，由小圈到大圈缓缓画圈，左右各30圈，最后到肚脐处停止收功。

⊙ 内养功

内养功是气功中静功法的一种，通过特定的姿势、呼吸意念的调练，达到形体松逸、呼吸平和的状态，从而起到静心宁神、调和气血、疏经活络等功效。内养功对治疗糖尿病非常有益，可以长期练习。

内养功练功姿势有仰卧式、侧卧式、端坐式3种。一般初学者以卧式为宜，以自然舒适为要，充分放松。

仰卧式，平身仰卧，躯干伸直，两臂自然舒伸置于身体两侧，十指松展，掌心向上，下肢自然伸直，脚跟相靠，足尖自然分开。

侧卧式，侧卧于床上，头微前俯，脊柱微向后弓，呈含胸拔背之势。右侧卧时，则右上肢自然弯曲，五指舒展，掌心向上，置于耳前。左上肢自然伸直，五指伸开，掌心向下，放于同侧髋部。右下肢自然伸直，左下肢膝关节屈曲为120°，膝部轻放于右下肢膝部上。若为左侧卧，四肢体位与上相反。双目微闭，以便意念集中。

调整呼吸是内养功的主要功法，特点是练腹式呼吸。常用呼吸法有3种：第一种呼吸法，以鼻呼吸。先行吸气，吸气时舌抬起顶上腭，同时以意领气至小腹部，腹部鼓起。吸气结束后，停顿片刻，再把气徐徐呼出。其呼吸形式为：吸——停——呼。呼气时将舌放下，同时收腹。第二种呼吸法，以鼻呼吸或口鼻兼用，先行吸气，随之缓缓呼出，后再行停顿，即吸——呼——停，如此反复。第三种呼吸法，用鼻呼吸，先吸气少许即停顿，停顿后再行较多量的吸气。同时用意念将气引入小腹，然后将气徐徐呼出，其呼吸形式为吸——停——吸——呼。

在练习呼吸的同时应意守丹田，将意念集中于身体的丹田，使心神易于入静，经过一段时间后，吸气时好像有气入小腹的感觉，即所谓"气贯丹田"，这是意守的理想境界。

练功结束时要收好功，收功方法同静松功。内养功每日练3次，每次10~30分钟，坚持不懈，会取得良好效果。

⊙ 强壮功

强壮功适用于糖尿病强壮者，长期练习，能够起到宁心安神、疏通经络、平衡阴阳的作用。需要注意的是在行气时，应循序渐进，以免气力上升太急，引起头痛、血压升高等不适。其练功方法按照姿势的不同可分为3种：坐式、站式、自由式。

坐式采取两小腿自然交叉，足心向后外置于大腿下，臀部着垫，然后两眼微闭，舌抵上腭，两臂自然下垂，双手掌心相对合拢，指尖向上，置于胸前位置。站式则是两脚平行同肩宽，双膝微屈，松胯敛臀，直腰松腹，含胸拔背，沉肩坠肘，虚腋松腕，掌心向内，手指分开，微屈下垂，两目平视，双手环抱。自由式则不要求固定姿势，可以随意选择练功姿势。强壮功的呼吸及意守法都和内养功一样，每日练功3次，每次10~30分钟。

⊙ 保健功

保健功也称作按摩拍打功，它是采用肢体运动与穴位按摩相结合的一种锻炼方法。通过自身按摩及拍打穴位，起到舒筋活血、锻炼内脏的功效。研究证明，保健功对于辅助糖尿病的治疗具有良好的效果。保健功常采用动、静功结合的方式，练功方法有很多种，内容有闭目养神、擦面、擦鼻、叩齿、咽津、揉腹、搓腰、梳头、浴手、浴臂等多项。需要注意的是患者应根据年龄、病情、体质，选择适当的方法和项目进行练习。

⊙服月华功

服月华功对糖尿病患者有显著效果，具有益阴补精的特殊功效，需要注意的是练习时避免生气，练习时间最好是在农历每月十五、十六、十七的夜晚。其练习方法是：夜晚在空旷之处，静松站立，调匀呼吸，排除杂念，面对月亮方向，双目微闭但需看见月光，然后以口鼻吸气，慢收月华，意想吸满一口，微微闭自凝神，慢慢咽下，运气丹田为1次，共6次。最后静守片刻再自由活动一下便可收功。

练功的注意事项

·正确练习。要保证气功疗法的练功效果，其先决条件便是掌握正确的练功姿势。只有保持各种姿势的准确性和协调性，才能达到效果，不然就变成瞎比画，徒劳无功了。

·持之以恒。做任何事情都得坚持，才有可能成功。气功疗法也一样，只有坚持不懈，持之以恒，不断练习，才能逐渐产生效果。如果反复间断或者半途而废，是不会取得任何功效的。

·循序渐进。练习气功不能急躁，急于求成，应遵守循序渐进、由浅入深的基本练功原则，持之以恒，才能逐渐达到纯熟的地步。

·动静结合。应根据练功者年龄大小、体质的强弱、病情的轻重以及脏腑的盛衰、阴阳虚实等情况的不同，选择静功、动功、动静结合功来练习，这样才能保证练功的效果，恢复健康。

·取长补短。糖尿病患者在练习气功的同时，可以把气功疗法和其他各种疗法相结合，如太极拳、健身操等，取长补短，动静结合，从而提高疗效，真正达到平衡阴阳、调和气血、疏通经络的作用。

·适当节制。在进行气功疗法的时候，应多吃蔬菜水果，少吃脂肪和糖的含量都很高的食物，同时需节制房事，合理安排生活起居，适当参加一些文体活动或体力劳动，但要避免劳累过度。

第十三章
糖尿病的推拿疗法

推拿疗法的作用机制

推拿疗法是我国传统中医中一种具有独特疗效和保健的自然疗法。由于它方便简单、无不良反应且效果良好，因此，几千年来在我国不断发展，并得到充实和提高。

具体来讲，推拿疗法是指以中医的脏腑、经络学说为理论基础，并结合西医的解剖和病理诊断，运用各种不同手法作用于体表的经络、穴位、关节、神经、肌肉等部位，进行推拿按摩，从而使局部或全身的血液循环得到改善，并调节机体脏腑、气血、运动等功能，达到防治疾病作用的方法。

推拿可以疏通经络，调节脏腑功能。在中医理论中，经络是气血运行的通道，亦是脏腑症候反映到体表的通道。如果经络不通，就会导致气血运行失常而产生疾病。推拿通过各种手法作用于经络，能够起到疏通经络、调节脏腑的功效。《黄帝内经》就有关于推拿疏通经络的记载："经络不通；病生于不仁，治之以按摩"，其中的"按摩"就是指推拿。从现代医学看来，推拿是通过刺激末梢神经，得以促进人体血液、淋巴循环及组织间的代谢过程，从而达到协调各组织、器官的目的。

推拿可以调和气血。气血是维持人体正常生理功能的重要物质，如果气血失调，就会发生疾病。而推拿通过刺激经穴，以经络的传导来调节全身，从而起到调和气血的作用。现代医学认为推拿是通过将机械能转化为热能的综合作用，促使毛细血管扩张，改善血液和淋巴循环，使血液黏滞性减低，降低周围血管阻力，减轻心脏负担。

推拿可以调节神经及内分泌功能。神经系统联络身体各个部位，神经系统功能失调会致使相应器官功能发生紊乱，导致疾病的产生。推拿通过各种手法刺激经络与穴位，能影响神经系统，使神经的兴奋、抑制达到相对平衡的状态。推拿还可以调节人体的内分泌系统，如通过推拿来刺激胰岛 β 细胞分泌胰岛素，可以抑制升糖激素的分泌，降低血糖值，从而达到治疗糖尿病的功效。

推拿还可以提高人体免疫能力，增强体质。一些病症的产生是因为人体的代谢功能减退，而推拿可以使气血周流、保持机体的阴阳平衡，达到改善体质、提高抗病能力的效果，从而减少糖尿病并发症的发生。

推拿手法分类

在中医中，常用的推拿手法主要有推法、滚法、拿法、捏法、按法、点法、摩法、揉法、捶法、颤法等10种。下面，我们就如何运用这些手法对糖尿病加以治疗进行分别介绍。

⊙ **推法**

推法就是用手指或手掌在皮肤经络上做前后、左右、上下推动的手法。一般，施行推法的频率在每分钟60~120次，施行推法的力量需由轻而重，用力的大小应根据患者的病情与体质做相应的调整。根据推动部位及作用的不同，推法一般可分为拇指推法、指尖推法和掌推法3种。

⊙ **滚法**

滚法是依靠腕关节的伸屈动作来促使手掌背部在人体体表进行来回"滚动"的一种手法。它以手掌小鱼际的侧面贴于治疗部位上，掌指关节略为屈曲，然后进行腕关节最大限度的屈伸及前臂旋转的协同动作，使掌背近小指侧部分在治疗部位上做来回运动，滚动时用力要均匀，不要跳动，使滚动的压力持续作用于推拿部位，保持每分钟100~200次的频率。

滚法操作时，几乎有一半以上的掌背直接抵压于人体体表，并做腕关节屈伸运动，所以它不但刺激力量强，而且作用面积也较大，能够使其作用力深透到体表深层而直达病所，能起到疏通经络、行气活血、调整阴阳、濡润筋骨等作用，此法对糖尿病体弱者有显著疗效。

⊙ **拿法**

拿法是指用拇指和食指、中指的指腹，或用拇指和其余四指的指腹对合，紧挟治疗部位，并稍加提起的手法。拿法强度比较大，患者反应比较明显，患者可能会感觉到酸胀、微痛。如果患者因情绪紧张、恼怒，突然发生气闷，胸中堵塞，出现类似昏厥的情况，可在锁骨上方肩背相连的地方，用单手拿法，把肌肉抓起来放下，再抓起，以每秒钟拿两下的速度，连拿20次，稍事休息，再连拿20次，则胸中通畅，气息自然调和了。临床常用的有两指拿法和十指拿法。两指拿法多用于肩井、四肢、大面积肌肉组织，如拿风池、肩井、委中、少商等穴；十指拿法多用于头部，如拿百会。

⊙ **捏法**

捏法是指在适当部位，利用手指把皮肤和肌肉从骨面上捏起来的手法。捏法和拿法，有某些类似之处，但是拿法要用手的全力，捏法则着重在手指上；拿法用力要重些，捏法用力要轻些。捏法是推拿中常用的基本手法，它常常与揉法配合进行。捏法，实际包括了指尖的挤压作用，由于捏法轻微挤压肌肉的结果，能使皮肤、肌腱活动能力加强，能改善血液和淋巴循环，具有祛风寒、化瘀血、治疗肌腱和关节囊内部及周围因风寒湿而引起的肌肉和关节疼痛的效果。

⊙ **按法**

按法是指利用指尖、手掌、肘、足或其他器械，在患者身体适当部位，有节奏地一起一落按下。按法操作时着力部位要紧贴体表，不可移动，用力要由轻而重，不可用暴力猛然按压。临床上按法又分指按法、掌按法、屈肘按法等。

（1）指按法

指按法是指用拇指面按压，多用于穴位和痛点。指按法接触面较小，刺激的强弱容易控制调节，具有开通闭塞、散寒止痛等功用，是最常用的保健推拿手法之一。

（2）掌按法

用掌心或掌根按压，接触面较大，刺激比较缓和，适用于治疗面积较大而较为平坦的部位，如腰背部、腹部等。掌按法可单手操作，也可双手相叠按压。

（3）屈肘按法

用屈肘时突出的鹰嘴部分按压体表，此法压力大，刺激强，故仅适用于肌肉发达厚实的部位，如腰、臀部或环跳穴。

⊙ **点法**

点法是指用屈曲的指间关节突起部分为力点，按压于某一治疗点上的手法。点法与按法基本相似，不同的是它是用拇指指甲或中指关节点对相关部位施加垂直的压力，压力的面积大小与按法也不相同，点法接触面积较小、力量大。点法刺激比较强，适用于腰背部、臀部等肌肉丰满部位，还可用于较敏感的穴位进行点穴治疗，活血止痛。点法可分为拇指端点法、屈拇指点法和屈食指点法三种。

（1）拇指端点法：用手握空拳，拇指伸直并紧贴于食指中节的桡侧面，以拇指端为力点压于治疗部位。

（2）屈拇指点法：是以手握拳，拇指屈曲抵住食指中节的桡侧面，以拇指指间关节桡侧为力点压于治疗部位。

（3）屈食指点法：是以手握拳并突出食指，用食指近节指间关节为力点压于治疗部位。

⊙ **摩法**

摩，就是抚摩的意思。用手指或手掌在患者身体的适当部位，给以柔软的抚摩，叫作摩法。而摩法的动作与揉法有相似之处，但摩法用力更轻，仅在体表抚摩；而揉法用力略沉，手法时要带动皮下组织，摩法多配合按法和推法一起使用。摩法又分为指摩法、掌摩法、掌根摩法等。

（1）指摩法：用食指、中指、无名指面附着于一定的部位上，以腕关节为中心，连同掌、指做节律性的环旋运动。

（2）掌摩法：用掌面附着于一定的部位上，以腕关节为中心，连同掌、指做节律性的环旋运动。

（3）掌根摩法：用掌根部大、小鱼际等力

在身体上进行摩动，摩动时各指略微翘起，各指间和指掌关节稍稍屈曲，以腕力左右摆动；操作时可以两手交替进行。

在运用摩法时，要求肘关节自然屈曲，腕部放松，指掌自然伸直，动作要缓和而协调。手法轻柔，压力均匀。指摩法宜稍轻快，每分钟摩动120次左右；掌摩宜稍重缓，每分钟摩动80~100次。本法刺激轻柔缓和，是胸腹、胁肋部常用的手法。若经常用摩法抚摩腹部及胁肋，可使人气机通畅，起到宽胸理气、健脾和胃、增加食欲的作用。

⊙ **揉法**

用手贴着身体某部位皮肤，做轻微的旋转活动的揉拿，并带动该部位的皮下组织的手法叫作揉法。揉法操作时要紧贴治疗部位，发力使该处皮下组织随指或掌的揉动而滑动。揉法适用于头面部及胸胁部，频率比较慢，一般每分钟40~80次。揉法有两种手法：掌揉法和指揉法。

（1）掌揉法：用手掌大鱼际部紧贴于治疗部位上，依靠腕关节的运动，使手掌大鱼际在治疗部位上做轻柔缓和的揉动，动作要灵活，力量要轻柔，施行时既不可在体表造成摩擦，也不可故意在体表按压。

（2）指揉法：用拇指或中指罗纹面，或以食、中指，或以食、中、无名指罗纹面，依靠腕关节的运动，在某一穴或几个穴或某部位上做轻柔的小幅度的环旋揉动。有单指揉法、双指揉法、三指揉法之分。临床上指揉法常与按法结合，组成按揉复合手法。

⊙ **捶法**

捶法是指用掌击身体部位的一种推拿手法，主要用于肌肉较丰厚的地方，如项、肩、背、腰、大腿、小腿等处。捶法手劲要轻重有准，柔软而灵活。手法合适，能给患者以轻松感，否则就是不得法。捶法主要用的是双手，常用手法有侧掌捶法、平掌捶法、横拳捶法和竖拳捶法等。

（1）侧掌捶法：把两手掌侧立，大拇指朝上，小指朝下，指与指间要分开1厘米许，手掌落下时，手指合拢，抬手时又略有分开，一起一落，两手交替进行。

（2）平掌捶法：两手掌平放在肌肉上，一先一后有节奏地拍打。

（3）横拳捶法：两手握拳，手背朝上，拇指与拇指相对，握拳时要轻松活泼，指与掌间略留空隙。两拳交替横叩。此法常用于肌肉丰厚处，如腰腿部及肩部。

（4）竖拳捶法：两手握拳，取竖立姿势，大拇指在上，小拇指在下，两拳相对。握拳同样要轻松活泼，指与掌间要留出空隙。本法常用于背腰部。

捶打的力量和速度应该注意，在速度上，一般是先慢而后快，慢时一秒钟两下，快时逐渐加到6下或8下；力量上一开始不能使大劲，应当软中有硬，刚柔相济，而后逐渐转强。两手掌落下时，既要有力，又要有弹性，使患者感觉舒服。

⊙ **颤法**

颤法是指用手掌或中指在患者穴位上振颤、抖动的按摩手法。施行时，手掌或中指指面紧贴皮肤，动作要迅速而短促、均匀，频率在每分钟300次左右。有单指颤动法和双指颤动法等。将大拇指垂直地点在患者痛点，全腕用力颤动，带动拇指产生震颤性的抖动，叫单指颤动法。用拇指与食指，或食指与中指，放在患者疼处或眉头等处，利用腕力进行颤动叫双指颤动法。颤法的主要功能是解除疲劳、活血镇静，使患者感觉轻松舒适。

糖尿病推拿治疗常用手法

⊙ **全身推拿疗法**

糖尿病的全身推拿疗法可分为对头、腹、背、四肢等部位的推拿治疗。

（1）取穴

头部：承浆、兑端、胰点（耳），另配太阳、百会、睛明、攒竹、风池、神门（耳）、内分泌（耳）；

背部：肺俞、小肠俞、肾俞，另配第八椎下、三焦俞、胃俞；

腹部：气海、期门、中极、章门，另配中脘、日月、气冲、代脉、关元、横骨；

四肢：曲泽、阳池、中渚、劳宫、隐白、然谷，另配太溪、涌泉、足三里。

（2）推拿方法

患者仰卧，医者用一指禅法推中脘、气海、关元，每穴2分钟，然后用掌平推法平推二胁肋、上腹及少腹部，约6分钟；接着用振法在脐部推拿1分钟；用拇指指端按揉曲池，每侧1分钟；捏揉掌心每四掌骨与掌中纹相交处5分钟；然后用拇指指端按揉生殖腺反射区（位于大腿内侧股三角下部，内收肌与缝匠肌之间）1~2分钟；按揉双侧三阴交各2分钟；捏揉足底内缘、第一趾骨小头下方区域5分钟；最后擦涌泉穴直到透热。

患者俯卧，医者在其背部两侧膀胱经第一侧线上施以推法进行治疗，自膈俞至肾俞，往返操作约10分钟；然后按压胰俞和局部阿是穴，每处2~3分钟，其他如肝俞、胆俞、脾俞、胃俞、肾俞等每处按揉1分钟；接着用滚法在背部脊柱两侧进行治疗，重点在胰俞穴，时间5分钟；然后直擦督脉和膀胱经第一侧线，横擦腰部肾俞区和骶部八髎穴，直到热透；最后施振法于大椎穴1分钟。

（3）辨证取穴推拿

如患者出现烦渴多饮、口干舌燥、苔黄舌红、小便次数多、脉洪大等症状，则为上消型糖尿病，可对少商、合谷、鱼际、曲池、太溪、手三里、廉泉、足三里、三阴交、照海、承浆、隐白、然谷、肺俞、心俞、胃俞、三焦俞、劳宫、公孙等穴位进行点按揉等手法治疗。如果上消比较明显，可加中指点揉膻中1分钟；直擦膻中，到热透；拇指推点中府、云门、气户、库房等穴，每穴0.5~1分钟；平推上臂、前臂，约2分钟；拇指指端按揉手三里、少商穴，每穴0.5~1分钟；拿肩井5~10次。

如患者出现消谷善饥、形体消瘦、便秘、舌苔黄厚、脉实有力等症状，则为中消型糖尿病，可对百会、中脘、关元、心俞、脾俞、胃俞、三焦俞、天枢、梁门、陷谷、太溪、足三里、三阴交、阳池等穴进行点按推拿，并配合捏脊手法。如果中消比较明显，可加中指点揉天枢、期门、章门，每穴0.5~1分钟；拇指揉按血海、足三里，每穴1~2分钟；搓胁肋1分钟。

如果患者出现尿多如膏、味甜多饮、五心烦热、头昏乏力、口干舌红、脉沉细数等症状，则为下消型糖尿病，可取章门、小肠俞、中极、水沟、兑端、肾俞、三焦俞、命门、少商、尺泽、照海、太溪、三阴交、神门、横骨、中渚等穴，进行点按揉拿等手法治疗。

⊙ **耳部推拿疗法**

取穴：内分泌、神门、耳迷根、胰胆、心、肝、肺、胃、肾、膀胱。

推拿方法：捏揉内分泌、神门，按压胰胆、肝、耳迷根。此外，可借助磁朱丸或磁珠、磁片等先贴压在这些穴位上，然后再进行按压。操作时运动缓慢，由有力慢慢转至稍轻。

⊙ **糖尿病保健推拿**

（1）腰背部

患者俯卧位，分别采用摇摆、滚、按揉、擦等手法。先用掌根摇摆法，放松腰背部3~4遍；然后用掌根按揉法和弹拨法沿两侧膀胱经和督脉进行按揉和弹拨；再用滚法滚腰背部，舒筋活血、缓解肌肉痉挛、消除肌肉疲劳；之后用拇指点按法，点按背部背俞穴，重点点按肝俞、胰俞、脾俞、肾俞；再用擦法擦膀胱经和督脉经；最后用拍打法，结束腰背部治疗。

（2）下肢部

患者俯卧位，主要用弹拨、点按、擦、滚等手法。先用掌根擦法擦下肢，向心运动；然后用弹拨法和滚法，弹拨和滚下肢肌肉；再沿膀胱经点按承扶穴、殷门穴、委中穴、承山穴、昆仑穴、太溪穴等。

（3）腹部

患者仰卧位，手法用拇指摇摆法、点按、振颤法、摩法等。先用拇指摇摆法沿任脉的鸠尾穴到曲骨穴从上到下操作3~4遍；再用拇指摇摆法沿带脉进行操作4~5遍；然后点按上脘穴、中脘穴、下脘穴、神阙穴、天枢穴、关元穴、中极穴，每穴2~3分钟；接着用中指振颤法振颤中脘穴、神阙穴、关元穴，每穴1~2分钟。上述过程完毕后，让患者双膝屈曲，医者立于一侧，双掌相叠，置于患者脐上，双拇指置于一侧，其余四指于另一侧，以拇指及大鱼际向对侧推按，而后其余四指用力推回，横推腹，至腹内有温热感为止。然后双掌置于脐上，用摩法以脐为中心先顺时针摩腹9次，再逆时针摩腹9次，反复操作至腹内肠鸣漉漉有如汤煎为止。

推拿腰背部可壮督阳，调经络，点按肝、肾、胰俞，可促进肝、肾、胰的脏器调节作用。腹部推拿可以促进血液循环和胃肠蠕动，加速细胞吸收，进而改善胰脏的营养，使胰脏血液供应不足得到改善，利于胰岛功能的恢复。下肢推拿可改善下肢微循环，促进组织代谢，加速细胞对糖的吸收利用，有降低血糖、减少尿糖、改善症状的作用。

总之推拿治疗糖尿病不单纯促进血液循环的改善，而且能通过经络和穴位，使神经兴奋抑制过程达到平衡，进而调节机体代谢功能，使疾病得到控制。糖尿病是一种慢性病，推拿治疗的疗程较长，病人须树立战胜疾病的信心，坚持长期治疗，重症糖尿病应以药物治疗为主。

⊙ 糖尿病患者自我保健推拿

（1）头部推拿

头部推拿的主要部位是迎香穴、风池穴和头的顶部，通过刺激这些穴位调节神经，神经的反射作用又会调节大脑皮质高级神经中枢和自主神经的相对平衡，从而起到松弛大脑皮质、改善大脑血液循环的作用。

迎香推拿是用拇指或中指尖部压在迎香穴上，手指微微颤动，徐徐用力，每次连续300~500次，频率每分钟30次以上。风池推拿是大拇指尖部压在风池穴上，其他四指自由摆动，微微用力，每次连续200~300次，频率每分钟100次。头顶部推拿是用手指紧紧按住头的顶部，微微颤动用力，每次连续300~500次，频率每分钟100次，速度要快且有力。头部推拿还可以在攒竹、太阳、睛明、承浆、百会、胰点（耳）、神门（耳）、内分泌（耳）处用按、点、叩、振、颤等手法进行辅助推拿。

（2）腹部推拿

腹部推拿的基本要点是循着结肠走行运用推、拿、摩、点等手法进行按摩治疗。双手平放腹部，循结肠走行方向，按顺时针做环形推拿，每次5~10分钟，频率每分钟60~90次。腹部推拿可以促进腹部血液循环和胃肠蠕动，加速消化与吸收，进而改善胰脏的营养与血供，使胰岛功能得到恢复。

（3）四肢推拿

四肢推拿手法以向心推拿为主，运用推、按、点、揉等手法，可以改善四肢的微循环，软化血管，促进组织代谢，加速细胞对糖的吸收利用。对糖尿病患者有较好的疗效，能起到降低血糖、减少尿糖等作用。

四肢推拿分上肢推拿和下肢推拿。上肢推拿是把一只手放在另一臂的内侧，从大腿根部起往里推到腋部，每次3~5分钟，频率每分钟70~100次。下肢推拿是双手从大腿内侧的根部

往下推到脚踝部，然后从足后跟部往上回推，每次5~10分钟，频率每分钟50~80次。

（4）点按足三里

用双手拇指尖部按在足三里穴处，缓缓用力，每次1~3分钟。此法可以有效促进患者胃肠消化和吸收，调节机体代谢功能，增强体质。

⊙ 推拿治疗的注意事项

推拿治疗对糖尿病有着良好效果，但做推拿时要应注意以下一些问题，以免出现不良反应及意外。

（1）推拿前施行者一定要修剪指甲，不带戒指、手链、手表等硬物，以免划破患者皮肤，并注意推拿前后个人的卫生清洁。

（2）推拿前患者要排空大、小便，穿好舒适的衣服，需要时可裸露部分皮肤，以利于推拿。

（3）推拿前施行者要审证求因，明确诊断，全面了解患者的病情，排除推拿禁忌证。

（4）推拿时施行者要随时调整姿势，使自己处在一个合适松弛的体位上，从而有利于发力和持久操作。同时也要尽量让患者处于一个舒适放松的体位上，这样有利于推拿治疗的顺利进行。

（5）推拿时施行者要保持身心安静、注意力集中，从而在轻松的状态下进行推拿，也可以同时放一些轻松的音乐。

（6）推拿时，施行者用力不要太大，必须结合患者的病情及年龄大小灵活掌握，手法宜由轻到重，并注意观察患者的全身反应，一旦出现头晕、心慌、胸闷、四肢冷汗等现象，应立即停止推拿，采取休息、饮水等对症措施。

（7）急性软组织损伤，局部疼痛肿胀较甚，瘀血甚者，宜选择远端穴位进行操作，当病情缓解后，再进行局部操作。

（8）为了避免推拿时过度刺激施术部位暴露的皮肤，可以选用一些皮肤润滑剂，如爽身粉、推拿按摩膏、凡士林油等，推拿时涂在施术部位的皮肤上，然后进行推拿。

（9）推拿时要保持一定的室温和清洁肃静的环境，既不可过冷，也不可过热，以防患者感冒和影响推拿的效果。

（10）推拿后，患者如感觉疲劳，可以休息片刻，然后再做其他活动。

（11）患者过于饥饿、饱胀、疲劳、精神

紧张时，不宜立即进行推拿。

（12）推拿的时间最好不要在清晨和晚上，上午及午后是最佳时间。每次治疗应根据患者的病情、体质来决定时间长短，一般来说以15~20分钟为宜，推拿的一个疗程以10~15次为宜，疗程之间宜休息2~3日。

除了以上一些注意事项外，糖尿病患者施行推拿治疗时要对以下一些部位或症状忌用。

（1）饥饿及剧烈运动后。

（2）皮肤损害处、皮肤外伤迫害及烫伤处、正在出血的部位或已有皮下瘀血的部位。

（3）体质虚弱，经不起推拿刺激的患者。

（4）糖尿病并发严重的血栓性脉管炎的病人。

（5）糖尿病并发骨结核、化脓性关节炎，因结核菌所引起的运动器官病症者。

（6）肿瘤病人的原发病灶部位。

（7）有严重心脏病、脑病、肺病、肾病者。

（8）妇女月经期，孕妇的腹部、腰部、髋部。

糖尿病的足部反射区推拿

足部反射区是指人体各器官和部位在足部相对应的区域，它可以反映相应脏腑器官的生理病理信息。足部反射区的排列与人体各器官的解剖位置基本相一致。拇指部是头部，足跟部是臀部，接近正中线的器官的反射区在足内侧，如脊柱、子宫、前列腺等，远离正中线的器官和部位的反射区在足外侧，如肩部、卵巢、睾丸等。糖尿病患者最敏感的足部反应区是胰腺、糖尿病结节、胃经反射区。如果患病时间较长，这些区域则表现为结节小而坚硬，有发热或有压痛感。

足部反射区推拿疗法是我国医学的宝贵遗产，是一种简便易行、效果显著、无不良反应的自我保健方法。它运用推拿手法刺激足部反射区，产生神经反射作用，借以调节人体各部分的功能，取得防病治病、自我保健的效果。足部反射区疗法主要采取按压、推揉等手法对反射区进行刺激，可以调整人体阴阳平衡，促进健康和调治疾病。刺激强弱因人而异，一般而言，虚证、年龄偏大、体质弱者，适用于弱刺激；实证、年龄较小、体质强者，适用于强刺激。强刺激用力重、时间短，1~3分钟即可，每天1~3次；弱刺激用力轻、时间长，可持续刺激30~40分钟，每天1~3次。实施刺激时应力求做到手法熟练柔和，用力持久均匀。

对糖尿病患者，足部反射区疗法是通过推拿胰腺反射区，借以刺激相应神经，神经又通过反射功能调节胰岛功能，从而达到治疗糖尿病的功效，促进糖尿病患者恢复健康。糖尿病足部反射区推拿治疗的重点在于胰腺、糖尿病结节、胃经反射区，而且并不单纯施以推拿治疗，在胰岛素功能全部恢复之前，应配合饮食疗法，以求取得更好的疗效。糖尿病患者足部反射区推拿的基本手法有3种：

（1）按压涌泉穴5~8分钟，按揉太溪穴5~10分钟，每日1~2次。

（2）两脚对搓5~10分钟；揉压两足肾脏、膀胱、输尿管反射区各3~5分钟；按压两足胰腺、胃、十二指肠反射区各5~10分钟；重推足正中线3分钟，每日2次。

（3）用拇指、食指按揉足大拇指5分钟；按压胰腺反射区5~10分钟；一般糖尿病患者足拇指内侧从趾根到趾尖有硬块，因此需要按揉此处，将硬块散开，使之变柔软，脚后跟有硬块，须加以推拿揉散。每日2~3次，每次10~15分钟。

此外，对糖尿病患者进行足部推拿治疗时，可以先用相关药汁对足部进行熏洗，然后再进行足部推拿，每次30分钟左右，这样可以取得更好的疗效。药物是用桂枝30克、红花10克、苏木30克、吴茱萸10克、追地风30克、透骨草30克，加水煎2次取汁做成，每剂药在冬天可连用3天。

第十四章
糖尿病的艾灸疗法

艾灸疗法的作用机制

艾灸疗法是使用艾绒或其他药物制成的艾炷、艾卷，点燃后，在身体相应的穴位上施行熏灸，以温热性刺激，通过经络俞穴的作用，以达到治病防病目的的一种方法。艾灸可以达到温经散寒、扶阳固脱、消瘀散结、防病保健的功效，同时能够调整脏腑组织功能，促进体内新陈代谢，促进血液循环，增加红、白细胞的能量和吞噬细胞的吞噬功能，提高机体的免疫功能，从而增加机体的抗病能力。此外，灸疗对神经系统具有调节作用，在中枢神经系统和大脑皮层的兴奋或抑制过度增强时，艾灸可使之恢复正常；灸疗还具有调整各种分泌腺的作用，如在病理状态下，对胰腺的分泌可以起到调节作用，使胰腺的分泌功能趋向正常，从而有利于糖尿病患者更好地控制血糖水平。

艾灸借助火力、药力透达快，直接作用于病灶，并由表及里，达到标本兼治的目的。现代科学研究发现，艾灸可提高局部气血流量，升高局部温，缓解局部痉挛症状；能调整机体的免疫能力，内分泌功能和植物神经功能，恢复失衡机体，艾叶中所含有的多种药物成分及强烈的挥发物质，燃烧时药力可透入人体或被吸入体内，起到温经活络，行气活血、祛湿散寒的效果；艾灸可提高白细胞及淋巴细胞的活动率，增强人体细胞及体液免疫能力；艾灸还可以刺激人体体液发生改变，有增强肾上腺皮质素分泌及胸腺细胞活力的作用；另外，艾灸还具有增加心脏搏动量、强心抗休克的作用。

灸法的原料和工具

艾灸疗法的主要原料为艾绒，艾绒是由艾叶加工而成。选用野生向阳处5月份长成的艾叶，风干后在室内放置1年后使用，此称为陈年熟艾。取陈年熟艾去掉杂质粗梗，碾轧碎后过筛，去掉尖屑，取白纤丝再行碾轧成绒。也可取当年新艾叶充分晒干后，多碾轧几次，至其揉烂如棉即成艾绒。

⊙ 艾炷

艾炷可以自己制作，将适量艾绒置于平底磁盘内，用手指捏成圆锥形的小柱即可。艾绒捏压越实越好，根据需要，艾炷可制成拇指大、蚕豆大、麦粒大3种大小，称为大、中、小艾炷。燃烧一个艾炷称一壮。

⊙ 艾条

将适量艾绒用双手捏压成长条状，软硬要适度，然后再将其搓卷成圆柱形，最后用面浆糊将纸边粘合，两端纸头压实，即制成长约25厘米、直径约1.5厘米的艾条。一般的中药店可以买到艾条。

⊙ 灸盒

临床上为提高艾条的作用，可以使用灸盒。使用灸盒可以节省人力，延长艾条燃烧时间，同时还可以提高局部温度，并能一次对数个穴位施灸。灸盒一般用五合板制作而成，长20厘米、宽20厘米、高12厘米，盒中间放置一层铁丝网作为盒底。使用时，把艾绒或艾条放到铁丝网上点燃，将盒盖上，放在要灸的穴位即可。

⊙ 间隔物

在间接灸时，需要选用不同的间隔物，如鲜姜片、蒜片、蒜泥、药瓶等。在施灸前均应事先备齐。鲜姜、蒜洗净后切成2~3毫米厚的薄片，并在姜片、蒜片中间用毫针或细针刺成筛孔状，以利灸治时导热通气。蒜泥、葱泥、蚯蚓泥等均应将其洗净后捣烂成泥。药瓶则应选出相应药物捣碎碾轧成粉末后，用黄酒、姜汁或蜂蜜等调和后塑成薄饼状，也需在中间刺出筛孔后应用。

艾灸疗法的注意事项

⊙ 艾灸的禁忌

由于艾灸以火熏灸，施灸不注意有可能引起局部皮肤的烫伤，另一方面，施灸的过程中要耗伤一些精血，所以有些部位或有些人是不能施灸的。

（1）凡暴露在外的部位，如颜面，不要直接灸，以防形成瘢痕，影响美观。

（2）皮薄、肌少、筋肉结聚处，妊娠期妇女的腰骶部、下腹部，男女的乳头、阴部、睾丸等不要施灸。另外，关节部位不要直接灸。此外，大血管处、心脏部位不要灸，眼球属颜面部，也不要灸。

（3）极度疲劳，过饥、过饱、酒醉、大汗淋漓、情绪不稳，或妇女经期忌灸。

（4）某些传染病、高热、昏迷、抽风期间，或身体极度衰竭，形瘦骨立等忌灸。

（5）无自制能力的人如精神病患者等忌灸。

⊙ 艾灸的注意事项

（1）在施灸前，要使患者选择处于舒适的体位。医者施灸时要注意思想集中，不要在施灸时分散注意力，以免艾条移动，不在穴位上，徒伤皮肉，浪费时间。

（2）要注意体位、穴位的准确性，体位一方面要适合艾灸的需要，同时要注意体位舒适、自然，要根据处方找准部位、穴位，以保证艾灸的效果。

（3）现代人的衣着不少是化纤、羽绒等质地的，很容易燃着，因此，施灸时一定要注意防止落火，尤其是用艾炷灸时更要小心，以防艾炷翻滚脱落。

（4）要注意保暖和防暑。因施灸时要暴露部分体表部位，在冬季要保暖，在夏天高温时要防中暑，同时还要注意室内温度的调节和开换气扇，及时换取新鲜空气。

（5）要防止感染。化脓灸或因施灸不当，局部烫伤可能起疱，产生灸疮，一定不要把疮搞破，如果已经破溃感染，要及时使用消炎药。

（6）要掌握施灸的程序。如果灸的穴位多且分散，应按先背部后胸腹，先头身后四肢的顺序进行。

（7）注意施灸的时间。有些病症必须注意施灸时间，如失眠症要在临睡前施灸，不要饭前空腹时和在饭后立即施灸。

（8）要循序渐进，初次使用灸法，要注意掌握好刺激量，先少量、小剂量，如用小艾炷，或灸的时间短一些，壮数少一些。以后再加大剂量，不要一开始就大剂量进行。

（9）在施灸的过程中，患者有可能出现头晕、眼花、恶心、面色苍白、心慌、汗出等，甚至发生晕倒。出现晕灸后，要立即停灸，并躺下静卧，再加灸足三里，温和灸10分钟左右。

（10）注意施灸温度的调节。对于皮肤感觉迟钝者或小儿，用食指和中指置于施灸部位两侧，以感知施灸部位的温度，做到既不致烫伤皮肤，又能收到好的效果。

常用灸法介绍

⊙ 直接灸

将大小适宜的艾炷，直接放在皮肤上施灸。若施灸时需将皮肤烧伤化脓，愈后留有瘢痕者，称为瘢痕灸。若不使皮肤烧伤化脓，不留瘢痕者，称为无瘢痕灸。

（1）瘢痕灸：施灸时先将所灸俞穴部位涂以少量的大蒜汁，以增加黏附和刺激作用，然后将大小适宜的艾炷置于俞穴上，用火点燃艾炷施灸。施灸时由于火烧灼皮肤，因此可产生剧痛，此时可用手在施灸俞穴周围轻轻拍打，借以缓解疼痛。在正常情况下，灸后1周左右，施灸部位化脓形成灸疮，5~6周左右，灸疮自行痊愈，结痂脱落后而留下瘢痕。

（2）无瘢痕灸：施灸时先在所灸俞穴部位涂以少量的凡士林，以使艾炷便于黏附，然后将大小适宜的艾炷置于俞穴上点燃施灸。一般应灸至局部皮肤红晕而不起泡为度。因其皮肤无灼伤，故灸后不化脓，不留瘢痕。

⊙ 间接灸

间接灸是用药物将艾炷与施灸俞穴部位的皮肤隔开进行施灸的方法，如生姜间隔灸、隔盐灸等。

（1）隔姜灸：是用鲜姜切成直径2~3厘米、厚0.2~0.3厘米的薄片，中间以针灸数孔，将姜片置于应灸的俞穴部位或患处，再将艾炷放在姜片上点燃施灸。待艾炷燃尽，易炷再灸，灸完所规定的壮数，以使皮肤红润而不起泡为度。

（2）隔蒜灸：用鲜大蒜头，切成厚0.2~0.3厘米的薄片，中间以针灸数孔，置于应灸俞穴或患处，然后将艾炷放在蒜片上，点燃施灸。待艾炷燃尽，易炷再灸，直至灸完规定的壮数。

（3）隔盐灸：用纯净的食盐填敷于脐部，或于盐上再置一薄姜片，上置大艾炷施灸。一般可连续灸3~5壮，有温热感为宜。

（4）隔附子饼灸：将附子研成粉末，用酒调和做成直径约3厘米、厚1~2厘米的附子饼，中间以针灸数孔，放在应灸俞穴或患处，上面再放艾炷施灸，直到灸完所规定壮数为止。

⊙ **药条灸**

药条灸：肉桂、干姜、丁香、木香、独活、细辛、白芷、雄黄、苍术、没药、乳香、川椒各等份的细末6克，渗入艾绒中制成药条。施灸的方法分温和灸和雀啄灸。药条灸的作用要大于单独的艾条，一般用于体质虚寒严重者。

温和灸：施灸时将艾条的一端点燃，对准应灸的俞穴部位或患处，距皮肤2~3厘米，进行熏烤。以患者局部有温热感而无灼痛为宜，一般每处灸5~7分钟，至皮肤红晕为度。

雀啄灸：施灸时，将艾条点燃的一端与施灸部位的皮肤并不固定在一定距离，而是像鸟雀啄食一样，一上一下活动地施灸。另外也可

均匀地上、下或向左右方向移动或做反复地旋转施灸。

⊙ **温针灸**

温针灸是针灸与艾灸结合应用的一种方法，适用于既需要针灸又要施艾灸的病症。操作时，将针灸入俞穴得气后，并给予适当补泻手法而留针，继将纯净细软的艾绒捏在针尾上，或用一段长约2厘米的艾条，插在针柄上，点燃施灸，使热力通过金属针传入人体内，达到增加温热刺激的效果。待艾绒或艾条烧完后，除去灰烬，取出针。

灸法常用穴位与应用

⊙ **8组常用的穴位**

对糖尿病患者进行艾灸疗法时，最常见的是选用以下8组穴位进行施治。

（1）气海、关元、水泉；（2）华盖、梁门、神阙；（3）行间、中极、腹哀；（4）足三里、中脘、天枢；（5）命门、身柱、脾俞；（6）大椎、肝俞、三阴交；（7）脊中、肾俞、足三里；（8）肺俞、膈俞、肾俞。

此外，如口干可以加灸小肠俞，有尿频症状可加灸大椎和劳宫。

⊙ **施灸方法**

在临床应用时，对糖尿病的艾灸主要以温和灸和隔姜灸最多。每次取1组穴位，每穴灸10壮。施灸时间每次在20分钟左右，以上8组穴位轮换施治，隔日灸1次。具体操作应根据糖尿病患者的病情、体质等情况选择最适合的方式。

第十五章
糖尿病的其他疗法

糖尿病的音乐疗法

音乐疗法的作用

音乐疗法亦称"心理音乐疗法"，是指运用音乐艺术来调节患者的心神、调动机体的潜力来治疗疾病的一种方法。音乐疗法是通过生理和心理两个方面来治疗疾病的。一方面，音乐的频率、节奏和有规律的声波振动影响人的脑电波、心率、呼吸节奏等生理上的反应，促使人体分泌一种有利于身体健康的活性物质，可以调节体内血管的舒缩和神经传导；另一方面，音乐能改善人们的情绪，激发人们的感情，振奋人们的精神，消除紧张、焦虑、忧郁、恐怖等不良心理状态。音乐疗法对糖尿病的作用机制具体如下：

⊙ **调节心神，改善功能**

音乐对人的大脑边缘系统和脑干网状结构的部位有直接影响，而人脑的这些部位有调节内脏和身体的功能。音乐通过影响人脑的这些部位可以改善人的神经系统、心血管系统、内分泌系统和消化系统的功能。另外，音乐能够有效调整人的心理状态。如当糖尿病患者精神不振或闷闷不乐时，节奏明快的、富有生气的音乐就能振奋其情绪，使患者从压抑的情绪中解脱出来；疲劳时，如果放一些节奏鲜明、情绪奔放的音乐，能帮助大脑休息，使其迅速恢复清新的感觉。

⊙ **调整血脉，促进循环**

音乐的活动中枢在大脑皮质右侧颞叶，轻松、欢快的音乐能促使人体分泌一些有益于健康的激素、酶、乙酰胆碱等活性物质，从而调节血流量和兴奋神经细胞，促使血脉运行畅通，达到治疗疾病的目的。曾有专家用瑜伽音乐、五行音乐让糖尿病患者每天听半小时，并将音乐的脉冲转换成弱电频刺激患者的足三里、三阴交、胰俞等穴位。一段时间后，专家发现患者的血糖水平、胰岛素用量、情绪障碍改善明显优于单纯用药物治疗的病人。可见，音乐能够有效调节糖尿病患者的内分泌机制，使血糖下降。

⊙ **安神催眠，改善睡眠**

音乐的安神催眠作用极为明显，许多伴有失眠或抑郁、焦虑的糖尿病患者都可采用音乐疗法达到促进睡眠的效果。在入睡前，聆听一些节奏舒缓、安静的音乐，可以有效改善糖尿病患者的睡眠质量。

⊙ **消耗体能，瘦身减肥**

音乐疗法能够使糖尿病患者体重下降，有效降低糖尿病及其并发症患病风险。海姆斯博士所做的实验证明，进行了某种"音乐疗法"的人，体重每个星期可以下降0.91千克。

治疗方法

音乐疗法的方法主要有3种，它们分别是主动性音乐治疗、被动性音乐治疗和综合性音乐治疗。音乐疗法一般以30天为一疗程，每天治疗2~3次，每次1小时左右。

⊙ **主动性音乐治疗**

主动性音乐治疗也可称参与式音乐治疗，是指患者不仅仅是被动地听，而且亲自参与各种音乐活动。有条件的患者可参与演唱、演奏、作词、编曲等音乐过程，以此来宣泄由疾病带来的忧郁情绪，调节情绪，激发身体中的抗病潜能，保持良好的精神状态，增强战胜疾病的信心，从而有利于疾病的康复。

⊙ **被动性音乐治疗**

被动性音乐治疗又称作接受式音乐治疗，

是指让患者静心听一些与病情相应的音乐，在欣赏音乐的过程中，通过音乐的旋律、节奏和声、音色等因素影响其神经系统，使其调和平衡，摆脱焦虑、紧张等情绪，从而达到治疗作用。在音乐的选择上要格外注意，应选内容健康、节奏明朗、旋律优美、声音和谐的音乐。还要根据患者的具体情况对症应用，不但要考虑患者的个性、职业、修养等因素，还应考虑患者的情绪状态，所选择的曲子应适应患者的情绪。只有针对患者的不同情况使用不同类型的音乐来调节，才能收到较好的效果，达到治病康复的目的。

⊙ 综合性音乐治疗

综合性音乐治疗是指将音乐与其他方法相结合，如国内的音乐导引气功疗法，音乐电疗法，国外的音乐心理理疗法等。有一些方法必须借助音乐治疗仪才能实施，如音乐电疗法，就是通过仪器将音乐信号转换成电流，通过极板作用于人体。

音乐疗法的处方

⊙ 宁心安神方

现代生活节奏的加快，使得精神紧张、焦虑成为一个普遍存在的问题。而长期的焦虑、精神紧张又是诱发糖尿病的重要情志因素。所以，当糖尿病患者出现焦虑不安、烦躁不宁、头痛失眠等症状时，可以选用一些节奏徐缓、旋律典雅清幽的乐曲，如《春江花月夜》《平湖秋月》《关山月》《二泉映月》《梅花三弄》《梦幻曲》等，使其舒缓紧张、稳定情绪。

⊙ 振奋提神方

糖尿病患者精神不振的时候，其生理代谢活动可能发生紊乱，长期如此，会造成糖代谢失衡。因此，当糖尿病患者悲观失望、精疲力竭、心灰意冷时，应选用一些节奏鲜明、高亢激昂的单曲，如《狂欢》《欢乐颂》《霹雳行》《大刀进行曲》《黄河大合唱》《解放军进行曲》等，提拔患者精神。

⊙ 疏肝散郁方

抑郁心理容易引起血糖代谢紊乱，对糖尿病治疗十分不利。因此，当糖尿病患者出现忧郁、焦虑状态时，可选用一些节奏活泼、富有生气、旋律流畅的乐曲，如《春天来了》《喜洋洋》《高山流水》《雨打芭蕉》《阳关三叠》《春风得意》等，帮助患者从压抑的情绪中解脱出来。

⊙ 醒脾开胃方

对于一些厌食、消化不良的糖尿病患者，在其就餐时可播放一些形式简洁、细腻动听的乐曲，如《花好月圆》《金蛇狂舞》《彩云追月》《平湖秋月》等，使患者心平气和地进食，增进其食欲，增加消化液的分泌，从而促进脾胃的运化、吸收功能。

⊙ 平肝潜阳方

对于一些肝炎旺盛、心情狂躁、容易愤怒的糖尿病患者，可以选用一些低沉伤感，凄凉悲哀的乐曲，如《江河水》《汉宫秋月》《三套车》《塞上曲》等，以抑制其狂躁、愤怒的情绪，减轻精神亢奋度，使其平静下来。

实施方法

对糖尿病患者的音乐疗法必须根据不同的年龄、病情、情绪进行适当的选择。比如当糖尿病患者精神不振或闷闷不乐时，不妨试听一些节奏较快、富有生气的乐曲，帮助其从压抑的情绪中解脱出来。对于糖尿病并发高血压的患者，应该让其听一听平静舒缓、朴实自然的牧歌，长期坚持，有助于其血压下降，保持稳定。当糖尿病患者感到疲劳时，可以听一些节奏鲜明、情绪奔放的幻想曲，能帮助大脑得到休息，使大脑迅速恢复清新的感觉。当糖尿病人未老先衰，感叹岁月不饶人时，多听一些格调高雅、充满浪漫色彩的夜曲，使其感到心神爽朗，从而促进血脉畅通，焕发青春的活力。对于糖尿病厌食者，可听一些形式简单、细腻动听的即兴曲，这样可以增加其消化液的分泌，增进食欲，有利于消化。

当然，在进行音乐疗法的时候，也需要注意一些事项：

（1）不要太依赖音乐疗法，音乐疗法只是一种辅助治疗，对于那些病症比较严重的患者应以药物治疗或其他疗法为主。

（2）对患者进行音乐疗法之前，医护人员最好先做一番描述或讲解，以帮助患者更好地融入其中，发挥音乐疗法的最佳功效。

（3）不可选择患者不喜欢听或听烦了的乐曲，不然是达不到治疗效果的。同时注意，要根据患者的精神状态选择适当的音乐，比如对患有抑郁症的患者，你放一些压抑、低沉的曲子，不但达不到治疗效果，反而会使其抑郁程度更加严重。

（4）可经常调换乐曲，因为一支曲子听久了会失去兴趣，换一支同样类型的新曲子又能产生较好的效果。

糖尿病的磁疗法

经络磁场疗法

经络磁场疗法又可称为贴磁片疗法，它是一种用磁场作用于人体的经络，从而达到治疗疾病目的的一种外治自然疗法。经络磁场疗法具有调节经络、平衡气血的作用。近年来，随着医学技术的发展，经络磁场疗法开始应用于糖尿病的治疗，并且取得了不错的效果。

⊙ 静磁疗法

静磁疗法是将磁片产生的恒定磁场作用于人体经络或病变部位进行治疗的方法。它具有调整人体生物磁场的作用，能够调节和改善人体微循环，有镇痛、消炎等功效。如果穴位或病变部位位于身体或四肢，则多选用磁片，如果位于耳部，则多选用磁珠。治疗用的磁片或磁珠要求一定的磁场强度，一般以0.5~2特斯拉最常用。

静磁疗法分为直接贴敷法和间接贴敷法两种。直接贴敷是指把磁片或磁珠直接作用于相关经络或病变部位，主要有三种形式：单置法、对置法和并置法。单置法即将磁片贴于相关经络穴位处，治疗浅表的病变；对置法是把两个磁片的异名极贴在相对的两个穴位上，使磁线能够穿透治疗部位；并置法则是把2个磁片的同名极并排敷在相近的2个穴位上。

间接贴敷法是指磁片或磁珠不直接贴于人体，而是将磁片放在口袋或是佩带在身上。常见的如磁疗鞋、磁疗背心、磁疗腰带、磁疗枕等。

静磁疗法具有止痛、镇静、降压等功效，对糖尿病及糖尿病并发高血压、高血脂、心脑血管疾病、周围神经病变等有一定的疗效，一般10~20天为一疗程。

⊙ 电磁疗法

在我国，电磁疗法是在70年代以后才发展起来的。其方法是用2个圆形磁块作为1对磁极，放在相关经络穴位上，并按照正负极接通电源，使其产生磁场，达到治疗的效果。

具体操作如下：将直径1厘米的2个高磁块一面接触皮肤，一面与脉冲电疗机的电源相接。治疗时，电流量以患者有感觉但无刺痛为度。每次治疗持续半个小时左右，每日或隔日治疗1次。

目前，电磁疗法广泛应用于临床，对糖尿病及其并发高血压、冠心病、肢体麻木等症状有比较良好的治疗作用。

磁化水疗法

磁化水是一种被磁场磁化了的水。让普通水以一定流速，沿着与磁力线垂直的方向，通过一定强度的磁场，普通水就会变成磁化水。不过不含铁质的纯净水无法被磁化。目前比较常用磁化杯和电磁壶，其中常用的磁化杯有哈磁杯。

磁化水在医学上有着广泛的应用。它不仅可以杀死多种细菌和病毒，还能预防和治疗各种结石和血栓、动脉硬化、高血压、小儿蛔虫病、糖尿病等。磁化水对于治疗糖尿病的生理生化机制就在于它对人体内许多生物活性酶的活性有激活作用，如葡萄糖氧化酶等。患有糖尿病的人表现为血糖含量过高，而催化葡萄糖分解的正是与葡萄糖有关的各种活性酶，磁化水对酶的激活作用能大大加快血液中葡萄糖的代谢，降低血糖含量，从而达到缓解、治疗糖尿病的效果。此外，磁化水还具有活血化淤、溶解体内结石、降低血液黏稠度、增强人体生物膜的通透性、恢复血管弹性等功效，经常饮用磁化水可以维持神经传导和肌肉收缩，促进各种人体所需元素透过毛细血管进入组织间质和细胞内，促进新陈代谢，从而达到抗衰防老、延年益寿。

磁化水疗法的具体操作是：把饮用水倒入磁化杯中，5分钟即可磁化。每天自然饮磁化水1000~2000毫升，一般早、中、晚各1杯。除了饮用磁化白开水以外，还可以用磁化水泡茶、服药、冲奶粉。应用磁化水疗法治疗时需要注意的是，一些患者开始时可能出现腹泻现象，不用过于担心，这其实是磁化水疗法起作用的表现，因为这些患者胃功能较弱，正是磁化水增强了其胃肠的蠕动功能，这种情况一般一个星期后会自行消失。

磁穴疗法

2000多年前，我国对磁现象有了相关的认识。公元前239年，文献中就有"磁石招铁"的描述。而利用磁石来治疗疾病，在我国亦有着悠久的历史。《史记·扁鹊苍公列传》载有磁石治病的经验；成书于公元前2世纪的《神农本草经》明确地记载"磁石味辛，至周痹风湿，肢节肿痛不可持物……"以上是我国古代有关磁石内服以治病的记载，在中医传统应用上，磁石的另一治疗体现在外治方面。宋代的《济生方·耳门》中载用"鸣聋散"治耳鸣耳聋，其法是"磁石一块如豆大，穿山甲（烧存性，为末），上用新绵子裹了，塞于所患耳内，口中衔小生铁，觉耳内如风声即住"。这是目前我国发现的最早有关利用微弱磁场能外治的记载。此法因为使用磁石与穴位相结合，后人将此法称为"磁穴疗法"。

人体具有一定的磁性，现已发现人脑、心脏、皮肤和其他器官的电流活动都产生有磁场，甚至连头发上的毛囊也产生有磁场。科学研究发现，磁性物质和磁场对人体的分子、细胞、神经、器官及整体的各个层次都能产生不同的影响。磁性物质和磁场对生物的生理功能产生的作用和影响叫生物的磁效应。磁穴疗法就是利用人体内部的这种生物磁效应来调整和恢复人体内各种不平衡或不正常的功能状态来达到防治疾病的目的。

磁穴疗法是利用磁场作用于人体穴位或患部，从而治疗疾病的一种自然疗法。它根据患者的疾病和症状，将不同规格剂量的磁铁敷贴于患者体表的穴位上，以达到治疗目的。磁穴疗法具有简便易用、安全经济、疗效显著、不良反应小、与药物和其他疗法无矛盾等优点，也正因为这些优点，磁穴疗法广泛应用于现代临床医学。

磁穴疗法对糖尿病有比较良好的辅助治疗功效。磁场通过穴位及神经体液的传导，能够疏通经络、促进气血运行、降低大脑中枢神经兴奋性，充分调动神经的抑制作用，使内分泌系统代谢功能紊乱的状态得到改善，从而使糖尿病患者生物磁场有序功能恢复正常，有效地控制和治疗糖尿病。下面就介绍几种常用的治疗糖尿病的磁穴疗法：

方法1：将磁珠或小磁片贴敷在双耳的内分泌、皮质下、交感、胰、肝、膀胱、肾、小肠等穴位，每次取双耳的2~3个穴位，1个星期交换1次。

方法2：用磁棒刮控顶中线、额中线、足运感区、胃区、胆区、生殖区、肠区等穴各3分钟。

方法3：取直径1厘米的磁片贴敷在膈俞、肾俞、肺俞、足三里、太溪、少商、鱼际、胃俞、关元、复溜、涌泉等穴位，每次选3~4对穴位，1周交换1次穴位。

方法4：将两个磁极板自制成腰带围在腹部和腰背部，此外还可在所对应的左上腹部及腰背部各安置一个磁极板，最好极性相反，以增加磁场作用的深度。每天佩带2~4个小时，20天为一疗程。一个疗程结束后休息5天，再继续下一个疗程。

糖尿病的洗浴疗法

洗浴疗法

洗浴疗法是指通过水或者药物对皮肤或患部的浸浴或淋浴，从而达到治疗疾病的目的。洗浴疗法种类比较多，可分为中药浴、水浴、温泉浴及其他一些保健浴法。

⊙ **洗浴疗法的作用机制**

洗浴疗法的作用原理是应用水的温度、压力、浮力和水中所含的化学物质或药物，以不同的方式作用于人体，从而发挥治疗和保健的作用。水的温度可以刺激皮肤和黏膜，引起血管、神经的反射性反应，使机体出现相应的生理变化，促进血液循环和新陈代谢；水的浮力和流体抵抗可以有效减少地心引力，使机体充分放松，消除疲劳；水运动所产生的机械作用可以按摩人体，产生保健及治疗作用。

⊙ **洗浴疗法的注意事项**

（1）不宜空腹入浴，因为空腹容易发生低血糖休克，出现虚脱晕倒。也不宜饭后马上进行洗浴，如是进行热水浴，那么血管受热水刺激而扩张，血液就会更多地分布到皮肤，胃肠道的血量供应就会减少，会降低胃酸分泌，从而影响食物的消化和吸收。最好是在饭后1小时左右入浴。

（2）洗浴时间不宜过长，以不超过半小时为宜。超过30分钟，皮肤会软化。因此，最好在皮肤起皱之前就出浴。洗浴过程中，如果出现心慌、头晕、恶心等现象，应立即出浴、休息。

（3）出浴后不要突然起立，以防止低血糖而昏倒。洗浴过后，如果出现出汗过多和口渴的感觉，应该及时饮用淡盐水，补充水分及电解质。

（4）水温要适度，不能过高，最好不要超过40℃。过高的水温会造成血液循环加快，还容易造成皮肤损伤。这一点糖尿病伴有神经病变的患者尤其要注意，不要被烫伤。最佳的水温是30℃~40℃。

（5）海水浴后应以温热淡水冲洗全身，然后用干毛巾擦干，及时穿上衣服，以防感冒。最好喝一些温开水补充水分。

（6）孕妇，高血压、冠心病、过敏体质、皮肤有病变、心功能不全及有出血倾向的患者，不宜进行全身沐浴。

（7）糖尿病患者如有以下症状，不宜进行洗浴疗法。血糖过高，胰岛素用量大，病情容易波动；有酮症或活动性肺结核；伴有严重的视网膜病变、肾病中重度高血压及糖尿病性心脏病。

（8）儿童、年老体弱者，不宜单独进行洗浴疗法，应有家人帮助或监视。

中药浴

中药浴是指在中医理论指导下，选配一定的中草药，经过加工制成中药浴液，进行全身沐浴或局部浸浴的外治方法。药物熏洗治疗糖尿病，尤其是对糖尿病并发周围神经病变、糖尿病并发下肢血管病变等症状的疗效十分明显。

药浴中的中药有效成分通过皮肤的渗透直达病灶，改善局部血液循环及神经传导，使上下肢麻木、疼痛、发凉等症状缓解。临床研究证明，中药浴具有调理气血、疏通经络、防病治病、强身保健的作用。另外，由于药物直接通过皮肤、黏膜进入体内，减少了药物对消化道的刺激，减轻肝脏、肾脏的负担，而且局部组织的药物有效浓度显著高于其他部位，因此中药浴是一种独特有效的给药途径。

根据治疗目的的不同，中药浴可分为全身沐浴、头面浴、目浴、手足浴、坐浴和局部浸浴等。糖尿病患者在采用中药浴的时候应根据具体病症、体质强弱等情况选取适当的中药浴方。以下介绍几种常见的中药浴方：

（1）减肥轻身沐浴方

药物及剂量：冬瓜500克，木瓜100克，茯苓300克。

用法：将以上三味药加水5000毫升煎30分钟，去渣取汁。待温度降低后进行局部洗浴或全身沐浴，每日1次，20天为一疗程。

主治：糖尿病伴有肥胖症、高脂血症、单纯性肥胖等症。

功效：健脾利湿、利水消脂。

（2）润肌散

药物及剂量：绿豆300克，滑石10克，白芷10克，白附子10克。

用法：将上述药物混合研成细末。然后每次取10~30克，加热水1000毫升，待温度适宜后洗浴局部。每日1次，10天为1个疗程。

主治：糖尿病并发皮肤瘙痒、皮肤溢脂，黄褐斑、雀斑、皮肤粗糙皲裂等。

功效：润肌荣肤、清热祛风。

（3）透骨草汤

药物及剂量：透骨草30克，豨莶草50克，络石藤50克，天花粉50克，威灵仙30克，羌活50克，生地黄50克，当归30克，红花25克。

用法：加水煎煮取汁，温洗患处。

主治：糖尿病周围神经病变。

功效：清热生津、散风祛湿、活血止痛。

（4）防风汤

药物及剂量：防风90克，益母草90克，苦参90克，白蒺藜150克，荆芥穗60克，蔓荆子60克，枳壳60克。

用法：将上药捣碎过筛备用。每次用90克，加水3000毫升，煎煮20分钟后，去渣。待药液温度适宜时浸洗患处或淋浴全身。

主治：本方适用于糖尿病引起的皮肤瘙痒、皮肤干燥等症状。

功效：清热止痒、凉血祛风。

（5）沐浴方

药物及剂量：谷精草36克，茵陈36克，石决明36克，桑枝36克，白菊花36克，木瓜45克，桑叶45克，青皮45克。

用法：把药物混合打为粗渣，用纱布袋将药渣装起来，加水3000毫升，煮沸10分钟，待温度适宜时沐浴。

主治：对糖尿病引起的皮肤瘙痒、细菌性皮肤病等病症，有明显的抑菌解毒作用。

功效：清热利湿，解毒止痒。

（6）紫草洗方

药物及剂量：紫草30克，白芷15克，赤芍15克，茜草15克，苏木15克，南红花15克，丝瓜络15克，木通15克，厚朴15克。

用法：将上述药物加水3000毫升，煮沸15~20分钟，待温度适宜洗浴全身或浸浴肢体。

主治：对气滞血瘀引起的皮肤斑块、色素沉着，神经病变引起的肢端麻木，末梢血液循环不好引起的四肢不温等症。

功效：行气活血，化瘀通络。

（7）瘙痒洗方

药物及剂量：防风30克，荆芥20克，地肤子40克，羌活25克，蛇床子60克，草乌10克，川乌10克，浮萍100克，生地30克。

用法：将上述药物装入纱袋，加水适量，煎煮20分钟，将药液倒入浴盆。待温度降至40℃~50℃时，沐浴15~20分钟。每日1~2次，一个星期为一疗程。

主治：全身性瘙痒和糖尿病引起的局部皮肤痛痒。

功效：养阴润燥，祛风止痒。

（8）浅静脉炎洗方

药物及剂量：红花15克，银花30克，苏木30克，蒲公英30克，当归30克，芒硝15克，桑枝30克，胡葱30克，乳香15克，没药15克。

用法：将上述药物研成细末，加水2500毫升，煎水去渣，待温度适宜将药液浸泡患处。每日1~2次，每次半个小时。

主治：糖尿病引起的静脉炎及周围血管病变。

功效：活血化瘀，消肿止痛。

（9）温经散寒方

药物及剂量：干姜30克，桂枝30克，附子30克，当归30克，花椒30克，赤芍30克，细辛30克，红花30克，毛皮树根120克，麻黄30克。

用法：将上述药物装入纱袋，加水3000毫升煎汤去渣，洗浴患处。每日2次，每剂药可以使用2~3天。

主治：糖尿病引起的小血管病变，肢端血液循环不好，脉络闭塞，局部缺血性脉管炎等。

功效：温经散寒，活血止痛。

（10）菊花祛风汤

药物及剂量：野菊花15克，栀子10克，独活6克，天麻6克，薄荷30克，桑叶30克。

用法：将上述药物加水1000毫升，煮水15分钟，去渣取药洗浴头面部。每日1次，每次20分钟。

主治：糖尿病合并高血压头痛、头目眩晕等。

功效：散风清热，舒风通络。

对糖尿病患者来说，中药浴最重要的一点是水温要控制好。由于糖尿病患者可能伴有肢端神经病变，会出现感觉障碍和感觉异常，因此避免烫伤是中药浴的前提。中药浴液温度以30℃~40℃比较适宜，必要时可以用温度计测量温度。

水浴疗法

⊙ 海水浴

海水浴是指在海水中进行洗浴和水中运动。海边空气清新，负氧离子丰富，再加上阳光、沙滩，能使人心情愉快，豁然开朗。海水浴能起到增强人体心肺功能，促进血液循环，提高四肢、关节和脊柱的灵活性，增加肌肉力量，改善四肢、关节和脊柱功能，延缓关节和脊柱的退变等功效。此外，海水中含有大量的氯化钠、氯化镁、溴化钾等无机盐和许许多多微量元素，对皮肤病的防治也有一定的作用。坚持海水浴，同时结合日光浴、沙浴疗法，对糖尿病的治疗也颇有好处。

有肾病、甲状腺功能亢进、活动性肺结核、冠心病、未控制的高血压等疾病不适宜进行海水浴；进行海水浴的最佳时间是上午9~11时或下午3~5时，持续30~60分钟；空腹或进食后不要立刻进行海水浴；入浴前，充分进行准备活动，以免在大海里发生抽搐等意外。

⊙ 家庭水浴

家庭水浴主要有淋浴式和浴盆式两种方式，不管哪种方式，对于糖尿病患者来讲，都能够起到保健和辅助治疗的作用。进行家庭淋浴时，可在淋浴管上装一个球形调节器来变换水量。大而散的水流有利于皮肤感染病（如疖子、蜂窝织炎）的治疗，和缓的水流有松解按摩的作用，细而急的水流则可以增加皮肤的弹性。

采用浴盆洗浴时，有条件的可以安装一个有水压机的浴盆，这样就可以使浴水出现向各个方向的转动力，对全身各个部位进行按摩，放松全身，促进血糖循环。当然，也可以加入一些草药或是香精油，可以起到更好的保健作用。

⊙ 新型水浴疗法

近年来，随着水疗健身成为一种时尚，我国从外国引进了许多种新型水浴疗法。如土尔其浴、气泡浴、瀑布按摩浴、涡流浴、冲击浴、芬兰桑拿浴。糖尿病患者可以根据自己的病情、体质选择适合于自己的新型浴疗法，一些年老体弱者应在医务人员或工作人员的指导与监护下进行。

温泉疗法

温泉疗法是利用温泉水的化学和物理作用，内服外用来达到治疗和防治疾病目的的一种自然疗法。化学作用主要表现在大部分化学物质会沉淀在人体皮肤上，改变皮肤酸碱度，从而具有吸收、沉淀及清除的作用。此外，温泉水中的阴阳离子、游离气体、微量元素及放射性物质，不断地刺激体表及体内的感受器官，改善中枢神经、内分泌及免疫系统的调节功能。物理作用可分为温度和机械作用。温度作用即温度对皮肤、心血管系统、呼吸、胃肠功能、免疫机制等有益刺激。机械作用即静水压、浮力及温泉水中液体微粒运动对皮肤的按摩作用。这些综合作用促使大脑皮层逐渐形成正常的协调活动，抑制并逐渐代替紊乱机体的病理过程，从而使慢性疾病得到缓解或痊愈。

医学临床证明，温泉疗法不仅可使肌肉、关节松弛，消除疲劳；还可扩张血管，促进血液循环，加速人体新陈代谢。此外，大多数温泉中都含有丰富的化学物质，对人体有一定的帮助。比如，温泉中的碳酸钙对改善体质、恢复体力有相当的作用。温泉所含丰富的钙、钾、氡等成分对治疗糖尿病有良好效果。放射能泉中氡的电离辐射作用能够调节和改善神经系统高级部位的功能，平衡中枢神经系统的兴奋和抑制过程，可以降低糖尿病患者的血糖和尿糖水平。

虽然温泉对身体健康有益处，可消除疲劳，但仍要注意它非治百病，也要小心其危险性。酒足饭饱后，不可立即入水。对于糖尿病患者来讲，要注意不宜长时间泡温泉，因为水温过高会让患者注射的胰岛素吸收加快，而且长时间身体过热使机体能量消耗增加，心脏负担加重，很容易出现意外。建议糖尿病患者洗澡时间不要超过20分钟，水温不要超过40℃，以免出现意外。

因温泉性质及治疗方式的不同，温泉疗法可分为浴疗法、饮疗法、含漱疗法和喷雾吸入疗法等多种疗法。选择温泉疗法时要因人而异，切不可把温泉疗法看成一般的洗澡和饮水而草率行事，事前应经医生做全面检查，然后针对不同的情况选择温泉和具体疗法。糖尿病人可以根据自己的体质选用，以舒适为度，研究表明，当患者感到最佳浴温时降糖效果比较好。适合糖尿病患者洗浴的温泉有重碳酸纳泉、碳酸泉、氯化钠泉、硫酸钠泉、氡泉等。一般一日或隔日1次、每次15~20分钟为宜，12~15次为1疗程。1个疗程结束后如需继续进行，应隔1~2个星期后再进行。有的患者在温泉疗法治疗之初感到精神抑郁，出现头痛、眩晕、心悸等一些症状，不要惊慌，这些都是暂时性的不良浴疗反应，不需要特殊处理，一般几天之后就会自行消失。如果的确比较严重，则应该停止温泉治疗，必要时应请医生进行相关诊断，再考虑是否继续进行。

其他保健浴法

⊙ 沙浴疗法

沙浴就是用日光或人工加热到40℃~50℃的海沙或河沙或泥沙埋敷患者病变部位进行治疗的一种方法。通过沙的温热、机械和化学综合作用，可以使患者局部皮肤温度升高，毛细血管扩张、充血，从而增强局部血液循环，提高机体新陈代谢，使皮肤和组织的营养得到改善。此法适用于糖尿病并发皮肤病及关节病变的患者。一般1日1次，也可隔日1次，每次时间在30~45分钟，10~15次为1疗程。需要注意的是，沙浴时应该注意沙子的温度与厚度，避免温度过高而产生不良反应。对于一些心脏功能不全、有出血倾向的患者，应该禁用沙浴疗法。每次沙浴过后，要用温水淋浴，并适当休息和饮水。

⊙泥浴疗法

泥浴疗法和沙浴疗法的作用机制差不多，只是介质不同。它是利用海泥、湖泥或煤泥等沉淀积久的泥类，敷于躯体或肢体患处。其操作方法是先在患者需要治疗的部位涂一层稀泥，再将温泥做成厚3~5厘米的泥饼，放于患处。泥浴过后，应用温水淋浴，做适当休息并饮水。泥浴疗法适用于轻型糖尿病患者。对于皮肤有破损、溃烂、伤口的部位，忌用泥浴疗法；有出血倾向、活动性结核、代偿功能失调的心肾疾病患者，应禁用泥浴疗法。

⊙家庭保健浴疗法

在我国民间，有很多关于家庭保健浴的方法。下面就介绍几种常见的而且比较容易操作的家庭保健浴疗法。

（1）橘皮浴

取50克左右的干橘皮，装入纱袋，泡于浴缸中，然后把躯体泡于橘皮水中。橘皮浴有温暖皮肤、使肌肤光滑的作用。

（2）米糠浴

取100克米糠，装入纱袋，洗浴时，用米糠纱袋搓擦身体。米糠具有去油脂、营养皮肤、使肌肤光滑的作用。

（3）强身浴

取接骨木花50克、迷迭香50克、鼠尾草50克，加3000毫升开水，用旺火煎半个小时后过滤，然后在浴液中加200克海盐，搅匀即可。此浴方有强身健体之功效。

（4）滋补浴

取新鲜麸皮1000克，核桃叶200克，放入5000毫升的开水中，用文火煎15分钟过滤后倒入浴池即可。此浴方可滋补营养皮肤。

（5）海带浴

取50~60克新鲜海带或泡发的海带，洗净去盐，装入纱袋，沐浴时，用海带袋搓洗身体，有利于肌肤健康。

（6）镇静浴

取椴花50克、钙50克、杏仁50克，加水2000毫升，用文火煎煮15~20分钟，过滤后加入浴水中。此浴方可消除疲劳，有提振精神之功效。

（7）椴花与橘花浴

取椴花300克，橘花300克，加水4000毫升，煎煮后倒入浴水中。此浴方有缓解肌肉紧张、放松全身之功效。

（8）薰衣草花浴

取薰衣草花200克，加水4000毫升，煎煮后加入浴水中洗浴。此浴方有抗菌消毒之功效。

糖尿病的减肥疗法

减肥疗法的意义

现在的社会，随着生活水平的提高，人们摄入的糖分、脂肪越来越多，由此也就导致许多人出现了肥胖症状。世界卫生组织已经把肥胖确定为一种疾病，因为肥胖会引起许多并发症。肥胖导致的并发症分为两大类：一类是跟代谢相关的并发症，像代谢性高血压、血脂异常、脂肪肝、糖尿病、痛风等；一类是超重带来的非代谢性疾病，如骨关节的损害、颈椎病、腰椎病、腰椎间盘突出、膝关节老化等。

肥胖导致的代谢综合征之一就是糖尿病，事实上，2型糖尿病以肥胖为主的占到80%以上。肥胖会造成人体血中胰岛素过度分泌，越为严重的肥胖者，其空腹时胰岛素浓度越高，而进食后胰岛素的分泌无法相对地提高，从而形成血糖升高的现象。实验发现，较胖者其细胞中胰岛素受体较少，或是在接受胰岛素时容易出现问题，所以肥胖与糖尿病有着直接的联系。

因此，对于肥胖型糖尿病患者以及存在患糖尿病危险的肥胖者来说，减肥势在必行。经过国内外大量临床研究证明，减肥可以有效降低肥胖引起的各种并发症的危险。研究发现，适度而持久的体重下降能降低血糖50%。再有肥胖者每减轻4.5千克，能有效降低糖尿病及其并发症患病风险33%，若体重减少重量大于7.5千克，则能有效降低糖尿病及其并发症患病风险51%。

此外，对于糖耐量（人体对葡萄糖的耐受能力）异常者来说，减肥能使糖耐量恢复正常，有助于糖尿病的预防。研究表明，若糖耐量异常患者体重减轻7千克，71%的糖耐量异常者能恢复正常，42%的肥胖2型糖尿病患者会转变为糖耐量正常者，15%的肥胖1型糖尿病患者转变为正常糖耐量者。

适应证

一般来讲，糖尿病减肥疗法主要适用于以下人群：

（1）体重指数超过25，男性腰围超过85厘米或女性腰围超过80厘米的糖耐量异常者、空腹血糖值偏高者或2型糖尿病患者；或者是体重指数超过25，男性腰围与臀围比大于0.90、女性腰围与臀围比大于0.85的糖耐量异常者，空腹血糖值偏高者或2型糖尿病患者。

（2）2型糖尿病患者直系亲属中的体重超标者。

（3）高度胰岛素抵抗伴黑棘皮病的肥胖患者。

（4）患有肥胖症、高血压、糖代谢异常、高血脂、雄激素增多、多毛、月经不调、闭经、不育等多囊卵巢综合征的患者。

（5）伴有睡眠呼吸暂停综合征、严重骨性关节炎的体重超标患者。

（6）患有高血压、高血脂、高尿酸血症、肥胖、糖代谢异常、高胰岛素血症或胰岛素抵抗等代谢综合征的患者。

减肥方法

一般来说，糖尿病患者实施减肥疗法可以从以下几个方面进行：

⊙ 健康教育

要想减肥疗法对糖尿病产生预期的效果，首先要做到的便是使患者知道肥胖的危害和减肥对治疗糖尿病的重要性，这样才能使其自觉减肥，养成良好的生活习惯。此时，健康教育就显得尤为重要。应在医师、患者及其家属相互配合下，通过媒体或是社会团体的宣传、书籍、资料使患者了解肥胖产生的原因，如何判断自己是否肥胖、怎么去防治等相关知识，做到心中有数，为下一个环节做好准备。

⊙ 科学饮食

减肥的办法有很多种，其中注意饮食是一种十分有效的方法。科学安排一日三餐，定时定量吃饭。有许多人为了减肥不吃早餐，其实这样更不利于减肥，因为整个上午所消耗的能量完全要靠前一天晚餐提供，这就远远不能满足营养需要，就会导致饥饿，中午势必就会吃

很多，而一次吃太多会增加胰岛素分泌，使糖的吸收增加，合成脂肪也会增长，十分不利于减肥。另外，注意晚上最好不要进食，因为晚上是胰岛素活性最强的时候，所以在睡前三小时以内不吃任何东西是最理想的减肥方法，特别注意不要喝酒、吃肉类食物。

控制主食和限制甜食。糖尿病患者应逐步将主食控制在250~300克，主粮如麦、米和一些杂粮可选用，但食量必须严格限制，养成吃七八分饱的习惯。对含淀粉过多和极甜的食物如红薯、马铃薯、藕粉、果酱、蜂蜜、糖果、蜜饯、麦乳精、果汁甜食，尽量少吃或不吃。对一些含脂肪过多的食物，如花生、核桃、芝麻以及各种动物油，奶油和油炸的食物也应加以节制。

⊙ 提倡茶饮

茶叶有清头目、除烦渴、助消化、利尿解毒等多种功效，对减肥也具有一定效果。糖尿病肥胖患者可选用普洱茶、乌龙茶、黑茶等茶叶。

普洱茶是一种天然的减肥饮品，据研究资料表明，由于普洱茶制作时经过独特的发酵过程，所含酵素中的麴菌含有微量脂肪分解酶，这对脂肪分解具有显著功效。因此普洱茶可抑制体重，减少血液中的胆固醇及三酰甘油。

乌龙茶富含铁、钙等矿物质，能有效促进消化酶和分解脂肪，可防止因摄取脂肪过多而引起的肥胖症。黑茶在发酵过程中产生的一种普诺尔成分，有防止脂肪堆积的作用，对抑制腹部脂肪的增加有明显效果。

⊙ 行为干预

肥胖的产生除了不健康的饮食习惯，还与不好的生活习惯和行为有关。如夜里睡得很晚甚至熬夜，早上起得很晚，不经常参加体育锻炼等。这些都是引起肥胖的主要因素，因此对于这些行为必须进行干预和纠正，才能达到减肥的目标。医生、家属应配合起来对糖尿病患者进行相关教育，引导其参加体育活动，对其进行监督。

慎用减肥药品

减肥已经成为一个流行的话题，电视上有铺天盖地的减肥广告，大街小巷有林林总总的减肥机构，药店有琳琅满目的减肥药品。减肥

药品已经成为一个越来越受欢迎的产业。

越来越多的人认识到肥胖与糖尿病等疾病直接相关，为了身体健康很多人参与到减肥队伍中来。然而，使用减肥药品要慎重，因为很多减肥药品都有不良反应，减肥的效果越好，不良反应越大。

减肥药物主要分为三大类，有食欲抑制剂、脂肪吸收阻滞剂、脂肪合成阻滞剂。

食欲抑制剂的作用机制是通过中枢抑制作用，增加食欲抑制性神经递质的分泌，通过兴奋肾上腺素能神经或5-羟色胺能神经达到降低食欲、减少食物摄入量。长期使用此类药物会导致食欲减退，营养不良。这种减肥药的不良反应有失眠、口干、便秘、欣快感、心慌和高血压，还可以引起心脏瓣膜肥厚、心律失常、心绞痛等。此外，长期使用还会产生依赖性。

减肥药物中常含有禁药，比如抑制食欲的苯丙胺、芬氟拉明已经禁止使用。目前，允许应用的是西布曲明（Sibutramine），它是双重抑制剂，通过抑制食欲和促进脂肪燃烧，增加产热两条途径减肥。这种制剂需要配合饮食疗法、运动疗法而使用。这种制剂仍然有升高血压、加速心率等不良反应，高血压、心率失常、心功能不全者应该避免使用。

脂肪吸收阻滞剂的作用机理是阻断肠道内脂肪的吸收，主要是对三酰甘油和游离脂肪酸的吸收。脂肪合成阻滞剂能够阻止体内新的脂肪合成。这两种制剂能够减少肠道吸收的食物总能量，加速内源性脂肪的消耗，有降低三酰甘油、胆固醇和低密度脂蛋白的作用，但是影响脂溶性维生素的吸收。长期使用，同样会造成营养不良。

现临床应用的这类药物有奥利司他（Orlistat，商品名赛尼可）。奥利司他发挥作用局限在肠道，吸收量很少，对全身影响小，对碳水化合物和蛋白质的吸收无影响。不良反应有便频便急、脂肪泻、脂肪痢、大便失禁等。这种药物需要与食物同时服用才能发挥作用。

减肥是一个漫长的过程，要有恒心有毅力，才能最终实现减肥的目标。如果急于求成，反而会欲速不达。市面上有很多速成的减肥药，有的广告宣称半月减八斤，有的广告宣称一个月减20斤，吹嘘得天花乱坠。也许有

些减肥产品确实能快速减轻体重，但是停药之后，很快就会反弹。对于那些标榜能使人快速减肥并不会反弹的广告，你要打个问号。因为那些速成减肥药品之所以能在很短的时间内达到减轻体重的目的，是因为它们利用脱水的办法，使体内的水分快速流失。体内的水分减少之后，体重自然就会下降，但是原来停留在体内的垃圾依旧存在。因此，停止用药之后，体内的垃圾处于失水的状态，补充水分之后，垃圾很快就会吸收水分，很快饱胀起来。这时体重就会直线上升，体积也会膨胀起来。这就是很多人减肥之后很快就会反弹的原因。此外，过快地减轻体重会对身体健康造成多种损害。

糖尿病的拔罐疗法

拔罐治疗糖尿病的机制

拔罐疗法是我国传统中医治疗疾病的一种方法，又名火罐气、吸筒疗法。它以杯罐做工具，利用热力排出罐内空气，形成负压，使罐紧吸在施治部位，造成体表瘀血现象，从而产生治疗作用。因为皮肤有直接呼吸和排泄作用，拔罐疗法通过吸拔病变部位或特定经络、穴位，将充斥于体表的病灶、经络、穴位乃至深层组织器官内的风寒、痰湿、瘀血、热毒、脓血等经过皮毛吸引出来，使邪出正复，经络气血得以疏畅，能起到行气活血、温经通络、消肿止痛、祛湿逐寒、泄热除毒等功效，因此，很多疾病都可以采用拔罐疗法进行治疗。拔罐疗法对糖尿病也有显著的疗效，其治疗作用主要体现在以下几个方面：

拔罐疗法的机械刺激作用。拔罐疗法通过排气造成罐内负压，罐缘得以紧紧附着于皮肤表面，牵拉了神经、肌肉、血管以及皮下的腺体，可引起一系列神经内分泌反应，调节血管舒、缩功能和血管的通透性从而改善局部血液循环。而糖尿病及其并发症主要是因为高血糖对血管和神经的损伤，导致血循环不畅，引起组织器官缺血性坏死。拔罐疗法的机械刺激作用通过改善糖尿病患者的血液循环，可以有效控制糖尿病及其并发症的发生与发展。

拔罐疗法的负压作用。拔罐中负压的强大吸拔力可使汗毛孔充分张开，汗腺和皮脂腺的功能受到刺激而加强，皮肤表层衰老细胞脱

落，加速体内的毒素、废物的排出。拔罐的负压作用亦可使局部毛细血管通透性变化和毛细血管破裂，少量血液进入组织间隙，从而产生瘀血，而红细胞受到破坏，血红蛋白释出，导致出现溶血现象。红细胞中血红蛋白的释放对机体是一种良性刺激，它可以通过神经系统对组织器官的功能进行双向调节，同时促进白细胞的吞噬作用，提高皮肤对外界变化的敏感性及耐受力，从而增强糖尿病患者的免疫力。

拔罐疗法的温热作用。拔罐局部的温热作用不仅使血管扩张、血流量增加，而且可增强血管壁的通透性和细胞的吞噬能力。拔罐处血管紧张度及黏膜渗透性的改变，淋巴循环加速，吞噬作用加强，对感染性病灶，无疑形成了一个抗生物性病因的良好环境，对糖尿病的治疗能起到一定的帮助作用。

拔罐器具的种类

拔罐疗法使用的罐根据制罐的质料可分成5种，即陶罐、竹罐、金属罐、玻璃罐和抽气罐。具体选用什么样的器具合适，要根据实际情况或器具的特点而定。一般选用原则有以下三点：选择罐口较宽的火罐，这样便于操作，但应注意罐口的直径不应大于罐体，以免造成吸附力过小；选择边缘平滑圆润的物体，避免划伤皮肤；便于观察，便于操作。

在传统的中医疗法中，拔罐一般选用陶罐或竹罐。随着科技的发展，现在越来越多的中医改用玻璃罐和抽气罐作为拔罐的器具。

⊙ 陶瓷火罐

使用陶土，做成口圆肚大，再涂上黑釉或黄釉，再经窑烧制而成。陶瓷火罐的口径大小不同，有大、中、小和特小之分。陶瓷火罐具有里外光滑、吸拔力大、经济实用等特点，但较重，碰撞容易碎，不便于携带。

⊙ 竹筒火罐

用成熟毛竹制作而成，一头开口，一头留节做底，罐口直径大小不一，无统一规格，可根据不同的治疗部位选择不同的规格，一般长短8~10厘米。口径大的，用于面积较大的腰背及臀部。口径小的，用于四肢关节部位。日久不常用的竹筒火罐，过于干燥，容易透进空气，临用前，可用温水浸泡几分钟，使竹罐质地紧密不漏空气然后再用。竹筒火罐具有取材

较容易、经济易制、轻巧而不易摔碎等优点，缺点是容易燥裂、漏气、吸附力不大等。

⊙ 玻璃火罐

玻璃火罐，是用耐热硬质玻璃烧制的。形似笆斗，肚大口小，罐口边缘略突向外，分大、中、小三种号型。玻璃火罐清晰透明，使用时可以观察所拔部位皮肤充血、瘀血的程度，便于随时掌握情况，随时调整，罐口光滑吸拔力好。因此，玻璃火罐已被人们广泛地使用起来了。

⊙ 抽气罐

抽气罐是今后火罐发展应用方向，根据其制作方法可分为注射器抽气罐、空气唧筒抽气罐、橡皮排气球抽气罐和电动抽气罐等几种。注射器抽气罐是用青、链霉素药瓶或类似的小药瓶制作而成，将瓶底切去磨平，保证切口光洁，瓶口的橡皮塞完整保留，这样便于抽气时应用。抽气罐的优点是可以避免烫伤，操作方法容易掌握，负压的大小可以调整等，有的如电动抽气罐还可连接测压仪器，能随时观察负压情况。

⊙ 金属火罐

一般用铜和铁皮制成。优点是耐用牢固，不会破碎，缺点是价格较贵，传热太快，易烫伤皮肤。目前已基本不用。

糖尿病人的拔罐方法

拔罐疗法对降低空腹血糖有明显效果，下面就介绍几种常见的糖尿病人的拔罐方法。对一些危重症患者、年老体弱者、妊娠妇女、有出血倾向者忌用拔罐疗法；空腹、过饥、过饱、过度紧张时不宜施行。拔罐期间应注意询问患者感觉，观察患者的局部和全身反应，防止皮肤烫伤或破溃。同时应该注意治疗期间要按规定进食，多吃蔬菜、豆制品。

⊙ 拔罐、走罐法

取穴：肺俞、脾俞、三焦俞、肾俞、足三里、三阴交、太溪穴。

治疗方法：采用单纯拔罐法吸拔穴位，留罐3~15分钟。或采用背部俞穴走罐，先在肺俞段涂抹润滑剂，然后拔罐，推拉至皮肤潮红或皮肤出现瘀点为止。此法每日1次，待病情改善后隔日一次。

润滑剂做法：取生黄芪10克，山药10克，

天花粉15克，泽泻10克，生地黄10克，玉竹10克，麦冬10克，加酒精500毫升浸泡15日去渣，制成药酒。

⊙ 梅花针拔罐法

取穴：肺俞、脾俞、膈俞、足三里。

配穴：上消配肺俞、大椎；中消配胃俞、曲池；下消配肾俞、关元、复溜。

治疗方法：采用梅花针叩刺后拔罐法，针灸后拔罐法或单纯拔罐法。留罐10~15分钟，隔日1次，10次为1疗程。

⊙ 梅花针叩刺后拔罐法

取穴：阳池（双侧）、华佗夹脊。

治疗方法：采用梅花针叩刺后拔罐法。先以梅花针叩刺阳池，随即拔罐15~20分钟，再在华佗夹脊从上而下轻叩3~5次，以不见血为度。然后在拔罐处和罐口涂抹液体石蜡，走罐至皮肤潮红为止。此法每日或隔日1次，10次为1疗程。

其他：可外用糖克消3克，加二甲双胍0.25~0.4克研匀，填入脐孔内，盖以消毒棉球，用胶布固定，5~7日更换1次，6次为一疗程。

糖克消做法：取生石膏50克，生地黄6克，黄芪6克，怀山药3克，葛根3克，苍术3克，玄参70克，炙甘草10克，天花粉2克，黄连5克，粳米适量，研成细末。

⊙ 针灸后拔罐法

取穴：（1）肺俞、肝俞、脾俞、肾俞。（2）廉泉、中脘、关元、太渊、神门、三阴交、然谷。

治疗方法：第1组穴位采用梅花针轻叩刺3~5遍，以不见血为度；第2组穴位用针做中等刺激，然后拔罐，留罐10~15分钟（其中太渊、然谷穴只针灸，不拔罐）。肺俞、脾俞、关元、命门用艾条温灸之。隔日1次，10次为1疗程。

⊙ 水罐或单纯拔罐法

取穴：天枢、阳池、肾俞、三焦俞。

配穴：上消肺俞、太渊、金津、玉液（后2穴均点刺出血）；中消配脾俞、胃俞、曲池；下消配关元、大肠俞、太溪。

治疗方法：采用单纯拔罐法或水罐法，留罐15~20分钟，每日或隔日1次，10次为1疗程。

⊙ 药罐或单纯拔罐法

取穴：肾俞、肺俞、胃俞、大肠俞、阳池。

治疗方法：采用单纯拔罐法，每次选用一侧穴，留罐15~20分钟，或采用药罐法，每日1次，10次为1个疗程。

糖尿病的手疗

什么是手疗

早在两千多年前，我们的祖先就发现了手部经络、穴位与人体疾病的很多关系。在手诊诞生并不断进步的同时，手疗也随之诞生和发展。

《素问·异法方宜论篇第二十》记载"中央者，其地平以湿，天地所生万物也众，其民杂食而不劳，故其病多痿蹶寒热；其治宜导引按摩。故引导、按摩者，亦从中央出也。"还有《太素·卷二十七·邪论篇》的记载"寒气客于肠胃之间、募原之下，血不得散，小络急引故痛，按之者血气散，故按之痛止。寒气客于背俞之脉则脉泣，泣者血虚，虚引痛，其俞注于心，故相引而痛，按之则热气至，热气至则痛止矣。"此外，《灵枢·经别篇》上还有"审切循扪按，视其寒湿盛衰而调之，是谓达适而为之真也"等等文字记载，都对按摩做了阐述和讨论。尤其是《灵枢·经别篇》更是揭示了按摩治疗的广泛性和技巧性。

手部疗法是以脏腑学说理论为基础，以经络学说理论为依据的一种综合治疗方法。具体地说，就是依据手部特定部位——手部的经穴、经外奇穴、手针穴以及手部全息反射区、第二掌骨侧穴位群，通过适当的刺激，达到防治疾病、健身强体的目的。

手疗是一种独特的传统医学疗法，还是外治疗法中的一种自然疗法。

手部对外界的刺激最为敏感。在人体出现病态时，疾病的信息通过全身经络从手上反映出来。这时，对手部穴位、反射区进行适当的刺激和诱发，就能获得治疗信息能量，从而让这些能量再经过经络的传递，调动和激发机体的免疫、防御、抗病修复潜能，起到治疗疾病、养生保健、延年益寿的作用。一定的按摩、针灸、药疗等手段刺激双手特定部位，都能调节人体各脏腑、组织、器官的生理功能。

手疗的最大特点是：有病治病，无病强身；以外治内，以点治面；实用广泛，各科皆宜；经济实惠，操作简便；疗效可靠，无不良反应。

手疗的作用原理

一切疾病的发生都是通过内因、外因等致病因子作用于腑脏，导致腑脏功能失调、体内阴阳失去平衡的结果。手疗的意义在于运用按摩、针灸等手段通过刺激双手产生一定的正面信息，从而作用于体内，改变腑脏功能。这些信息通过经络系统和神经系统的传递实现了其恢复人体阴阳平衡状态的目的。

血液是人体赖以生存的必要前提，血液循环必须畅通，周而复始，循环往复，以供养全身各组织器官活动的需要。血液的正常循环有赖于心脏正常的生理功能。

人们常说十指连心，说明双手与心脏存在着特殊的联系。在手部，有两条经脉直接与心脏相关，这就是手少阴心经和手厥阴心包经。同时，手部还分布着大量的毛细血管网、淋巴网和密集的微循环等。如果对双手穴位或者全息穴等实施按摩、针灸和药疗等治疗方法，给予适当刺激，不但可以引起部分细胞蛋白分解，产生组胺或类组胺等物质，还能够通过手部按摩产生热能等综合作用，使气血系统的内能增加，促使毛细血管扩张、血流加快、血流量加大、淋巴管扩张、神经末梢产生兴奋，从而促进血液循环，改变系统功能。

人体气血运行离不开经络。经络内连五脏六腑，外络四肢百骸、五官九窍，沟通表里内外，贯穿左右上下，是网络全身的纽带。如果没有经络，人体各部位不会如此紧密地联系起来成为一个不可分割的有机整体，人体各器官组织的多种生理功能活动都无法进行，更不用说人体功能的协调和相互平衡。

由于双手是经脉相互交接的重要部位信息之一，因此人体各脏腑组织器官生理功能、病理变化的信息都可以通过经络汇集到双手，使双手成为反映全身健康信息的最敏感点。

同样，刺激双手的穴位或皮部，通过经络的传导或神经反射作用即能够调整相关的脏腑、组织和器官的系统功能，调节相关脏腑的生物信息，改变相关器官的病理变化。最后使浑身经络保持平衡状态，从而实现治病和保健的目的。

一般的手部关节错位、肌腱滑落等因有关组织解剖位置异常而导致的病症，均可以采用按摩方法直接作用加以治疗。在面对具体的病症时，应该根据实际情况采取相应的治疗手法，这样才能做到对症治疗。

中医学认为：其治疗作用一般通过补、泻、温、轻、小、散、汗、喝、敛、缓、通、理等几种途径来实现。站在现代医学的角度，其基本原理可分为力、能、信息三方面。

总体来说，手疗的作用原理异常复杂，并非这里的三言两语就能完全探讨清楚。具体的手部治疗方法不同，其作用原理也不尽相同。我们现在可以确定的是手疗的效果异常好，这点已经不容置疑。

手部按摩法

⊙ **方法1**

取穴：曲泽、间使、内关、合谷、曲池、中泉及全息穴的脾胃穴、心肺穴、肾穴等。

操作：治疗部位常规消毒后，按操作常规，按推或点揉脾胃穴、肾穴各100~300次，其余各穴备用，如有时间可每穴按揉30~50次。每日按摩1次，持续3个月为1个疗程。

⊙ **方法2**

取穴：脾胃大肠区、内分泌腺治疗点、胸腹区。

操作：治疗部位常规消毒后，按操作常规，推按胃脾大肠区（位于大鱼际）、内分泌腺治疗点（位于大鱼际）、胸腹区。每星期2次，每次30分钟。

⊙ **方法3**

取穴：咽区、口区、食管区、胃区、肾区、手掌正中线、太渊、大陵、内分泌区、肠胃点、足跟点、阳池。

操作：治疗部位常规消毒后，按操作常规，双手摩擦发热后，用力按擦并掐按揉手掌正中线，反复进行。持续点按太渊、大陵、内分泌区、肠胃点、足跟点、阳池、咽区、口区、食管区、胃区、肾区，依次进行。每日按摩1次，每次15~30分钟，30次为1个疗程。

治疗糖尿病，应该以药物治疗为主，以手部按摩为辅，合理饮食，配合治疗，才能获得较好的疗效。

手部针灸法

⊙ **方法1**

取穴：太渊、大陵、阳池、腕骨、后溪、前骨。

操作：治疗部位常规消毒后，用毫针对准所选穴位刺入，用中刺激，平补平泻，得气后留针30分钟。每日或隔日1次，1个月为1个疗程。适用于消渴。

⊙ **方法2**

取穴：曲池、曲泽、阳池、内关、合谷、中泉、小指尖。

操作：治疗部位常规消毒后，用毫针对准所选穴位刺入，用中刺激，平补平泻，得气后留针15~30分钟。每日或隔日1次，30日为1个疗程。适用于糖尿病（消渴）。

⊙ **针灸法注意事项**

（1）患者的手要自然微屈，然后进行常规消毒，用1寸毫针，利用一定的手法刺激。

（2）针手背穴位向手掌面直刺，刺入到靠近骨膜处，但不刺入骨膜。针手掌穴位，从手掌向手背直刺，进针深度一般为0.3~0.5寸。

（3）术前取穴尽量准确，可遵《内经·灵枢》之旨，左病取右，右病取左，两侧病痛的同时取两手。取穴要少而精，一般每次只取1~2穴。手法可重些。

糖尿病的泡足疗法

什么是泡足疗法

泡足疗法属于中医外治法，是足疗诸法的一种。在我国中医文化中，对于泡足疗法有着许多相关记载。如民间流传的"春天洗脚，升阳固脱；夏天洗脚，暑湿可祛；秋天洗脚，肺润肠濡；冬天洗脚，丹田温灼。"清朝《理论骈文》亦有"临卧濯足，三阴皆起于足，指寒又从足心入，濯之所以温阴，而却寒也"的记载。可见，泡足疗法在我国的历史上源远流长。

泡足疗法是指通过热水泡足，以水的温热作用、机械作用及药物蒸汽和药液熏洗的治疗作用来刺激足部各穴位，促进足部和全身血液循环，舒筋通络，和气活血，从而达到防病及自我保健功效的一种方法。泡足疗法一般的做法是：将脚放入温度适宜的热水当中，或者是加入了适当药物的热水中，热水要淹过脚踝部位，并且脚在热水中时常蹉动，时间持续30~40分钟。

那么，泡足疗法对于治疗糖尿病有什么样的作用呢？我们先来了解一下糖尿病对足部会产生哪些损害。一般来讲，糖尿病对于人的足部损害主要有两种：一是损害足部神经系统。高血糖会使患者的神经系统对足部的感觉变迟钝，严重的会使人感觉不到足部的疼痛；二是影响足部血管弹性，使足部血管硬度增加。糖尿病患者高的血糖可能会导致足部血管变狭窄，使血液的流量减少，不能获取足够的氧料和其他营养物质，致使患者运动无力和皮肤容易受损伤。

现在我们来看看泡足疗法对糖尿病的治疗作用。泡足疗法通过水的温热和机械作用，刺激足部各穴位与神经，促进气血运行、畅通经络；另外水的温热作用可扩张足部血管，增高皮肤温度，从而促进足部和全身血液循环。而血液循环量的增加，又可调节内分泌系统的功能，促使各内分泌腺体分泌各种激素，促进新陈代谢。如果热水中加入适当的药物，将会取得更佳的效果，因为药液离子在水的温热作用和机械作用下可以通过黏膜吸收和皮肤渗透进入到人体血液循环，进而输送到人体的全身脏腑，可以更快更直接地取得良好的功效。

实践证明，泡足疗法可以有效促进血液循环、缓解疲劳、改善睡眠质量、降低血压、活血通络，对糖尿病具有良好的防治作用。

当然，泡足疗法能够产生预期良好的效果有一个前提：必须持之以恒，坚持不辍。苏东坡就曾经写道："热浴足法，其效初不甚觉，但积累百余日，功用不可量，比之服药，其效百倍"。可见只有坚持，才能达到"主人劝我洗足眠，倒床不复闻钟鼓"的效果。

在进行泡足疗法的时候，应该注意一些事项：

（1）水温不宜过高，最佳温度在40℃~45℃，最好能让水温按足部适应逐步变热。糖尿病患者对水温的高低要特别留意，有的糖尿病患者容易并发周围神经病变，使末梢神经不能正常感知外界温度，对水温感应迟钝，很容易造成烫伤等不必要的伤害。

（2）泡足时间一般以30~40分钟为宜。时间太短，达不到效果，时间太长，会因人体血液循环加快，心率加快而导致心脏负担加重。

（3）泡足时水要淹过踝部，并且脚要时常蹉动。

（4）饭前、饭后30分钟内不宜进行足浴。因为泡足时，足部血管扩张、血容量增加，会造成胃肠及内脏血液减少，影响胃肠的消化功能。

泡足降糖方

（1）温经浴液方

药物及剂量：生附片50克，川桂枝50克，忍冬藤100克，生黄芪100克，紫丹参100克，乳香25克，没药25克。

用法：加水5000毫升，用文火煮沸后再煎20分钟，去渣取液。待药液温度降至50℃左右浸泡双足，药液可浸至膝部，每次时间持续30分钟，每晚1次。每剂药可用5天。

主治：糖尿病趾端坏死。

功效：温经散寒，活血化淤，消肿止痛，益气生肌。

（2）阴阳双补方

药物及剂量：炮附片、牡丹皮各10克，熟地黄、山茱萸、山药、茯苓、泽泻、葛根各15克，肉桂5克，淫羊藿30克。

用法：水煎取汁，温度适宜后浸泡双足，每日1次，每次1小时，10天为一个疗程。

主治：阴阳两虚型糖尿病。

功效：滋阴壮阳。

（3）解郁活血方

药物及剂量：柴胡15克，赤芍15克，桃仁15克，当归15克，丹参15克，红花15克，地龙15克，甘草15克，生地黄15克，黄芪50克。

用法：水煎取汁，温度适宜后浸泡双足，每日1次，每次1小时，10天为一个疗程。

主治：气滞血瘀型糖尿病。

功效：活血化淤，疏肝理气。

（4）益气养阴方

药物及剂量：玄参15克，麦冬15克，党参15克，五味子15克，熟地黄15克，牡蛎15克，生地黄15克，山药15克，苍术15克，黄芪50克。

用法：水煎取汁，温度适宜后浸泡双足，每日1次，每次1小时，10天为一个疗程。

主治：气阴两虚型糖尿病。

功效：益气滋阴。

补充与改进：出现以下一些状况时需改变药方。尿糖不降时加天花粉30克，乌梅15克；血糖不降时加知母15克，生石膏45克；失眠时加制首乌30克，女贞子15克，白蒺藜15克；尿酮体时加黄芪15克，黄连6克；皮肤痛痒时加黄柏10克，知母10克，苦参15克。

（5）养阴润燥方

药物及剂量：知母25克，玄参15克，天花粉30克，天冬15克，赤芍15克，麦冬15克，白芍15克，生地黄15克，黄连6克，黄芪10克，栀子10克，金银花20克。

用法：水煎取汁，温度适宜后浸泡双足，每日1次，每次1小时，10天为一个疗程。

主治：阴虚燥热型糖尿病。

功效：滋阴润燥。

第六部分

糖尿病的保健与护理

第一章
糖尿病患者的保健原则

学习糖尿病知识

世界卫生组织的一位官员说过："高质量的糖尿病及其并发症的治疗，取决于对患者的糖尿病教育。"

目前，有许多糖尿病患者缺乏对糖尿病知识的了解，有些患者不去接受正规治疗，而是盲目轻信虚假广告，到头来不但没能根治，反而还赔钱葬命；有些患者不按照医嘱吃药，只凭个人感觉和喜好擅自增减药物剂量和品种；有些患者只顾埋头吃药，不懂得需要定期监测、定期复查，结果长期治不达标，还吃坏了肝肾；有些患者把胰岛素视为"毒品"，担心使用后会形成依赖，不按时服用，结果血糖长期居高不下，最后导致各种慢性并发症发生；还有些患者一味地控制饮食，而不懂得科学地配餐，导致频繁出现低血糖。所有以上这些，无一不是患者缺乏糖尿病知识的后果。

糖尿病是一种终身性疾病，目前尚不能根治。"终身"是指从疾病确诊之日起，以后每天要坚持合理饮食及运动，控制好体重，多数患者还需长期使用药物，此外，还要定期查血糖及尿糖。要做到这些，必须掌握有关糖尿病的防治知识。

再有，糖尿病知识更新得很快，无论是诊断标准、达标要求、治疗理念及治疗手段较以往都有很大的变化。例如，1997年以后，诊断糖尿病的空腹血糖标准由过去的7.8毫摩尔/升，改为7.0毫摩尔/升；再如，以前在饮食治疗方面应用较多的是"食品交换份"概念，近年来，随着"食物血糖生成指数"概念的引入，目前主张，应将两者有机结合起来指导患者的饮食治疗；还有，目前防止糖尿病的各种新式武器纷纷问世，如胰岛素泵、新型胰岛素类似物、

动态血糖监测系统等，使诊断手段更加丰富、治疗更加安全有效；再比如，以往按部就班、循序渐进式的阶梯治疗模式已逐渐被早期积极的理性治疗所代替。对于这些新知识、新理念，糖尿病患者应该多多了解，并加强学习。

综上所述，糖尿病的知识掌握得越多，患者驾驭疾病的能力就越强，就会少走弯路，避免上当受骗，从而更加积极主动地配合医生的治疗，使血糖得到更好的控制，避免或推迟各种并发症的发生。所以，患者应积极参加由当地正规医院或糖尿病协会组织的糖尿病教育活动，增进对本病的了解，也可通过科普书籍和上网来获取糖尿病的防治知识。但要记住一点，知识一定要来源于科学、权威的渠道。如从一些以赢利为目的，极不负责任的所谓"糖尿病防治"宣传中获得的知识，结果将适得其反。

看病找正规的专科医生

糖尿病一旦确诊，就成为了无法根治的终身疾病。很多糖尿病患者不能正视这一现实，总幻想有一种"偏方""秘方"或"新疗法"，既无毒不良反应，又能药到病除，而且不需要饮食控制，于是开始听信"江湖医生"的祖传秘方。比如，有些不法药商、游医，利用患者对中医、中药的信任和希望治愈的急切心理，自制所谓的"纯中药制剂"，打着"无毒副作用""可根治糖尿病"等幌子，取信于患者。为了牟取暴利，骗得患者的信任，就在中药里添加价格便宜、降糖作用较强，但不良反应较大的某些西药，由于配置不均，剂量不准，很有可能发生危及生命的严重低血糖。合并肾功能不全者，如果服用了添加了降糖灵的"纯中药制剂"，还有可能导致乳酸性酸中

毒，死亡率极高；再比如，随着科技的发展，诸如"纳米技术""生物技术""核酸""基因工程"等已逐渐成为普通百姓的热门话题，一些不法商家断章取义地套用这些时髦的高科技名词为其产品进行不实的宣传，借以增加所宣传疗法的科技含量和诱惑力。如有报道说国外研究发现糖尿病的病因可能与基因有关，就有广告宣称发明的中药可以"修复致病基因，彻底根治糖尿病"。事实上，截至目前，医学界对导致糖尿病的相关基因还没搞清楚，更谈不到什么"基因修复"了。

所有以上种种，往往使许多不明真相的糖尿病患者上当受骗，以致糖尿病不但没有好转，还造成了病情恶化，甚至诱发了其他疾病。所以，糖尿病患者看病不要听信于"江湖医生"的"祖传秘方"，一定要到正规医院的糖尿病科或内分泌找专科医生就诊。

糖尿病的科研与临床进展很快，非专科医生在这方面的知识更新往往有所欠缺，过去有些观念拿到现在已经过时甚至是错误的。而糖尿病专科医生了解和掌握本专业的最新资讯，具有丰富的专业知识和临床经验，能给患者先进、科学、规范的治疗。通过系统、全面的检查，专科医生会告诉你，究竟有没有糖尿病，是1型、2型还是其他类型，目前病情发展到什么程度，是早期、中期还是晚期，是否已经出现糖尿病并发症，应如何控制饮食，是否需要药物治疗，如何用药等，专科医生会根据你的病情，制定出最佳治疗方案。

每天展望美好的未来

美好的未来是需要憧憬的，是每天都需要展望的。如果我们每天都能带着美好的愿望去工作，去生活，往往会达到事半功倍的效果。不仅可以提高工作的效率，改善生活的质量，更有助于我们治疗糖尿病。

过去近十年的研究显示，运动员借由幻想可以提升实际的表现。这是因为通过想象，可以使思想和感觉相结合，最后再与行动相结合，这样就可以达到预期的效果。曾经有人做过这样一个测试，让受试者幻想自己可以举起重物，而实际上并没有让他真的举起重物，只是这样，就可以让其手臂的力气增加30%。由此可见幻想对人所产生的巨大力量。

另有研究表明，幻想可以启动身体的免疫系统、降低血压及焦虑感。我们知道，在中医理论中有"身心为一"之说，即人的精神和肉体是一体的，两者是可以彼此影响的。如果人的精神状态不好，可直接影响身体的健康。相反，如果人的精神面貌良好，也可以增强人体的抵抗力，为身体的健康保驾护航。有一家著名的健康保险公司惊奇地发现，有幻想习惯的投保人医药费明显下降。这就充分说明了幻想对于健康的重要性。

临床实践表明，一些病人在接受了医生的忠告后，每天都展开美好的想象，幻想自己可以早日康复和以后的美好生活，大多出现了病情好转的现象。尤其是对于患有情绪方面疾病的患者，效果尤为明显，有的甚至恢复了健康。由此可见，幻想可以帮助人们解除由于精神紧张所引起的疾病。相反，有些病人缺乏对未来的美好展望，或者说是他们并不愿意去想，这样的病人通常康复得都比较缓慢。医学界也充分认识到了这一点，于是很多心理学家都把幻想列入了治疗方案。

糖尿病患者可以每天抽出几分钟的时间展望一下美好的未来，在幻想前首先要确定一个主题——"健康长寿、生活幸福"，然后，找一个比较安静的地方，让身体处于放松、舒适的状态，闭上眼睛，运用至少两种感官（人的感官包括视觉、听觉、触觉、嗅觉和味觉），开始幻想你老年时的样子，你的头发依旧浓密，牙齿依然坚固，在你的脸上随时可见到幸福的笑容；虽然年愈花甲，可是风采依旧，你仍然是朋友中的焦点，仍然才气纵横，光芒四射；夕阳西下，你牵着老伴的手，漫步在金色的沙滩上，踏着徐徐的海风，一边欣赏身边的美景，一边回忆美好的初恋时光；逢年过节，一家人欢聚一堂，儿孙绕膝，欢声笑语，其乐融融；茶余饭后，与三五好友在一起品茶下棋，畅谈人生得失，好一派惬意的景象。你还可以进行更多更详细的细节幻想，如当时的心情、表情以及语言等。

经过这一番的幻想，你一定会对未来充满信心，立即觉得神清气爽。之后，你就会开始为自己的美好未来而努力了，于是你戒掉了烟酒，告别了赘肉，定期做运动训练，餐桌上多了一些蔬菜水果，少了一些油腻辛辣，每天早睡早起，养成了良好的生活习惯。试问这样的人可能不健康吗？只要付出就有回报，长此下去，你的身体会越来越好，体质也得到明显的改善，身体的免疫力和抵抗力明显增强。

纠正不良的生活方式

糖尿病的病因复杂，除了遗传基因以外，更多的是由不良生活方式而引起的，如过量饮酒、吸烟、饮食结构不合理、睡懒觉、缺乏运动等。这些不良生活方式不但不利于糖尿病的治疗，甚至还会加重糖尿病患者的病情。所以，日常生活中，患者应该纠正这些不良的生活方式，以防病情恶化。

大量饮酒会加速糖尿病患者的血管硬化及高血压的发生和发展。已伴有高血压、心脑血管病者可诱发脑血管意外或心血管急症；大量饮酒还可引起胰腺炎，可损害胰岛功能，从而使糖尿病加重；大量饮酒、暴饮暴食，常是导致糖尿病酮症酸中毒的诱因之一；大量饮酒而不进食，可因肝糖原消耗而导致空腹低血糖。因此，糖尿病患者应该限制饮酒，在逢年过节或其他任何场合都尽量都不要饮酒。

吸烟对人体有害，对糖尿病患者危害则更大：吸烟对呼吸道黏膜有刺激作用，易发生咽炎和支气管炎；烟中含有的尼古丁可刺激肾上腺分泌，对抗胰岛素的作用，使血糖升高，另外，尼古丁可使心率加快，血管收缩；对心、脑、眼、肾等病变产生不利的影响，加重糖尿病并发症的危害。所以，糖尿病患者应该把烟戒掉。

众多的医学研究表明，饮食结构不合理是糖尿病增多及合并多种并发症的重要外因条件，因此，糖尿病人饮食上应该做到"总量控制，营养平衡"，即总热量要有一定的限制，达到刚好满足日常生活所需即可；所摄入的碳水化合物、蛋白质和脂肪等营养素的比例要适宜，并按照这个比例合理地选择食物。为保证营养平衡，糖尿病患者应做到主食粗细搭配、副食荤素搭配、不挑食、不偏食；避免高糖、高脂、高盐饮食；适当增加膳食纤维的摄入量；要多饮水；宜少食多餐，进餐需定时定量；烹调以清淡为主，多用蒸、拌等方式。

很多人都有睡懒觉的习惯，偶尔睡个懒觉，对大多数健康人来说没什么大问题，但对糖尿病患者来说，很可能使其病情加重，血糖波动加大。这是由于凌晨4时到上午9时，是血糖最容易升高的时段。如果早晨没有起床按时服药、按时吃饭，整个白天的血糖规律就会被彻底打乱，会引起血糖的明显升高。因此，糖尿病患者要平稳降糖，应从改变不良睡眠习惯入手，晚上睡觉的时间不要太迟，最好在10时之前，而第二天早晨在6时至8时之间起床，将每天的睡眠时间保持在8小时左右。如果前一天晚上睡得晚，最好在第二天早晨8时之前起来，服用降糖药物或注射胰岛素并进食早餐后，再睡个"回笼觉"，这样才能尽量保证血糖不受睡眠改变的影响。

此外，在日常生活中，糖尿病患者还应避免多食懒动，选择适合自己的运动方式（如散步、广播操、太极拳、交谊舞、慢跑、爬楼梯等）运动，并达到所需的运动强度。

学会与疾病相处

"没啥别没钱，有啥别有病"。没有人喜欢生病，生病之后大家的反应一般都是焦虑、恐惧、愁眉苦脸。因为得病之后不但要承受疾病带给身体的痛苦，还要支付大笔的医疗费用。尤其是一些慢性病和重大疾病，如果不能很快痊愈，则在给病人身体造成打击的同时，还会给病人精神带来压力。俗话说"病来如山倒"，在疾病面前我们使不出劲，无论在事业上有多大的成就，都会对疾病俯首称臣，似乎只有听天由命的份儿了。

有些人知道自己患有某种疾病之后，战战兢兢，惶惶不可终日。本来没什么大事，结果被吓得一命呜呼。有些人得病之后怕家人知道后为自己担心，怕领导知道后影响自己的事业，于是极力隐瞒，结果养成大患。有些人认为自己身体好，不把疾病当回事，尤其是出现一些小问题时，不会提高警惕，积极治疗，结果延误了治病的最佳时期。当疾病发展到不可收拾的地步时，他们再想治疗已经来不及了。

疾病真的那么可怕吗？"病来如山倒"的说法有点夸大其词，绝大部分疾病都不是突然发生的，相反，疾病是可以观察，可以预知的。只要我们及时发现疾病的苗头，就可以防患于未然，把疾病拒之门外。

如果没有做好防范工作，疾病已经发生，

该怎么办呢？疾病是身体的不速之客，对待不速之客，你不可以置之不理，否则他会在你身体里捣乱，让你不得安宁，遇到厉害的角色，甚至会要了你的命。一般人面对不速之客都会想办法把他赶出去，结果双方难免大吵一番，闹得鸡犬不宁。面对疾病时，人们通常把疾病视为敌人，把药物当作武器，向"敌人"展开攻击。结果疾病变得越来越顽固，赖着不走了。疾病不是你的敌人，不要总想多吃些药，快点战胜它。

疾病是每个人必须解答的难题，如果你避而不答，它就不会让你过关。不应与疾病对抗，而应该友好地对待它，并对它的到来表示感谢。因为疾病是对身体的考验，经历疾病之后，你的身体的免疫力就会增强，从而变得更加健康。

了解了身体生命系统运行的原理，生病之后，只要找到疾病的根源，并掌握简便而有效的治疗方法，就可以轻松地治愈疾病。疾病只是提醒你需要关注身体的某些部位。治疗疾病的过程是改善身体功能，使身体变得更加健康的过程。

身体是我们自己的，疾病是身体对我们的警告和抗议。我们往往敌视和恐惧这种抗议，不去寻找导致疾病的原因，不去反省自己的行为，而是想方设法抵抗疾病，这无异于自相残杀。疾病提醒我们善待自己的身体。现代人为了挣钱整日忙碌奔波，为了买到宽敞的房子和高档的车子，不惜透支身体。而身体却默默无闻地拼命为我们工作。我们为身体做了什么呢？也许唯一能想到的就是买份医疗保险和人身保险。

很多疾病都与心情有关，你越拿它当回事，就越感到难受，病得就越厉害。如果你觉得没那么严重，没什么了不起，症状就会减轻，甚至不治而愈。比如，两个人同时去医院检查，拿错了检查结果。一个人本来身体健康，拿了癌症患者的检查结果，回家以后就躺在床上起不来了。另一个人本来患有癌症，拿了前一个人的检查结果，回家以后心情很好，几个月之后，肿瘤竟然消失了。

一般人不了解疾病的发病机理，以及治病的方法，尤其是得了大病之后，就会显得六神无主，被恐惧和忧虑的情绪笼罩。自己吓唬自

己，茶不思，饭不想，疾病很快就加重了。有些人心态很好，得病之后能够保持积极乐观的心态，被医生判了死刑之后，还能笑对人生，结果，病魔拿他没办法，只好放他一马。

与病魔相处的道理并不难，首先不要轻易招惹它，如果已经得病，就"既来之，则安之"，不能和它对着干。要乐观地面对疾病，友好地与它相处，先从心理上战胜它，然后找到疾病的根源，对症治疗，恢复健康的身体，享受快乐的人生。

做好四季养生

春季养生

春季，万物复苏，生机勃勃，是室外运动的大好季节，在春回大地阳气生发的时候，糖尿病患者可以选择旅游踏青、散步、慢跑、太极拳、气功等体育锻炼以养护阳气。

起居上，春季适宜晚睡早起，并且要注意室内的开窗通风，以保持精神爽朗，心情舒畅。

衣着上，春季气温变化大，患者应注意增减衣服要随着气温的变化，尤其是早晚仍较凉，需更加注意。老年患者和儿童患者气弱体怯，易冷易热，更要慎重。

春季保肝尤为重要，因此，饮食上，糖尿病患者应多选清淡、爽口、偏于凉性的蔬菜、豆制品等，少吃一些肉食及大辛大热（参、茸）、酸、辣、油炸、烤、煎的食品。

夏季养生

夏季万物生长茂盛，是一年四季中阳气最盛的季节，气候炎热而生机旺盛，对于人体而言就是新陈代谢的旺盛时期，所以此时的养生要顺应夏季阳盛于外的特点。

起居上，夏季昼长夜短，作息也应顺应自然之道，做到晚睡早起。午后可以适当午睡以补充晚睡早起的睡眠不足，保持旺盛的精力。注意睡眠时不宜风扇对着头部直吹，更不宜在户外露宿，有空调的房间，也不宜室内外温差过大。

衣着上，夏季天热多汗，患者应选择宽松透气的衣服，以免皮肤排泄受阻。

饮食上，夏季气候炎热，消化能力减退，

饮食宜以清淡爽口为主。少吃油腻不容易消化的东西。不要吃过多的生冷食品。另外，一定要注意饮食卫生，预防胃肠道疾病的发生。

夏季天热，患者要及时补充水分，但多数饮料都含有一定量的糖分，此时，应选择矿泉水、茶水等。

另外，夏季烈日酷暑，容易使人浮躁，爱发脾气，最易伤及心气，所以，患者要在暑热嘈杂环境里保持一种恬静愉快的心境，切忌发怒，心神得以保养，神情愉快，意气舒畅，使气机通畅，阳气得以生发，人体腠理才能通畅。

秋季养生

秋季天气由热转凉，早晚温差较大。此时阳气渐收，阴气渐长，属于阳阴互相转换时期。所以，秋季养生要顺应阳气渐降，万物收敛的特点。

秋季起居调养最重要的是要符合大气由疏泄到收敛这一规律。所以秋季要早睡早起，早一点起床有助于阳气舒长。

衣着上，初秋衣着仍以单衣为主，只是早晚逐渐凉快，年老体弱的患者应避免着凉。中秋早晚虽凉，但午间尚较热，所以患者不宜多穿，早晚可适当增加衣物。晚秋则由凉转冷，患者要根据体质、状态、气候、时间及时增减衣服。

饮食上，要以护阴防燥、滋肾润肺为主。秋季人们喜冷食及瓜果，但糖尿病患者不宜多吃，以免引起血糖升高。秋季干燥，应适量多饮水及时补充水分。

冬季养生

冬季气候寒冷、干燥，自然界的生物都进入了藏匿、冬眠状态，以蓄积能量，称之为"冬藏"。此时气候寒冷、阴气盛极，万物敛藏，人体阳气也处于内收阶段，新陈代谢相对缓慢，所以冬季养生关键在于"藏"。

起居上，冬季气候寒冷，夜长昼短，适宜早睡晚起，这是符合自然规律的，早睡能养阳，晚起能养阴，充足的睡眠也有利于阳气的沉潜和阴精的蓄积。

衣着上，患者应注意保暖，特别是背、腹、关节等处。而老年患者既保暖又不能过于臃肿，以使行动受限。另外，还要注意足部的保暖，每天坚持用温热水洗脚，且早晚搓揉脚心，以促进血液循环。

饮食上，冬季严寒，是进补的大好季节，此时进补很容易将进补的营养转化为能量而储存于体内。如果脑力渐弱，则应进食脊骨、核桃等食品；脏腑结热者可选用甘寒滑润的食物，如水果、蔬菜、豆类、海味等，滑以泄热，润以助阴；老年患者肝肾虚亏，应侧重于补肝肾。

合理安排作息时间

对于糖尿病患者来说，养成良好的作息习惯是非常重要的。生活作息规律，不仅能够稳定病情，预防并延缓并发症的出现，还有助于情绪的稳定，从而对于病情的稳定也有很大的帮助。临床调查证明，许多糖尿病患者出现血糖较大波动或突发糖尿病危症等情况，都与熬夜、突击工作、过于疲劳或生物钟紊乱有密切的关系。因此，合理地安排生活、合理地安排作息时间对于防治糖尿病是极其重要的。

睡眠规律与人体代谢、神经系统功能、血糖稳定都有着密切的关系，所以，糖尿病患者应合理安排睡眠时间。患者每天应保持7~8小时的睡眠，应尽量固定每天起床与睡觉的时间，尤其是起床时间，有规律地起床有助于晚上有规律地入睡。糖尿病患者宜早睡觉。因为熬夜会破坏体内的生物钟，干扰正常的代谢活动，使肾上腺素及去甲肾上腺素分泌增多，血糖增高，引起机体的抵抗力降低等。另外，患者应当养成每日适当午睡的习惯，每天在午后睡30~60分钟，不仅能缓解疲劳，还有助于血糖水平的稳定。

许多1型糖尿病患者发病年龄都比较小，他们既要承受病情较重的疾患，还不能耽误学习和工作，这对于患者的身体健康极为不利，因此，在学习和工作时就更要合理地安排时间，可以制订一份工作和学习计划，将每星期需要完成的任务合理分配，以免突击完成而导致过分疲劳。

良好的作息习惯还要求糖尿病患者有规律地进食，这也是糖尿病饮食治疗对患者的要求。患者不仅要定量、合理安排每日3餐的食物，更应保证定时，这还关系着患者的药物治疗和运动治疗，有助于血糖水平的稳定。需要注意的是，患者晚上不要食用有刺激性的东西，如巧克力、含咖啡因的苏打水和茶等，这些东西会延迟睡眠时间且不能保证睡眠质量。患者还应改掉晚饭进食时间过晚或吃夜宵的习惯，这对于糖尿病病情的稳定非常不利。

糖尿病患者运动时间要有规律。糖尿病人运动的目的不仅仅是简单的锻炼身体，而是一种治疗手段。三天打鱼，两天晒网的运动，会使生活规律打乱，也会使血糖波动。今天运动了，血糖会有下降，明天不运动，血糖又会升高，这样血糖就很难调节好。所以患者要制订一份合理的运动计划，患者应选择低强度的运动项目，饭后运动最佳。

糖尿病患者制订好作息时间后应告知家人、朋友，以便配合和监督执行。有行为心理学研究表明：21天以上的重复会形成习惯，90天的重复会形成稳定的习惯。因此，开始的21天应当尽可能坚持按照作息时间表执行，以便利用生理节奏的规律，促进形成"生物钟"，从而养成良好的生活习惯。

做到科学睡眠

中医认为，睡眠是人体一种规律性的自我保护性机制，对于人体糖代谢等多种生理机制有着举足轻重的作用。所以，科学的睡眠对于糖尿病患者来说有着极为重要的意义。

睡眠可以调解人体内脏功能。睡眠是一种相对平静的人体活动状态，在睡眠时机体对于血液的需要量减少，人体各个脏器的生理功能在夜间得到了较好的修复。血糖是人体各个脏腑器官正常工作的原动力，脏腑的功能状态与血糖浓度有着极为密切的关系，脏腑功能良好是血糖顺利分解、利用的保证。睡眠还可帮助个体调整心理。不良的心理情绪及过分兴奋的心理状态是血糖增高的一个重要因素，当人们情绪波动时，机体会分泌大量抵抗胰岛素的激素，使得血糖升高。因此，保证心理平和、情绪稳定是控制血糖增高的重要方法。

良好的睡眠是血糖的镇静剂，可以帮助糖尿病患者稳定血糖。因此，每一位患者都应做到科学的睡眠。情绪稳定是良好睡眠的首要前提。睡前情绪激动会造成神经系统兴奋，进而造成入睡困难；安静的环境是良好睡眠的保证。环境中的声音强度对于睡眠质量也有着较大的影响，相对安静的环境有利于人们较快地入眠，也能够促进人们的睡眠深度；光线和温度是睡眠环境的重要组成部分，适宜的光线强度、温度也是人们获得良好睡眠的必要条件；健康的身体也是良好睡眠的保证。一些疾病（包括糖尿病和糖耐量低减）会造成脏器损害，进而影响个体睡眠，甚至并发各种睡眠障碍；充足的睡眠是良好睡眠的必备条件。良好的睡眠需要质的保证，也需要量的保证；适宜的体育锻炼能够促进睡眠。研究证明，下午6点人体体力和耐力达到最高峰，希望增加活动量。因此，很好地利用这一时间稍做运动，可以起到促进睡眠的作用；适宜的卧具也能够很好地促进睡眠。床、被褥、枕头等卧具是人类进行睡眠的必备之物，床铺的大小、高低、软硬及被褥、枕头是否舒适，对于个体的睡眠有着最为直接的影响。

有关睡眠研究发现，在白天人体也会出现以4小时为间隔的睡眠节律，且以中午1点的睡眠最高峰最为明显。因此，如果条件允许的话，每天应尽量保证1小时的午睡。有研究指出，午睡不仅可以帮助人们恢复体力，也能够在一定程度上保持血糖的相对稳定。

需要提醒的是，一些患者喜欢睡前吃东西、喝酒、吸烟、与人争辩，这些不良习惯会使大脑神经兴奋，不利于顺利入睡。因此糖尿病患者睡前应尽量避免这些不良的习惯。还有一些患者使用安眠药等助睡眠措施，这很容易使个体产生睡眠依赖，使得患者脱离这些助眠措施后，出现不同程度的睡眠障碍，因此，应尽量避免使用安眠药等助睡眠措施。

糖尿病患者在睡眠时要尽量为自己营造一个舒适的睡眠环境，做到科学睡眠，并最终促进血糖的稳定。

节制性生活

对于性生活，不同的人有着不同的看法。有些人将性爱视为一种乐趣，即使纵欲后身体不适，也仍然乐此不疲；有些人则认为性爱最易损身耗精，即使自己有所需求的时候也尽量克制。其实，这两种做法都是很偏激的。性爱本就是人的正常需求，适度的性生活不仅对健康无害，而且还非常有益。如宾夕法尼亚医学院研究者所言："性生活相当于在做慢跑运动。性生活之后，人们可以很快地进入梦乡，其原因就在于此。在性生活中，由于加深了呼吸，细胞所获得的氧气量也有所增加，从而促进了各脏腑和组织的功能。"美国的科学家经研究发现，性爱可以扩张动脉血管，促进血液循环，活动筋骨，使肌肉和关节富有弹性。日本的一位医生也指出：性生活能使整个脊柱的肌肉和关节保持良好的状态，增进全身血液循环，助长深呼吸，增加心脏储备力，这是有利于健康的。

但如果纵欲过度，那就会起到相反的作用。无论从现代医学角度讲，还是从中医角度看，性生活过度对于糖尿病的治疗和康复都是极为不利的。

从现代医学角度看，性生活过度会造成体力消耗过大，不仅会影响学习和工作的效率，而且会导致患者血糖升高、病情加重。从中医角度看，性生活过度会造成精液耗伤、肾气亏损，引起或加重下消型糖尿病。而肾精不足又会耗损津液，导致津液亏损而不能输布于全身，进而会对肝、胃、肺功能造成影响，形成上消型糖尿病和中消型糖尿病。还有些患者，在出现糖尿病并发性功能减退后，一味地服用温肾壮阳类药物以增强性功能，结果却适得其反。纵欲无度，加之精液耗伤而导致糖尿病病情加重。

虽然性生活过度是绝对不提倡的，但是节制并不等于禁止，而是应该以适度为原则。完全禁止性生活对于糖尿病及其并发症也并不是完全有利的。

对于男性糖尿病患者来说，随着病情的发展极易出现阳痿、早泄等并发症，而适度的性生活则有助于延缓性功能减退，从而可预防性功能障碍等糖尿病并发症。而对于女性患者来说，性冷淡也是常见的糖尿病并发症，如果完全禁止性生活则会加重性功能减退，无益于患者的身心健康。

因此，糖尿病患者既不能纵欲过度，也不要过分禁止性生活。只有保持适度、和谐的性生活，才能使患者身心健康、病情稳定。

⊙ 糖尿病对性功能和性欲的影响

男性糖尿病病人阳痿的发生率高达40%~60%，症状随病情的加重而逐渐加重。病人最初有正常性欲、可以射精并存在性高潮，仅有阴茎勃起不坚的症状。随着糖尿病病程的延长，可逐渐发展成完全性阳痿。1%~2%的糖尿病患者会发生逆行射精，即性高潮时精液不从尿道外口射出，而是逆流到膀胱，这与病人支配膀胱颈的植物神经受损害有关，射精时本应处于闭合状态的膀胱颈变为开放。

阳痿是糖尿病较早期的症状之一，因而有阳痿现象时应该进行有关糖尿病检查。如果证实患有糖尿病，必须积极治疗，认真控制饮食，有规律地应用降糖药物。糖尿病得到控制，阳痿症状也可获得改善。

女性糖尿病患者早期时性欲仍可存在，性兴奋阶段阴道润滑度正常，但性高潮丧失者较多见。病程长者由于神经病变严重，加之阴道干燥，容易发生阴道炎等，可导致性交困难。

女性糖尿病人也应积极治疗糖尿病，当病情获得控制后性功能障碍也可改善。同时要合理应用药物，彻底治疗阴道炎。出现萎缩性阴道炎的女性患者可适当口服雌性激素，如尼尔雌醇片等，也可用阴道润滑剂。

戒烟限酒

糖尿病患者，尤其是多数男性患者在日常生活中离不开烟酒，但是，烟酒对身体有很大的害处。中国医学典籍特别指出，"饮酒甘肥过度"是导致糖尿病发生的主要原因。现在科学证明，吸烟是高血压动脉硬化的危险因素。尤其是烟和酒的结合，对心、肝、脑、肺等器官伤害极大，于健康非常不利，因此，糖尿病患者在治疗期间必须戒烟限酒。

香烟中含有的一氧化碳、尼古丁、烟碱等有害物质被吸入人体后，会对人体健康产生很大的危害。尤其是一氧化碳，进入人体后会与血红蛋白结合，从而直接影响血液输送氧气的功能，进而导致血液流动阻力增大，脂类物质大量沉积于血管壁，并形成动脉硬化。因而糖尿病患者大量吸烟会大大加大并发高脂血症、动脉粥样硬化的可能，不仅如此，烟草中含有的烟碱会刺激肾上腺素分泌，当大口吸入香烟时，会使人精神兴奋，血管收缩，这对糖尿病患者是不利的。因为血管收缩和肾上腺素的分泌增多都会使机体处于一种应激状态，使抑制胰岛素分泌的物质分泌增多，血糖升高。这对糖尿病患者有直接的危害，还有，糖尿病患者容易并发心血管疾病，而吸烟会使心跳加快，血压升高，血管痉挛，心肌供血减少。故糖尿病患者吸烟对心血管的危害犹如雪上加霜。再有，糖尿病患者还会发生多种并发症，如糖尿病神经病变、脉管炎、视网膜病变、白内障、糖尿病肾病等，并使人体抵抗力下降，而吸烟也会给体内各脏器带来危害，损害人体的免疫功能，加重糖尿病引起的种种并发症。有研究证明，长期大量抽烟是糖尿病患者血糖难以控制的原因之一，因此，糖尿病患者必须戒烟，否则，难以取得理想的效果。

而少量饮酒对人体健康有一定的益处，但是长期、大量饮酒对糖尿病患者的治疗极为不利。酒中所含的酒精只能供热能，每克酒精产生热能29.3千焦，几乎不含任何营养成分，且酒精要在肝脏中氧化代谢，所以，长期饮酒对肝脏有严重的损害，会引起酒精性脂肪肝和肝硬化，而且，长期饮酒会导致脂肪代谢紊乱，引起血清三酰甘油升高。少数服黄脲类降糖药物的糖尿病患者饮酒后，易出现心慌、气短、面颊红的现象。注射胰岛素的患者若空腹饮酒，易引起低血糖。由于患者只饮酒而不进食物，可抑制肝糖原的分解，使血中的葡萄糖含量减少，所以会出现低血糖症状。此外，长期、大量饮酒还可引发糖尿病酮症酸中毒、性功能障碍、高血压、冠心病等并发症，对于患者的病情稳定甚或生命安全都会造成威胁。如果在节假日、聚会等情况下非饮不可的话，患者可适量地饮用酒精含量低的啤酒、果酒、黄酒等，但饮用后应相应减少主食量，并注意这类低度酒也不要空腹时饮用或者过量饮用。如以含酒精约4%的啤酒为例，饮400毫升约供热能469千焦，相当于30克的主食量，就要减去约30克主食。

控制体重

体重的增加会加重糖尿病的病情，导致患者的血糖水平不易降低。这是由于人体在体重的增长过程中所需要的胰岛素数量也会相应地增多，这不仅会加重胰岛β细胞的负担，而且严重时会导致胰岛β细胞功能衰竭，导致病情恶化。所以，控制体重对糖尿病患者来说是极为必要的。

每一位糖尿病患者都应准确了解自己的标准体重，患者可以通过下面的两个简易公式来计算体重是否符合标准：

40岁以上患者：身高（厘米）-100=标准体重

40岁以下患者：身高（厘米）-105=标准体重

患者一旦发现体重超标，则应立即采取恰当的减肥措施，以保证病情的稳定。

糖尿病患者要想控制体重，首先得严格控制日常饮食，控制每餐的进食时间和数量，做到定时、定量进食。不要吃高脂肪、高糖分、高热量的食物，控制好总热量的摄入，摄入更少的热量必然可以阻止体重增加。患者可以多吃些水果、蔬菜和谷物，用水代替高热量饮料。另外，患者可以咨询专业营养师，制订一份合理的膳食计划。

还有，控制体重还要坚持运动，体育活动可使糖从血液转入细胞内，每天进行适度的体育锻炼，不仅能有效地减轻体重、达到减肥的目的，还有助于胰岛素敏感度的恢复，可增强机体利用胰岛素的能力。患者每天至少要进行30分钟的体育活动。午餐时，与同事一道走一走；看电视时，练练哑铃或健身球；有空爬爬楼梯等。

再有，患者要正确使用胰岛素。不要想靠控制胰岛素的注射量来避免体重增加，因为这样做的风险也很高。胰岛素用量不足，会导致血糖升高，糖尿病并发症的风险升高。过量的胰岛素又会加重饥饿感，增加食欲，多吃则会增加体重。因此，合理掌握胰岛素用量是十分重要的。

患者还需要注意的是，有些糖尿病药物，包括二甲双胍、胰高血糖素样肽-1类似物和胰淀素类似物，可促进减轻体重，减少胰岛素用量。询问你的主治医生，哪些药物才适合你的治疗。

最后，患者应该定期测量体重，以查看体重是否超重，还应做好体重记录，以便医生为患者适时地调整治疗方案。

糖尿病患者应严格遵从"七戒"

糖尿病患者要想有效地预防各种糖尿病急慢性并发症，改善生活质量，应该对自身疾病高度重视、积极治疗，但对于糖尿病的治疗应该把握好一个度，不能矫枉过正，否则，将会引发新的问题。在此，向糖尿病患者提出以下"七戒"。

⊙ **戒运动过度**

运动对糖尿病患者的益处是多方面的，如可增加机体热量消耗，改善胰岛素抵抗，降低血糖等。但运动要循序渐进，掌握好运动方式和运动强度，否则，也会适得其反。剧烈的运动，可兴奋交感神经，导致儿茶酚胺等胰岛素拮抗激素的分泌增加，使血糖升高。此外，运动时间过久、运动量过大（特别是在空腹状态下），会显著增加低血糖的危险。还要指出的是，并非所有的糖尿病病人都适合运动，如，合并肾功能损害患者、严重高血糖者、活动期眼底出血者等，都不适合运动。因此，糖尿病患者运动之前，做一次全面体检非常必要。

⊙ **戒降糖过度**

糖尿病患者往往比较担心高血糖，但低血糖也有很大的危害，轻者表现为心慌、出汗、头晕、瘫软无力，重者会严重损害中枢神经，导致意识障碍、昏迷，乃至死亡。而且，低血糖会使交感神经兴奋性增加、血管收缩、血压升高，导致如心梗、脑血栓等心脑血管意外。另外，长期慢性低血糖，还可引起患者脑功能障碍及痴呆症。

⊙ **戒节食过度**

有些患者认为吃得越少越好，但过度节食或者偏食，将会引起营养不良、贫血、饥饿性酮症，降低机体的抵抗力和修复力。过度节食还会引起低血糖后血糖反跳性升高，不利于血糖的平稳控制。饮食治疗是要在保证病人基本生理活动所需的前提下，适当限制食物的总热量，同时保持营养平衡。另外，对明显消瘦或者妊娠期的糖尿病患者，应当适当放宽饮食控制标准。

⊙ **戒思虑过度**

许多糖尿病患者整日忧心忡忡、焦虑不安，导致血糖升高或波动，糖尿病患者一定要正确对待疾病，既不能不重视，也不能被它吓倒，应力求保持心理平衡，以助血糖的平稳控制。

⊙ **戒依赖过度**

糖尿病患者不要过分依赖药物，药物治疗只是糖尿病治疗的一部分，同时还需要饮食治疗和运动治疗的配合；患者也不要过于依赖医生，糖尿病的治疗不单要靠医生，还要靠患者积极主动地参与，而不是被动地接受。

⊙ **戒瘦身过度**

肥胖是导致糖尿病的危险因素，超重者减肥，有助于改善胰岛素抵抗，提高降糖药物的疗效。但是，也并非越瘦越好，过于消瘦会导致营养状况恶化，机体免疫功能以及抗感染能力下降。糖尿病患者减肥的程度应当以符合标准体重为宜。

⊙ **戒大意过度**

有些糖尿病患者觉得糖尿病对身体并无大碍，采取不以为然的态度，既不按时用药，也不注意饮食；有些患者开始时很重视，时间一久就逐渐放松了警惕和要求。糖尿病的治疗要长期坚持，如果大意将会延误病情，并有可能造成严重的后果。

第二章
糖尿病患者的日常生活

定期到医院检查

糖尿病慢性病变及其并发症常使病人致残甚至危及生命，所以，糖尿病患者定期到医院检查是很有必要的，如果检查发现并发症就可以得到及时治疗。患者需要定期到医院进行的检查有：

（1）眼底检查。了解有无视网膜病变、白内障及青光眼。糖尿病视网膜病变在早期往往没有症状，晚期则没有良好的治疗方法。糖尿病主要损害视网膜的微小血管，早期表现为毛细血管内皮细胞受损，通过眼底检查就可以看出微血管的变化。因此，患者应坚持对眼底定期检查，避免延误病情，错过最佳的治疗时机。

（2）血脂检查。糖尿病患者往往同时合并血脂异常，这些都属于心血管病的危险因素，与糖尿病慢性并发症直接相关，因此，应当及时早检查、早发现、早干预。

（3）尿常规检查。尿常规检查包括尿糖、尿蛋白、尿酮体、白细胞等多项指标，这些指标可以间接反映患者的血糖情况，明确是否存在酮症酸中毒、有没有泌尿系统感染等。

（4）糖化血红蛋白检查。可以了解患者一段时期内血糖控制的情况，也可预测糖尿病慢性并发症的发生及发展。

（5）心电图检查。可以发现有无冠心病及心功能不全。

（6）肝功能、肾功能检查。可以了解有无肝功能异常及糖尿病肾病。

（7）血糖监测。包括空腹血糖和餐后2小时血糖，可根据血糖的变化而及时调整药物和治疗方案。

（8）体重、腰围。尤其是肥胖的糖尿病患者，应该有计划地减轻体重，至少保持体重不再升高。

（9）血压。一半左右的糖尿病患者同时合并高血压，糖尿病高血压比单纯高血压预后要严重得多，因此，对糖尿病患者的血压控制应更加严格。

糖尿病患者应定期门诊复查，就诊时应携带历次看病的病历、化验单以及平日在家中的血糖监测结果，供医生参考。

学会自我检测病情

良好的治疗需要医患双方的配合，患者本身也是糖尿病治疗队伍中的重要一员，要想控制好血糖、纠正代谢紊乱，患者就必须学会自我血糖（或尿糖）监测及自我保健。那种单纯依靠自觉症状评估病情的做法是绝对错误的。

利用血糖仪，在家中定期进行自我血糖检测很有必要，血糖仪操作简单，患者可随时随地监测血糖。患者可根据血糖的变化及时调整胰岛素等药物的剂量，从而严格控制血糖。血糖仪的使用方法如下：

（1）检查血糖仪功能是否正常，试纸是否过期，试纸代码是否与血糖仪相符。每盒试纸都有编码，需在测量前根据试纸的编号调整仪器。

（2）采血针安装在采血笔内，根据皮肤厚薄程度调好采血针的深度。

（3）采集血样时要彻底清洗和干燥双手，温暖并按摩手指以增加血液循环，并将手臂短暂下垂，让血液流至指尖。

（4）用75%的酒精消毒指腹，待干。打开血糖仪开关，用吸血的血糖仪，就取一条试纸插入机内；用滴血的血糖仪，就取一条试纸拿在手上;手指不可触及试纸测试区，取出试纸后随手将盖筒盖紧。

（5）采血笔紧挨指腹，按动弹簧开关，针灸指腹。手指两侧取血最好，因其血管丰富而神经末梢分布较少，不仅不痛而且出血充分，不会因为出血量不足而影响结果。不要过分挤压，以免组织液挤出与血标本相混而导致血糖测试值偏低。

（6）用吸血的血糖仪，就将血吸到试纸专用区域后等待结果。用滴血的血糖仪，就将一滴饱满的血滴或抹到试纸测试区域后将试纸插入机内等待结果。不要追加滴血，否则会导致测试结果不准确。

（7）用棉棒按压手指10秒钟至不出血为止。

（8）监测值出现后记录，关机。检测完毕将采血针戴上帽后妥善处理。

那些经济有困难或血糖比较平稳的患者，也可用尿糖试纸，通过测尿糖来推断自己的血糖水平。测定尿糖的方法主要有两种，即班氏试液法和尿糖试纸法。班氏试液法，是用滴管取班氏定性试剂1毫升（约20滴），放入试管中，再滴入2滴受检查的尿，混合后加热煮沸，观察其颜色的变化。当试剂不变色为（-），表示尿糖阴性，绿色为（+），黄绿色为（++），土黄色为（+++），砖红色为（++++），加号越多，表示尿含糖量越大；试纸测试法，是将尿糖试纸浸入尿液中湿透，拿出来，在规定的时间内观察试纸的变化，并按说明书上的比色对照，根据接近的颜色来判断尿糖加号。

一般，糖尿病患者的肾糖阈变化较大，测尿糖不如测血糖准确，测尿糖不能反映低血糖。

糖尿病患者自我监测一定要长期坚持进行，控制好血糖。

外出活动做到五个"携带"

很多糖尿病患者担心自己在外出时发生低血糖或糖尿病急性并发症而不敢出门旅行或出门游玩，其实，糖尿病患者在血糖控制稳定的情况下是可以旅行或郊游的，不过，患者在外出活动时应注意以下"五个携带"。

（1）随身携带一张自制的糖尿病卡。卡上要注明自己姓名、年龄、住址、工作单位、联系电话、血型、所患糖尿病类型、正在使用的降糖药物名称等，此外，还要注明发生紧急情况时的联系人、联系医院及主管医师等。糖尿病患者救助卡如下：

A面：

病人姓名		性别	年龄	民族
长期就诊医院			病历号	
病人单位		电话	联系人	
病人住址		电话	邮编	
家属1姓名		单位		电话
与病人关系		住址		邮编
家属2姓名		单位		电话
与病人关系		住址		电话

B面：

求助

我患有糖尿病，如果发现我神志迷糊或行为异常时，可能是低血糖造成的，请速将我衣袋中的糖块塞到我的嘴中或给我一杯糖水喝，同时请速送我到医院急诊治疗。如果我已昏迷、不省人事，更应送我到医院急诊、抢救，同时请通知我的家人和单位负责人。谢谢!

糖尿病患者要随身携带此卡，一旦发生意外，别人可根据此卡给予及时帮助，医生也可根据此卡迅速做出诊断，及时抢救处理。

（2）随身携带糖果或其他易于消化吸收的食物，如饼干、面包、果汁等，当不能按时吃饭时，或过度运动后出现头晕、手颤、出冷汗、四肢发软、心跳加快等低血糖反应时，可及时食用。

（3）随身携带水壶，尤其是远离城区时要带足饮水，口渴时要及时饮水，以免发生高渗性昏迷等危急情况。

（4）出差前一定要携带平日自测血糖或尿糖的试纸和仪器，不要因为外出而中断血糖和尿糖的监测。

（5）凡使用降糖药物治疗的患者，应随身携带正在使用的药物，不要因为外出而随意中断治疗。每天需要多次注射胰岛素的患者，建议你改用胰岛素泵，它不仅能免去你一日数次注射的麻烦，还能给你的外出生活带来更大方便和自由，而且使你的血糖得到前所未有的理想控制，大大提高生活质量。

与医生交朋友

糖尿病是一种病因复杂的慢性疾病，患者确诊为糖尿病之后，随时都可能遇到一些医学问题需要咨询，这就需要患者和医生的良好沟通。为了便于联络，糖尿病患者应主动与一位有经验的内分泌或糖尿病专科医生交朋友，与自己所信赖的专家经常保持联系，在相互交往中，争取得到更多的医学支持。当患者遇到一些难题，受到困扰的时候，只要拨通电话，便会得到一个满意的回答，这样能减少患者的许多麻烦，少走许多弯路。

糖尿病患者需要定期去医院检查，其中很多患者都是随机上医院找医生检查，今天去这家医院找这个医生，明天又去另一家医院找另一个医生，没有固定找一个医生的习惯。其实，找固定的医生，对糖尿病患者的病情和知识的掌握都很有好处。如果可能的话，糖尿病患者最好找一位医术高明、人品端正、值得信赖的内分泌专家做自己的健康顾问，保持长期固定的联系。这样自己平时想咨询什么问题，都可以得到满意的答案。由于每次看病的医生相对固定，经过一段时间后，医生不仅对患者的病情比较了解，还对患者长期使用的药物、血糖的波动情况以及生活习惯都心中有数，比通过看病历了解患者的病情更直接。同时，医生也会根据患者的身体状况，做个性的、针对性强的检查，对患者提出比较可行的建议。如果患者病情有什么变化，医生也能在最短的时间内做出正确判断和及时的处理。

老年糖尿病患者要注意管理细节

大多数老年糖尿病患者同时伴有多种慢性疾病，加上身体各个器官及代谢功能的退化，使老年糖尿病患者常常处于低血糖以及各种急慢性并发症的危险之中。针对其特殊性，在老年糖尿病患者的日常管理中应注意以下几个方面。

⊙ 防止低血糖

低血糖对老年人的危害很大，老年糖尿病患者由于自主神经受损，交感神经对低血糖反应减弱，易发生无症状性低血糖，不易被及时发现，而直接导致低血糖昏迷。另外，低血糖可兴奋交感神经，使心率加快，血管收缩、血压升高，进一步加重心脑缺血，诱发急性心肌梗死和脑血栓。因此，对老年人的血糖不宜控制过严。

需要提醒的是，老年糖尿病患者服用一些长效、强力磺脲类降糖药（如优降糖）时，易发生夜间低血糖。因此，尽量不要选用这类药物，即使服用，也应避免每日3次平均用药。

⊙ 控制好餐后高血糖

有些老年糖尿病患者空腹血糖正常，但餐后血糖升高，而餐后血糖升高会增加心血管并发症发生的危险性。因此，必须控制好餐后高血糖。

⊙ 注意药物的使用

降糖药一般是在肝内代谢，经肾脏排出，而老年糖尿病患者的肝、肾功能随年龄的增加而逐渐下降，有些患者还有肝炎、肾炎等病史，致使肝、肾功能不良。因此，患者用药前应先检查肝肾功能，肝肾功能不良时应慎重选药。否则，用药不当会进一步加重肝肾负担。需要提醒的是，肝功能异常时不能用双胍类及噻唑烷二酮类药物；肾功能异常时不能用格列吡嗪、格列齐特、二甲双胍等主要经肾脏排泄的药物。

老年糖尿病患者肝肾功能不良时，应及早应用胰岛素治疗，这是由于老年患者随着糖尿病病程的发展，胰岛β细胞功能会越来越差。尽早使用胰岛素，有助于保护和改善胰岛β细胞的功能，使血糖得到良好控制。使用胰岛素要从小剂量开始，防止剂量过大导致低血糖，尤其是要防止老人视力不好或注射器刻度不清而搞错剂量。

另外，有些降糖药老年糖尿病患者不宜使用：如优降糖（格列苯脲）、降糖灵（苯乙双胍）等。

⊙ 小心各种并发症

老年糖尿病患者常伴有各种急慢性并发症，如心脑血管病、糖尿病肾病、白内障、眼底视网膜出血、下肢血管病变、糖尿病足等，因此必须积极治疗，以防病情进一步恶化，给患者带来极大的痛苦。

⊙ 重视心理调适

许多老年糖尿病患者经过一般治疗后，效果不佳或病情反复时，容易出现急躁及忧郁心理，甚至出现悲观绝望的心理，常表现为焦虑、情绪低落、失眠及烦躁等异常心理状态，这必然导致精神负担加重，使病情形成恶性循环。所以，应该重视对老年患者的心理调适，医生及患者家属应让患者多了解糖尿病的有关知识，正确对待疾病，解除不必要的思想负担；帮助患者建立有规律的生活秩序；帮助患者学会自我情绪调节，遇到不良刺激时，要通过自我安慰等方式转移注意力，达到心理平衡。

⊙ 提高服药的依从性

由于身体器官老化衰退，老年患者往往记性不好，常忘记吃药，在药物种类过多时，还容易吃错药，重复吃药，因此，在给老年患者确定治疗方案时，尽可能做到既要疗效好，又简单易行，而不应盲目地增加药物种类而给患者带来不必要的负担。

儿童糖尿病患者要注意管理的特殊性

由于儿童糖尿病处理上的特殊性和复杂性，或由于缺乏专业医生的指导，很多儿童糖尿病患者得不到长期有效的治疗，导致早年便出现并发症或夭折。

针对儿童糖尿病的许多不同于成人的特点，在制订和实施治疗方案时必须注意以下问题。

儿童糖尿病患者年龄小，认知较差，掌握不了糖尿病自我管理的知识和技能，对于什么是糖尿病，糖尿病有什么危害，糖尿病应该怎么综合治疗等问题往往缺乏了解，这就要求医生和患儿家长更加细致和耐心地帮助和指导他们和糖尿病做斗争。还有，孩子天生爱玩好动，运动量难以控制，因此，运动量相对较大，在这方面患儿家长和医师也应给予关怀，既不能让患儿不活动，也不能让其运动过量或过于激烈。再有，孩子比较嘴馋，尤其是甜食和水果更是孩子热衷的食物，其他同龄儿童都能吃各种好吃的东西，他们却必须受到限制，这对他们来说是一件很难接受的事情，家长和医生也应根据不同年龄段儿童的特点给予指导，提出要求。另外，少年、儿童正是长身体的时候，在饮食治疗方面提倡用计划饮食来代替控制饮食。

和成年糖尿病人一样，糖尿病儿童也需要经常做血糖检查，但由于儿童天天上学，也害怕打针，采血很不方便，所幸的是儿童糖尿病血糖波动虽可较大，但他们的尿糖与血糖相符率较高，所以可以用监测尿糖的方法来观察病情的变化。

儿童糖尿病在药物治疗上的特点是，他们绝大多数属于1型糖尿病，因此，要做长期打胰岛素的精神和物质准备，切勿听信巫医假药的欺骗宣传随意停用胰岛素去试用什么根治糖尿病的"祖传秘方"或"新医疗法"，以免酿成大祸。另外，青春期是胰岛素依赖型糖尿病好发年龄，也是血糖波动和胰岛素需求量较大的时期，对这个问题要有充分了解和足够重视。

⊙ 糖尿病患儿能上学吗

糖尿病患儿完全可以正常上学读书，针对自身的特殊性，患儿在学校时应该注意以下几个问题。

（1）学会低血糖的早期识别与急救方法，并随身携带一些糖果或零食。当患儿出现饥饿感、虚弱、出汗、心慌等症状时，提示出现低血糖反应，应马上补充含糖食品或饮料。另外，由于糖尿病患儿小便频多，再加上运动出汗失水，所以，患儿上学时还要把水备足，以便及时补充水分。

（2）饮食主张少量多餐。根据需要患儿可在上午或下午课间少量加餐。另外，如果患儿中午在学校就餐，一定要注意定时定量，切不可暴饮暴食。

（3）体育课时，患儿尽量避免做剧烈的无氧运动，可在老师指导下，选择强度低一些的有氧运动（如慢跑、游泳等），在运动前应少量加餐，以免发生低血糖。此外，一定要注意足部保护，防止因皮肤破损、感染而导致糖尿病足。

（4）患儿应将自己的病情如实告知老师和同学，以取得老师和同学们的理解和帮助。此外，患儿还要随身携带一张卡片，上面写有自己姓名、家庭住址、家人联系电话、病情及用药情况、就诊医院、主治医师等相关信息，出现紧急情况便于救治。

对糖尿病患者的婚育建议

糖尿病病人可以结婚，也可以生育。但是糖尿病患者的婚姻与生育毕竟与普通人不同。

发病较早的年轻未婚患者，往往缺少这方面的知识或思想准备，对婚后的生活和生育出现的问题一筹莫展，给家庭生活带来了麻烦，投下了阴影。因此，患者对婚姻、生育方面可能出现的问题做好思想准备和预防措施是有益的。

大多数糖尿病患者之所以犹豫烦恼结婚，主要是担心糖尿病的遗传问题。其实，除了少数糖尿病患者（如早年发病的成人糖尿病、线粒体突变糖尿病等）经分子遗传学证实为单基因突变所致的遗传性疾病外，绝大多数糖尿病患者仅具有遗传易感性，不等于必然会遗传糖尿病，但是也不可忽视糖尿病的遗传史。糖尿病虽然不是百分之百的遗传疾病，但是糖尿病除某些因素外，还有一定的遗传因素影响。流行病学统计表明，糖尿病双亲的子代发生糖尿病的概率要比非糖尿病双亲的子代高4倍。为减少下一代发生糖尿病的危险性，建议双方都患有糖尿病及双方都有糖尿病家族史者尽量避免生育。

糖尿病患者要重视婚前治疗与检查。由于发病于青少年时期的糖尿病一般多为1型糖尿病，患者往往病情较重，健康状况较差，从而会对婚后生活带来许多问题，甚至影响家庭和睦。因此，在婚前应对糖尿病进行充分的治疗，使健康状况得到充分的恢复。另外，对适合自己的糖尿病治疗方案与方法要掌握熟练，以便婚后继续治疗保持病情稳定。再者，患者婚前要认真进行体检，只有当医生认为糖尿病控制良好，无其他明显的并发症时才能允许结婚。同时应提醒糖尿病患者，在准备结婚之前，应将自己的病情完全告知对方，使对方能够在心理上接受，并在生活上给予支持，取得了理解的婚姻才是幸福的。

糖尿病妇女不宜多生，因为每一次怀孕和分娩都会给患糖尿病的女性带来巨大的精神和身体上的负担，而且有一定的风险。如果打算生育，那么迟生不如早生，因为随着病程的加长，糖尿病病情将逐年加重。在血糖控制不好或已出现如肾脏损害、视网膜病变、高血压及心脏病等并发症的情况下妊娠，无论是对胎儿还是对孕妇本人来说都是十分危险的。因此，凡患有糖尿病的女性，计划妊娠前一定要进行全面检查，请糖尿病专家及妇产科医生郑重评估后才可决定是否妊娠。已经受孕的糖尿病妇女，如伴有肾病、冠状动脉粥样硬化、眼底增殖性视网膜病变时，则应早期进行人工流产手术以终止妊娠；如果伴有高血压，最好也要终止妊娠，以免影响母子健康。

糖尿病患者出差与出游

有些糖尿病患者选择旅游来丰富生活，有些糖尿病患者因工作需要难免要出差，但在外出时，患者原有的生活规律被打乱，对患者的日常治疗会造成影响，外出过程中，患者随时可能发生意外。因此糖尿病患者有必要了解有关外出时的注意事项。

如果糖尿病患者准备旅游，首先应到医院做一次全面的体检，检查项目包括空腹血糖、餐后2小时血糖、心电图等，以便了解自身血糖控制情况及心脏功能。如果血糖控制良好、心电图正常，足部皮肤无破损及感觉障碍，那么就可以开始长途旅游。

患者出发前，应做好以下准备工作：

（1）携带糖尿病病情卡。此外，还有发生紧急情况时的联系人、联系医院及主管医师等，以备在发生低血糖昏迷或其他紧急情况时，别人可以根据卡片所提供的信息进行急救处理及转送。如出国旅游，随身携带的卡片最好用中文、英文和所在国家语言3种文字书写。

（2）带有足够的治疗药物，包括胰岛素、胰岛素笔、注射针头、酒精、棉签、口服降糖药等。

（3）服装要休闲舒适，特别是准备两双舒适、合脚、轻便、松软、鞋底不太薄的鞋子。袜子要柔软、易吸水，还要有防寒的厚棉袜，最好是浅颜色，以便脚破损时易察觉。

（4）根据自身身体条件选择旅游地，透彻了解旅游地，包括地势、气候、风俗、旅游设施等。安排好旅程表、作息时间，尽量使旅游生活（用餐、用药及运动量等）贴近平时生活规律。

（5）携带便携式血糖仪、血糖试纸和血糖记录本。

特别需要注意的是，由于胰岛素在较高温度下会被破坏，所以，患者要将胰岛素放在隔热的旅行袋中保存。坐车时要随身携带，不要放在行李箱里托运。到达驻地时应将未用的胰岛素及时放入冰箱中储藏。在旅游中，由于运动量加大，或者火车、航班延误不能按时进餐等，患者有可能出现低血糖，因此外出时要随身携带饼干、糖果、甜饮料等，以备不时之需。患者在旅途中一旦出现虚弱无力、头痛头晕、精神不集中、出汗、颤抖等症状，说明出现了低血糖。此时，患者应饮用含糖饮料或吃少许食物。若出现复视、神志不清、昏迷，则为严重低血糖，应就地就医。对于要跨越时差的旅游，患者应及时调整口服降糖药及胰岛素的用量，同时调整饮食，以适应时差变化。

同时，患者在旅行时，应尽可能保持原有的饮食规律，慎重选择菜肴。还要注意饮食卫生和饮水卫生，如不慎发生呕吐或腹泻应及时服用抗生素并补充足够的水分，但不要中断糖尿病的治疗（如胰岛素治疗），同时还要经常监测血糖及尿酮体，避免发生酮症。为避免呕吐发生，晕车或晕船者要预防性服用晕车药。

旅游结束后，如果发现血糖有波动或其他身体不适，应到医院检查，调整身心，让生活重新走上正轨。

需要提醒的是，并不是所有的糖尿病患者都适合外出旅游，如难以用口服降糖药物或胰岛素控制血糖者；需要大剂量药物，远超过一般用药量才能控制血糖者；糖尿病伴有酮症、低血糖、视网膜出血、未控制的高血压和不稳定心绞痛者、曾不止一次发生酮症酸中毒、高渗性昏迷或最近3个月曾有上述疾病发作者，都不宜外出旅游。

低血糖驾车等于"酒后驾车"

近年来，我国私家车普及迅速，车主当中有不少人是糖尿病患者。相对于一般人来说，糖尿病患者特别是1型糖尿病患者，驾车存在一定的风险，比较容易发生交通事故，其主要原因包括两个方面，一方面患者受低血糖的影响，即便是轻度低血糖也会使患者出现饥饿、心慌、手抖、头晕、出汗、烦躁、焦虑、全身无力等症状，进而影响驾乘安全。程度严重时，中枢神经会出现问题，出现记忆力减退、注意力不集中等现象。如果再进一步发展则会出现精神障碍，如恍惚、嗜睡、反应迟钝，甚

至昏迷，从而可能酿成严重的后果。

另一方面糖尿病慢性并发症同样会影响驾车安全。如，糖尿病视网膜病变或白内障会导致视力下降，患者会因视物模糊而引发车祸。再如，糖尿病神经病变可累及感觉及运动神经，导致患者感觉迟钝或感觉异常。此外，像血管病变和截肢等都会干扰驾驶员的正常操作和判断能力。

但是，糖尿病患者在病情比较平稳的时候，是可以开车的。不过，糖尿病患者开车应该注意以下事项：糖尿病患者平时应严格定时、定量用药；患者在开车外出前最好测一下血糖，如开长途车则应在途中再次监测；患者行车时要随身携带糖尿病病情卡、血糖仪、平常吃的药物以及含糖食品，如含糖饮料、糖果、甜点等，以便必要时取用；患者在行车期间如出现低血糖征兆，应先将车安全停靠在路边，并立即监测血糖，补充含糖饮料及食物，待症状缓解、血糖恢复正常后方可继续驾车；患者平时应定时、定量进餐及灵活加餐，切忌空腹开车，因为空腹很容易引发禁食性低血糖症。这种低血糖症通常在禁食8小时后发生，症状包括头晕、记忆力丧失、中风和慌乱；患者还应定期到医院检查身体，最好半年左右一次，如果存在影响驾驶安全的慢性并发症，应避免再开车。

需特别注意的是，凡有过"无症状性低血糖"发作史的糖尿病患者，应避免驾车。随着病程的延长，糖尿病患者发生低血糖的一些症状会逐渐减弱甚至消失，以至于患者在无任何征兆的情况下直接进入神志不清阶段。患者往往感觉不到任何预兆，因此患者在驾车时很可能会酿成交通事故。

如有可能，糖尿病患者应避免做职业司机，如出租车司机。因为糖尿病患者的病情波动在所难免，开出租车有一定的指标要完成，患者势必会加班加点，过度劳累，甚至在病情控制不好的情况下勉强开车，这既不利于糖尿病的控制，也不利于行车安全。而且开出租车往往没有条件按时定量进餐，很容易造成患者出现低血糖。

第三章
女性糖尿病患者的日常保健

糖尿病与女性青春期

青春期是从性未成熟到具有潜在性生育力的过渡时期。在此期间，第二性征开始发育，激素及代谢变化亦随之发生。糖尿病对女性患者的生长发育、月经、生殖功能有明显影响。糖尿病是一种内分泌系统的疾病，它必然也影响到卵巢的分泌功能，这就会出现性激素分泌异常及相应的月经失调等各种症状。如果性腺还未开始发育时就已患上糖尿病，那么，糖尿病不仅会影响到患者的卵巢发育，导致性激素水平下降，还会相对延迟乳房初发育、阴毛初现和月经初潮的年龄。

女性青春期对糖尿病也有一定的影响。发生于青春期人体内分泌的变化会导致糖尿病患者的血糖波动。青春期的糖尿病患者血糖水平比青春期前明显升高且波动较大，过了青春期后，会有所改善。研究发现，在血糖水平一样的情况下，青春期或青春期后高血糖所引起的微血管病变比青春期前要严重得多，如视网膜病变，事实上，青春期前的糖尿病患者视网膜病变极为罕见。所以，在此期间，一定要严格控制血糖。

对于血糖的控制，主要是青春期患者及时对降糖药物（主要是胰岛素）的用量进行调整。研究表明，青春期血糖难以控制主要是患者所承受的社会、心理压力增加所致，因此，青春期糖尿病患者应增加胰岛素的剂量，否则会导致血糖居高不下。处于青春期阶段的1型糖尿病女孩比男孩需要更多的胰岛素。另外，女性糖尿病患者的血糖水平还与月经周期有关，临床上常见育龄患者月经来潮前数天（黄体期）病情控制较差，即在同样的治疗条件下，血糖水平还会升高，因此，常须临时加大降糖药物的用量。还有，在青春期，患者的黎明现象比较明显，黎明现象的主要原因是午夜过后体内生长激素增多（垂体前叶分泌生长激素是有时间节律的），生长激素促使血糖升高，患者从凌晨3时左右开始，至上午8~9时，这段时间的血糖会逐渐升高，故青春期糖尿病患者应增加胰岛素的用量，尤其是增加睡前的中效胰岛素用量，以控制黎明现象。

除了及时对降糖药物的用量进行调整外，青春期糖尿病患者还应加大血糖检测的频度、注意学习关于糖尿病的知识、规律地生活、保持心情愉快、多做运动、合理地安排饮食，尽可能减少影响到血糖的因素，从而达到控制血糖的目的。在控制血糖的过程中，青春期糖尿病患者要谨遵医嘱，还需要家长的好好配合。

女性患者特殊时期的保健要诀

因女性生理的特殊性，一生中要经历妊娠、哺乳、更年期等特殊生理阶段，此时体内的激素会发生变化，这些都会对血糖产生影响。而血糖升高或明显波动会对女性糖尿病患者身体健康和生活质量造成一定程度的损害，因此，女性糖尿病患者在特殊时期做好自我保健尤为重要。

·月经期时，血糖易升高，注意勤监测。女性在月经期间释放大量的雌激素和孕激素，加重胰岛素抵抗，所以血糖在月经期易升高。不同患者的血糖变化幅度不尽相同，如果想了解月经期对其血糖有多大影响，可在月经前、中、后各一周进行血糖监测，每天测2~4次，连测2~3个月。为减少血糖波动，女性患者在月经期应格外注意控制饮食、坚持运动，并酌情调整用药量。

·性生活时，血糖会下降，预先做准备。

高血糖会使体力受损，进而影响性生活的和谐。由于性生活也是一种体力活动，血糖会伴随着体力的消耗而下降，所以，女性糖尿病患者，特别是应用胰岛素治疗的患者，房事时应注意预防低血糖的发生。如准备行房，患者应酌情减少胰岛素用量。如已经注射过胰岛素，可在房事前适当吃些食物。

·避孕时，勿服避孕药。口服避孕药中所含的雌激素和黄体酮不但会引起血糖波动，还会导致血栓形成，增加罹患心脑血管疾病的风险，所以，育龄期的女性糖尿病患者不宜采用口服避孕药来避孕，也不宜选择宫内节育环避孕，避孕套、阴道隔膜避孕是女性糖尿病患者的最佳选择。

·妊娠期时，须用胰岛素。女性糖尿病孕妇只要能够在妊娠期间将血糖严格控制在正常水平，同样可以生育一个健康可爱的宝宝。一般来说，患者最好提前3~6个月为怀孕做好准备，放弃其他治疗方法，改用胰岛素治疗。怀孕后的头3个月，应严格控制血糖，这对胎儿的正常发育十分重要。妊娠期间，患者每日应自测血糖至少4次，经常监测尿酮体，并定期接受营养师、糖尿病医师及妇产科医师的指导，科学安排饮食，及时调整胰岛素用量，以保持血糖稳定。

·哺乳期时，容易低血糖，酌减用药量。女性糖尿病患者若选择母乳喂养，婴儿吸奶时，会使母亲体内的血糖水平下降，此时应注意预防低血糖的发生。糖尿病乳母应经常吃些小点心，多喝些富含维生素、钙及蛋白质的汤水，酌减胰岛素用量，并注意监测血糖。

·更年期时，血糖易波动，心态要调整。更年期妇女因体内雌激素水平下降，身体对胰岛素的敏感性会相应增强，此时若不及时调整药量，女性糖尿病患者容易发生低血糖，特别是夜间低血糖。女性糖尿病患者在更年期除一般保健以外，还应尽量消除影响血糖水平的各种心理因素，如心烦易怒、喜怒无常、失眠多梦等，同时注意饮食、放松精神、保持心态平和。另外，更年期常见的潮热、出汗、抑郁及短期记忆丧失等症状容易与低血糖症状混淆，所以当怀疑自己发生低血糖时，最好先用血糖仪测一下，不要贸然吃下太多高糖食物。

糖尿病女性是否可以生育

许多糖尿病妇女都对怀孕心存恐惧，原因就在于，如果血糖控制不好，孕妇及胎儿将面临各种并发症的高风险。但是，糖尿病并非妊娠的绝对禁忌证，只要糖尿病妇女在妊娠前和妊娠期间控制好血糖，且无心、脑、肾、眼及其他严重的并发症，多咨询一些专业的医师，是完全可以生一个健康的宝宝的。

对患有糖尿病的女性来说，选择最佳的妊娠时机是非常重要的。由于胎儿的主要器官都是在孕期前8周形成的，如果在此期间血糖水平没有控制好，就会增加胎儿发育缺陷和流产的风险。糖尿病妇女应在受孕前3~6个月控制好血糖，以防受孕时高血糖影响胚胎正常发育。

糖尿病妇女计划妊娠前一定要咨询内分泌科和产科医师，并进行一次全面的体检和血糖控制评估，符合条件才可怀孕。具体的检查项目有：检查糖化血红蛋白（以了解近段时间血糖控制情况）、检查肾功能（如果有肾脏疾病史，或者血糖控制得不好，肾功能在妊娠期间会恶化，可导致水肿和高血压等）、眼科检查（未经治疗的糖尿病视网膜病变在妊娠期会恶化）、需查空腹及餐后血糖（以便确定患者糖尿病病情的轻重）、检查有无神经病变（神经病变会影响心脏与血压对妊娠生理需求的反应能力）。此外，患糖尿病10年以上，或者有心脏病某些症状的患者，建议做心电图检查；1型糖尿病患者还应评价甲状腺功能。

还应该注意的是，如果有糖尿病并发症的某种迹象，应在妊娠之前积极治疗，以便为健康妊娠打下良好的基础。如合并有严重的心血管疾病、高血压、肾功能不全、视网膜病变或神经病变等情况，则不宜受孕，因为妊娠会使这些疾病加重，甚至危及母婴生命。

糖尿病对妊娠的影响

糖尿病对孕妇的影响很大。第一，可使女性糖尿病人怀孕机会减少，流产的可能增加。据统计，糖尿病患者妊娠后流产率为15%~30%，远高于非糖尿病孕妇。第二，使妊娠糖尿病妇女血糖波动较大。怀孕早期可因妊娠呕吐而发生低血糖症或者是空腹时出现酮症。由于胎盘能分泌多种抗胰岛素、升高血糖的激素，使病人对胰岛素的需要量大大增加，随着妊娠的继续，病人胰岛素的用量逐渐增多，直到分娩前，胰岛素用量达到高峰。分娩后，由于胎盘的影响消失，身体对胰岛素的需要急剧下降。第三，糖尿病孕妇较非糖尿病孕妇继发感染率高，且产后感染较严重。第四，可引起妊娠高血压综合征。此病发生率达13%~30%，是非糖尿病孕妇的3~4倍。若患者同时合并有糖尿病血管病变，则发生率可高达68%。第五，由于糖尿病会导致子宫收缩力差，可引起滞产和产后出血。第六，糖尿病还会使孕妇心肺功能不全，孕妇心肺功能不全的发生率为10%~25%；是非糖尿病孕妇的20~30倍。第七，糖尿病还可增加孕妇围产期死亡率。妊娠期高血压综合征、心肺功能不全、出血及感染等因素都会使孕妇围产期死亡率增加。

糖尿病对胎儿、婴儿的影响也很大。包括畸胎和巨大儿发生率增加、胎儿死亡率增加以及新生儿低血糖、呼吸窘迫综合征、高胆红素血症、红细胞增多症、低血钙、智力障碍等等。糖尿病孕妇高血糖或低血糖均可导致畸胎，畸胎发生率是非糖尿病孕妇的2~3倍，畸胎包括肾脏畸形、肛门闭锁等；通常把体重超过4千克的新生儿称为巨大儿，糖尿病妇女所产的新生儿中，巨大儿的发生率为非糖尿病妊娠的10倍，多由孕妇高血糖引起；糖尿病可导致胎盘功能障碍、供氧减少，所以糖尿病孕妇围产期胎儿死亡率高达10%~15%；由于糖尿病孕妇的胎儿受高血糖的刺激，体内常有高胰岛素血症，分娩后母体的血糖供应突然中断，所以很容易造成新生儿低血糖。

有关文献报告，妊娠期间血糖控制在6.7毫摩尔/升以下、6.7~7.8毫摩尔/升和7.8毫摩尔/升以上的早产率分别为4.3%、10.8%和34.0%；先兆子痫的发生率分别为3.6%、10.6%和28.2%。这些都充分说明控制血糖非常重要。希望糖尿病孕妇对自身能够引起足够的重视，只要将血糖控制良好（防止血糖过高或过低），妊娠期间密切检测，就可有效减少妊娠期母婴各种病症发生。

⊙ 妊娠高血压综合征

这是妊娠期妇女所特有而又常见的疾病，以高血压、水肿、蛋白尿、抽搐、心肾功能衰竭、昏迷，甚至发生母子死亡为临床特点。按严重程度可分为轻度、中度和重度，重度妊娠高血压综合征又称先兆子痫和子痫，子痫即在高血压基础上有抽搐。

如何生一个健康的宝宝

糖尿病女性要想生一个健康的宝宝，除了在孕前做好充分准备外，妊娠期间还需要付出更大的努力。

糖尿病孕妇需要经常监测血糖。有些孕妇一旦发生低血糖可能会迅速出现意识丧失，从而危及生命，因此，经常监测血糖变化有助于低血糖的及时发现与纠正。同时，糖尿病孕妇还要严格控制血糖。妊娠前3个月严格的血糖控制是非常重要的，此阶段严格控制血糖可以降低流产及新生儿畸形的危险。而在妊娠第12~36周，严格控制血糖可以减少巨大胎儿的发生率，降低母体分娩时的危险及新生儿围产期死亡率。

随着妊娠的进展，母体内的激素水平会发生显著变化，胰岛素抵抗逐渐加重，仅靠饮食治疗不足以把血糖控制良好，这就需要用药物来控制血糖。但口服降糖药可能造成如胎儿畸形、新生儿低血糖症及新生儿乳酸性酸中毒等不良影响，糖尿病孕妇应使用胰岛素治疗。在孕早期（妊娠头3个月），因胰岛素敏感性改变不很明显，胰岛素用量变化不是特别大，具体可根据空腹及餐后血糖水平调整胰岛素的剂量。孕中期，胰岛素敏感性逐渐降低，胰岛素用量应逐渐增加。到孕晚期，胰岛素用量有可能比平时增加2~3倍。分娩后，由于胎盘排出，胰岛素的拮抗激素迅速下降，故产后24~48小时内，胰岛素用量会大幅度减少（通常为原来用量的1/2~2/3），甚至暂时不需要胰岛素。若在胰岛素使用过程中，出现饥饿、出汗、心悸等低血糖症状时，应略进食物加以纠正。在妊娠中晚期，最好以少吃多餐的方法来避免和纠正胰岛素加量后带来的不良反应。

糖尿病女性在妊娠期间，饮食控制可适当放宽，应多进食富含蛋白质、维生素的食物，适当补充铁、锌、碘、叶酸等微量元素。同时还要坚持适量运动，避免体重过度增加。糖尿病孕妇可以进行一些低强度的有氧运动，如散步、游泳等，有助于将血糖控制在正常范围。但要避免剧烈、紧张或跳跃的体育运动。在运动前、中及后应严密监测血糖水平并随身携带零食，以防运动中出现低血糖。

糖尿病孕妇还应多去医院做检查。随着孕期的进展，糖尿病孕妇要逐渐增加就医及产前检查的次数，注意孕妇及其胎儿的监测，同时做血糖、尿糖、尿常规、血脂、肝肾功能和腹部B超检查，以确定胎儿的发育及健康程度、孕妇糖尿病及其并发症的程度，在专科医生的指导下，孕妇应该选择适当的时机进行分娩。

糖尿病孕妇怎么吃

孕期的糖尿病患者吃得多了，害怕血糖上升，吃得少了，又害怕宝宝的营养不够。糖尿病孕妇如果控制不好饮食，不但对婴儿的健康不利，也会损害自身的健康。所以，糖尿病孕妇要合理膳食，既要保证血糖控制达标，又要满足胎儿生长发育对营养物质的需求。

（1）合理控制总热量摄入。对于妊娠糖尿病患者而言，这是一条非常重要的饮食原则，有条件的可以由营养师制定食谱。妊娠初期不需要特别增加热量，妊娠中、后期总能量按每天30~35千卡/千克体重供给。肥胖孕妇在妊娠期不宜减体重，避免母体内的酮体增加，对胎儿造成不良影响，但总热量摄取不宜过多，以保证正常体重增长为宜；体重较轻或体质虚弱的孕妇，应该供给足够的热量，并根据血糖、尿糖等情况随时调整饮食。

（2）蛋白质的供给要充足。蛋白质不仅是维持子宫和胎盘正常发育的重要营养物质，而且对胎儿的正常发育也很重要。糖尿病孕妇的蛋白质每日摄入量应在100克左右，而且保证其中的1/3以上为优质蛋白质，如鱼、禽、蛋、瘦肉、豆制品等。尤其要多吃一些豆制品，增加植物蛋白质。每天最好喝2杯牛奶，以获得足够钙质。但切不可以把牛奶当水喝，这样容易使血糖过高。

（3）注意补充维生素。妊娠时，人体对维生素D、叶酸的需求量会增加，尤其是叶酸，需要量要比平时增加2倍，因此糖尿病孕妇应该多吃一些含叶酸较多，而对血糖影响较小的食物，如绿叶青菜、豆类、动物肝脏、全麦面粉及橙子等。孕妇可饮用加入维生素D的牛奶，或多晒太阳，以增加对于维生素D的补充。

（4）多吃含铁、钙高的食物。铁是主要的造血物质，钙对胎儿的骨骼发育非常重要，因此，糖尿病孕妇应该多吃一些含铁、钙高的食物，如动物肝脏、瘦肉、虾皮、鱼、牛奶等。

（5）多摄取纤维含量高的食物。目前许多研究显示，膳食纤维，特别是可溶性纤维有控制餐后血糖上升幅度、改善葡萄糖耐量和降低胆固醇的作用，因此，在可摄取的分量范围内，多摄取些高纤维食物，如燕麦片、苦荞麦面、糙米等粗杂粮，水果中的草莓、菠萝和猕猴桃等含有较高的可溶性纤维、维生素和矿物质，在血糖控制良好的情况下，可少量食用。

（6）控制油脂类食物的摄入。适当控制脂肪的摄入，脂肪的摄入量不能超过总热量的30%。烹调用油以植物油为主，少吃油炸、油煎、油酥及肉皮、肥肉等食物。可以增加干果类食物的摄入量，也可以为身体提供较多的植物油。

（7）保持少量多餐的进食方式。为维持血糖水平平稳，避免酮症酸中毒发生，餐次分配非常重要。每天最好分3大餐和3小餐，除早、中、晚三餐外，在两餐之间可适当加餐，特别要避免晚餐与隔天早餐的时间相距过久，适宜的做法是在睡前补充一些点心。

（8）严格控制易被体内吸收的单糖。应该严格控制容易被体内吸收的单糖，如蔗糖、砂糖、果糖、葡萄糖、冰糖、蜂蜜、麦芽糖及含糖饮料、甜食等。要尽量选择纤维含量较高的主食，如以糙米或五谷饭取代白米饭，选用全谷类面包或馒头等，同时与一些根茎类蔬菜混合食用，如土豆、芋头、山药等，更有利于控制血糖。由于妊娠糖尿病孕妇早晨的血糖值较高，所以早餐食物的淀粉含量必须要少一些。

第四章
自我检测病情

糖尿病患者定期检查方案

糖尿病患者应时刻关注自身健康状况，定期检查对患者是很重要的，这有助于监控病情的发展，为药物的使用提供依据，增加药物的疗效，减少不良反应（低血糖等）。如果检查发现并发症还可及时治疗。糖尿病患者定期检查指标如下表：

需要注意的是，血糖监测，若糖尿病患者用胰岛素治疗或病情不稳定需要调整药物剂量时，血糖监测次数需要更多，应测全天血糖谱一天7次，包括3餐前、3餐后2小时及睡前等，每周测2天。

患者应将检查结果做详细记录，并注明检查的日期，同时也要记录下自觉症状、每餐的进食量和热量、工作活动情况、有无低血糖反应的发生。这些都会为医生确定下一步治疗方案提供重要的参考资料。

如何看懂化验单

一般情况得了大病，免不了要和各种化验单打交道，糖尿病亦不例外。因此，学会看化验单就成了每一位糖尿病患者的基本功。下面，就对糖尿病实验室检查（包括糖尿病患者的尿液、血液、胰岛功能以及其他检查项目等）做一些简单分析。

⊙ 尿液

尿液检查方法简便且样品容易获得，可以在实验室进行，或者由患者自行检测。尿的检测常常是糖尿病诊断的第一步检查。

⊙ 尿糖（U-GLU）

正常情况下，尿液中只含有微量的葡萄糖，尿检呈阴性。当血糖浓度增高到一定程度（8.9~10.0毫摩尔/升）时，肾小管不能将尿液中的葡萄糖全部吸收，尿糖就会增高呈阳性，化验单上用"+"号表示。尿糖可以反映出血糖的情况，但它还受许多其他因素的制约，有时二者并不一致。因此，尿糖检查仅供参考，不能作为判定糖尿病的依据。

⊙ 尿酮体

酮体是乙酰乙酸、β-羟丁酸和丙酮的总称，主要为肝脏脂肪氧化和葡萄糖无氧代谢的中间产物。正常人尿中每日排出丙酮40~50毫克，用一般方法难以测出。当血中酮体增加时，尿中排出的乙酰乙酸和β-羟丁酸明显增加，就会出现尿酮体阳性。尿酮体检查是筛查试验，其结果阳性也可能是由于不能进食、呕吐造成的；结果阴性也不能完全排除酮症，故准确性较差。可靠的试验是测定血中β-羟丁酸的含量，超过0.5毫摩尔/升，就提示有糖尿病酮症。

⊙ 尿微量白蛋白（UAER）

糖尿病肾病早期改变是肾小球基底膜增厚、滤孔增大及电荷屏障消失，使分子量较小的血浆白蛋白容易滤过到尿液中。因此尿白蛋白排泄率是诊断早期糖尿病肾病的重要指标。尿微量白蛋白超过3.0毫克／24小时，或20微克／分钟，则提示有早期肾损害。此时如能严格地控制血糖、血压并配合其他治疗，肾功能多半可以恢复正常。

⊙ 血糖（BS）

血糖是指血中的葡萄糖。空腹血糖（FPG）是指隔夜空腹（8~10小时除饮水外未进任何食物）于早餐前抽静脉血所测的血糖，它间接反映基础胰岛素的分泌功能。空腹血糖正常值3.9~5.6毫摩尔/升；餐后2小时血糖（P2hPG）是指进食后食物对胰岛β细胞产生刺激后β细胞分泌胰岛素的能力，可间接反映胰岛β细胞的储备功能。餐后2小时血糖正常值4.6~7.8毫摩尔/升。空腹血糖在6.1~7.0毫摩尔/升为空腹血糖受损（IFG），餐后2小时血糖在7.8~11.1毫摩尔/升为糖耐量受损（IGT）。空腹血糖受损和糖耐量受损统称为糖尿病前期；空腹血糖≥7.0毫摩尔/升或餐后2小时血糖≥11.1毫摩尔/升即可诊断为糖尿病。

⊙ **葡萄糖耐量试验（OGTT）**

口服7.5克葡萄糖，之后分别在半小时、1小时、2小时及3小时采血测血糖，并画出相应的血糖-时间曲线，即为口服葡萄糖耐量试验。

正常值参考标准：空腹血糖3.9~6.1毫摩尔/升，血糖在口服葡萄糖0.5~1小时达高峰，峰值<8.89毫摩尔/升，2小时后血糖<7.8毫摩尔/升，3小时后血糖恢复正常。

对空腹血糖正常或可疑升高，及餐后2小时血糖可疑升高等疑有糖尿病者，均须依赖葡萄糖耐量试验才能做出最后诊断。

⊙ **糖化血红蛋白（HbA1C）和糖化血清蛋白果糖氨（GSP）**

血糖易受外界因素干扰，当时化验只能反映即刻的血糖水平，不能反映采血前一段时间内的平均水平。而糖化血红蛋白可以反映采血前2~3个月的平均血糖水平，其正常值为4%~6%。糖化血清蛋白果糖氨反映的是此前2~3周内的平均血糖水平，其正常值为1.5~2.4毫摩尔/升。这个检测结果可以增加糖尿病检查的准确性。

⊙ **胰岛素释放试验**

口服葡萄糖75克，测定餐前及餐后血浆胰岛素水平。

正常值参考：空腹正常胰岛素值为5~25微单位/毫升，服糖后1小时上升为空腹的5~10倍，3小时后恢复至空腹水平。

临床意义：1型糖尿病患者胰岛素分泌严重缺乏，餐后胰岛素分泌也无明显增加，胰岛素释放曲线呈无反应型或低平曲线。2型糖尿病早期，空腹及餐后胰岛素水平可正常甚至略高，但胰岛素分泌高峰往往延迟至2~3小时后出现；2型糖尿病晚期，由于患者胰岛β细胞功能趋于衰竭，其胰岛素分泌曲线可与1型糖尿病相似。

在指导用药方面，如果存在胰岛素抵抗，治疗上应控制饮食、加强锻炼、减肥，选择改善胰岛素抵抗的药物，如双胍类及胰岛素增敏剂；如果胰岛素分泌严重缺乏，则应及时加用胰岛素治疗。

⊙ **C-肽释放试验**

C-肽与胰岛素是等分子释放的，因此，测定C-肽的量就能反映胰岛素的水平。C-肽分子要比胰岛素稳定，在体内保存的时间比较长，这对测定胰岛功能来说较为有利。测定C-肽可以不受注射胰岛素与否的影响。所以C-肽是反映自身胰岛素分泌能力的一个良好指标，有助于鉴别糖尿病患者得的是1型还是2型糖尿病。

正常值参考：健康人空腹血浆C-肽值为0.8~4.0微克/升，餐后1~2小时增加4~5倍，3小时后基本恢复到空腹水平。

⊙ **血脂**

我国糖尿病学会要求，糖尿病患者血脂应控制在：总胆固醇<4.5毫摩尔/升，三酰甘油<1.5毫摩尔/升，高密度脂蛋白胆固醇>1.1毫摩尔/升，低密度脂蛋白胆固醇<2.5毫摩尔/升。

⊙ **糖尿病相关抗体**

包括谷氨酸脱羧酶抗体、胰岛细胞抗体和胰岛素自身抗体等，主要用于糖尿病的分型。健康人以及2型糖尿病患者这3种抗体均呈阴性。1型糖尿病多呈阳性，其中，谷氨酸脱羧酶抗体诊断价值最高，其阳性率高达90%且可持续多年。

一定要重视血糖监测

血糖监测是进行糖尿病管理的有效手段，是糖尿病综合治疗中的一个重要组成部分。目前，心理治疗、血糖监测、运动治疗、药物治疗、饮食治疗已被国际糖尿病联盟定为糖尿病治疗的5大要素。对于糖尿病患者来说，血糖监测有着非常重要的作用，它有助于患者及时全面地了解血糖控制的情况，判定临床治疗效果；有助于患者找出血糖控制不佳的原因，如饮食、运动、用药等问题，为指导和调整患者的饮食、运动、用药等提供科学依据；有助于患者随时掌握血糖波动情况，及时发现低血糖或高血糖；有助于患者减少糖尿病各种并发症的发生和发展。所以，糖尿病患者一定要重视血糖监测。

以往，糖尿病患者必须定时去医院抽取静脉血监测血糖，这给患者带来许多不便，有些患者怕麻烦，很长时间不去查一次血糖，酿成了本可避免的严重后果。随着现代技术的发展和血糖测量仪的不断改进，目前，患者在家中通过使用血糖测量仪进行自我监测血糖已经成为了可能。现在的血糖测量仪不仅方便、安全、质量有保证，而且其准确性也大大提高，得到临床的认可。在开始自我监测前，患者应由医生或护士进行检测技术和检测方法的指导，包括如何操作血糖测量仪、何时监测、监测频率、如何记录检测结果及检测结果不正常时应采取什么措施等问题。患者对检测结果要做好详细准确的记录，复诊时，将检测结果告知医生，以便医生了解病情和对治疗方案加以调整。

目前，仍有许多糖尿病患者对血糖监测不够重视，没有不适感觉时，就不做血糖监测，只有出现症状时，才想起来检测血糖，这种做法显然不对。血糖轻度升高时，患者往往没有任何症状，但是长时间高血糖会引起一系列慢性并发症。还有，许多老年糖尿病患者由于感觉迟钝，尽管血糖很高，但没有如口渴、多饮、多尿等明显症状，如果平时不注意血糖监测，往往会导致严重后果。再就是，磺脲类药物继发性失效在临床上很常见，如果长期不监测血糖，药物失效了也不知道，吃了也等于没吃。所以，没有良好的血糖监测做保证，就谈不上良好的血糖控制，只有治疗与血糖监测并重，糖尿病治疗才能取得好的效果。

血糖监测的时点及意义

理想的血糖监测应当是全天候实时监测。我们可以选择一天中具有特定意义及代表性的若干时点，通过测定其血糖值来反映全天血糖的变化情况。一般地说，血糖检测根据时间的不同，可分为空腹血糖、餐前血糖、餐后2小时血糖、随机血糖（如睡前血糖、夜间血糖等），不同时间检测到的血糖，具有不同的临床意义。

⊙ **空腹血糖**

严格地讲，空腹血糖是指隔夜禁食8~12小时之后于次日早餐前所测的血糖（通常不超过早晨8点），午餐和晚餐前的血糖不在此列。这是因为血糖受多种因素影响，在清晨空腹时检查能较大程度地排除这些影响，反映真实病情。

空腹血糖主要反映患者在无糖负荷刺激状态下的基础胰岛素的分泌情况及患者前一天晚上所用药物对整个夜间乃至次日清晨血糖的控制情况。对于长期使用降糖药物的患者来说，空腹血糖的良好控制具有重要的意义。

空腹高血糖有3种常见情况：一种是黎明现象。正常人在凌晨0点以后，生长激素和皮质醇的生成增加，该激素有升高血糖的作用，由于每个人在不同阶段产生的生长激素多少不同，故黎明现象不是每个人都会发生。可在夜间0点和早7点各测1次血糖，早7点血糖高于夜间0点血糖1.0毫摩尔/升以上者可诊断；一种是苏木吉现象。苏木吉现象常发生在夜间，是由于用胰岛素过量后引起低血糖，机体为了调整血糖，便产生了大量升糖激素，使血糖升高。特点是凌晨3点左右血糖低于3.9毫摩尔/升；还有一种就是药量不足。其特点是睡前血糖高于空腹血糖或与空腹血糖相差无几。原因是晚间口服降糖药或胰岛素用量不足或进食过多。

需要注意的是，测空腹血糖最好在清晨6点至8点取血，采血前不用降糖药、不吃早餐、不运动。如果空腹抽血的时间太晚，所测的血糖值很难真实反映患者的治疗效果，其结果可能偏高或偏低。

⊙ **餐前血糖**

餐前血糖是指午餐和晚餐前的血糖，反映胰岛β细胞分泌功能的持续性。餐前血糖可指导患者调整将要吃入食物的量和餐前注射胰岛素或口服药的量。

⊙ **餐后2小时血糖**

餐后2小时血糖指早、中、晚餐后两小时测定的血糖，主要反映进餐后胰岛β细胞的分泌能力及饮食治疗和药物治疗的综合治疗。另外，测定餐后2小时血糖还有助于早期发现2型糖尿病。

⊙ **睡前血糖**

睡前血糖主要反映胰岛β细胞对晚餐后高血糖的控制能力。监测睡前血糖主要是为了指导患者夜间用药或注射胰岛素剂量，避免夜间发生低血糖。

⊙ **凌晨3点血糖**

监测凌晨3点血糖有助于鉴别空腹高血糖的原因，究竟是黎明现象还是苏木吉现象，因为这两种情况的临床处理截然不同。

如何安排血糖监测的次数

血糖监测是确保血糖控制安全达标的必要手段，血糖监测的次数取决于多种因素，包括治疗的类型、血糖控制的程度、短期内治疗是否需要调整，是否有其他突发疾病或特殊情形，如妊娠、手术等。但血糖的检测还有很多规律和技巧，过多监测血糖对血糖控制几乎无任何附加益处，血糖监测太稀疏又达不到效果。因此，血糖监测的次数安排要根据糖尿病患者的具体病情而定。一般来讲，对血糖控制要求越高、血糖越不稳定，越是需要加强血糖监测。

对于血糖控制较稳定的患者，血糖监测的间隔可以较长些，可以每隔1~2周选择一天，查空腹血糖及餐后2小时血糖。

当患者近期血糖常常偏高时，应及时监测空腹血糖及餐后2小时血糖，以便较准确地反映出患者血糖升高的水平。如患者近期经常出现低血糖，则要注意检测餐前血糖和夜间血糖，必要时，还要在一天的不同时段测4~6次血糖，以了解患者一天24小时中血糖的变化规律。

但是，对于血糖控制不达标或病情不稳定、血糖忽高忽低的糖尿病患者、计划妊娠或妊娠期的糖尿病患者、经常发生无症状性低血糖的糖尿病患者（如老年患者或并发严重神经病变者）、处于应激状态（如感冒发热、严重感染、急性心脑卒中、严重创伤及围手术期）的糖尿病患者、最近诊断的糖尿病患者、日常生活习惯有所改变（如运动、旅行、饮食习惯改变等）的糖尿病患者、调整治疗方案期间的糖尿病患者，则每隔3~4天就要监测一次全天血糖谱（4~8个时点），以便准确地了解患者全天血糖的波动情况。

需要提醒的是，接受胰岛素强化治疗的患者（如带胰岛素泵者），特别是在调整胰岛素剂量、更换胰岛素剂型或注射次数等情况下，应每日测定5~8次血糖（"5次"是指空腹、3餐后2小时及睡前血糖；"8次"是指3餐前后、睡前及凌晨3点的血糖）；口服降血糖药物治疗的患者，在开始服药的前两周，每周连续3天，每天测5次血糖，以便了解不同时间内血糖情况，确定适宜的药物及剂量。血糖稳定后，每周只需测1天的早餐前、餐后2小时和睡前血糖。

血糖监测的次数十分灵活，患者可以根据自身的病情，结合自己原有的生活方式安排。如果患者出现血糖过高或过低的症状时，应随时测定。

监测血糖要"全天候"

理想的血糖控制应是全天候的，包括空腹（餐前）、餐后、活动、工作和睡眠等时段。因为单测某一时间（如空腹）的血糖，只能反映检测那个瞬间的血糖水平，而不能代表其他时间的血糖水平。比如，正常人餐后2小时的血糖水平小于7.8毫摩尔/升，若餐后2小时血糖水平大于或等于11.1毫摩尔/升，可确诊为糖尿病。当病人空腹血糖正常，餐后2小时血糖水平在7.8~11.1毫摩尔/升之间称为糖耐量低减，此时机体处于糖代谢紊乱的代偿性阶段，也即由糖耐量正常向糖尿病发展的过渡阶段。如不引起重视，导致胰岛素抵抗及胰岛素分泌缺陷，餐后高血糖可进一步加重，促进了由糖耐量低减向2型糖尿病的转化。在糖耐量低减人群中，每年有5%~10%的人发展为2型糖尿病。如果人们只重视空腹血糖而不重视餐后血糖的检测，则可能使糖耐量低减人群和早期糖尿病人被漏诊。一般说来，当出现空腹血糖升高时胰岛β细胞功能已下降50%，餐后血糖升高较空腹血糖更为敏感，其异常比空腹血糖异常要早3~5年。换句话说，可使糖尿病诊断提前3~5年，所以，餐后血糖的控制与空腹血糖的控制一样重要，不能厚此薄彼，无论是血糖监测还是血糖控制均应是全天候的，只有全天候地使血糖处于正常或接近正常水平，才算真正满意的血糖控制。

血糖并不是一成不变的，是有波动的。但是，也不可能每天随时随地测血糖，现在惯常的做法是：隔一段时间（如半月左右）进行一次较全面的血糖检测，作为指导治疗和判断治疗效果的依据。检测要求是：3餐前（包括早晨空腹）各1次，3餐后（从吃第一口饭算起）2小时各1次，全日共检测6~8次（必要时临睡前或凌晨3点再加测1次）。

糖尿病患者应按上表中的指标调整治疗方案。

血糖化验要关注细节

对于糖尿病患者的治疗效果，血糖是重要的检测标准，在化验血糖前，有一些细节是我们不能忽视的，否则血糖结果不能真实反映患者现在的身体状况。

首先，糖尿病患者在应激状态（如情绪波动、感冒发热等）下不要检测血糖，这是由于患者情绪变化、感冒发热等应激因素会导致生糖激素（如儿茶酚胺、肾上腺素等）分泌增加，当这类激素分泌过多时，不但可以抑制胰岛素的分泌，又可以加速肝糖原的分解，使血糖明显升高。因此，在应激状态下测得的空腹血糖往往高于平常的血糖水平，但这并不代表患者平时的病情。所以，患者应当在应激状态过后再去化验血糖。

其次，糖尿病患者在检查前一天应避免过分节食。有些患者为了得到理想结果而在检查前一天过分节食，此时所测的血糖结果可能偏低一些，但却不能代表平常血糖控制的真实情况。为保证检查结果的真实可信，检查前一天进餐和用药应和平常一样，并保证夜间睡眠良好。另外，抽血化验前应避免剧烈运动、抽烟和饮用刺激性饮料如茶水、咖啡等。

再有，糖尿病患者化验空腹血糖前不要擅自停药。有些患者因为化验空腹血糖而擅自停药，检测血糖目的是为了了解用药期间患者血糖的控制情况，如果在检查当天停药，势必引起血糖波动，使化验结果不能准确反映治疗期间血糖的真实水平。不仅如此，停药还会使患者病情出现反复或加重。

还有，患者也不要在家注射完胰岛素后再去医院抽空腹血。由于到医院抽血在时间上难以预料，如果不能在半小时内抽完血，势必延迟进餐时间，这样可能会发生低血糖。

需要提醒的是，如果患者无法确定在医院抽空腹血的具体时间，不妨早晨在家正常治疗及进餐，然后去医院测餐后2小时血糖。这样不至于影响正常进餐及用药，不会引起血糖的波动。越来越多的证据显示，检查餐后血糖不仅有助于早期发现糖尿病，而且能更好地反映进餐量及服药量是否合适，这是空腹血糖所不能代替的。

最后，以下几个方面糖尿病患者需要特别注意：

（1）采用口服降糖药治疗的患者。此类患者化验空腹血糖时，若采血时间太晚，会使得早晨的药和中午的药相隔太近。因此，应酌情减少中午的药量，以免因两餐的药物作用相互叠加而造成低血糖。

（2）早、晚餐前注射预混胰岛素的患者。此类患者若因上午到医院抽血化验而使治疗延迟，可以在抽血之后查一下随机血糖。如果血糖高，可临时注射一次短效胰岛素，然后进餐。这样，既可在一定程度上消除治疗延误造成的血糖升高，同时又避免了检查当天早、晚两次预混胰岛素注射间隔太近。

（3）睡前注射中效胰岛素的患者。此类患者其降糖作用可以维持到次日早8~9时。因此，化验空腹血糖的采血时间可稍晚一些。

（4）自身胰岛素分泌水平低下、存在清晨高血糖的患者。此类患者最好用血糖仪事先在家中完成空腹血糖的测定，记下结果后再去医院。由于医院门诊采血时间太晚，这样会延误病人早晨的胰岛素治疗，对全天血糖产生不利影响，因此，此类患者最好不要去医院化验空腹血糖。

便携式血糖仪的选购

目前糖尿病在我国的发病率呈逐年上升趋势，随着各种糖尿病知识普及、糖尿病教育活动的展开，糖尿病患者越来越认识到血糖自我监测的重要性。便携式血糖仪由于体积小、便于携带，患者不用去医院，在家中就能进行自我监测，因此，便携式血糖仪的使用越来越普遍。但是目前市场上的血糖仪品种繁多，质量良莠不齐，糖尿病患者在选购时要注意以下几点。

·仪器的准确性。首先需考虑仪器的准确性，其监测结果应与同时抽静脉血化验所得的测试值相近。如测试结果相差太悬殊就会误导患者，甚至出现延误病情的悲剧。

·电源。血糖仪测试中一般需要有足够大的电压以保证芯片的正常工作，因而，它的电源一般采用纽扣电池甚至是专用电池。但纽扣电池和专用电池更换困难，导致有些血糖仪购买后无法正常使用。目前，有的血糖仪可用1节普通七号电池，使用较方便。

·测试结果的记忆存贮功能。测试后，进行测试结果的记忆存贮有助于了解患者一段时间内的血糖变化，便于分析病情，指导治疗。因而，适当的存贮容量是非常必要的。

·血糖试纸条的包装方式。试纸条对监测结果的准确性非常关键，血糖试纸条对保存的湿度环境很敏感，绝大部分的检测误差都是由试纸条的变质、变性所引起的。因此，患者最好选用单支包装的试纸条，而且要购买有效期较长的试纸条。

·显示屏的大小。血糖仪的大小应符合测试时操作的需要，过大和过小均是不可取的。以一只手稳定地握住，自己能方便地测试操作为佳。同时，适当大小的血糖仪可以保证提供足够大的显示屏，即使中老年患者使用也不用担心看不清测试结果。如果患者视力不佳，应选择一种可以通过声音报告测定值的血糖仪。

·自动温度校正功能。不管是电化学法还是光化学法，酶反应是测试的基础。酶反应受温度的影响很大，因而，血糖仪内最好有内置温度传感器，可以自动进行温度校正，保证测试结果不受测试时温度的影响。

·需要的采血量。患者应尽量选择需采血量少的仪器，避免测试时采血量不足（老人和儿童经常难于从手指上采到足够的血滴），使检测失败或测得的结果偏低。

·价格。在血糖仪选购中价格不是最重要的，关键是质量，但一般比较好的血糖仪价格也要高一些，需要综合衡量。

·售后服务。应了解血糖仪的售后服务工作，试纸条的供货情况是否到位，防止出现"有炊无米"的情况。

总之，现在市场上便携式血糖仪形形色色，种类繁多，功能、特点不尽相同。建议糖尿病患者在购买之前，最好通过身边的病友和其他途径多了解一些有关血糖仪的知识，尽量买一台适合自己的、售后服务好的血糖仪。

便携式血糖仪出现误差时的对策

糖尿病患者在使用便携式血糖仪时，常出现血糖监测结果不准确的现象，不利于血糖的控制，以下是便携式血糖仪出现误差的常见原因及处理对策。

（1）很多糖尿病患者由于操作不当而导致检测失败或测定值不准确，常见的不正确操作有：测试时试纸条没有完全插到测试孔的底部；检测时试纸条发生移动等情况也会影响检测结果，因此应将血糖仪放在平稳、安全之处使用；有些仪器是先滴血，然后再将试纸条插进血糖仪，如果滴血后等待时间超过2分钟才将试纸条插进测试孔，则会导致测试结果不准确，此时应换用新试纸条重新测试。因此，患者使用血糖仪检测时，一定要先详细阅读使用说明书，正确掌握血糖仪的操作方法。

（2）测试血糖时，常会受到环境中灰尘、纤维、杂物等污染，特别是检测时不小心使血液污染了仪器的测试区，都会影响测试结果。因此血糖仪要定期检查、清洁、校准。需要注意的是，对测试区的清洁一定要小心，擦拭时不要使用酒精或其他有机溶剂，以免损坏仪器，可使用棉签或软布蘸清水擦拭。

（3）长时间不进行血糖仪校准也会影响测试结果，因此在第一次使用新购买的血糖仪时、每次使用新的一瓶试纸条时、当测试结果未能反映出感觉的身体状况时（例如感觉到有低血糖症状，而测得的血糖结果却偏高）、怀疑血糖仪或试纸条出现问题时、血糖仪摔跌后，都应该进行血糖仪校准。在进行血糖仪校准时应注意：模拟血糖液开瓶后3个月内有效，不要使用过期的模拟血糖液；不宜将模拟血糖液储存在温度超过30℃的环境，也不宜冷藏或冷冻；如模拟血糖液测试结果不是在试纸盒上显示的可接受范围内时，暂不要继续使用该血糖仪，应及时查找原因。

（4）若测试时采血量不足，会导致检测失败或测得的结果偏低；如果血滴过大，溢出测定区，也会影响测定结果。确认血滴大小合适的方法是：用一新的试纸条在测试区滴一滴血，确认试纸条背面"血量确认圆点"完全变色。另外，采血时因肢端末梢循环不好、血流不畅或过度挤压等也会使测定结果受到影响，所以，采血时应该将手臂短暂下垂，可使手指血管充盈，容易采血，采血笔刺破手指后，应从指根向指端（采血点）方向轻用力挤血，不要用大力挤血。

（5）如果取血部位消毒后残留酒精，由于酒精能与试纸条上的化学物质发生反应而导致血糖值不准确，所以，要待酒精挥发后再取血操作。

（6）血糖仪代码与试纸条代码不一致也会使血糖值不准确，所以测试前应核对、调整血糖仪显示的代码与试纸条包装盒上的代码相一致。注意每台仪器有其各自相对应的试纸条，不可与其他种类的仪器交叉使用。

（7）购买时、使用前均应注意检查试纸条包装盒上的有效期，不要使用过期的试纸条，以免影响检测结果。

（8）不少检测误差是由试纸条的变质引起的，试纸条会受到测试环境的温度、湿度、化学物质等的影响，因此试纸条的保存很重要。要避免潮湿，放在干燥、阴凉、避光的地方，用后密闭保存;应将试纸条储存在原装盒内，不要在其他容器中盛放。手指等不要触摸试纸条的测试区。

（9）血糖仪使用一段时间后，如果测试时显示屏上显示"低电量"字样或符号，考虑为电池电量不足，应及时更换新电池。

总之，糖尿病患者要掌握正确的操作方法，准确监测自己的血糖水平，并学会记录、分析所测定的血糖结果，配合医护人员，取得满意的治疗效果。

综合控制，全面达标

糖尿病是一组代谢综合征，涉及血糖、血脂、血尿酸、血压及肥胖等一系列代谢紊乱，仅仅靠控制血糖，并不能很好地防止各种糖尿病慢性并发症（尤其是心脑血管病等大血管并发症）的发生，因此，糖尿病的治疗要求综合控制，全面达标，即在血糖治疗达标的同时，还应将血压、血脂、体重控制在相应范围内。

国内外大量循证医学证据表明，只有长期严格控制包括血糖在内的各种代谢指标，才能明显减少或避免糖尿病并发症的发生。因此，糖尿病患者不能仅仅满足于控制血糖，也不能满足于一般水平的控制，而要做到综合控制，全面达标。治不达标，形同未治。根据美国糖尿病学会临床指南，糖尿病有关指标的控制标准如下。

⊙ **糖化血红蛋白**

糖化血红蛋白值小于6.5％为理想标准，在6.5％~7.5％之间为一般标准，大于7.5％时为较差标准。

⊙ **血糖（毫摩尔/升）**

空腹血糖：在4.4~6.1毫摩尔/升之间为理想标准，小于或等于7.0毫摩尔/升为一般标准，大于7.0毫摩尔/升为较差标准。

餐后2小时血糖：在4.4~8.0毫摩尔/升之间为理想标准；小于或等于10.0毫摩尔/升为一般标准，大于10.0毫摩尔/升为较差标准。

⊙ **体重指数（千克/米2）**

男性：小于25为理想标准，小于27为一般标准，大于或等于27为较差标准。

女性：小于24为理想标准，小于26为一般标准，大于或等于26为较差标准。

⊙ **总胆固醇（毫摩尔/升）**

总胆固醇小于4.5毫摩尔/升为理想标准，在4.5~5.9毫摩尔/升之间为一般标准，大于或等于6.0毫摩尔/升为较差标准。

⊙ **高密度脂蛋白胆固醇（毫摩尔/升）**

高密度脂蛋白胆固醇大于1.0毫摩尔/升为理想标准，在1.0~0.9毫摩尔/升之间为一般标准，小于0.9毫摩尔/升为较差标准。

⊙ **低密度脂蛋白胆固醇（毫摩尔/升）**

低密度脂蛋白胆固醇小于2.5毫摩尔/升为理想标准，在2.5~4.0毫摩尔/升之间为一般标准，大于4.0毫摩尔/升为较差标准。

⊙ **三酰甘油（毫摩尔/升）**

三酰甘油小于1.5毫摩尔/升为理想标准，在1.5~2.1毫摩尔/升之间为一般标准，大于或等于2.2毫摩尔/升为较差标准。

⊙ **血压（毫米汞柱）**

血压小于17/11千帕为理想标准，在17/11~19/12千帕之间为一般标准，大于或等于19/12千帕为较差标准。

第五章
对患者和照顾者的特别说明

低血糖反应时该怎么办

如果出现轻度低血糖，表现为心悸、乏力、出汗、饥饿感、面色苍白、震颤、恶心呕吐等，患者意识清醒并能吞咽，可立即吃几粒糖果、几块饼干或喝半杯糖水，可以达到迅速纠正低血糖的效果，一般十几分钟后低血糖症状就会消失。在进食以上的食物后，可再适当吃一些米饭或馒头、豆腐干等食物，以防低血糖再次发作。如果经过以上方法仍没有效果时，应立即送医院急救，同时带上患者常服的降糖药，以便医生了解病情。

如果出现重度低血糖，患者出现神志不清，尚有吞咽动作时，一般应先确定患者气道是否通畅，必要时做相应处理，保证气道通畅。然后可喂些糖水，多数可迅速改善症状；如果患者处于昏迷状态，无自主吞咽功能，此时，千万不要给患者喂食或饮水，否则容易引起窒息。应使患者侧卧，使其呼吸道保持通畅，并立即送入医院。送入医院后，应立即检测血糖，并静脉注射50%葡萄糖20毫克，待症状缓解，神志清醒后，可在静脉内滴注葡萄糖，以防止低血糖再次发生。另外，对于一些口服降糖药所致的低血糖患者，经治疗苏醒后，仍有再次进入昏迷的可能，则需要密切观察四五天。

需要提醒的是，如果患者在开车时出现低血糖，一定要停下车吃一些含糖食物，等感觉稍微好一些再继续开车。千万不要硬撑着，以为过一会儿就好了，这样非常危险。

⊙ 如何预防低血糖

和任何一种糖尿病急性并发症一样，低血糖症也应该预防，尽量避免其发生，否则将会对患者健康乃至生命安全造成威胁，而且可能引起反跳性高血糖，导致糖尿病病情波动。为预防低血糖发生，糖尿病患者要注意以下几点。

（1）定时定量进餐。患者要定时定量进餐，不得暴饮暴食，也不要拖延或忘记进餐，若不得已延迟进餐时，应预先吃一些饼干、水果或巧克力等食物。当遇到某些特殊情况不能进食或进食减少时，应及时调整用药剂量。

（2）应在专科医生指导下调整用药。药物用量不能随意增加，应在医生指导下，根据患者的血糖量做适当的调整。

（3）运动量保持恒定。每天的运动时间及运动量基本保持不变。当运动量临时加大时，要及时加餐，或适当减少胰岛素的用量。尽量不要空腹晨练。

（4）经常测试血糖。注射胰岛素的患者，应自备血糖仪，保证每天自测血糖，若有低血糖感觉时应及时自测血糖，并把每次的血糖测试结果详细地记录下来。

（5）携带糖尿病病情卡。患者应随身携带糖尿病病情卡，一旦出现严重低血糖，便于他人了解病情、紧急施救并通知患者家属。

（6）随身携带糖果、饼干等小食品，以便应对突然发生低血糖。

"苏木吉反应"与防治

苏木吉反应，也称苏木吉现象，是指低血糖后出现高血糖的现象。有时严重低血糖会导致反应性高血糖，可持续数日之久，多见于1型糖尿病的患者。其发生的主要原因是人体低血糖时机体自身的负反馈调节，促使体内胰升血糖素、生长激素、肾上腺皮质激素及肾上腺素均显著分泌增加，故每次低血糖后会出现高血糖及尿糖增加，使病情加重。

糖尿病患者出现苏木吉反应大多见于胰岛素用量不当，或没有按时加餐，或病情控制较好时体力活动增加。临床上，有的糖尿病患者胰岛素用量很大，常有低血糖反应，但是尿糖很多；有的患者夜间发生不自觉的低血糖，而次日早晨尿糖阴性，仅表现为尿酮体阳性；有的患者夜间尿糖很少，次日早晨血尿糖显著增加且尿酮体阳性；还有的糖尿病患者在家里发生低血糖时，不能立即到医院查血糖，等到医院检查时血糖总是很高。对以上种种情况，医生应认真分析产生血糖增高，尿糖增多的原因，如果午夜1~3时血糖很低，即可诊断。

苏木吉反应的防治主要是减少晚餐前的口服降糖药物或胰岛素的剂量，或增加睡前小吃。睡前小吃是晚餐的分餐，可以防止低血糖。避免苏木吉反应的办法还有血糖检测，不仅仅测早餐前、早餐后的血糖，还要测中餐和晚餐前后的血糖，特别是夜间2~3点时的血糖，以便及时发现低血糖。此外，应合理安排饮食，及时就餐，以防止低血糖的发生。

如何区别苏木吉反应与黎明现象

黎明现象，即夜间血糖控制良好，也无低血糖发生，仅于黎明一段短时间出现高血糖。血糖升高开始于凌晨3时左右，持续至上午8~9时。黎明现象的主要原因是午夜过后体内生长激素增多，垂体前叶分泌生长激素是有时间节律的，凌晨垂体分泌生长激素逐渐增多，血液中生长激素水平升高，血糖升高，需要较多的胰岛素来维持血糖在正常范围。正常人的胰岛细胞自动分泌较多的胰岛素，所以血糖保持正常值。糖尿病患者的胰岛细胞功能缺损，尤其是1型糖尿病患者凌晨血糖显著升高，2型糖尿病患者中亦可发生黎明现象。

苏木吉反应和黎明现象是两种糖尿病常见的临床表现。因为对指导临床治疗有着至关重要的作用，因此必须分清这两种不同现象的本质，以区别对待。黎明现象是在黎明之前，午夜并无低血糖发生，不存在低血糖后的高血糖反应。故临床上应与苏木吉反应相鉴别，两者的处理原则完全不同，黎明现象需要增加胰岛素的用量，以控制清晨出现的高血糖现象，而苏木吉反应则要减少胰岛素用量以防止低血糖的发生。

夜间低血糖的家庭急救

糖尿病患者夜间发生低血糖多在熟睡时，时间在凌晨1~3点钟，患者主要症状为头晕、全身发抖、出汗多，甚至手脚抽搐或昏迷，如不及时发现就会危及生命。家属如果遇到患者夜间低血糖反应时，首先要冷静，给患者吃些糖果或25%的葡萄糖水适量，同时快速检测患者的血糖来判断患者病情的轻重。经过处理，多数患者低血糖症状可自行缓解，有条件者也可在床边静脉注射25%~50%葡萄糖20~30毫升，以快速纠正低血糖重症状，然后急送附近医院做进一步治疗。需要提醒的是，家中如有糖尿病患者，一定要备有快速血糖检测仪，身边放有果糖、开水及饼干等食物，以便应急。

糖尿病患者夜间发生低血糖的主要原因有：晚餐进食较少，晚饭后活动过多又未补充食物；在家使用胰岛素不规范，对长效和短效胰岛素的剂量和维持时间掌握不好；大便次数多，以致营养物质丢失增加。

糖尿病性心肌梗死的急救原则

心肌梗死发作2~6小时内死亡率最高，据统计，约有半数的急性心肌梗死的患者在送至医院之前已经死亡。而心肌梗死救治越早，生存机会就越大，因此，一旦怀疑是心肌梗死，应该立即与最近的医院或急救中心联系，同时就地进行抢救，在抢救过程中，应掌握以下急救原则。

（1）保持安静休息。立即让患者就近平卧，头下不用东西垫起，并迅速解开腰带和胸前衣扣，保证呼吸通畅。如果有呕吐时应该让其头偏向一侧，并清理口腔，避免呕吐物堵塞气管。需要注意的是，不要在慌乱中搬动患者，如把已经昏迷的患者抬到床上，或马上背起来上医院，或抓住患者拼命摇晃哭喊，这些做法无益于抢救，还会加重患者心脏的负担，有可能导致心跳骤停。同时，也不要给昏迷的患者喂水，这样做很容易呛入气管，严重的可以导致窒息死亡。

（2）预防休克。如果患者出现面色苍白、大汗淋漓、四肢冷厥，脉搏细弱、血压下降等症状，提示可能发生休克。这时应轻轻地将患者头部放低，以增加头部血流量。另外，可采取针灸患者的人中、合谷、涌泉等穴位。

（3）吸氧。如果患者出现紫绀或胸闷症状，可给患者吸入氧气。如果家里没有氧气瓶，可以打开门窗通风，来增加室内的氧气含量。

（4）舌下含服硝酸甘油。每隔5分钟服1片，不能超过3片，同时嚼服1片阿司匹林。因为阿司匹林具有抗血小板凝集的作用，能够减少动脉内血栓形成，可以预防心肌梗死在短时间里复发。无硝酸甘油的情况下可以用速效救心丸代替。需要注意的是，患者最多服用3片硝酸甘油，过量服用硝酸甘油，可导致药物性低血压，产生休克，使抢救更为复杂；本身血压比较低者或对硝酸甘油过敏者禁止服用硝酸甘油，这时可以用速效救心丸来替代。10粒速效救心丸与1片硝酸甘油的作用相当。

（5）施行心肺复苏。发生心肌梗死后，一部分患者会发生猝死（心脏停跳），这时心肺复苏术对恢复心跳非常重要。在心脏停跳4分钟以内施行心肺复苏术有可能起死回生，这是抢救的最佳时期。心肺复苏术主要包括3个步骤，分别是保持气道通畅、人工呼吸和胸外心脏按压。建议患者家属去社区医院接受专门的培训，以应不时之需。

（6）密切观察病情。密切观察患者的心率、心律、血压等变化，并记录下来，为赶来急救的医生分析病情提供依据。

糖尿病患者跌倒后如何急救

糖尿病患者由于自身体质比较差，还有可能患有其他的并发症，在65岁以上的人群当中，糖尿病患者跌倒的概率要比正常人高出4倍。当糖尿病患者摔倒在地的时候，我们必须懂得一些急救的方法。

（1）判断患者有无骨折。据统计，1/3的糖尿病患者有骨质疏松，这很容易引起椎体压缩性骨折、髋骨骨折、股骨骨折及颈骨骨折等。骨折后可出现肢体畸形、不正常假关节活动、骨擦感或骨擦音等，骨折可疑者可一律按骨折处理：应让患者安静、保暖、止血、止痛、防止休克；用纱布、绷带包扎起来，然后就地固定；疑为脊柱骨折，应保持患者躯干不动，尤其应避免一切脊柱活动，严禁一人抱头，另一个人抬脚等不协调的动作。固定完毕立即转送医院。

（2）判断是短暂性脑缺血发作还是脑卒中。短暂性脑缺血发作是指颈动脉、椎动脉与脑内大动脉病变引起的一过性神经功能障碍或缺血，其表现为发病快、历时短、在24小时以内可以完全恢复。脑卒中常表现为头晕、眩晕、一侧肢体无力、偏瘫、运动障碍等。糖尿病患者患短暂性脑缺血发作和脑卒中的风险是非糖尿病患者的2~3倍。对于倒地的患者，应尽可能避免搬动，更不能抱住病人又摇又喊，试图唤醒病人，可将其缓缓放平至仰卧位，同时小心地将其头偏向一侧，以防呕吐物误吸入气管产生窒息。在现场急救的同时，应尽快呼叫120，送入医院治疗。

（3）判断是昏迷还是猝死。平时病情稳定，突然在1小时内出现意识丧失、大动脉搏动消失而跌倒，可见于糖尿病合并心脏病者；糖尿病在治疗过程中易并发低血糖昏迷、酮症酸中毒、非酮症性高渗性昏迷等，昏迷前一般都有疲倦、厌食、头晕、跌倒等状况。一旦发现猝死患者，应立即实施心肺复苏，即胸外心脏按压、人工呼吸等。